FONDATION
BEYELER

FONDATION BEYELER

Mit einem Vorwort von Ernst Beyeler
und einem Prolog von William Rubin

Mit Beiträgen von Gottfried Boehm
und Markus Brüderlin
sowie einem Gespräch von
Hans-Joachim Müller mit Ernst Beyeler

Mit Bilderläuterungen von Reinhold Hohl
und anderen Autoren

FONDATION **BEYELER**
Riehen bei Basel

Prestel München · New York

Diese Publikation erschien anlässlich
der Eröffnung der Fondation Beyeler
in Riehen bei Basel am 21. Oktober 1997

FONDATION
BEYELER
Baselstrasse 77 · CH-4125 Riehen 1
Telefon (0041) 61-6459700
Telefax (0041) 61-6459719

Konzept und Redaktion: Markus Brüderlin
Koordination: Verena Formanek
Assistenz: Delia Ciuha

Die Redaktion möchte folgenden Personen für ihre freundliche Unterstützung bei der Realisierung des Katalogs danken: Atelier Urs Albrecht, Basel; Lorenz Homberger, Museum Rietberg, Zürich; Joop M. Joosten, Leiden; Dr. Christian Kaufmann, Museum der Kulturen, Basel; Dr. Christian Rümelin, Paul-Klee-Stiftung, Kunstmuseum, Bern; Susanne Kudielka und Pascale Zoller, Galerie Beyeler, Basel

Die Deutsche Bibliothek – CIP-Einheitsaufnahme
Fondation Beyeler ‹Riehen›: Fondation Beyeler: [anlässlich der Eröffnung der Fondation Beyeler, Riehen/Basel, am 21.10.1997] / [Fondation Beyeler]. Mit einem Vorw. von Ernst Beyeler und einem Prolog von William Rubin. Mit Beitr. von Gottfried Boehm ... sowie einem Gespräch von Hans-Joachim Müller mit Ernst Beyeler. - München · New York: Prestel, 1997. ISBN 3-7913-1885-3

Photonachweis: S. 363
Umschlag: Pablo Picasso, *Die Weinflasche*, 1926
(Tafel 21)

Übersetzung des Beitrags von William Rubin und der Bilderläuterungen von Caroline Butler-Bowdon, Edmund Carpenter und Ursula Prunster: Wolfgang Himmelberg, Düsseldorf

Prestel-Verlag
Mandlstrasse 26 · D-80802 München
Telefon (0049) 89-3817090
Telefax (0049) 89-38170935

Lektorat: Katrin Wiethege
Gestaltung und Satz: WIGEL, München
Lithographie: ReproLine, München
Druck und Bindung: Passavia Druckerei GmbH,
Passau
Printed in Germany
ISBN 3-7913-1885-3
(englische Ausgabe ISBN 3-7913-1814-4)

Inhalt

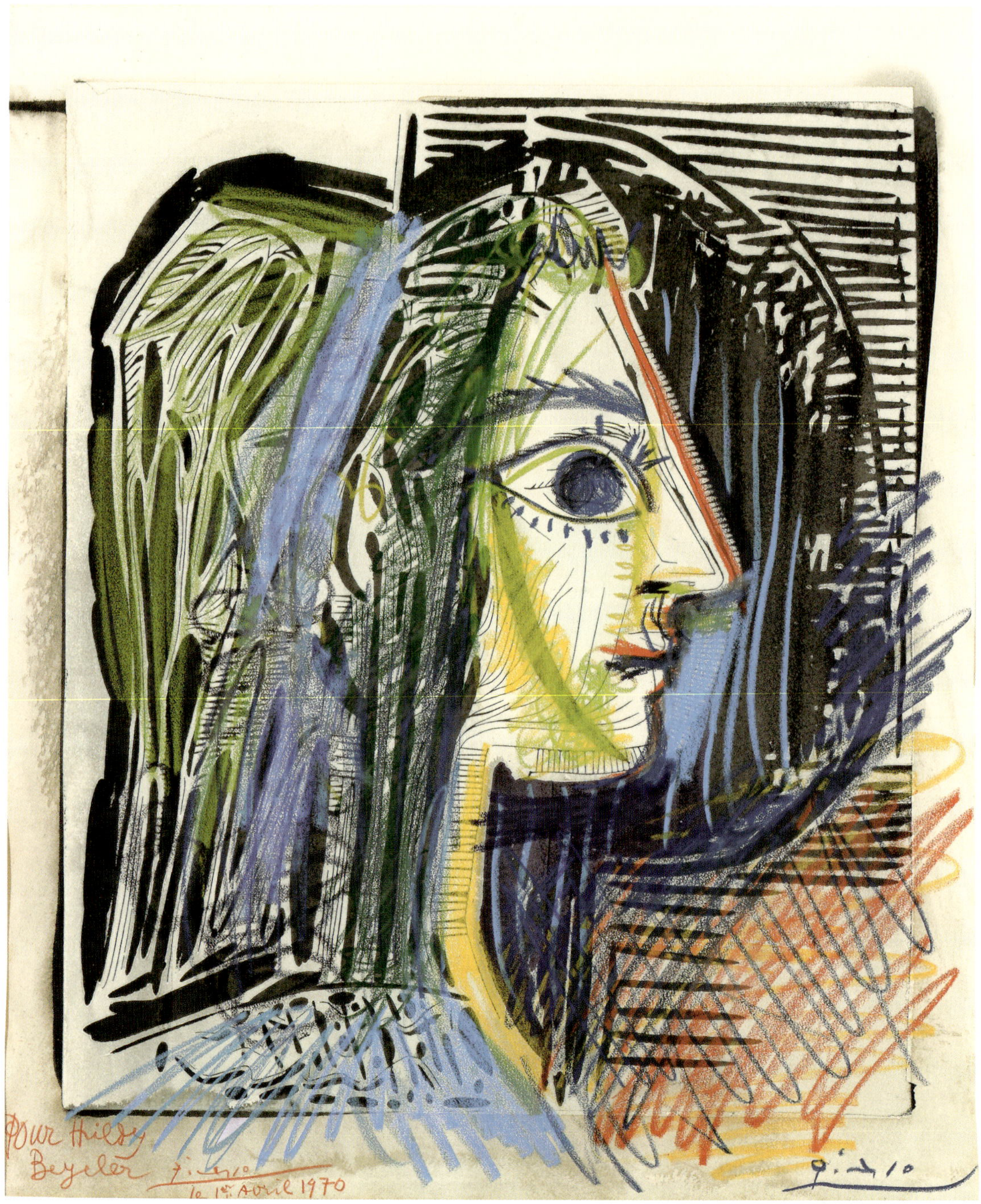

Pablo Picasso, *Frau im Profil*, 1969; Linolschnitt mit Tusche und Farbstiften überarbeitet, 75 x 62 cm

Unten links handschriftliche Widmung: »pour Hildy Beyeler / Picasso / le 1er Avril 1970« (Werkverzeichnis Nr. 150)

Ernst Beyeler

Vorwort

FAZ 24.03.99

Ansturm

Fondation Beyeler wird erweitert

Rund eine halbe Million Kunstinteressierte haben bislang die Fondation Beyeler besucht, die im Oktober 1997 auf dem Areal des Berowerguts in Riehen bei Basel eröffnet wurde. Damit übertraf die Besucherzahl alle Erwartungen, weshalb sich schon jetzt eine Erweiterung des Museumsgeländes aufdrängt, das der italienische Architekt Renzo Piano für den Basler Galeristen und Kunstsammler Ernst Beyeler konzipiert hat.

Das von Piano ausgearbeitete Projekt sieht eine Verlängerung des bestehenden Gebäudes um zwölf Meter nach Norden vor, durch die im Erdgeschoß 280 und im Untergeschoß 420 Quadratmeter Ausstellungsfläche hinzugewonnen werden. Dadurch bietet sich die Möglichkeit einer Entflechtung von Sammlungspräsentation und Ausstellungsbetrieb, fanden die Sonderschauen doch bislang in Räumen statt, die für die Darbietung von Beyelers Kunstschätzen bestimmt waren.

Da der auf rund sechs Millionen Franken veranschlagte Ausbau keiner Volksabstimmung unterliegt, kann mit den etwa ein Jahr dauernden Erweiterungsarbeiten bereits Anfang Juni begonnen werden. Das Museum wird während der ganzen Bauzeit geöffnet bleiben, so daß der bisherige Ansturm auch in den kommenden Monaten anhalten dürfte. Allein die bis zum 5. April dauernde Schau „Magie der Bäume" zog bislang gut hunderttausend Besucher an, mehr als dreihunderttausend wollten die „Wrapped Trees" von Christo und Jeanne-Claude sehen. E.N.

…e Fenster des alten Berower Hauses in den Park …rt, um unsere Bilder zu zeigen, aber das Haus war …seum in diesem Park wagte ich nicht zu denken. … geworden – und, wie wir meinen, mit einem beson… …ert in sorgfältiger Arbeit, am Objekt entwickelt, mit … einem leichten, schwebenden Dach, ganz wie es …n Werke der Sammlung im Innern des Gebäudes …nit einem Dienstleistungstrakt an der Seite, welcher …agert das Museum an der Strasse. Darüber schwebt …nter dem in gut proportionierten Räumen die Samm… …berlicht, das die Bilder in wechselndem Tageslicht

…nt und ohne Plan entstanden. Sie ergab sich zunächst …es mit Bildern und dann durch unsere Tätigkeit, die …ählen, die wir nicht ziehen lassen wollten oder die …Verke konnten wir uns jedoch nicht leisten zu behal… …ugtuung in Privatsammlungen und Museen starke …sstellungsaktivitäten mit über 250 Ausstellungen sind.

…, soll auch unsere Dankbarkeit an alle Sammler, Museen …iese Kontakte, oft auch kritischen Charakters, haben …r den vielen Impulsen, die wir empfingen, sind beson… …dt, von Werner Schmalenbach und anderen Museums… …eunden zu erwähnen. Hervorheben möchte ich vor allem den Dialog, den ich mit Bill Rubin und seiner Frau Phyllis Hattis über Jahrzehnte führe. Eine noch länger währende Diskussion hatte ich mit Jean Planque, der in Paris meine Interessen wahrnahm und dort Bilder für mich aufstöberte und immer wieder auf einen Kauf insistierte, auch dann, wenn Geld und Kundschaft rar waren. An dieser Stelle möchte ich schliesslich auch meinen langjährigen Mitarbeitern in der Galerie, Claudia Neugebauer, Pascale Zoller, Willy Rüegg, Bernd Dütting und Mario Franceschi, danken.

Die Künstler selbst allerdings waren für mich das grösste Stimulans. Sie, die alles in eine Waagschale geworfen hatten und immer Grosses und Vollkommenes anstrebten. Ihnen möchten wir mit unserem Werk eine besondere Hommage errichten in einer besonderen Architektur in einer besonderen Umgebung. Dies darf aber nicht eine ruhende Stätte werden, sondern soll, dank der Wechselausstellungen, die der Kurator der Fondation, Markus Brüderlin, mit Verena Formanek und Delia Ciuha organisieren wird, immer mit der Kunst der Gegenwart und vor allem mit Fragen unserer Existenz verbunden werden.

Wir haben den Behörden von Riehen und Basel für die Unterstützung und Förderung unseres Projektes grossen Dank abzustatten, den vielen Helfern beim Bau, bei der Katalogisierung der Sammlung und allen Autoren, welche die Texte zu diesem Katalog verfasst haben, dem Prestel-Verlag für die sorgfältige Herstellung des Katalogs, Beat Privat bei der Administration und auch Urs Albrecht mit allen Helfern, die bei der Hängung beteiligt waren – ohne sie alle wäre dieses Unternehmen nicht zustande gekommen. Wie schon seit jeher in der Galerie begeisterte mich jetzt auch im grösseren Rahmen des Museums vor allem die Teamarbeit, die erst die Bedingungen zum Erfolg schafft. Eine besondere Freude für uns ist es, dass wir über tausend Arbeitskräfte beschäftigen konnten und jetzt viele Mitarbeiter benötigen, damit die versammelten Kunstwerke weiterhin lebendig erhalten werden, um Freude und Ansporn bei Künstlern und Besuchern zu wecken.

Vor allem aber möchte ich meiner Frau danken, die alle Ideen gefördert und unterstützt und auch in schwierigen Zeiten tapfer durchgehalten hat, und ganz schlicht sagte: Mach das Museum!

Eine private Sammlung darf Gewichte verschieden verteilen, darf Vorlieben heraustreten lassen, möglichst in Gruppen, die den Künstlern gerechter werden. Zuerst bestand die Absicht, auch eine selbständige, umfangreiche Sammlung von Stammeskunst aufzubauen, aber das hätte nicht nur Raumprobleme ergeben. Wir finden es reizvoller, uns auf strenge ›kubistische‹ afrikanische und ›surrealistische‹ ozeanische Kunst in ausgewählten Werken zu beschränken und diese neben der eigentlichen Sammlung als Kontrapunkte einzusetzen.

Wir hoffen, dass von diesem Haus, in dem die Sammlung nach den Probeläufen in Madrid, Berlin und Sydney nun ihr Domizil gefunden hat, vielfältige Aktivitäten ausgehen werden – gemäss dem Wort Picassos: »Kunst ist dazu da, den Staub des Alltags von der Seele zu waschen. Es gilt, Begeisterung zu wecken, denn Begeisterung ist das, was wir am meisten benötigen – für uns und die jüngere Generation.«

William Rubin

Prolog

Seit fast vierzig Jahren ist Ernst Beyeler mein Gesprächspartner und Freund. Mit grösstem wechselseitigen Vergnügen haben wir über Bilder diskutiert – unsere Reaktionen darauf und unsere Urteile darüber miteinander verglichen –, nicht nur in ›meinem‹ Museum und seiner Galerie, sondern auch in vielen Städten, die wir gemeinsam besucht haben. Diese Gespräche haben sehr zur Schärfung meines Blicks beigetragen.

Es gibt andere Kunsthändler, mit denen ich fruchtbare Gespräche geführt habe und von denen manches zu lernen ist. Ernst Beyeler ist jedoch der einzige, mit dem ich aus eigenem Antrieb einen fortdauernden Dialog gesucht habe. Unter den Galeristen, die sich auf die bahnbrechenden Protagonisten der Kunst des 20. Jahrhunderts spezialisiert hatten und haben, ist Beyeler zweifellos in mancher Hinsicht einzigartig. Nur der einer früheren Generation angehörende New Yorker Sidney Janis vermochte in vergleichbarer Weise ›museumsfähige‹ Retrospektiven auszurichten, die sich qualitativ – nie jedoch quantitativ – mit denen Beyelers messen konnten.

Ich traute meinen Augen kaum, als ich in den 60er Jahren zum ersten Mal die Galerie Beyeler betrat: an den Wänden mehr als achtzig Gemälde Klees, die meisten vorzüglich, viele schlichtweg Meisterwerke – und alle standen zum Verkauf. Als ich Minuten später in seinem Depot noch weitere erstrangige Werke Paul Klees zu sehen bekam, fühlte ich mich wie ein Boxer, dem man zwei Schläge hintereinander versetzt hatte. (Das Museum of Modern Art kaufte damals das Werk Klees aus seiner Bauhaus-Zeit.) Um derart sensationelle Ausstellungen zusammenstellen zu können, bedurfte es mehr als eines scharfen Auges und eines beträchtlichen Kreditrahmens. Beyeler hatte vor allem den Mut, unbeirrt alles auf eine Karte zu setzen, auf die grosse Bedeutung der Moderne dieses Jahrhunderts, und dies einige Jahre bevor sie vom Kunstmarkt heiliggesprochen wurde. Überdies hatte er die Courage, das alles von Basel aus zu tun, einer Stadt, die (trotz ihrer grossartigen Museen) kaum zu den etablierten Reisezielen des internationalen Kunstmarkts zu zählen war.

Es ist wunderbar, dass die Früchte dieses wagemutigen Unterfangens jetzt in Form jener Werke, die Beyeler für sich selbst behalten konnte, der Öffentlichkeit übergeben werden. Dass er ein (von ihm selbst finanziertes) Museumsgebäude ›dazugibt‹, zeigt, dass dieser ›Kurator-im-Gewande-eines-Händlers‹ sichergehen möchte, dass diese Objekte, die er lange studiert und hinterfragt hat, so präsentiert werden, dass die Zusammenhänge, die er zwischen ihnen erkannt hat, offenbar werden. Diese Feststellung gilt offensichtlich auch für die Beziehungen zwischen den modernen Werken und denen seiner vorzüglichen Privatsammlung von Stammeskunst, die er in drei Jahrzehnten aufgebaut hat. Unter den wenigen öffentlichen Sammlungen in aller Welt, die moderne und ›primitive‹ Kunst Seite an Seite zeigen, wird die Fondation Beyeler durch die Präsenz von Werken allerhöchster Qualität in beiden Bereichen herausragen. Darüber hinaus wird sie umfassende Werkgruppen einzelner Repräsentanten der Moderne – Picasso, Léger, Mondrian und Giacometti, um nur einige zu nennen – von einer Bandbreite und Qualität präsentieren können, wie sie selbst in den bedeutenden Museen moderner Kunst weltweit kaum zu finden sind. Man kann schliesslich nicht umhin, sich das andere Beyeler-Museum auszumalen, das es vielleicht gegeben hätte, wäre er reich geboren und somit in der Lage gewesen, die vielen anderen Meisterwerke, die durch seine Hände gegangen sind, für sich zu behalten; ein solches Museum hätte seine Konkurrenten mit den heute schönsten Sammlungen wohl leicht in den Schatten stellen können. Und obwohl die vorliegende Sammlung der Beyeler-Stiftung eine solche Vollständigkeit erst gar nicht vorzugeben versucht, bieten die einzelnen Werke zusammengenommen einen bemerkenswert reichen Überblick über die Epoche der Moderne.

Beyelers Affinitäten zu den Zielen und Zwecken eines Museums erklären zum Teil den überproportional grossen Anteil an Museumsleuten unter seiner Klientel. In den letzten vierzig Jahren hat kein anderer Händler derart viele herausragende Werke der Meister der Moderne an Museen in Europa, Nord- und Südamerika, Asien und Australien verkauft. Weit mehr als in jeder anderen war es in der Galerie Beyeler, wo das New Yorker Museum of Modern Art in meiner Amtszeit die Lücken in der grossartigen historischen Sammlung schliessen konnte, die uns von Alfred H. Barr jr. und seinen Mitarbeitern hinterlassen wurde. Unter anderen Erwerbungen verdanken wir Beyeler unser *Porträt von Joseph Roulin* von van Gogh, unser herrliches pointillistisches Gemälde von Klee, Dufys grossartigstes fauvistisches Gemälde (das die einzig noch verbliebene Lücke in unserer Fauvisten-Sammlung schloss), Picassos protokubistisches *Repose* von 1908, Matisse' kühnen *Rosa Marmortisch* und die Bronzefassung seines *Grossen sitzenden Akts*, ein wichtiges Dubuffet-Porträt, eine einzigartige Dalí-Skulptur, ein ausgefallenes Gemälde von Max Ernst, einen monumentalen Giacometti aus der surrealistischen Periode und das wahrscheinlich stärkste grosse Holzrelief aus Arps Dada-Periode. Vielleicht noch ausgefallener als die genannten Werke ist das goldene und gespenstische Jugendstil-Gemälde von Klimt, das wir über Beyeler erwarben. Es ist das einzige derartige Bild in einem amerikanischen Museum (und ein lange gesuchtes Gegenstück zu der vorzüglichen Landschaft Klimts in unserer Sammlung).

Das bei weitem herausragendste und wichtigste Werk, das das Museum of Modern Art Beyeler verdankt, ist jedoch Picassos epochale Blech-Gitarre von 1912 – das erste Beispiel einer neuen Gattung konstruierter (statt gemeisselter oder modellierter) Skulpturen und ein Objekt, das in der Geschichte der Skulptur noch radikaler ist als *Les Demoiselles d'Avignon* in der Malerei. Diese Konstruktion verkörperte das $E = Mc^2$ der für die Skulptur des 20. Jahrhunderts bestimmenden Energien. Sicher, *Gitarre* war ein Geschenk des Künstlers, doch ohne Beyelers phantasievolle Hilfe wäre es zu dieser Schenkung nicht gekommen. Diese Geschichte verdient es, erzählt zu werden, und wo wäre dafür ein geeigneterer Ort als hier?

Als mir Mitte der 60er Jahre Alfred H. Barr jr. anbot, die Hauptverantwortung für die Sammlung des Museums zu übernehmen, führten wir mehrere Gespräche über die Lücken der Sammlung und über die Möglichkeiten, diese Lücken zu schliessen. Ganz oben auf unserer Wunschliste stand eine kubistische, konstruierte Skulptur. Picasso hatte nur relativ wenige dieser zumeist recht kleinen Skulpturen gemacht. Für ein Museum, das in der glücklichen Lage war, mehrere der grössten Meisterwerke Picassos zu besitzen – zum Beispiel *Les Demoiselles d'Avignon*, *»Ma Jolie«*, *Drei Musikanten* und *Mädchen vor einem Spiegel* –, war das Fehlen eines solchen Objekts ein wunder Punkt, zumal Barr und René d'Harnoncourt sich jahrelang bei Picasso selbst, seinem Händler Kahnweiler und sogar bei André Malraux um den Ankauf einer solchen Skulptur bemüht hatten. Der Preis hatte nie eine Rolle gespielt. Picasso liebte diese Skulpturen und wollte sich einfach von keiner trennen. Keine einzige war je verkauft worden, und nur eine hatte sein Atelier jemals verlassen – eine kleine Holzkonstruktion, die der Künstler seinem damals engsten Freund, dem Dichter Paul Éluard, geschenkt hatte.

Als ich eines Tages in einem Gespräch mit Beyeler diesen Stand der Dinge beklagte, hatte er eine geniale Idee. Da über Malraux und unsere anderen Beziehungen nichts zu machen war und kein noch so hohes Angebot Picasso umstimmen konnte, sollte man ihm den Vorschlag machen, so Beyeler, ein Gemälde aus der Sammlung des Museums – etwa einen van Gogh oder Cézanne – gegen eine seiner wichtigen konstruierten Skulpturen zu tauschen. Zweifellos würde er zumindest die Geste zu schätzen wissen. (Picasso besass eine kleine Sammlung von Werken anderer Künstler, von denen er viele durch Tausch erworben hatte.) Natürlich hatten wir nicht die Absicht, eines der wichtigen Gemälde des Museums zu opfern. Doch glücklicherweise gab es den perfekten Tauschkandidaten: eine schöne, etwas kleine Ansicht Cézannes von L'Estaque, die das Museum so gut wie nie ausstellte. Alfred Barr hatte mir den Rat gegeben: »Verkaufen Sie es, wenn es etwas wirklich Wichtiges zu kaufen gibt.« Ausserdem war dem Museum damals William Paleys grosse und viel schönere Estaque-Landschaft in Aussicht gestellt worden (die es später auch als Geschenk erhielt). Und schliesslich wusste man um die enorme Wertschätzung Picassos für Cézanne, den er »le père de nous tous« nannte.

Beyeler war in der Woche darauf mit Picasso verabredet, und er bot sich an, ihm unseren Vorschlag zu unterbreiten. Er ging, bewaffnet mit einem Ektachrom-Dia des Werks von Cézanne und einem Begleitbrief, in dem ich die besondere Bedeutung einer solchen Skulptur für unsere Sammlung hervorhob. Ich bemerkte auch, dass seine kubistischen Konstruktionen auf die besten amerikanischen Bildhauer (wie etwa David Smith, an dessen Ateliertür ein Photo von einer dieser Konstruktionen hing) einen folgenreichen Einfluss ausgeübt hatten, dass aber keiner dieser Künstler jemals eine davon tatsächlich gesehen habe. Sie kannten sie nur aus Reproduktionen in den »Cahiers d'Art«, dem Werkverzeichnis von Christian Zervos und anderen frühen Quellen.

Beyeler rief mich nach seinem Besuch bei Picasso an, um mir dessen Vorschlag mitzuteilen, dass wir Anfang März 1971 an einem bestimmten Samstag mit dem Gemälde Cézannes zu ihm kommen sollten. Wir reisten in Begleitung des angesehenen Sammlers Walter Bareiss jr., damals Kuratoriumsvorsitzender des Museumskomitees für Malerei und Skulptur. Falls ich mit Picasso handelseinig werden sollte, wollte ich mich der sofortigen Zustimmung des Kuratoriums vergewissern. Gemeinsam mit den Ehefrauen Beyelers und Bareiss' kamen wir drei am späten Nachmittag in Picassos Villa an. Nach den üblichen Förmlichkeiten öffneten wir die Kiste, die das Gemälde von Cézanne enthielt, und Picasso lehnte es gegen eine Wand und sagte, er wolle es studieren, während wir plauderten. Jacqueline war eine freundliche Gastgeberin, und nachdem wir uns einige Stunden lang unterhalten hatten, gab es ein einfaches Abendessen. Glücklicherweise kamen Picasso und ich sogleich glänzend miteinander aus, und nach dem Abendessen ging er mit uns in sein Skulpturenatelier hinunter, um zu erfahren, gegen welches Objekt das Museum den Cézanne tauschen wollte. Ich sagte ihm, dass Alfred Barr und ich darin übereinstimmten, dass die *Gitarre* von 1912 ohne Zweifel die erste Wahl sei, nannte aber auch noch einige Alternativen. Picasso hörte sich alles in Ruhe an. Anschliessend zeigte er uns seine Privatsammlung der Werke anderer Künstler. (Natürlich war ich niedergeschlagen, als ich unter seinen Gemälden eine grosse, herrliche L'Estaque-Landschaft von Cézanne sah.)

Als wir uns um Mitternacht verabschiedeten, ging Picasso in eines seiner Ateliers, um zu malen. Er sagte, er brauche ein paar Tage, um über unseren Vorschlag nachzudenken, und fragte, ob wir am späten Montagnachmittag wiederkommen könnten. Das taten wir, um dann am Montag mit den Worten empfangen zu werden: »Mon pauvre Rubin, ich kann Ihren Cézanne nicht nehmen.« Mein Stimmungsbarometer fiel mit einem Schlag auf den Nullpunkt. Doch er fügte schnell hinzu: »Ich werde Ihnen aber die Gitarre schenken.« Wir hätten vor Freude hüpfen können! Später erfuhr ich, dass er, wie ich es vermutet hatte, keine hohe Meinung von unserem Cézanne hatte. Er war jedoch zu höflich, das auszusprechen. Er begründete seine Ablehnung mit den Worten: »Ich würde mich wie ein Sammler fühlen, wenn ich es annähme.« Bevor wir abreisten, photographierte Jacqueline uns noch zusammen mit Picasso. Während der Autofahrt nach Cannes – voller Überschwang über dieses wundervolle Geschenk – fragten wir Beyeler, was wir im Gegenzug für ihn tun könnten. Von einer Provision wollte er nichts hören, doch er bat uns, ihn als Vermittler einzuschalten, wenn wir die Cézanne-Landschaft verkaufen sollten, was wir ihm überglücklich zusicherten.

Doch keine gute Tat bleibt ungestraft: Die Folge dieser Geschichte war, dass Beyelers Hilfe, die meine Freundschaft mit Picasso ermöglichte und viele weitere Schenkungen an das Museum of Modern Art von dem Künstler und später von Jacqueline nach sich zog, unbeabsichtigt mit dem Ausfall beträchtlicher Provisionen ›belohnt‹ wurde. Einige Wochen nach unserem Besuch erfuhr Picasso hocherfreut, dass das MoMA sein monumentales Gemälde *Das Beinhaus* von Walter Chrysler jr. in einem Tauschgeschäft erworben hatte, und zwar im wesentlichen gegen eben den Cézanne, den er, Picasso, abgelehnt hatte. Da *Guernica* in der näheren Zukunft vom Prado übernommen werden sollte, war *Das Beinhaus* – praktisch eine Predella des grösseren Werks und ein monochromatisches Klagelied über eine brutale und zerstörungswütige Welt, die logische – und tatsächlich die einzige ›über-persönliche‹ – Arbeit Picassos, die allein als ein ›Ersatz‹ für dieses Hauptwerk in Frage kommen konnte.

Chrysler hatte sich lange vergeblich bemüht, die eine Million Dollar, die er für das schwierige *Beinhaus* haben wollte, zu bekommen, und ich vermutete, dass er auf ein Tauschgeschäft eingehen könnte. Es stellte sich heraus, dass Chrysler in seinem Privatmuseum zwar ein Werk des frühen Cézanne besass, jedoch keines der ›klassischen‹ Periode, und so flog er nach New York, um sich unsere Landschaft zeigen zu lassen. Ich handelte sehr schnell in dieser Angelegenheit, denn Walter Bareiss, der Vorsitzende unseres Ankaufskomitees, hatte mich wissen lassen, dass ein Münchner Museum an dem Werk *Das Beinhaus* interessiert war. Und tatsächlich telegraphierte Bareiss, dessen Familienunternehmen in München ansässig war, mir zwei Tage später von dort, dass das Münchner

Museum Chryslers Bild kaufen werde. Doch da hatte ich schon Chryslers Unterschrift auf meinem Tauschgeschäftsvertrag. Erst Monate später erfuhr ich, dass der Händler, der den Münchnern *Das Beinhaus* angeboten hatte, Ernst Beyeler gewesen war – der somit beide Kommissionen, sowohl für das Werk Cézannes als auch das Picassos, geopfert hatte.

Heute ist Ernst Beyeler so gut in Form, so tatkräftig, ehrgeizig, unternehmungslustig und phantasievoll, dass man kaum glauben will, es mit einem Mann von Mitte Siebzig zu tun zu haben. Diese Jugendlichkeit ist es, die alle seine Freunde an ihm schätzen und die insbesondere auch Picasso faszinierte, der Beyeler sehr mochte. (Er lernte Picasso über seinen langjährigen Freund, den Pariser Maler Jean Planque, kennen.) Zur Verärgerung seines langjährigen Händlers Kahnweiler, der in aller Welt eigene Repräsentanten hatte, verkaufte der Künstler Beyeler eine umfangreiche Gruppe von Bildern für eine grosse Picasso-Ausstellung. Besonders aussergewöhnlich war, dass dazu auch wichtige Gemälde aus früheren Jahren gehörten, von denen sich einige – vor allem das vorzügliche Ölgemälde *Le Sauvetage* (1932; siehe Tafel 24) – heute in der Sammlung der Stiftung befinden. Picasso sprach mir gegenüber einmal von Beyelers aussergewöhnlichem Lebenshunger. Diese Energie und vor allem dieser Hunger nach dem unmittelbaren, unverstellten Erleben der Malerei stellen den Lebensgeist seines Fondation-Projekts dar.

William Rubin ist der ehemalige Direktor der Abteilung für Malerei und Skulptur des Museum of Modern Art, New York

Walter Bareiss, Pablo Picasso mit der *Gitarre* von 1912, Ernst Beyeler und William Rubin in Mougins, 1971 (Photo: Jacqueline Picasso)

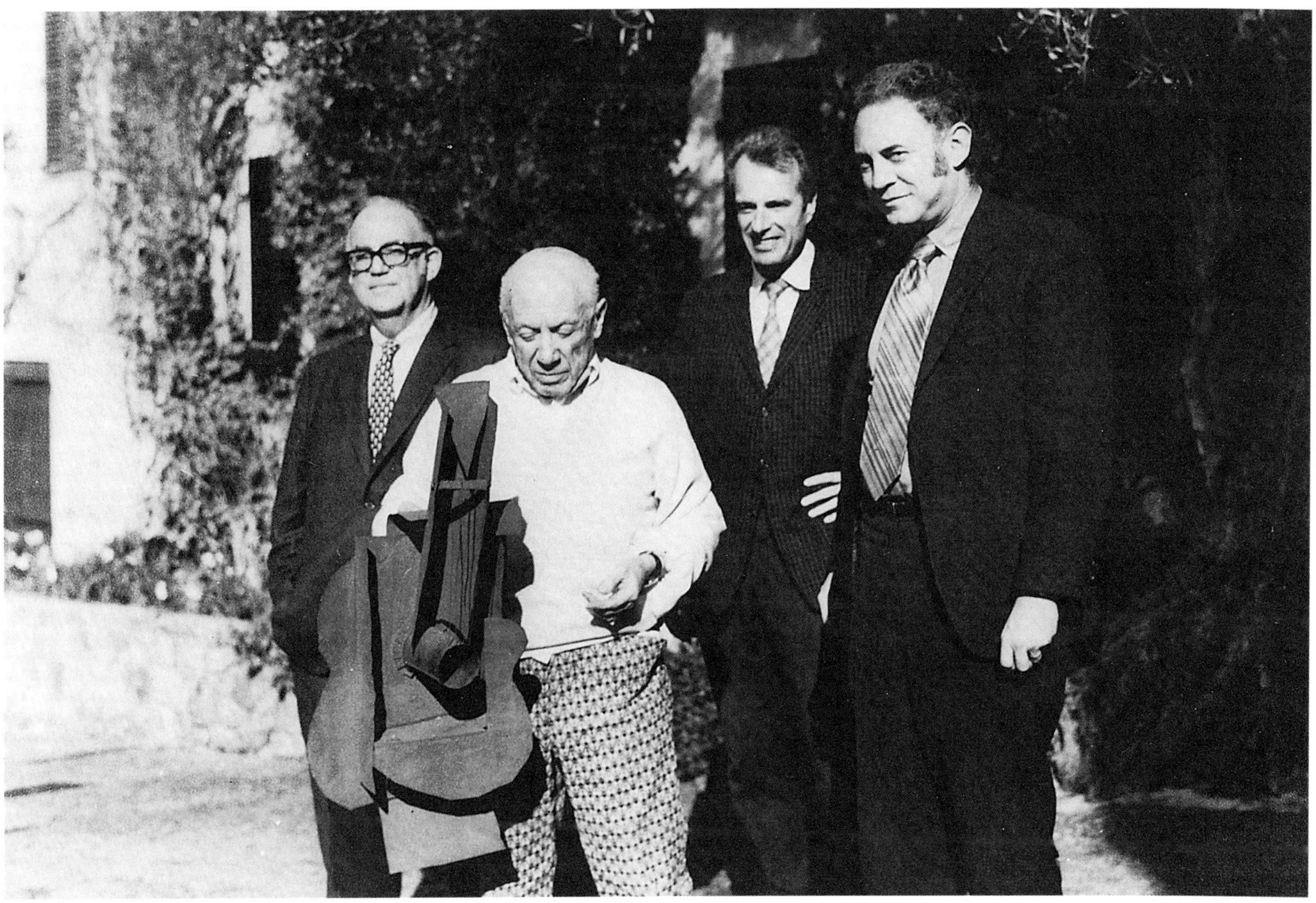

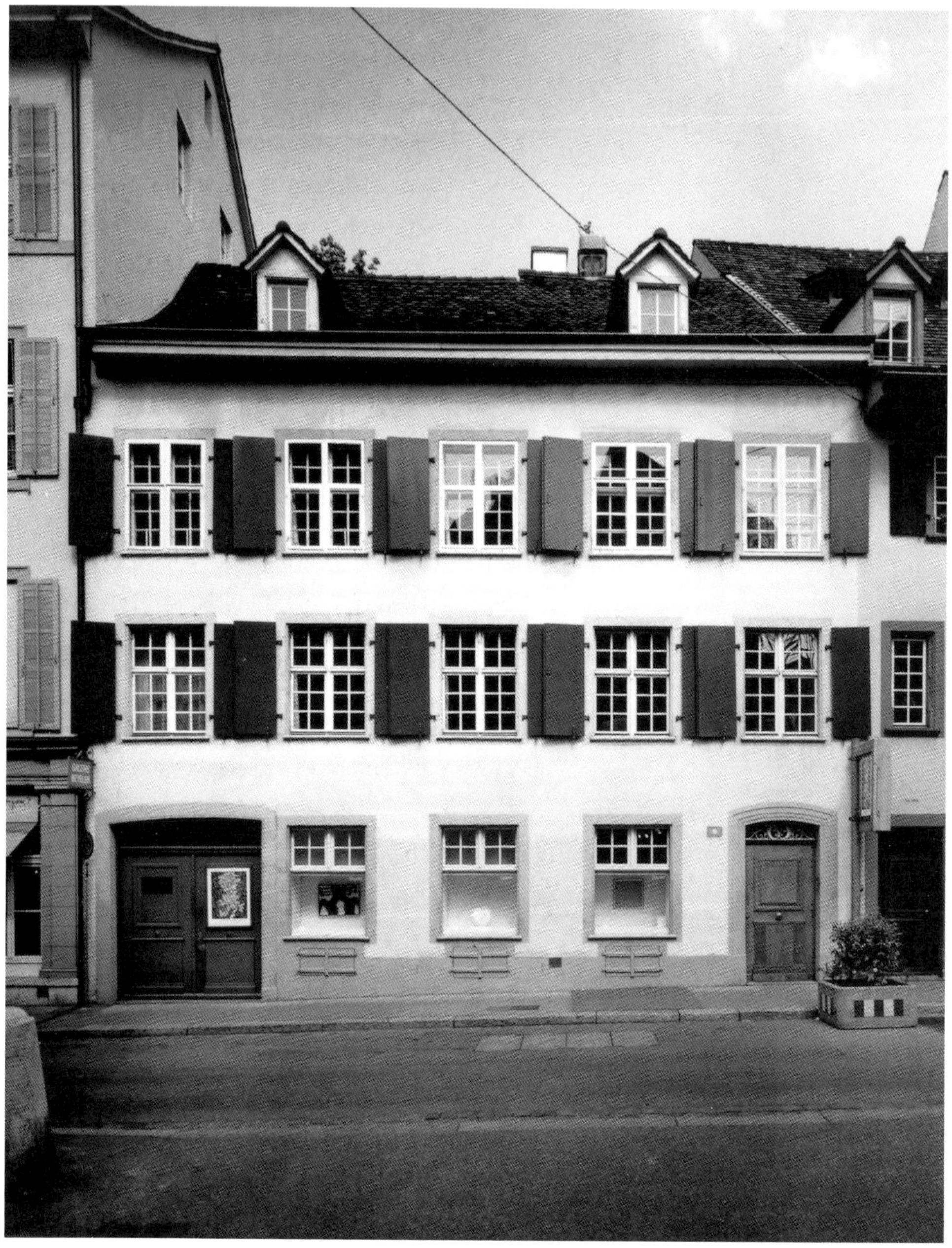

Bäumleingasse 9, Galerie Beyeler, Basel

Hans-Joachim Müller im Gespräch mit Ernst Beyeler

Von der Galerie zum Museum

Wenn Sie ganz weit zurückdenken an die Anfänge als Kunsthändler, können Sie sich an eine Urszene, an ein künstlerisches Wiegenerlebnis erinnern? Auch die Geschichte Ihrer Galerie in der Bäumleingasse gründet ja auf mancherlei Zufällen und Notwendigkeiten.
Schon während der kaufmännischen Lehre nach dem Gymnasium und dann bei den ersten kaufmännischen Aktivitäten gab es Zweifel, ob das nun der Beruf sei, den ich wirklich wollte. Ich habe kurz vor dem Krieg begonnen, im Antiquariat des deutschen Emigranten Oskar Schloss mitzuarbeiten – und das hat mir Spass gemacht: die Bücher, die Graphik, die nächtlichen Gespräche –, und er, ein deutscher Jude, Idealist, Buddhist, sehr belesen, musikalisch, das war schon eine andere Welt, die mich sehr faszinierte, zumal wir in der Schweiz doch spürbar abgeschlossen waren. Eigentlich wollte ich ja nach Afrika, ich hatte mich schon bei der Unionsgesellschaft angemeldet, ich wollte unbedingt weg, aber 1939 war das dann bereits nicht mehr möglich. Von 1940 bis 1945 war ich oft im Militärdienst und habe an der Universität Basel Nationalökonomie und Kunstgeschichte studiert, habe Vorlesungen bei Edgar Salin gehört, bei Joseph Gantner, sass unter dem Pelzmantelpublikum, das war spannend und interessant, aber das Studium an sich war mir doch etwas zu spröde, und so richtig begeistert wurde ich nicht. Damals kannte ich auch das Seneca-Wort noch nicht, dass der Handelnde weiser sei als der Wissende.

Gab es künstlerische Anregungen in Ihrem Elternhaus, eine Sammlung zum Beispiel, mit der Sie aufgewachsen sind?
Überhaupt nicht. Mein Vater war Bahnbeamter, es wurde nur gearbeitet, um die fünf Kinder zu ernähren.

Können Sie sich an frühe Museumsbesuche erinnern?
Nein, das war fremd. Stimulierend waren die Bücher, die man gehabt hat, die Phaidon-Bände von Cézanne, van Gogh, Michelangelo, und auch ein frühes Zusammentreffen mit dem Kunstmaler Hans Weidmann und – nach dem Krieg – die Vorlesungen und Vorträge von Georg Schmidt.

Hat Sie Georg Schmidt auch als Museumsmann interessiert?
Ja, aber ebenso entscheidend für mich waren damals die Ausstellungen in der Kunsthalle, die Lucas Lichtenhan organisiert hatte. Das war sehr lebendig und äusserst anregend, und vom Geist der Kunststadt Basel ist schon etwas spürbar gewesen.

Was war das anregend Neue in diesen Jahren?
Das Neue waren Klee, Picasso und Mondrian. Bei Mondrian ahnte man eher, dass er wichtig würde, aber ganz verstanden hat man ihn wohl noch nicht. Bei Klee war das Bild schon fester und gewisser. Ich erinnere mich an eine Auseinandersetzung mit meinem Bruder, der meinte, diese Malerei sei zu »wenig«, während ich Klee verteidigt habe.

Bei Picasso war man auch schon weiter, jedenfalls hatte man seine frühe Zeit ganz auf- und angenommen. 1953 gab es die grosse Picasso-Ausstellung in Mailand mit *Guernica* in dem halb zerstörten Palazzo Reale, das war ungemein eindrücklich, und ich war recht überzeugt, dass ich mit diesen Bildern zu tun haben wollte.

Aber noch waren Sie im Antiquariat?
Ja, beschäftigt mit Büchern, Graphik und Zeichnungen. Als dann 1945 Oskar Schloss starb, stand ich vor der Wahl, mache ich weiter oder lasse ich es sein. Die Erben wollten liquidieren, ich habe mich für einen Versuch entschieden. Da liess mich der Direktor einer Grossbank kommen: Von meinem Vorgänger existiere eine Kreditschuld von 6000 Franken, ich sei noch jung und unerfahren und solle deshalb die Summe bald zurückzahlen. Mit einiger Mühe konnte ich mir das Geld ausleihen und die Bankschuld abtragen. Es gab bald ein erstes Erfolgserlebnis, das mich sehr bestärkt hat: eine Caprichos-Folge von Goya. Schloss hatte Daumier-Blätter an Bibliotheken und Museen vertrieben und, als der Markt gesättigt war, den Vertrieb mit Goya fortgesetzt. Die Caprichos bot er dem Kunsthaus Zürich an zu einem Preis, der mir viel zu gering erschien. Es war eine sehr schöne Ausgabe, soviel habe ich immerhin schon gesehen. Schloss starb, und Wilhelm Wartmann[1] vom Kunsthaus Zürich hat mich angerufen: »Herr Beyeler, ich muss das zurückgeben, das ist keine Erstausgabe, das ist viel zu teuer.« Erst dann habe ich nachgeforscht und eindeutig beweisen können: eine Erstausgabe und obendrein noch mit einigen Zustandsdrucken, der Preis war also vollkommen gerechtfertigt. Ich habe drei Wochen gezittert, bis das Kunsthaus Zürich sich entschieden hat zu kaufen. Das war ein entscheidender Auftrieb. Und die Leute in Basel, Anwälte, Mediziner, die Schloss mit seiner esoterischen Art angezogen hatte, kamen auch weiterhin zu mir. Eines der letzten grösseren Buch-Unternehmen dort war, etwa zwanzig Kisten aus deutschen Lagern in Prag zu erwerben – Bücher zu Kunstgeschichte, Philosophie und Literatur. An diesen Büchern bin ich hängengeblieben, ich habe gelesen und gelesen, und schon war wieder ein Tag vorbei. Und bald einmal wurde mir bewusst, mit Büchern komme ich sozusagen nicht vom Fleck. Ich habe dann 1947 die Büchergestelle mit Rupfen bedeckt und die erste Ausstellung gemacht: japanische Farbholzschnitte.

Welche Rolle hat das Museum in diesen Jahren für Sie gespielt?
Es waren weniger die Sammlungen als einige herausragende Ausstellungen, die für mich wichtig wurden. Lichtenhan hatte als einer der ersten späte Monet-Bilder aus dem Atelier gezeigt, das hat mich sehr beeindruckt.[2] Oder Gauguin bei Georg Schmidt, das ist mir auch noch in Erinnerung. Aber ich war damals noch kein sehr eifriger Museumsbesucher. Ich war doch mehr an der Bewegung interessiert.

Gab es Bilder in der Alten Abteilung, die Sie gelegentlich aufgesucht haben?
Holbein war mir damals etwas zu kühl, und für die alte Kunst habe ich mich nur mit Massen begeistern können. Die Faszination setzte eigentlich mit dem späten Impressionismus ein. Sisley oder Pissarro haben mich nie so überzeugt, anders ein später Degas, ein später Cézanne oder ein später Monet.

Wie ging es dann mit dem Antiquariat weiter?
Es gab eine Ausstellung mit Graphik von Toulouse-Lautrec und später noch eine Ausstellung mit Zeichnungen – impressionistische Zeichnungen und Klee bis Picasso. Die

1 Wilhelm Wartmann war Direktor des Kunsthaus Zürich von 1919 bis 1949.
2 Lucas Lichtenhan, Kunsthändler und von 1934 bis 1949 Konservator an der Kunsthalle Basel. Er organisierte in der Zeit u.a. Ausstellungen mit Kandinsky (1945), van Gogh und Mondrian (1947), Rodin (1948) und dem Impressionismus mit den Seerosen-Bildern von Monet (1949).

Bücherbestände habe ich immer weiter reduziert, und seit 1951 war es nur noch Galerie. Mal habe ich Graphik von Dürer und Rembrandt gezeigt und immer wieder moderne Graphik. Mal präkolumbische Figuren, afrikanische Stammeskunst – ich hatte immer das Glück, auch ohne vertiefte Kenntnisse gute Ware zu bekommen. Zum Beispiel hatten Lichtenhan und Boller, ein Ingenieur bei Brown Boveri, sehr schöne Sammlungen, aus denen ich zweimal erstrangige japanische Farbholzschnitte ausleihen konnte. Aber mir war schon bewusst, dass man für solche Ausstellungen eigentlich ein Spezialist sein müsste. Ich hatte Glück, wollte aber in diesen Sparten nicht weitermachen und habe mich mehr und mehr auf die Kunst der Gegenwart konzentriert, einen Bereich, in dem ich selbst die Übersicht haben konnte. So habe ich 1951 eine Ausstellung mit Werken Picassos gezeigt, mit seiner ›blauen‹ *Absinth-Trinkerin* aus der Hamburger Kunsthalle, und von Matisse *La Berge* aus dem Museum Folkwang in Essen, ein Bild, das dann Georg Schmidt gekauft hat. Beide Bilder waren als »entartet« aus den deutschen Museen ausgeschieden worden.

Waren Sie damals ohne Konkurrenz in Basel?
Es war Dr. Willy Raeber da, der gute französische Werke hatte, aber doch bei Courbet und Renoir hängengeblieben war. Oder Betty Thommen, die Auberjonois, Klee und auch immer mal wieder französische Maler brachte. Das war für Basel, für die kleine Stadt, fast schon genug. In Zürich war auch nicht sehr viel mehr, da gab es Aktuaryus, Tanner, später kamen Feilchenfeldt und Nathan dazu. Raeber war das grosse, unerreichbar scheinende Vorbild, der Kunsthändler mit Villa in der St.-Alban-Anlage, das war traumhaft.

Gleich zu Beginn als Galerist einen Matisse ans Kunstmuseum in Basel verkauft zu haben, das erscheint nicht weniger traumhaft?
Ich habe von Anfang an versucht, an grosse Namen heranzukommen, was aber auch damals nicht leicht war. Zumal es mir an internationalem Publikum fehlte. Viele kannten

Ernst Beyeler im Büro der Galerie, 1993 (Photo: Vera Isler, Basel)

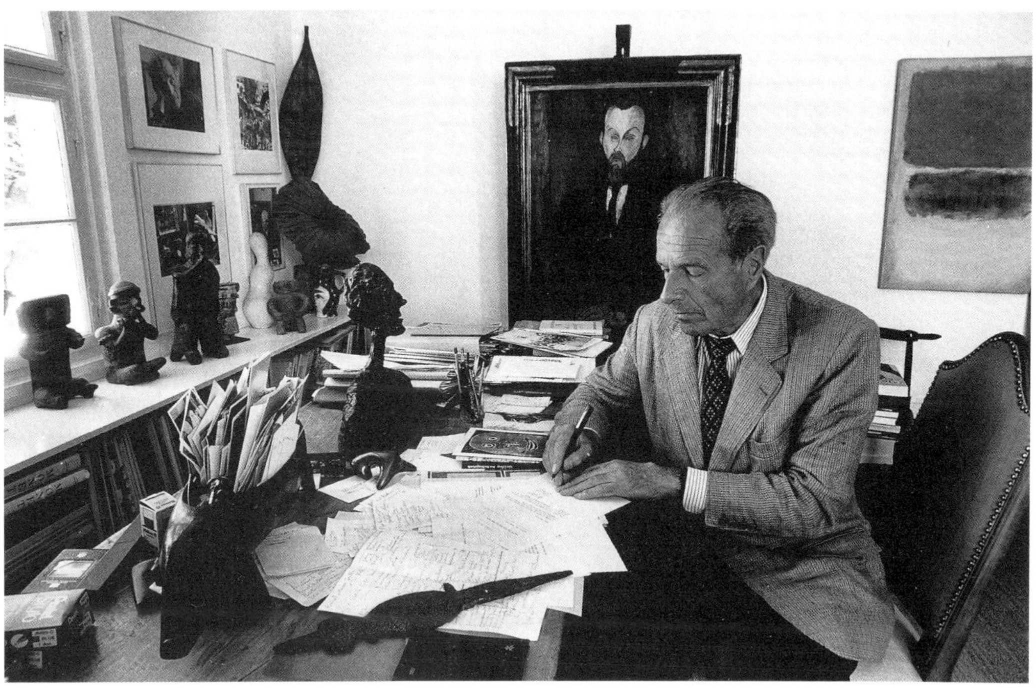

nicht einmal den Namen Basel. Um international bekannter zu werden, habe ich die Sommerausstellungen gemacht, ich nannte sie »Maîtres de l'Art moderne«, habe dazu Kataloge herausgegeben, den ersten hat noch der Typograph Jan Tschichold gestaltet. Die Kataloge wurden sehr wichtig, mit ihnen habe ich die Händler, Sammler und Museen erreichen und sie auf mich aufmerksam machen können. In diesen Sommerausstellungen waren Künstler vom Impressionismus, auch mal Bonnard und Renoir, bis zu Picasso, Klee und Giacometti vertreten – Giacometti, den ich damals in der Schweiz noch nicht verkaufen konnte.

Erstaunlich ist doch, dass es in diesen frühen Nachkriegsjahren noch oder schon wieder einen intakten Markt gegeben hat, dass es Einlieferer gab und auch Käufer.
Es herrschte ein gewaltiger Nachholbedarf, und die Aufbruchstimmung war gross. Und die Preise waren damals noch so, dass die Sammler hier – Anwälte, Ärzte, Direktoren aus der Chemieindustrie – mithalten konnten. Und das hat mich wiederum festgehalten, obschon ich mir manchmal überlegt habe, anderswo hinzugehen, nach London etwa, Paris, New York oder auch nach Zürich, wobei ich Zürich vielleicht etwas überschätzt habe.

Man kann also sagen, dass Sie von den kunsthändlerischen Aktivitäten der ersten Jahre durchaus leben konnten?
Das war möglich, und ich habe sehr rasch damit begonnen, beim Verkauf von einem Bild für den Galeriebestand sofort zwei Bilder anzukaufen, wodurch das Inventar mehr und mehr aufgestockt wurde. Was gut ging, war auch Graphik. Dafür gab es allemal ein Publikum. Ich habe damals, wenn ich nach Paris gefahren bin, nicht selten einige Mittag-

Francis Bacon und Ernst Beyeler, Basel, 1987

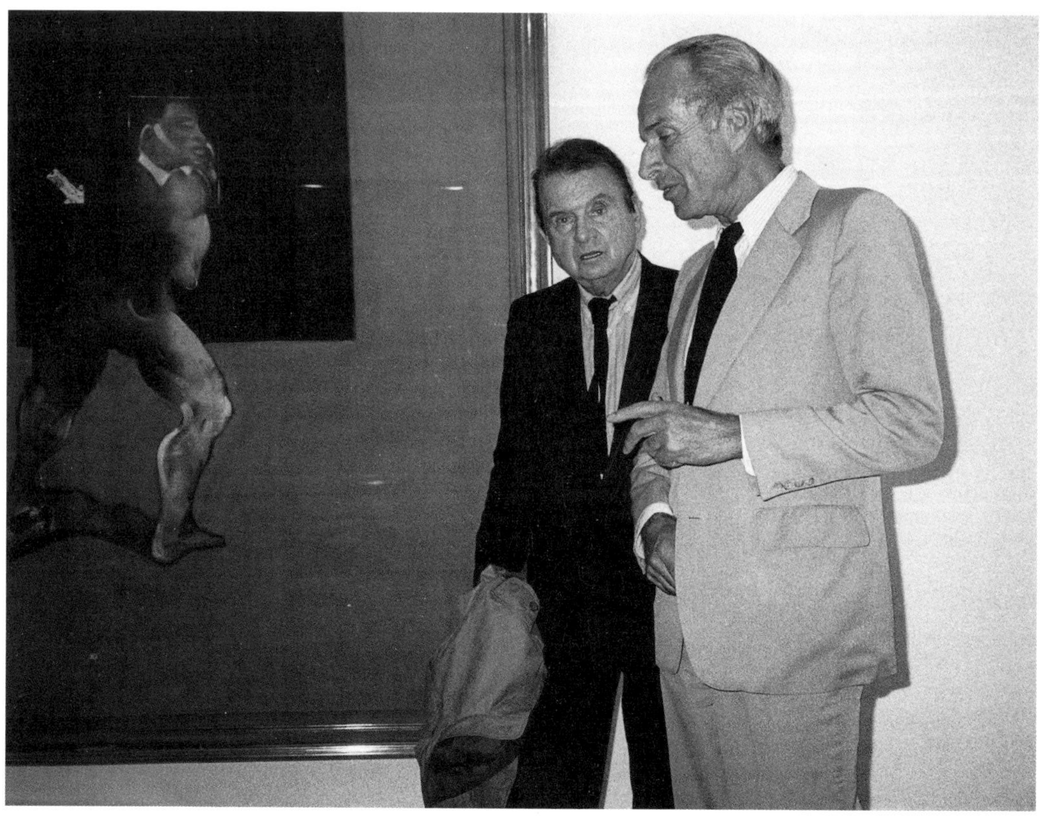

essen abgespart, um ein wunderbar frisches Blatt von Lautrec erwerben zu können, das noch nie am Tageslicht gewesen war. Graphik war noch nicht so inflationär oder diffamiert durch die Quantität.

Haben Sie damals, als sich die ersten Erfolge einstellten, an Zweigniederlassungen gedacht?

Es gab in den 60er Jahren, als wir schon ein gewisses Renommee hatten, sehr attraktive Filialangebote, aber ich habe sie alle abgelehnt, denn Partnerschaften sind schwierig. Entweder ist der Filialleiter sehr gut und macht sich selbständig, oder er ist nicht so gut, dann hat man Mühe und muss sich ständig selbst um alles kümmern. Zudem habe ich die Konzeption von Ausstellungen immer als kreative Arbeit verstanden. Das war und ist, was mich am meisten fasziniert. Handel und Geldverdienen: schön und recht, aber eigentlich nur, um mit dem Geld etwas anderes und Besseres kaufen und eine neue Ausstellungsidee verfolgen zu können. Ausstellungen, wie sie hier gelungen sind, Ausstellungen mit fünfzig bis siebzig Kunstwerken, deren Zusammenspiel selbst ein Kunstwerk ist, die sind so leicht nicht an einem anderen Ort zustandezubringen. Deshalb bin ich auf keine der sehr lockenden Offerten eingegangen und habe versucht, alles von Basel aus zu machen, obschon sich manches eben auch nicht von Basel aus machen liess, zum Beispiel Kontakte mit international renommierten Künstlern herzustellen. Von Basel aus einen Künstler zu lancieren, war zumindest damals nicht interessant. Ich hatte zwar mal für kurze Zeit bei Dubuffet eine »world exclusivity«, aber das hat ihm natürlich nicht gepasst, er wollte im Zentrum sein. Und als sich ihm eine Galerie in Amerika anbot, hat er das genommen, was ich auch verstanden habe.

Sie haben Ihr Programm von früh an mit den relativ gefestigten Werten der neueren Kunstgeschichte abgestützt. Galerist mit Einsatz für die unmittelbare Gegenwartskunst wollten Sie nie sein?

Nein, das war eine bewusste Entscheidung. Bei den Meistern der klassischen Moderne, da fühlte ich mich wohl und fühlte ich mich sicher. Das entspricht auch meinem doch eher konservativen Gemüt. Man sollte nicht vergessen: Klee, Kandinsky, Mondrian waren um die vierzig Jahre alt, bis sie Erfolg hatten; dann war ihre Entwicklung und Qualität erst zu übersehen. Die allerneueste Gegenwartskunst hat mich nie im gleichen Masse fasziniert. Ich wollte immer sehen, wie sich etwas entwickelt und wie etwas Bestand hat. Gut, es gab Dubuffet und Giacometti. Aber von ihren Werken konnte man kaum etwas verkaufen. Oder Max Ernst. Von ihm habe ich einmal eine Ausstellung gezeigt und zwei kleine Bildchen verkauft. Ich habe mich danach nicht mehr getraut, zu ihm zu gehen. Das war die Situation in Basel.

Und ausserhalb von Basel?

Ende der 50er Jahre wurde der amerikanische Sammler David Thompson durch eine Sommerausstellung auf mich aufmerksam. Er kam und bot mir für ein Werk von Rodin, eins von Giacometti und andere Arbeiten jeweils die Hälfte von meinen Preisen. Ich habe abgelehnt und gesagt, das sei nicht möglich. Er zog mit hochrotem Kopf wieder ab. Mit ihm der Direktor des Carnegie-Museums, der ganz ratlos war, warum ich denn nicht gehandelt hatte oder etwas nachgiebiger gewesen war, schliesslich sei Thompson doch der grösste Sammler in den USA. Im nächsten Jahr liess Thompson auf den Katalog der Sommerausstellung hin etwas vorsichtiger anfragen, was dies und jenes koste. Ich war

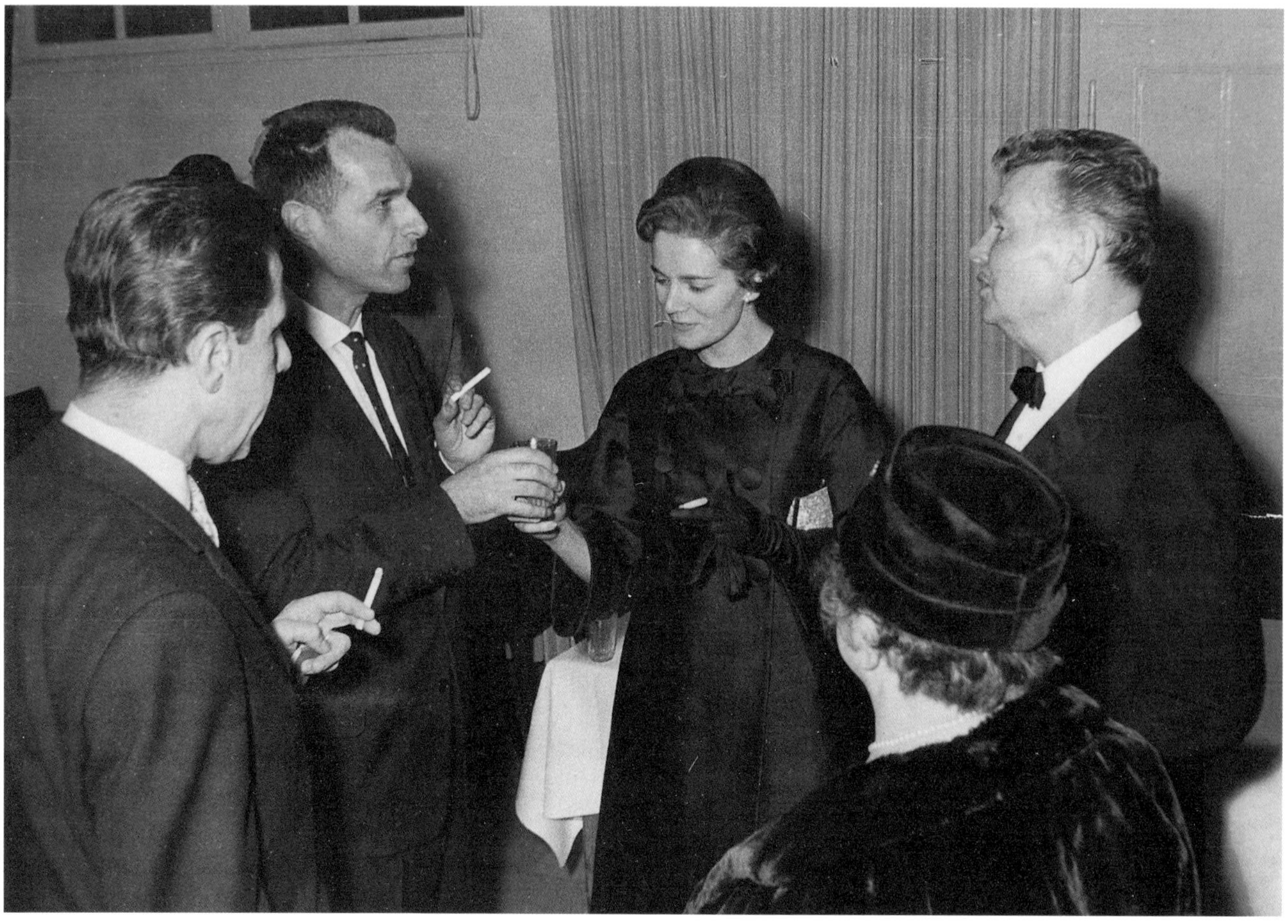

David Thompson (rechts) und Ernst Beyeler (zweiter von links) bei der Eröffnung der Thompson-Collection in Düsseldorf, 15. Dezember 1960

auch etwas flexibler geworden und habe Rabatt gegeben, aber nicht die Hälfte, und wir wurden uns einig. Thompson wollte einen Teil gleich bezahlen, den Rest sollte ich in Pittsburgh abholen. Ich habe eine Zeitlang gewartet, dann bin ich zu ihm geflogen, es war mein erster Amerika-Besuch. Thompson hat mich am Flugplatz abgeholt und mich zu sich eingeladen. Ich würde einige Bilder und Skulpturen sehen, von denen er sich vielleicht trennen werde, und ich könnte mich schon einmal mit ihnen beschäftigen. Wohl nur eine freundliche Geste, dachte ich, um mich um so gefügiger zu machen. Was er genau wollte, war mir nicht klar. Thompson war ziemlich gefürchtet, ein harter Verhandler, so hatte man ihn mir beschrieben. Als ich kam, lag auf dem Tisch ein Bündel Tausend-Dollar-Noten. Das war eine besondere Rarität, Tausend-Dollar-Noten bekam man nicht leicht, inzwischen gibt es sie ja gar nicht mehr. Es war die Restsumme, die er mir schuldete. Ich habe sie überhaupt nicht angesehen, obwohl ich das Geld dringend brauchte, weil ich nur Blick für seine Sammlung hatte; es war einfach phantastisch, was an den Wänden hing.

Können Sie den Eindruck beschreiben?

Es war vornehmlich strenge Kunst. So etwa nach dem Wort Légers: »Das Hübsche ist der Feind des Schönen«, was ja auch meiner Richtung entspricht. Thompson war Ingenieur, er kam als Newcomer aus der Stahlbranche. Er hatte Fabriken im Konkurs aufgekauft und hochgebracht und dann im Krieg viel Geld gemacht. Aber die alten Kohle-Stahl-Familien in Pittsburgh, die Trustees im Carnegie-Museum waren, verhielten sich ihm gegenüber reserviert. Er hatte ihnen einmal seine Sammlung gezeigt und dabei Bemerkungen zu hören bekommen wie »dieser schreckliche Picasso, dieser fürchterliche Léger, dieser groteske Miró«. Worauf Thompson sofort alle Pläne begraben hat, seine Sammlung einmal ins Museum zu geben. Er hat nur noch Studenten, Künstler und Kunsthistoriker bei sich eingelassen. Ähnlich wie der Sammler Barnes in Philadelphia. Ich habe mich für seine Sammlung interessiert, und er wollte wissen, was ich mitgebracht habe. Ich habe ihm meine Dias gezeigt. Er hat sie durchgesehen, hat sich eine Gruppe zusammengestellt und fing sofort an zu handeln. Das ging bis um 3 Uhr morgens. Und so kam es zum ersten Tausch. Das Geld habe ich nicht genommen – zu seiner grossen Überraschung.

Das Klee-Ensemble war bei der ersten Tranche, die Sie aus der Sammlung Thompson erworben haben, noch nicht dabei?
Nein, noch nicht, aber es kam bald ein Anruf, er wollte jetzt die einhundert Klees, die ich bei einem früheren Besuch geschätzt hatte, verkaufen – auf der Basis meiner Schätzungen. Ich wusste zu dem Zeitpunkt noch nicht, dass eine Verhandlung zuvor bereits gescheitert war. Als ich ankam, winkte er mit einem Telegramm von einem anderen Bieter: »Wenn Sie eine Offerte bekommen für Klee, ich gehe immer drüber.« Was ich davon hielte. Ich habe Thompson gesagt, er solle es machen, wie er wolle, er habe mich gerufen unter den Bedingungen, die wir abgemacht hätten, und zu diesen Bedingungen sei ich da. Wir haben verhandelt, es kam alles gut voran. Ich habe Bilder mitgebracht, er hat einen Cézanne ausgewählt, einen Matisse, teils wurde getauscht, teils bezahlt, und dann sagte er, es wäre jetzt noch eine bestimmte Summe übrig – er hat alles geschickt und sehr schnell ausgerechnet. Ja, dann müsste ich eben zurück und sehen, ob ich von der Bank noch einmal Geld bekomme. Nein, nein, meinte er, das Geschäft müsse sofort abgeschlossen werden und alles müsse bezahlt werden, sonst gehe nichts aus dem Haus. Ich war etwas ratlos. Thompson nicht: Zu Hause hätte ich doch noch zwei Bilder, die ich einsetzen könnte, eines von Bazaine und eines von Kandinsky von 1910 (siehe Tafel 67), das ich auf etwas abenteuerliche Weise in Deutschland gekauft hatte.

Erzählen Sie vom Kandinsky-Abenteuer.
Ich war Anfang der 50er Jahre in Köln bei Ferdinand Möller, der gerade von Ostberlin gekommen war. Er war, was ich damals noch nicht gewusst habe, einer der vier Händler, die »entartete« Kunst kaufen und verkaufen konnten. Er stand auf der Seite von Kirchner und den Expressionisten, aber er wurde auch von den Nazis akzeptiert. Möller wollte einige Bilder verkaufen, weil er vorhatte, wieder eine Galerie zu eröffnen. Er war von Dresden nach Berlin gekommen, hatte seine Bilder vor den Russen in Zinnsärgen im Garten vergraben und war bei Nacht und Nebel nach Köln geflohen. Er zeigte mir Arbeiten von Kirchner und Schmidt-Rottluff, die mir aber alle nicht gefielen. Schliesslich kam er mit dem Kandinsky von 1910, einem Bild, das in den 30er Jahren im Provinzialmuseum (das heutige Landesmuseum) in Hannover beschlagnahmt worden war und das er von den Nazis erworben hatte. Ich war sofort begeistert, bat mir für die Bezahlung nur vier Wochen Zeit aus. Zu Hause habe ich dann versucht, 18000 Franken zusammenzukratzen.

Sie haben das Bild nach dem Erwerb nie mehr in den Handel gegeben?
Doch, ich hatte es zwischenzeitlich sogar einmal verkauft. In eine der Sommerausstellungen kam eine Frau aus Winterthur und erkundigte sich nach dem Kandinsky. Ein

schönes Bild, was es kosten würde. 28000 Franken. Gut, sie wolle es kaufen. Von wem das Bild sei. Von Kandinsky. »Wer ist Kandinsky?« Das ging so weiter. Es kam noch ein Cézanne-Aquarell dazu – »Wer ist Cézanne?« – und ein Bild von Gauguin aus der Tahiti-Zeit – »Wer ist Gauguin?« Ich war natürlich verwundert, und sie erzählte, sie sei eine einfache Hausfrau, aber sie käme aus Winterthur, wo Reinhart und die Hahnlosers etwas Grossartiges gemacht hätten und nun gar nichts mehr geschähe. Sie habe etwas Geld geerbt und wolle etwas tun. Ich war begeistert. Nie mehr in meinem Leben habe ich jemanden getroffen, der so spontan und rein instinktiv reagiert hat. Die Frau ist später in die Hände von Zürcher Galeristen gefallen, die sie dazu verführt haben, auch Gegenwartskunst zu kaufen, Erni und ähnliches. Eines Tages kam sie und bot mir die drei Bilder wieder an. Sie habe sich wohl etwas übernommen, habe einen Kredit aufnehmen müssen, und nun verlange die Bank ihr Geld zurück. Ich habe ihr für den Kandinsky 40000 Franken gegeben, habe ihn dann noch einmal ausgestellt, aber es gab keinen Käufer. Seither haben wir das Bild behalten.

War es das erste Bild Ihrer Sammlung?

Das erste wichtige. Und ausgerechnet dies hat Thompson kaufen wollen. Er bot mir 150000 Dollar – alte Dollar, also einen sehr guten Preis, und ich habe ihm klarzumachen versucht, dass das Bild nicht mehr verkäuflich sei. Es dauerte zwei, drei Stunden, es war schon Mitternacht. Thompson liess nicht locker, er wolle den Kandinsky unter allen Umständen haben, später werde er ihn wahrscheinlich wieder abgeben, und dann könne ich ihn ja zurückkaufen. Als Ausrede fiel mir ein, dass das Bild ja eigentlich meiner Frau gehöre und ich also gar nicht verfügen könne. Aber das hat er noch weniger akzeptiert. Er führte mich ins Nebenzimmer, wo all die wunderschönen Matisse, Cézanne, Monet

Mark Tobey und Ernst Beyeler mit einem Bild von Georges Rouault, Basel, Oktober 1964

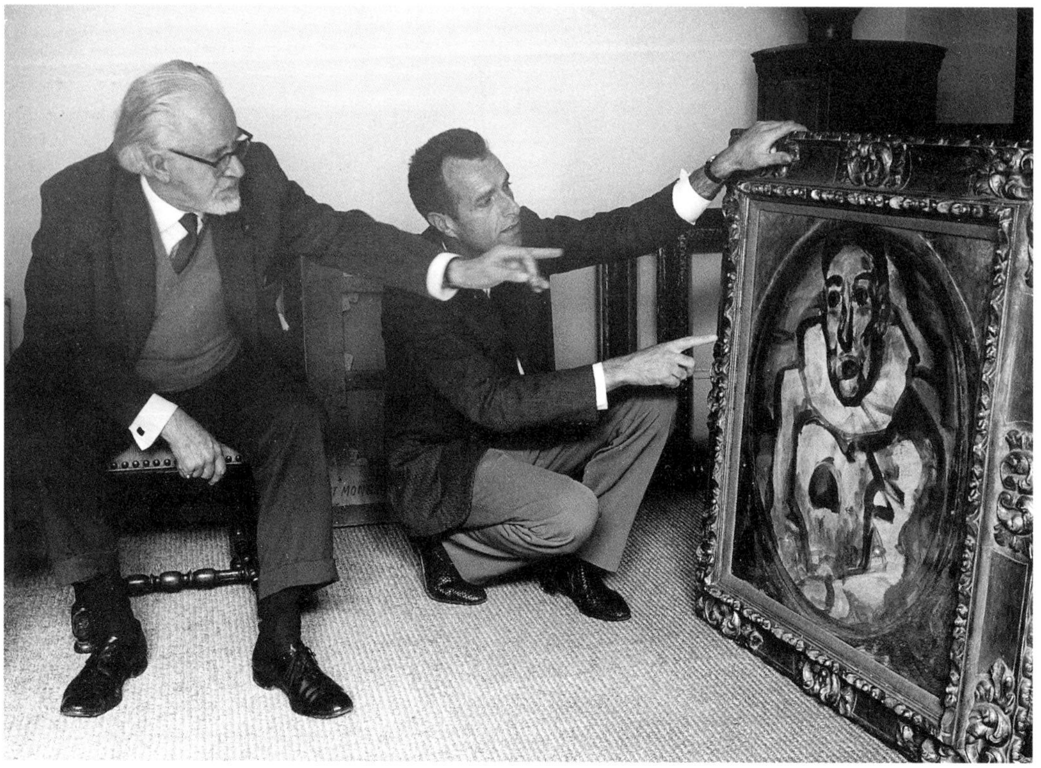

und Redon hingen, die seiner Frau gehörten. Ich könne sie alle haben und seine Frau dazu! Ich sollte doch an das Prestige denken: einhundert Arbeiten von Klee, wer hätte das schon! Aber ich blieb hart. Er, wieder mit hochrotem Gesicht, lenkte ein: »Also lassen wir das Ganze.« Ich hab' mich mit dem Taxi ins Hotel zurückbringen lassen und gedacht, schade um die einhundert Klee-Bilder, aber was soll man machen. Am nächsten Morgen ruft er mich an, wir hätten einen Punkt noch nicht erledigt, einen Tausch gegen Burri und Tàpies. Auf dem Weg zum Flughafen sollte ich noch einmal kurz anhalten. Wir haben den Tausch ausgehandelt, und dann meinte Thompson, wir wollen noch einmal über die Klees reden – dann haben wir das Geschäft in einer Viertelstunde abgeschlossen. Kein Wort mehr über den Kandinsky. Jetzt sei es ohnehin zu spät, sagte er. Ich solle das nächste Flugzeug nehmen und meine Preise für die restliche Kunst in seiner Sammlung in eine Liste eintragen. Ich habe mich dann im ganzen Haus umgesehen, habe meine Preise aufgeschrieben und bin abgereist. Vier Tage später kommt Thompson nach New York und sagt strahlend, ich hätte gewonnen, ich hätte 150 000 Dollar mehr geboten als die Konkurrenz – bei einer Summe von etwa 4,5 bis 5 Millionen Dollar, damals über 20 Millionen Schweizer Franken –, eine so kleine Differenz gegenüber der Konkurrenz, das sei ihm unerklärlich.

Und wie ging es dann weiter mit der Klee-Sammlung?
Zunächst war ich gespalten: Einerseits wollte ich und musste ich verkaufen, auf der anderen Seite dachte ich, wann kriege ich je wieder einhundert Werke Klees zusammen. Man müsste eine Idee haben, dass der Block beieinander bleibt. Die Schweiz ist mit Klee gesegnet, da schien kein Bedarf. Amerika kannte ich zu wenig. Deutschland könnte Klee gut gebrauchen, denn dort sind seine Bilder ja alle rausgeschmissen worden. Aber wer? Eine Stadt, die keine Klees, aber Geld hat. Düsseldorf zum Beispiel. Ich kannte einige Leute dort, habe Kontakt mit ihnen aufgenommen, und das Interesse war schnell geweckt.

Sie haben die Klee-Sammlung nie in Basel gezeigt?
Nein, das war die Bedingung. Aus Düsseldorf kam eine Kommission, vier Leute, die die Sammlung inspizieren wollten. Es war auch die Zeit, als Mark Tobey in Basel aufgetaucht ist. Er hatte wohl gehört, dass ich Bilder von ihm gekauft habe, und kam bei mir in der Galerie vorbei. Wir hatten zusammen bei einem Freund, beim Pfarrer Hassler, in der St.-Alban-Vorstadt gegenüber vom Jacob-Burckhardt-Haus im Garten zu Mittag gegessen, und Tobey sagte, es wäre so schön hier, und er würde gern eine Weile in Basel bleiben. Ich wusste, dass im Nebenhaus gerade ein Freund auszog. Das hat Tobey sofort gefallen, und er hat das Haus gemietet. Allerdings wollte er erst noch einmal nach Seattle zurück und später einziehen. Als sich nun die Düsseldorfer angemeldet hatten, habe ich das Tobey-Haus über Nacht streichen lassen und 88 Klee-Bilder an die Wände gehängt. Das hat grossen Eindruck gemacht, und die Kommission hat sich wohlwollend beraten. Die stärksten Bedenken gegen den Ankauf hatte der Finanzminister. Sie würden in Düsseldorf arg unter Beschuss kommen, fürchtete er. Er müsse unbedingt noch einmal telefonieren. Wir sind hinüber ins Pfarrhaus und haben das Gespräch angemeldet, was damals noch notwendig war. Und während er auf den Anschluss wartete, hat er den Pfarrer Hassler um Beistand und Aufklärung in Sachen Klee gebeten. Der aber war ein Klee-Begeisterter und hat dem Düsseldorfer Gast Mut gemacht, das alles könne gar nicht teuer genug sein. Jedenfalls war der Finanzminister nach seinem Telefonat der Überzeugteste. Und der Kauf kam zustande. Auch die Sozialdemokraten haben zugestimmt.

Denn sie begriffen, dass für Klee das Leben in Düsseldorf zu schwierig geworden und er deswegen in die Schweiz zurückgekehrt war. Also handelte es sich um eine Art Wiedergutmachung.

Gab es neben Düsseldorf noch andere Interessenten an dem Klee-Block?
Ja, es gab eine Anfrage aus Paris. Und es stellte sich heraus, dass Baron Rothschild eventuell kaufen wollte. Allerdings, um die Bilder in den Safe zu legen. Ich war ganz entsetzt bei der Vorstellung und habe das Geschäft gleich abgeblockt. Obwohl ich das Geld dringend gebraucht habe. Aber mein jugendlicher Idealismus behielt die Oberhand.

Es war nicht der einzige grosse Deal, den Sie mit Thompson gemacht haben?
Kurz nach dem Verkauf des Klee-Ensembles meldete sich Thompson wieder, er wolle nun das Gros seiner Sammlung verkaufen. Ich sollte kommen, ich habe die Preise eingesetzt, und auf dieser Basis haben wir verhandelt. Es waren rund 340 Bilder mit 50 Werken von Schwitters, Matisse und Cézanne, Picasso, Léger, Pollock und anderen, und mit Bildern, die teils von mir stammten. Wiederum erfuhr ich beim Kaufabschluss bei seinem Anwalt, dass ein anderer Verkauf vorher im letzten Moment gescheitert sei. Der Grund für den Verkauf war vor allem, dass das Museum nicht zustande kam, auf das Thompson einmal spekuliert hatte. Auch fürchtete er, wegen Herzschwierigkeiten bald sterben zu müssen, und er wollte den Verkauf seiner Sammlung noch selbst betreiben. Er wollte sich deshalb auch noch zu Lebzeiten aus dem Geschäft verabschieden und aus seinem grossen Haus ausziehen. Was die Quantität angeht, war dies die grösste zeitgenössische Sammlung.

Thompson-Collection, Kunsthaus Zürich, 1960

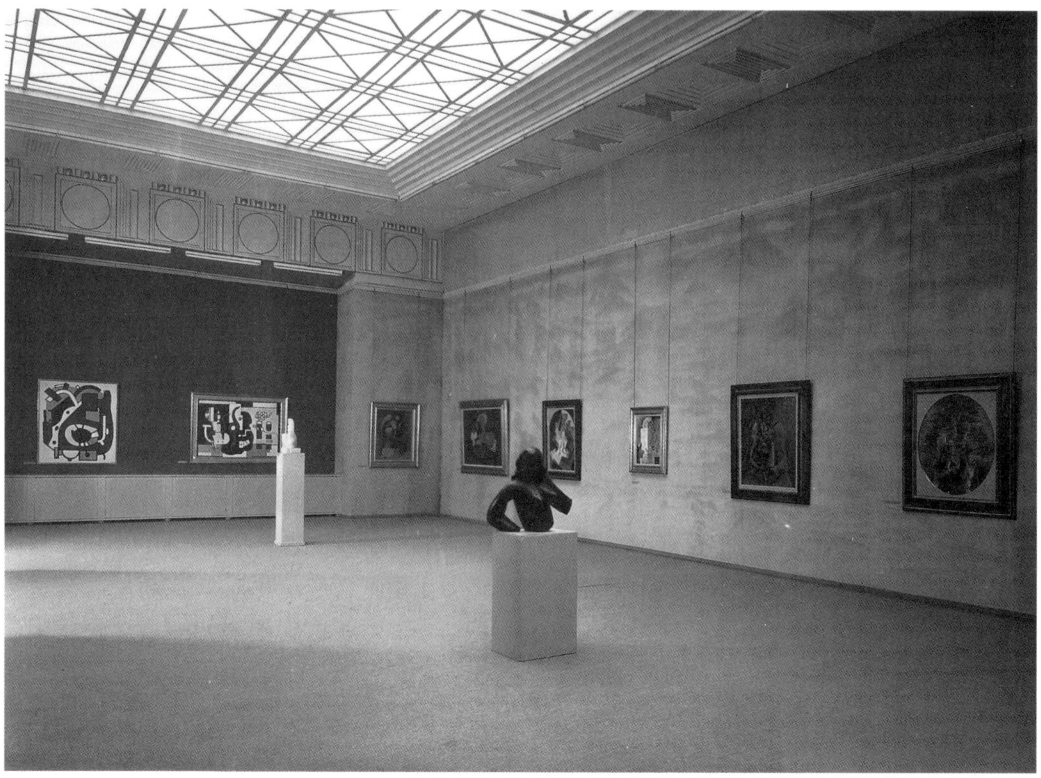

Weiss man, wie Thompson gekauft hat?

Ja, zumeist blockweise. Er war ein wahrhaft ruchloser Käufer. Bei New Yorker Händlern, bei denen er gefürchtet war, weil er sie mit seinen Geboten bis aufs Hemd auszog, soll er oft gefragt haben: »Was könnt ihr nicht verkaufen, späte Klees zum Beispiel? Okay, ich kaufe.« Einmal war Thompson zu Besuch bei einem dänischen Arzt, der ein sehr schönes Bild von Klee hatte, es aber keinesfalls verkaufen wollte. Thompson insistierte, gab keine Ruhe. Der Arzt: Unter keinen Umständen, zu verkaufen sei es nicht, so ein Bild könne man allenfalls verschenken. Und Thompson sagte »Dankeschön« und nahm den Klee mit. Der Arzt sei völlig verdutzt gewesen.

Ein andermal haben wir in Zürich gegessen, und Thompson fragte mich, was ich als nächstes plane. Eine »Augusto Giacometti«-Ausstellung. Thompson kannte ihn nicht. Im Kunsthaus Zürich hingen einige Bilder, sagte ich, die könne er sich anschauen. Und sofort lässt er sich hinbringen, lässt den Direktor kommen, guckt sich das einzig verkäufliche abstrakte Bild an, lässt sich zum Besitzer, zu dem Nachlassverwalter Erwin Poeschel, fahren. Nein, das Bild sei schon Beyeler für seine Ausstellung versprochen. Ach was, der Beyeler sei sein Freund, er habe gerade mit ihm zu Mittag gegessen, das gehe schon in Ordnung, ausserdem habe er die grösste »Alberto Giacometti«-Sammlung der Welt und die wolle er einer Universität vermachen, und dafür brauche er auch das Umfeld usw. Und da hat Poeschel natürlich gedacht, wenn Thompson sich so grossartig für Giacometti engagiert und mit Beyeler alles abgesprochen ist, dürfe er sich nicht weigern, und nahm den Scheck an. Ich war völlig schockiert, denn das war das Bild, auf dem ich alles aufgebaut habe, die anderen Bilder in meiner Ausstellung waren entweder unverkäufliche Leihgaben oder Arbeiten aus der Jugendstilzeit, die nicht recht verstanden wurden. Die gesamten Kosten der Ausstellung, den Katalog, alles wollte ich mit dem abstrakten Bild von 1910 abstützen. Also musste ich dieses Bild unbedingt haben und schlug Thompson vor, es auf meine Kosten nach Amerika zu schicken, wenn er es mir für die Ausstellung überliesse. Damit war er einverstanden. Nun hatte ich es zumindest im Haus und konnte mir überlegen, wie ich es behalten könnte. Gegen Ende der Ausstellung habe ich Thompson gesagt, er könne das Bild bald haben, aber er müsse es in Amerika versichern lassen, hier in Europa würde es keine Versicherung annehmen, weil die Farbe abbröckle. Nun war er konsterniert. Denn das Schlimmste für amerikanische Sammler ist ein Bild, das stirbt! Kunst muss ewig sein, etwas anderes gilt nicht. Ich habe vorgeschlagen, einen Ersatz zu beschaffen, ein solides Bild von 1906, noch kein richtiger Giacometti, aber dafür in gutem Zustand. Und durch diesen Tausch habe ich schlussendlich das Bild billiger bekommen als bei Poeschel. Und ganz verlogen war die Strategie ja auch nicht. Georg Schmidt hat alsbald den *Maimorgen* für das Kunstmuseum erworben, und die Restauratoren haben ein ganzes Jahr lang gebraucht, um das Bild zu stabilisieren.

Was geschah nun mit dem Block von 340 weiteren Bildern, die Sie von Thompson erwerben konnten?

Die Sammlung war natürlich viel zu gross, um sie in der Galerie zeigen zu können. Ich habe versucht, eine Tournee zusammenzustellen, wobei die einzelnen Museumsstationen einige Werke übernehmen sollten, denn meine Vorleistungen waren enorm. Zugesagt haben Zürich, Essen und Den Haag. Essen versprach zwei Millionen aus einem Sonderkredit. Dann kam ein Anruf vom Ministerpräsidenten von Nordrhein-Westfalen, der etwas verwundert tat: Sie hätten doch schon die Werke von Klee gekauft, auf denen wollten sie

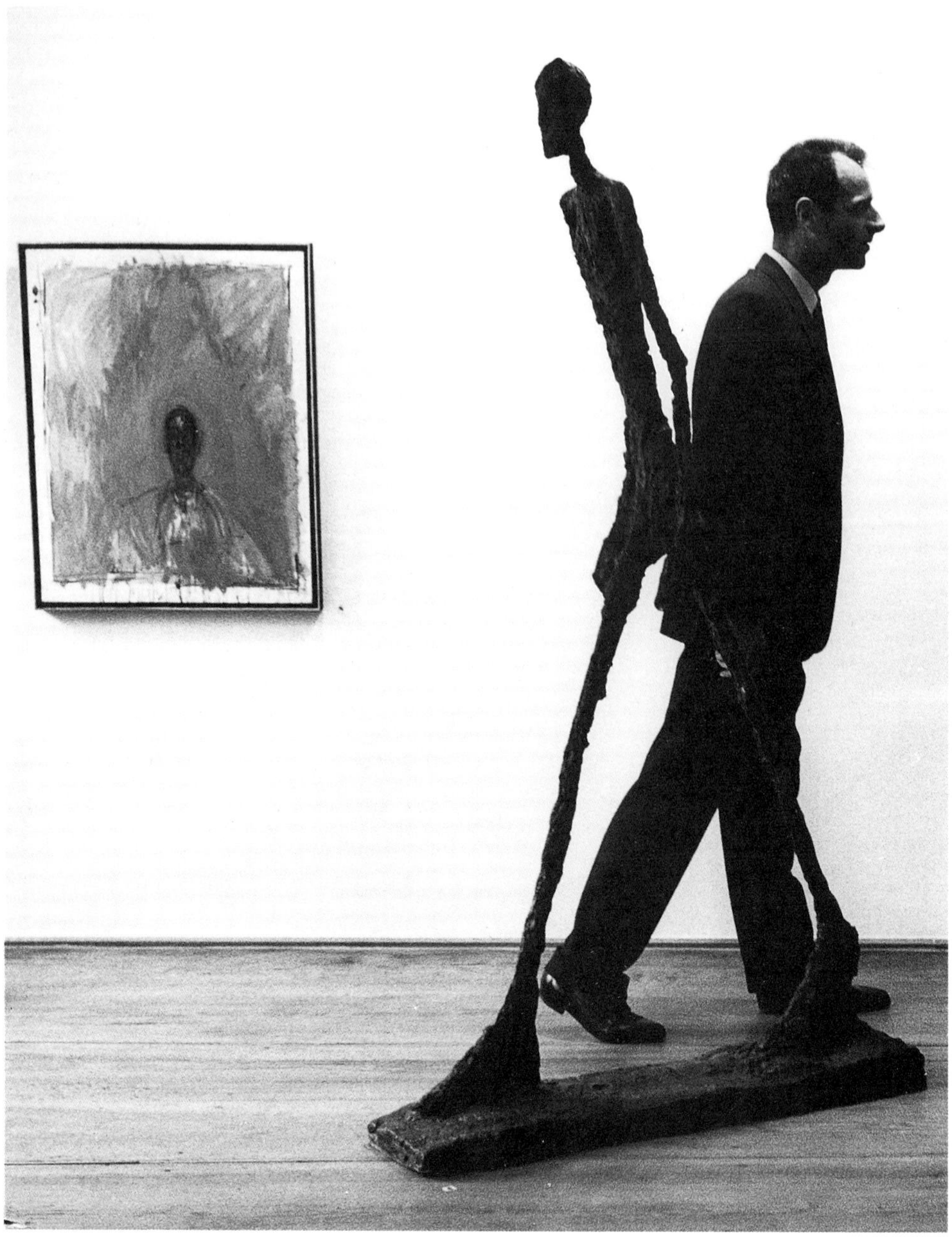

Alberto Giacometti, *Schreitender Mann II*, 1960; Bronze, Höhe 189 cm (Tafel 110)

nicht sitzenbleiben, schliesslich wollten sie eine Landesgalerie einrichten, warum ich ihnen denn nicht auch die Thompson-Sammlung anböte. Als ich ihm gesagt habe, dass ich schon mit Essen eine Vereinbarung getroffen habe, war er ganz ausser sich: Düsseldorf brauche das Museum, Essen habe schon eines. Ich bin mit den Dias nach Düsseldorf gefahren, und die fünfzehnköpfige Kommission hat diesmal nicht lange beraten: »Kaufen wir alles!« Ich habe gleich gedacht, das kann nicht so glatt gehen. In Essen habe ich absagen müssen, wo man verständlicherweise sehr enttäuscht war. Begonnen hat die Ausstellung in Zürich. Das Kunsthaus hat einen Giacometti-Torso von 1925 gekauft, das war nicht viel, aber ich durfte ja auch nicht viel verkaufen. Dann war Düsseldorf an der Reihe. Ich habe extra Thompson aufgeboten, ihm meine Sekretärin mitgegeben, auf dass er sich wohl fühle und auch als Besitzer auftrete, was für die Düsseldorfer wichtig war. Aber es waren bei der Eröffnung keine offiziellen Leute anwesend. Was los sei, wollte ich wissen. Ja, man bräuchte eben noch etwas Zeit. Mit Ach und Krach habe ich einen Riopelle und einen Picasso an zwei Düsseldorfer Industrielle verkaufen können, und dann ging die Ausstellung nach Den Haag. Dort war Interesse an einem späten Monet, aber

gleich war das Geschäft auch nicht zu machen, weil man es über Steuerreduktionen finanzieren wollte. Da kam Tom Messer vorbei. Er sei gerade Direktor am Guggenheim Museum in New York geworden und bräuchte dringend eine Ausstellung. Ob er hundert Werke auswählen dürfe? Ich dachte, Amerika, das sei nun meine Rettung. Allerdings dürfte ich keinerlei Propaganda machen, das hat mir Messer noch vor der Eröffnung gesagt. Es sei eine Privatsammlung, die in einem Museum gezeigt werde, da hätte ich mich als Kunsthändler zurückzuhalten. Ich konnte also keine Sammler alarmieren und habe nur an einen befreundeten Kunsthändler einen kleinen Jackson Pollock und einen Juan Gris an den Sammler und Zeitungsverleger Joe Pulitzer in Saint Louis verkauft. Es dauerte nicht lange, dann kam aus Düsseldorf die Absage. Dem Ministerpräsidenten täte es leid, aber der Druck der Opposition wäre zu stark. Eine grosse Enttäuschung natürlich, die Rache für das schnelle Klee-Geschäft. Dann kam eine Anfrage aus Mailand, Agnelli wollte die ganze Sammlung im Museum in Turin zeigen und auch einige Arbeiten kaufen.
In Turin gab es ein Mittagessen, Agnelli hat sich für einen Cézanne interessiert und für zwei, drei andere Arbeiten. Und das Museum, hiess es, würde auch etwas kaufen. Das liess sich gut an. Hinderlich war nur der Verleger Fabbri, der mit am Tisch sass. Ein ziemliches Schlitzohr, wie sich herausstellte. Er erzählte Agnelli von einem ähnlichen Cézanne, den er kürzlich in Paris gesehen habe und der sehr viel billiger gewesen sei. Ein frühes, uninteressantes Bild, wie ich später festgestellt habe. Agnelli war natürlich sofort verunsichert, und mit dem Geschäft war es aus. Zumindest mit dem Cézanne-Geschäft. Er hat noch ein Werk von Klee und eines von Mondrian gekauft; das Museum verhielt sich reserviert. Dann wollten noch Rom und Stockholm die Sammlung zeigen, aber ich hatte genug. Es war erwiesen, mit Museumsausstellungen käme ich nicht weiter. Also entschied ich mich, den gesamten Block nach Basel zu holen und ihn in einzelnen Tranchen auszustellen. Ich begann mit einer Kubismus-Ausstellung, Georg Schmidt hat dazu das Katalog-Vorwort geschrieben. Es folgten Klee und Mondrian, und das waren jeweils Ausstellungen, die sich aus Thompson-Beständen und aus meinen eigenen zusammensetzten.
Damals wurde Werner Schmalenbach Direktor der aufgrund des Klee-Ankaufs inzwischen gegründeten Kunstsammlung Nordrhein-Westfalen. Er erhielt später Mittel aus Rundfunküberschüssen und hat sich auf zentrale Stücke der Thompson-Sammlung konzentriert, und ich wurde so doch noch zum Hauptlieferanten des neu entstehenden Museums. Trotzdem war ich noch immer tief in den roten Zahlen, als erneut ein Anruf aus Pittsburgh kam, Thompson wollte nun auch noch seine Giacometti-Sammlung – die grösste auf der Welt – verkaufen. Wiederum war ein schon fixierter Verkauf an verschiedene Interessenten unter den Filmleuten in Los Angeles gescheitert. Es waren siebzig Werke, Skulpturen vor allem, aber auch einige Bilder und Zeichnungen. Über die Preise hatten wir uns schon zuvor geeinigt. Auf das Signal von Thompson hin habe ich die Brüder Hans und Walter Bechtler in Zürich angerufen, denen ich schon die Möglichkeit eines solchen Verkaufs avisiert hatte. Sie waren sofort bereit, bestätigten auch ihre Kaufabsicht, riefen aber nach zwei Wochen an, es täte ihnen leid, das Ganze sei viel zu riskant. Ihr Plan war es, die Finanzierung aufzuteilen: ein Viertel Bechtler und Konsorten, ein Viertel Stadt, ein Viertel Kanton Zürich, ein Viertel Bund. Es gab auch schon Gespräche mit Bundesrat Tschudi, der sich überzeugen liess, schliesslich habe die Schweiz Giacometti verpasst. Abgeraten dagegen hatte der damalige Präsident der Zürcher Kunstgesellschaft, der mächtige Bankier Schäfer, der kein Freund der Kunst von Giacometti war. Er hielt das Werk für grässlich und gänzlich unmöglich. Als Thompson von den Zürcher Problemen

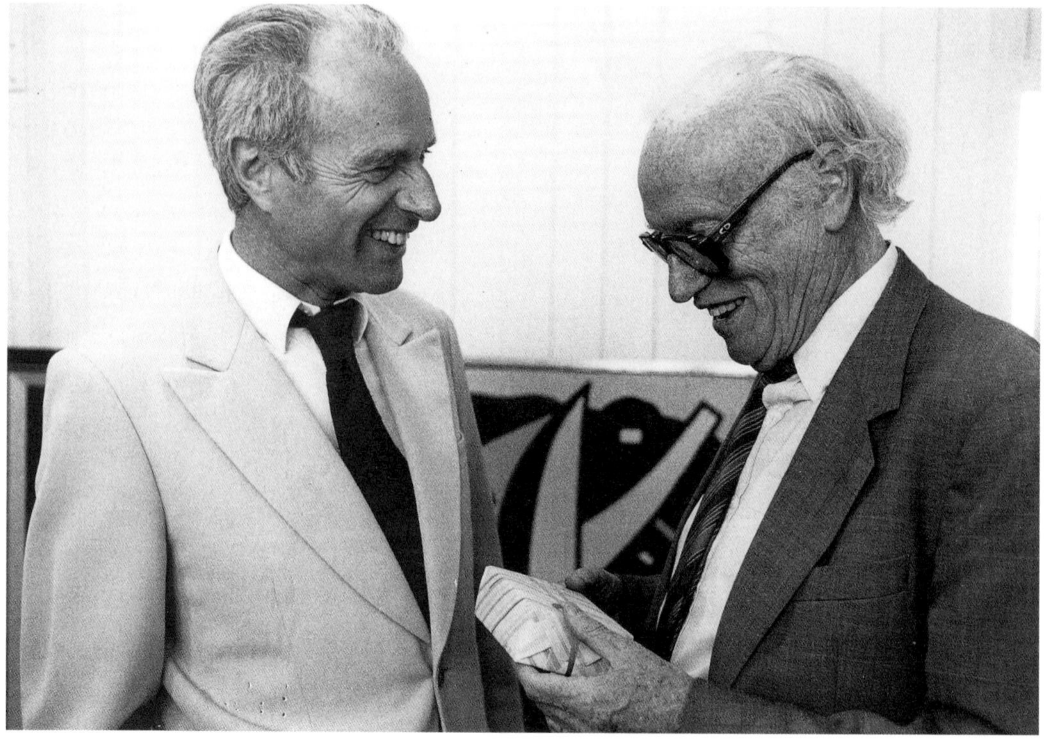

Ernst Beyeler und Werner Schmalenbach, 1986 (Photo: Benjamin Katz, Köln)

und der Absage erfuhr, war er empört. Auf was man sich denn sonst noch verlassen könne, wenn man nicht einmal mehr einer Schweizer Zusage trauen dürfe. Ich habe ihn beruhigt und ihm versprochen, dass ich mir eine Alternative überlegen werde. Und die einzige Alternative war, dass ich nun auch die Giacometti-Sammlung noch übernehmen müsste. Bei der Bank war man skeptisch, zumal ich die meisten Thompson-Bilder aus der Sammlung noch nicht verkauft hatte. Aber es gelang schliesslich doch, einen Kredit zu bekommen – nicht zuletzt dank einer Bürgschaft von Hans Grether, der einer meiner treuesten Kunden war. Ich konnte also Thompson anrufen: Wir kaufen die Sammlung, ziehen aber die fünfzehn Prozent Kommission ab, die wir vereinbart hatten, wenn sich Zürich entschieden hätte. Er war einverstanden. Ich habe das Geld geschickt, die Sammlung kommt an – und die drei wichtigsten Stücke fehlen. Das war ein eindeutiger Betrug. Ich bin zum Anwalt, zum Bankverein, und alle gaben mir recht, haben mir aber von einem Prozess in Amerika abgeraten. Was blieb mir anderes übrig, als einen Scheck nachzusenden, um endlich in den Besitz der drei Arbeiten zu kommen. Die Beziehung zu Thompson war damit natürlich auf Jahre hin gestört. Die Giacometti-Werke wurden dann in der Galerie gezeigt. Bechtlers haben dringend gebeten, die Kollektion nicht aufzulösen. Sie wollten noch einmal alles versuchen. Dass die Giacomettis in der Schweiz bleiben, war selbstverständlich auch mein Interesse, und ich habe eine Zeitlang versucht, Bern, Lausanne, Winterthur und Chur für die Sammlung zu erwärmen. Vielleicht könnte es ja gelingen, sie in vier oder fünf Museumsblöcke aufzuteilen. Giacometti, dem ich davon erzählte, war gar nicht begeistert: »Wer sagt denn, dass meine Arbeiten in fünfzig Jahren noch fünfzig Franken wert sind?« Das war so seine Art, einen zu prüfen, wie ernst man es meint. Als ich ihm allerdings deutlich gemacht habe, dass sich in dem Konvolut auch einige höchst fragile Gipse befänden, bei denen die Gefahr bestünde, dass sie zu unautorisierten Güssen dienten, war er sehr einverstanden, dass sie in der Schweiz verblieben. In Zürich zögerte man noch immer, aber unter dem Eindruck meiner festen Verkaufsabsichten haben die Bechtlers schliesslich doch zugesagt und die Giacometti-Stiftung gegründet. In Zürich kam es zu einer denkwürdigen Abstimmung im Stadtparlament, in dem auch Max Bill sass. Mit einer Stimme Mehrheit ist der Giacometti-Erwerb abgelehnt worden, und damit fielen Stadt, Kanton und auch der Bund weg, und der Freundeskreis um die beiden Bechtlers war allein. Zuletzt einigte man sich auf drei Viertel für das Kunsthaus Zürich und dank einer Beteiligung von Hans Grether auf ein Viertel für die Sammlung des Kunstmuseums in Basel sowie einige Arbeiten dank eines Zuschusses von Balthasar Reinhart für das Winterthurer Kunstmuseum. Es war wohl die letzte Gelegenheit, für den grössten Schweizer Künstler der Gegenwart das nachzuholen, was in der Schweiz zuvor versäumt worden war. Nur einige Jahre später wurde bei einer Auktion in New York für eine einzige Giacometti-Skulptur so viel bezahlt, wie der gesamte Thompson-Block gekostet hatte. Ich habe das bewusst so ausführlich beschrieben, weil es nicht ganz so war, wie es Willy Rotzler in seinem Giacometti-Buch[3] dargestellt hat: Dass die Bechtlers die Sammlung für Zürich gerettet haben, stimmt schon, aber erst einmal habe ich sie gekauft, sonst wäre sie wahrscheinlich – Thompson hat das später bestätigt – an eine Auktion gegangen und in alle Welt zerstreut worden.

3 Willy Rotzler: Die Geschichte der Alberto-Giacometti-Stiftung. Eine Dokumentation, Bern 1982.

Roy Lichtenstein, Dorothy Lichtenstein, Leo Castelli und Ernst Beyeler im Magazin der Galerie Beyeler, 1973

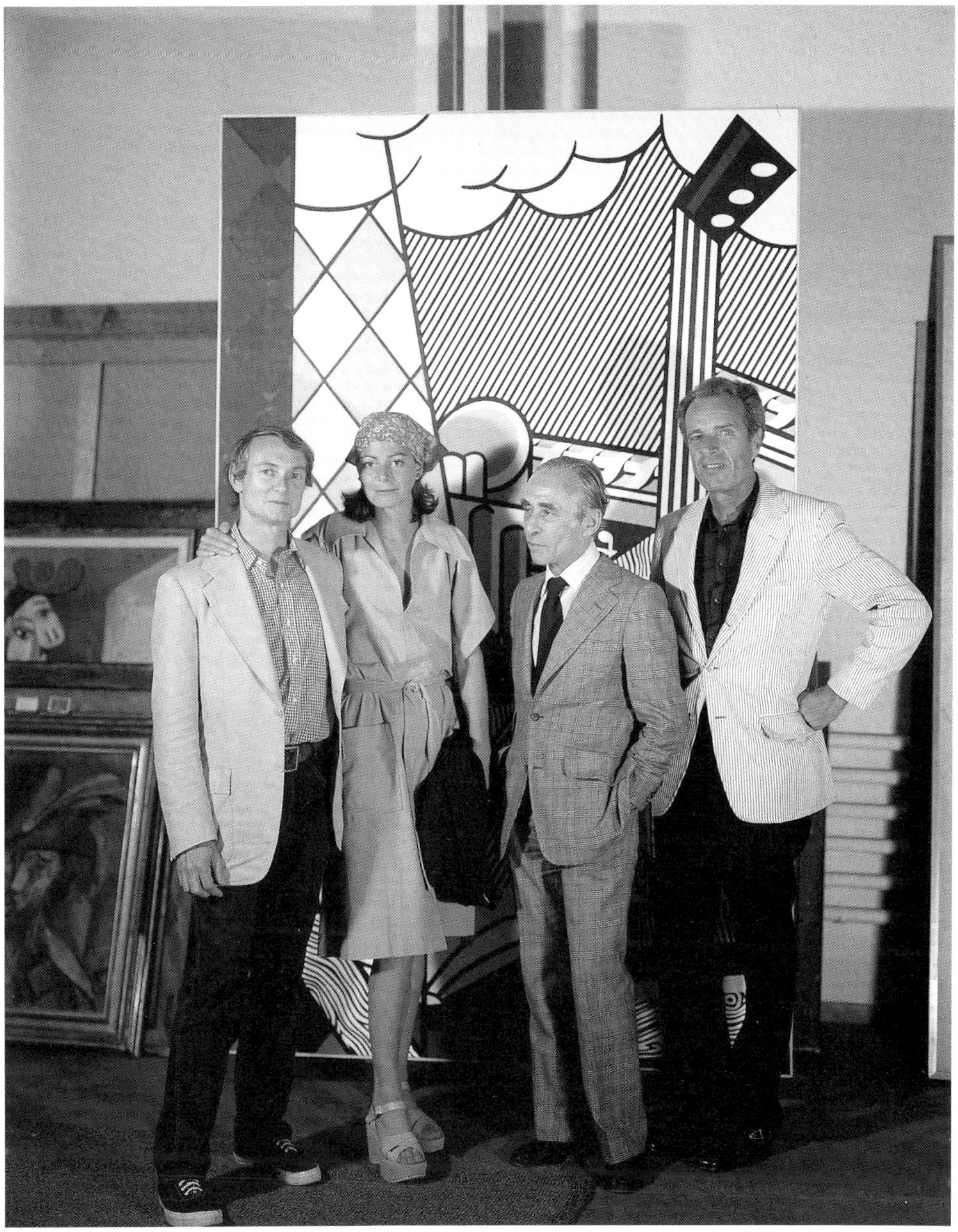

Gab es denn in diesen 60er Jahren auch schon die Idee, das eine oder andere für eine eigene Sammlung zu bewahren? Gab es damals schon den Sammler Beyeler?
Nur sehr zögerlich haben wir Dinge für uns zurückbehalten. Und gerade bei Giacometti sah ich meine Aufgabe darin, aus dem Ensemble nicht einzelne Stücke herauszubrechen.

Wenn man die Frühgeschichte Ihrer Galerie bilanziert, kann man sagen, dass die Aktivitäten deutlich von Thompson bestimmt waren.
Das stimmt. Und ich habe auch wegen Thompson New York und die Szene dort verpasst. Ich habe ein paarmal Newman getroffen, bin auch Rothko und de Kooning begegnet, aber ihre Bilder waren – aufgrund des hohen Dollarkurses damals – in der Schweiz nicht verkäuflich. Es hat mich immer etwas gereut, dass ich die Zeit verpasst habe, in der die Bilder der jüngeren New Yorker Maler noch erschwinglich waren, die erste Ausstellung von Jasper Johns etwa, als man noch 150 Dollar bezahlt hat und die Sammler und Museen sofort zugegriffen haben.

Es fand ja in den 60er Jahren auch ein Generationenbruch statt, der vor allem in der amerikanischen Kunstszene zum Ausdruck gekommen ist. Wie haben Sie den Schlagzeilenwechsel vom Abstrakten Expressionismus zur Pop Art erlebt?
Ich war doch zu europäisch geprägt. Picasso, Klee, das stand bei mir ganz klar zuoberst. Und die jüngere Szene erschien mir damals noch nicht so zwingend. Man hat geahnt, dass da etwas passiert, aber ganz erfasst habe ich die neuen Bilder, die neue Kunstsprache nicht. Und selbst die – so erschien sie jedenfalls – simplizistische Malerei eines Newman oder Rothko war dem europäisch geschulten Auge eigentlich fremd. Es war hochinteressant, aber was da wirklich passiert ist, das habe ich erst später verstanden. Ich bin wohl doch kein Entdecker. Ich warte eher ab, möchte gerne zusehen, wie sich etwas entwickelt. Und es ist eben auch schwer, sich mit Picasso, Mondrian und Giacometti zu beschäftigen und sich dann in die Pop Art zu werfen.

Wäre nicht beispielsweise Henri Matisse ein Zugang zu den Amerikanern gewesen?
Aber Matisse war damals noch eine ferne Figur. Es gelangte von ihm auch wenig an die Öffentlichkeit. Die meisten Verkäufe von ihm gingen an die amerikanischen Freunde und Sammler, nach Baltimore etwa. Dort sind mindestens neunzig Bilder. Es sind vor allem die Amerikaner gewesen – früher die Russen –, die die nicht sehr grosse Matisse-Produktion gekauft haben. Und ich war zu sehr mit anderen Dingen beschäftigt, um den Besuch bei Matisse zu wagen.

Wie haben Sie Picasso kennengelernt?
Es war 1957. Von einem Freund hatte ich erfahren, dass Picasso von unseren Katalogen sehr beeindruckt war. Das hat den Zugang natürlich erleichtert. Ich war zunächst ein bisschen gehemmt, ihm so einfach gegenüberzusitzen. Aber wenn das Gespräch auf die Kunst kam, wurde es sehr leicht. Das ging einige Male so. Dann habe ich auch einmal vorsichtig angefragt, ob ich eventuell Bilder haben könnte, ob überhaupt etwas verkäuflich sei, ich würde gern eine grosse Ausstellung machen. Er sagte zwar »ja, ja«, aber das war's auch. Konkreter ist er nicht geworden. Jacqueline und der spanische Sekretär Miguel haben mich indes ermutigt nachzufragen. Wenn man von Picasso etwas wolle, müsse man insistieren. Und das tat ich auch. Eines Tages hat er mich am Arm genommen, hat ein grosses Gemach aufgeschlossen und hat mich wählen lassen. Ein Vorrecht, sagte

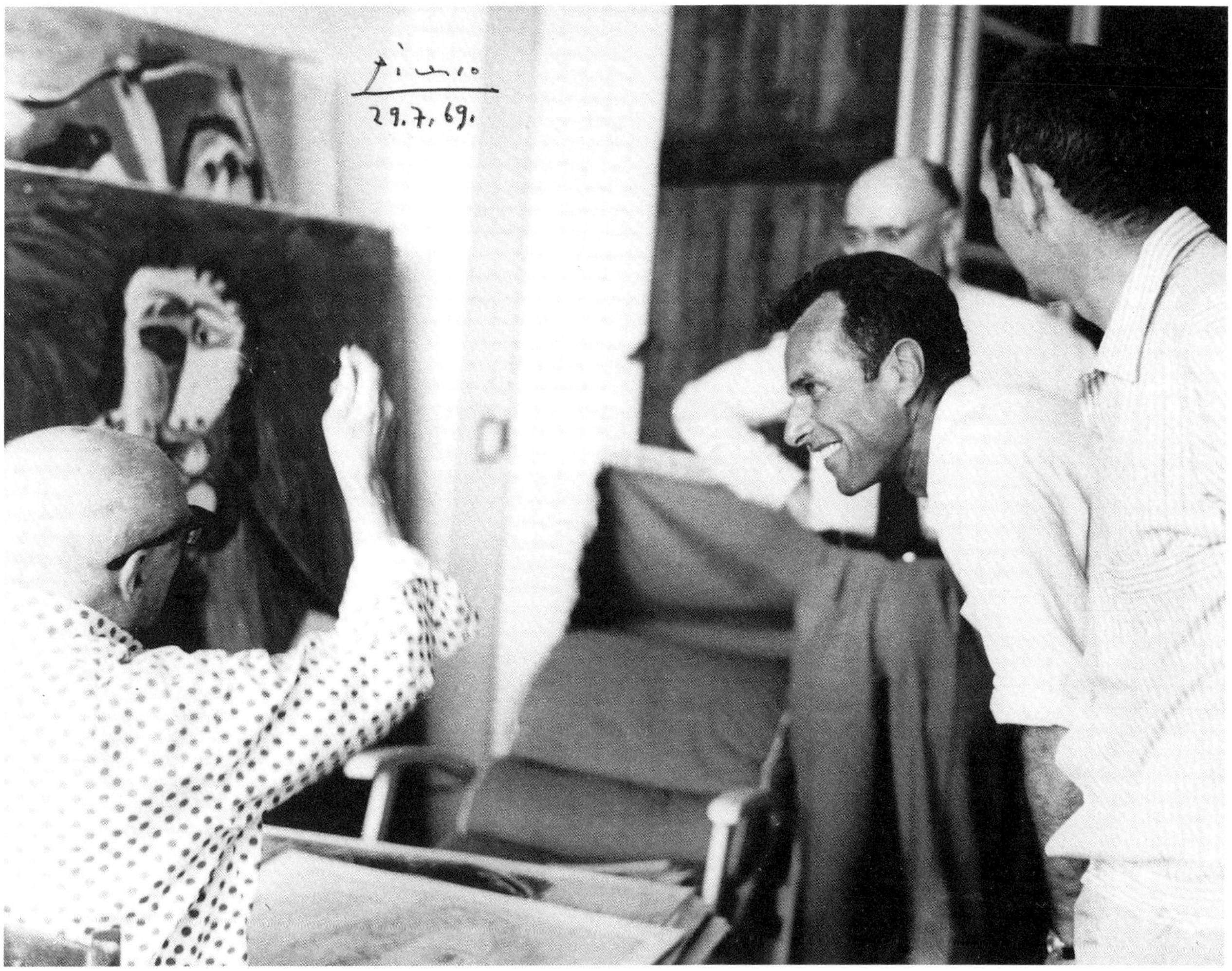

Pablo Picasso und Ernst Beyeler, Mougins, 1969

er, das er sonst keinem Händler einräume. Bei Kahnweiler hatte er stets die Bilder bereitgestellt, die er verkaufen wollte. Picasso hat meine Verlegenheit natürlich sofort bemerkt: »Machen Sie's wie Vollard! Der kam nach 1900 ins Atelier, fragte nach dem Preis und zog gleich Schnüre aus seiner Hosentasche, um grosse Bündel mit den Bildern zu machen und sie zum Taxi herunterzutragen. Suchen Sie in Ruhe aus, stellen Sie heraus, was Sie haben wollen, ich werde Ihnen dann sagen, was ich hergeben will und was nicht.« 45 Bilder habe ich ausgewählt, jüngere und ältere, die ältesten stammten aus den 20er Jahren. Es waren grossartige Bilder darunter – zum Beispiel *Le Sauvetage* von 1932 (siehe Tafel 24), das ich dann auch behalten habe. 26 Bilder konnte ich schliesslich erwerben.
Bei einer anderen Gelegenheit bin ich mit einem kubistischen Bild von 1909 vorbeigekommen und habe ihn um eine Signatur gebeten. Wir sprachen miteinander, und er liess mich das Bild nicht auspacken. Mir wurde es langsam unangenehm, und ich habe ihn auf den eigentlichen Zweck meines Besuchs hingewiesen. Erst nach einigem Zögern war er bereit und gleich hocherfreut von seinem Bild und hat gern die fehlende Signatur nachgetragen. Später hat er mir erzählt, dass kurz zuvor jemand dagewesen sei mit einem schrecklich malträtierten Bild, das er deshalb nicht mehr signiert habe. Und jetzt habe er befürchtet, dass sich in meinem Paket noch so ein übel zugerichtetes Bild befände.
Ein andermal ging es um eine Expertise. In Genf war mir eine kleine Gruppe Bilder angeboten worden, zu der auch ein frühes Bild aus der Rosa Periode von Picasso gehörte. Ich hatte ein ungutes Gefühl, sagte, dass ich mich in dieser Werkperiode nicht besonders auskennen würde und das Bild lieber nicht kaufen wollte. Der Besitzer war verblüfft

und auch ein wenig verletzt: Wenn überhaupt, dann verkaufe er nur die gesamte Gruppe, für das fragliche Bild könne er mir jede Garantie geben. Tatsächlich hatte aber Zervos das Bild nicht in seinen Œuvrekatalog aufgenommen. Der Besitzer gab jedoch einen angeblich engen Picasso-Freund an, von dem er es erworben habe. Plötzlich präsentierte er ein Photo des Bildes mit einer handschriftlichen Bestätigung Picassos. Ich bin daraufhin mit dem Original zu Picasso gefahren. Picasso genügte ein Blick: Das Bild sei nie und nimmer von ihm, und es hat alle Anstrengung gebraucht, ihn davon abzuhalten, die Fälschung zu zerstören. Ich machte ihn auf sein Gutachten aufmerksam. »Ja, was wollen Sie, da kommt einer mit einer hübschen Sekretärin und zeigt mir ein Photo, das ich signiere. Aber jetzt, da ich das Original sehe, besteht kein Zweifel über die Fälschung.«
Eine schöne Picasso-Geschichte habe ich auch mit Bill Rubin erlebt. Er war gerade Direktor des Museum of Modern Art geworden. Sein Wunsch war eine Picasso-Skulptur. Schon Alfred Barr hatte danach – vergeblich – Ausschau gehalten. Sogar Malraux soll eingeschaltet worden sein, Kahnweiler, Penrose, aber niemandem war es bislang gelungen, bei Picasso eine Skulptur für das Museum herauszuholen. Ich habe Rubin gesagt: »Vielleicht habe ich eine bessere Idee.« Wenn er bereit sei, ein Gemälde von van Gogh oder von Cézanne zu opfern, dann könnte es klappen, denn dieses Tauschangebot würde Picasso ganz gewiss beeindrucken. Bill Rubin hat die Geschichte ausführlich im »Prolog« dieses Katalogs beschrieben.
Später habe ich bei Picasso einmal Zeichnungen aussuchen dürfen und habe mit ihnen die Ausstellung »Neunzig Zeichnungen zum neunzigsten Geburtstag« zusammengestellt. Und als ich ihm die Katalogmaquette vorgelegt habe, meinte er spontan: »Warum nicht einhundert Skulpturen zu meinem hundertsten Geburtstag?« Er hat die Maquette mit Neugier durchgeblättert und sich dabei vor allem an die Entstehungsgeschichte einer Arbeit erinnert. Es war ein grauer Kopf, verzerrt, unangenehm. Damals sei er in Rohan gewesen, in einem Hotel, und habe vom Balkon aus jeden Morgen einen Mann beobachtet, der die Abfälle eingesammelt habe, eine grimmige Gestalt mit grimmigem Gesicht, und in der Ferne habe er zum ersten Mal die deutschen Panzer gesehen. Diese bedrohliche Situation kam in der Gouache in Gestalt dieses Lumpensammlers unerhört stark zum Ausdruck. Wenn man vielleicht auch seine Bilder nicht verstehe, sagte Picasso, seine Zeichnungen werde man doch immer verstehen.

Haben Sie damals auch späte Picasso-Bilder erworben?
Ja, obschon sie völlig unterbewertet waren. Aber ich fand manche davon stark und grossartig.

Gab es noch andere Picasso-Ausstellungen bei Ihnen?
Ja, mehrere – eine galt den bemalten Linolschnitten, die Picasso in der Badewanne behandelt hatte. Und jede Ausstellung war mit einem anregenden Besuch verbunden.

Reden wir nun auch über den Sammler Ernst Beyeler. Was waren die Motive zu Ihrer eigenen Sammlung?
In einer ersten Phase ging es eigentlich nur darum, unser kleines Haus zu bestücken. Und als dies geschehen war, gab es eine ziemlich lange Pause, bis wir uns dann entschlossen, dieses oder jenes Bild zu halten, weil es unersetzlich schien und weil man zu sehr an ihm hing. So kam mit den Jahren eine stattliche Anzahl von Arbeiten zusammen – allerdings noch ohne die konkrete Idee einer Sammlung. In den 70er Jahren habe ich mir

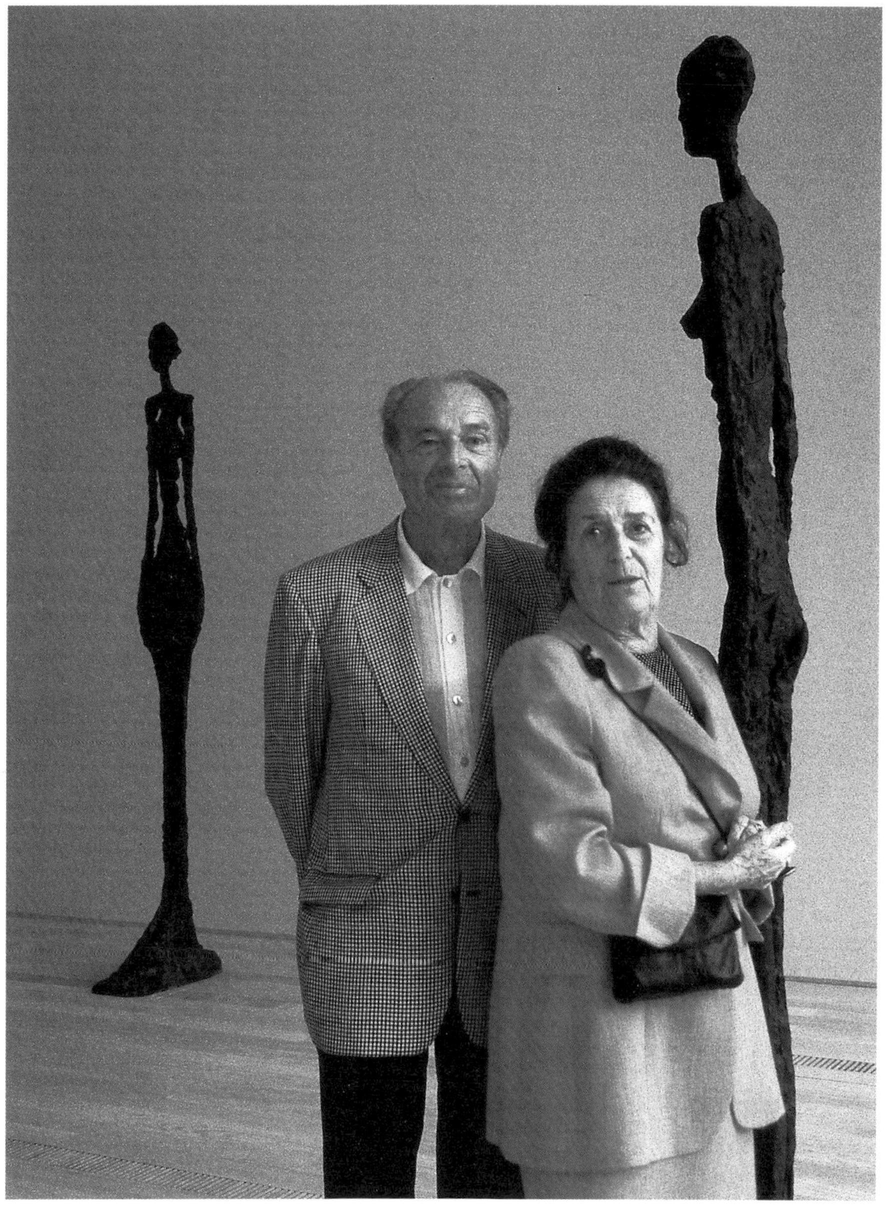

Hildy und Ernst Beyeler im Museum, 1997 (Photo: Kurt Wyss, Basel)

Gedanken über eine Stiftung gemacht, die dann auch zustande kam. Unterdessen hatte mich einmal Paul Sacher eingeladen, seine Sammlung zu schätzen, und ich habe ihn gefragt, was mit ihr wohl einmal geschehen werde. Das eben wollte er von mir wissen. Ich sei zwar gegen die vielen Stiftungen, würde ihm aber gleichwohl raten, seine Bilder in eine Stiftung zu geben. Vielleicht wären sie als Sammlung für sich allein zu schwach, aber wenn wir unsere Dinge dazutun würden, könnte der wunderbare Hügel, der Schönenberg nahe bei Basel, schon ein wahrer Wallfahrtsort der Kunst werden. Zur gleichen Zeit wurde ich nach dem Verkauf eines grossen Bildes nach Madrid vom spanischen Kultusministerium gefragt, ob ich unsere Bilder einmal in Madrid zeigen würde. Ich habe das Angebot gern angenommen, denn es war doch eine einmalige Chance, unsere Bilder einmal zusammen zu sehen. Die Reaktionen waren sehr positiv. Vor allem auch in Basel, wo man von der Existenz dieser Sammlung bislang ja gar nichts gewusst hatte. Zumindest hat die Ausstellung den Beweis erbracht, dass die Sammlung autonom existieren könnte. Von da an ist auch unsere Aufmerksamkeit für die Sammlung viel stärker gewesen, und die Zukäufe erfolgten gezielt und galten der Abrundung. So wurde in den nächsten Jahren die Mondrian-Gruppe verstärkt, Léger, aber auch Picasso, Dubuffet, Bacon.

Wenn man noch einmal in die Sammlungsgeschichte zurückgeht, was waren denn die ersten Gruppen, die so etwas wie ein Sammlungsprofil neben der Kunsthandelsarbeit vorgegeben haben?

Picasso zuallererst, aber auch Klee. Im übrigen waren es meistens Einzelarbeiten, die ich zurückbehalten habe. Denn zunächst hat ja für den privaten Gebrauch ein Bild zum Beispiel von Mondrian durchaus ausgereicht. Es gab aber auch Kunsthandelsgründe, warum über längere Zeit hin Gruppen vorhanden waren. So liessen sich zum Beispiel die späten »gouaches decoupées« von Matisse jahrelang nicht verkaufen. Und als das Interesse dann erwacht war, habe ich gebremst. Ich habe nur zwei grosse Arbeiten ziehen lassen, eine nach Stockholm und eine in die National Gallery nach Washington, und den Rest habe ich behalten. Und wenn wir uns einmal so entschieden haben, dann habe ich auch nur noch ganz selten ein Bild wieder in den Kunsthandel genommen. Ich erinnere mich an einen Besuch von Baron Thyssen mit seiner neuen Frau, der Schönheitskönigin, die unbedingt das *Seerosen*-Triptychon von Monet sehen und kaufen wollten. Sie hatten keinerlei Verständnis dafür, dass ein Kunsthändler ein solch kapitales Bild nicht herausrücken wollte. Zu dem Zeitpunkt war das schon eine ganz klare Entscheidung, zuvor hätte ich es vielleicht noch verkauft wie auch zahlreiche andere Bilder der Sammlung, die sich lange nicht verkaufen liessen.

Warum haben Sie solche Bilder nicht mehr verkauft, wenn doch ein Sammlungsplan nicht eigentlich bestand?

Es gab immer wieder Bilder, mit denen wir leben wollten. Und selbst dann, wenn wir sie nicht aufhängen konnten, wenn sie nur an der Wand standen, waren sie doch da. Das war ein gutes Gefühl. Ein viel besseres Gefühl als das Geld auf der Bank.

Gleichwohl ist dann mit den Jahren so etwas wie ein Sammlungsumriss entstanden. Dabei haben Sie ein ganz bestimmtes Bild von Moderne, in dem das 19. Jahrhundert offensichtlich keine Rolle spielt?

Markierungen, die mir bedeutsam erscheinen, liegen bei van Gogh, den späten Bildern von Monet, Degas und Cézanne. Das für unsere Sammlung dann entscheidende Datum ist das Jahr 1907, also nicht die »Fauves«, nicht der Rosa und der Blaue Picasso, sondern die Geburt des Kubismus. Natürlich bewundere ich Manet oder Delacroix, aber in die Sammlung habe ich sie nicht aufnehmen wollen. Turner vielleicht schon. Ich hätte sogar einmal ein Werk von Turner haben können. Ich hatte Sir Kenneth Clark kennengelernt, der sehr an Klee interessiert war, und bei ihm das fast abstrakte Turner-Bild *Im Sturm* gesehen. Nach seinem Tod kam der Sohn zu mir und bot Teile der Clark-Sammlung für zehn Millionen Dollar an. Für den Turner allein wollte er sechs Millionen, was damals viel zu teuer war. Bei einer ziemlich hochgeputschten Auktion hat das Bild später tatsächlich diesen Preis erzielt.

Wechseln wir vom Sammler noch einmal zum Kunsthändler. Wie waren die Erfahrungen in den 80er Jahren, in der Blütezeit des Marktes?

Es waren noch einmal einige Erwerbungen möglich. Zum Beispiel die Sammlungen Cuttoli und Pellequer in Paris und Weil in Saint Louis. Mitte der 70er Jahre konnten wir auch einige Werke an die Kaiserin von Persien verkaufen. Die Shahbanu war seit ihren Pariser Jahren von Kunst begeistert und wollte ein Museum für moderne Kunst in Teheran errichten. Sie erwarb Meisterwerke von Léger, Picasso, Pollock, de Kooning, Max Ernst,

Tàpies und anderen mehr. 1994 gelang es Vermittlern, den de Kooning, den wir damals für 640 000 Dollar verkauft haben, im Tausch gegen ein kostbares frühes persisches Manuskript in die USA zurückzubringen und für 20 Millionen Dollar an einen Sammler in Los Angeles zu verkaufen. Der Boom in den 80er Jahren ermöglichte es, viele Werke aus unserem grossen Lager zu verkaufen. Endlich waren die Bankschulden getilgt, es gab Überschüsse, und die haben dann auch die Stiftungsidee befördert. Aber es zeichnete sich immer mehr ab, dass die Auktionshäuser mit ihren Teams, ihren Mitteln und ihrem enormen Marketing allmählich den Markt beherrschen würden.

Vom ersten Sammlungserlebnis in Madrid bis zum eigenen Museum in Riehen waren es dann doch noch einige Schritte?
Zunächst gab es einige Überlegungen, die wir parallel verfolgt haben. Der Schönenberg war noch immer eine der Optionen. Auch wurden verschiedene leerstehende Liegenschaften von der Stadt Basel angeboten, aber die erwiesen sich alle als ungeeignet. Dann gab es die Idee, das direkt neben dem Kunstmuseum gelegene Gebäude der Nationalbank auszuräumen. Aber mehr und mehr setzte sich bei uns auch die Skepsis angesichts der allzu grossen Nähe zum Kunstmuseum durch. Das schien mir unsinnig, zwei Sammlungen nebeneinander, die doch sehr ähnlich und aus dem gleichen Geist entstanden sind, mit dem gleichen Blick auf die Moderne. Hätte ich eine Surrealisten-Sammlung, dann hätte das schon Sinn gemacht. Aber dieselben Namen da und dort, das macht den Abstand unerlässlich. Gegen eine Integration meiner Bilder in die Bestände des Kunstmuseums hätte ich im Prinzip nichts gehabt, aber es war absehbar, dass mindestens vierzig Prozent meiner Kollektion ständig im Depot verblieben wären. Und für die Stammeskunst – für mich ein reizvolles Gegengewicht zur westlichen Kunst – hätte es keinerlei Garantie gegeben, dass sie nicht nach ein paar Jahren abgespaltet worden und im Museum der Kulturen gelandet wäre. Und so steuerte alles immer mehr Richtung Riehen, in einen Neubau von einem erstklassigen Architekten, in einem schönen Park, sozusagen an der Dreiländerecke – eine Symbiose von Kunst, Architektur und Natur.

Ernst Beyeler und Renzo Piano, 1997 (Photo: Niggi Bräuning, Basel)

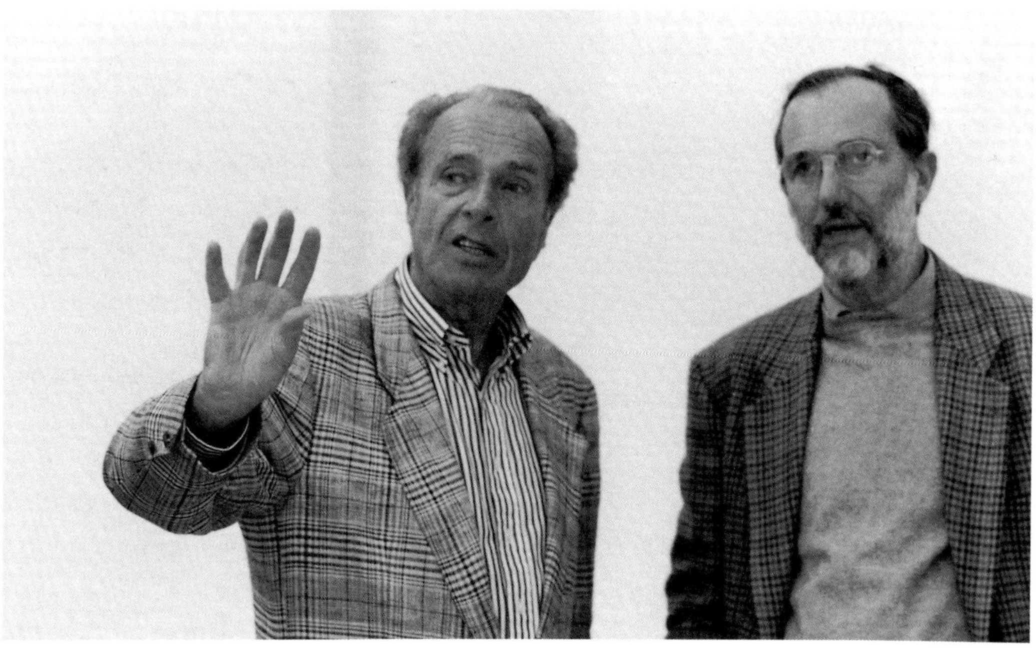

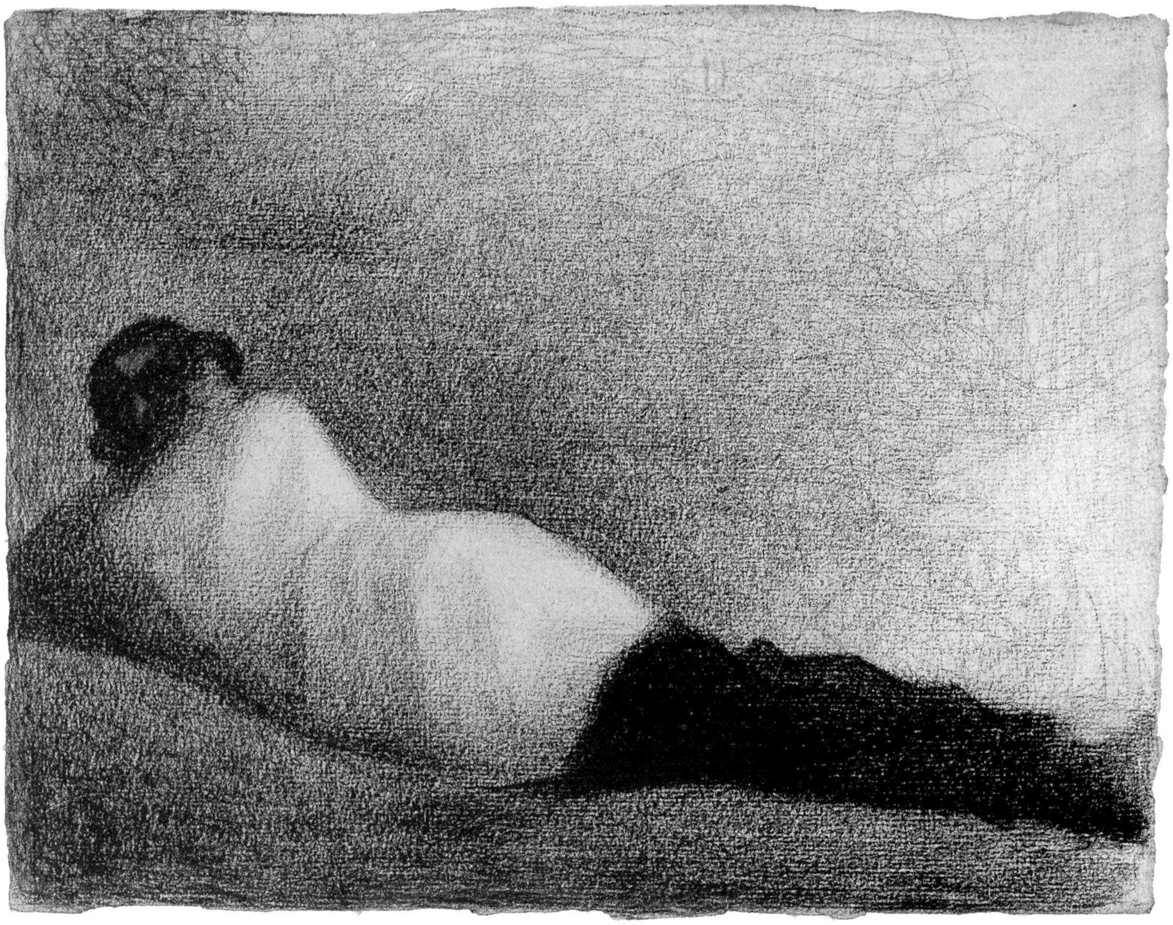

Georges Seurat, *Liegender Mann (Studie zu »Badeplatz bei Asnières«)*, 1883/84;
Conté-Kreide auf Ingres-Papier, 24 x 31 cm (Werkverzeichnis Nr. 158)

Gottfried Boehm

Erprobte Werke – Ein Weg durch die Moderne

Die Physiognomie der Sammlung

Ein unverwechselbares Gesicht prägt sich demjenigen ein, der sich auf die, nunmehr öffentlich etablierte, Kollektion einlässt. In ihr spiegeln sich die Sichtweisen derjenigen, die im Laufe von Jahrzehnten ihre Existenz begründet haben: der Sammler Ernst und Hildy Beyeler. Die Berufsarbeit des Kunsthandels bot Zugang zu einer Fülle von Werken, von denen zunächst wenige, später eine grössere Anzahl beiseite gelegt wurden. Nicht in der Absicht, damit eine individuelle Kunstgeschichte der Moderne zusammenzustellen, Stile, Konzepte oder Entwicklungslinien sichtbar zu machen, sondern eher auf Grund einer tiefen Zustimmung: weil sie sich in einem längeren, anschaulichen Umgang auf besondere Weise ausgezeichnet hatten. Ein solches Tun setzte Unterscheidungen, es wog ab. Der Akzent lag dabei stets auf dem jeweiligen Werk, nicht auf dem Œuvre eines Künstlers, auch dann, wenn sich im Laufe der Zeit Werkgruppen zusammenfanden, die dem einen oder anderen Autor eine breitere Repräsentanz gewähren. Dies gilt in besonderem Masse für Picasso, Matisse, Giacometti und Dubuffet. Die Sammlung besitzt mithin ein einziges Kriterium: Es besteht in der Singularität und in der Beständigkeit des einzelnen Werkes.

Ernst Beyeler hat sein Vorgehen gelegentlich mit dem Satz kommentiert, es sei darum gegangen, »erprobte Werke« zusammenzutragen. Zu dieser Erprobung gehörte ein privates Umfeld, das eine Betrachtung über längere Zeit und unter verschiedensten Bedingungen erlaubte. Die Werke wurden temporär Teil des Lebenszusammenhangs ihrer Besitzer. Wichtig war ferner der entschiedene Wille, Erfahrungen zu sammeln, den Dingen auf den Grund zu gehen. Die Instanz der Erprobung bestand also vornehmlich in dem Bewusstsein jener, die in langen Jahren der Aufmerksamkeit viel gesehen hatten, sie bestand in einer intuitiven Abschätzung. In ihr manifestieren sich Geschmack und Vorlieben, jenseits dieser subjektiven Dispositionen aber auch nachweisbare, äussere Faktoren. Nicht zu übersehen sind, beispielsweise, die sammlerischen Analogien zum Basler Kunstmuseum, jene Prägungen, die sein damaliger Direktor, Georg Schmidt, auf den jungen Beyeler ausübte. Viele Werke würden sich in den Kontext des Kunstmuseums umstandslos integrieren lassen, eine gewisse Gruppe war – als Leihgabe – zum Teil über viele Jahre dort ausgestellt: darunter Henri Rousseaus *Der hungrige Löwe* von 1905 (siehe Tafel 12), Henri Matisse' monumentale, 1953 entstandene »gouache découpée« mit dem Titel *Acanthes* (siehe Tafel 58) oder Claude Monets dreiteiliges *Seerosen*-Tableau aus den Jahren 1917 bis 1920 (siehe Tafel 11). Der Name Georg Schmidts ist stellvertretend genannt. Mit ihm sind Generationserfahrungen angedeutet, die sich sehr viel genauer bestimmen lassen.[1] Der neue Aufbruch nach dem Zweiten Weltkrieg, die Leitfunktion der älteren Pariser und dann der jüngeren New Yorker Moderne wurden auch zu den

1 Vgl. Reinhold Hohl: Die Sammlung Beyeler, in: Sammlung Beyeler, Beiheft zum Ausstellungskatalog, Madrid 1989, S. 41–45.

Koordinaten Ernst Beyelers. Hinzu kommen biographische Faktoren: Begegnungen mit Sammlern oder Museumsleuten, Freundschaften, nicht zuletzt mit Künstlern. Beyeler besass zum Beispiel das Vertrauen des alten Picasso, stand in engerem Kontakt mit Alberto Giacometti und Mark Tobey, der in Basel ansässig wurde und hier seine letzten Lebensjahre verbrachte.[2]

Ablesbar sind diese Einflüsse vor allem aber an den Entscheidungen für oder gegen Künstler, für oder gegen Werke. Insgesamt markieren sie eine historische Wasserscheide. Beyelers Sammlung verschliesst sich künstlerischen Positionen ›nach‹ Malerei und Skulptur. Minimal- oder Konzeptkunst sucht man ebenso vergeblich wie zum Beispiel Arbeiten eines erweiterten Kunstbegriffs im Sinne von Joseph Beuys oder Werke der jüngeren Installationskunst. Beyeler misstraut insgesamt den Programmen, Manifesten und künstlerischen Theorien, deren Wichtigkeit für die Kunst des 20. Jahrhunderts nicht zu übersehen ist. Mit diesen Modifikationen kann man sagen: Es ist das Schwerefeld der klassischen Moderne, ihrer Bildvorstellungen und Visionen, ihrer Realitätszugänge, welches die Physiognomie dieser Sammlung bestimmt. Damit sind ein Anspruch und ein Gelingen formuliert, von dem die Sammler glauben, dass sie in der jüngeren Kunst kaum mehr zustande gebracht werden. Hier gewinnt die Sammlung eine Grenze zur Gegenwart, wie sie retrospektiv betrachtet nicht vor den Impressionismus zurückreicht. Die Inkubationszeit moderner Bildvorstellungen seit Eugène Delacroix, Caspar David Friedrich oder William Turner bleibt ausgespart. Diese Optik zollt einer Generationserfahrung Tribut. In ihrem Zentrum steht eine grosse, eine heroische, eine klassische Moderne. Ihr Rang verdankt sich – in den Augen der Beyelers – keinen abstrakten Normen, sondern einem Prozess der Bewährung, den die Erwartung begleitet, dass er sich auch in Zukunft fortsetzen wird.

Rückblicke auf die Moderne

Mit diesen Überlegungen befinden wir uns bereits in der Perspektive eines Rückblicks. Sie bietet sich an, weil die Sammlung Beyeler selbst den Abstand bestätigt, der sich zwischen einer vergangenen Moderne, für die sie Partei ergreift, und einer gegenwärtigen Moderne, die sie ausspart, auftut. Selbst wenn diese Differenz nicht ganz eindeutig erscheint und in Gestalt von Kiefer und Baselitz eine Option auf eine mögliche Fortsetzung offengehalten wird, ist es unübersehbar, dass uns von den grossen Begründungstaten der modernen Kunst bereits mehrere Generationen trennen.

Rückblicke auf die Moderne markieren freilich einen denkwürdigen Wandel in ihrem Selbstverständnis. Denn ursprünglich gehört es gewiss nicht zu der von ihr suggerierten Einstellung, sich zu sich selbst ›retrospektiv‹ zu verhalten, ihre eigene Vergangenheit in den Blick zu fassen. Ihr Geist war vielmehr der einer vorwärtsdrängenden Kraft, die sich der Zeitform von Gegenwart und Zukunft bediente, die Vergangenheit allenfalls als überwundenen Zustand akzeptierte. Spätestens seitdem eine gewisse Moderne klassisch genannt wird – und dies geschieht zunehmend seit dem Ende der letzten Avantgarden, das mit der Minimal- und Konzeptkunst der 70er Jahre erreicht war –, hat sich diese Sichtweise grundlegend gewandelt. Von jetzt an ist die moderne Kunst eine vergangene, der man allerdings genügend exemplarische Kraft attestiert, um sich in der Gegenwart zu

2 *Vgl. Ernst Beyeler: Erinnerungen an Picasso, Sonderdruck, aus: In Medias Res, Festschrift zum 70. Geburtstag von Peter Ludwig, Köln 1995, S. 145–158.*

behaupten. Es stellt sich jetzt allerdings die Frage, worin der Nutzen eines solchen Rückblicks bestehen könnte, oder, anders formuliert, welches Verhältnis wir selbst zur Moderne einnehmen.
Darüber sind in den letzten beiden Jahrzehnten intensive, zum Teil ausufernde Debatten geführt worden.[3] Hinter ihre diagnostischen Einsichten sollte man nicht zurückfallen, auch und gerade dann nicht, wenn man die spekulativen Schlüsse, die gezogen wurden, nicht teilt. Die Feststellung eines Endes der Fortschrittsbewegung – im Sektor der Kunst – ist nicht identisch mit der Behauptung, wir befänden uns damit in einem ganz anderen, nachhistorischen oder post-modernen Zustand. Inzwischen ist eher wieder die Rede von einer veränderten Moderne, deren jüngere Phase an die ältere anschliesst. Tatsächlich bewegen wir uns weiterhin in einem gemeinsamen historischen Erfahrungsraum mit den Autoren der Moderne, auch wenn unsere Perspektiven auf ihn grösser und distanzierter geworden sind, sich die Sichtachsen verschoben und die Wahrnehmungsmuster verwandelt haben. Der produktive Impuls der Kunst hat inzwischen den Prozess der Erinnerung für sich entdeckt, er vollzieht tiefe anamnetische Gänge in die Vergangenheit und entwickelt daraus neue künstlerische Ausdrucksformen.[4]

Wir befinden uns mit unserem Rückblick in einer Situation, in der sich die Moderne gleichsam über sich selbst beugt, um herauszufinden, was sie antreibt, welche Erkenntnisgewinne sie zu verzeichnen hat, wo sie imstande war, den Umkreis der Erfahrung zu erweitern. Diese Art Rückwendung führt zu anderen Zugangsweisen und Bewertungen. Die wachsende Distanz lässt uns klarer sehen, in welchem Umfang diese Künstler nicht nur Zäsuren gesetzt, sondern auf eine bis dahin verdeckte Weise Rückverbindungen zur Tradition hergestellt haben. Dem innovatorischen Pathos billigen wir ein sehr viel geringeres Gewicht zu. Manches an diesen Proklamationen der Kunstrevolutionäre hört sich heute hohl, unglaubwürdig, mitunter komisch an. Der Wirksamkeit eminenter Werke der Moderne hat dieser Betrachtungswandel, die sich vergrössernde historische Distanz aber keineswegs geschadet, im Gegenteil. Beide sind Voraussetzungen jenes bereits erwähnten, stupenden Diktums von der »klassischen« Moderne. Keiner ihrer Autoren hätte sich – trotz ihres zum Teil monumentalen Selbstbewusstseins – selbst einen klassischen Status zugesprochen. Schon deshalb, weil der Versuch, historische Brücken zu bauen, mit ihrem Anspruch auf Veränderung und Innovation nicht vereinbar gewesen wäre. Inzwischen ist die Rede von einer klassischen Moderne fast schon floskelhaft, jedenfalls ein unanstössiges Gebrauchswort geworden. Mit ihm ist zugleich gesagt, dass nicht die Neuheit, sondern die Vergangenheit des Werkes als Grund seiner Bedeutung verstanden werden muss. Die Revolutionäre sind tot, ihre Heroengeschichten verblassen. Die Zeit hat sie eingeholt und ist dabei, sich an ihnen zu rächen, indem sie sie selbst in jenen Zustand einer gewesenen Grösse versetzt, gegen den sie einst rebelliert hatten. Für den heutigen Betrachter bedeutet dies, dass ein Bestand an modernen Künstlern und Werken existiert, die sich in mehreren aufeinanderfolgenden Generationen behaupten konnten. Sie erwiesen sich unter vollkommen verschiedenen Bedingungen als glaubwürdig, als präsent und als anschlussfähig. Sie scheinen die Prüfung bestanden zu haben, der die vergehende Zeit sie unterworfen hat. Sie sind: erprobte Werke.

Aus all dem folgt, dass die Distanz nicht mit einer Überwindung oder dem Ende der Moderne gleichzusetzen ist. Sie ist kein Raum, den man – durch welche Tür auch? – verlassen könnte. Ihre Sichtweisen und Einstellungen lassen sich nicht ablegen wie aus der

3 *Vgl. Wolfgang Welsch: Unsere postmoderne Moderne, Weinheim 1987.*

4 *Vgl. Gottfried Boehm: Erinnern/Vergessen. Cy Twomblys »Arbeiten auf Papier«, in: Cy Twombly. Serien auf Papier 1957–1987, Ausstellungskatalog, Kunstmuseum Bonn 1987, S. 1–12.*

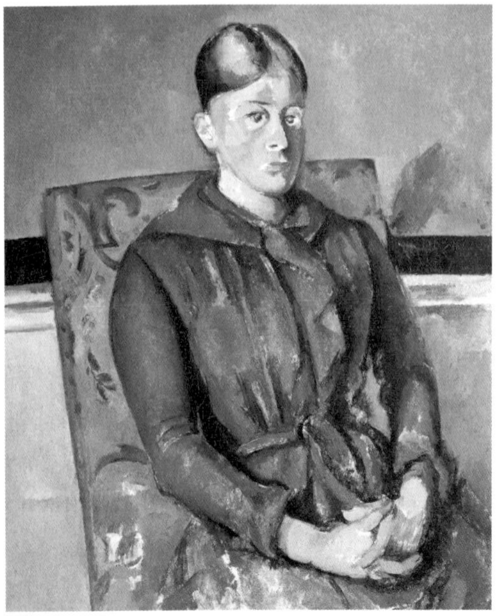

1

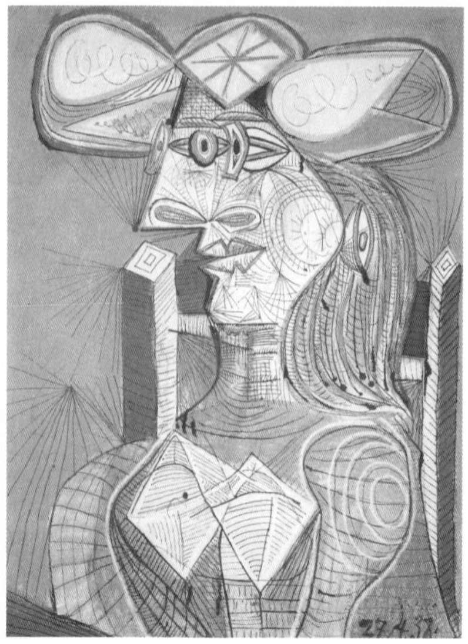

2

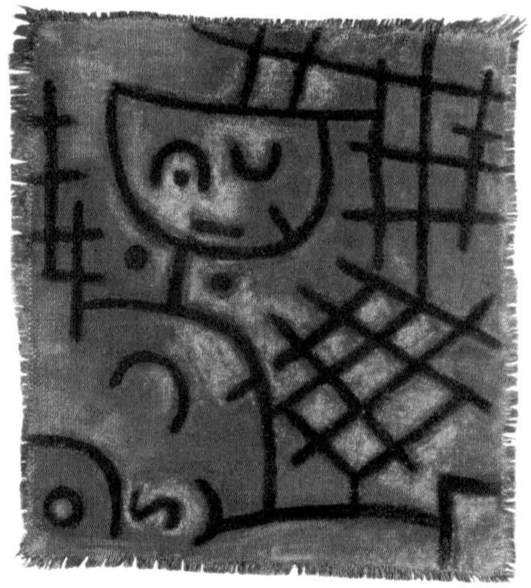

3

1 Paul Cézanne, *Madame Cézanne im gelben Lehnstuhl*, 1888–90; Öl auf Leinwand, 80,5 x 64,5 cm (Tafel 5)

2 Pablo Picasso, *Sitzende Frau (Dora)*, 1938; Tusche, Gouache und Farbkreide auf Papier, 76,5 x 56 cm (Tafel 30)

3 Paul Klee, *Gefangen*, 1940; Öl, ausgesparte Zeichnung mit Kleisterfarbe auf kleistergrundierter Jute, 55 x 50 cm (Tafel 78)

Mode gekommene Kleider. Angemessener hat man von der »Verwindung« der Moderne gesprochen (im Anschluss an einen verwandten Sprachgebrauch Heideggers).[5] Welches Verhältnis zu einem Geschehen nehmen wir ein, wenn wir es verwinden? Wer zum Beispiel eine verlorene Liebe oder einen grossen Schmerz verwindet, der anerkennt, dass er tief davon gezeichnet wurde. Er will das Gewesene nicht ungeschehen machen. Auch ist ihm nicht darum zu tun, etwas unter den Teppich zu kehren, es zu verdrängen und zu vergessen. Wer verwindet, hat statt dessen die Kraft, sich damit zu befassen, ein Geschehen zum Gegenstand einer intensiven Arbeit zu machen. Als ihr Resultat bleibt das Ereignis nicht lediglich Erlittenes, nichts Äusserliches, sondern es wird in die Biographie einer Person auf produktive Weise integriert. Die Analogie zur Geschichte der Moderne liegt auf der Hand. Wir bedienen uns ihrer, wenn wir unsererseits eine Arbeit an der Moderne und ihren Werken in Angriff nehmen. Das Ziel besteht nicht darin, alles darüber zu wissen, sie in ein wohlgeordnetes Archiv einzufügen, sondern Anschluss an ihre Lebendigkeit und Evidenz zu gewinnen. Dies schliesst aber auch eine Wahrnehmung von Instabilitäten und von Misslingen ein. Das Werk ist eine zwiespältige Grösse, für die es kaum Regeln und keine Normen gibt. Erfordert ist deshalb eine Distanz, der Geist ›kritischer Empathie‹. Die Sammlung Beyeler, die aus ihrer privaten Existenzform nunmehr in öffentliche Wirksamkeit übergeht, sollte man deshalb nicht als Schatzhaus bewundern, sondern als ein Laboratorium möglicher Erfahrungen nutzen.

Was aber kommt uns in diesem Laboratorium in den Blick? Wovon handeln jene Singularitäten, die »Werk« oder in gesteigerter Form gar »Einzelwerk« genannt werden? Was ist das Ergebnis der Probe, der sie bereits die Sammler unterwarfen und die jetzt von den Betrachtern fortgesetzt wird? Handelt es sich nicht einfach um schöne, vielfach berühmte und anerkannte Sachen? Bestätigt die Probe nicht einen ästhetischen Effekt, über den sich nicht mehr sagen lässt, als was bereits die alte Anerkennungsformel des »Je ne sais quoi« formulierte – ein wortloses Einverständnis? Was gibt es darüber hinaus zu reden?

Wir wollen im folgenden zeigen, dass die Erfahrungen, welche die Betrachter mit den Werken machen, auch einen ›Inhalt‹ haben. Unsere These widerspricht all jenen, die der

5 *Vgl. Gianni Vattimo: Das Ende der Moderne, Stuttgart 1990 (Einleitung).*

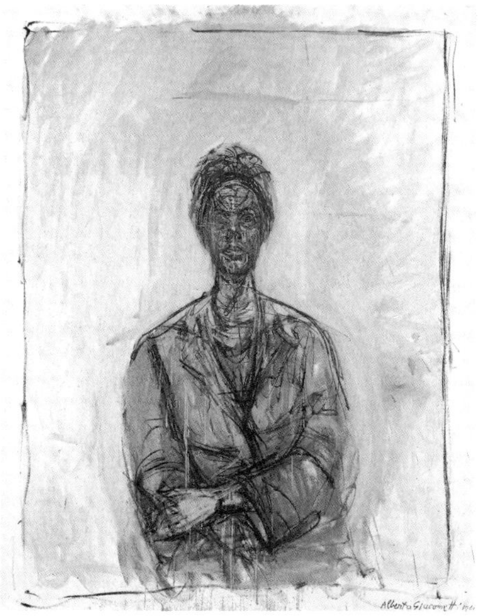

4

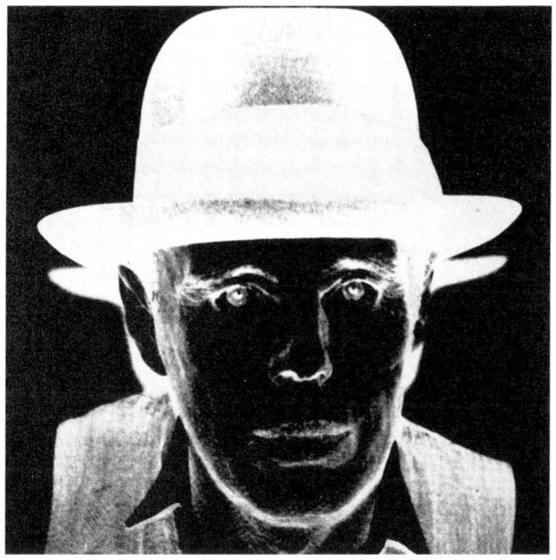

5

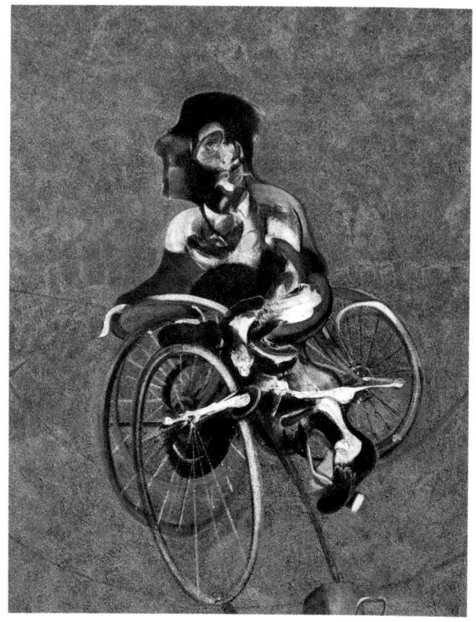

6

4 Alberto Giacometti, *Caroline*, 1961; Öl auf Leinwand, 100 x 82 cm (Tafel 112)

5 Andy Warhol, *Joseph Beuys*, 1980; Siebdruckfarbe und Diamantstaub auf Acryl auf grundierter Leinwand, 101,5 x 101,5 cm (Tafel 131)

6 Francis Bacon, *Bildnis von George Dyer beim Radfahren*, 1966; Öl auf Leinwand, 198 x 147,5 cm (Tafel 114)

modernen Kunst vor allem Autonomie und ästhetische Selbstbezogenheit attestieren und ihrer individualistischen Attitüde einen »Weltverlust« ablesen wollen, eine nicht mehr kommunizierbare Beliebigkeit. Wir werden statt dessen sehen, dass bedeutende Werke authentische Zugänge zu jenen Realitäten eröffnen, die durch sie hervorgebracht werden.

Auf der Suche nach Realität

Damit ist aber auch schon gesagt, dass wir nicht daran interessiert sind, die Werke als Stationsbahnhöfe im weiten Netzwerk der Kunstgeschichte zu betrachten, auf denen Einflüsse und Stile verschoben oder verschiedene Stoffe beziehungsweise Sujets transportiert werden. Was aber dann? Wir sehen sie als Gelegenheiten, unterschiedliche ›Haltungen‹ einzunehmen, verschiedene ›Sichtweisen‹ von Realität auszuprobieren, die uns ohne die Kunst verschlossen bleiben müssten. Sie repräsentieren keine ›Rückzüge‹, sondern ›Vorstösse‹ in eine unbekannte, oft befremdliche, mitunter glückhafte Wirklichkeit. Wenn wir so auf das achten, was die Bilder ›zeigen‹, dann bauen sich unter ihnen neuartige Zusammenhänge auf. Sie erscheinen nicht auf der gepunkteten Linie einer Entwicklung, sondern als unterschiedliche visuelle Zustände, einem Raum vergleichbar, in dem Stimmen eines Gesprächs gehört werden können, ein Raum, der dazu einlädt teilzuhaben, zu experimentieren, der die Rede vom Laboratorium rechtfertigt.

So sehen wir jetzt, im ersten Saal der Galerie, nicht nur einen ›Cézanne‹ oder einen ›Monet‹, sondern wir nehmen ›mit‹ Cézanne die Welt anders wahr als ›mit‹ Monet und dann: mit Kandinsky anders als mit Klee, mit dem kubistischen anders als mit dem späten Picasso, mit Giacometti anders als mit Bacon und so fort. Die Bilder verweisen auf sich, zugleich zeigen sie unterschiedlichste Sachverhalte. Wie anders ist ein Gesicht bei Cézanne als bei Picasso, Klee oder Giacometti beschaffen. Die festgefügte Unerschütterlichkeit, die Cézanne seiner Ehefrau Hortense (siehe Abb. 1) verleiht, gibt einen völlig anderen Begriff von Person, als er durch die absolute Distanz erscheint, in die Giacometti seine Gesichter versetzt: die von Annette, Caroline oder Elie Lotar (siehe Abb. 4 und 20).

Oder dann: Picassos Köpfe mit ihrem irritierenden Medusenblick (siehe Abb. 2) neben Klees physiognomischer Zeichensprache, der eine Tendenz zur Chiffrierung und Maskierung menschlicher Wesen innewohnt (siehe Abb. 3). Das Bild des Bildes eines Bildes: Warhols *Joseph Beuys* (siehe Abb. 5) rekapituliert die bildhafte Selbststilisierung des Künstlers mit Hut, macht ein Photo davon und versetzt es, mittels Siebdruck, in die Form eines Werkes, das an Malerei erinnert, ohne Malerei zu sein. Die Person erscheint als ihr ›image‹, das sich im Prozess der Reproduktion erst entfaltet. Was wir damit unterschieden haben, sind nicht allein unterschiedliche künstlerische Handschriften, sondern andere Sichten, und das heisst andere Deutungen des scheinbar gleichen menschlichen Faktums. Das Gleiche ist ›nicht‹ das Gleiche. Eine Vervielfältigung der Realität setzt ein, die es nahelegt, angemessener von ›Realitäten‹ zu sprechen.

Diese Pluralisierung und Dynamisierung ist vermutlich einer der folgenreichsten Vorgänge der Moderne, er betrifft selbstverständlich nicht nur die Kunst, aber sie auf besonders augenfällige Weise. Jeder neue Künstler glaubt, nicht nur andere Dinge anders darstellen zu sollen, sondern er sieht sich herausgefordert, die Malerei neu zu erfinden. Diese Voraussetzungslosigkeit ist seit Balzacs Novelle »Le chef-d'œuvre inconnu« und Émile Zolas Roman »L'Œuvre« (dieser Porträtierung eines scheiternden Lantier-Cézanne, der sich gar das Leben nimmt) ein unübersehbarer Topos der Moderne. Der Künstler versucht im einzelnen Werk, im präsumtiven Meisterwerk, ›alles‹ zu geben, und er droht dabei unterzugehen, weil das unerhörte Opus nicht gelingen will. Er zahlt einen hohen Preis, gleichgültig ob er als Heros obsiegt oder als Versager in der Anonymität verschwindet. Die Anläufe der künstlerischen Gestaltung zerfallen immer wieder ins Nichtige, der Maler glaubt sich an nichts, an keine verbindliche Regel oder Norm der Darstellung halten zu können.

Was diese Geschichten beschreiben, sind nicht nur literarische Erfindungen, sie betreffen eine wichtige historische Differenz gegenüber der Vergangenheit. Bis zur Romantik schien die Kunst fest auf einen Aussenhalt gegründet, den ihr soziale Gruppen und Institutionen (Herrscher, die Kirchen, Bürger) verschafften, indem sie ihr verbindliche Darstellungsaufgaben stellten, bildwürdige Themen vorgaben, welche die ausufernden Möglichkeiten künstlerischer Gestaltung im Zaume hielten. Es gab ungeschriebene Regeln für die Modalitäten der Darstellung, deren fortwährender Wandel nicht gegen ihre Existenz spricht. Noch bis ins 20. Jahrhundert nachwirkend – die Sammlung Beyeler gibt dafür ihrerseits Belege –, gehörte es zu den selbstverständlichen Annahmen, dass sich die bildende Kunst einer erstaunlich kleinen Zahl eingeführter Bildformen und Darstellungsweisen, genannt: Historienbild, Porträt, Landschaft, Akt, Stilleben und andere, zu bedienen habe, um damit die ›gesamte‹ Komplexität der Welt zu erfassen.

In der Sicht der Moderne erschien diese Vorgabe als problematische Restriktion. Ihr ging es darum, den Umfang des Darstellbaren, des Bildfähigen zu steigern. Nichts unter der Sonne sollte dem Zugriff der künstlerischen Arbeit entzogen bleiben. Neben der Pluralisierung ist diese radikale Entgrenzung der Darstellungshorizonte ein modernes Schlüsselphänomen. Alles ist jetzt in die Reichweite der Kunst gerückt, sehr im Unterschied zur Tradition, die so etwas wie eine einschränkende Bildwürdigkeit kannte, aus Rangunterschieden resultierend, die von imperialen, sakralen oder bürgerlichen Institutionen überzeugend gesetzt worden waren.

Betrachten wir die Bilder Mondrians oder Tobeys, Pollocks oder Rothkos, sind wir mit einem Schlage in einer Welt, die keine derartigen Vorgaben mehr kennt. Es sind absolute, das heisst nicht gattungsbezogene Bilder, die eine Differenzierung der Welt nach Handlung, Person, Natur oder Ding verabschiedet haben. Sie konfrontieren sich nicht länger mit diesem oder jenem Sujet, der Landschaft, einem Stilleben oder Bildnis, sondern zeigen die Welt als eine völlig entgrenzte Grösse, deren Beschaffenheit sie in einer höchst vieldeutigen Metaphorik aufscheinen lassen.
Wenn Cézanne seine Frau Hortense (siehe Abb. 1) oder Badende (siehe Abb. 15) darstellt, folgt er alten Gattungsangeboten, desgleichen van Gogh mit dem späten *Weizenfeld mit Kornblumen* in Auvers (siehe Abb. 9) oder Monet mit der *Kathedrale von Rouen* (siehe Abb. 7). Sie zerlegen diese unterschiedlichen Sujets allerdings schon in Elemente der Malerei und bauen sie erst wieder zum Bild zusammen. Das muss die Differenz der Sujets langsam unterhöhlen, die Gattungsordnung schwächen. Dennoch: Picasso hat zeitlebens an den überlieferten Bildformen (zumindest als Ausgangspunkt) festgehalten – wobei sein eigentliches Zentrum der menschliche Körper, der Akt, gewesen ist (siehe die Tafeln 24, 28, 29, 31, 37–39). Matisse hatte bereits nach seiner fauvistischen Wende (1905/06) eine Bildsprache entwickelt, in der dekorative Arabesken (wie in *La desserte rouge*, 1908; Staatliche Eremitage, St. Petersburg) oder alle Dinge durchdringende Farbenergien (wie in *L'Atelier rouge,* 1911; Museum of Modern Art, New York) die Aufmerksamkeit umlenken. In seinen letzten Lebensjahren ging er einen entscheidenden Schritt weiter. Die »gouaches découpées« zeigen zum Beispiel Akte, in denen die ausgeschnittenen blauen Flächen gleichberechtigt mit dem weissen Grund erscheinen (siehe die Tafeln 56, 57), oder die zeichenhafte Abbreviaturen, wie in *Weisse Alge* (siehe dieTafel 53) oder den an Ozeanien erinnernden Wandteppichen (siehe die Tafeln 54, 55), Bildvorstellungen entwerfen, die sich jenseits der überkommenen Gattungsordnung befinden. Wir wissen, dass die Arbeit der Abstrakten, Mondrians, Mirós, selbst Kellys, den Übergang von einer sujetbezogenen zu einer universalisierten Darstellung einschliesst, ohne dass dieser Prozess als eine historische Einbahnstrasse verstanden werden könnte. Jüngere Künstler, wie Kiefer oder Baselitz, haben ganz ausdrücklich zu gattungsbezogenen Bildern zurückgefunden (siehe die Tafeln 132–135).

Die von der Kunst vollzogene Veränderung im Realitätszugang fügt sich in einen umfassenderen zivilisatorischen Prozess. Die Pluralisierung betrifft dessen gesamtes Erscheinungsbild. Dazu bedarf es nur weniger Hinweise. Parallel zu den Impressionisten hat Friedrich Nietzsche – in seiner Engadiner Vision vom Grossen Mittag – die Illusion einer erfassbaren »Wahrheit« durchschaut und eine Vielzahl sinnlicher Sichten, perspektivische »Wahrheiten« gerechtfertigt. Um die Jahrhundertwende verabschiedete Sigmund Freud die Illusion eines souveränen Subjekts, erschloss in seinen geöffneten Grenzen seelische Mythologien, in denen sich der einzelne wiederzuerkennen lernte. Die Surrealisten haben daraus ihre Rechtfertigung gezogen, ihre Phantasmagorien hergeleitet. Die Sammlung konfrontiert den Betrachter damit in den Bildern und Skulpturen von Max Ernst (siehe die Tafeln 80–84) oder Joan Miró (siehe die Tafeln 85–90), aber auch noch in den skurrilen und atavistischen Materialbildern Jean Dubuffets (siehe die Tafeln 95–101). Schliesslich wurde die Wendung zur relativistischen Physik, die eine sichtabhängige Naturdeutung entwarf, zu einem Gemeinplatz. Wenn schon die Wissenschaftler davon redeten, dass Realität von Messungen, Instrumenten, mathematischen Kalkülen oder der Verbildlichung durch Apparate nicht zu unterscheiden ist, dann sah sich die poietische Phantasie der

Künstler gerechtfertigt, ihrerseits auf ihre bildnerischen Verfahrensweisen zu setzen. Die Naturbilder der Moderne tragen deshalb ihren Akzent meist nicht in der Bestätigung einer landschaftlichen Prämisse, sondern sie entwerfen Modelle, von denen noch genauer zu reden sein wird.

Tatsächlich: die Künstler sind, wie die anderen Protagonisten unserer Zivilisation, auf der ›Suche‹ nach Realität. Jeder von ihnen geht dabei einen eigenen Weg. Jeder muss sich entscheiden, wo er Realität aufspüren, wie er sie darstellen will. Extreme, zum Teil affektive Introspektionen wie bei Rothko (siehe die Tafeln 120–122) oder meditative Innenblicke im Sinne Tobeys (siehe die Tafeln 124, 125) kontrastieren mit einer Kunst, die dem äusseren Auge traut, seinen Anreizen nachgeht. In beiden Fällen ist es aber erst der Akt der Malerei, der das Reale entdeckt, zum Vorschein bringt. Es ist, jenseits alles Gegebenen, aller verbindlicher Konventionen des Alltags, das oft überraschende ›Ergebnis eines Tuns‹. Es ist nicht vorausgesetzt, nicht gegeben, sondern in ›Entstehung‹ begriffen – ›Explikat einer Arbeit‹. Die Moderne erhebt den Künstler auf eine ungewohnte, eine hybride Höhe. Sie hat damit zu tun, dass er über einen privilegierten Zugang zur Realität verfüge. Er soll es sein, der als Garant von Sinn und Bedeutung in Anspruch genommen werden kann. Bis dahin hatte er sich in der Rolle befunden, eine bereits bestehende Weltordnung zu bestätigen oder zu feiern.

Die moderne Prämisse, dass die Künstler (wie die Wissenschaftler) die Wirklichkeit explizieren und ihr damit erst eine erkennbare Gestalt geben, ist bis heute tragend und offenbar plausibel geblieben. Auch von den jüngeren und jüngsten Künstlern wurde sie nicht aufgegeben. Einer der Gründe, wie uns scheint, der Moderne zwar innere Distanzen und vielfache Brechungen zuzuschreiben, sie aber nicht für beendet zu erklären. Wer auf sie zurückblickt, steht, ob er will oder nicht, weiterhin auf ihrem Boden, teilt ihren Erfahrungsraum. Wenn die Konzeptkünstler nicht nur Malerei und Skulptur verabschieden, sondern von jeder materiellen Realisation der Kunst Abstand nehmen, dann entfernen sie sich zwar denkbar weit von den Werken der klassischen Moderne, wie sie die Sammlung Beyeler darbietet, die Prämisse der hervorgebrachten Realität teilen sie gleichwohl. Sie führt zu unterschiedlichsten künstlerischen Ergebnissen, wie etwa die gegenwärtig stark beachtete elektronische Kunst zeigt. Sie praktiziert eine demiurgische Tätigkeit. Aus ihr gehen virtuelle Welten hervor, erzeugt durch Chips, Rechenprogramme und fliessenden Strom. Sie suggerieren Inhalte, deren ästhetische Pointe vielfach darin besteht, gegenüber Realität ununterscheidbar zu sein, den Betrachter in illusionsträchtige Suggestionen einzuschliessen.

Die Intelligenz des Auges

Produktive Erweiterungen und Verwandlungen versuchten moderne Künstler auf vielfältige Weise. Sie auch nur aufzuzählen, würde den Rahmen dieses Essays sprengen. Statt dessen beschränken wir uns auf drei Exempel: das abstrakte Bild und die Überschreitung der europäischen Tradition durch die Stammeskunst Afrikas und Ozeaniens. Das erste aber behandelt den sogenannten Impressionismus, der als sachliches und historisches Fundament der Sammlung Beyeler zu betrachten ist: Cézanne, Monet, van Gogh, Seurat (wenn auch nur mit einer Zeichnung) setzen Koordinaten, die das Feld der Moderne in

6 *Vgl. Gottfried Boehm: Cézannes Montagne Sainte Victoire, Frankfurt a. M. 1988; S. 23ff., und ders.: Strom ohne Ufer. Anmerkungen zu Claude Monets Seerosen, in: Claude Monet. Nymphéas: Impression-Vision, Ausstellungskatalog, Kunstmuseum Basel 1986, S. 117ff.*

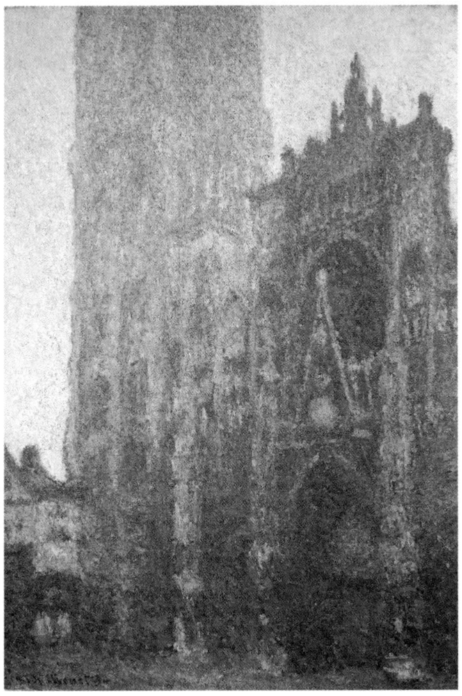

7 Claude Monet, *Die Kathedrale von Rouen: Das Portal (Morgenstimmung)*, 1894; Öl auf Leinwand, 107 x 74 cm (Tafel 1)

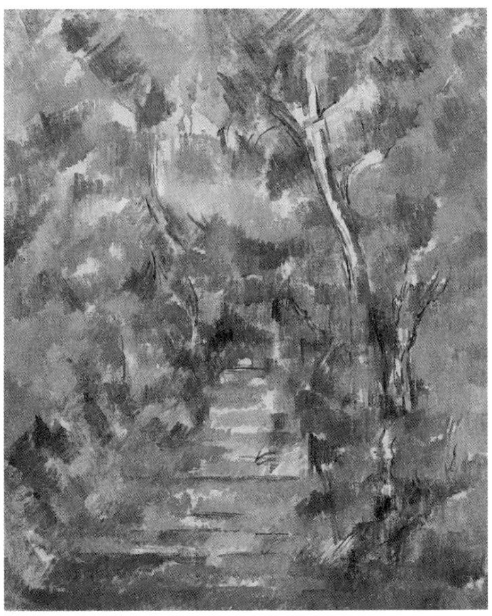

8 Paul Cézanne, *Unterholz*, 1900–02; Öl auf Leinwand, 79,5 x 65 cm (Tafel 9)

wesentlichen Teilen eröffnet haben. Diese Einschätzung ist seit längerem unumstritten, dennoch lohnt es, jenen neuen Sichten nachzufragen, die durch Werke der genannten Künstler ermöglicht wurden. Eine intensivierte Zuwendung zur Realität lässt sich in Frankreich seit der Schule von Barbizon beobachten. Sie war bekanntlich mit einem Auszug aus den Ateliers und der Akademie verbunden. Um 1870 findet diese Haltung eine neue Sprache. Für Cézanne, Monet und andere wird die Arbeit »sur le motif« wichtig. Sich deren Bedingungen zu unterwerfen, verband sich mit dem Versuch, das Sichtbare zu analysieren. Die Forschung zum Impressionismus hat genauer bestimmen können, was die Maler in situ gesehen, besser gesagt: ›wie‹ sie gesehen haben.[6] Das so oft gebrauchte Stichwort der »sensation« (des Sehdatums) wird verständlich, wenn man bedenkt, dass die Gegenstände des Motivs (Bäume, Berge, Wiesen, Häuser) zerlegt wurden in Wahrnehmungsatome, das heisst in Farbwerte, aus denen die kleinteilige Struktur der Bilder gebaut wurde. Dieses bekannte Verfahren besitzt ein entscheidendes Merkmal: Die Zerlegung des Sichtbaren rechnet nicht mehr mit vorgängigen Ordnungsqualitäten der Natur. Sie schafft eine das ganze Bild bedeckende Struktur, die dem Auge eine Rolle zumisst. Dessen Aktivität, das heisst dessen Intelligenz, ist gefragt, die Fähigkeit zu »realisieren« (Cézanne), aus der Fülle der im Bild erkennbaren Elemente das Dargestellte zu synthetisieren.

So unterschiedlich dieser Vorgang von Malern wie Pissarro, Monet, Cézanne, van Gogh, Seurat vollzogen wurde, es existierte eine gemeinsame Basis. Man hat sich inzwischen daran gewöhnt, in diesen Gemälden einen strahlenden Sonntag der Natur und des Lebens zu erkennen, ungetrübt vom Helldunkel der älteren Ateliermalerei und dazu angetan, das Sichtbare zu verklären. Die riesige Popularität des Impressionismus hat zweifellos damit zu tun. Sie verdrängt aber einen wichtigen Aspekt. Cézanne, Monet und in gewissem Masse auch van Gogh begegnete das scheinbar so vertraute und schöne Motiv auf eine zwiespältige Weise. Cézanne ist davor fast verzweifelt. Was er genau beobachtete, entzog sich ihm, löste sich immer wieder auf. Natur war etwas Befremdliches. Kein Garant von Ordnung, von Harmonie oder Greifbarkeit, eher ein optisches Chaos, mit dem er am ehesten dann zurechtkam, wenn er sich auf das Sichtbare konzentrierte, alles andere ausdrücklich vergass, sprachliche Benennungen, Begriffe, Symbolik, Bedeutungen. Die Sujets wurden als reine Sehgebilde von der Intelligenz des Auges erfasst und gestaltet.

Cézannes *Unterholz* von 1900–02 (siehe Abb. 8) oder Monets *Kathedrale von Rouen* aus dem Jahr 1894 (siehe Abb. 7) gestatten, die Folgen dieser Arbeitsweise sehr gut zu beobachten. Was auffällt, ist die strukturelle Gleichförmigkeit der Bilder: Raum, Volumen, Tiefe sind auf eine schwingende Fläche zurückgenommen. Viele zeitgenössische Betrachter empfanden diese Veränderung als Beleidigung des Geschmacks, dessen, was sie für die künstlerische ›Wahrheit‹ hielten, die eine Vorstellung vom ›richtigen‹ Aussehen der Dinge einschloss. Monets *Kathedrale von Rouen* verdeutlicht auf exemplarische Weise eine Verschmelzung des Dinglichen mit seinen atmosphärischen Erscheinungsbedingungen. Die alte Bildform der Architekturvedute, an die Monet anknüpft, wird transformiert. Es geht nicht um die Unterscheidbarkeit der Architekturglieder, um die Erkennbarkeit des Gesteins, seiner Farbe und Härte, nicht um historisches Kolorit und dessen pittoresken Reiz, schon gar nicht um den Geist der Baukunst. Vergeblich würde man Monets Gemälde einer Rekonstruktion der Kathedrale zugrunde legen. Die Unschärfe der Darstellung und der Betrachtung dominieren. Sie sind auf eine paradoxe Weise ›genau‹. Das Bild besitzt eine Präsenz des Flüchtigen. Sie schliesst einen zeitlichen Zustand ein, in dem die irritierende Energie der Farbpartikel jede Pore der Bildfläche erfasst und gleichzeitig zum Stehen kommt. Monet und seine Freunde gaben dieser agitierten Zeiterfahrung, die zu einem dauernden Zustand wird, den Namen »Momentaneität«. Von hier aus war es nur noch ein Schritt, dem Einzelwerk einen seriellen Status zu verleihen. Nämlich dann, wenn der Versuch gewagt wurde, die zeitliche Abfolge verschiedener Erscheinungsweisen des gleichen Sujets darzustellen: ablesbar am Wechsel der Temperatur des Lichts während des Tageslaufs. Monets *Die Kathedrale von Rouen* ist in diesem Sinne ein eminentes Einzelwerk und zugleich mit dem Gelingen einer ganzen Reihe verbunden. Die Arbeit in Serien betritt damit die Bühne der Kunstgeschichte, auf der sie dann im Laufe des 20. Jahrhunderts eine Hauptrolle spielen sollte: von Monet über Jawlensky zu Albers, zu Stella oder Warhol und vielen anderen.

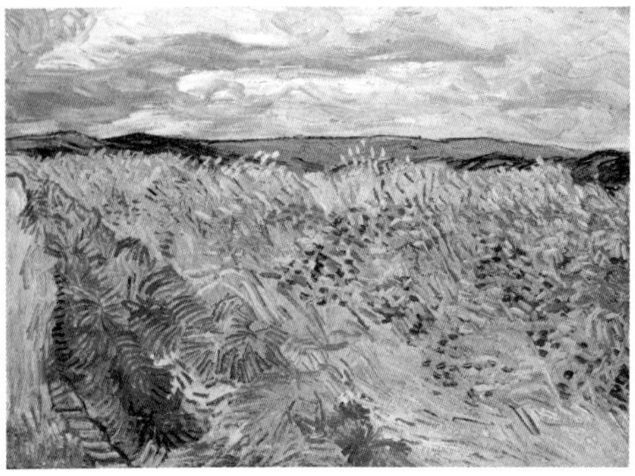

9 Vincent van Gogh, *Weizenfeld mit Kornblumen*, Juli 1890; Öl auf Leinwand, 60 x 81 cm (Tafel 10)

Die im Zeitraum zwischen 1870 und 1890 gelegten Fundamente erwiesen sich als tragfähig, gerade weil sie sehr viel uneinheitlicher waren, als Bezeichnungen wie zum Beispiel Impressionismus nahelegen. Van Gogh etwa, der, 1886 aus Holland kommend, in Paris kurz durch die Lehre des Impressionismus gegangen ist, interpretierte die Zerlegung des Sichtbaren in Elemente der Malerei auf ganz andere Weise. Das *Weizenfeld mit Kornblumen* (siehe Abb. 9), während seines letzten Sommers in Auvers entstanden, zeigt die Eigenart seiner Wahrnehmung recht genau. Jeder farbige Strich markiert nicht nur etwas Gesehenes, er trägt auch die Spur eines Affekts, die vom Autor stammt. Geste und Expressivität verbinden sich mit einer Ausdrucksform, die sich ganz auf die Sichtbarkeit der Welt konzentrieren wollte. Van Gogh wurde damit zum Zeugen der späteren »wilden« Malerei – wo immer sie in Europa praktiziert wurde und wie immer sie sich nannte: Fauvismus, Expressionismus, Sezessionskunst, Abstrakter Expressionismus etc. Das Bild van Goghs veranschaulicht eine prekäre Ordnung. In einzelnen Passagen nähert es sich einem Zustand der Auflösung und der Auslöschung. Es lässt die Gefahr spüren, in der sich auch sein Autor befand, der sich kurze Zeit später auf den Feldern bei Auvers das Leben nahm, er, ein wirklicher Claude Lantier im Sinne von Zolas Roman.

Cézannes *Unterholz* (siehe Abb. 8) lässt sich auch als Bezugspunkt späterer Bilder lesen, die in der Sammlung durch Picassos *Mandolinenspieler* (1911; Tafel 16) oder Braques *Lesende Frau* (1911; Tafel 17) vertreten sind. Cézannes luzides Bild zeigt, dass er an der Zuspitzung optischer Irritationen, wie sie Monet und in noch höherem Masse Seurat betrieben hatten, kein Interesse fand. Er vergrösserte die einzelnen Bausteine seiner Bilder, gab ihnen eine Formqualität zurück, die ihnen der Impressionismus eigentlich erfolgreich zu entziehen versuchte. An Cézannes strukturierende, an seine bauende Malerei knüpften die beiden Maler an, die später Kubisten genannt wurden. Die Intelligenz des Auges realisiert jetzt zweideutige Facetten, die mit wenigen Erinnerungsposten wiedererkennbarer Dinge (zum Beispiel dem Griffbrett der Mandoline, ihren Wirbeln, der Armlehne eines Stuhls und so fort) ein Spiel der Ergänzung beginnen. Da es nie zu Ende kommt, wird es zu einer unendlichen Geschichte. Braques und Picassos Bilder changieren. Der Betrachter wird zum Beteiligten, zum Kumpan des Bildes. Mit seinen Augen begibt er sich auf das Feld einer Malerei, welche die Realität der Dinge in ein poetisches, zum Teil auch witziges Rätsel verwandelt hat.

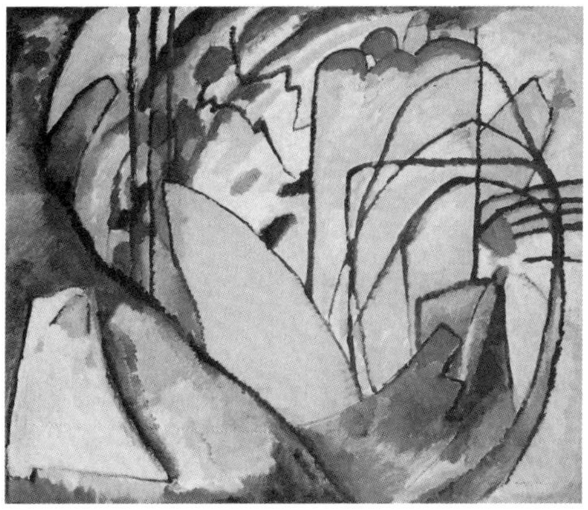

10 Wassily Kandinsky, *Improvisation 10*, 1910; Öl auf Leinwand, 120 x 140 cm (Tafel 67)

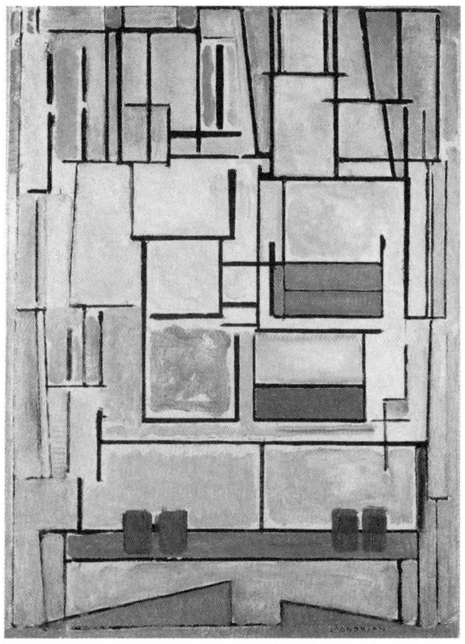

11 Piet Mondrian, *Komposition Nr. VI (Blaue Fassade)*, 1914; Öl auf Leinwand, 95,5 x 68 cm (Tafel 62)

12 Jackson Pollock, *Ohne Titel*, um 1949; Stoffcollage, Papier, Karton, Email und Aluminiumfarbe auf Pavatex, 78,5 x 57,5 cm (Tafel 118)

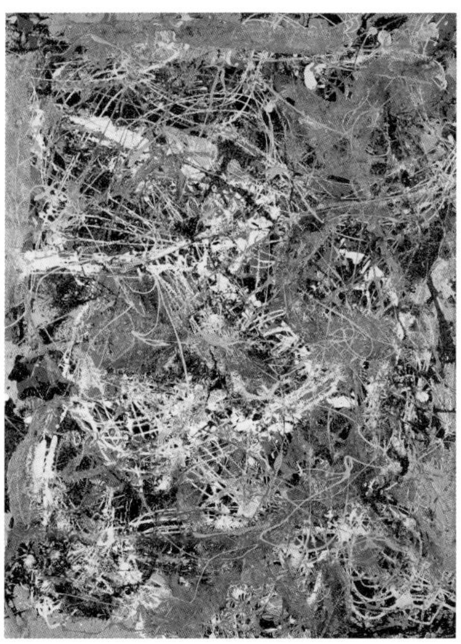

Das absolute Bild

Versuche, abstrakte Malerei kunstgeschichtlich herzuleiten, sind vielfach unternommen worden. Dabei spielten wiederum Cézanne und Monet eine Hauptrolle. Kandinsky glaubte, seine künstlerische Initiation auf ein Serienbild, einen der *Heuhaufen* Monets, das er in Moskau gesehen hatte, zurückführen zu können. Plausibel an dieser späteren Selbststilisierung ist jedenfalls, dass der Weg zur Abstraktion durch die Einsicht erleichtert wurde, dass die Realität der Natur oder der Dinge nicht nur gegenständliche, sondern auch energetische Qualitäten besitzt. Kandinskys *Improvisation 10* aus dem Jahr 1910 (siehe Abb. 10) – übrigens einer der frühesten Kristallisationspunkte der Sammlung Beyeler – repräsentiert eine Landschaft bereits überwiegend durch Energiewerte. Wir sehen zwar die gegenständliche Welt: den Berg, den Weg, die Häuser, die Burg auf dem Felsen, den Blitz und den Regenbogen – sie ist jedoch durch expressive Farbkontraste und Linienschwünge in ein Gefüge transformiert, das man am ehesten als ein Feld aus Kräften und visuellen Rhythmen beschreiben könnte. *Improvisation 10* ist sicherlich kein abstraktes Gemälde, wenn auch der Prozess der Ersetzung der Dinge durch Energien bereits weit fortgeschritten ist. *Fuge* von 1914 (siehe Tafel 68) tastet sich noch weiter zur neuen abstrakten Bildform vor.

Deren Rolle in der Sammlung Beyeler ist unübersehbar. Neben Zentren in der französischen Moderne (bei Picasso, Matisse und anderen) etabliert sich ein zweiter Schwerpunkt, der neben Kandinsky eine eindrückliche Gruppe von Bildern Mondrians beinhaltet, auf welche die Abstrakten der Nachkriegsmalerei folgen: Newman (siehe Abb. 13), Pollock (siehe Abb. 12), Rothko, Sam Francis, Tàpies und Kelly. Die Vielfalt dieser Positionen wäre verdeckt, wollte man sie lediglich durch die Gruppenetikette der Abstraktion kennzeichnen.

Der künstlerische Konflikt, den zum Beispiel Barnett Newman gegen Piet Mondrian geführt hat, war tiefgreifend. Er scheint geeignet, dem Betrachter die Augen zu öffnen. Was Newman Mondrian vorhielt, war nichts weniger als eine unentschiedene Haltung. Dessen Bilder galten ihm noch viel zu sehr als ›Darstellungen‹. Tatsächlich ist Mondrian zwischen 1906 und 1917 auf dem Wege einer schrittweisen Umwandlung dinglicher Wirklichkeit in eine abstrahierende Zeichensprache, schliesslich zum reinen abstrakten Bild gelangt. Die Sammlung Beyeler gestattet, diesen Vorgang anhand des Gemäldes *Komposition Nr. VI (Blaue Fassade)* von 1914 (siehe Abb. 11) nachzuvollziehen. Mondrian musste erst eine Sprache entwickeln, die geeignet war, die Ordnung der sichtbaren Welt auf eine Ökonomie visueller Kräfte im Bild zurückzuführen. Seine Metaphorik basiert auf definitiv reinen, das heisst künstlichen Elementen, die er aus der Logik der Malerei herleitete (Primärfarben, gerade Linien, Neunziggradwinkel). Was Newman daran erkannte und kritisierte, war nichts anderes als Mondrians Intention. Er individualisierte sein Alphabet. So regelhaft die einzelnen Buchstaben sind, ihre Zusammenfügung verdankt sich intuitiven Massnahmen, die sich nicht rechnen lassen. Sie enthalten Momente von Komposition, von Harmonie und Repräsentation, die in den Augen des Amerikaners den begonnenen Weg der Abstraktion unterbrochen haben. Zu Ende gegangen schien er durch Newmans eigene Malerei *Der Weg II*, 1969 (siehe Tafel 119), die konsequenterweise alles Kompositionelle aus dem Bild entfernte. Newmans Werke vermeiden ausdrücklich, innerhalb der Fläche eine Überkreuzung von Horizontalen und Vertikalen vorzunehmen. Die vermiedene

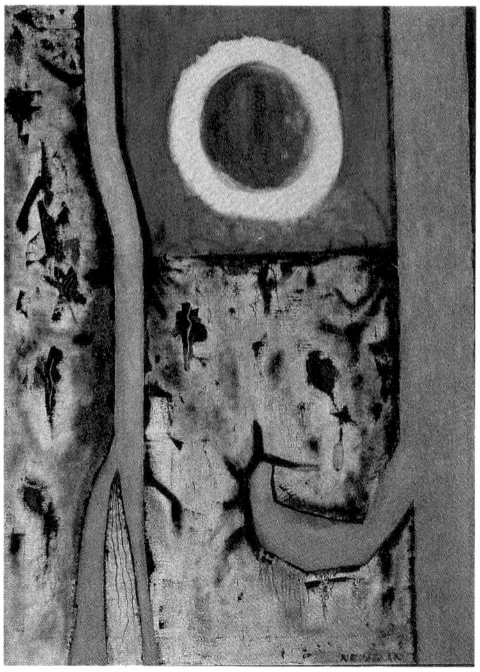
13

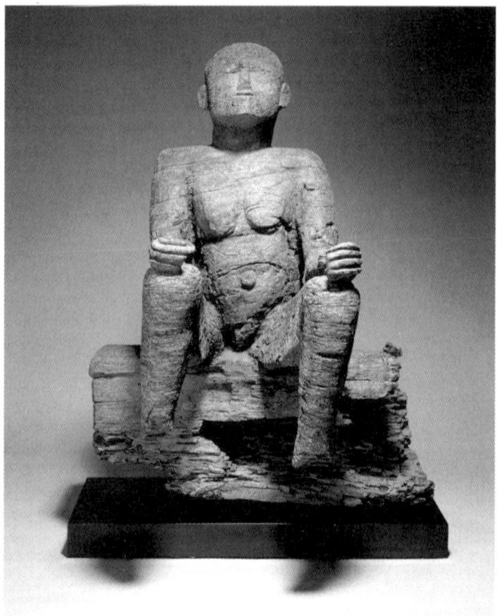
14

13 Barnett Newman, *Moment des Ursprungs*, 1947; Öl auf Leinwand, 96,5 x 71 cm

14 Sitzende Figur, Fragment einer Schlitztrommel, vermutlich 17./18. Jahrhundert, Werkstatt der M'bembe-Region, Nigeria; Holz (aus einem Stück), Endstück einer Riesentrommel (ca. 2–3 m), Höhe 82 cm, Tiefe 54 cm (Tafel 158)

innere Bindung vereitelt auch jede Repräsentationsabsicht. Das Bild ist eine Setzung, die dem Blick keine Heimstatt bieten möchte. Es verhöhnt alle Peinture, auch die abstrakte, mit dem neuen Ziel, den Betrachter mit sich selbst zu konfrontieren, ihn auf sich selbst zurückzuwerfen. Newman forderte, seine Bilder aus unmittelbarer Nähe anzuschauen, sie nicht mehr zu überblicken, sondern in gewissem Sinne betrachtend daran zu scheitern. Der Künstler hat die Herstellung einer Disproportion zwischen der Wahrnehmungskapazität des Betrachters und dem Bild als sein eigentliches Ziel beschrieben. Den Inhalt, den er damit zu vermitteln suchte, nannte er das Sublime. Was immer man darunter im einzelnen auch verstehen mag, Erhabenheit ist eine Erfahrung, die sich ausschliesslich in ihrer ›Wirkung‹ erfüllt.

Die Grenzen der europäischen Tradition

In der Sammlung Beyeler spielt eine Gruppe von Werken der Stammeskunst, Afrikas und Ozeaniens, eine ausserordentlich wichtige Rolle (siehe die Tafeln 137–159). Manchem Betrachter mag sie als ein Störfaktor erscheinen, den er ausser Kraft setzt, indem er der Präsentation eine dekorative Absicht unterstellt. Zwar ist es – endgültig seit William Rubins grosser Primitivismus-Ausstellung und Publikation[7] – ein bekannter Sachverhalt, dass fast alle modernen Künstler Anleihen bei Kunst ausserhalb des okzidentalen Kulturkreises genommen haben, oft bei Artefakten, die aus der sozialen und kultischen Ordnung von Stämmen entstanden sind. Diese Bezüge, die sich bei vielen Künstlern genauer nachweisen lassen (bei Picasso, Klee, Giacometti und vielen anderen), sollen hier aber gerade nicht belegt werden. Zwischen den Skulpturen der Stammeskunst und den zugeordneten Bildern etablieren sich keineswegs Verbindungen der Abhängigkeit. Worum geht es aber dann?

Wenn wir von der Entgrenzung der Realität als einem Grundzug der Moderne gesprochen haben, dann erstreckt sich diese nicht nur auf die sichtbare Welt der Dinge, sondern

7 Vgl. William Rubin (Hg.): Primitivismus in der Kunst des 20. Jahrhunderts, München 1984.

auch auf das historische Bewusstsein. Die europäischen Künstler suchten Verbündete für ihre Unternehmungen, und sie fanden sie in Kulturen, die von den Prägungen der europäischen Geschichte nicht tangiert waren. Es gehörte zu den grossen Faszinationen, einer Ausdrucks- und Sichtweise zu begegnen, die nicht durch die beiden Einflussströme unserer Geschichte, die Antike und das Christentum, geprägt worden ist. Es gab eine Welt ausserhalb der unseren. Sie folgte anderen Orientierungen. Sich damit zu befassen, verlieh der Suche nach Realität einen vollkommen anderen Sinn. Am Horizont der Moderne erschienen kulturelle Phänomene, die bis dahin unbeachtet geblieben oder abschätzig beurteilt worden waren. Sie als exemplarisch zu verstehen, sie anzunehmen, bedeutete eine signifikante Erweiterung des europäischen Erfahrungsraumes. Sie hinterlässt freilich eine Fülle von ungelösten Fragen, die bis heute – nicht einmal ansatzweise – beantwortet werden konnten. Nimmt man die Werke der Stammeskunst nicht als Belege für Künstleranleihen (als welche sie weder gedacht sind noch geeignet wären), dann scheint im Grunde nur der Weg einer Ästhetisierung zu bleiben, der ein europäisches ästhetisches Interesse auf diese Werke projiziert, sie sich mit den Mitteln einer lediglich formalen Analyse aneignet. Bis jetzt ist diese unzureichende Alternative zwischen einer ethnologischen Einordnung, die sich nicht für Kunst interessiert, und einer Ästhetisierung, die den Sinn des Gebrauchs (des Rituals, des Kultes und anderer Funktionen) unterschlägt, immer noch weitgehend der Stand der Debatte.[8] Die Sammlung Beyeler bietet Gelegenheit, an diesem Punkt neu einzusetzen (siehe Abb. 14). Die anonymen Artefakte sind im emphatischen Sinn als Werke gemeint. Sie verfügen, ganz offensichtlich, über eine eigene Perfektion, die mit künstlerischen Aspekten, aber auch mit dem Geist dieser fernen Kulturen zu tun hat. Nur eine integrierte Betrachtungsweise dürfte geeignet sein, weiterzukommen. Die offene Frage lautet: Was begründet die Kraft dieser Bildwerke? Wir nehmen sie wahr, sie fasziniert uns, ohne dass die bisherige Kritik imstande gewesen wäre, sie auf befriedigende Weise zu erklären.

Bruchstücke der condition humaine

Bei unserem imaginären Rundgang durch die Räume der Galerie haben wir uns vor allem in den ersten Sälen aufgehalten, haben perspektivische Durchblicke versucht, die Aussage einzelner Werke zu einem Dialog verknüpft. Sowenig wie das Erscheinungsbild fügt sich der Gehalt dieser Kunst zu einem überschaubaren Panorama. Zäsuren dominieren, Singularitäten, die Abfolge der Werke führt zu keinem kohärenten Gesamtbild. Es wäre freilich auch naiv, dergleichen zu erwarten. Die Moderne etabliert einen offenen, unübersichtlichen und dynamischen Kosmos, in dem vieles Platz hat und der dabei ist – wie der physische Kosmos der Sterne –, sich auszudehnen. Was erlaubt uns überhaupt, die Metapher vom Kosmos zu gebrauchen? Wir haben doch nur punktuelle künstlerische Haltungen und Sichten beschrieben, die in die verschiedensten Richtungen deuteten – selbst bei gemeinsamer Ausgangsbasis.

Und dennoch: Die Moderne etabliert kein Chaos, die Vielfalt ihrer Ausdrucks- und Sichtweisen weist auf einen gemeinsamen Nenner. Wir brachten ihn bereits ins Spiel, als wir den Betrachter und seine Erfahrungen als Instanz einführten. So unvergleichlich sich die Kunstwerke zeigen, im Erfahrungshaushalt des Menschen verbinden sie sich, werden sie vergleichbar. Es ist mithin ein ›anthropologischer Fluchtpunkt‹, auf den sich die

8 Vgl. hierzu die Überlegungen des Basler Ethnologen Christian Kaufmann, zuletzt in: Vanuatu. Kunst aus der Südsee, hg. vom Museum der Kulturen, Basel 1997.

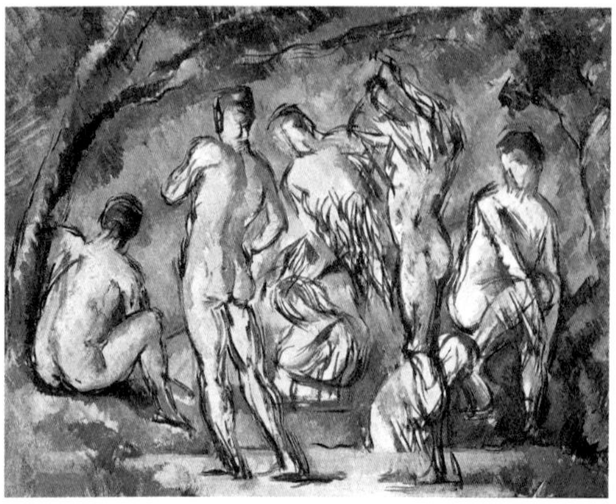

15

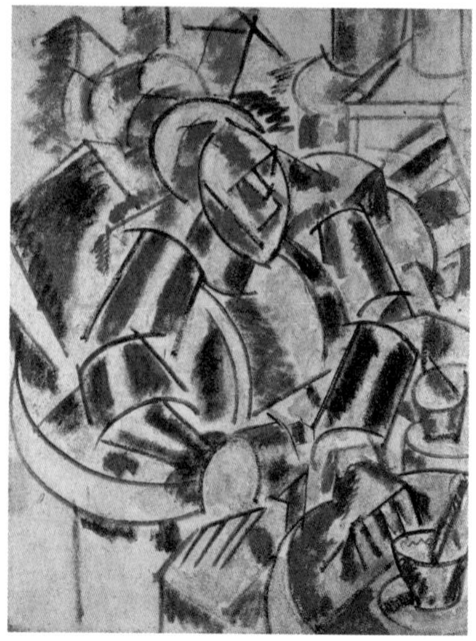

16

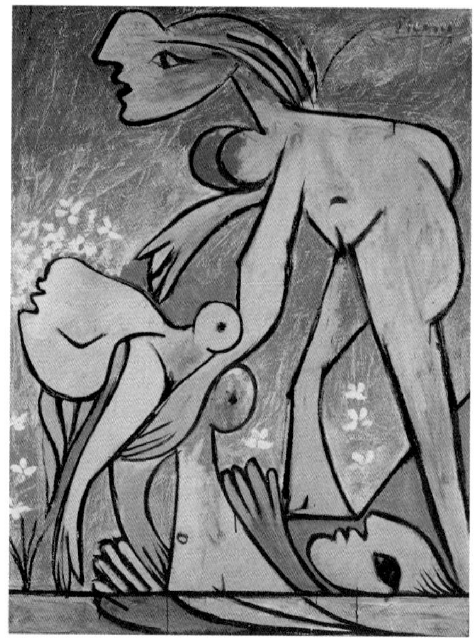

17

15 Paul Cézanne, *Sieben Badende*, um 1900; Öl auf Leinwand, 38 x 46 cm (Tafel 6)

16 Fernand Léger, *Frau im Lehnstuhl*, 1913; Öl auf Leinwand, 130,5 x 97,5 cm (Tafel 42)

17 Pablo Picasso, *Die Rettung einer Ertrinkenden*, 1932; Öl auf Leinwand, 130 x 97,5 cm (Tafel 24)

unterschiedlichen Recherchen der Künstler zurückbeziehen lassen. Von welcher Anthropologie ist die Rede?
Seit dem 19. Jahrhundert haben zahlreiche Schriftsteller, unter ihnen Balzac, Flaubert, Zola oder Proust, ihre Arbeit als ausgebreitete Erkundung menschlicher Lebensbedingungen verstanden. Die condition humaine war Gegenstand künstlerischer Gesamtbestrebungen, die sich der Form einer comédie humaine bedienten. In sie war – wie unser Hinweis auf Balzac und Zola bereits andeutete – gewiss auch die Arbeit der Maler einbezogen. Die künstlerische Absicht bestand insgesamt darin, den Reichtum unterschiedlichster Lebensformen, sozialer Klassen, Ansichten und Schicksale in der offenen Universalität des Romans zusammenzutragen. Diese Art von Anthropologie erscheint uns als geeignetes Modell, um zu beschreiben, was die Kunst der Moderne in ihren heterogenen Vorstössen miteinander verbindet. Es ist eine visuelle comédie humaine, nicht von einem, sondern von vielen Autoren verfasst.

Wollen wir sie lesen, im Durchgang durch das Museum, so helfen uns verschiedene Verbindungsglieder. So unterschiedlich und souverän die Maler mit ihren Sujets umgegangen sind – einschliesslich der Bereitschaft, sie in ihrer gegenständlichen Struktur aufzulösen –, es bleiben doch einige grosse Themen, denen wir immer wieder begegnen. Auch nach dem Untergang der alten Gattungsordnung bleibt die Frage nach der Natur, dem Menschen, dem Körper, dem Geist, den Sinnen und den Dingen aktuell und unverzichtbar.

Der Betrachter kann sich selbst Szenen dieser comédie humaine zusammenstellen. Im Kapitel über die Natur mag er mit Monet beginnen und nach den visuellen Erscheinungsbildern der Zeit vor 1900 beim gleichen Autor einer ganz anderen Natur begegnen, wenn er sich mit dem dreigliedrigen Tableau der *Seerosen* beschäftigt (siehe Tafel 11). Hier ist die Natur elementar geworden, eine Sumpfwelt, bestehend aus Reflexen, in denen sich Wasser und Licht, Wolken, Pflanzen und Schatten zu einem entgrenzten Strom verbinden. Die beobachtende Distanz ist der Absicht gewichen, den Betrachter ins Bild hineinzuziehen.

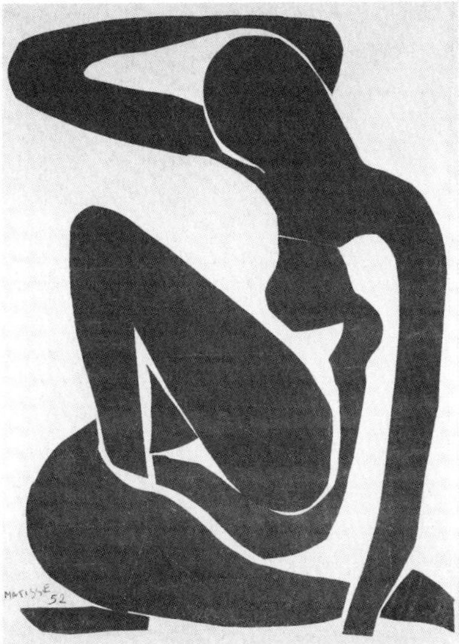

18

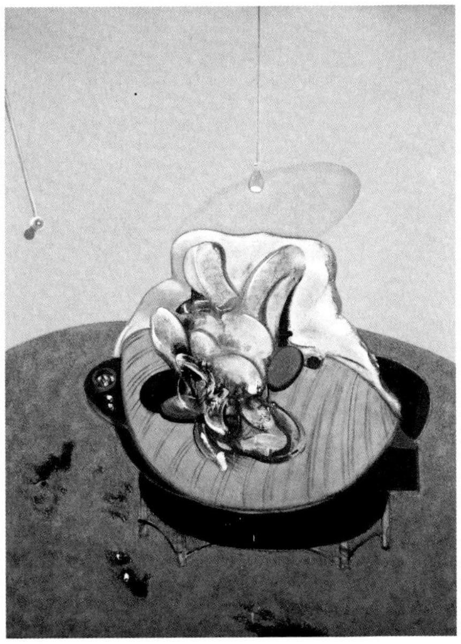

19

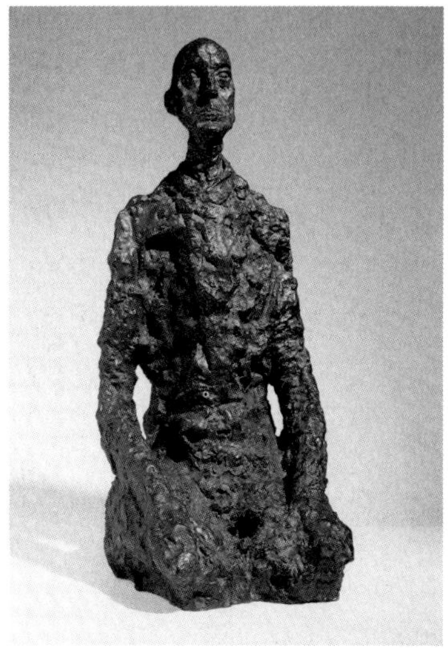

20

18 Henri Matisse, *Blauer Frauenakt I*, 1952; ausgeschnittene Papiere mit Gouache bemalt auf Papier auf Leinwand, 106 x 78 cm (Tafel 56)

19 Francis Bacon, *Liegende Gestalt*, 1969; Öl auf Leinwand, 198 x 147,5 cm (Tafel 115)

20 Alberto Giacometti, *Elie Lotar III (sitzend)*, 1965; Bronze, Höhe 66 cm (Tafel 113)

Als Monet im Begriff war, die Wendung zum Spätwerk zu vollziehen, versuchte sich Henri Rousseau an einer Natur, die sich mit dem äusseren Auge gar nicht mehr beobachten lässt. Es bedarf dazu eines Traumblicks. Er enthüllt eine andere, wilde Natur, deren Ort irgendwo und nirgendwo liegt. In den Tropen, am Äquator oder in den Gründen der menschlichen Seele mag diese zu finden sein. Scheinbar eine Landschaft und doch weit davon entfernt. Unbetretbar und menschenleer auch Max Ernsts *Geburt eines Spiralnebels* (siehe Tafel 84) oder die Landschaft des *Humboldt-Stroms* (siehe Tafel 83), die beide eine Natur zeigen, die ohne den Menschen ausgekommen ist und auskommen wird. Dessen Geschichte erscheint hier wie ein peripheres Intermezzo, das der eisige Blick der Malerei ausgelöscht hat. Sind es Anfänge oder Endpunkte, die den Maler beschäftigt haben? In Barnett Newmans Frühwerk *Moment des Ursprungs* von 1947 (siehe Abb. 13) ist eine malerische Weltentstehung, an der wir teilhaben. Vertikale Balken durchfahren eine ungeformte Substanz und schaffen erste Differenzen, die Licht vom Dunkel, das Feste vom Flüssigen, das Oben vom Unten trennen. In die Gegenwart des 20. Jahrhunderts versetzen uns die Landschaften Anselm Kiefers, auch und gerade, wenn sie sich einer mythologisierenden Sprache bedienen. Im *Märkischen Sand* (siehe Tafel 134) stehen Namen geschrieben, die auf die Verwüstungen der Geschichte des 20. Jahrhunderts verweisen, die Erde als ihren wüstenhaften Schauplatz zeigen.

Ein anderes Kapitel dieser comédie humaine handelt vom Körper. Jenseits eines alten Traums von Schönheit und Idealität, wie er dem Aktbild innewohnt, zeigt er sich jetzt in einer sehr viel abgründigeren Beschaffenheit. Picasso hat ihn als Ort animalischer Befindlichkeit, anarchischer Vitalität, von Liebe, Gewalt und Tod erkundet (siehe Abb. 17). Cézanne, auch darin ein Anreger, hat lange zuvor mit den *Sieben Badenden* (siehe Abb. 15) einen paradiesischen Gleichklang der Körper mit der Natur gefunden, der sich in einer visuellen Rhythmik manifestiert. Matisse, ein Antagonist Picassos, lässt seine weiblichen Akte mit der Fläche atmen (siehe Abb. 18), verleiht ihnen Glanz und Charme, eine beglückende Präsenz jenseits allen Begehrens. Welcher Kontrast zu Légers postkubistischen Figuren (siehe Abb. 16), die nach dem Modell eines Mechanismus entworfen sind, der durch die Formkontraste der Malerei in Bewegung versetzt wird. Exzessiv präsentieren sich die molluskenhaften Leiber in den Bildern Francis Bacons (siehe Abb. 19). An ihren Leidenschaften leidend, im Bann ihrer schrillen Hysterien gefangen, scheint es für sie keine Befreiung zu geben.

Diese comédie humaine ist kein illustriertes Buch, sondern eines ›aus‹ Bildern. Wir haben es nur angeblättert. Ganz andere Kapitel befinden sich darin. Es ist ein Buch, das weder zu Ende geformt noch gar zu Ende betrachtet ist. Wer es aufschlägt, lässt sich auf eine Erkundungsfahrt ein, die so schnell kein Ende nimmt. Was ihm begegnet, sind die Bruchstücke einer grandiosen Odyssee, die sich erst durch eine eigene Aktivität erschliesst. Es bedarf der Reaktionen und Antworten des Betrachters, damit die Geschichte weitergeht, sich aus den vielen einzelnen Bildern Zusammenhänge von Erfahrungen erschliessen. Die Topographie dieses Landes der Entdeckungen ist denkbar reich entfaltet: in ihr begegnen wir Schrecken und Beglückungen, dem Unbewussten und dem Spirituellen, Abgründen und Aufschwüngen, Hässlichem und Schönem. Die unendliche Fahrt des Betrachters führt ihn durch die Moderne als eine Hölle, als die sie Baudelaire ein erstes Mal erschienen war, als Ort der Katharsis, der Reinigung und der Sublimation, aber auch als Ort des Trostes, des Glücks, der künstlerischen Paradiese.

Erst die Leistung der Sammler erlaubt es, Einzelwerke in ihren möglichen Kontexten wahrzunehmen und zu verstehen, aus den einzelnen Stimmen ein Gespräch zu entwickeln. Die Fondation Beyeler präsentiert sich als ein Ort des sinnlichen und geistigen Austauschs, an dem sich Zusammenhänge aufbauen. Sie kommt dem individuellen Genuss ebenso entgegen wie dem anspruchsvollen Diskurs. Ihr Rang bestimmt sich darin, dass sie die Besucher zu Betrachtern macht, zu Betrachtern, die sich besser verstehen lernen, indem sie sich auf die Kunst ihres Zeitalters einlassen.

Sammlung Beyeler

Kunst der Moderne

Claude Monet, Edgar Degas, Auguste Rodin, Paul Cézanne, Vincent van Gogh, Henri Rousseau, André Derain, Pablo Picasso, Georges Braque, Fernand Léger, Henri Matisse, Constantin Brancusi, Piet Mondrian, Wassily Kandinsky, Paul Klee, Jacques Lipchitz, Max Ernst, Joan Miró, Alexander Calder, Eduardo Chillida, Antoni Tàpies, Jean Dubuffet, Alberto Giacometti, Francis Bacon, Jackson Pollock, Barnett Newman, Mark Rothko, Sam Francis, Mark Tobey, Frank Stella, Ellsworth Kelly, Roy Lichtenstein, Robert Rauschenberg, Andy Warhol, Georg Baselitz, Anselm Kiefer, Luciano Fabro

Bilderläuterungen von
Reinhold Hohl (unbezeichnet)
und
Markus Brüderlin *MB*
Caroline Butler-Bowdon *CBB*
Dora Imhof *DI*
Ursula Prunster *UP*
Martin Schwander *MS*
Pascale Zoller *PZ*

Kunst aus Ozeanien
Christian Kaufmann

Kunst aus Afrika
Lorenz Homberger

Kunst aus Alaska
Edmund Carpenter

Die Ziffern hinter den Massangaben verweisen auf die Numerierung im Werkverzeichnis

Claude Monet 1840–1926

1 ***La Cathédrale de Rouen: Le Portail (Effet du matin)*** 1894
Die Kathedrale von Rouen: Das Portal (Morgenstimmung)
Öl auf Leinwand, 107 x 74 cm / Nr. 119

Zwanzig Jahre nach jener Pariser Ausstellung, die den Namen »Impressionismus« für die malerische Wiedergabe momentaner Farb- und Lichtbeobachtungen in Stadt- und Landschaftsbildern provoziert hatte (Monets *Impression, soleil levant* von 1872 liegt dem Wort zugrunde), stellte sich Claude Monet eine radikal neue Aufgabe. Der Analyse folgte die Synthese, und damit tat Monet einen entscheidenden Schritt zur Malerei des 20. Jahrhunderts.

Hatte er vorher ›objektive‹ Beobachtungen optischer und atmosphärischer Erscheinungen wiedergegeben, so wollte er nun die subjektiven Empfindungen festhalten, mit welchen ihn zu verschiedenen Tagesstunden die sich verändernden Licht- und Raumerfahrungen erfüllten. Dazu gebrauchte er ein stabiles, sogar ein architektonisches Motiv, die Westfassade der Kathedrale von Rouen, als Träger der subtilen optischen Phänomene, die bei ihm unterschiedliche Stimmungen hervorriefen. Und er musste vom gleichen Motiv eine Bilderserie erarbeiten, um sein Thema darzustellen.

1892 und 1893 hatte er jeweils während mehrerer Wochen von einem der Kathedralfassade gegenüberliegenden Fenster aus die Wirkungen des Morgenlichts im Osten (hinter der Kathedrale) und seiner Reflexe und Schatten auf der Westseite im Frühnebel gemalt – insgesamt ungefähr dreissigmal. Von Anfang an bestand die Absicht, sie in einer Ausstellung zu vereinen, um das thematische Konzept auszuführen. Das ganze Jahr 1894 arbeitete Monet in seinem Atelier in Giverny an dieser Serie, wobei er sich wahrscheinlich auch auf eine vom gleichen Fenster aus aufgenommene Photographie von Neurdein von etwa 1885 stützte; dieses sich nicht verändernde Dokument objektiver Wirklichkeit gab seinen Empfindungsvariationen ihren künstlerischen Sinn. Gerade das Flüchtige und Immaterielle wollte Monet darstellen – nicht bloss als Seelenstimmung, sondern als seine Welterfahrung von Raum und Zeit. Das verstand Cézanne, der am 25. Mai 1895 Monets Ausstellung in der Galerie Durand-Ruel besuchte und von den nebeneinanderhängenden zwanzig Gemälden mit den Titeln *La Cathédrale de Rouen; n° 1–20* sagte: »Das ist das sorgfältig abgewogene Werk eines Eigensinnigen, der sich um die ungreifbare Abstufung der Eindrücke bemüht.« Die Version der Sammlung Beyeler war dort die Nr. 12.

Dass mit dieser Serie etwas geschaffen worden war, das über den Impressionismus hinausging, lässt Marcel Proust im Roman »À la recherche du temps perdu« die konventionelle, ältliche Mme de Cambremer aussprechen: »Ich bewundere immer noch Manet, das ist selbstverständlich, aber ich glaube, ich ziehe ihm dennoch Monet vor. Ah! Die Kathedralen!«

Edgar Degas 1834–1917

2 ***Le petit déjeuner après le bain (Le Bain)*** um 1895–98
Das Frühstück nach dem Bad (Das Bad)
Pastell auf Papier auf Karton, 82,5 x 79 cm / Nr. 19

Degas' Darstellung einer vom Rücken her gesehenen, eher korpulenten Frau, die in einem plüschenen Zimmer aus der Badewanne steigt und der die Magd eine Tasse Schokolade serviert, ist wie ein Sinnbild für den Übergang der Malerei vom 19. ins 20. Jahrhundert. Das Sujet gehört der vom bürgerlichen Privatleben geprägten Epoche des Impressionismus an, die Durchführung jedoch zielt auf nichts anderes ab als auf die malerische Kraft von Faktur und Farbe. Die damit evozierte Stimmung und der Bildausschnitt halten einen flüchtigen Moment fest und geben ihm – und das ist das Besondere an Degas' Kunst – die Stabilität zeitloser Dauer. Wie eine von Ingenieuren berechnete Brücke spannt sich der Frauenkörper über die Bildfläche: rechts verankert im massiven Rumpf, links gesichert durch die aufgestützte Hand, dazwischen leerer Bildraum als Ausgleich zur Hüftmasse. Nicht geringer ist die Wucht der Diagonaldynamik von der Draperie am Bildrand rechts vorn zur aufrechten Figur der Magd links hinten.

Die obere Bildkante beschneidet zum grössten Teil das Gesicht der Bedienerin, was – wenn dies die ursprüngliche Absicht des Künstlers war – etwas in der europäischen Kunstgeschichte Unerhörtes ist. Es erinnert an die exzentrischen Bildausschnitte ›verunglückter‹ Photographien, wie sie Degas bekannt waren und ihm bei seinen eigenen Darstellungen zum Eindruck eines momentanen Blickerlebnisses verhalfen. Bei zwei anderen Fassungen des gleichen Sujets zeigt *Femme sortant du bain* (1895–1900; Phillips Collection, Washington) den Kopf von der Bildecke nur leicht angeschnitten; *La tasse de chocolat* (1900–05; Kunstmuseum, Basel) lässt ihm links und oben freien Bildraum. Diese Stelle gehörte also zu den Kompositionsproblemen, die sich Degas hier wie in allen seinen Werken stellten. Für die Pastelle liess er zur Lösung den Papierbogen von seinem Rahmenmacher Lézin entweder beschneiden oder auf Karton aufziehen und anstücken. Es ist nicht ausgeschlossen, dass Degas hier eine Ergänzung erwogen hat (ein altes Verzeichnis bildet oben einen unbemalten Papierstreifen ab und gibt die Bildhöhe mit 92 statt 82,5 cm an), aber der originale Zustand mit der gesichtslosen Magd, in welchem die Komposition auf uns gekommen ist, verleiht der Darstellung des mächtigen

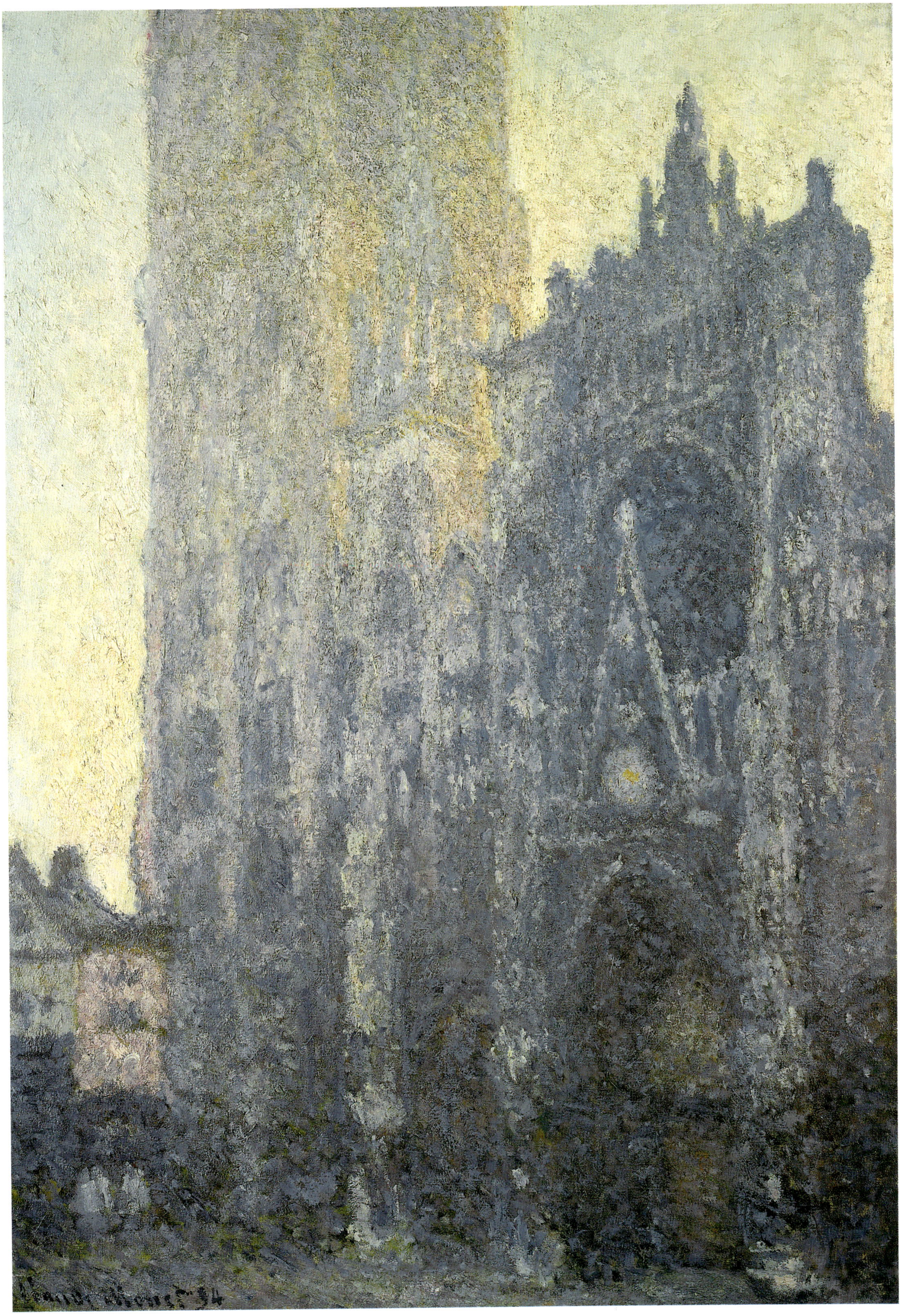

1

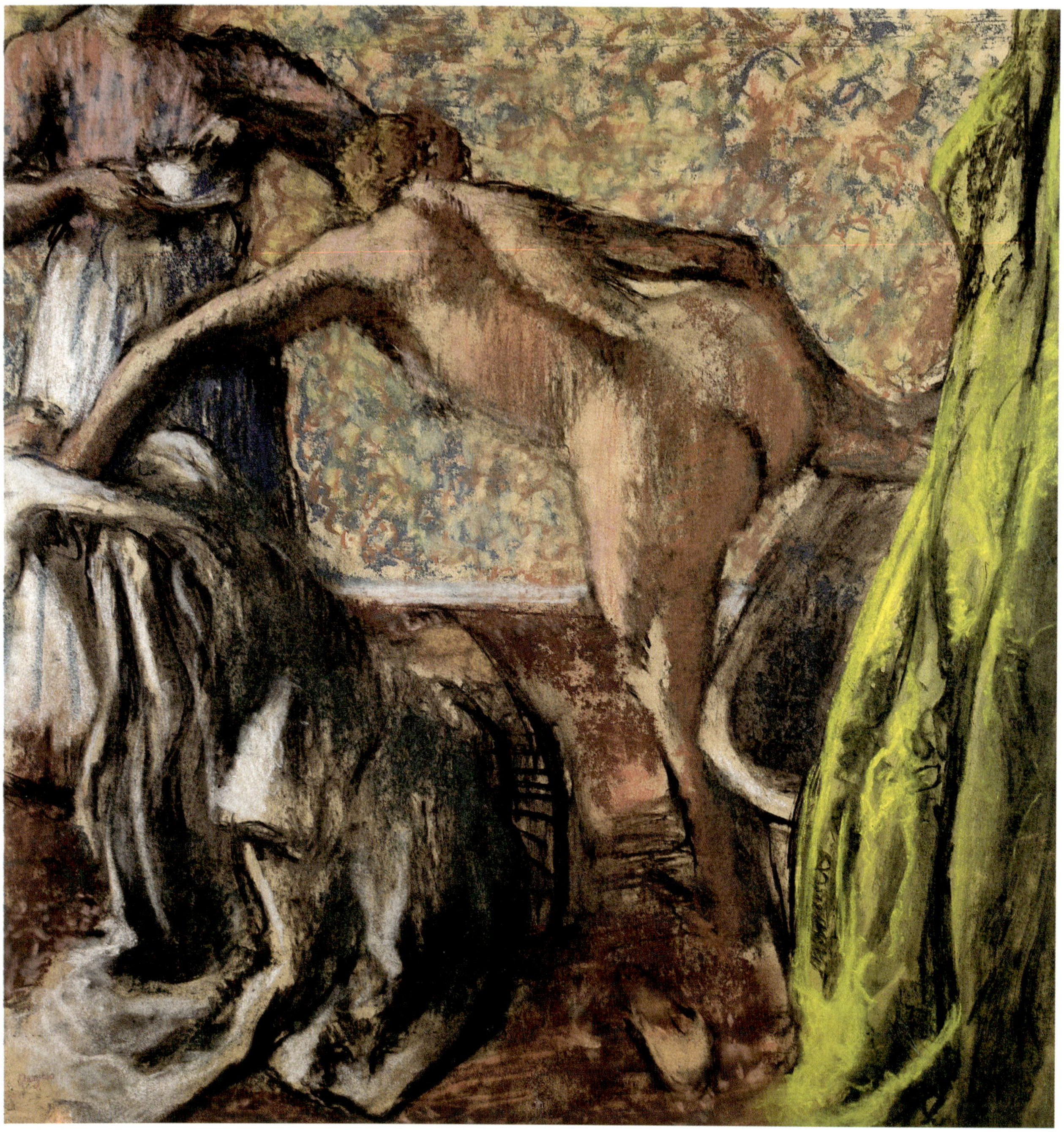

2

Frauenleibs vor den Farb- und Lichtkringeln der Tapete um so mehr Kraft und Sinnlichkeit. Die Zofe ohne Kopf scheidet als Person im Bild und als Konkurrentin oder gar Zensorin des ungenierten Bildbetrachters aus. Diese Degas eigene Verbindung von Intimität und Kalkulation ist in der Geschichte der Aktdarstellung wirklich etwas Unerhörtes. Rubens und Rembrandt haben Frauenkörper wohl ebenso wahrhaftig wiedergegeben, aber ihre Malmaterie wirkt niemals ebenso sehr – und das ist das Moderne bei Degas – als geradezu erotisches Äquivalent für unantastbare Körperlichkeit.

Edgar Degas

3 ***Trois danseuses (jupes bleues, corsages rouges)*** um 1903
Drei Tänzerinnen (blaue Röcke, rote Mieder)
Pastell auf Papier auf Karton, 94 x 81 cm / Nr. 20

Mit seinem Spätwerk gehört Degas ebenso zur modernen Malerei wie etwa Kandinsky mit seinem Frühwerk, und dabei war er ein Zeitgenosse von Manet (es gäbe allerdings Gründe, das Kapitel »Moderne Malerei« mit Manet beginnen zu lassen – Matisse und Picasso hätten einer solchen Einteilung zugestimmt). Wenn man in den Gemälden der Impressionisten und Postimpressionisten den Neubeginn sieht, so gehört das Werk Edgar Degas' vom Anfang an und bis in die Zeit der Fauves um 1904/05 dazu. Die *Drei Tänzerinnen* von etwa 1903 mit ihren leuchtendblauen Gazeröckchen, glühend roten Miedern und kupferglänzenden Haaren vor der bunten Kulissenwand, die mit geradezu fauvistischer Farbfreiheit eine Waldpartie darstellt, beweisen es.

Die wie eine Momentaufnahme wirkende Darstellung ist eine beinah synthetische Kom-

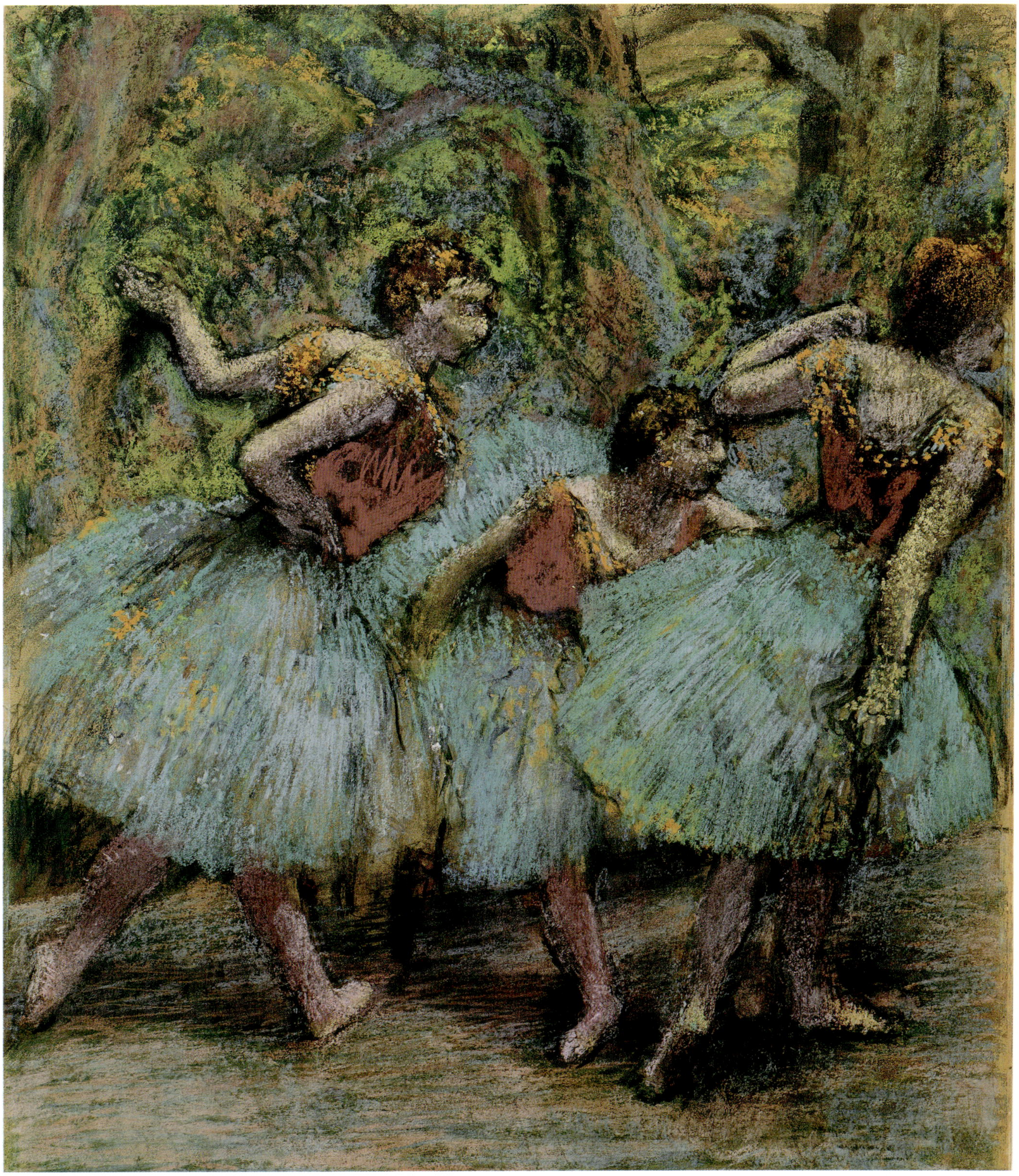

3

position um der Lichter, Farben und Bewegung willen. Degas hat sie mit Studien vorbereitet, die den Bildausschnitt variieren. Er suchte damit jene Plazierung der drei Figuren, welche sie bewegt erscheinen lässt. Der Eindruck des Momentanen ist auf den Entschluss zurückzuführen, die Tänzerinnen nicht symmetrisch zur senkrechten Bildachse zu gruppieren, sondern sie vielmehr, vom freien linken Bildrand kommend, gegen die rechte Bildkante drängen zu lassen. (Die Mittelsenkrechte wird durch das Gesichtsprofil der linken Tänzerin markiert.) Oberhalb der horizontalen Bildachse evozieren die Körper und Arme der Tänzerinnen ein Auf und Ab. Der Eindruck der Bewegung im Bildraum entsteht durch die unterschiedlichen Ansichten der genau gleich kostümierten Figuren (im Profil nach rechts; schräg von vorn; schräg von hinten), als wären sie eine einzige, sich wie ein Kreisel drehende Person.

Zehn Jahre später werden die Maler des Futurismus (Balla, Boccioni, Carrà; auch Duchamp mit *Nu descendant un escalier*) die Bewegungsanalysen der Chronophotographie

(Muybridge, Marey) imitieren. Degas hat diese Serien früher und gründlicher studiert als sie, und die Kenntnisse, die er daraus gewann, in die an sich statischen Kompositionsmöglichkeiten der Malerei überführt. Der greise Degas zeichnete und malte mit Pastellkreiden, bis 1908 seine Augen versagten; bis 1910 modellierten seine Finger Frauenfiguren aus Wachs (sich trocknende Badende, vergleichbar dem Motiv des Pastells *Le petit déjeuner après le bain*, siehe Tafel 2). Als der Künstler 1917 verstarb, hatten die »Ballets Russes« (unter Diaghilew mit Nijinsky) schon seit sieben Jahren die Mädchen in Tutus altmodisch aussehen lassen; in Degas' Pastellen tanzen sie zeitlos weiter.

Auguste Rodin 1840 – 1917

4 ***Iris, messagère des Dieux (Figure volante)*** um 1890/91
Iris, Götterbotin (Fliegende Gestalt)
Bronze, Höhe 82 cm / Nr. 153

Auguste Rodin, der 1857 dreimal vergeblich versucht hatte, in die École des Beaux-Arts in Paris aufgenommen zu werden, errang mit 35 Jahren seinen künstlerischen Durchbruch mit der Skulptur *L'Age d'airain*. Den Torso *Iris, messagère des Dieux,* der im Zusammenhang mit dem nicht vollendeten Entwurf des Denkmals für Victor Hugo entstanden war, liess Rodin noch zu Lebzeiten in Bronze giessen. Im Gegensatz zu den zahlreichen sogenannten monumentalisierten Entwürfen, die noch nach dem Tod Rodins in Bronze gegossen wurden, darf dieser Torso als ein von Rodin anerkanntes, in sich formal geschlossenes Werk betrachtet werden.

Auguste Rodin, der Grosse an der Schwelle der Moderne? Fast alle neueren Publikationen über die Entwicklung der Bildhauerei im 20. Jahrhundert beginnen mit ihm als Vollender und zugleich Überwinder des 19. Jahrhunderts. Die 1914 von Rodin gemachte Aussage scheint sich in einem damals nicht geahnten Ausmass zu bewahrheiten: »Je suis le chaînon… je suis un pont, unissant les deux rives, le passé au présent.«

Eines der grossen Anliegen von Rodin war die Darstellung der Bewegung. Er wurde Meister darin, die Suggestion des Bewegungsablaufes in einer Figur anschaulich zu machen – als Übergang von der einen in die andere Stellung. Er besass ein seiner Zeit vorauseilendes Empfinden für rasche Bewegungsabläufe und suchte die Synthese des Sukzessiven einer rhythmischen Bewegung. Seine Begegnung mit Isadora Duncan oder mit Wazlaw Nijinsky mögen das ihre dazu beigetragen haben. Die kühnsten Folgerungen in der Bewegungsdarstellung zog Rodin allerdings, wenn er das Stürzen, Taumeln, Fliegen der Leiber und ihre Schwerelosigkeit zum Ausdruck brachte. Die Leichtigkeit, mit der die Götterbotin Iris ihren Körper in den Raum abschnellt, ist beispiellos. Das kraftvolle Zusammenziehen der unter der Haut liegenden Muskeln, welche die dem Körper innewohnende Kraft nach aussen sichtbar machen, wird durch die aus Buckeln und Höhlungen modellierte Oberfläche gesteigert. Im Rumpf, dem Torso, so Rodin, sitzt die Lebenskraft. Diese Überzeugung erlaubte es ihm, auf Arme, Beine und bisweilen den Kopf zu verzichten; allerdings blieb der Torso für ihn immer als Ausschnitt Konzentrat der Kraft des lebendigen Körpers.

Mit der Fokussierung auf den weiblichen Schoss, Ort der Empfängnis und der Geburt, ist die Formfindung dieser Skulptur ähnlich revolutionär wie Gustave Courbets *L'Origine du monde* von 1866. Das Erotische schliesst für Rodin Liebe zum Leben, Bejahung der menschlich-kreatürlichen Existenz, aber auch Verstrickung in Trieb und Tragik ein. Wie zahlreiche andere Einzelbildwerke und Gruppen, die aus der *Porte de l'Enfer* hervorgegangen oder parallel dazu entstanden sind, gehört *Iris, messagère des Dieux* dem Gestaltenkreis von Eros und Thanatos an, von Himmel und Hölle, von plastischem Werden und Vergehen. *PZ*

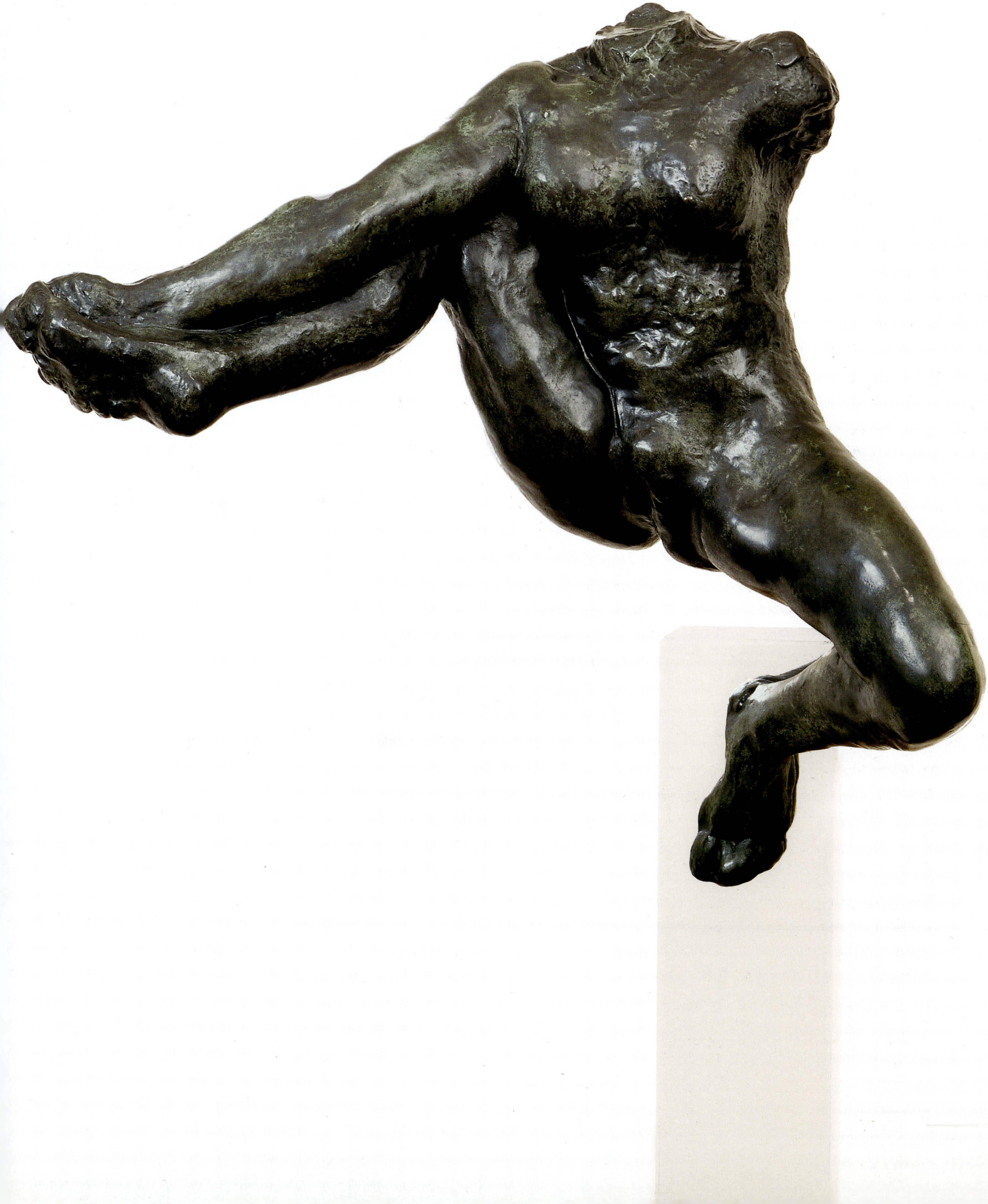

Paul Cézanne 1839 – 1906

5 ***Madame Cézanne au fauteuil jaune***

1888 – 90

Madame Cézanne im gelben Lehnstuhl

Öl auf Leinwand, 80,5 x 64,5 cm / Nr. 13

Madame Cézanne hat ihrem Gatten oft Modell gesessen, obwohl das Ehepaar selten zusammen gewohnt hat. Der Maler hatte 1869 in Paris die damals neunzehnjährige Hortense Fiquet als Künstlermodell kennengelernt; Émile Zola schilderte sie im Roman »L'Œuvre« als grosse, schlanke, delikate, mädchenhafte, aber vollbusige Brunette mit schwarzen Augen, reiner Stirn, feiner Nase, einem Blick voller Zärtlichkeit, mit sinnlichem Mund und prominentem Kinn. Cézanne teilte die Wohnung mit ihr, wenn er in Paris war (wo 1872 der Sohn Paul geboren wurde) oder wenn er in den umliegenden Ortschaften malte; während der immer länger werdenden Aufenthalte in seiner Vaterstadt Aix-en-Provence jedoch mietete er für sie und das Kind Wohnungen in Marseille und L'Estaque und – nach dem Tod des Vaters, dem er jahrelang das Verhältnis verschwiegen hatte – auch in Aix, wo sie 1886 getraut wurden. Später wohnte sie vorwiegend in Paris.

Das Bildnis *Madame Cézanne au fauteuil jaune* entstand in ihrer Wohnung am Quai d'Anjou 15 in Paris als eines von vier ähnlichen Gemälden (die drei anderen befinden sich im Metropolitan Museum in New York, im Art Institute in Chicago und im Museo de Arte in São Paulo) und ist ohne Zweifel das persönlichste und direkteste, das einzige mit intensivem Blickkontakt zwischen Maler und Modell. Es widerlegt die oft vorgebrachte Bemerkung, Cézanne hätte seine Gattin – der er in der Tat nicht sehr verbunden war, die er aber loyal mit Geld versorgte – mit der gleichen Anteilnahme gemalt wie einen Apfel, das heisst mehr auf die Malmittel bedacht als auf die Persönlichkeit des Modells.

Natürlich beruht Cézannes historische Grösse auf all den Gedanken, die seiner Malerei zugrunde liegen. Wir bewundern so delikate Partien wie die nur weisslich grundierten, nicht bemalten Leinwandpartien im Gesicht und rätseln über so arbiträre Diskontinuitäten wie diejenige nahe der Wandleiste im Rücken der Sitzenden oder beim wandgrünen (statt gelben) Sesselstoff zwischen ihrem Körper und dem linken Ellbogen. Wir wissen, dass diese Abwendung von der traditionellen Darstellung einer kohärenten Bildraumtiefe zugunsten einer Bildfläche ohne Tiefensprünge die Quelle der modernen Malerei ist. Vor diesem Bildnis spüren wir jedoch auch, dass Cézanne, der stunden-, tage-, wochenlang an einem Gemälde arbeitete, dabei Zornausbrüche der Verzweiflung hatte und das Modell in keiner Weise schonte, hier der sich dafür aufopfernden Porträtierten persönliche Gerechtigkeit widerfahren lassen wollte. Nach Vollendung der vier Fassungen *Madame Cézanne au fauteuil jaune* begleitete er 1890 seine Gattin und den Sohn Paul auf eine fünfmonatige, für ihn qualvolle Table-d'hôte-Reise durch die Westschweiz. Madame Cézanne starb im Jahr 1922, als die Werke ihres Gatten schon längst die Kunst des 20. Jahrhunderts eingeleitet hatten und Picassos Kubismus schon seit einem Jahrzent Gemeingut geworden war. Jedoch fünfundfünfzig Jahre nach der Entstehung von *Madame Cézanne au fauteuil jaune* wird Picasso im Jahr 1944 noch sich dieser Porträtsitzungen erinnern (siehe Tafel 33).

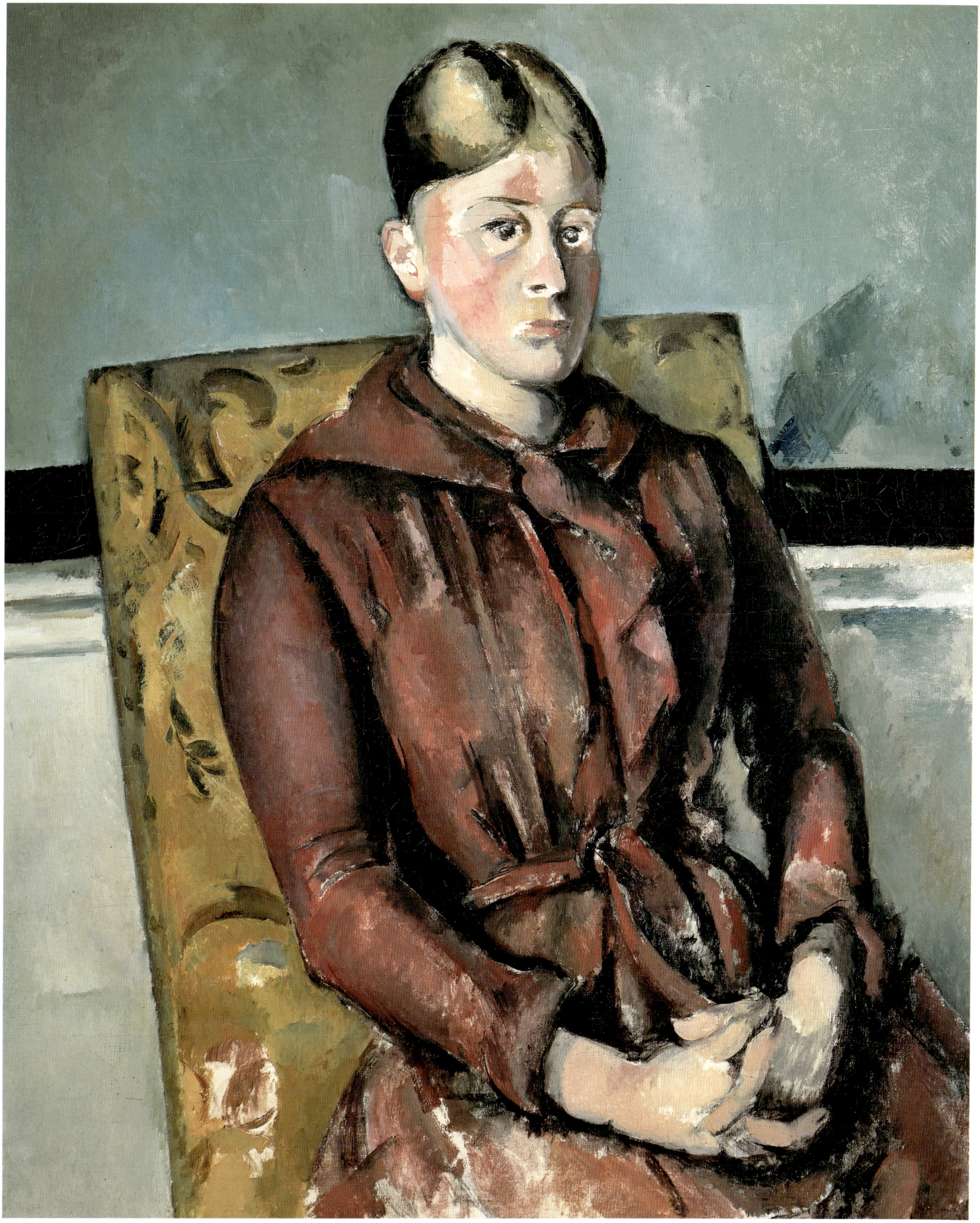

5

Paul Cézanne

6 ***Sept baigneurs*** um 1900

Sieben Badende

Öl auf Leinwand, 38 x 46 cm / Nr. 14

In Cézannes Jünglingsjahren muss es Sommertage gegeben haben, an denen ihn ein enthusiastisches Wohlgefühl erfüllte: eine Ahnung von paradiesischer Einheit von Mensch und Natur, von Individuum und Gesellschaft, von Dichterwerk und Gegenwart, von sinnlichem Verlangen und erfülltem Dasein; eine Ahnung vielleicht auch, dass er seinem Enthusiasmus, dem er damals in Versen Ausdruck gab, einmal als Maler werde Form geben können. Es waren dies die Tage, an denen er mit seinen Schulfreunden Emile Zola und Baptistin Baille in der Umgebung der Vaterstadt Aix-en-Provence umherstreifte, im Flüsschen Arc badete und stundenlang im Baumschatten ruhte und diskutierte, zum letzten Mal im Sommer 1859.

Von den 1870er Jahren an findet das klassische ideale Thema der Badenden im Freien Eingang in seine Malerei zum Teil als Figurenmotive, die er in der Kunst alter Meister studierte, und in Kompositionen, die er als ›Museumswerke‹ von zeitlos-modernem Inhalt anlegte, also ohne Historie, wie etwa Michelangelos *Badende Soldaten vor der Schlacht von Cascina,* 1504, und ohne Mythologie wie noch Ingres *Goldenes Zeitalter,* 1863. Cézanne schuf dafür unzählige Skizzen, Entwürfe, kleinformatige Gemälde und ein halbes Dutzend grosser Bilder, in denen er dem Thema vom verlorenen Paradies die Gestalt der modernen Kunst gegeben hat; die Malerei des 20. Jahrhunderts beginnt mit diesem Höhepunkt. Und heute, am Ende des Jahrhunderts, gibt es wenig moderne Gemälde, die für Auge und Geist des Betrachters ›nahrhafter‹ sind.

In dieser Fassung mit sieben nackten Männern scheinen alle Darstellungsprobleme ungelöst mit Ausnahme des die Figuren landschaftlich umfassenden Ovals, das vom Baumstamm links, vom Geäst oben, von dem rechten Umriss des Sitzenden rechts und vom Licht auf dem Terrain unten geformt wird. Innerhalb und ausserhalb dieses im Rechteck der Leinwand liegenden Ovals ist alles noch offen und im Begriff des Werdens – und gerade darin besteht die ›Nahrung‹ für den aufmerksamen Betrachter, für den jeder kontursuchende Pinselzug und jeder licht- und formmodulierende Farbfleck sowohl Frage als auch Antwort ist. Andere Versionen dieser mehrfigurigen Komposition von männlichen Badenden sind dezidiertere und vollendetere Bilder, aber gerade die scheinbare Unvollendetheit dieses Gemäldes macht es kostbar, denn sie bringt uns in unmittelbaren Kontakt mit der Person Cézannes – wir sehen sein Zögern, eine frontale Aktfigur nach dem Modell oder wie hier aus der Vorstellung endgültig zu formulieren; wie grossartig ist im Gegensatz dazu der stehende Rückenakt nach einem Kunstvorbild! –, und sie bringt uns auch in die allergrösste Nähe zur Kunst Cézannes: zum Akt des Malens, der darin besteht, Pigmente auf eine Leinwand zu setzen.

Wenn Cézanne für die Künstler des 20. Jahrhunderts – für Matisse, Picasso, Giacometti und viele andere – eine Vaterfigur war, so ist und bleibt Cézanne für den Betrachter der Meister zum Verständnis der modernen Malerei und der Kunst überhaupt.

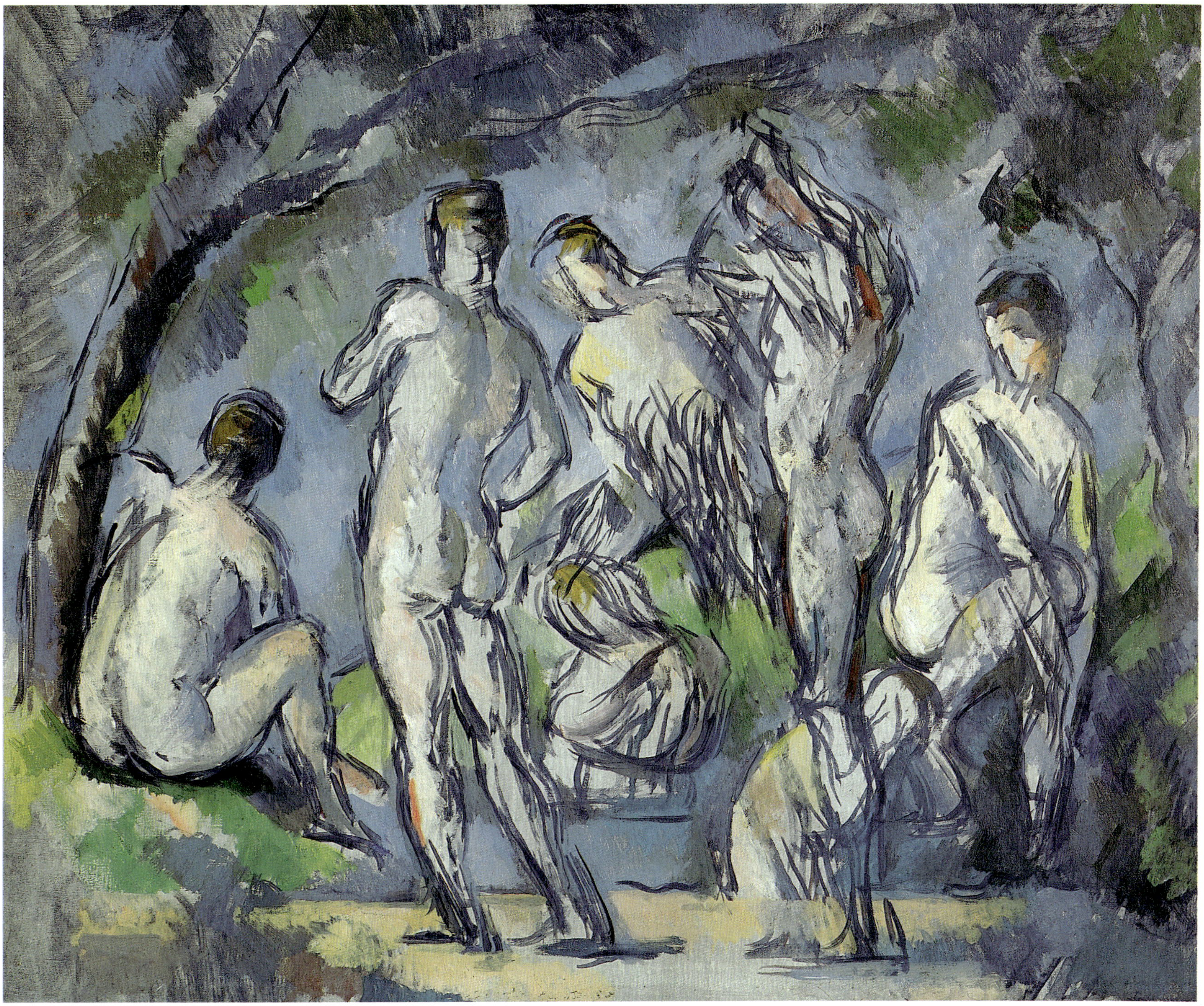

6

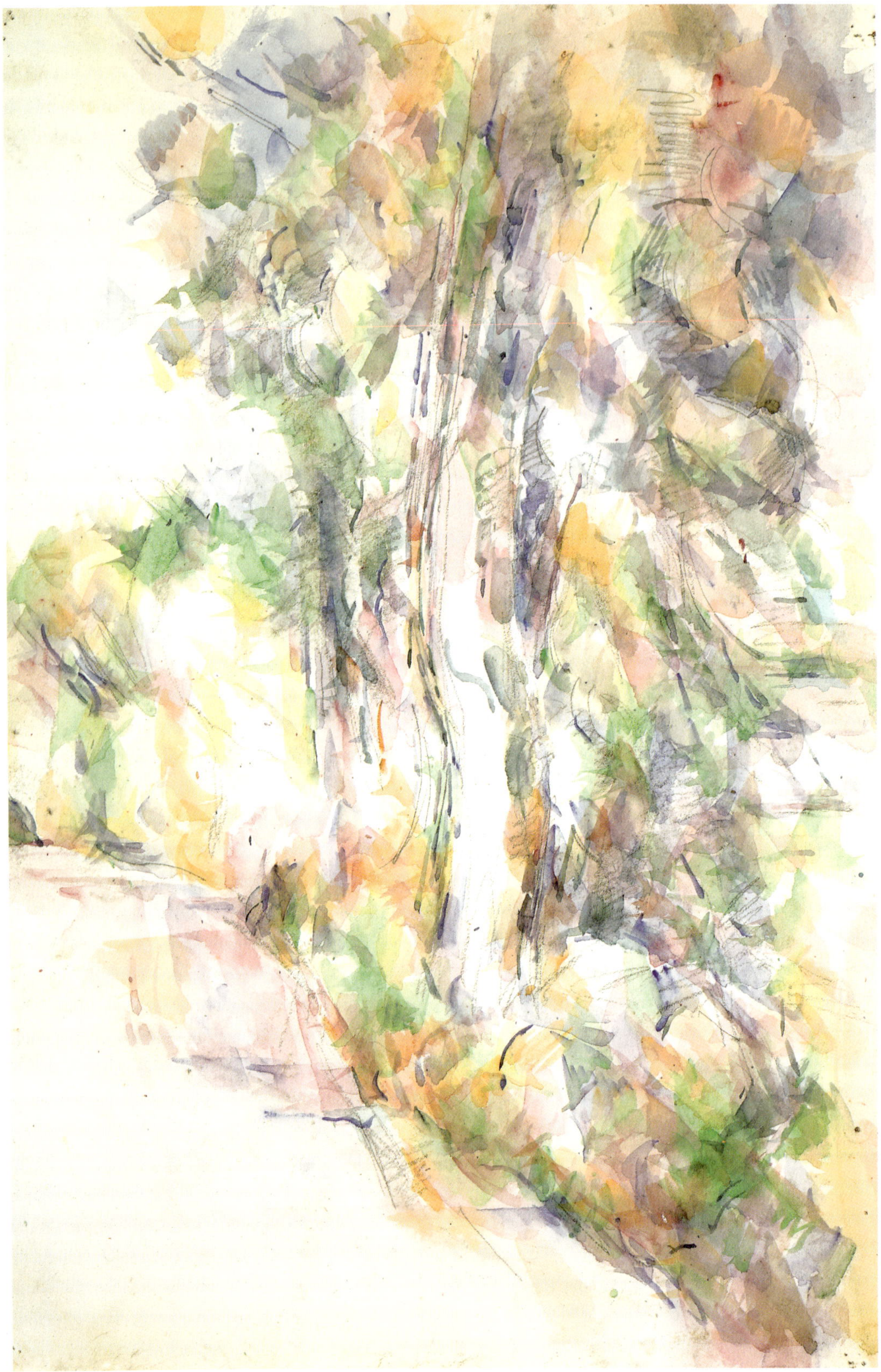

7

Paul Cézanne

7 ***Route avec arbres sur une pente*** um 1904
Strasse mit Bäumen an einer Böschung
Aquarell und Bleistift auf Papier, 47,5 x 31cm / Nr. 17

Die landschaftliche Aquarellskizze auf der Rückseite des *Stillebens mit angeschnittener Wassermelone* (Tafel 8) zeigt den Beginn von Cézannes Arbeit vor einem ähnlichen Motiv, wie diese Darstellung von Büschen und Bäumen am Abhang neben einer Landstrasse. Was dort noch kaum erkennbar ist, ist hier vollendet, auch wenn grosse Teile des Blattes unbemalt geblieben sind. Cézanne bezog das Blattweiss mit dem gleichen Grad von inhaltlicher Bedeutung in die Darstellung ein wie die mit dem Pinsel gefärbten Stellen. Er schuf damit ein luftiges und doch stabiles kompositionelles Gleichgewicht: unten links der Papierton für die Strasse im Sonnenlicht, oben rechts eine Fülle von Farbstrichen und -flecken für die schattendunkle Blättermasse. John Rewald hat also diesem Aquarell, das bisher *Bäume am Strassenrand* genannt worden ist, mit Recht den Titel *Strasse mit Bäumen an einer Böschung* gegeben. Die Örtlichkeit ist eine Biegung auf der Petite route du Tholonet.

In der senkrechten Mittelachse dominiert weiss ausgespart ein Baumstamm die Komposition und die Darstellung, so wie die weiss gelassenen Stellen des Löffels und der Wassermelone im Aquarell jenes Stilleben dominieren. Cézannes Malstrategie ist also bei diesen auf gleich grossen Papierbogen ausgeführten Werken dieselbe, aber die Pinselfaktur ist neu: der Unterschied bezeugt einen zeitlichen Abstand zwischen diesen beiden Aquarellen. Die Naturdarstellung ist im Stil von Cézannes allerletzten Jahren ausgeführt: die Pinselzeichen sind kleiner, knapper, kompakter, aber in der Farbgebung und im Zusammenklang voller, reicher, differenzierter als zuvor. Das Kolorit ist vollkommen von den Gegenstandsfarben gelöst, sonst müsste bei diesem Motiv Grün vorherrschen. In Wirklichkeit ist Grün in verstreuten Akzenten als letzter Arbeitsgang über die Licht- und Schattenfarben Ockergelb und Violett aufgesetzt, und Rosa verbindet – wahrscheinlich auch in letzten Retouchen – die unbemalten und die dicht bemalten Stellen.

Stilistische Verschiedenheiten bedeuten bei Cézanne nicht, dass er das Malen und Aquarellieren nun besser beherrsche als vorher. Vielmehr bedeutet die Unterschiedlichkeit, dass Cézanne vor dem Motiv anderes erlebte als das vorhergehende Mal und dafür eine andere »Realisation« suchte. Im Spätwerk drückte er aus, dass die Naturwirklichkeit für ihn immer reicher wurde – nicht nur an wahrnehmbaren Gegenständen und optischen Nuancen, die zusammen einen Landschaftsausschnitt ausmachen, sondern auch an dicht zusammengewobener Präsenz der unausschöpfbaren Fülle, die vor ihm und um ihn herum an jedem beliebigen Ort der Natur vorhanden ist.

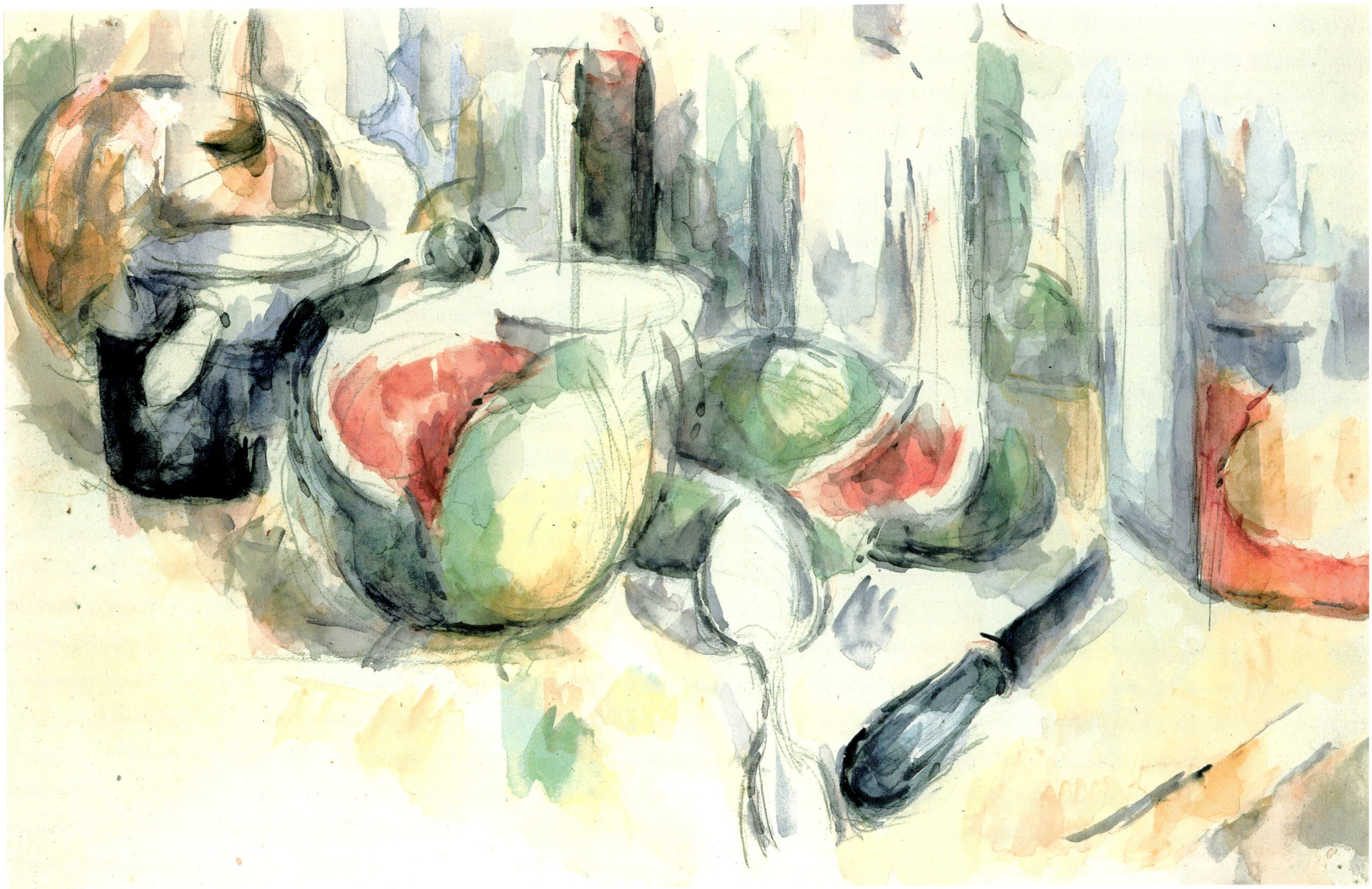

8

Paul Cézanne

8 ***Nature morte avec pastèque entamée***
um 1900
Stilleben mit angeschnittener Wassermelone
Aquarell und Bleistift auf Papier, 31,5 x 47,5 cm / Nr. 15

Das Zeichnen mit Bleistift, das Malen mit Öl- und Gouachefarben und das Aquarellieren mit transparenten Farbtönen auf weissem Papier gingen in der Kunst von Paul Cézanne schon immer nebeneinander. In jeder dieser drei Techniken entwickelte der Künstler eine unverwechselbare Machart und die allergrösste Meisterschaft. In seiner ersten Lebenshälfte mag er das Aquarellieren als ein farbiges Illuminieren der Bleistiftzeichnungen eingesetzt und, weil es ihm leichter von der Hand ging, als eine weniger anspruchsvolle Aufgabe als das Malen betrieben haben, aber von den 1880er Jahren an wendete er darin nicht weniger Naturbeobachtung, Gedanken und Formdisziplin an als in den mit grösserer Mühe erarbeiteten Ölgemälden. Die Themen der späteren Aquarelle – vor allem Stilleben und Landschaftsmotive, wenige Bildnisse und Figurenkompositionen – sind oft die gleichen wie die der Gemälde, aber in dieser Technik erhielten sie einen ganz eigenen Charakter. Sie sind ebenso Höhepunkte dieser Technik wie auch Ausgangspunkte für die Gemälde.

Dieses *Stilleben mit angeschnittener Wassermelone* trägt auf der Rückseite eine aquarellierte Landschaftsstudie. Das Hauptobjekt des Stillebens wird noch 1982 (»Cézanne – Aquarelle«, Ausstellungskatalog, Tübingen 1982, Nr. 95) wie bisher in allen Publikationen mit einer Ausnahme als »Granatapfel« bezeichnet. John Rewald hat (wie Georges Rivière schon 1923) die grosse, grüne Kugelfrucht mit dem leuchtendroten Inneren als Wassermelone identifiziert. Sie ist natürlich unter den Gegenständen auf dem über Eck gesehenen Tisch sowohl inhaltlich als auch künstlerisch die Hauptsache der Darstellung: eine in der Provence und anderswo alltägliche Erfrischungsmahlzeit, zu der auch Rotweinflasche, Glas, Löffel und Messer gehören. Das scheinbar Zufällige des Vorhandenen ist von Cézanne mit Bedacht arrangiert worden, was vom Maler Louis Le Baile, der Cézanne 1898 bei solchen

Vorbereitungen zusah, überliefert worden ist: Damals sagte Cézanne zu ihm: »Die Hauptsache ist die Modellierung, doch sollte man nicht modellieren, sondern modulieren sagen.«

Cézanne meinte damit das, was die Grundlage seiner Gegenstands- und Raumdarstellung ist. Die Wiedergabe von Körperrundung (»Modellierung«) und Raumbezügen auf der Bildfläche beruht in Cézannes Kunst weniger auf beleuchtungskonformer Schattentönung und standpunktabhängiger Perspektive als vielmehr auf Farbschritten. Diese sind – wie die Harmonieveränderungen einer musikalischen Tonartmodulation – bald eng, bald gross genommen: hier Tönungen innerhalb der gleichen Farbe, dort Kontraste der Primär- und Komplementärfarben. Sie kulminieren im ausgesparten Blattweiss dort, wo die Volumenrundung und die Raumerstreckung am stärksten zum Ausdruck kommen soll. Nicht alle vorhandenen Gegenstände sind benennbar, aber die Kohärenz der Komposition, der Reichtum der Farbklänge und die Helle des Lichtes sind dafür nur um so grösser.

Paul Cézanne

9 ***Sous-Bois***
(Chemin du Mas Jolie au Château Noir)
1900 – 02
Unterholz
(Weg vom Gehöft Mas Jolie
zum Château Noir)
Öl auf Leinwand, 79,5 x 65 cm / Nr. 16

Der Kunsthistoriker John Rewald hat unlängst die in diesem bis jetzt *Sous-Bois* betitelten Gemälde dargestellte Waldpartie identifiziert: Sie liegt am Weg, der vom Gehöft »Mas Jolie« zu der Hügelkuppe mit den »Château Noir« genannten Gebäuden führt. Cézanne kannte ihn aus seiner Jugendzeit, als er mit Zola und Baille von Aix-en-Provence aus bergwärts durch die Landschaft streifte, und aus späterer Zeit, wenn er mit Malkasten, Leinwand und Staffelei Richtung Montagne Sainte-Victoire vor das Motiv ging. Von diesem stets aus der Ferne gesehenen Berg entstanden Hauptwerke in Cézannes Œuvre. Dieser unterwegs gemalte Waldweg ist keineswegs ein geringeres Meisterwerk, schon deshalb nicht, weil das »Motiv« nicht als Vedute vorgegeben war, sondern vom Malerauge gesehen und vom Künstler geschaffen und »realisiert«, wie er sagte, werden musste.

Cézanne hat wohl auch für dieses Gemälde die Staffelei an Ort und Stelle aufgestellt, und doch ist die Wiedergabe des Naturausschnittes synthetisch: Resultat von vielen rein künstlerischen Erfahrungen, Einsichten und Entschlüssen. Die Topographie, die Baum- und Blätterfülle, die Tiefenerstreckung des Weges, die Lichtstellen und Schattenpartien sowie die Einheit des Naturraums sind in rein malerische Äquivalenzen umgesetzt: in eine axiale, beinah symmetrische Komposition; in eine orthogonale Grundkonstruktion, die von Kurven kontrapunktisch rhythmisiert wird; in die meist diagonale Textur der Pinselstriche, welche ein wunderbares Gleichgewicht zwischen ihrer darstellenden Bedeutung und der Bedeckung der Leinwand mit Farbpigmenten herstellt. Der Kern des Gemäldes ist jener kleine, helle Halbkreis unterhalb der Bildmitte, wo die Leinwand unbemalt geblieben ist; er ist sowohl der perspektivische Fluchtpunkt der Bildraumkonstruktion als auch der Zielpunkt des Waldweges.

Ob die helle Blautönung rechts und vor allem links oben gegenständliche Darstellung (Himmelsblau) oder Grundfarbe für unausgeführt gebliebene Baumkronen ist, muss offen bleiben. Aber gerade diese Offenheit des Mehrdeutigen in allen Partien verleiht dem Gemälde jene Einheit der künstlerischen Vision, die der Einheit des Naturanblicks entspricht. Das Hellblau oben balanciert in der Bildfläche die kleinteiligen Dunkelheiten unten aus, aber es verbindet auch die Tiefenerstreckung des Motivs mit seiner Höhenerstreckung.

Die grosse Kunst Cézannes besteht darin, mit jedem Pinselstrich auf der Bildfläche zu bleiben und doch jedem Pinselstrich seinen Ort im Bildraum zu geben. Wir nennen nur ein Beispiel dafür: den kurzen, recht breiten, braunen, vereinzelten Pinselzug in der Bildmitte oben, der den daneben liegenden blauen Pinselzügen Luft gibt und dem Geäst dort Raum schafft.

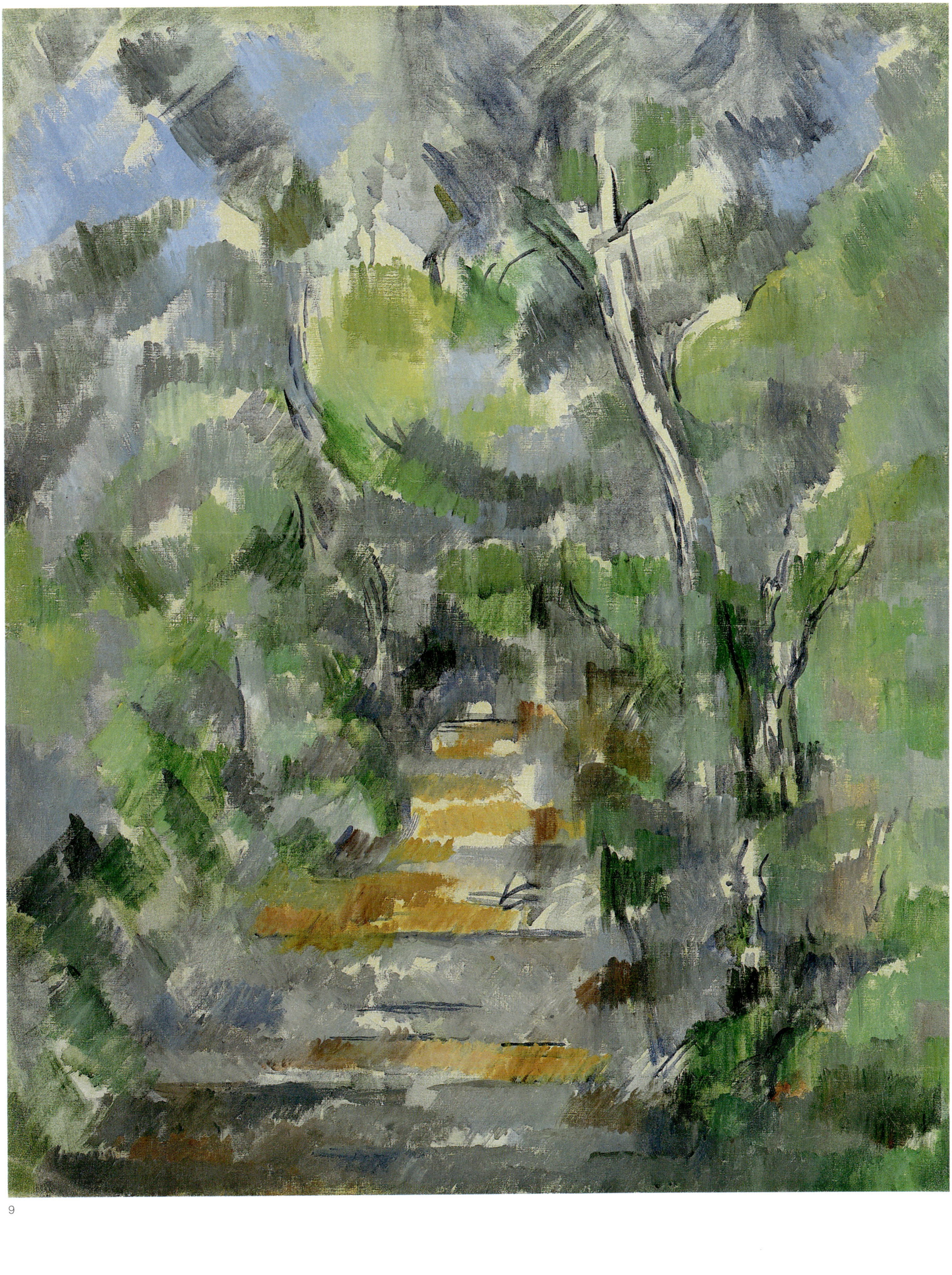

9

Vincent van Gogh 1853–1890

10 ***Champ de blé aux bleuets*** Juli 1890
Weizenfeld mit Kornblumen
Öl auf Leinwand, 60 x 81 cm / Nr. 56

Nach den zwei künstlerisch so fruchtbaren und persönlich so dramatischen Jahren in Arles und Saint-Rémy verbrachte Vincent van Gogh die letzten zwei Monate seines Lebens in Auvers-sur-Oise bei Paris. Vor ihm hatten Pissarro und Cézanne hier gemalt und ihren Landschaftsbildern eine tektonische Stabilität gegeben, die über die impressionistischen Naturdarstellungen hinausführte. Van Gogh machte sie zum Spiegel seiner vorerst gelassenen, dann zunehmend angsterfüllten und schliesslich verzweifelten Persönlichkeit. Die rings um den Ort ausgebreitete, fern am Horizont von Hügeln gesäumte Ebene und der weitgestreckte Himmel liessen im Juni und Anfang Juli 1890 weite Übersichtslandschaften mit vielfältigen Einzelmotiven entstehen. Als die Getreidefelder hellgelb reiften, wurden sie in der zweiten Julihälfte zu seinem bevorzugten, nun immer näher gesehenen Thema. Die letzten Gemälde vor der tödlichen Schusswunde vom 27. Juli sind allbekannt: sattgelbe aufgewühlte Kornfelder mit ausweglosen Raumgassen und schwarzen Krähenzügen unter stürmisch dunkelblauem Himmel.

Das *Weizenfeld mit Kornblumen* steht am Anfang dieser Reihe und ist künstlerisch ihr Höhepunkt. Das Bild ist noch reicher an Beobachtungen und kontrollierter Wiedergabe der Fülle vor van Goghs Augen und weniger mit dem Ausdruck der Verzweiflung geladen als die allerletzten Werke. Mitte Juli schreibt van Gogh an seine Mutter: »Ich habe mich ganz der schier endlos ausgebreiteten Landschaft mit Getreidefeldern hingegeben, die sich bis zu den fernen Hügeln erstrecken. Sie ist so weit wie das Meer, von einem feinen Gelb, einem feinen, zarten Grün, mit dem feinen Violett eines gepflügten und gejäteten Ackerstücks … Das alles unter einem zart blauen und weissen und rötlichen Himmel. Vorläufig bin ich ruhig, fast zu ruhig, also in der richtigen Verfassung, um dies alles zu malen.« An seinen Bruder aber schrieb er einige Tage darauf über die spätere Darstellung der Getreidefelder unter bewegtem Himmel, er hätte nicht gezögert, darin Trauer und äusserste Vereinsamung auszudrücken. Das Gemälde mit den blauen Kornblumen und den einzelnen gelben Ähren, die zum Himmel aufstreben, zeugt noch nicht von dieser Not, sondern beweist bei aller Bewegtheit der Pinselstriche und -tupfer die ein überpersönliches Meisterwerk kennzeichnende Beherrschtheit und malerische Fülle.

10

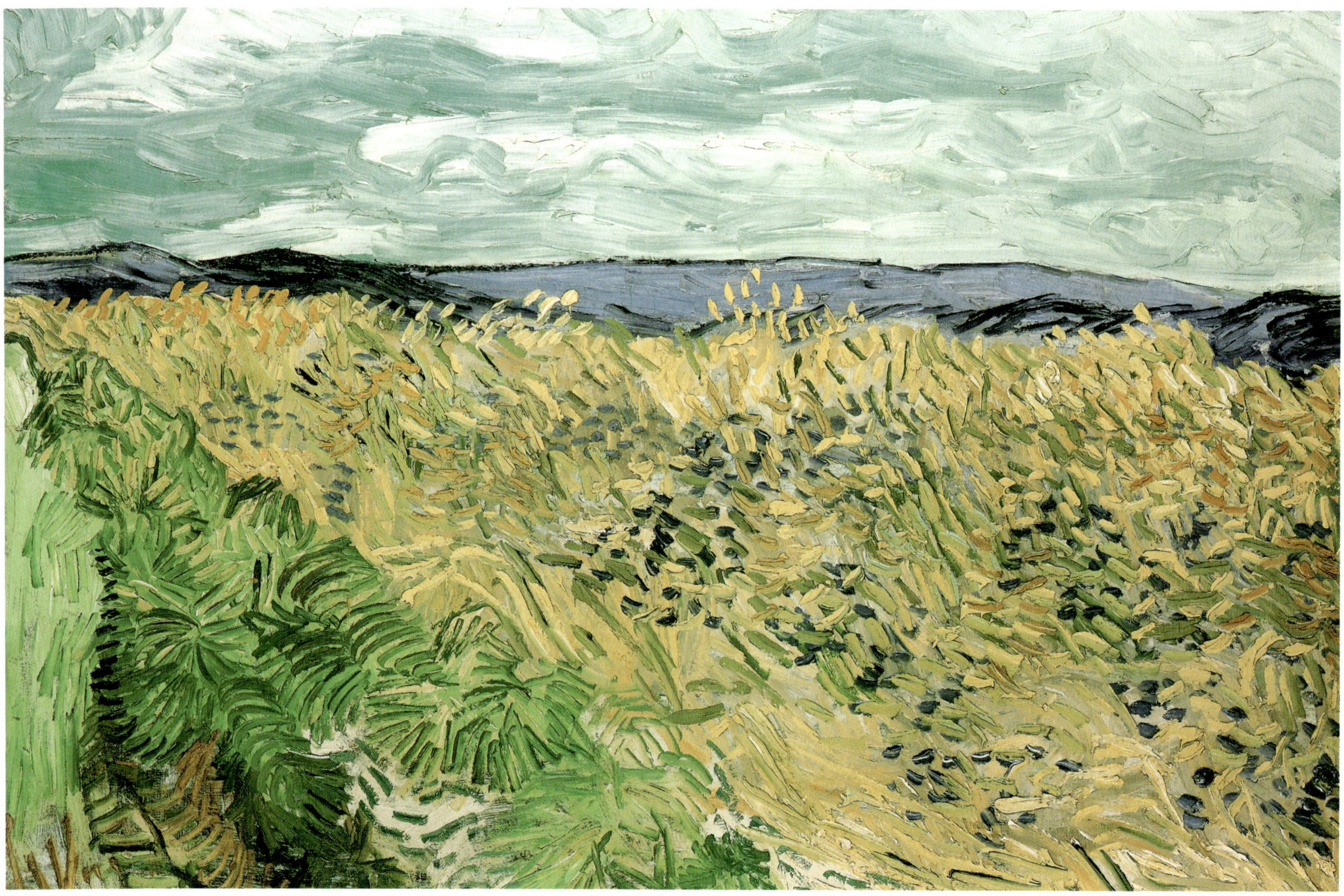

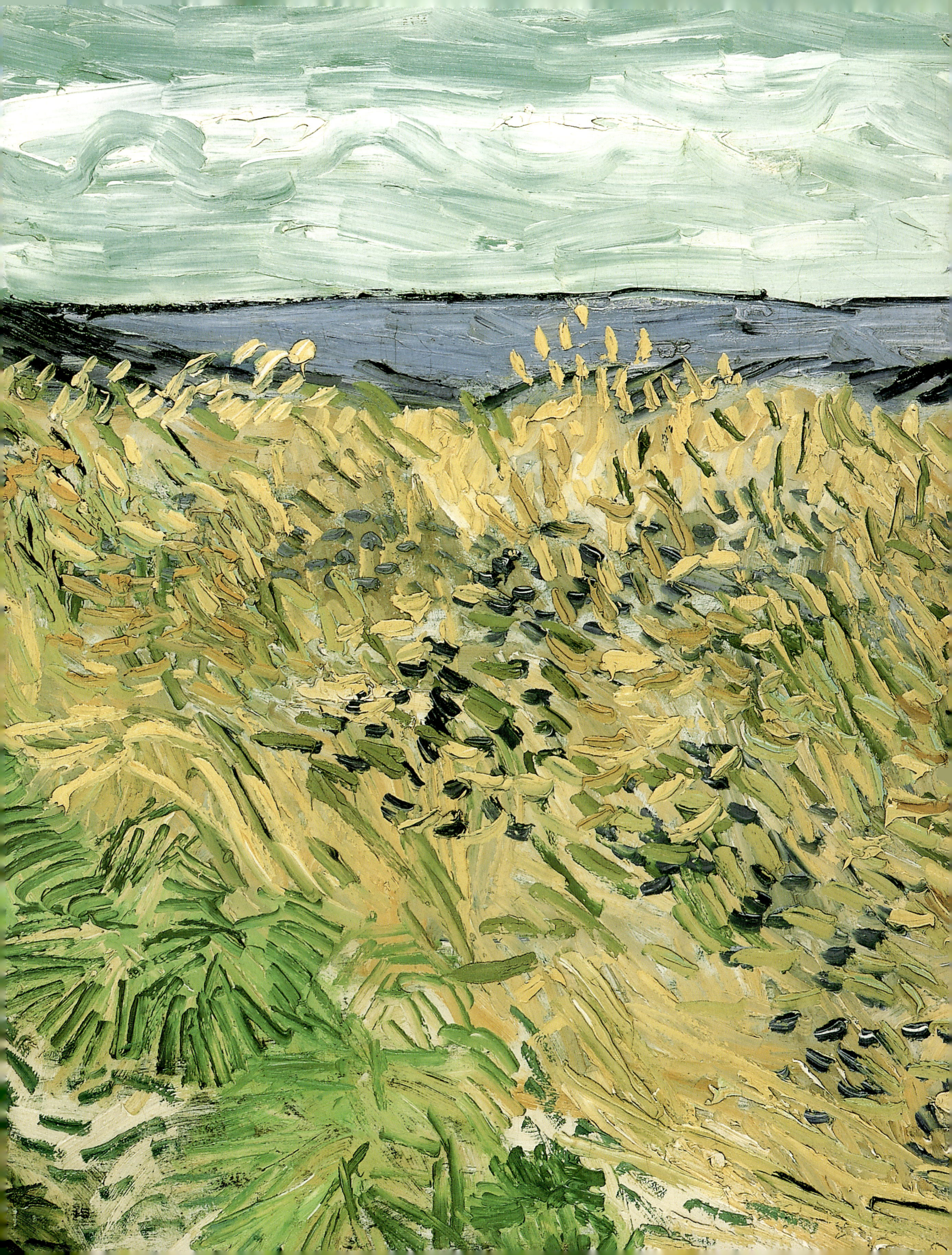

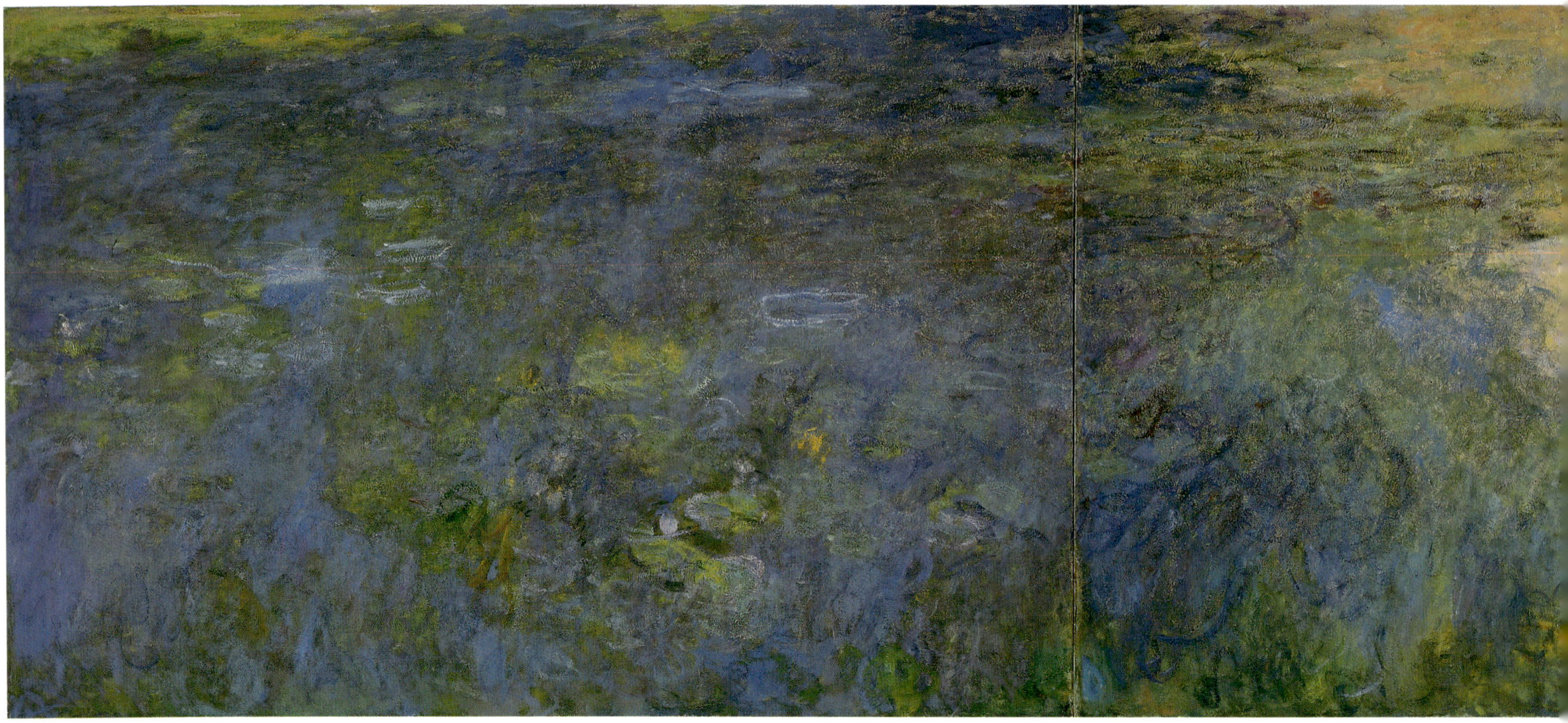

11

Claude Monet

11 ***Le bassin aux nymphéas*** um 1917–20
Der Seerosenweiher
Öl auf Leinwand, Triptychon, je 200 x 300 cm / Nr. 120

Zwei Jahre nach der erfolgreichen Realisierung des Serienkonzepts *La Cathédrale de Rouen* fasste Monet 1897 ein noch viel grandioseres Projekt ins Auge: eine mehrteilige, panoramaartige »Grande décoration« mit der Darstellung seiner Empfindungen angesichts des Seerosenweihers, den er in seinem Garten in Giverny angelegt (und später vergrössert) hatte. Es sollte zwei Jahrzehnte dauern, bis der achtzigjährige Meister sich der Arbeit, für die er ein grosses Atelier errichten liess, einigermassen gewachsen fühlte, und drei Jahrzehnte, bis zwei ovale Säle mit den *Nymphéas*-Zyklen im Pariser Orangerie-Museum eingeweiht wurden, fünf Monate nach Monets Tod. Mehr als fünfzig Jahre vergingen, bis die dort nicht verwendeten Panneaux in Monets Nachlass entrollt und, 1949 anlässlich der Impressionismus-Ausstellung in der Kunsthalle von Basel, gezeigt wurden. Dort war *Le bassin aux nymphéas* zum ersten Mal ausgestellt. Erst in den 50er Jahren des 20. Jahrhunderts wurde Monets Spätwerk zu einer Aktualität für Museen und Sammler und für die Künstler des Abstrakten Expressionismus in New York und der Malerei des Informel in Paris. »Die ganze moderne Malerei steckt da drin«, sagte damals einer von ihnen: Jean Bazaine. Und damit bewahrheitete sich an Monets Seerosen-Panneaux das, was Marcel Proust von den fortschrittlichsten Werken eines Meisters – etwa den späten Streichquartetten Beethovens – geschrieben hat: »Das Kunstwerk muss sich seine eigene Nachwelt

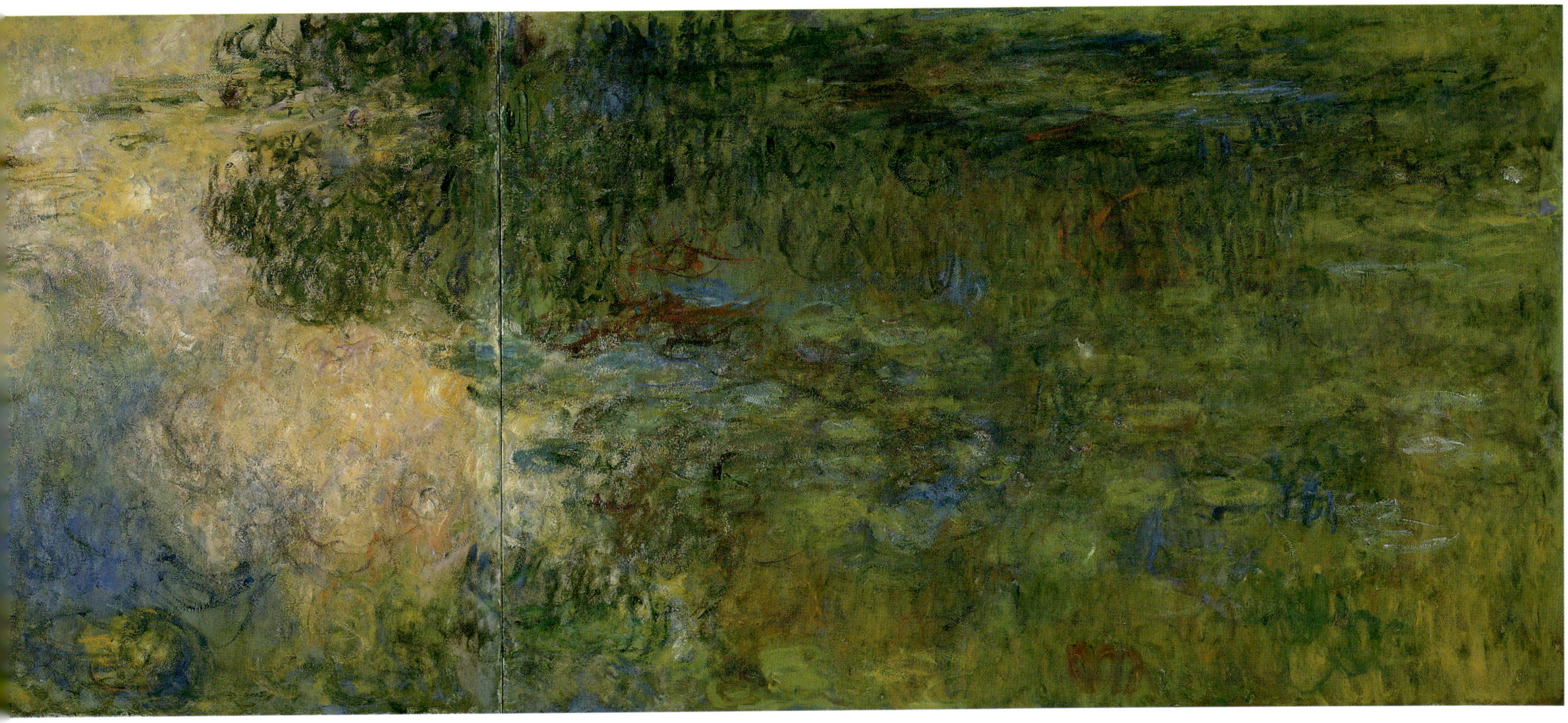

schaffen. Wenn also das Werk zurückbehalten worden ist und nur der Nachwelt bekannt wurde, so war diese für dieses Werk nicht die Nachwelt, sondern das Publikum von Zeitgenossen, das eben fünfzig Jahre später gelebt hat.« Und so hat Monets Seerosen-Panorama von 1917 bis 1920 für uns den Charakter zeitgenössischer Malerei.

Noch grösser als die moderne Faszination durch die kühne Pinselschrift ist das Wunder der komplexen Darstellung. Irgendwo im Bild ist die Wasseroberfläche, auf der die Seerosenblätter schwimmen, aber der Bildraum zeigt etwas ganz anderes. Er zeigt Einblick in die Wassertiefe mit Verquickung von Unterwasserpflanzen und dem Spiegelbild der über dem Wasser hängenden Zweige der Uferbäume; er zeigt Aufblicke in die Himmelshöhe mit den vom Morgen- oder Abendlicht rosa und gelb gefärbten Wolkenbänken, die sich auf der Wasseroberfläche spiegeln und ebenso tief darunter zu liegen scheinen, wie sie sich darüber befinden. Die Bildmasse sind so gross, dass der Betrachter im Massstab 1:1 vor dem *Seerosenweiher* steht und den Kopf nach rechts und nach links wenden muss, um das Triptychon seitlich zu durchmessen. Nun wird man einer gewissen Symmetrie und der bewussten Komposition gewahr.

Das ist nicht ein impressionistisches Stimmungsbild, sondern ein der modernen wissenschaftlichen Naturforschung verwandtes Weltbild.

Henri Rousseau 1844 – 1910

12 ***Le lion ayant faim se jette sur l'antilope*** 1905

Der hungrige Löwe wirft sich auf die Antilope

Öl auf Leinwand, 200 x 301 cm / Nr. 157

Henri Rousseau ist als »Le Douanier« bekannt, weil er von 1871 bis 1893 seinen Lebensunterhalt als Schreiber beim Pariser Warenzoll verdiente. 1866/67 hatte er als Soldat gedient und seine Infanterie-Kameraden von der französischen Armee-Expedition nach Mexiko erzählen hören, was er fortan als seine eigenen ›Dschungel‹-Erlebnisse ausgab. Er sah sich zum Maler berufen (gelegentlich auch zum Komödien-Autor und Walzer-Komponisten) und beteiligte sich von 1885 an an den jährlichen Pariser Kunstausstellungen, wo seine Werke nicht unbemerkt blieben.

1891 schrieb der Maler Félix Vallotton über Rousseaus erstes Dschungel-Bild *Surpris!* (National Gallery, London) im Pariser Salon des Indépendants, wo auch er ausstellte: »… es ist ein schrecklicher Nachbar, es erdrückt alles. Man muss seinen Tiger, der ein Opfer anfällt, gesehen haben, das ist das A und das O der Malerei«.

Le lion ayant faim von 1905 ist Rousseaus grösste Dschungel-Darstellung. Er beteiligte sich damit an jenem Salon d'Automne, in welchem auch Werke von Ingres und Cézanne ausgestellt waren und bei welchem die Avantgarde-Malerei von Matisse, Derain und Vlaminck diesen den Titel »Les Fauves« eintrug, der seither als erste Stilbezeichnung für eine neuartige Malweise in die Kunstgeschichte des 20. Jahrhunderts eingegangen ist. Als ›Primitiver‹ gehört auch Rousseau zur modernen Kunst; 1908 hat sein Stil Picassos Studium der Malerei Cézannes zwar nicht ersetzt, aber entscheidend ergänzt.

Das Bildgeschehen beschrieb Henri Rousseau im Katalog des Salon d'Automne von 1905 mit folgenden Zeilen: »Der hungrige Löwe wirft sich auf die Antilope, zerfleischt sie; der Panther wartet beklommen auf den Augenblick, da auch er seinen Anteil haben wird. Raubvögel haben unter Tränenvergiessen vom Rücken des armen Tiers ein Stück Fleisch weggehackt.«

Rousseaus knabenhaft wilde Dschungel-Phantasien wurden durch die Darbietungen auf der Pariser Weltausstellung von 1889 und die Darstellungen in illustrierten Zeitungen angeregt. Im Musée d'Histoire Naturelle fand er – ausgestopft und in effektvollen Panoramen gruppiert – die Modelle für seine Gemälde. Aber erst die mit keinem zoologischen Namen zu benennende Bestie im Blätterdickicht links und das glühende Licht der rot untergehenden Sonnenscheibe in der Bildmitte geben dem Werk jene Dramatik des Unheimlichen, die in jeder Dschungel-Vorstellung liegt.

Wenn der für Rousseaus Stil schon 1887 verwendete Ausdruck »primitiv« auch als Vergleich mit der italienischen Malerei der Zeit vor der Renaissance gemeint gewesen war, so stimmt er doch auch im Vergleich mit der ›primitiven‹ Kunst der Naturvölker, die seit 1905 von Künstlern wie Derain, Matisse und Picasso beachtet wurde und die etwas Komplexeres als eine Addition von einzelnem darstellt. Gras ist für Rousseau die Summe von einzelnen Halmen, und Wald gibt er als Fülle von einzelnen Blättern, Zweigen und Stämmen wieder. Picassos Kubismus wird gerade auch daraus eine Lehre ziehen und etwa den Begriff »Gesicht« als Summe von Auge plus Auge plus Nase plus Mund darstellen.

12

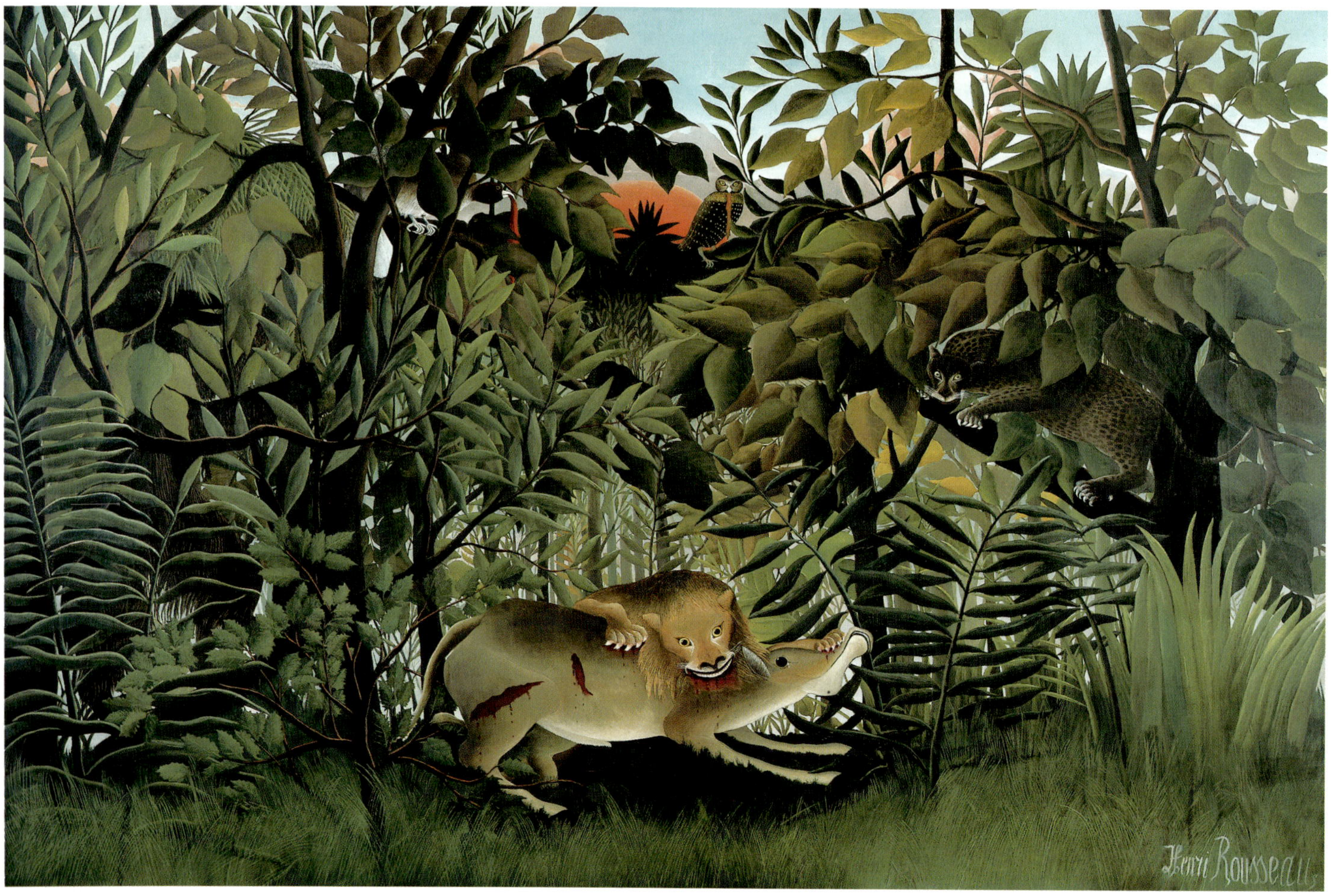

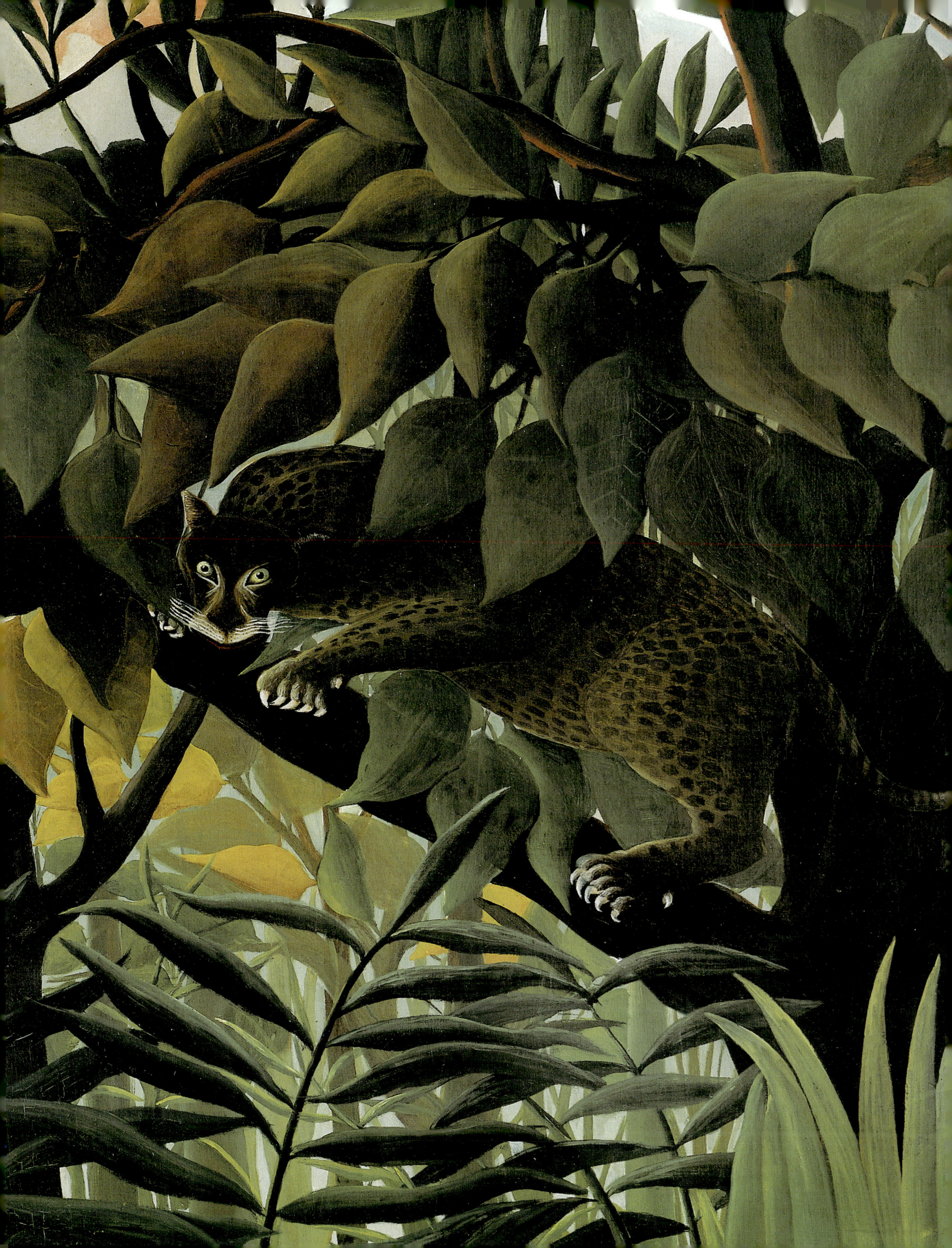

André Derain 1880–1954

13 ***Le Pecq, le port*** um 1905
Der Hafen von Le Pecq
Öl auf Leinwand, 65 x 81 cm / Nr. 21

Auf der Pariser Herbstausstellung des Jahres 1905 stellten einige junge Künstler zusammen mit dem älteren Henri Matisse so neuartige bunte Landschaften und Bildnisse aus, dass der Kritiker Louis Vauxcelles ihren Saal »la cage aux fauves«, den Käfig der wilden Tiere, nannte. »Fauves« bezeichnet als kunsthistorischer Begriff namentlich die Maler André Derain und Maurice Vlaminck mit ihren Gemälden aus den Jahren 1904 bis 1906 sowie den Malstil, der hauptsächlich noch heute »wild«, kühn und entfesselt auftritt.

Was damals Matisse und seine Gefolgsleute entfesselt hatten, war die Farbe auf der Leinwand. Sie verliehen ihr eine von der Lokalfarbe der Gegenstände und ihrer Abtönung durch Schatten und Atmosphäre unabhängige Eigenkraft. Künstler wie Delacroix und van Gogh und Theoretiker wie Michel Eugène Chevreul hatten schon viel früher die Wirkung nebeneinandergesetzter Komplementärfarben (Rot und Grün, Gelb und Violett, Blau und Orange) benützt und begründet. Nun machte der zu jener Zeit erst 25jährige Derain sie zum eigentlichen Inhalt seiner Malerei.

Der Hafen von Le Pecq gibt ein Motiv wieder, das die Impressionisten (Monet, Renoir) dreissig Jahre zuvor für die moderne Malerei entdeckt hatten, eine von geruhsamer menschlicher Tätigkeit charakterisierte, von Licht und Spiegelungseffekten belebte Flusspartie ausserhalb von Paris. Die feine Faktur ihrer Gemälde war ihr Mittel gewesen, um die Fülle ihrer optischen Beobachtungen auf der Leinwand festzuhalten. Nach ihnen steigerten die Pointillisten (Seurat, Signac) die Helligkeit in den Gemälden, indem sie Tupfer von Primärfarben nebeneinander setzten, während im Gegensatz dazu die Symbolisten (Gauguin, Sérusier) ihre Bilder mit Farbflächen kombinierten. Van Gogh hatte, seinem Temperament entsprechend, den Farbauftrag verstärkt, vergrössert und oft in Reihen geordnet (siehe *Weizenfeld mit Kornblumen,* Tafel 10), um seinem Sujet den stärksten persönlichen Ausdruck zu verleihen. Bei Derain wirken diese Malmittel um ihrer selbst, um ihrer Kühnheit, um ihrer Farbkraft willen. Das grüne Band über dem gelben Terrain im Vordergrund, das wohl doch kein Kornfeld darstellt, wird natürlich sogleich als Baumschatten verstanden, aber es dient vor allem als Komplementärfarbe für das dahinterliegende Rot, das sowohl die bilderbuchbunte Eigenfarbe des Flusskahns als auch dessen Reflex über dem Landstück davor ist. Was das Gemälde sagt, ist: Wir »Fauves« sind als Maler autonome Farbkünstler. Es war einer der revolutionären Schritte zur autonomen Kunst des 20. Jahrhunderts.

Gleichbedeutend war, dass Derain und Vlaminck als erste die Masken und Figuren aus Schwarzafrika als Kunstwerke und nicht als Kuriositäten betrachteten. Sie setzten sich von der bürgerlichen Malerei auch dadurch ab, dass sie die Hafenpartien an der Seine als Industrie- und nicht als Freizeitlandschaften malten. Dazu stellten sie ihre Staffeleien meist nebeneinander am gleichen Ort auf, so dass über die Autorschaft einiger Gemälde diskutiert worden ist. Die Inventarliste ihres Kunsthändlers Ambroise Vollard belegt jedoch, dass *Le Pecq, le port* das Werk von Derain ist.

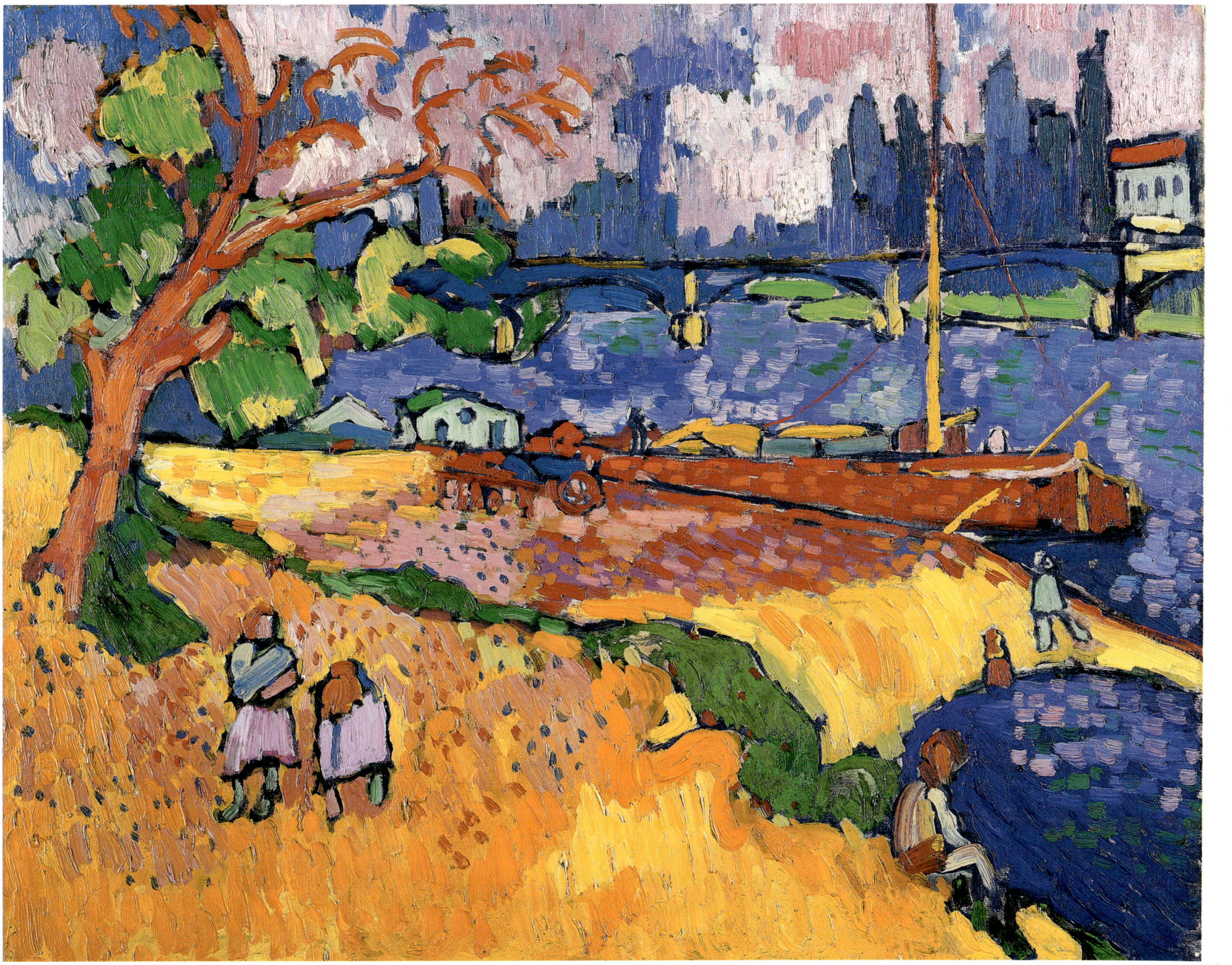

13

Pablo Picasso 1881 – 1973

14 ***Femme (Époque des »Demoiselles d'Avignon«)*** 1907

Frau (Epoche der »Demoiselles d'Avignon«)

Öl auf Leinwand, 119 x 93,5 cm / Nr. 124

Im Juli 1907 beendete Picasso seine Arbeit an dem grossen Gemälde, das später den Titel *Les Demoiselles d'Avignon* erhalten wird und seit 1939 zur Sammlung des Museum of Modern Art in New York gehört. Es stellt fünf Prostituierte dar, die sich provozierend dem Betrachter zuwenden. Picassos letzte Überarbeitung hatte den Köpfen der zwei am rechten Bildrand hockenden und stehenden Frauen gegolten, aus denen er eine Art afrikanischer Masken machte. In Skizzenbüchern setzte er seine schöpferischen Gedanken fort, die er im August oder September 1907 in einem anderen Hauptwerk dieser Zeit, in dem Gemälde *Nu à la draperie* (Staatliche Eremitage, St. Petersburg), formulierte. In dieser Epoche und in diesem Zusammenhang entstand das skizzenhaft angelegte, aber in seiner Ausdruckskraft vollendete Gemälde *Femme*.

Eine nackte Frau mit erhobenen Armen, die Hände hinter dem Nacken, präsentiert sich in lasziver Pose zwischen gelben Vorhängen vor einem grünen und blauen Hintergrund, der Vegetation und Himmel oder Wasser suggeriert. Ihre Kopfbedeckung lässt an eine Matrosenmütze denken. Wenn diese Interpretation richtig ist, so nimmt das Bild jenes Thema wieder auf, mit dem Picasso die Entwurfsarbeit für *Les Demoiselles d'Avignon* begonnen hatte: Ein unentschlossener Matrose und sein Begleiter besuchen ein Bordell und werden von den Dirnen durch groteske Schaustellung animiert.

Die gleiche Provokation liegt der Darstellung im Gemälde *Femme* zugrunde. Die kühnen Umrisslinien und das schreiende Gelb im Vordergrund geben ihr malerisch Ausdruck; das Grün und Blau hinter der Figur und der Mütze deuten die Stimmung des (nicht dargestellten) Matrosen an. Picassos künstlerisches Hauptanliegen in dieser Epoche aber bestand in der Angleichung der Darstellung von Figur und Raum auf der Bildfläche. Diese Aufgabe wird Picasso schliesslich in seinem Kubismus von 1910 lösen. Vorderhand – und noch in den ›afrikanischen‹ Werken von 1908 – hat die Figur eine wie aus Holz geschnitzte Körperlichkeit, welche jedoch an verschiedenen Stellen in den Bildgrund übergeht. Der Umriss der Brust rechts ist mit dem Grün des Hintergrundes übermalt, welches hier sogar das Gelb des Vordergrundes verdeckt. Daneben unbemalte Leinwand, die auch rechts oben und links unten unbemalt geblieben ist. Figur, Vorder- und Hintergrund liegen also auf einer Bildebene, die nichts anderes als die Leinwand selbst ist.

Pablo Picasso

15 ***Tête d'homme (Tête moustachue)***

1910 oder 1912

Männerkopf (Kopf mit Schnurrbart)

Kohle auf Papier, 64 x 49 cm / Nr. 125

Dass diese grosse kubistische Kohlezeichnung einen von vorn gesehenen Männerkopf mit Schnurrbart darstellt, erkennt auch jener Betrachter, der mit Picassos Kubismus nicht sehr vertraut ist. Kopf- und Schulterumrisse trennen ihn deutlich vom Hintergrund. Der Nasenrücken liegt in der senkrechten Mittelachse und endet in den nach unten gerichteten Kreisbogen der Nasenflügel; darunter der nach oben gezwirbelte Schnurrbart, weiter unten der Kreisbogen des Kinns, und noch weiter unten sind links und rechts wohl die Kragenspitzen angedeutet. Weniger klar ist die Darstellung der Augen, der Ohren und des Mundes (mit Pfeife?).

Offen liegt das Prinzip des Kubismus zutage, einen Darstellungsinhalt mit geometrischen Elementen und zweideutigen Schattierungen zu tarnen – oder umgekehrt: ihn aus solchen Konfigurationen aufzubauen. Die Frage unter den Kennern des Kubismus ist die: Wann hat Picasso diesen Männerkopf gezeichnet? In seinem Werkkatalog von 1974 (Band 28) gibt Christian Zervos das Jahr 1912 an. Mit diesem Datum bildet ihn auch Pierre Daix im erläuternden Text zum »Catalogue raisonné« von Picassos Kubismus ab (Daix-Rosselet 1979, Seite 109). William Rubin aber reiht diese Zeichnung in »Pablo Picasso. A Retrospective« (New York 1980, Seite 143) unter die Werke des Jahres 1910 ein: zwischen dem *Bildnis D. H. Kahnweiler* vom Herbst 1910 (Art Institute, Chicago) und einer Zeichnung *Tête de femme espagnole* (Musée Picasso, Paris) von 1911, die Gary Tinterow im Ausstellungskatalog der Meisterzeichnungen Picassos (Cambridge 1981) allerdings auf den Herbst 1910 datiert. Handelt es sich dabei nur um einen akademischen Gelehrtenstreit?

Nein. Picassos Kubismus war eine von Monat zu Monat fortschreitende Erfindung, die zwar Sprünge machte und keiner wissenschaftlichen Logik folgte, aber eine innere Entwicklungslogik hatte. 1910 konnte er noch nicht die Mittel einsetzen, die ihm 1912 geläufig waren; andrerseits gab er sich 1912 nicht mit Problemen ab, die er 1910 schon gelöst hatte. Die Aufgabe der Forscher besteht darin, die Dokumente zum Verständnis von Picassos Kubismus in eine Reihenfolge zu bringen, welche der künstlerischen Schöpferlogik entspricht. Allerdings sind viele Vergleichswerke undatiert. Viele Formen in dieser Zeichnung sprechen für das Jahr 1910.

Hier ist nicht der Ort, die Belege für und gegen die Datierung 1912 zu nennen. Das Problem der Datierung ist hier angeführt, weil es einen wichtigen Zugang zum Kubismus verschafft. Es zwingt zur genauen und intelligenten Betrachtung dieser Zeichnung Strich für Strich, um Picassos kubistische Darstellungsprinzipien zu entdecken, was an diesem Blatt viel wichtiger ist als der Gegenstand der Darstellung: ein Männerkopf mit Schnurrbart.

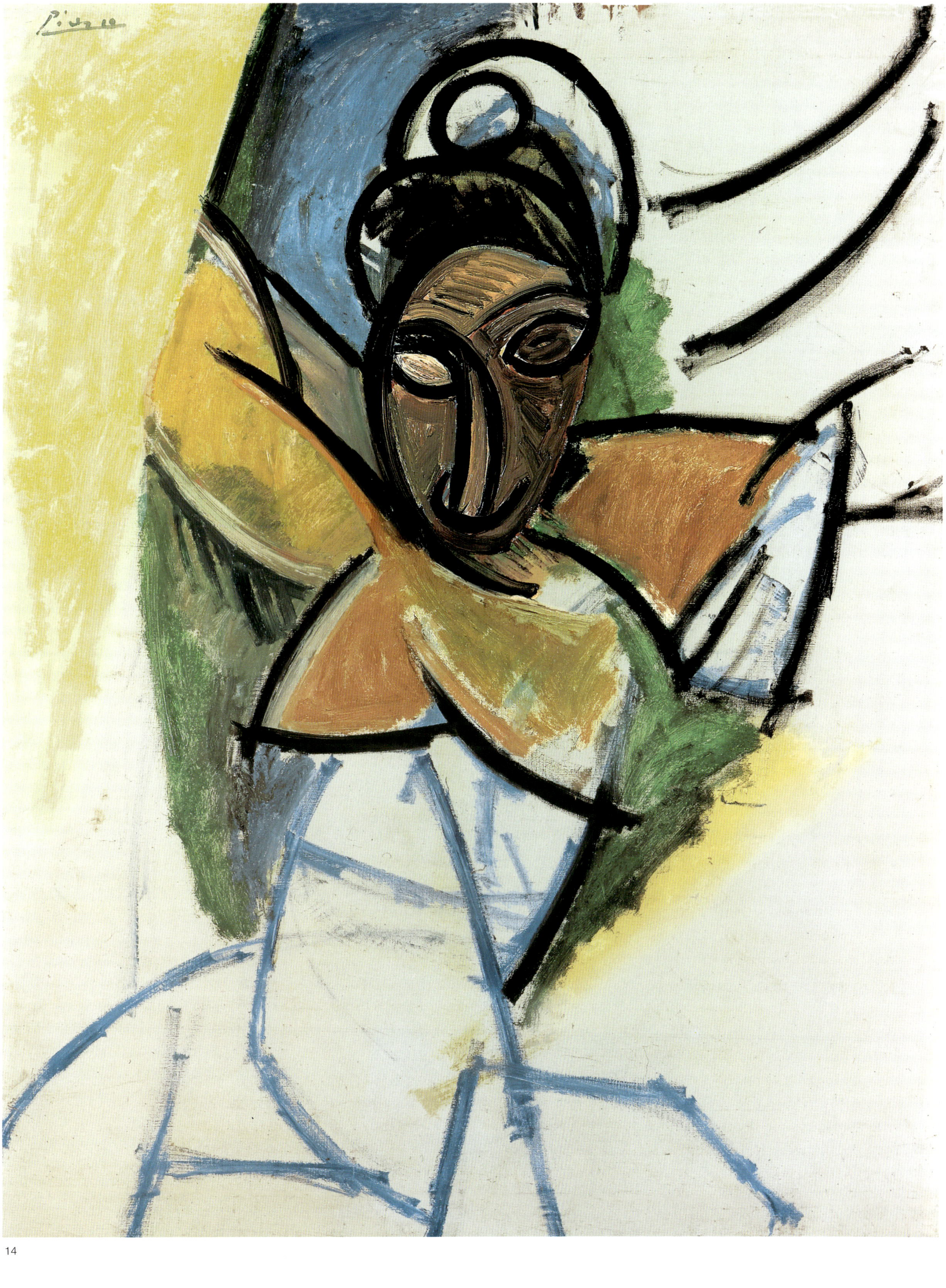

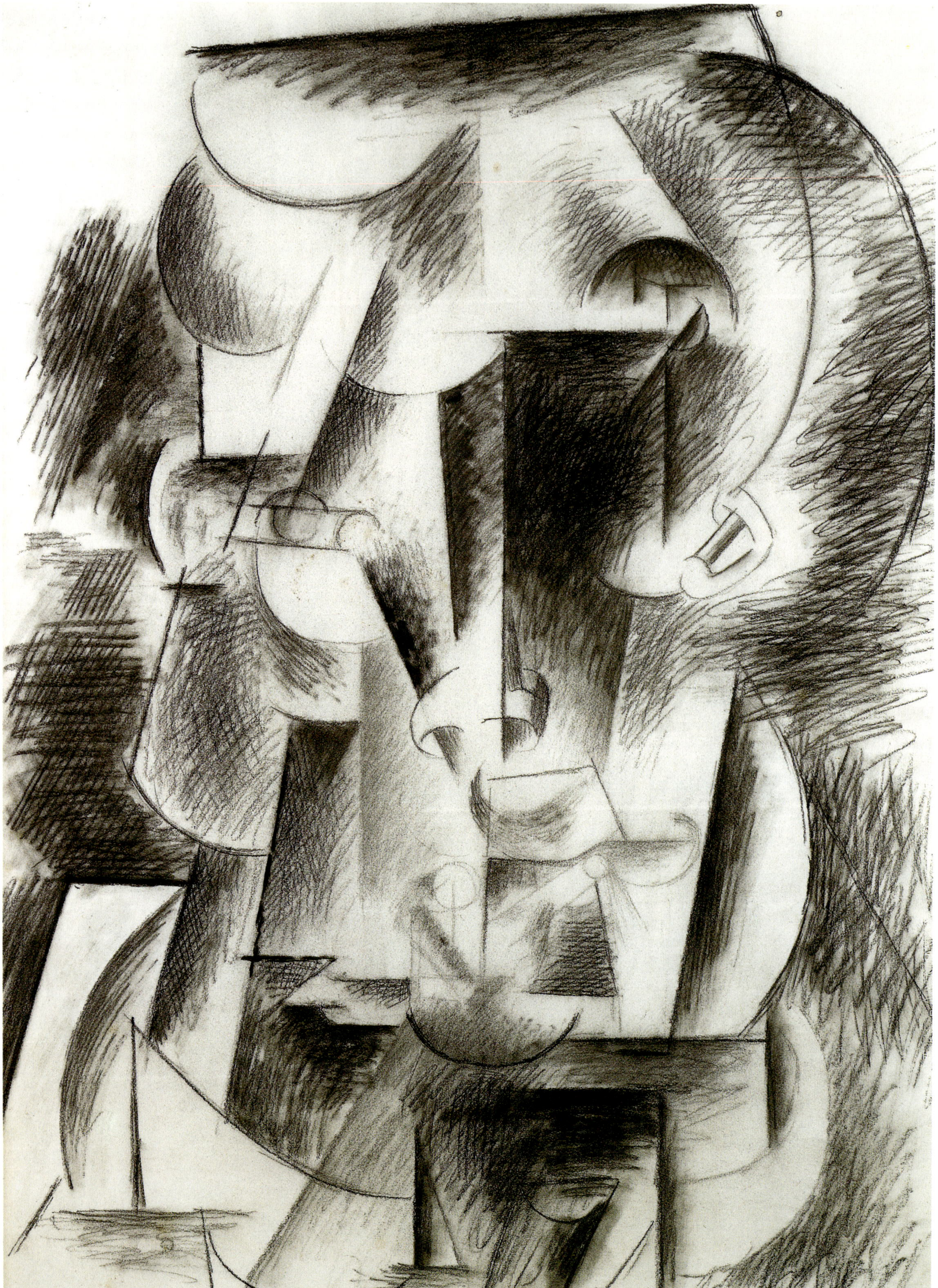

15

Pablo Picasso

16 ***Mandoliniste*** 1911

Mandolinenspieler

Öl auf Leinwand, 100,5 x 69,5 cm / Nr. 126

Der Titel *Mandolinenspieler* ist für dieses im Herbst 1911 gemalte Werk seit dem Frühjahr 1912 bezeugt, als Picassos Galerist Daniel-Henry Kahnweiler es an den Kunsthändler Alfred Flechtheim verkaufte und dieser das Gemälde 1912 und 1913 als *Mandolinenspieler* in Köln und München ausstellte. So beginnt also nun unsere Betrachtung mit den Fragen: Wo ist die Mandoline? Wo ist der Spieler? Es sind jene vor Werken des Kubismus scheinbar unnötigen Fragen nach dem dargestellten Ge genstand, da doch ihr kunsthistorisches und ästhetisches Interesse allein in der geometrischen (›kubischen‹) Konstruktion und in der Vermengung von Figur und Grund liegen soll. Aber der Bildgedanke ist wichtig: Picasso hat einen Mandolinenspieler dargestellt – wir wissen sogar, wo: im Atelier seiner bürgerlich ausgestatteten neuen Wohnung am Boulevard de Clichy Nr. 11 in Paris.

Eine Photographie aus jener Zeit (»Pablo Picasso. Retrospektive«, herausgegeben von William Rubin, München 1980, Seite 122) zeigt Picasso auf demselben Plüschsofa sitzend, das im Gemälde durch Fransen, Kordeln und Quaste (unten links sowie links und rechts oberhalb der Mitte) angegeben ist. Er hat die Beine übereinandergeschlagen (im Gemälde am unteren Rand in der Mitte). Neben Picasso zeigt die Photographie eine Mandoline – im Gemälde erkennt man rechts auf halber Bildhöhe den abgewinkelten Instrumentenhals mit den Stimmwirbeln. Links oben an der Wand hängt ein mit grossen Blumenmotiven besticktes oder bedrucktes Tuch – wir entdecken es an der gleichen Stelle im Gemälde. Wenn wir im Bild jetzt noch das Plättchen (Plektron) finden könnten, mit welchem die Mandolinensaiten angezupft werden, dann führte die ge genständliche Identifikation des Bildsujets ein gutes Stück weiter, dann wüssten wir, wo die rechte Hand des Musikanten dargestellt ist; die Finger der linken Hand erkennt man auf dem Griffbrett neben dem Wirbelkasten.

Aber hier hört die schnelle Identifizierbarkeit des Mandolinenspielers auf. Wir fühlen, dass Brust, Hals und Kopf über den Rand der Sofalehne hinausragen und auch dass sein Gesäss das Sitzkissen eindrückt, aber wir sehen ihn nicht körperhaft und können kaum sagen, wo die Grenzlinien zwischen Figur und Umraum sind. Das aber ist genau die Absicht von Picassos Kubismus. Fragmentarische Perspektiven sowie Licht und Schatten geben eine mit Kuben vergleichbare Körperhaftigkeit an, die aber an den gleichen Stellen sofort auch durch flächige Pinselführung über die Gegenstandsumrisse hinaus dementiert wird. »Trompe l'esprit« nannte Picasso seine kubistische Kunst: ein Schein-Illusionismus, der den seit der Renaissance geltenden Malregeln in allem konsequent widerspricht.

Georges Braque 1882 – 1963

17 ***Femme lisant*** 1911

Lesende Frau

Öl auf Leinwand, 130 x 81 cm / Nr. 9

Braque und Picasso verbrachten den Monat August 1911 in Céret in den französischen Pyrenäen und arbeiteten gemeinsam an jenem Malstil, der seinen Höhepunkt im hermetischen Kubismus von 1911 hat. Seit zwei Jahren (und bis zum Sommer 1914) wusste jeder von den Entdeckungen und geheimen Bildwitzen des anderen. Picassos *Mandoliniste* (siehe Tafel 16) entstand nach dem Aufenthalt in Céret; Braques *Femme lisant* wohl vorher. Beide Werke zählen zu den Meisterwerken des Kubismus.

Die Frau in Braques Gemälde sitzt in einem Innenraum auf einem Polstersessel, dessen Armlehnen links und rechts an ihren Voluten und den schräg anschliessenden Röhrenformen erkennbar sind; eine ähnliche Röhrenform deutet die obere Kante der Rückenlehne an. Über die ganze Figur ist eine steile Dreieckskomposition mit vielen parallelen Linienfragmenten gelegt. Kopf, Haar und Gesicht sind leicht zu entdecken – aber ist die Frau bekleidet (ein Hauskleid mit Kordeln?) oder nackt (sind die nach unten gerundeten Halbkreise ihr Busen?)? Liest sie ein Buch (wir erkennen es nicht) oder eine Zeitung (die parallelen Röhrenformen rechts)?

Das Gemälde muss von einem vollkommen anderen Entstehungsprinzip als der Darstellung einer Frau im Raum aus analysiert werden. Es ist in erster Linie eine Bildoberfläche mit geometrischen, senkrecht, waagerecht und schräg geordneten Linien. Wo diese parallel zueinander liegen und mit halben Kreisbogen oder Spiralen verbunden sind, entsteht die Illusion von Röhren oder halbrunden Körpern. Wo sie mit kurzen Linien untereinander verbunden und durch die Farbgebung getönt (modelliert) sind, entsteht die Illusion von Würfelchen. Aber wie bei Picassos Kubismus ist dies alles eine Illusion. Es sind optische Tricks aus den Lehrbüchern der Wahrnehmungspsychologie, die uns auf der Fläche einer Zeichnung hervorspringende oder zurückweichende plastische Körper sehen lassen. Das einfachste Beispiel dafür sind Ovale und Spiralen, an die parallele Tangenten gelegt werden, so dass wir sie als dreidimensionale ›Röhren‹ – oder hier als die Armlehne eines Sessels – interpretieren.

Braque hat in diesem Gemälde die Fülle solcher geometrischer Kombinationen mit stereometrischen Wahrnehmungseffekten auf eine Weise mit willkürlichen Licht- und Schattenstellen bereichert und zu einer geschlossenen Komposition aufgebaut, dass diese insgesamt als menschliche Figur in einem Sessel interpretiert werden kann.

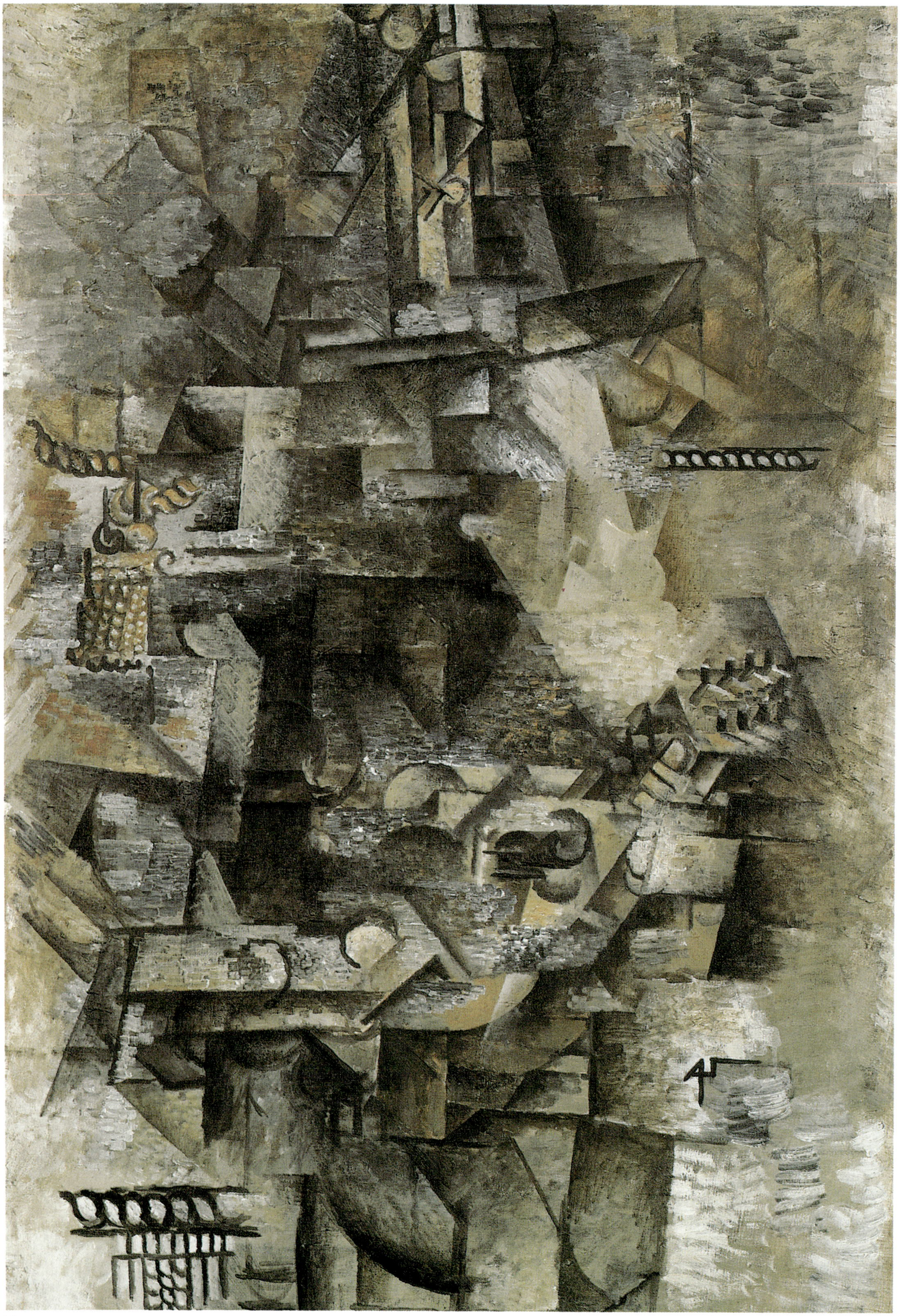

16

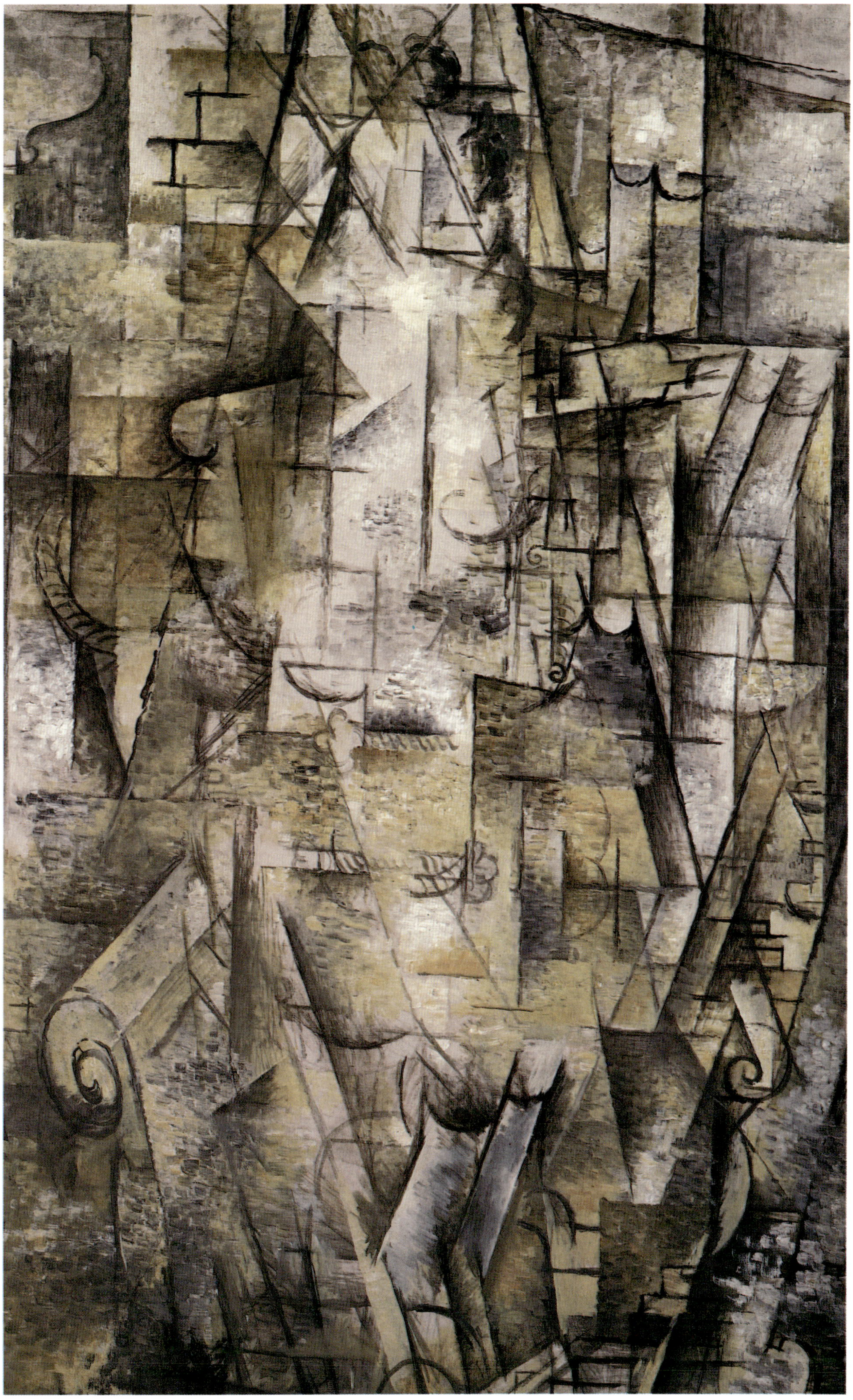

17

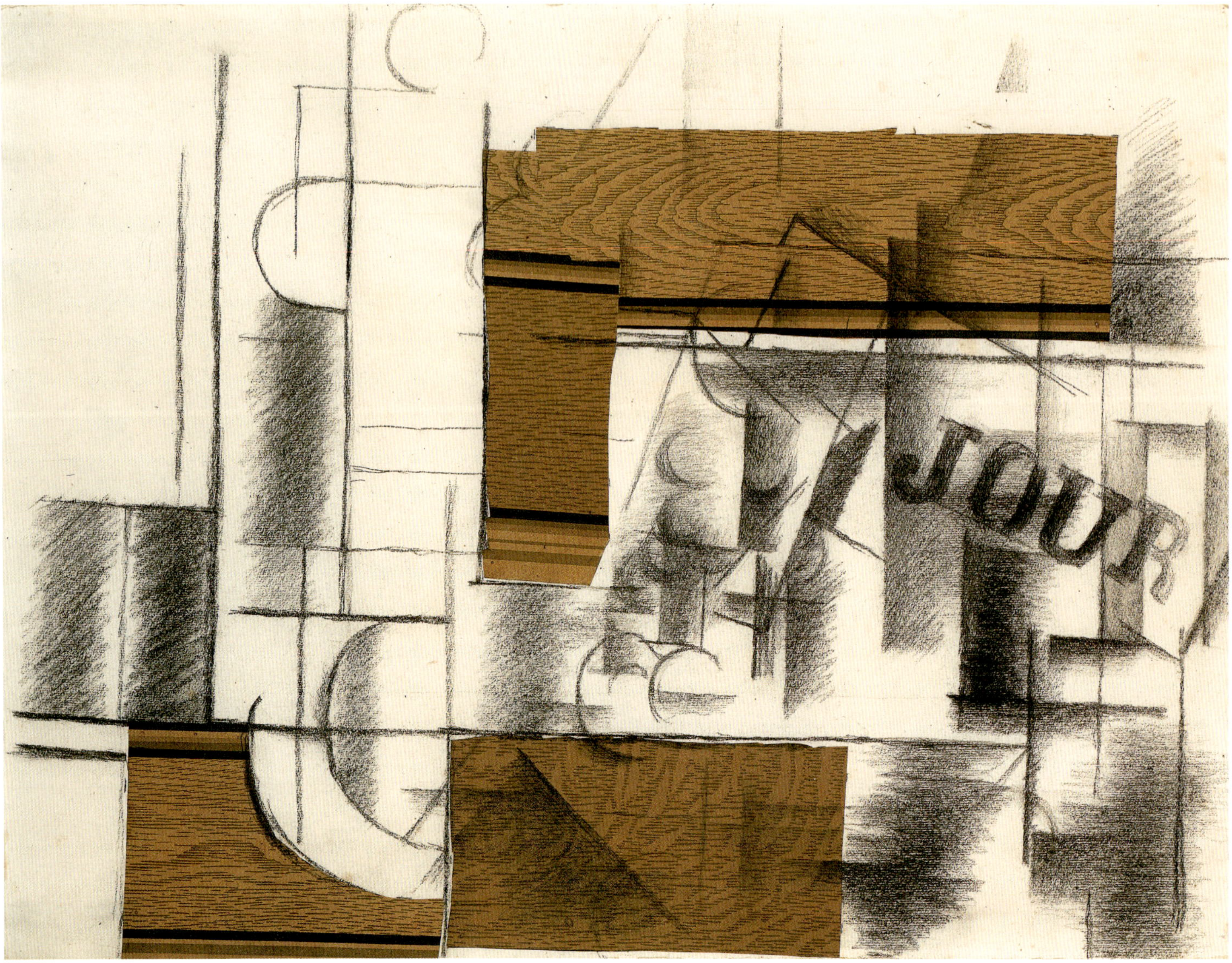

18

Georges Braque

18 ***Verre, bouteille et journal*** 1912
Glas, Flasche und Zeitung
Kohle und Faux-bois-Tapete auf Papier,
48 x 62 cm / Nr. 10

Wenn es stimmt, was Georges Braque dem Sammler Douglas Cooper über die Erfindung der Papiers-collés-Technik erzählt hat, so war er es, der sie zwischen dem 3. und 12. September 1912 entdeckte. Picasso und Braque lebten von Ende Juli bis Anfang Oktober in regem Gedankenaustausch in Sorgues bei Avignon. Ihr künstlerisches Anliegen bestand damals unter anderem darin, ihren kubistischen Kompositionen – siehe Braques *Femme lisant* und Picassos *Mandoliniste,* beide von 1911 (siehe die Tafeln 17 und 16) – eine gegenständliche Erkennbarkeit und eine grössere Farbigkeit zu geben. Im Schaufenster eines Tapetenhändlers an der Rue Joseph Vernet in Avignon sah Braque eine bedruckte Papierrolle, welche die Maserung von Eichenholz imitierte. Er kaufte sie erst, als Picasso für drei Tage in Paris weilte, um ihn bei der Rückkehr mit dem ersten Papier collé zu überraschen.

Von derselben Papierrolle stammen die ausgeschnittenen und aufgeklebten Tapetenstücke in *Verre, bouteille et journal.* Braque blieb bis nach dem 15. November 1912 in Sorgues und hat dieses Werk noch dort oder bald nach seiner Rückkehr nach Paris geschaffen. Picasso eignete sich die Technik der Papiers collés sogleich an, setzte sie aber viel geistreicher und mit Zeitungstexten bereichert ein (siehe das Stilleben *Bouteille sur une table,* Tafel 19), worin Braque ihm von 1913 an folgen wird.

In diesem Werk geschieht die Darstellung einer Zeitung noch durch die gezeichneten Buchstaben JOUR[NAL]. Die Kompositionslinien für die Stilleben-Objekte auf einem Bistro-Tisch gleichen sehr den Konstruktionslinien in Picassos Papier collé. In der linken Hälfte steht die Flasche, rechts der Mitte ein Fussglas, das wahrscheinlich mit Bier gefüllt ist. Die aufgeklebten »Faux-bois«-Papiere bezeichnen unten den Holztisch und oberhalb des Glases die Täfelung des Lokals – falls man sie so wörtlich-bildlich interpretieren darf. Vielleicht aber setzte Braque sie vor allem wegen der dekorativen Farbwirkung ein. Jedenfalls hat die immaterielle, fast transparente und über dem Bildgrund schwebende Strichkomposition durch die Tapetenpapiere nun einen stabilen Ort auf der Bildfläche und eine handfeste Gegenständlichkeit gefunden.

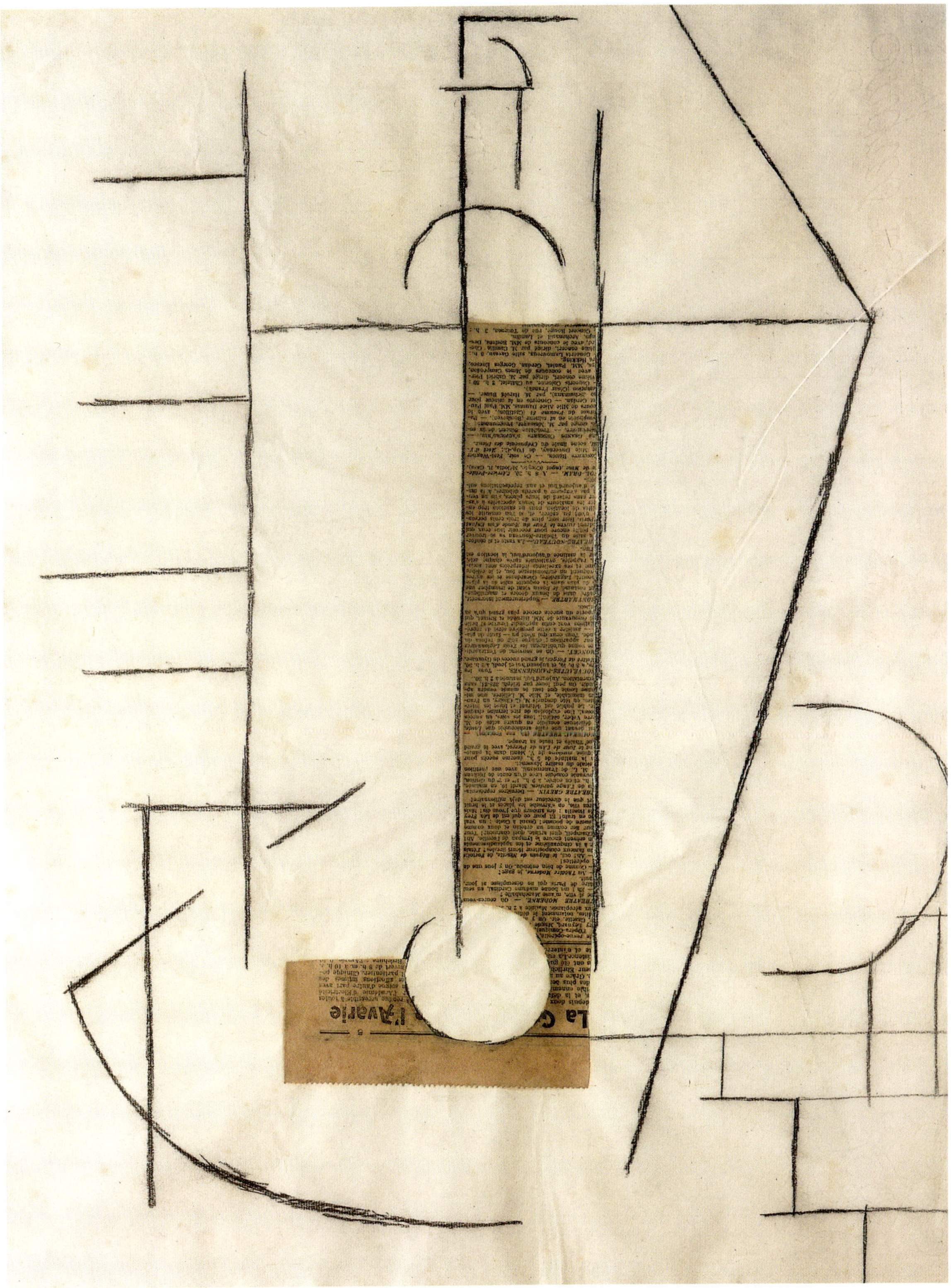

19

Die beiden hier versammelten Papiers collés von Picasso und Braque gehören zu den ersten Beispielen der Collage-Technik, welche später in der modernen Kunst bis heute eine so wichtige Rolle spielen wird.

Pablo Picasso

19 ***Bouteille sur une table*** 1912
Flasche auf einem Tisch
Kohle und Zeitungsausschnitt auf Papier,
62 x 47,5 cm / Nr. 127

Der aufgeklebte Zeitungsausschnitt auf diesem Papier collé stammt aus der Sonntagsausgabe von »Le Journal« vom 8. Dezember 1912. Die zweispaltige Mitteilung zuoberst wirbt für eine Klinik, welche »affections intimes«, also Syphilis, mit Medikamenten zu heilen verspricht. Die lange Zeitungsspalte darunter preist verschiedene Theater- und Operettenaufführungen an

Pablo Picasso

20 ***Tête de femme*** 1921

Frauenkopf

Pastell auf Papier, 63,5 x 48 cm / Nr. 128

und gibt Konzertprogramme, die »heute« auch als Nachmittagsvorstellungen stattfinden. Das Datum von Picassos Arbeit lässt sich also recht genau auf das Ende des Jahres 1912 festlegen, obwohl Picasso das Zeitungsblatt natürlich auch viele Wochen später noch verwendet haben könnte. Doch ist Picassos Darstellung viel bemerkenswerter als die Datierung.

Das Bildgerüst besteht aus wenigen geraden und gekurvten Linien mit Kohlestift. In der Mittelachse oben zeigen sie die Mündung, den Hals und die Schulter einer Rotweinflasche. Das aus der Zeitung ausgeschnittene und mit Kohle ergänzte Kreisfragment darunter bedeutet den Flaschenboden – im Aufriss gegeben, während Flaschenhals und -schulter in Ansicht und die Mündung in einer Kombination von Profilansicht und schräger Aufsicht dargestellt sind. Der Kurvenstrich links unten lässt an einen runden Bistro-Tisch denken, an dem möglicherweise zwei Personen sitzen: auf dieser Seite der Betrachter oder Zeichner, gegenüber jemand, der die Zeitung liest; die Zeitungsspalte steht ja auf dem Kopf, ist für denjenigen lesbar, der gegenüber sitzt und das Blatt aufrecht in den Händen hält. Aus anderen Papiers collés der gleichen Zeit mit demselben Thema lassen sich das Kreisrund und die Rechtecke unten rechts als Fussglas identifizieren.

Nun gehört der Zeitungsausschnitt aber nicht nur zur Bildanekdote, sondern er dient auch dazu, der Flasche bildnerisches Volumen durch Eigenschatten (rechts) und Schlagschatten (links) zu geben. Allerdings läuft die Schattengebung der Naturbeobachtung zuwider. Mit dem Grauton der Zeitungszeilen und der nun vergilbten Tönung des Zeitungspapiers erhält diese lineare Stillebendarstellung auch Farbe.

Den Sommer 1921 verbrachte Picasso nicht wie in den zwei vorangegangenen Jahren an der Riviera, sondern in Fontainebleau, wo er für seine junge Ehefrau Olga und den am 4. Februar geborenen Sohn Paulo eine Villa gemietet hatte. Die Hauptarbeit dort war die grosse Komposition *Die Frauen am Brunnen,* die er – wie alle wichtigen Werke – mit ungezählten Studien auf Papier und Leinwand vorbereitete. Das Gemälde befindet sich im Museum of Modern Art in New York. Diese Pastell-Zeichnung gibt den Kopf der dort säulengleich im linken Gemäldedrittel stehenden Frau wieder, die darauf wartet, ihr mit einem Finger am Henkel gehaltenes Wasserkrüglein zu füllen. Ob *Frauenkopf* vor, während oder nach dem Gemälde entstanden ist, muss offen bleiben. Wie im Gemälde *Frau* (*Epoche der »Demoiselles d'Avignon«*; siehe Tafel 14), ist in diesem Einzelteil das Thema des Mehrfigurenbildes mit dessen ganzer Kraft und Bedeutung enthalten.

Zu dieser Komposition angeregt hat die Kunst Poussins sowie Picassos Besuch einiger Stätten antiker Architektur und Malerei in Italien. Als Bildhauer wird Picasso diese Stilformen klassischer Zeitlosigkeit erst zehn Jahre später aufnehmen, zum Beispiel in der Kohlezeichnung *Sculpture d'une tête* (siehe Tafel 25).
In der Malerei charakterisieren sie die stabilen, voluminösen, untätig daseienden Figuren der Jahre 1921 bis 1923.

Zur Interpretation dieses *Frauenkopfs* muss ein weiterer Blick auf das Gemälde *Drei Frauen am Brunnen* geworfen werden. Die älteste von ihnen sitzt rechts auf einem Steinblock und füllt in der Bildmitte ihren Krug mit dem aus dem Felsen fliessenden Quellwasser; ihr nach links gerichtetes Profil gleicht demjenigen Picassos. Die zweite, jüngere Frau in der Mitte denkt nicht an ihren isoliert neben ihr stehenden Krug, sondern lässt den Wasserstrahl über ihre Hand fliessen. Die dritte, die im Profil nach rechts wiedergegeben ist, blickt sinnend auf die Sitzende, als würde sie in jener die ihr selbst noch bevorstehende Erfüllung als Frau voraussehen; bald ist die Reihe an ihr, ihren Krug am Brunnen zu füllen. In der Dreifigurenkomposition schaut sie deshalb nach rechts in die Bildrichtung der Zukunft und nicht nach links (Vergangenheit) oder wie die Mittlere auf sich selbst (jugendliche Gegenwart).

All das kommt im Kopf der Pastell-Zeichnung zum Ausdruck. Das Volumen ist von schlichter Festigkeit, das Haar bräutlich gekämmt, der kleine Mund stumm geschlossen, aber helles Licht liegt auf der gedankenvollen Stirn, und die weit geöffneten Augen sehen mit Bestimmtheit einem zukünftigen Ereignis entgegen.

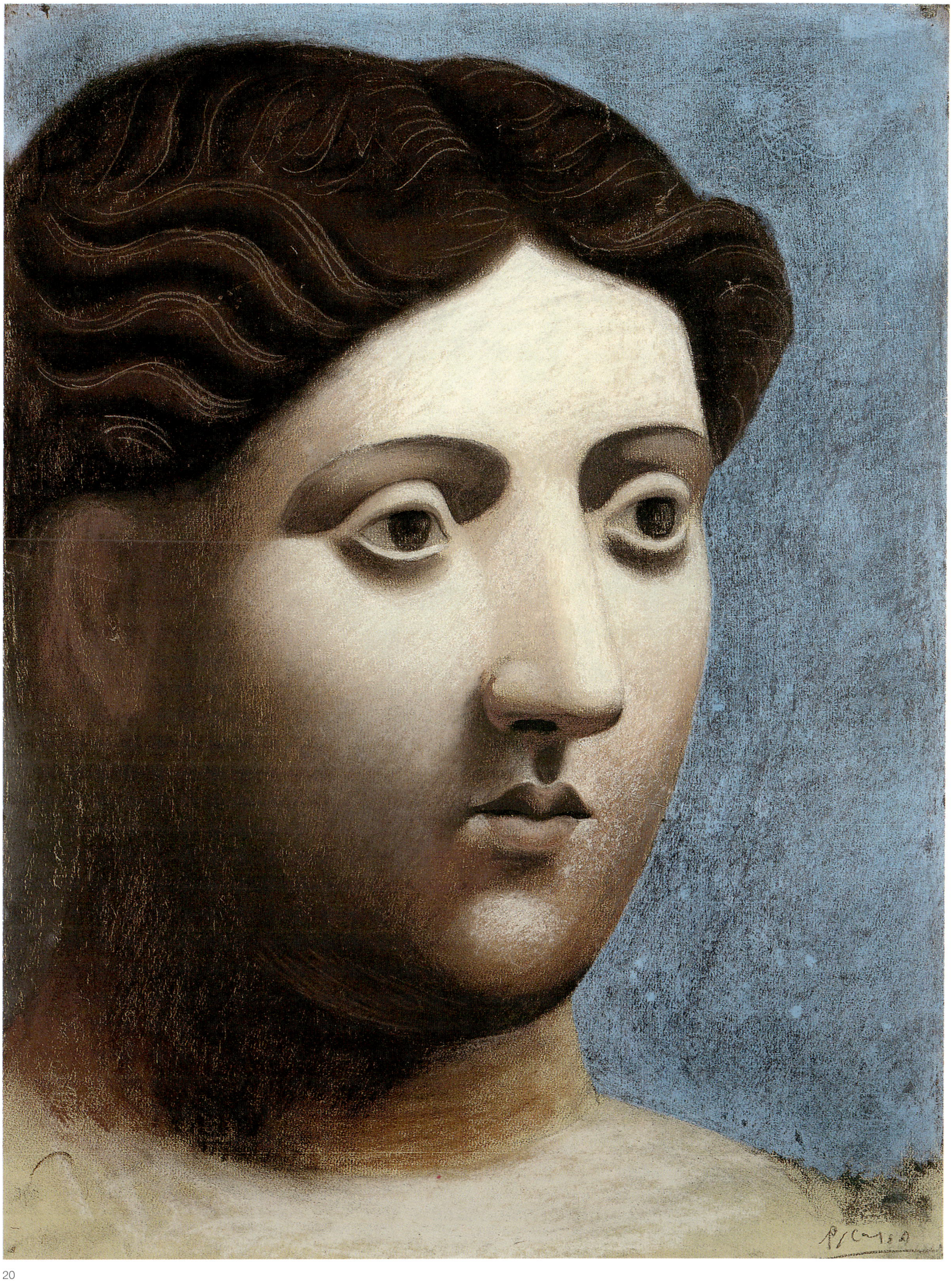

Pablo Picasso

21 ***La bouteille de vin*** 1926

Die Weinflasche

Öl auf Leinwand, 98 x 131,5 cm / Nr. 129

Picassos buntes Stilleben aus dem Jahr 1926 spricht die leicht verständliche Sprache der Gegenstandsmalerei mit einem stark kubistischen Akzent. Fast alle modernen Malwerke (und viele moderne Skulpturen) sind vom zweiten Jahrzehnt des 20. Jahrhunderts an auf die eine oder andere Weise dem Kubismus verpflichtet, wenn die Entwicklungen auch in vollkommen verschiedene Richtungen gingen, zum Beispiel zur ungegenständlichen Konstruktion oder zum sinnbeladenen Surrealismus. Durch den Kubismus hat der Bildraum seine Kohärenz, der Bildgegenstand seine Integrität und die Darstellung die Formeinheit von Umriss und Farbe verloren. Dafür wurde die Unabhängigkeit der Kunst vom Naturvorbild gewonnen.

Picassos Innenraum mit Gitarre, Weinflasche, Obstschale, Glas, Äpfeln und Notenblatt auf einem Tisch präsentiert sich nicht so, wie wir Raum und Gegenstände als Wirklichkeit kennen, sondern als flache Farbformen auf der flachen Leinwand – wie Bild- und Schriftzeichen auf einer Buchseite, die wir mehr oder weniger fliessend lesen können. Am leichtesten sind natürlich die Buchstaben VIN zu lesen und zu verstehen. Am schwierigsten sind jene Linien und Farbpartien in einen Zusammenhang zu bringen, die einen durch das Fenster vom Bildhintergrund her erhellten Innenraum darstellen. Wenn man jedoch von diesem Sachverhalt ausgeht, dann werden die unregelmässigen weissen und schwarzen Flecken und die Farbtöne über und neben den Gegenstandsumrissen als Licht- und Schattenzeichen verständlich. Die unterschiedlichen Buntfarben entsprechen den bekannten Eigenfarben der verschiedenen Gegenstände, nur die Blautöne bei der Gitarre (neben den Brauntönen des Holzes, aus dem sie besteht) verlangen einen Blick in Picassos persönliches Farblexikon: Sie stehen für Musik.

Picassos Symbol-Lexikon lässt uns die Stilleben-Gegenstände als Metaphern für ›weiblich‹ und ›männlich‹ lesen. In Paaren liegen und stehen sie nebeneinander: Die Gitarre liegt neben der Weinflasche – beide intim im dunkleren Teil des Zimmers; die Obstschale (mit Zitronen und Trauben) steht neben dem gefüllten Rotweinglas; zwischen ihnen liegt der prächtigste aller Äpfel: jener, den Eva Adam anbot. Die zwei Äpfel auf den Notenlinien (das muss eine Liebesserenade sein!) sind zur Hauptsache weiss wie die Obstschale und erhalten dadurch einen doppelten Sinn: Sie verwandeln das Stillebenobjekt hier in eine Frauenbüste.

So verlief Picassos Werkentwicklung vom konstruierenden Kubismus zum doppelsinnigen Surrealismus.

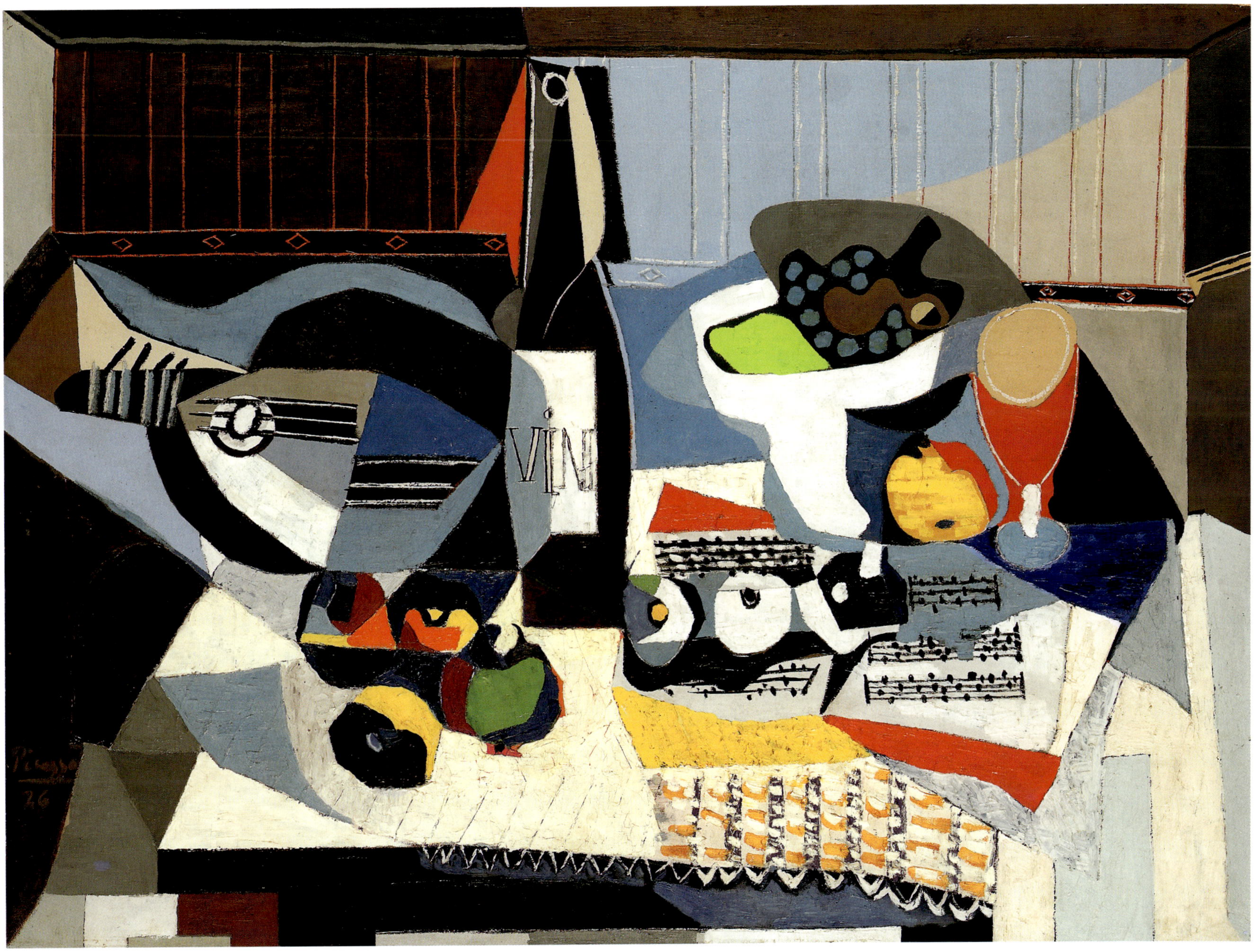
VIN
Picasso
26

Pablo Picasso

22 ***Instruments de musique sur une table*** 1926
Musikinstrumente auf einem Tisch
Öl auf Leinwand, 168 x 203 cm / Nr. 130

Der sonnige Klang von Braun und Schwarz, der mehr als die dargestellten Gegenstände den Inhalt dieses grossen Gemäldes ausmacht, evoziert eine elegische Stimmung. Diese starke Bildwirkung macht jedoch eine genaue Betrachtung nicht überflüssig. Picasso hat mit diesem Klang und den eingezeichneten Linien und Formen etwas inszeniert und erzählt, das auch gegenständlich entschlüsselt werden muss.

In einem Innenraum, dessen Fensterläden (die waagerechten schwarzen und weissen Linienfragmente im Hintergrund oben) geschlossen und dessen Vorhänge zugezogen sind (die weissen Senkrechten in der Mitte unten), liegen auf einem einfachen hölzernen Tisch mit Tischdecke zwei Gitarren. Auf dem Tisch steht noch eine Obstschale (Bildmitte oben) mit Traubenbeeren (schwarz) und ihrem Stiel (weiss). Mit dieser Benennung ist ein Anfang gemacht. Die Hauptsache besteht jedoch in der Stimmung: In der ruhigen, aber nicht unsinnlichen Emotion, welche Picassos Gemälde ausstrahlt. Es ist die Atmosphäre eines Frauengemachs. Zwei ›Frauen‹ (die Gitarren, gemäss der Bildersprache Picassos) schlafen. Die eine träumt vielleicht, falls der weissen Form über der Gitarre rechts diese Bedeutung gegeben werden darf.

Das Thema einer schlafenden Frau, die vom Künstler (oder einem Mann oder einer anderen Frau) betrachtet wird, gehört seit Picassos Frühzeit bis zum Spätwerk zu seinen innigsten Gedanken. Auch das Gleichnis ›Frau – Gitarre‹ gehört seit der »époque bleue« zu seiner Bildpoetik. Die beiden Gitarren scheinen zwei gegensätzliche Temperamente zu haben (Schwarz gegen Weiss, Griffstege gegen Saiten, kleines, präzises Schalloch gegen grossen, weissen Schallraum), so dass sich trotz aller scheinbaren Ruhe ein stilles Drama abspielen könnte, das aber im grenzenlosen Braun des Bildfelds ein beruhigendes gemeinsames Bett gefunden hat.

Pablo Picasso

23 ***Figure (Femme assise)*** 1930
Figur (Sitzende Frau)
Öl auf Holz, 66 x 49 cm / Nr. 131

Man darf das Gemälde ein Bildnis nennen – jene alte und dauernde Aufgabe der Malerei, die Figur und vor allem die Gesichtszüge einer Person festzuhalten. Die bürgerliche Epoche von Ingres bis Cézanne entwickelte das Halbfigur-Bildnis einer Frau, die in einem Innenraum auf einem Sessel sitzt (wie *Madame Cézanne au fauteuil jaune*, siehe Tafel 5). Es macht keine Mühe, in Picassos Gemälde eine solche Darstellung zu sehen.

Der Innenraum ist am Rand rechts durch die hölzerne Wandtäfelung angegeben, die Raumtiefe durch die verschiedene Färbung der in der Zimmerecke aneinanderstossenden, unterschiedlich beleuchteten Wände. Der Sessel ist am Strohgeflecht seiner hohen Rückenlehne erkennbar. Die Figur jedoch ist eine ganz merkwürdige Konstruktion. Zwei Augen, Nase und Mund ergeben – einem alten Kinderreim entsprechend – sofort ein Gesicht, an dessen links gekurvtem, rechts geradem Umriss die Ohren angefügt sind.

Dies alles verdient vorerst benannt zu werden, um zu bemerken, wie Picasso von der Darstellungsweise ausgeht, die Kindern geläufig ist, und dann – beinah mit den geometrischen Bildelementen eines Mondrian – eine reiche Farbkomposition schafft, die fast überall doppeldeutig interpretiert werden kann: sowohl flach als auch räumlich; sowohl gegenständlich als auch ungegenständlich; sowohl als Grund als auch als Figur.

Auf eine weibliche Figur weist das goldgelbe Segment rechts hin: üppig fallendes Haar; und die schwarzgraue Kurvenpartie vor dem Strohgeflechtmuster links: ein Busen im Profil nach links. Dann wäre das schwarze Rechteck neben dem weissen Stengelhals die andere Brust, und zwar frontal gesehen? Eine

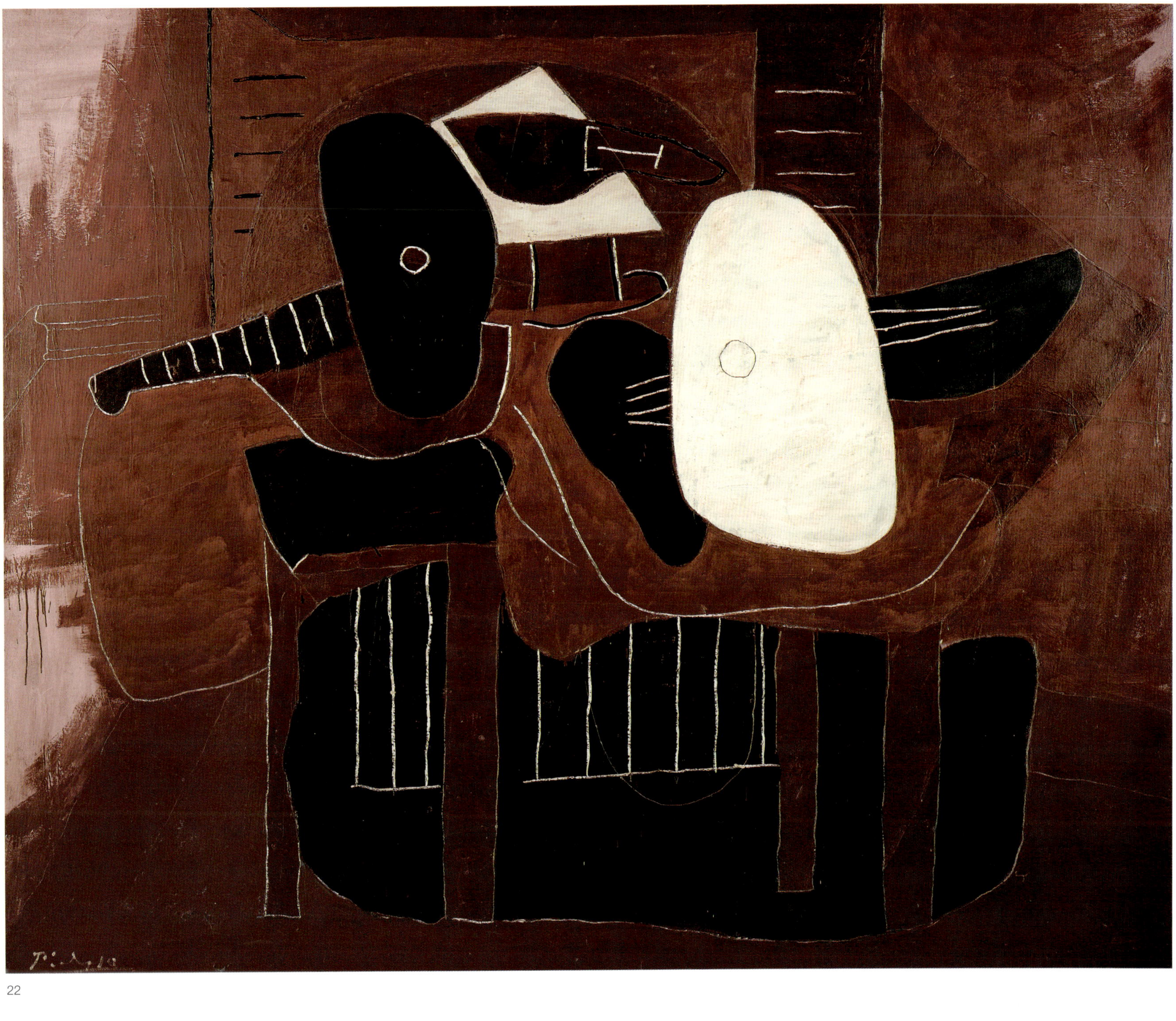

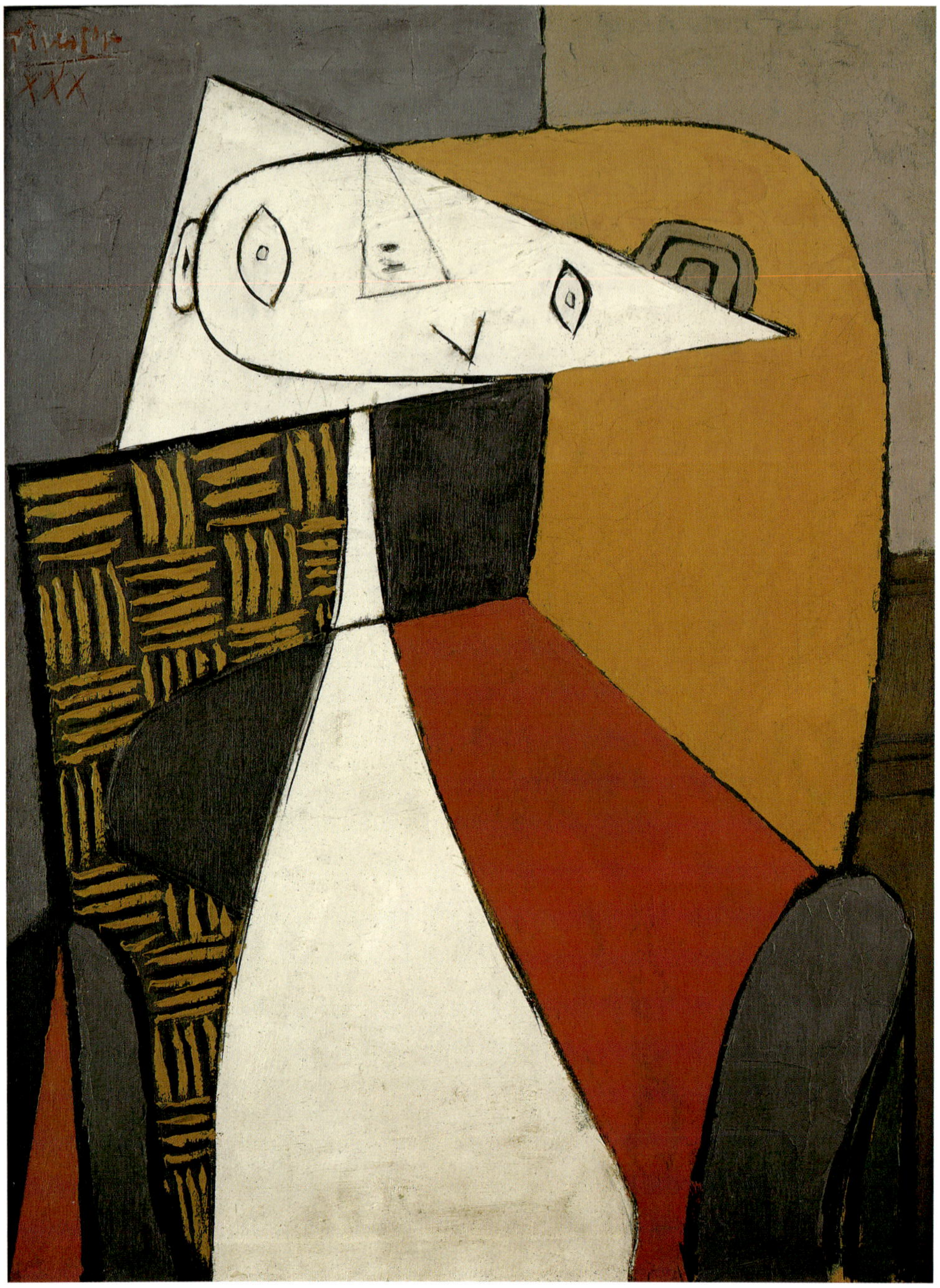

23

solche zusammengesetzte Anatomie und das Fehlen von Armen würde dem Zeichenzauber Picassos (und eines Kindes) entsprechen.

In den frühen 30er Jahren arbeiteten die Künstler des Surrealismus (Miró, Arp, Giacometti) tatsächlich mit solcher Zeichenmagie. Wenn wir nur die weissen Partien in Picassos Gemälde betrachten, erkennen wir in der Figur am ehesten ein Kind, ›Haar‹ und ›Busen‹ machen es zur Frau: eine Kindfrau, vielleicht Picassos jugendliche Gefährtin Marie-Thérèse. Auf jeden Fall ist es eine sehr junge Frau, die die offene Keckheit der Kindheit bewahrt hat.

Pablo Picasso

24 ***Le Sauvetage*** 1932
Die Rettung einer Ertrinkenden
Öl auf Leinwand, 130 x 97,5 cm / Nr. 132

Bei der Interpretation von Picassos Werken wird oft versucht, die Darstellung mit der Lebensgeschichte des Künstlers zu verbinden, als liege darin der Schlüssel zu ihrem Verständnis. Meist geht es um Frauen. Bei der Gruppe von Gemälden aus dem Jahr 1932 mit dem Thema von badenden, schwimmenden, vor dem Ertrinken geretteten Mädchen wird Marie-Thérèse Walter (1909–1977) in der Rolle der Rivalin von Picassos Gattin Olga genannt. Sie war damals Picassos heimliche und verheimlichte Geliebte; bei der ersten Begegnung war sie noch nicht sechzehnjährig. In vielen Gemälden und Skulpturen aus den Jahren 1927 bis 1937 sind ihre Gesichtszüge zu erkennen. Sie war eine sportliche Schwimmerin, sie hatte den sinnlichen Körper einer jungen Frau und das Gemüt eines jugendlichen Menschen.

In *Le Sauvetage* hat sie mindestens zweien von den drei dargestellten Frauen ihr Profil und ihr blondes Haar geliehen. In anderen Gemälden hat Picasso sie als Blattpflanze dargestellt. Hier ragt ›sie‹ einmal mit Kopf und Arm aus der Wasserfläche unten im Bild und steht rechts in ganzer Figur vor dem Hintergrund einer Wiese. Beide Gestalten haben die dritte Frauenfigur ohnmächtig (oder tot?) aus dem Wasser gezogen und betten sie auf eine Wiese. Wer ist sie?

Um ihr einen im Gemälde wirklich enthaltenen Namen zu geben, bedarf es keiner intimen Kenntnis der Biographie Picassos, sondern der auch Picasso geläufigen Kenntnis der griechischen Mythologie. Auf der Uferwiese sind Blumen mit schlanken Lanzettblättern und weissen Kreuzblüten gemalt; über dem nach unten fallenden Kopf der Geretteten stehen sie besonders dicht. »Narcissus poeticus« ist ihr botanischer Name: es sind Narzissen. (Am Strand findet sich die Meeres-Narzisse, »pancratium maritimum«.) Der griechische Nymphensohn Narkissos hat ihr den Namen gegeben, der nie etwas Schöneres gesehen hat als im ungetrübten Wasser sein eigenes Gesicht, in das er sich verliebte, was der in ihn verliebten Nymphe Echo wiederum grosses Leid brachte. Als er sich den Tod gab, entsprangen aus der von seinem Blut getränkten Wiese die weissen Narzissen. Der narzisstische junge Mensch in Picassos Gemälde ist eine Frau; der Künstler hat das Bildgleichnis von Narziss und den Nymphen mit seiner jungen Geliebten in einen Zusammenhang gebracht, der uns vielleicht einen Charakterzug der Schwimmerin zeigt und ihn als dramatische Aktion, die dem Maler nicht gleichgültig war, darstellt.

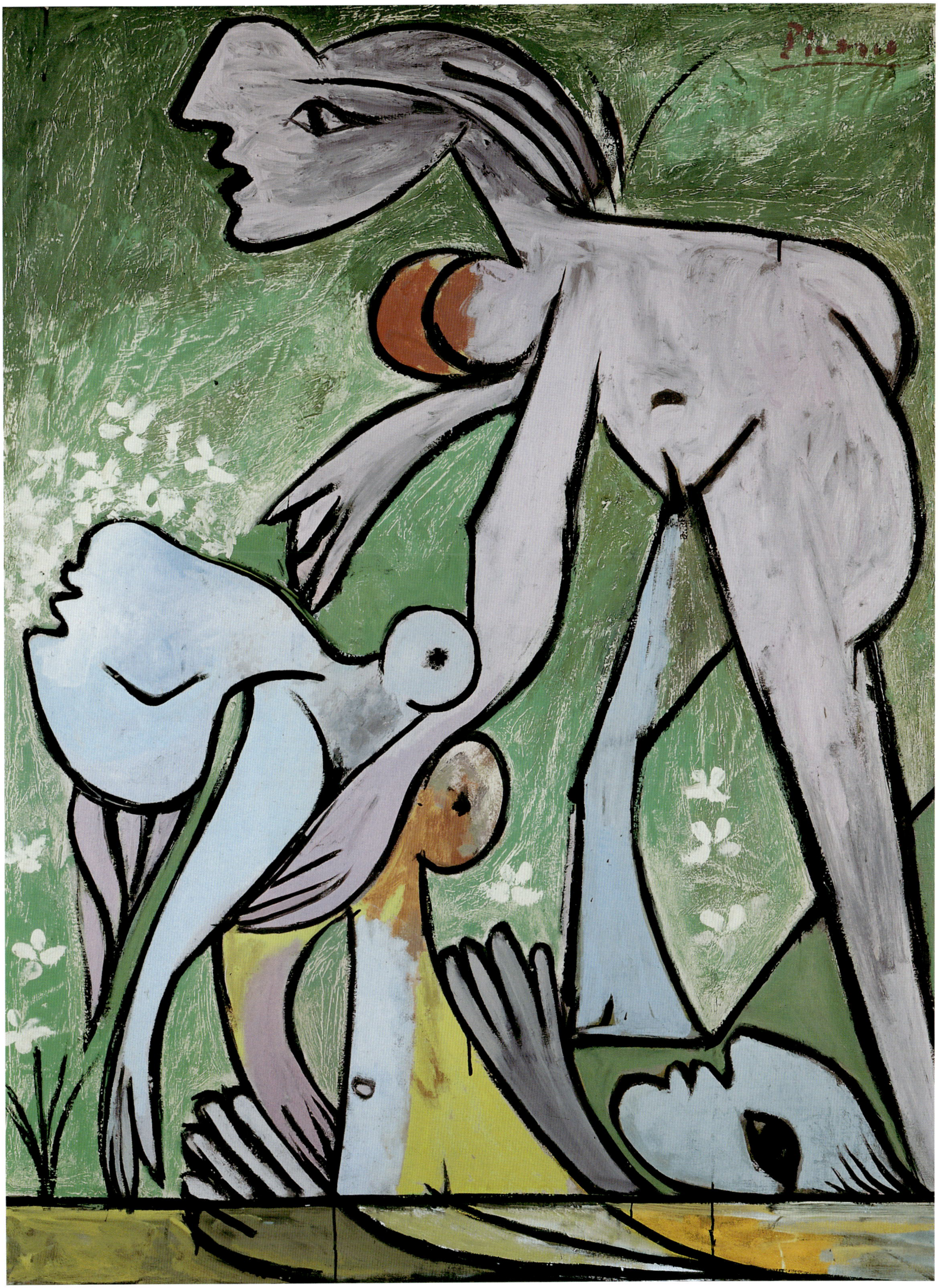
Picasso

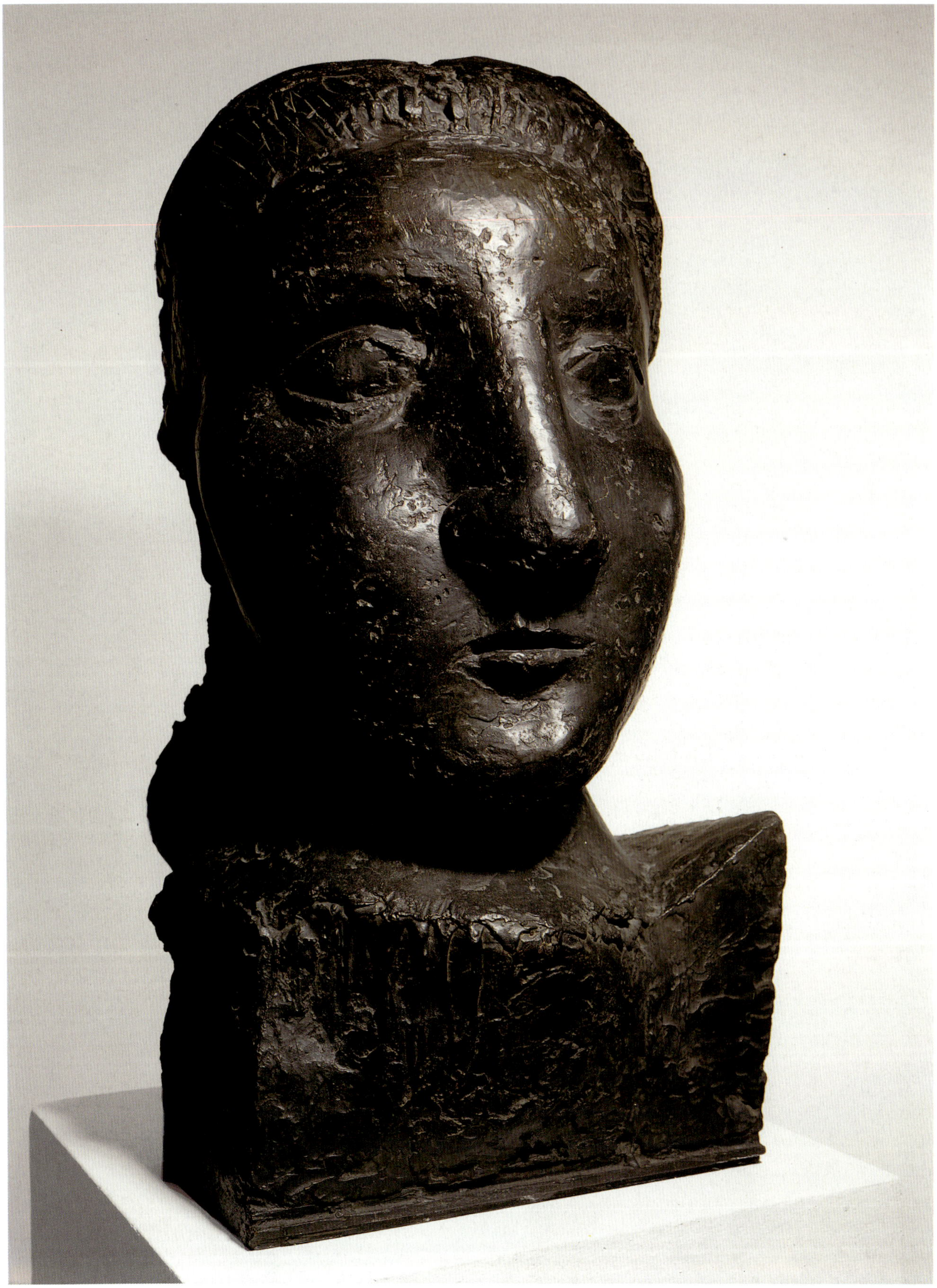

25

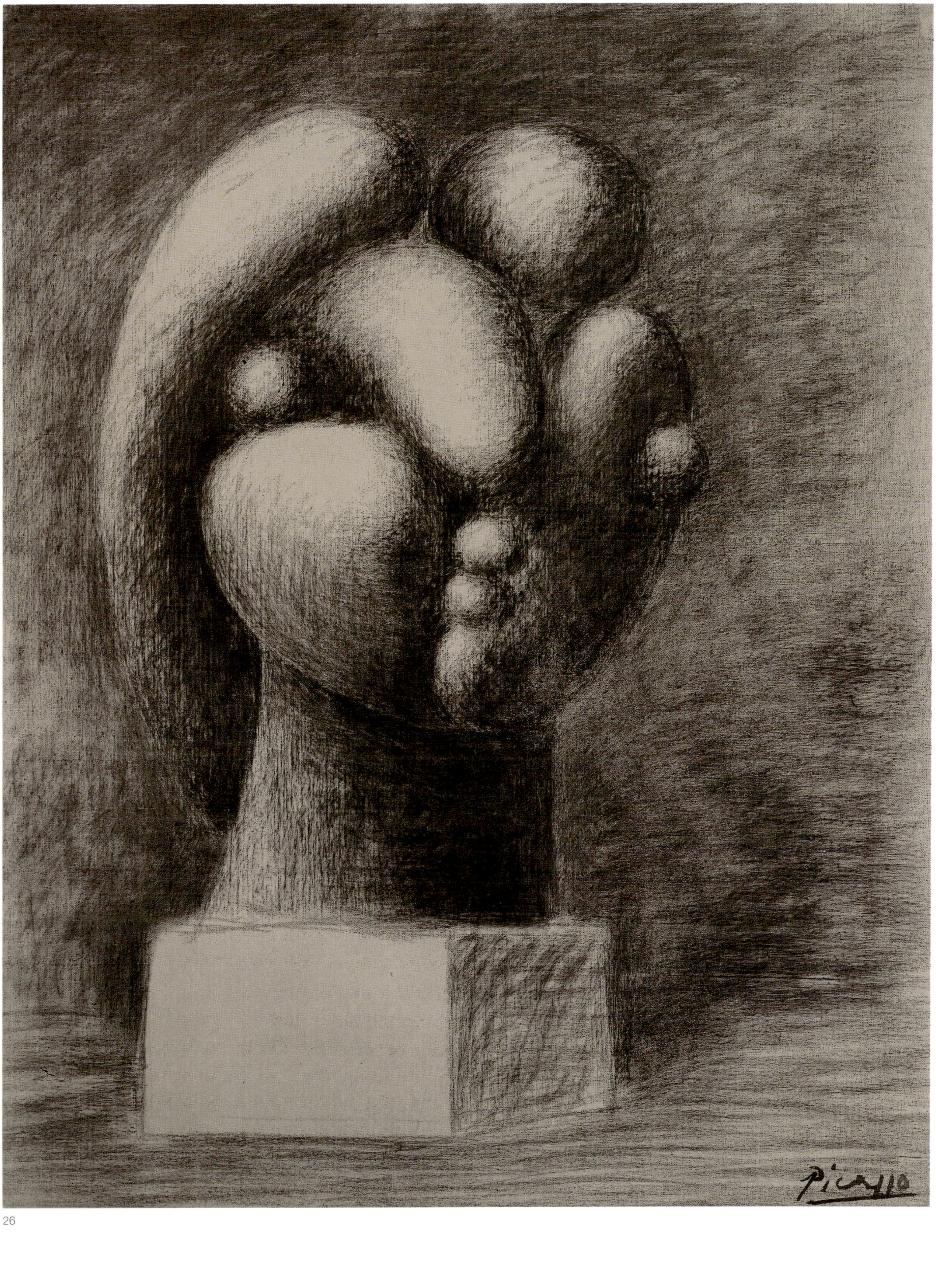
Picasso

Pablo Picasso

25 ***Sculpture d'une tête (Marie-Thérèse)***
1932
Modellierter Kopf (Marie-Thérèse)
Kohle auf Leinwand, 92 x 73 cm / Nr. 133

Als Picasso diese grosse Kohlezeichnung schuf, hatte er eben in Boisgeloup westlich von Paris ein Gutsgebäude gekauft und sich dort ein Bildhaueratelier eingerichtet. In der »Suite Vollard« genannten Radierungsfolge stellt er einen bärtigen Bildhauer, dessen Skulpturen und vor allem auch den sinnlichen jungen Körper des Bildhauermodells dar: Es ist Marie-Thérèse Walter, die Picasso 1932 zu zahlreichen Skulpturen, zumeist vollplastischen Köpfen, inspirierte. Ein solcher ist hier dargestellt.

Aber wie merkwürdig ist der auf dem vollen Hals aufgebaute Kopf zusammengesetzt! Er besteht aus plastischen Einzelformen, die aneinandergefügt oder aufeinandergetürmt sind und auch Zwischenräume bilden. Zwei grosse Massen sind die Wangen. Kleine Kugeln sind zwei Augen und zwei Lippen, wobei die Gesichtshälfte links fast frontal, diejenige rechts im Profil gemeint ist. Eine apfelgrosse Kugel zuoberst gibt die Stirnwölbung an.

Ganz anders sind die zwei gekrümmten Wurstformen für Nase und Frisur links. Die Begegnung von Nase und Lippen hat einen unübersehbaren erotischen Charakter. Darin bestehen in dieser Zeit manche von Picassos Formerfindungen sowohl in den Zeichnungen und Gemälden als auch in den Skulpturen.

Picasso hat immer den verschiedenen dargestellten Gegenständen einen sexuellen Doppelsinn unterlegt; in den Skulpturen von Boisgeloup und in dieser Zeichnung vereint er die Geschlechtsmetaphern im selben Gegenstand zur Darstellung eines Frauenkopfs. Sein Ausdruck ist von allergrösster, offenbarer Sinnlichkeit ohne eine Spur von Vulgarität.

Pablo Picasso

26 ***Tête de femme (Dora)*** 1941
Frauenkopf (Dora)
Bronze, 80 x 40 x 55 cm / Nr. 140

Grosse Meister der Malerei haben auch bedeutende Skulpturen geschaffen. Aber kein Künstler hat in die Geschichte der Skulptur seines Jahrhunderts so entscheidend eingegriffen wie Picasso vom Kubismus an bis fast zur Gegenwart. Sein bildhauerisches Werk ist voller Erfindungen von einer Epoche zur anderen – und voller Meisterwerke. *Tête de femme (Dora)* entstand in jenem Atelier an der Rue des Grands-Augustins in Paris, wo Picasso 1937 *Guernica* gemalt hatte, und zu einer Zeit, als die französische Hauptstadt von der deutschen Wehrmacht besetzt war. Die Skulptur ist viel mehr als ein Bildnis; sie ist ein Denkmal des Widerstandes, der Menschenwürde und eines unvergänglichen Kunstideals.

In den vorangegangenen Jahren hatte Picasso die in Paris lebende, spanisch sprechende Dora Maar im Zusammenhang mit dem Spanischen Bürgerkrieg oft als weinende Frau gezeichnet und gemalt, die dem Schrecken und Leiden der Zivilbevölkerung Ausdruck gab. In dieser Skulptur ist ihr Ausdruck so gefasst und unerschütterlich wie der einer archaischen Götterstatue. Der massive Block von Kopf und Sockel, fast symmetrisch angelegt, wirkt frontal nach vorn wie ein Kultbild. Haar und Ohren sind nur mit Kerblinien ausgeführt; das plastisch modellierte Gesicht mit der klaren Stirn, den vollen Wangen, der prominenten Nase und dem entschiedenen Kinn ist von um so grösserer Kraft. Der Mund ist klein und emotionslos geschlossen, aber die grossen, nach vorn blickenden Augen sind weit geöffnet. Und unter der prallen Oberfläche strotzt blutvolles Leben.

Es ist verlockend, diesen überindividuellen Frauenkopf als Allegorie zu deuten. Als eine Göttin des Seins und Überlebens? Als Muse? Ein anderer Guss hat 1959 eine öffentliche Aufstellung bei der Kirche Saint Germain-des-Prés in Paris gefunden als Denkmal für den Dichter Guillaume Apollinaire, Picassos Freund.

Pablo Picasso

27 ***La femme qui pleure I*** 1937
Weinende Frau I
Kaltnadel, Aquatinta, Radierung und Polierstahl auf Kupfer auf Papier »Vergé de Montval«, 692 x 495 mm auf Papier 770 x 570 mm / Nr. 134

Picasso hat mit dem am 4. Juni 1937 vollendeten Wandbild *Guernica* im Spanischen Pavillon der Pariser Weltausstellung öffentlich Partei ergriffen gegen den militaristisch-klerikalen Feudalstaat und für die soziale und demokratische Republik Spanien. Der Titel bezog sich auf die planmässige Zerstörung der ungeschützten baskischen Hauptstadt durch ein Detachement der deutschen Luftwaffe am 26. April 1937. Das Thema von *Guernica* ist das allegorische Erscheinen der damals und noch Jahrzehnte später verleugneten lichtbringenden Wahrheit über einem Schauplatz horrenden Leidens. Bei jedem späteren Gemälde mit Bezügen auf Kriegshandlungen (siehe dazu den *Raub der Sabinerinnen*, Tafel 37) wird Picasso das Leiden der zivilen Opfer, und zwar der Frauen und Kinder, sowie die Brutalität der Krieger zum Inhalt der Darstellung machen. Dazu sagte Picasso ausdrücklich im Mai 1937: »Ich stelle meinen Hass gegen die Militärkaste dar, die Spanien in ein Meer von Leid und Tod gestürzt hat.«

Die Metapher »ein Meer von Leid« wurde vom Juni bis in den Oktober 1937 hinein zum Hauptthema und fand ihre bildliche Darstellung in der Flut von Tränen weinender Frauen. Man nennt die Gruppe »Guernica-Nachträge«. Dazu gehört die Radierung *Weinende Frau* vom 1. oder 2. Juli 1937, von der Picasso einen Abzug zusammen mit *Guernica* und den sich darauf beziehenden Zeichnungen und Bildern der Republik Spanien vermachte.

Picasso hat die Darstellung auf der gleichen Kupferplatte sechsmal verändert und erneut gedruckt. Er hat dabei der Frauenbüste mit immer mehr Strichen, Schraffen und der Zufügung von Tränenströmen einen zunehmend leidenden Ausdruck gegeben. Sogar das Motiv einer blutenden Stirnwunde, das noch im dritten und vierten Zustand der Platte den Schmerz als eine körperliche Verwundung begründete,

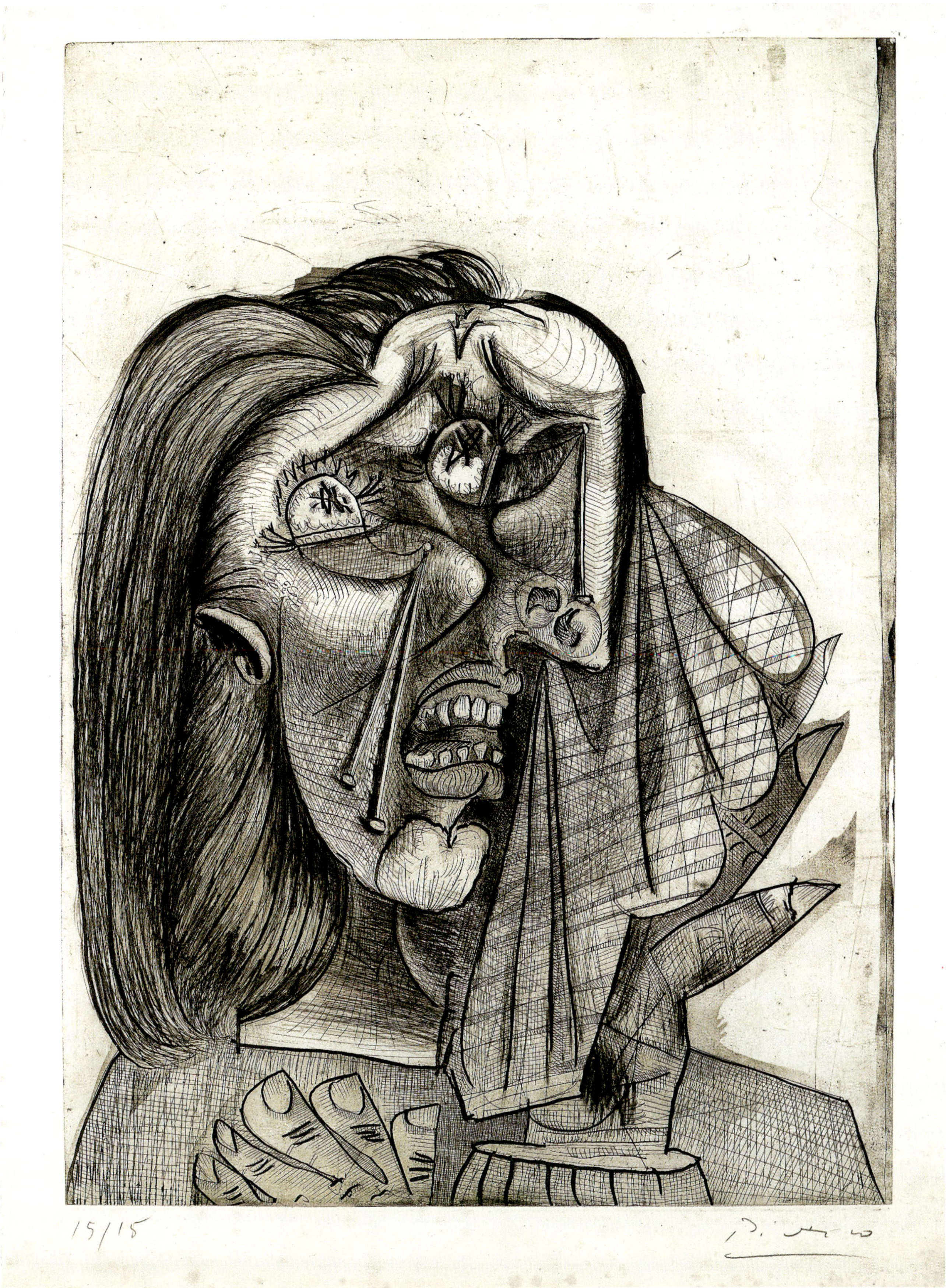

27

hat Picasso eliminiert und in dieser letzten Redaktion das Leid als existentielle Verzweiflung verstanden. Zum Ausdruck derartig tiefen Leidens gehört der ikonographischen Tradition nach auch das Tränentuch, wie es sich Maria Magdalena auf Kreuzigungsbildern ans Gesicht hält. Mit dieser Anspielung hat Picasso in der Radierung *La femme qui pleure I* die damalige Aktualität des Spanischen Bürgerkriegs und des historischen Allegorienbildes *Guernica* in den Ausdruck tiefsten und zeitlosen Miterleidens gewandelt.

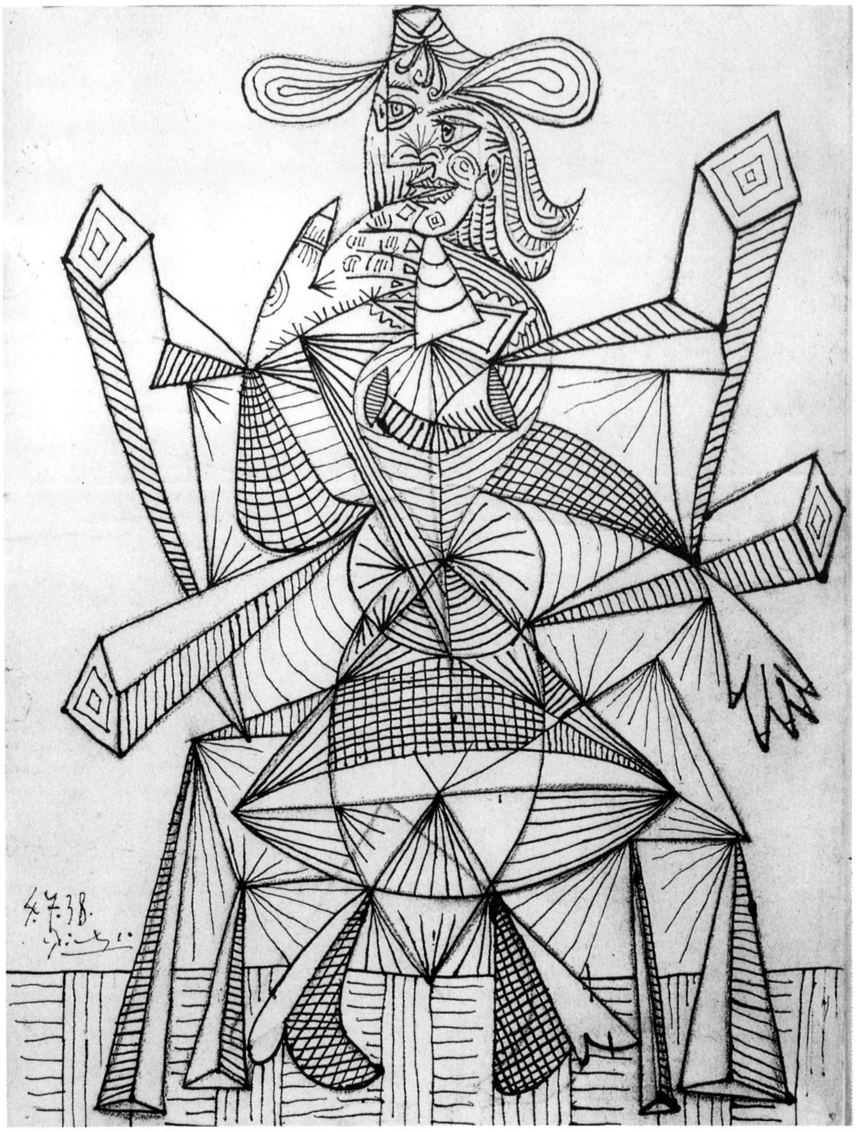

28

Pablo Picasso

28 ***Femme assise dans une chaise (Dora)***
1938
Frau auf einem Stuhl sitzend (Dora)
Tuschfeder auf Papier, 65 x 50 cm / Nr. 136

Motiv und Stilmittel sind die gleichen wie in dem Werk *Femme assise* (siehe Tafel 29) sowie in einer Reihe von Zeichnungen aus diesen Monaten. Die Frau im Strohhut auf dem einfachen hölzernen Sessel mit Strohgeflecht ist hier in ganzer Figur von vorn dargestellt. Die Hand des aufgestützten rechten Arms ist leicht ans Kinn gelegt. Doch allein um des Motivs willen hat Picasso diese Zeichnung nicht gemacht.

Dass er wie ein Ingres oder Raffael zeichnen konnte, hat Picasso zwanzig Jahre zuvor bewiesen. Jetzt zeichnet er wie mit Spinnweben und baut die Figur wie aus Drahtgittern, den Sessel wie aus zugespitzten Vierkanthölzern mit rapider Perspektivewirkung auf. Man darf hinter dieser Arbeitsweise eine grosse Prise Spass vermuten, nämlich jene tiefe Freude, die das Erfinden verschafft: das Zeichnen nicht »d'après nature«, sondern »contre nature« (wie Picasso selbst einmal bemerkte) und auch gegen alle Tradition und Wirklichkeit. Und so wird das Machen, nicht die Darstellung, zum Bildgegenstand.

Wie sehr sich Picasso 1938 in das einfache und doch überraschende Mittel des Tuschfederstrichs versponnen hat, zeigt in diesem Katalog der Vergleich mit Matisse' Zeichnung *Jeune femme assise en robe de résille* aus dem Jahr 1939 (siehe Tafel 52), in der mit einem Netz aus Kohlestrichen und mit modellierenden Tonwischungen das gleiche Motiv dargestellt ist.

Die erotische Sinnlichkeit des Sujets ist bei Picasso nicht geringer als bei Matisse, aber sie kommt nicht wie bei diesem von der Frauenfigur und deren intimer Nähe, sondern von den beiden unterschiedlichen Strichsystemen für Figur und Sessel – also aus dem Akt des Zeichnens. Den offenen und versteckten Bildzeichen für die gerundeten Teile der weiblichen Anatomie stehen die spitzen und kantigen Formen der Sesselteile gegenüber. So sitzt Picassos Frau vielleicht doch nicht nur in friedlicher Selbstgenügsamkeit da, sondern erleidet – als wäre es die Darstellung einer gemarterten Heiligen – die männliche Aggressivität der damaligen Zeitläufte.

Pablo Picasso

29 ***Femme assise dans un fauteuil (Dora)***
1938
Frau im Lehnstuhl (Dora)
Öl auf Leinwand, 188,5 x 129,5 cm / Nr. 137

Vom Frühjahr 1938 an zeichnete und malte Picasso während vieler Monate in immer wieder anderen Darstellungsweisen Bilder von Frauen, die ihm in der für ein Porträt üblichen Position Modell zu sitzen scheinen – wenn es natürlich auch wahr ist, dass Picasso getreue Bildnisse auch ohne die Anwesenheit des Modells schuf. Bildnisse im gewöhnlichen Sinn sind es nicht, sondern es sind einerseits ausdrucksvolle Stimmungsbilder, und zwar sowohl über den Zustand der porträtierten Frau als auch über die Gemütsverfassung des Künstlers, und es sind andererseits künstlerische Explorationen, Werke die man »capricci« nennen möchte, wenn dieser Gattungsbegriff dem tiefen Ernst von Picassos Kompositionen gerecht würde. Jedenfalls sind die immer wieder anders zusammengesetzten (nicht »auseinandergenommenen«!) Frauengestalten und Gesichtsteile und die in dieser Epoche geradezu wuchernde Stift- und Pinselarbeit (als könnte der Künstler sich nicht von der Arbeit trennen) ein wichtigerer künstlerischer Tatbestand als die Identifikation des Modells oder als die psychoanalytische

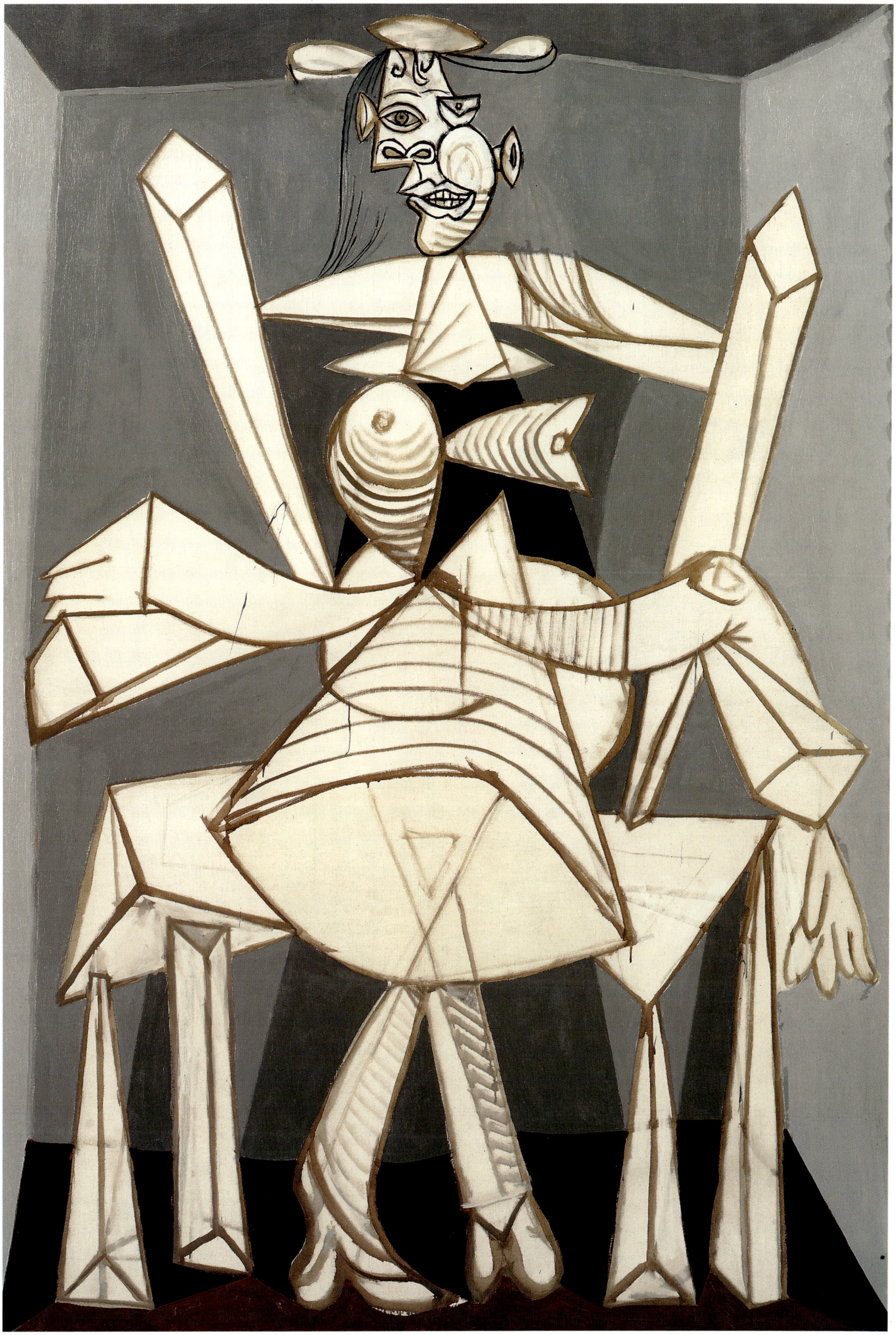

29

Pablo Picasso

30 ***Femme assise (Dora)*** 1938
Sitzende Frau (Dora)
Tusche, Gouache und Farbkreide auf Papier,
76,5 x 56 cm / Nr. 135

Interpretation von Picassos Liebeswerben und Grausamkeiten den zeitweiligen Gefährtinnen gegenüber.

In *Femme assise dans un fauteuil* vom 31. Mai 1938 – man vergleiche das vorangegangene Gouache-Blatt vom 27. April (Tafel 30) und die nachfolgende Federzeichnung vom 4. Juli (Tafel 28) – ist es eine aus grotesken Elementen zusammengesetzte Frau in einer sie von allen Seiten beengenden grauen Zelle. Sie trägt wohl hübsche sommerliche Kleidung samt Hütchen und Stöckelschuhen und lässt ihr Haar offen auf die Lehne des Sessels fallen, als wäre diese ihre schönen Schultern. Um so niederschmetternder wirken die tatenlosen Hände, die ungeschönten Falten am Ellbogen, die begierig nach links und rechts horchenden Ohren und die unterschiedlich gegebenen Augen. Überhaupt: Was ist sie doch für eine Jammergestalt, verglichen mit der aggressiv aus der Leinwand tretenden Sesselkonstruktion! Alles ist Ausdruck, ist Aussage, ist Botschaft an die Welt und an den Betrachter – aber alles ist auch ein Schritt vorwärts über die Tradition des Frauenbildnisses hinaus, wie er am Tag vorher noch nicht gemacht worden war und wie er am folgenden Tag seinerseits überholt werden wird. Eine biographische Information ist jedoch nennenswert, weil sie dieses erregende Werk in den Zusammenhang seiner Entstehung stellt: Picasso hat Dora Maar im Atelier an der Rue des Grands-Augustins 7 porträtiert, wo es einen solchen Sessel gab, in dem grossen Atelier also, wo er ein Jahr zuvor *Guernica* gemalt hatte, das er nun als enge, ausweglose Zelle wiedergibt.

Picasso hatte für ein einfaches Motiv wie ein Frauenbildnis tausend Darstellungsweisen in seinem Repertoire, und dennoch erfand er, angeregt durch das Motiv selbst und durch die Mittel, mit denen er arbeitete – hier Tuschfeder, Gouache und Pastellkreide – stets neue.

Die Frau (ist es seine damalige neue Gefährtin Dora Maar?) sitzt auf einem provenzalischen Holzstuhl mit Strohgeflecht (dieses sieht man nicht, aber das Liniengeflecht erinnert daran) in der Sonne. Sie trägt eine Sommerbluse und einen Strohhut. Im Dreiviertelprofil schaut sie nach links und schaut gleichzeitig frontal aus dem Blatt heraus – oder in sich hinein? Sie hört nach links und rechts und ist eins mit der Situation: mit dem Licht, dem Schatten, dem Material von Bluse und Hut und dem Stuhl. Für diese Einheit des momentanen Seins findet Picasso Darstellungsmittel, die zeichenhaft jede Einzelheit aktiv vorführen und doch gemeinsam die gleiche Sprache der Federlinien und Pastelltöne, der kubistischen und surrealistischen Bildkonventionen sprechen.

Seit Picassos Kubismus ist es dem Künstler möglich, auf der Bildfläche von einem Körper mehrere Ansichtswinkel zu kombinieren, die im Raum mehrere Standpunkte verlangen. Zum ersten Mal gab er im *Bildnis Wilhelm Uhde* von 1910 ein frontal und ein im Profil gesehenes Auge. Schon vorher, in den Horta-Landschaften von 1909, hatte er Beleuchtung und Eigenschatten sowohl von rechts als auch von links – wie hier bei den unterschiedlichen Stuhlpfosten – dargestellt. Und noch früher hatte Picasso von afrikanischen Masken gelernt, Augen und Ohren nicht als anatomische Objekte wiederzugeben, sondern als Zeichen für ›blicken‹ und ›hören‹ darzustellen.

Picassos Surrealismus hat solche Bildzeichen mit Affekt und grotesker Phantastik ausgestattet, besonders in der satirischen Radierungsfolge *Sueño y Mentiro de Franco* von 1937. In der Zeit des Spanischen Bürgerkriegs tritt Dora Maar in Picassos Kunst meist als weinende Frau mit umständlich wiedergegebenen Tränenbächen auf, so in der Radierung *La femme qui pleure I* (Tafel 27). Auch hier ist sie ernst, aber die Frühlingsonne verschaffte ihr einen Moment gefasster Besinnung.

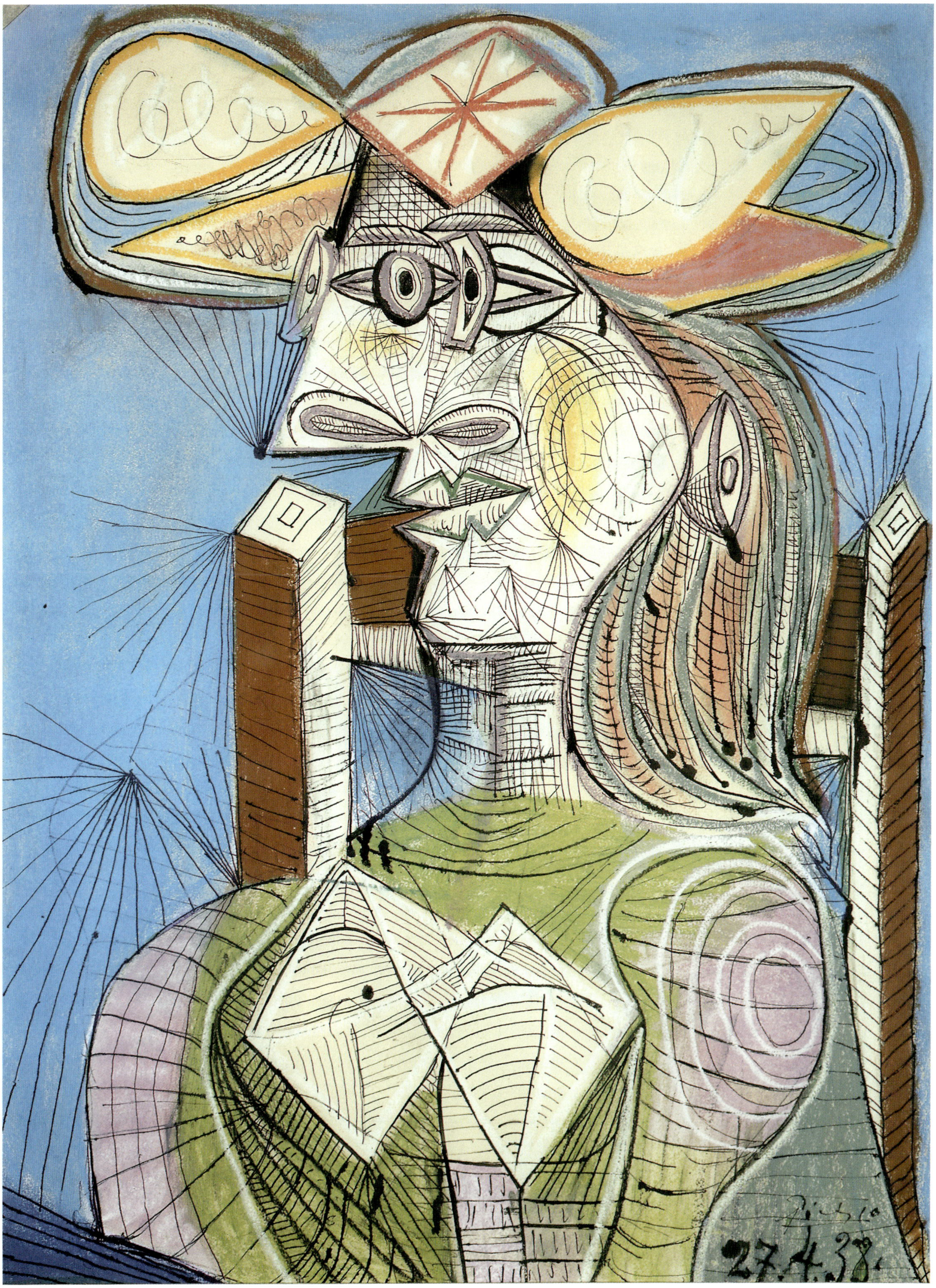
27.4.38.

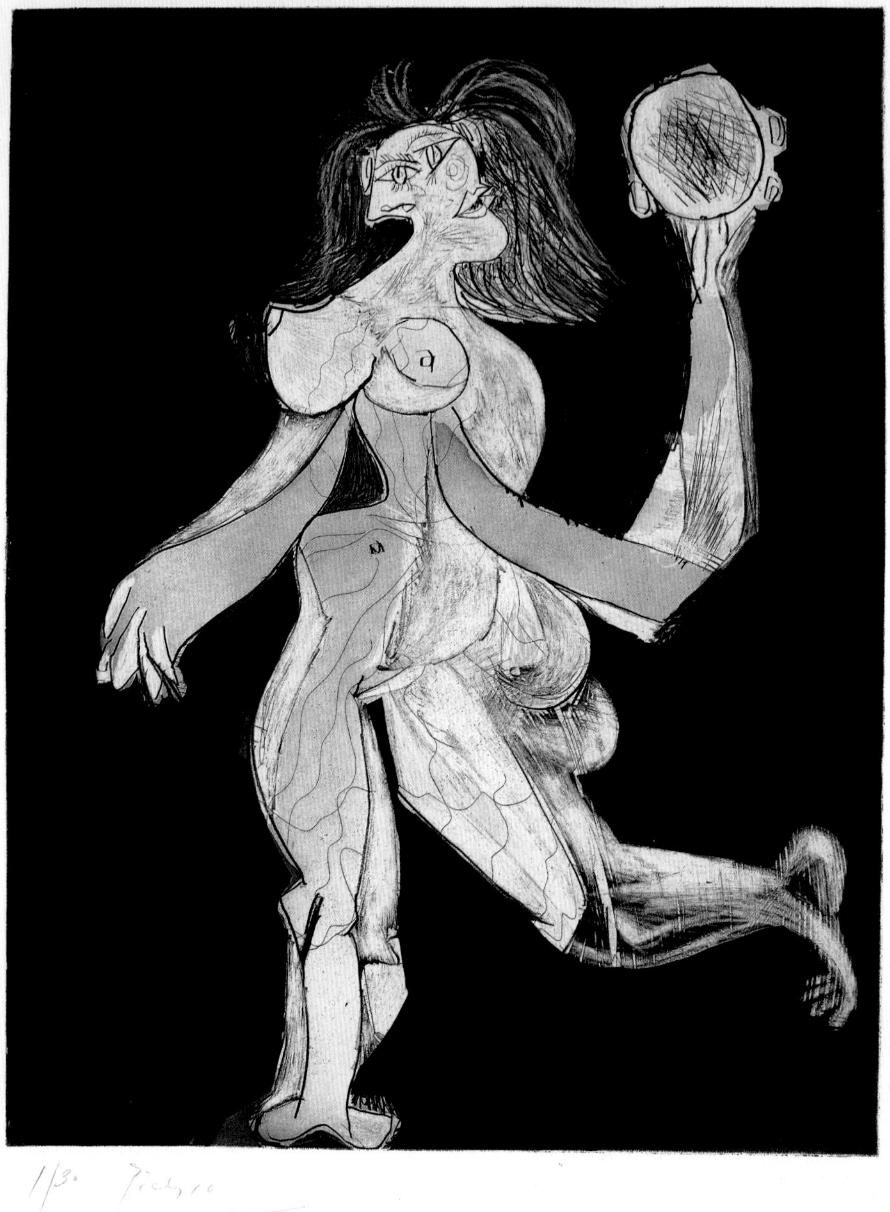

31

Pablo Picasso

31 ***La femme au tambourin*** 1939

Frau mit Tamburin

Aquatinta und Strichätzung auf Kupfer auf Papier »Vélin d'Arches«, 665 x 512 mm auf Papier 740 x 560 mm / Nr. 139

Druck von der unverstählten Platte 1942

Als Picasso im Februar und März 1939 im Druckeratelier von Roger Lacourière in Montmartre mit Radiernadel, Stichel, Schaber und Säuren auf der Kupferplatte die Darstellung einer nackten Frau erarbeitete, die ihren wilden Tanz mit Tamburinrasseln begleitet, war in den Zeitungen täglich von der militärischen Bedrohung und diplomatischen Erpressung zu lesen, mit denen Hitler – abgesehen von anderen Kriegsvorbereitungen – die Tschechoslowakei bedrängte und am 15. März besetzte. Die Interpretation dieses Werkes *La femme au tambourin* sollte die damaligen geschichtlichen Ereignisse einbeziehen, ansonsten könnte man sie zu den bukolischen Tänzerinnen der glücklicheren 50er Jahre rechnen. Den Beleg, dass sie zu den dramatischen Wochen vor dem Kriegsausbruch gehört, zeigt der verwandte Linolschnitt *Tête de femme*, den Picasso damals der Broschüre »Pour la Tschécoslovaquie. Hommage à un pays martyr« mitgab. Die tanzende Furie stammt aus der griechischen Sagenwelt. Sie ist eine der wilden, lärmenden Mänaden, Begleiterinnen des irr besoffenen Dionysos, auf dessen Geheiss sie den Sänger Orpheus in Stücke rissen. Mit dieser Identifikation ist dieses graphische Blatt ohne Zweifel ein Kommentar Picassos zu Hitlers Kriegshetze und Kunstfeindlichkeit.

Viermal hat Picasso die Darstellung verändert, bevor er für den fünften Zustand das »Gut zum Druck« gab. Die Verwandlungen betrafen vor allem das linke Bein (es gibt nun nicht mehr ein Stehen, sondern ein rasches Heraneilen wieder), die Haare (nun länger, voller) und den (jetzt gleichartig nachtschwarzen) Hintergrund. Die disparaten Elemente des Gesichts (die Nase nach links, der Mund nach rechts, das linke Auge frontal, das rechte im Profil nach links) und des Körpers (gleichzeitige Ansichten von vorn, von der Seite und schräg von hinten) blieben sich gleich und gehören natürlich zu Picassos anatomischen Freiheiten, mit denen er die Naturwiedergabe durch konzeptuelle Informationen bereichert; bei diesem Thema aber steigern sie den Tanz der Mänade zur Raserei und verleihen dem Blatt die Kraft der Teufelsbannung.

Pablo Picasso

32 ***Buste de femme au chapeau (Dora)*** 1939

Frauenbüste mit Hut (Dora)

Öl auf Leinwand, 55 x 46,5 cm / Nr. 138

Anfang September 1939, bei Beginn des Zweiten Weltkriegs, reiste Picasso nach Royan an die Atlantikküste, wo Marie-Thérèse Walter mit ihrer gemeinsamen Tochter Maja den Sommer verbrachte. Zusammen mit seiner Gefährtin Dora Maar und dem als Sekretär amtenden Freund Jaime Sabartès wohnte und arbeitete er bis zum Ende des Jahres im Hôtel du Tigre. Dort malte er am 30. November das Bild *Buste de femme au chapeau*. Bis Ende August 1940 richtete er sich dann in einer gemieteten Villa sein Atelier ein. Von Oktober 1939 bis Mai 1940 hielt Picasso sich zwischendurch für jeweils mehrere Tage oder Wochen in Paris auf. Seine Antwort auf die Besetzung Frankreichs durch

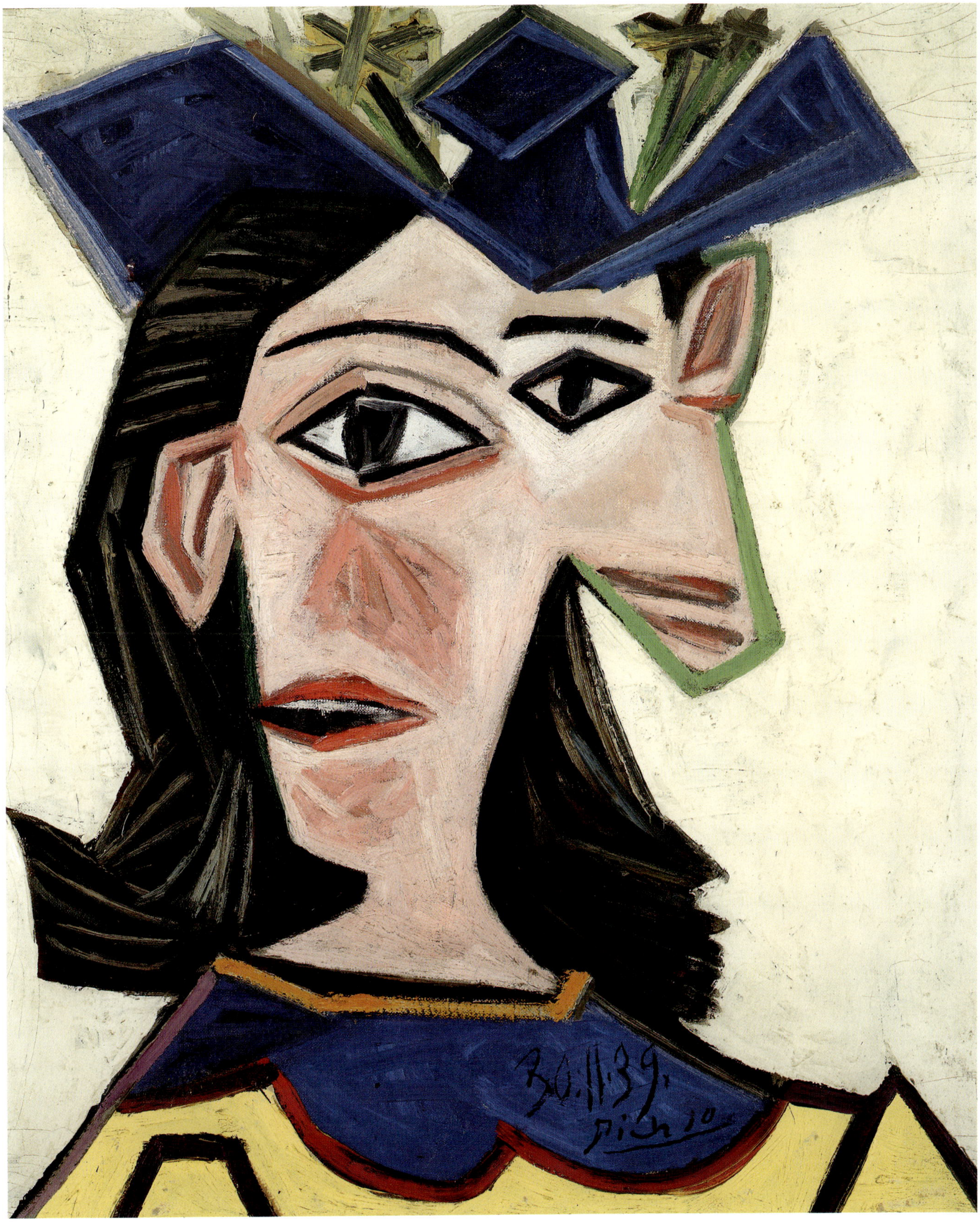

32

die deutsche Wehrmacht bestand darin, dass er seine schöpferische Arbeit fortsetzte.

Das Gemälde *Frauenbüste mit Hut* gehört zu einer langen Reihe von Frauenbildnissen aus dieser Epoche (siehe die Tafeln 26–30), die von Dora Maars Gesichtszügen und Persönlichkeit (manchmal auch – sogar am gleichen Tag – von Marie-Thérèse Walter) inspiriert waren, ohne dass man von Porträts sprechen darf. Picasso verfogte damit zwei Ziele: Zum einen wollte er die Individualität der Dargestellten und vielleicht auch ihr Erleben des Zeitgeschehens ausdrücken; zum anderen und vor allem aber lag ihm daran, die Konventionen der Bildnismalerei und selbst seine eigenen am Vortag gefundenen unkonventionellen Darstellungsmittel durch immer neue Möglichkeiten zu erweitern. Dazu gehört die Verbindung von Frontal- und Profilansicht: hier als Nebeneinander von zwei Nasen oder von zwei Ansichtswinkeln (Kinn, Mund und Nase ein Viertel von rechts, die zweite Nase im Scheinprofil von links unter frontal gegebenem linken Auge). Die Tagesneuheit scheint aber die Darstellung des rechten Auges gewesen zu sein. Es ist aus zwei einander zugekehrten Profilaugen zusammengesetzt und blickt mit einer grossen, dunklen Pupille, wie sie Picasso selbst eigen war, frontal aus der Leinwand heraus. Die Hauptsache dieses Gemäldes ist ohne Zweifel das Blicken dieses einen Auges, das für die beiden Augen in einem Gesicht steht. Es ist, als hätte Picasso sich in diese Person hineinversetzt und herausgefunden, dass sie beim Blicken sich ihrer Augen nicht bewusst ist, da diese doch nur ein einziges, allerdings stereoskopisches Sehbild vermitteln. Die einfachste Art auszudrücken, dass dementsprechend das rechte und das linke Auge zusammenwirken, bestand an diesem Tag darin, die zwei Augen im Profil von rechts und von links zu kombinieren; am folgenden Tag mag Picasso eine andere Lösung eingefallen sein. Dahinter steht nicht Willkür (und schon gar nicht die »Zerstörung des Menschenbildes« oder ein psychoanalytisch zu ergründender »Komplex«), sondern Picassos Intelligenz. Seit seiner Betrachtung von afrikanischen Masken und dem nachfolgenden Kubismus ist diese wühlend und schöpferisch am Werk. Sie war immer – auch in diesem Bildnis – auf die grundsätzlichen Möglichkeiten der Kunst gerichtet. Aber ein individuelles, auf Dora Maar hinweisendes Zeichen enthält diese Darstellung doch, links die Anspielung bei Nase und Ohr auf die Physiognomie ihres Afghanen-Hundes Kazbec.

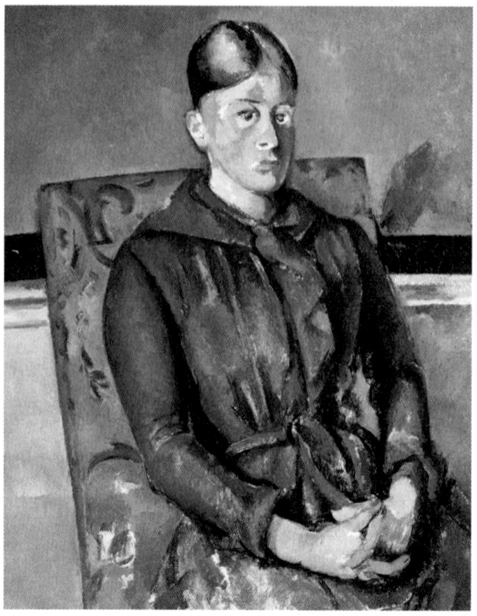

Paul Cézanne, *Madame Cézanne im gelben Lehnstuhl*, 1888–90; Öl auf Leinwand, 80,5 x 64,5 cm (Tafel 5)

Pablo Picasso

33 ***Femme en vert (Dora)*** 1944
Frau in Grün (Dora)
Öl auf Leinwand, 130 x 97 cm / Nr. 141

Der gegenwärtige Stand der Picasso-Kennerschaft verlangt, dass ein Bildnis auf den Monat genau datiert und die dargestellte (eher: die anvisierte) Person mit Namen benannt werde. Beim Gemälde *Femme en vert* herrscht über diese beiden Informationen noch keine Einhelligkeit. Der enge Raumkasten ist durch Dora-Maar-Bilder aus den Jahren nach 1938 bekannt, die im *Guernica*-Atelier an der Rue des Grands-Augustins entstanden. Physiognomische Ähnlichkeit mit der damaligen Gefährtin Picassos ist nicht wahrscheinlich, doch weisen eine Reihe von Formulierungen im Gesicht, zum Beispiel die Wiedergabe der Nase als Hundeschnauze, sowie Frisur, modische Accessoires oder lange rote Fingernägel auf Dora Maar hin (siehe *Femme assise dans une chaise (Dora)*, Tafel 28; *Femme assise dans un fauteuil (Dora)*, Tafel 29; *Buste de femme au chapeau (Dora)*, Tafel 32). Diese Hinweise schliessen Marie-Thérèse Walter aus, obwohl sie in Picassos Leben zwar nicht täglich, wie Dora Maar bis 1943, so doch bis zum Kriegsende wöchentlich präsent war. Seit Mai 1943 aber gibt es noch eine andere Frau in Picassos Atelier: Françoise Gilot. Vorerst auf Distanz bedacht, führte die neue Liebe vom November an zu intimen Nachmittagen an der Rue des Grands-Augustins. Von Juni 1943 an wurde unter Picassos Bildthemen ein Pariser Plätzchen mit Liebespaaren, grünstrotzenden Baumstämmen und dem Namen Vert Galant (nach dem legendär potenten König Henri IV.) bedeutungsvoll. Im Gemälde *Femme en vert* sitzt die Dargestellte dem Maler noch sehr zugeknöpft Modell, was dem einen der überlieferten Daten, September 1943, gerecht würde. Wenn Februar 1944 die richtige Lesart der Beschriftung »f '44« auf dem Chassis ist, so hiesse der Befund für den, den solche Identifikationen interessieren: nicht unbedingt mehr – oder nur noch aus Gewohnheit – Dora, jedoch noch nicht Françoise.

Die kunsthistorische Bildbetrachtung kommt zu einem ähnlichen Resultat. Die *Frau in Grün* ist zwar eine sehr persönlich gefärbte, aber sinnlich zurückhaltende Darstellung einer Frau, die dem Maler angekleidet (»zugeknöpft« war nicht zuviel gesagt) Modell sitzt – nicht anders als Madame Cézanne einst ihrem Gatten Modell gesessen hat (*Madame Cézanne im gelben Lehnstuhl,* siehe Tafel 5). Wieder einmal misst Picasso sein Können an der Kunst eines grossen Meisters. Man vergleiche die Haltung, den Blick, die Nasenlöcher, die verschränkten Finger – in *Madame Cézanne* lässt sich beim Kinn sogar ebenfalls eine Profildarstellung ausmachen. Bezeichnend ist auch die Diskontinuität der Raumkonstruktion: Die schwarze Raumkante ist in der – auch bei *Madame Cézanne im gelben Lehnstuhl* merkwürdigen – Partie zwischen Körper und linkem Arm nicht fortgesetzt, und was am linken Bildrand flache Rahmung ist, kippt über dem Kopf um zum verkürzten Plafond, wie es manchmal bei Cézanneschen Fensterleibungen zu sehen ist. Das maskenhafte Gesicht jedoch mit den zeichenhaften Augen ist wie die Signatur Picassos: Es ist eine stilistische Reminiszenz aus dem Jahr 1907, dem Jahr der *Demoiselles d'Avignon*, der afrikanischen Masken und der Selbstfindung Picassos gegen Cézanne.

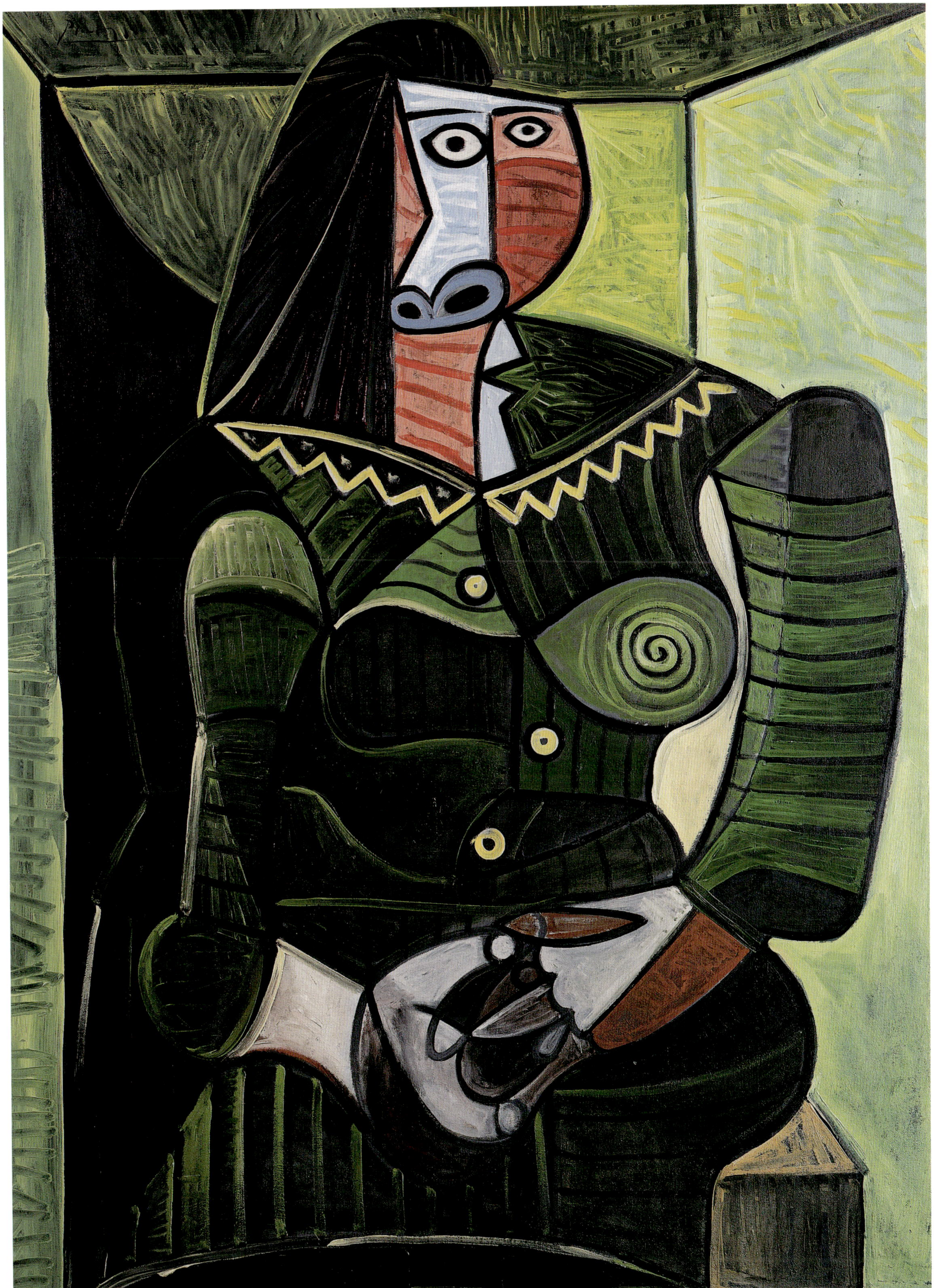

33

Pablo Picasso

34 ***Femme au chapeau*** 1961
Frau mit Hut
ausgeschnittenes und gefaltetes Eisenblech,
1963 bemalt, 126 x 73 x 41 cm / Nr. 145

In den Jahren 1960/61 hat der achtzigjährige Maler noch einmal erfindungsreich die Geschichte der Bildhauerkunst weitergeführt, als er nach seinen Papiermodellen Figuren aus flachen Blechen ausschneiden liess und ihnen durch einfache Faltungen Standfestigkeit und durch Vor- und Zurückbiegen Volumen gab. Ähnlich hatte er in den Jahren 1914 bis 1916 in sehr kleinen kubistischen Konstruktionen die Stillebenmotive verwandelt. Was damals den Charakter von Improvisationen hatte, erfüllt nun den Anspruch auf Monumentalität. Zwei Exemplare von *Femme au chapeau* sind unbemalt und befinden sich in Picassos Nachlass, ein weiss bemaltes Exemplar gehört dem Musée Picasso in Paris.

Die Gesichtszüge sind diejenigen von Jacqueline Roque, die 1961 Picassos Frau geworden war. Stirn und rechtes Auge sind frontal, Nase und linkes Auge im Profil nach links, Mund und Kinn im Profil nach rechts dargestellt. Die Halbfigur sitzt in einem roten Polstersessel mit geschwungenen Armlehnen. Der blaue Hut und das blaue Kleid mit weissem, durchbrochenem (ins Blech gelochtem) Spitzenkragen vermitteln den Eindruck einer Dame, die zum Ausgehen bereit ist. Vielleicht (das traf für Jacqueline Picasso zu) hat sie sich die Fingernägel frisch lackiert und wartet eine Minute, bis der Nagellack getrocknet ist. Die Fingernägel der Blechdame sind nicht bemalt, sondern ausgeschnitten, um immateriell zu glänzen. Die Busenpartie ist über den Oberkörper gefaltet und erhält fülliges Volumen durch die gemalten Schatten darunter. Überhaupt ist viel Trompe-l'œil im Spiel – in diesem witzigen Spiel zwischen Zwei- und Dreidimensionalität, zwischen aufgemalten und ausgeschnittenen Silhouetten, zwischen Figur und Grund – zwischen Malerei und Skulptur: dem Imaginären und dem Realen.

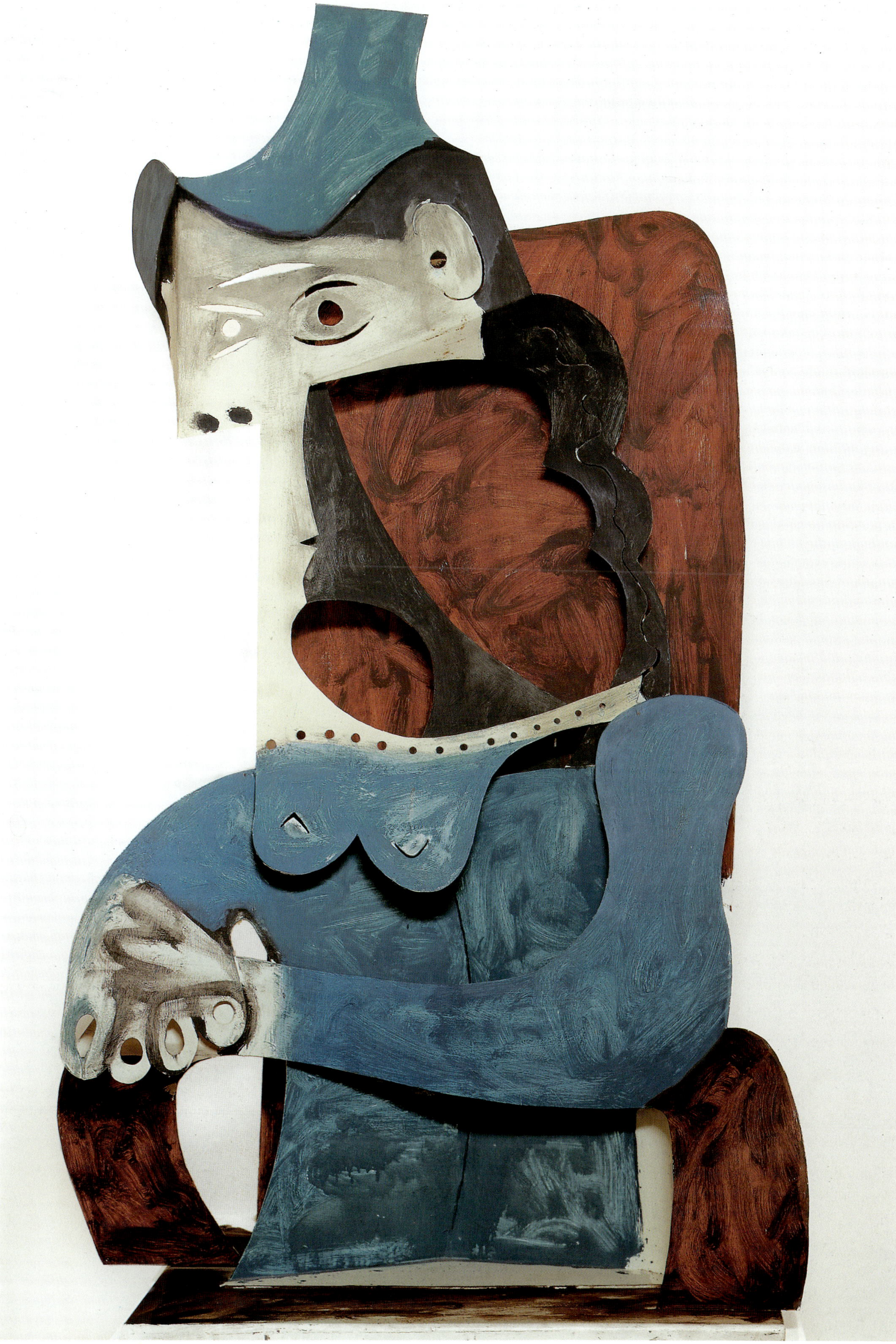

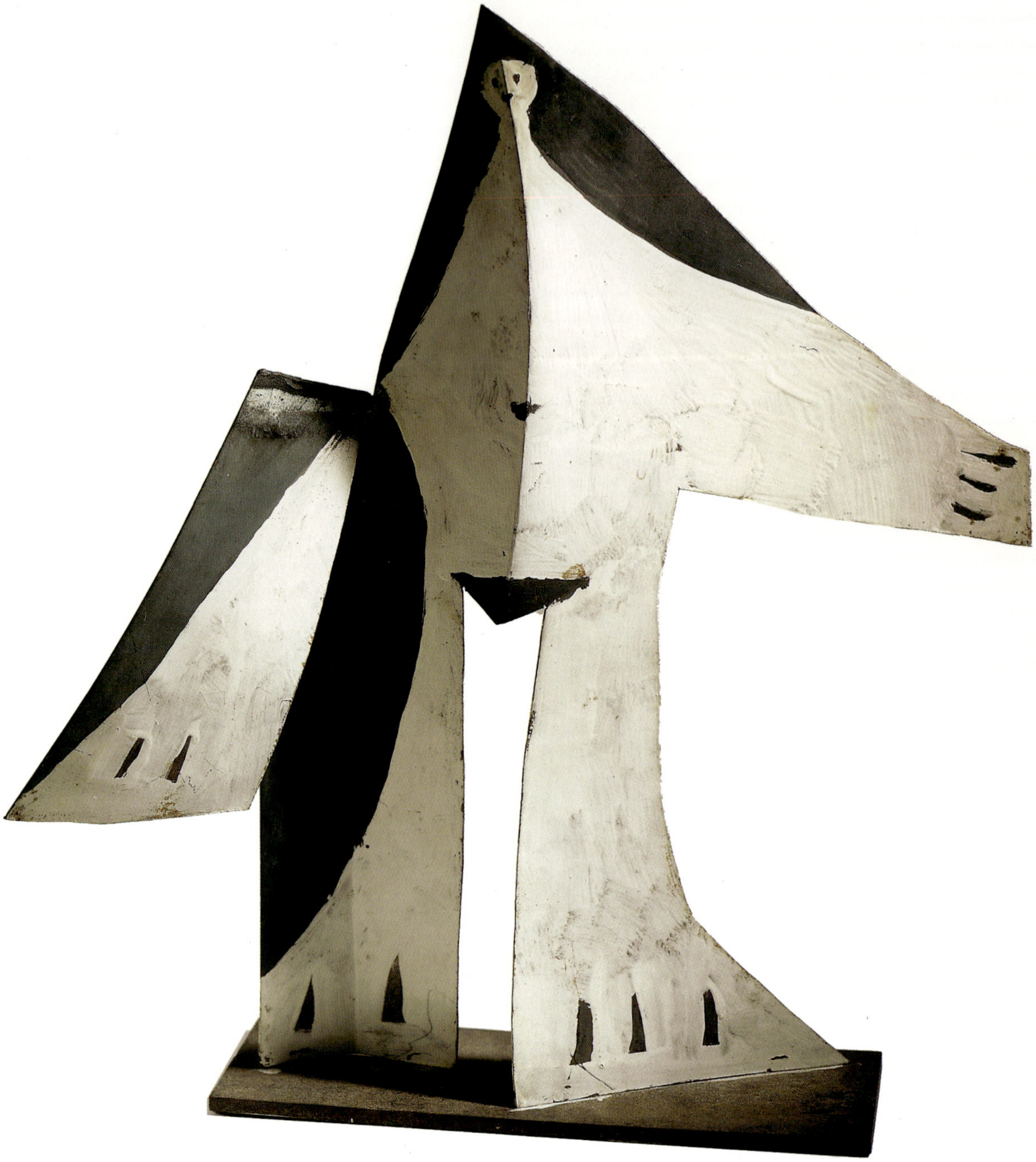

35

Pablo Picasso

35 ***Petite femme aux bras écartés*** 1961
Kleine Frau mit ausgebreiteten Armen
ausgeschnittenes und gefaltetes Eisenblech, weiss bemalt, 36,2 x 34,5 x 13 cm / Nr. 143

36 ***Tête de femme*** 1961
Frauenkopf
ausgeschnittenes und gefaltetes Eisenblech, weiss bemalt, eingeritzte Zeichnung, 28 x 21 x 9,5 cm / Nr. 144

Picassos flächige Faltskulpturen von 1961 sehen aus wie spassige Kleinplastiken, aber sie sind Vorstadien einer neuartigen Monumentalplastik. Das Konzept erinnert an die Papierfiguren, die Picasso in den Jahren 1940 bis 1942 für seine 1935 geborene Tochter Maja zeichnete, bemalte und ausschnitt, wenn er sie und ihre Mutter Marie-Thérèse Walter sonntags am Boulevard Henri-IV besuchte. Das war damals wie Zauberei gewesen, wenn ein kleines Persönchen, zum Beispiel Maja selbst, sich vom Papierbogen löste, eine bemalte Rückseite erhielt und mit zwei, drei Knickfalten zum aufrechten Stehen gebracht wurde. Was vorher Bild war, existierte nun im realen Raum; Malerei war Skulptur geworden und behielt innerhalb der ausgeschnittenen Kanten doch die Kraft des gemalten Scheins. Die Plastik *Tête de femme*, der übrigens auf der Rückseite eine schlichte Frisur aufgemalt ist, steht wie in einem Zwischenreich von wirklichem und gemaltem Licht und Schatten.

An der Skulptur *Petite femme aux bras écartés* wirkt die Malerei noch wandlungs-

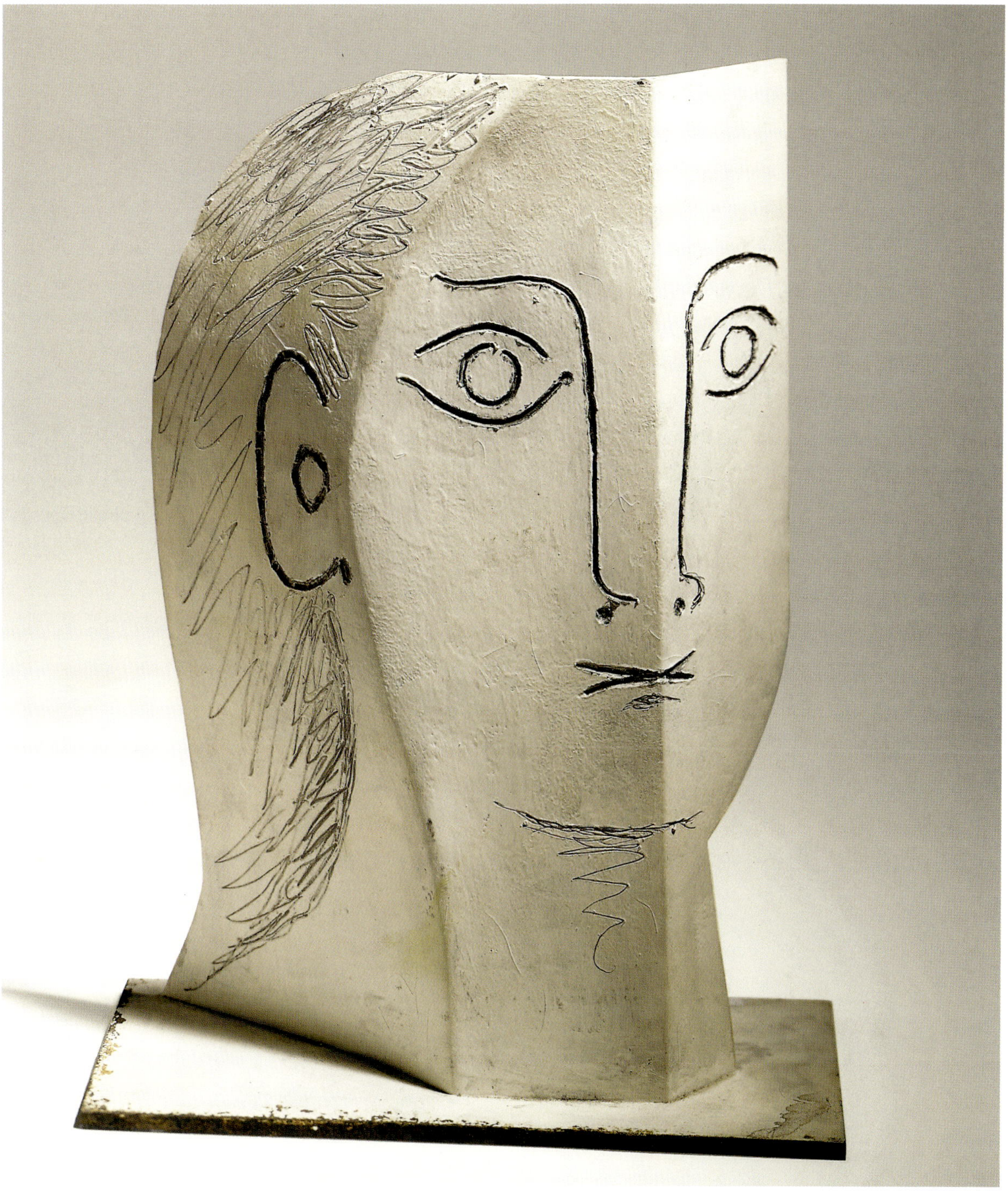

36

fähiger. Picasso hat dies an einem halben Dutzend Varianten durchgespielt, in welchen innerhalb der gleichen Kanten unterschiedliche Bemalungen der Figur jeweils andere Umrisse und Gliedhaltungen geben. Einmal mehr ging Picasso damit über die bisherigen Gattungsgrenzen in der Kunst hinaus. »Was ist Plastik? Was ist Malerei?« sagte er 1947 zu Brassaï, als sie gemeinsam Kahnweilers Publikation »Les sculptures de Picasso« vorbereiteten. »Immer hält man sich an die hergebrachten Vorstellungen, an veraltete Definitionen, als ob es nicht gerade die Aufgabe des Künstlers wäre, neue zu finden.«

Zum Beweis, dass diese bemalten und mittels Falten zum freien Stehen fähigen Schnittfiguren ernsthafte neue Plastik sind, mussten sie sich in monumentale Grösse überführen lassen. Erstmals geschah dies mit *Petite femme aux bras écartés*, die als über fünf Meter hohe abgewinkelte Betonwand auf dem Landsitz von Picassos Händler Daniel-Henry Kahnweiler ausgeführt wurde. Picasso dachte daran, an der Côte d'Azur entlang solche Monumente aufzustellen. Auf das Betreiben von Ernst Beyeler hin schenkte Bernard Ruiz Picasso 1985 gemäss dem Versprechen seines Grossvaters die Metallmaquette von *Homme aux bras écartés* aus dem gleichen Jahr der Öffentlichen Kunstsammlung Basel und willigte ein, dass die Figur auf über acht Meter Höhe vergrössert wurde. Seit 1992 steht sie auf dem Picasso-Platz hinter dem Basler Kunstmuseum.

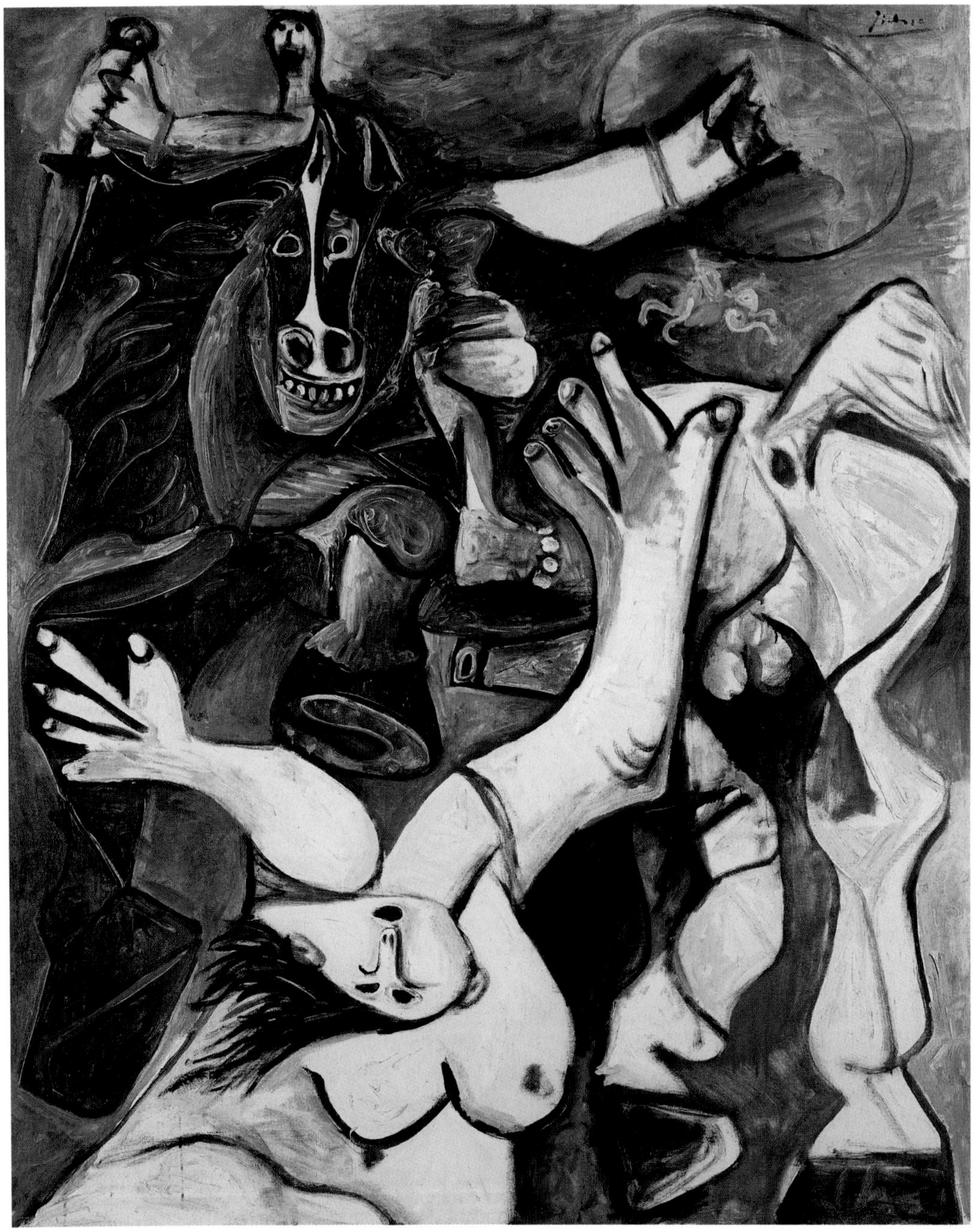

37

Pablo Picasso

37 ***L'Enlèvement des Sabines*** 1962
Raub der Sabinerinnen
Öl auf Leinwand, 161,5 x 130 cm / Nr. 146

Vom 20. Oktober 1962 an stand wegen der Entdeckung russischer Raketenabschussrampen auf Kuba Krieg zwischen den Vereinigten Staaten von Amerika und der Sowjetunion bevor. Die Kuba-Krise erreichte am 27. Oktober ihren Höhepunkt, entspannte sich am 28. Oktober durch die Zusage, die Raketen zu demontieren, und wurde im Januar 1963 formell beigelegt. Wie alle Welt war auch Picasso vom Gedanken an Krieg tief aufgewühlt. Er wählte ein Thema, das zwei Parteien, aber auch Mann und Frau, feindlich einander gegenüberstellt, und entwarf mit vielen Skizzen und vorläufigen Entwürfen die Darstellung des Raubs der Sabinerinnen. Um sich an den Werken grosser Vorgänger zu messen, liess er Nicolas Poussins *Raub der Sabinerinnen* (1635) und Jacques-Louis Davids *Die Sabinerinnen* (1799; beide im Louvre, Paris) in Diapositiven riesengross an eine Wand in seinem Haus Notre-Dame-de-Vie in Mougins projizieren. Vom 26. Oktober bis zum 3. November erarbeitete er in zwei Skizzenblöcken (bekannt als »carnet 162« und »carnet 164«) seine eigene Darstellung. Am 2. und 4. November malte er die hier vorliegende Fassung unter Verwendung der Entwürfe I, IV und V vom 1. November im »carnet 162«. Zwei andere Gemälde vom 4. bis 8. November 1962 (Musee d'Art Moderne, Centre Georges Pompidou, Paris) und vom 9. Januar und 7. Februar 1963 (Museum of Fine Arts, Boston) schlossen die Arbeit an diesem Thema ab. Über das Grisaille-Gemälde der Sammlung Beyeler schrieb Gert Schiff: »Wenn ein einziges Bild die Summe aller brutalen Gewalt in der Welt enthalten könnte, so wäre es dieses.«

Die Bildaussage, die vielfältigen Vorbereitungen und manche skizzierten Motive erinnern natürlich an die Arbeit an *Guernica* im Jahr 1937. Wie dort sind sowohl der historische Anlass als auch die kunsthistorischen Vorbilder Picassos eigener Thematik gewichen. Krieg wird zurückgeführt auf männliche Gewalt und Potenz (deshalb das Gemächt des Hengstes im Zentrum der Leinwand), die eine Frau zerstören. Anders als in *Guernica* ist hier das Pferd nicht Opfer, sondern Todesbringer – mehr noch als der unbedeutende Reiter mit dem übergrossen Fuss, den Picasso früher wiederholt als Attribut einer Selbstdarstellung eingesetzt hat. Anders als die friedensstiftende Hersilia in Davids Gemälde ist die von ihr abgeleitete Frau hier vergewaltigtes Opfer. Aus der momentanen weltpolitischen Spannung der Kuba-Krise und aus dem legendären Kampf zwischen Römern und Sabinern hat Picasso das Konzentrat einer brutale Gewalt erleidenden Frau gezogen.

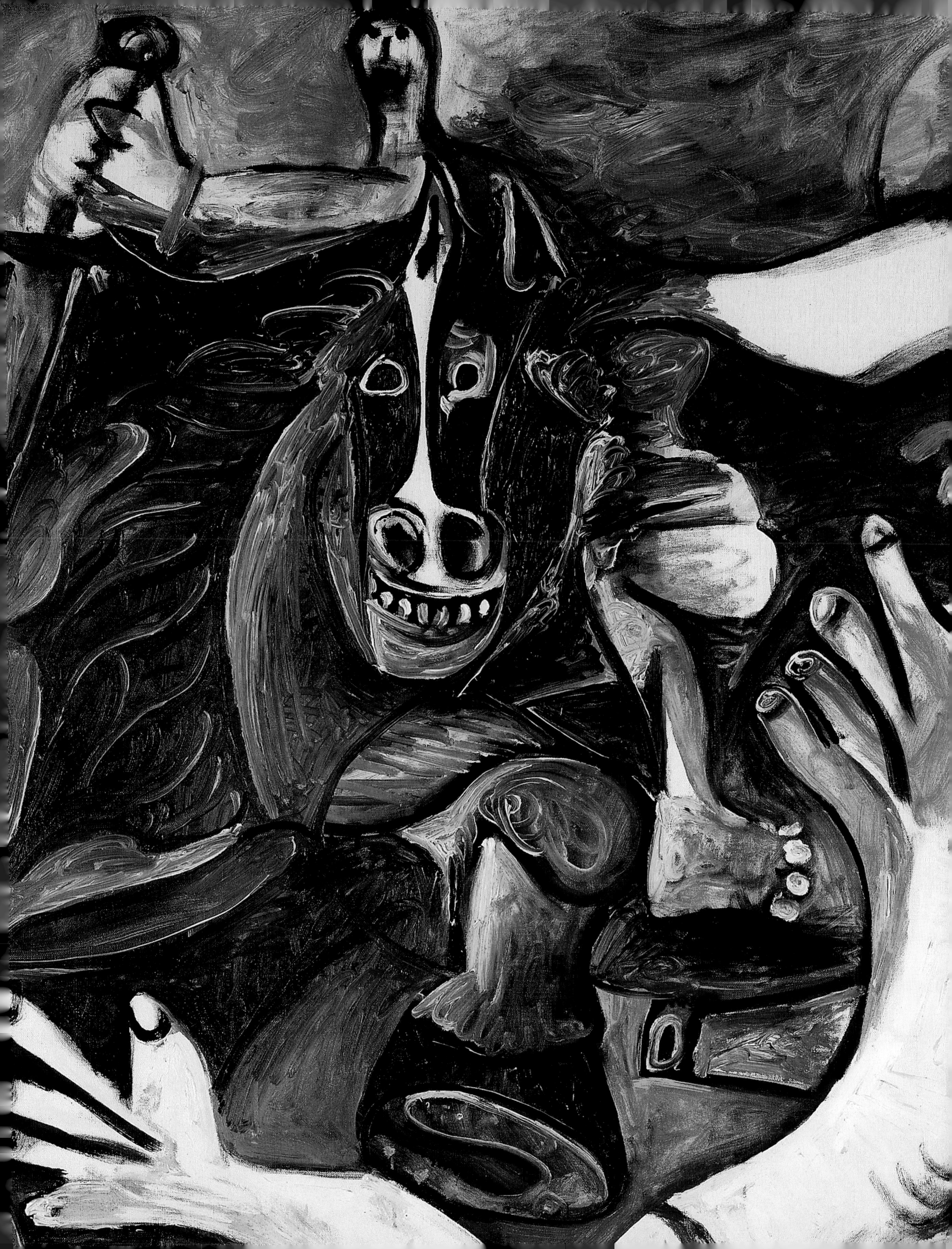

Pablo Picasso

38 ***Nu couché et homme au masque*** 1969

Liegender Frauenakt und Mann mit Maske

Bleistift auf Papier, 50 x 65,5 cm / Nr. 148

Wenn es möglich wäre, jede Zeichnung Picassos mit dem Thema Mann und Frau in einen kurzen Prosatext zu übersetzen, so ergäben sie alle zusammen ein vieltausendseitiges Lehrbuch der Geschlechterpsychologie, wie noch nie eines geschrieben worden ist. Von den zwei immer gleichen Gegebenheiten ausgehend – ein Frauenakt und ein um das Weibliche werbender Mann –, schildert Picasso unzählbare Variationen von Empfindungen.

Die Frau auf diesem Blatt ist eine schlafende Odaliske. Ihr Schlaf ist tief, ihr körperliches Verlangen ist erfüllt, ihr gegenwärtiger Zustand ist pflanzenhaftes Sein. Die lackierten Fingernägel haben ihren koketten Zweck erreicht und dienen nun wie Stacheln als Wächter ihres Schlafes.

Die Psychologie des Mannes ist unendlich viel komplizierter. Das Tuch um die Hüften und der wilde Haarschopf kennzeichnen ihn als antikischen Primitiven. Kein Jüngling mehr, ist er doch auch noch nicht der alte Mann, als den die Frau ihn vorher, als er seine Maske – sein chronologisches Alter – getragen hatte, sah. Aber sein maskenloses Profil ist doch vom Todesschatten an der Wand begleitet. Er hat jetzt, da die Frau schläft und seine wahre Identität nicht sehen kann, seine Maske abgenommen, und wir sehen auf der Mitte seiner Stirn ein Auge, das ihn als mythologischen Polyphem identifiziert; das andere, weitgeöffnete Auge blickt mit der Intensität eines Künstlerauges. (Dreieinhalb Jahrzehnte früher personifizierte Picasso seine im Inneren widerstrebenden Kräfte in der Gestalt des Minotauros.)

Wenn auch eine Zeichnung wie *Maler und Modell* von 1953 nicht autobiographisch interpretiert werden darf (der Künstler dort ist eher Matisse als Picasso), so handelt diese Darstellung wahrscheinlich doch vom 88jährigen Picasso selbst, der sich in der Maske als runzliger und zahnloser Greis – mit Picassos berühmten schwarzen Knopfaugen – karikierte. Wie in allen Zeichnungen Picassos sind jene Stellen inhaltlich am bedeutungsvollsten, die er mit auffallenden Stricharabesken ausstattete. Hier ist es – ausser dem pflanzenartigen Betttuch, in das die schlafende Frau versinkt – die Nase der Maske, Metapher, so die Deutung der Psychologie, des männlichen Geschlechts.

38

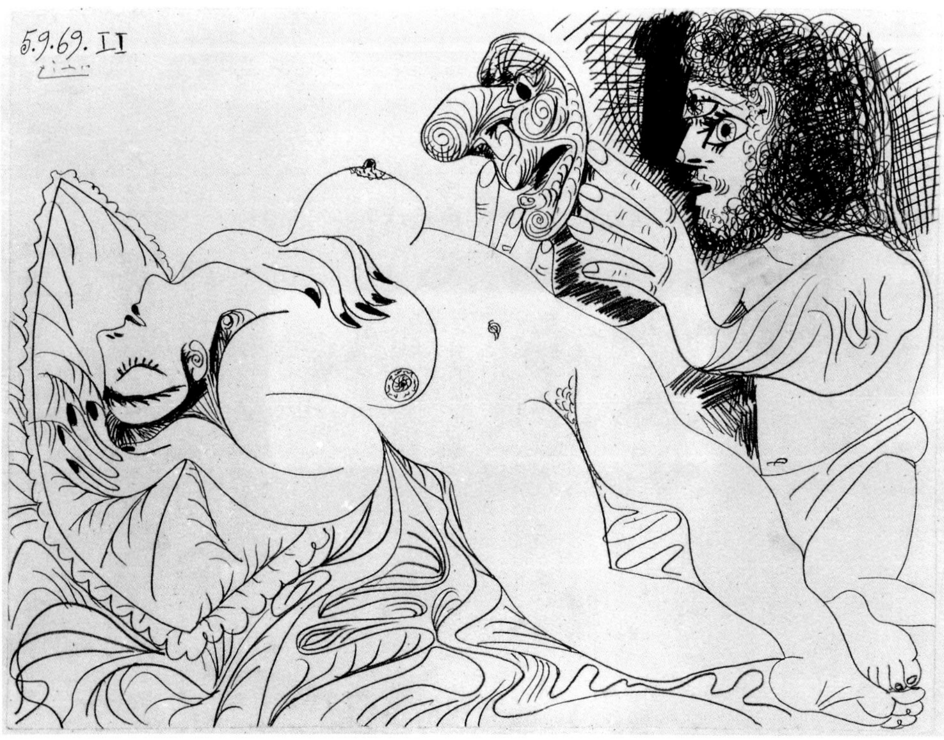

Pablo Picasso

39 ***Nu couché jouant avec un chat*** 1964

Liegender Akt mit einer Katze spielend

Öl auf Leinwand, 114 x 194,5 cm / Nr. 147

Als Picasso im Mai 1964 dieses sehr grosse Werk malte – es ist das ergreifendste Bild unter mehreren Gemälden jener Zeit mit dem gleichen Thema –, war er in seinem 83. Lebensjahr. Der Gedanke an den Tod konnte ihm nicht fremd sein, wenn er auch nie ausgesprochen werden durfte. Jacqueline Picasso, seine Gattin seit 1961 und sein inspirierendes Modell seit 1954, garantierte ihm das Gegenteil, was auch die Lebenskraft der Erotik einschloss. Und doch legte sich manchmal ein Todesschatten über seine Malerei.

Picasso hatte ihm schon früher mit einer schwarzen Gesichtssilhouette Ausdruck gegeben (so 1925 in *La Danse* nach der Nachricht vom Tod seines Freundes Ramón Pichot). Sie ergänzt hier wie ein an die Wand geworfener Schatten den in strengem Profil nach links dargestellten Kopf und will so gar nicht zu diesem und zum Necken des Kätzchens passen. Aber schon die Pose der Liegenden und die Darstellung ihres vollen Körpers als Hochrelief ist ein Grabeszitat, und zwar der etruskischen Sarkophagfiguren aus Terrakotta aus dem 6. Jahr-

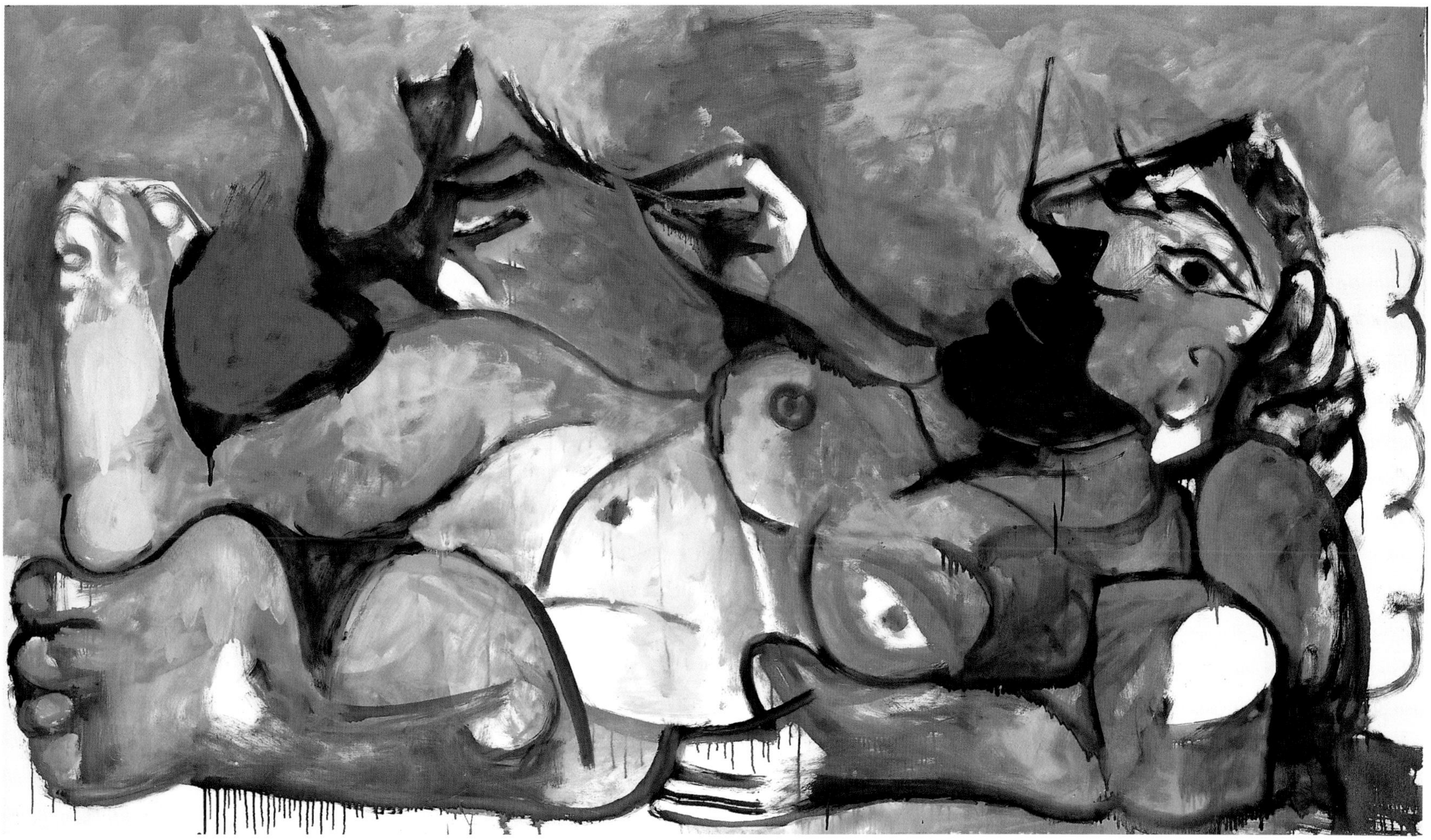

39

hundert vor unserer Zeitrechnung. An diese Periode der klassischen Kunst erinnert auch das lebhaft blickende, strenge ›griechische‹ Profil: So sehen antike Münzbilder vor der Wende vom 6. zum 5. Jahrhundert aus, oder noch präziser: die Frauenköpfe auf den spätarchaischen Vasenbildern des Andokides-Malers. Der ausgestreckte nackte Frauenkörper und die Katze sind das moderne Gegenthema, Zitat aus Manets Gemälde *Olympia* von 1863 (Museé d'Orsay, Paris).

Grosse Mythen- und Grabeskunst weiss von den Todesschatten, aber bildsymmetrisch dazu spielt sich hier das Heitere und Ephemere ab. Das Kätzchen ist noch sehr jung; wahrscheinlich ist es ein kleiner Kater, der den Frauenleib erklettert und mit gestreckten Gliedern sich der Feder erwehrt, mit der die Frau ihn neckt und kitzelt, während sie selbst von den Krallen des Kätzchens gekitzelt wird.

Bei aller Monumentalität wirkt das Bild wie ein momentaner Einfall – dem allerdings viele Zeichnungen und andere Fassungen vorausgegangen sind – mit spontanen, schwarzen, tropfenden Pinsellinien und flüssigen Graugrün-Tönen so gemalt, dass die Leinwand an vielen Stellen unbedeckt blieb. Diese offene Faktur erzeugt flackernde Lichtstellen im Bild – nirgends schöner als auf der unteren Brust, die (das entspricht Picassos Vorliebe für Zweideutigkeit und ›Bildreime‹) wie ein Auge aussieht.

Pablo Picasso

40 ***Vase de fleurs sur une table*** 1969

Vase mit Blumen auf einem Tisch

Öl auf Leinwand, 116 x 89 cm / Nr. 149

Vom 1. Mai bis zum 30. September 1970 waren die Mauern der hohen Kapelle im Palais des Papes zu Avignon mit 166 Gemälden behängt, die Picasso zwischen dem 5. Januar 1969 und dem 1. Februar 1970 gemalt hatte. Wer diese Ausstellung damals mit naiven Augen sah, blieb vorerst sprachlos; dann drückte sich der Enthusiasmus in Fragen aus: War solche direkte Malweise und Erotik noch innerhalb der Grenzen anerkannter Meisterschaft? Wer die Gemälde mit den urteilenden Augen der damaligen Kunstkritik betrachtete, antwortete: nein. Picassos Spätwerk (er war bald neunzig Jahre alt) empörte gerade diejenigen Kenner seiner Kunst, die ihm für die früheren Epochen alle Freiheiten des Genies zugebilligt hatten; jetzt schien ihn – so schrieben sie – die Meisterschaft verlassen und die Senilität eingeholt zu haben.

In Wahrheit hatte Picasso eine neue Epoche jugendlicher Unbekümmertheit und menschlicher Reife angetreten, so als wäre dies seine Botschaft zum Revolutionsjahr 1968.

Damals sagte Picasso zu Ernst Beyeler bei dessen Besuch in Mougins, es werde zehn oder zwanzig Jahre dauern, bis seine neuen Werke Anerkennung fänden. Noch in der ausführlichen Übersichtsausstellung von Picassos Lebenswerk im Museum of Modern Art in New York im Jahr 1980 wurde das Spätwerk spärlich und mit einer gewissen Verlegenheit präsentiert. Einige Sammler und Kunsthändler aber erkannten die Aktualität von Picassos malerischer und thematischer Freiheit für die Gegenwartskunst der 70er und 80er Jahre. Auf Anregung und mit Beteiligung von Ernst Beyeler widmete das Kunstmuseum Basel 1981 die Zentenariumsausstellung ausschliesslich dem Spätwerk; 1983 fanden in New York und 1988 in Paris und London Ausstellungen von Picassos letzten Werken statt, die Berliner Nationalgalerie zeigte 1993 das Spätwerk in »Die Zeit nach Guernica 1937–1973«, die Kunsthalle Bielefeld 1994 »Picassos letzte Bilder«. Nun weiss man, dass der Künstler in seinen letzten Lebensjahren im Wettlauf mit dem Tod gemalt und ohne Rücksicht auf »Meisterschaft« und Schicklichkeit das dargestellt hat, was ihm vor allem noch sagenswert war: die Polarität von Erotik und Tod.

Dem Gemälde *Vase de fleurs sur une table* vom 28. Oktober 1969 ist am Tag zuvor eine flüchtigere Fassung vorausgegangen. Es sind die einzigen Stilleben in einer langen Reihe von Darstellungen galanter Musketiere, sinnlicher Frauenbilder und leidenschaftlicher Liebesakte. An erotischen Anspielungen fehlt es auch hier nicht. Die prangenden und schwellenden Geschlechtsmetaphern finden in den keimenden Spiralformen ihren Sinn. Aber beim Übermalen legten sich Todesgedanken darüber. Die Vase gleicht einem knöchernen Ziegenschädel; die Tischtuchfalten sind wie die Schwingen von nächtlichen Fledermäusen, die grauschwarz die rosigen Lebensfarben unten links überschatten. Und die hellen Formen in der Vase erinnern an Gebeine.

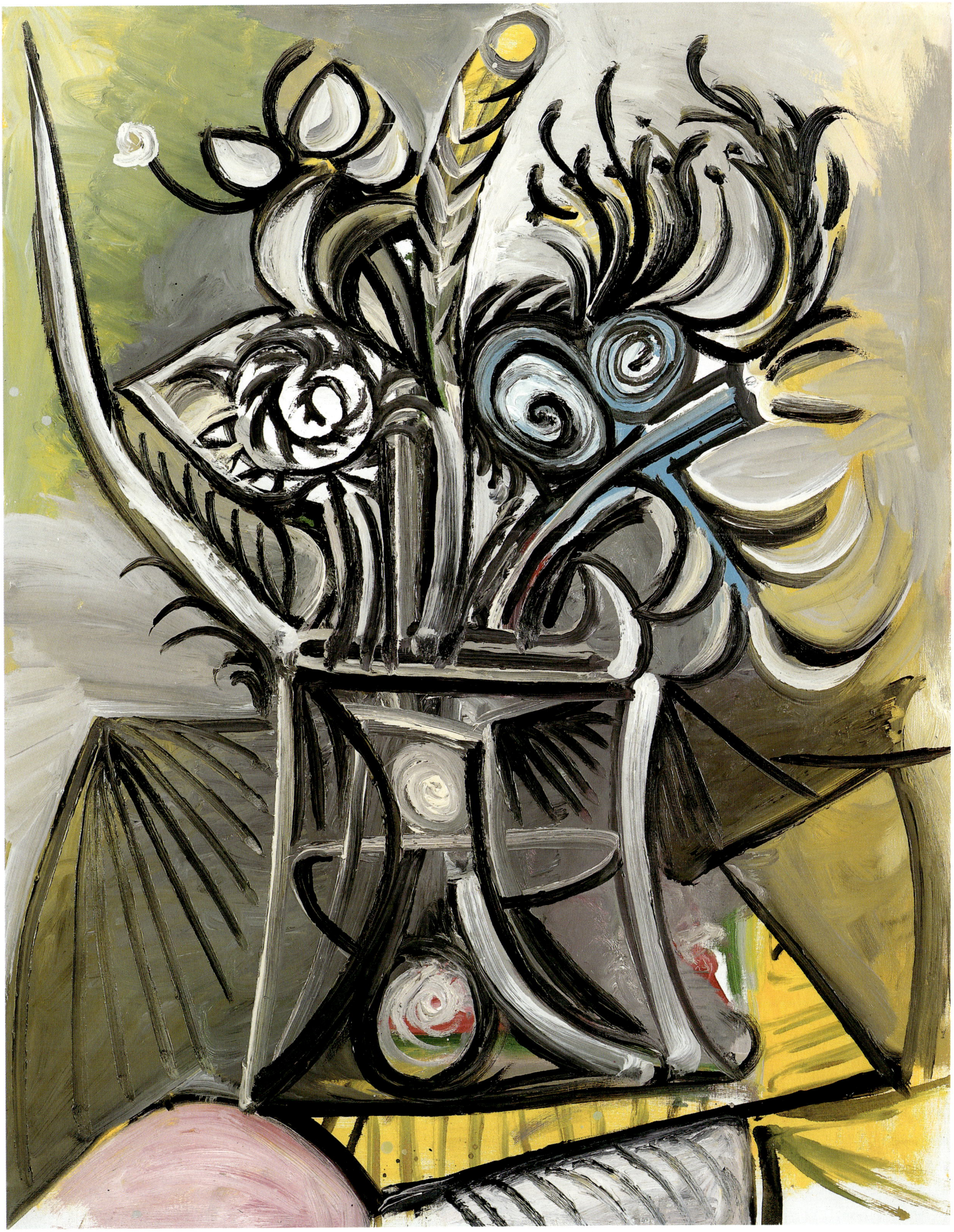

Fernand Léger 1881 – 1955

41 ***Le passage à niveau*** 1912

Der Bahnübergang

Öl auf Leinwand, 94 x 81 cm / Nr. 81

Fernand Léger ist der Maler der modernen Zeit. Sein Werk enthält den reinsten Ausdruck jener Kräfte im 20. Jahrhundert, die für eine bessere, gerechtere Welt eintraten. Seine robuste Vitalität, seine optimistische Sicht der technischen Zivilisation und die Unbekümmertheit, mit der er die Natur als Erholungsort für die Werktätigen auffasste, liessen ihn ein nicht nur problemloses, sondern auch ein wunderbares Goldenes Zeitalter des modernen Menschen darstellen – ohne private Neurosen, ohne metaphysische Ängste. Seine Malermittel sind flächige Farben und prägnante Formen, die man nur insofern plakathaft oder dekorativ nennen mag, als auch die italienische Renaissance-Malerei in Raffaels Madonnen-Darstellungen eine plakathaft-dekorative Ausprägung gefunden hat. Eine genauere Betrachtung von Légers einzelnen Werken zeigt, wie sensibel, gedankenvoll und zeitgenössisch sie sind.

In *Le passage à niveau* von 1912 gibt Léger eine Bilanz der modernen Kunstentwicklung von ihrem Beginn bei Cézanne bis zu den damals neuesten Errungenschaften des Kubismus. Cézannes *Landschaft mit Bahndurchstich* von 1870 (Neue Pinakothek, München) zeigt im Gelände des Vordergrundes sowie im durchschnittenen Hügel im Mittelgrund und in der Landschaftstiefe jenes Oszillieren zwischen Bildraum und Bildfläche, das im Kubismus zum Prinzip wird. Hier setzt Légers malerische Modernität ein. Sein Bildtitel enthält einen dafür typischen Doppelsinn: *Le passage à niveau* bezeichnet den ebenerdigen Bahnübergang einer in die Bildtiefe führenden Strasse (das ist das Sujet dieses Gemäldes), aber »passage« war auch das im Ateliergespräch der Kubisten aktuelle, von Cézanne aufgenommene Schlüsselwort zu seiner Maltechnik, mit der dieser den Bildraum von vorn nach hinten in kleinen Übergängen erschloss, ohne illusionistisch die Bildebene zu durchbrechen.

In gleicher Weise sind hier durch Fragmentierung und offene Konturen die Gegenstände mit der Raumdarstellung verwoben. Von links nähert sich eine kleine Lokomotive mit grossen Dampfwolken und einem Frontgitter, um Kühe vom Gleis zu schieben, der Kreuzung mit der ockerfarbenen Landstrasse in der Bildmitte. Drei Telefonmasten begleiten diese perspektivisch in die Bildtiefe. Rechts das Gitter der Barriere, darüber grüne Baumkronen und die blauen Schiefergiebel der gestaffelten Hausreihe. Fast horizontlos ist die Landschaft von unten bis oben, von vorn bis hinten auf die mit ihrer weissen Grundierung noch überall sichtbare Leinwand gelegt. Je länger man das Bild betrachtet, desto mehr erkennt man darin, doch lässt sich nicht alles benennen (was ist mit dem roten Rechteck und der schwarzen Zylinderform darüber gemeint?). Gerade das gibt diesem Meisterwerk seinen unerschöpflichen Gehalt.

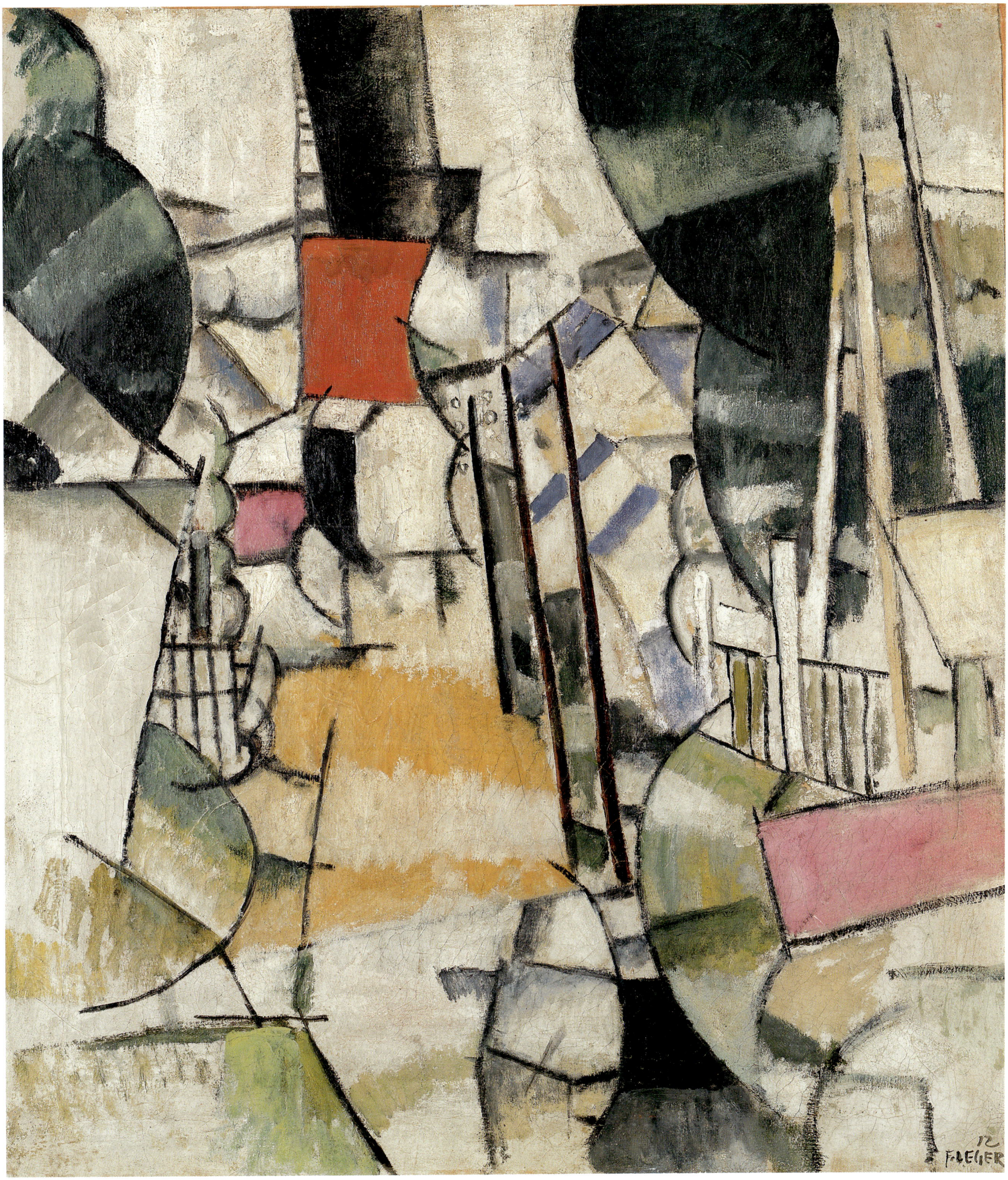
12
F.LEGER

Fernand Léger

42 ***La femme au fauteuil*** 1913

Frau im Lehnstuhl

Öl auf Leinwand, 130,5 x 97,5 cm / Nr. 83

Im April 1912 hatte Apollinaire erklärt, »die jungen, extremen Schulen zugehörenden Maler möchten reine Malerei machen«. Léger bezeichnete sein Werk der Jahre 1912/13 später als »den Kampf um die Befreiung von Cézanne«. *La femme au fauteuil* von 1913 markiert einen entscheidenden Durchbruch in diesem Kampf. Es steht für den Moment, in dem sein ›klassischer‹ dynamischer Stil in vollendeter Form in Erscheinung tritt. Dieser wird durch die Folge abrupter Kollisionen zwischen den einzelnen, wie er sie nannte, »quantités plastiques«, abgehackten schwarzen Linien, grellen Farbflecken und gekurvten weissen Schlaglichtern verkörpert.

Obgleich vollkommen in eine andere Bildsprache transformiert, ist uns das Sujet, die Dreiviertelansicht einer sitzenden Frau, aus Cézannes Repertoire vertraut. Sessel, Figur, Tisch und Glas sind hier jedoch in eine absteigende Folge von Formelementen übertragen. Jede einzelne Oberfläche ist hervorgehoben, was die Wirkung von Rundformen oder Volumen verstärkt. Trotz rascher Ausführung hat Léger die Ränder der einzelnen Farbflecken sorgfältig von den sie umgrenzenden Linien ferngehalten, um das Zusammenprallen entgegengesetzter plastischer Kräfte innerhalb des Bildes hervorzuheben. Die zusammengefügten Zylinder der Arme rufen einen ausgeprägten Eindruck der Rotation hervor, der im Widerspruch zur sich verlagernden Flächigkeit der beschriebenen Oberfläche steht. Akzentuiert sind diese dissonanten Rhythmen durch den Gegensatz der Rot- und Blautöne auf dem linken und dem rechten Arm. Die Bedeutung dieser neuartigen dynamischen Bild-Kontraste umriss der Künstler in einem im selben Jahr gehaltenen Vortrag: »Die ›Rapports‹ der Volumina, Linien und Farben werden jetzt die Generatoren aller künstlerischen Produktion... In ihrem reinsten Sinne (komplementär) verwendete pikturale Farb-, Linien- und Formkontraste sind von jetzt an die Armatur moderner Gemälde.« *UP*

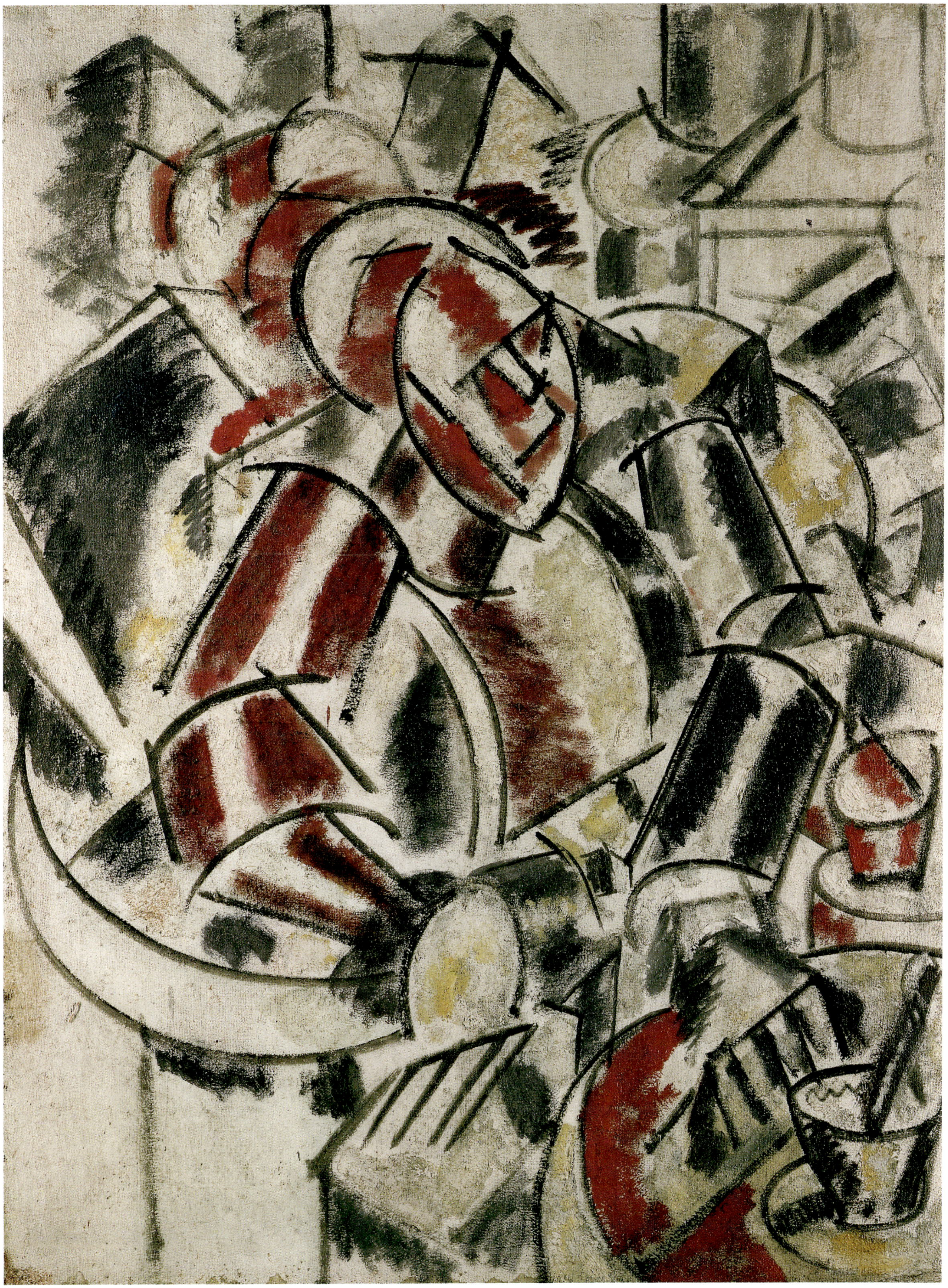

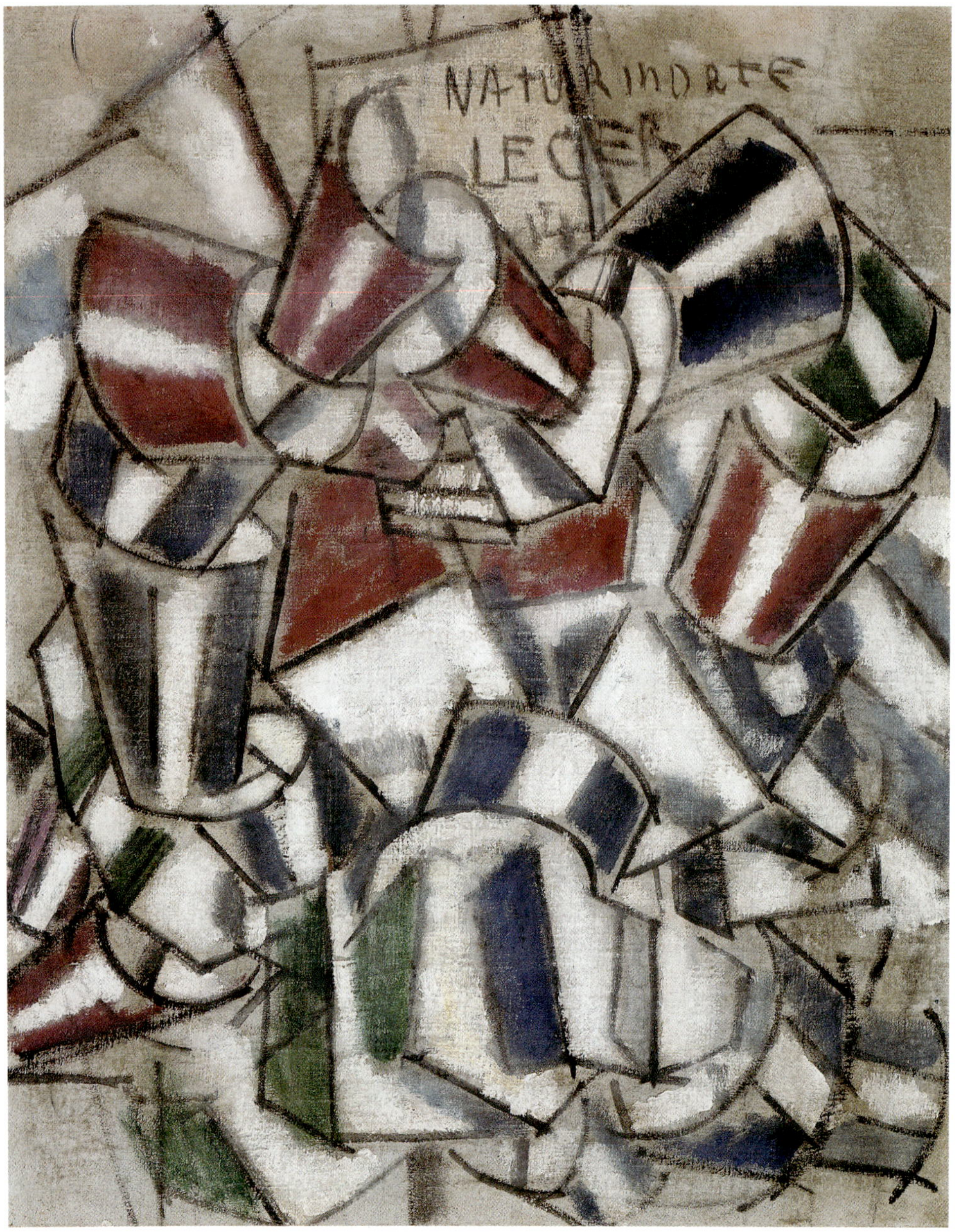

43 verso

Fernand Léger

43 ***Nature morte aux cylindres colorés*** 1913

Stilleben mit bunten Trichterformen

Öl auf Leinwand, 90 x 72,5 cm / Nr. 84

Aus jedem der drei für Légers Weg zum eigenen Stil wichtigen Jahre 1912, 1913 und 1914 besitzt die Fondation Beyeler ein Gemälde. Einen ersten Höhepunkt in Légers Œuvre wird das Jahr 1914 mit den *Contraste de formes* betitelten Bildern bringen. 1913 ist das Jahr des Übergangs von der stilisierten Gegenstandsdarstellung zur gegenstandsfreien Bildform. Das Stilleben mit bunten Trichter- und Zylinderformen dieses Jahres verstärkt – verglichen mit der Flächenbindung der Landschaftsdarstellung von 1912 (siehe Tafel 41) – die Stereometrie der Bildelemente.

Genau gesehen ist es allerdings eine täuschende Stereometrie mit unvollständigen und widersprüchlichen Anspielungen auf Perspektive und Körpervolumen. Um das Bildthema zu erkennen, muss man wenigstens einige der Objekte identifizieren und benennen. Die Darstellung einer Gabel (rechts) gibt den Grössenmassstab für die übrigen, weniger eindeutigen Gegenstände. Es handelt sich wohl um Geschirr und Utensilien auf einem Ess- oder Küchentisch. Dieser ist von einer Tischdecke mit Borten und Troddeln bedeckt. Eine zur Gabel parallele Form könnte ein Löffel sein, dessen Stiel über einen geriefelten Tellerrand hinausragt und dessen Wölbung in einem Becher zu stecken scheint. Sind die anderen Körper Dosen oder eine altmodische Kaffeemühle? Im Hintergrund rechts oben steht ein Henkelkrug. Nicht zu benennen sind die vier Keulenformen mit weisser Licht- und grüner Schattenseite, die, leicht wie Dampf, aus der blauen Trichterform steigen. Und seltsam widersprüchlich stehen die zwei blauweissen Röhren im Hintergrund links: als wären sie von unten und nicht wie die anderen stereometrisierten Bildformen schräg von oben gesehen.

Aber ein solches Gemälde ist kein Bilderrätsel, das es aufzulösen gilt. Die Pseudo-Gegenständlichkeit hilft nur mit, uns Eingang in den mit vielen Volumen, Farben und Lichtern, mit Räumen, Klängen und Rhythmen belebten Bildraum zu verschaffen. Stilgeschichtlich gesehen enthält das Gemälde noch viele Merkmale der Epoche des ungebrochenen Kubifizierens und Stereometrisierens, wobei Léger besonders Kegel- und Zylinderformen verwendet; »tubisme« hiess dann auch die scherzhafte Bezeichnung für Légers Kubismus. Kulturgeschichtlich strebt Léger schon jetzt die unpersönliche Sachlichkeit der »objets types« an, die für ihn die moderne Zeit charakterisiert und in den Primärformen und Primärfarben ein künstlerisches Äquivalent findet.

Fernand Léger

44 ***L'Horloge*** 1918

Die Uhr

Öl auf Leinwand, 50,5 x 61,5 cm / Nr. 86

Der Erste Weltkrieg hat Léger, der unter den Sappeuren diente, von dem an die Abstraktion grenzenden Kubismus zur Realität der stählernen Maschinen und der unkomplizierten Volksmassen geführt. Von 1918 an fand er im bewegten und vielfarbigen Leben der Grossstadt seine Themen für eine der modernen Zeit gemässe Malerei. Das Gemälde *L'Horloge*

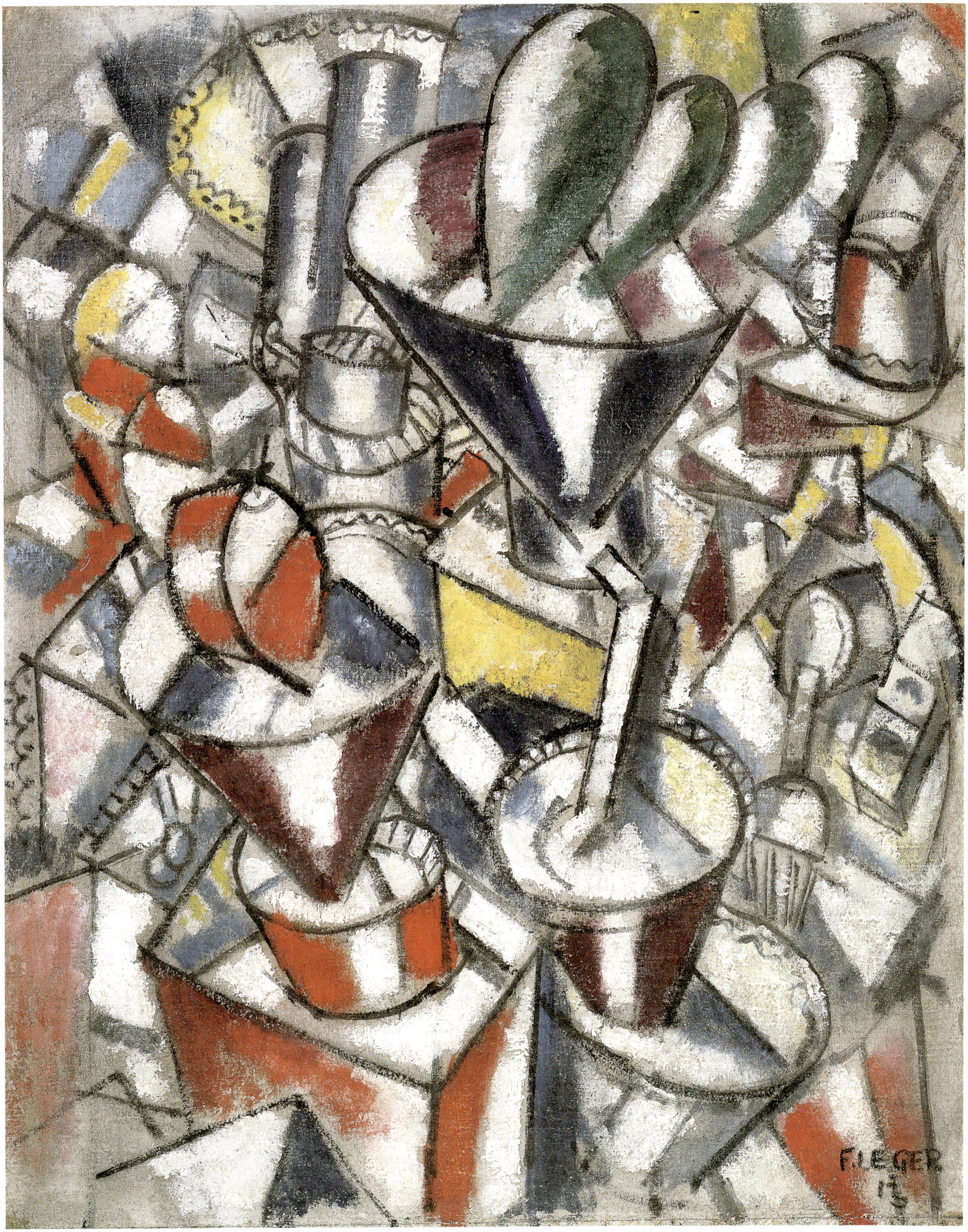
F.LEGER
15

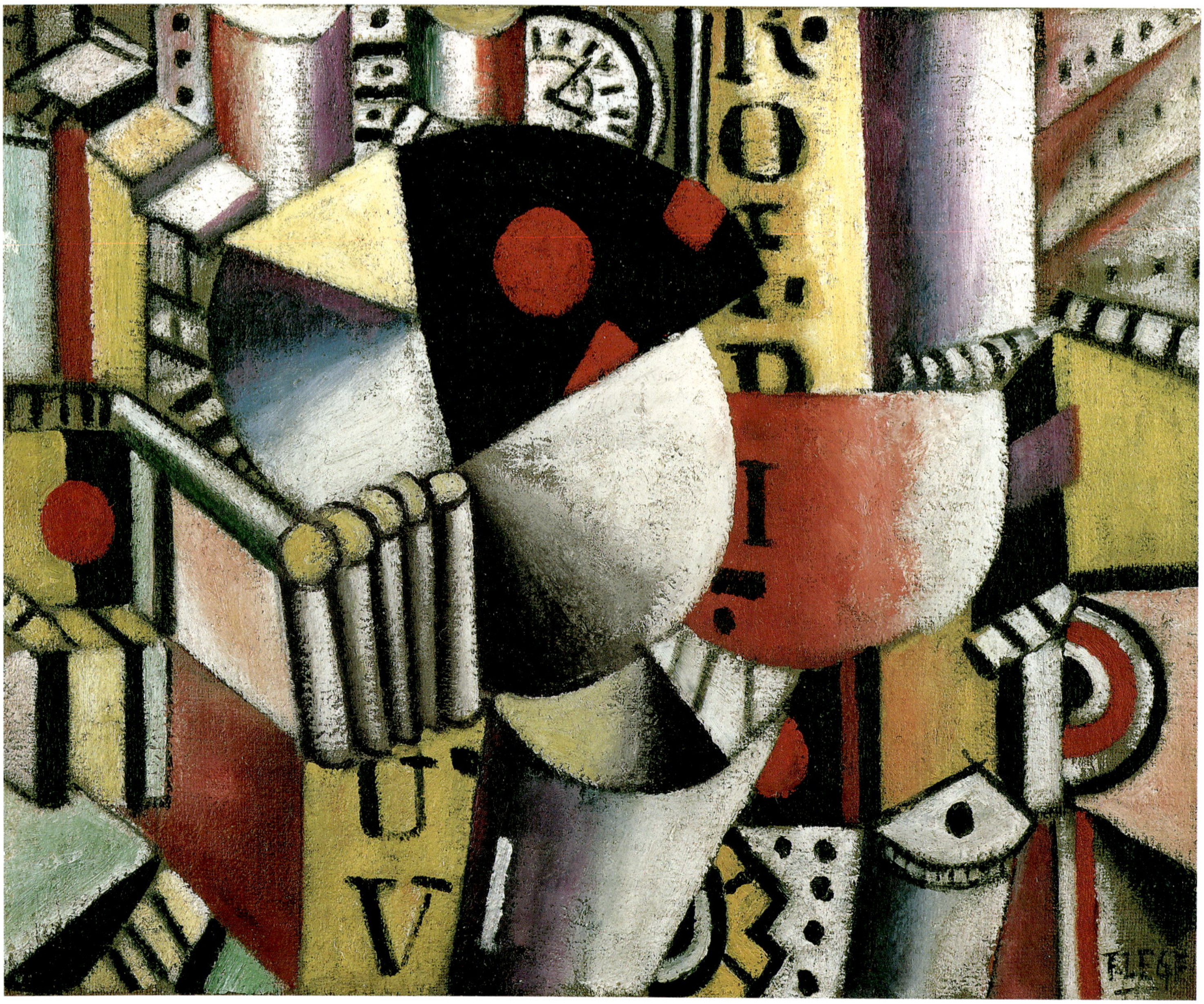

44

bezieht seinen Titel von der Strassenuhr, die im Hintergrund oben eine Nachmittagsstunde anzeigt. Sie ist von senkrechten Buchstabenreihen begleitet, welche Ladenschilder oder Plakate evozieren. Rechts grenzt das Stadtbild an das Ufer eines Flusses, wo Schleppschiffe vertäut werden. Links liegt die Altstadt mit Gassen und Treppen. Das Hauptmotiv in der Mitte bilden metallisch glänzende Scheibensegmente und Konus-Formen, die sich gegeneinander zu drehen scheinen. Die fünf aneinandergereihten senkrechten Röhren und die schräg liegenden Zylinder darüber geben Teile einer Maschine wieder: Ventile und Pleuelstange.

Die insgesamt widersprüchliche Belichtung und Modellierung der stereometrisch wirkenden Prismen- und Röhrenformen folgen noch dem Scheinillusionismus des Kubismus. Ihre Körperlichkeit ist nicht ernst zu nehmen – sie haben gar keinen Bildraum für ihre scheinbare Dreidimensionalität. Und gerade das ist kunstgeschichtlich der modernste Aspekt dieses Gemäldes: Es ist eine mit rhythmisch rotierender Dynamik organisierte Bildfläche.

Fernand Léger

45 ***Contraste de formes*** 1913
Formenkontrast
Öl auf Leinwand, 81 x 65 cm / Nr. 82

Dieses Gemälde gehört zu einer Folge von Werken mit dem einfachen Titel »Formenkontrast«, die Léger wenige Monate nach seinem zweiten Vortrag in der Akademie Vassilieff in Angriff nahm. In dem später in »Montjoie!« veröffentlichten Vortrag trat Léger für die Unabhängigkeit der Malerei von ihrer traditionellen Aufgabe der Darstellung der Wirklichkeit ein; statt dessen solle die Malerei als »etwas Selbständiges, aus dem gleichzeitigen Ordnen von Linien, Formen und Farben Hervorgebrachtes« betrachtet werden.

Deutliche Verweise auf die Figur oder auf Landschaftselemente können in diesen Bildern nicht mehr ausgemacht werden. Das Röhrenvokabular, das er in *La femme au fauteuil* entwickelt hatte, ist weiter reduziert. Ein Wirrwarr

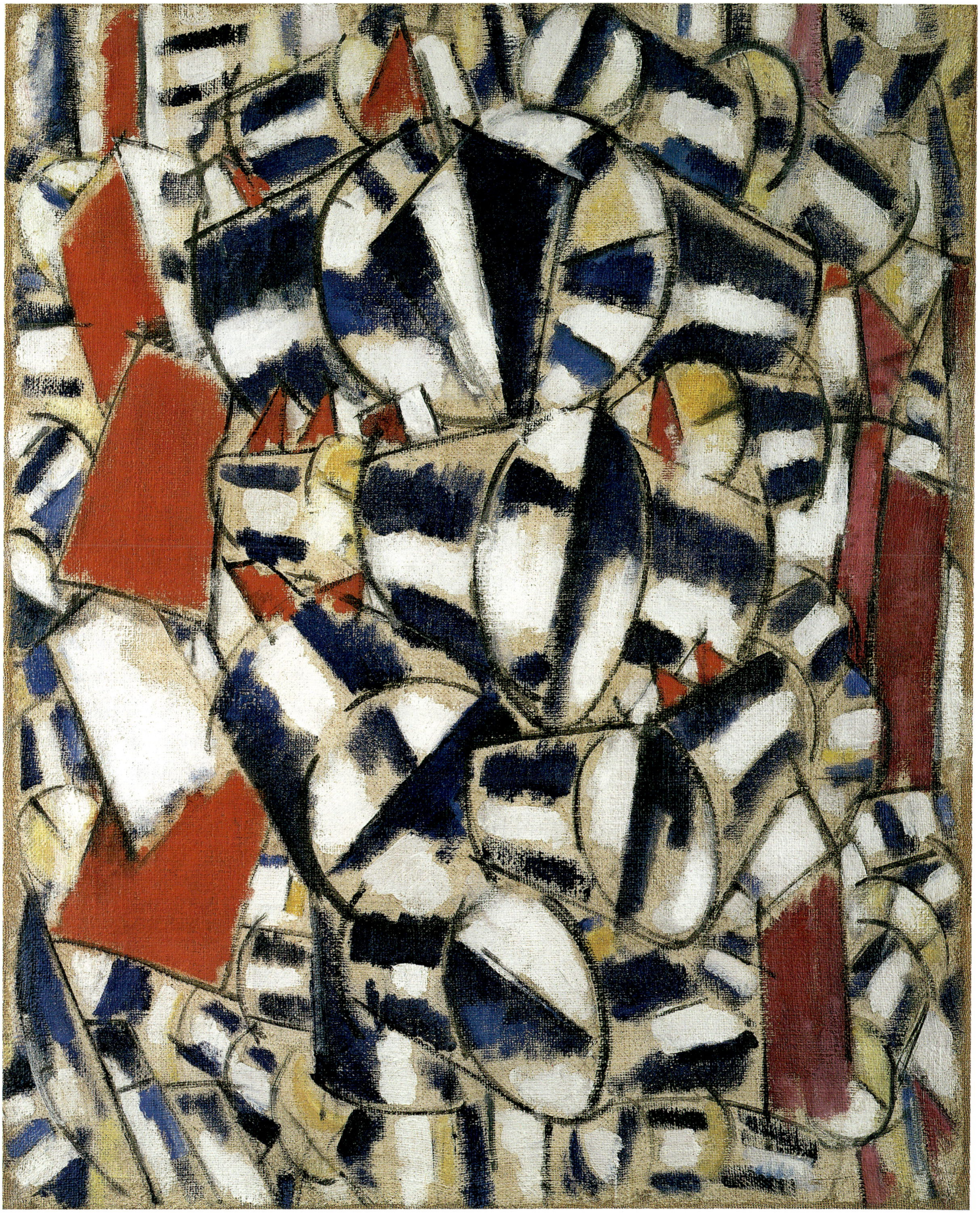

45

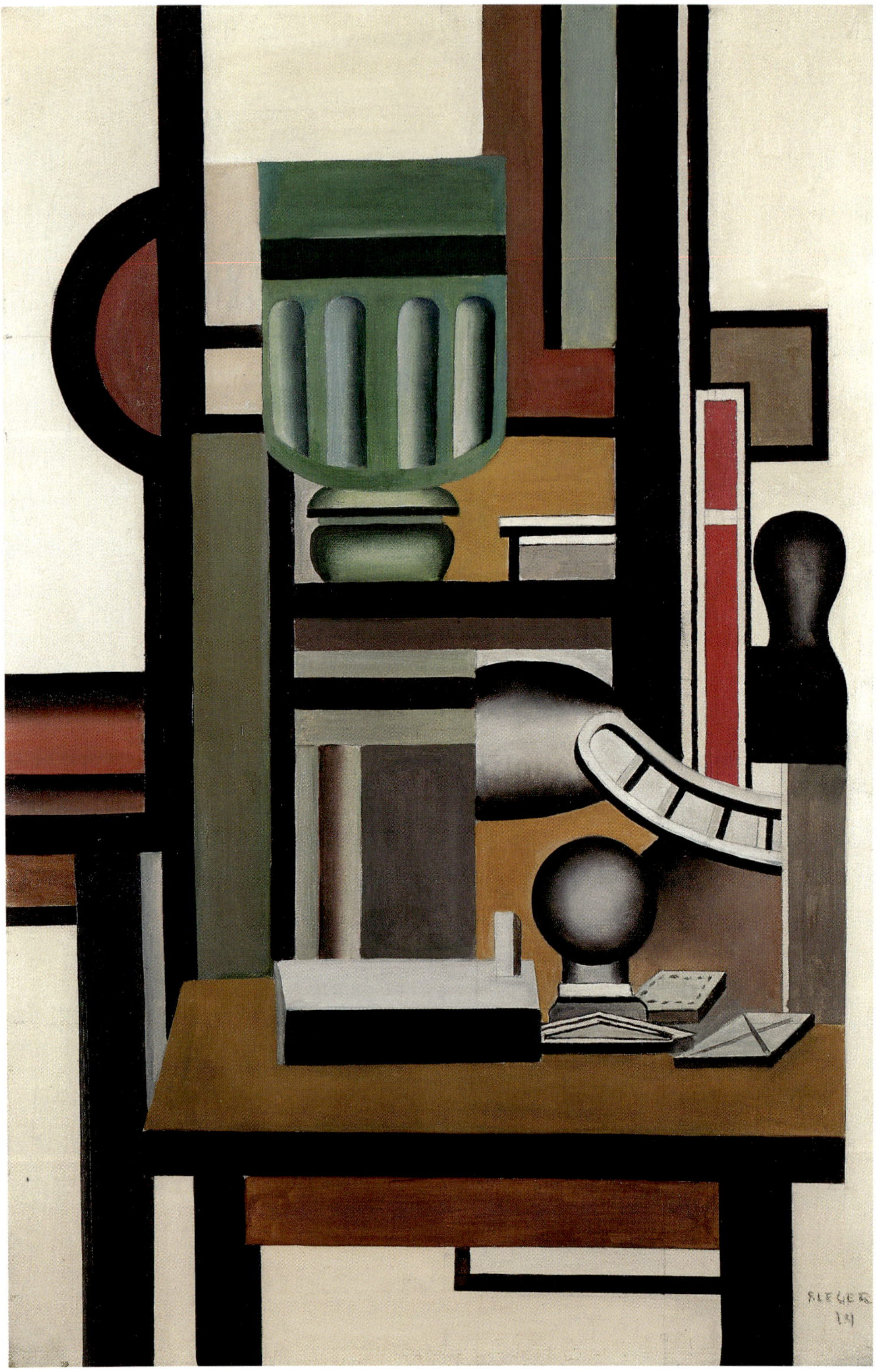

46

metallischer Zylinder mit durch schräg verlaufende, blaue Formen halbierten elliptischen Ansichtsflächen verläuft zickzackförmig durch die vertikale Achse der Komposition. Von den Rändern aus dringen gewinkelte rote und gelbe Flächen in den dicht bepackten Raum ein und zwängen sich zwischen die rotierenden Zylinder. Das war Légers Ausdruck der neuen Schönheit, wie sie in der modernen, von Maschinen hervorgebrachten Welt zu finden ist: eine Kondensation des fliessenden Spiels von Laubwerk oder Rauchformen über neuen, aus fest gewordenen Geometrien zusammengesetzten Landschaften.

Wie die Futuristen konzentrierte sich auch Léger nun auf die Fragmentierung des modernen Bewusstseins durch die Geschwindigkeit der Automobile und Eisenbahnen, die »das moderne Leben komplexer und komplizierter machten … in einem solchen Ausmass, dass unsere Sprache voller Diminutive und Abkürzungen ist«. Der Gedanke eines umfassend fragmentierten modernen Lebens veranlasste Léger, Formen und Farben in häufig harten Kontrasten gegeneinander zu setzen. War die fundamentale Eigenschaft des modernen Lebens der Konflikt, dann musste die neue Schönheit im Kontrast und in der Dissonanz zu finden sein. *UP*

Fernand Léger

46 ***Nature morte*** 1924

Stilleben

Öl auf Leinwand, 92 x 60 cm / Nr. 87

Die klassizistische Epoche in Légers Malerei sind die frühen 20er Jahre. Ausdruck dieser Klassik sind die klare Bildgeometrie mit stabilen Senkrechten und Waagerechten, die architektonische Bildraum-Ordnung mit parallel hintereinander liegenden Ebenen und die kühle Sachlichkeit der Gegenstandsdarstellung. Damit machte sich Léger zum Hauptmeister des zuvor von Amédée Ozenfant und Édouard Jeanneret-Gris (d. i. Le Corbusier) proklamierten »Purismus«. Vorbild für diesen modernistischen Klassizismus war der klassische Malstil von Nicolas Poussin, dessen Gemälde *Eliezer und Rebecca am Brunnen* von 1648 (Musée du Louvre, Paris) Léger so genau studiert hat, dass etwa die mit Glanzlicht modellierte Kugelform in diesem Stilleben geradezu ein Zitat aus jenem Werk zu sein scheint. Und die Prominenz des grünen Balusters könnte von dem hohen Postament angeregt sein, auf dem bei Poussin die Kugel ruht.

Doch das bildnerische Instrumentarium ist bei Léger ganz der modernen Zeit entnommen – nicht wie die zeitgenössische Umwelt damals wirklich war (es war die Epoche des Art deco), sondern wie sie in einer neuen, besseren Welt sein müsste: übersichtlich, rational, gerecht. Gerade das Utopische einer solchen Ordnung gibt dieser Darstellung eines Innenraums mit schlichter Möblierung und einigen auf dem Tisch liegenden Gegenständen ihre bleibende

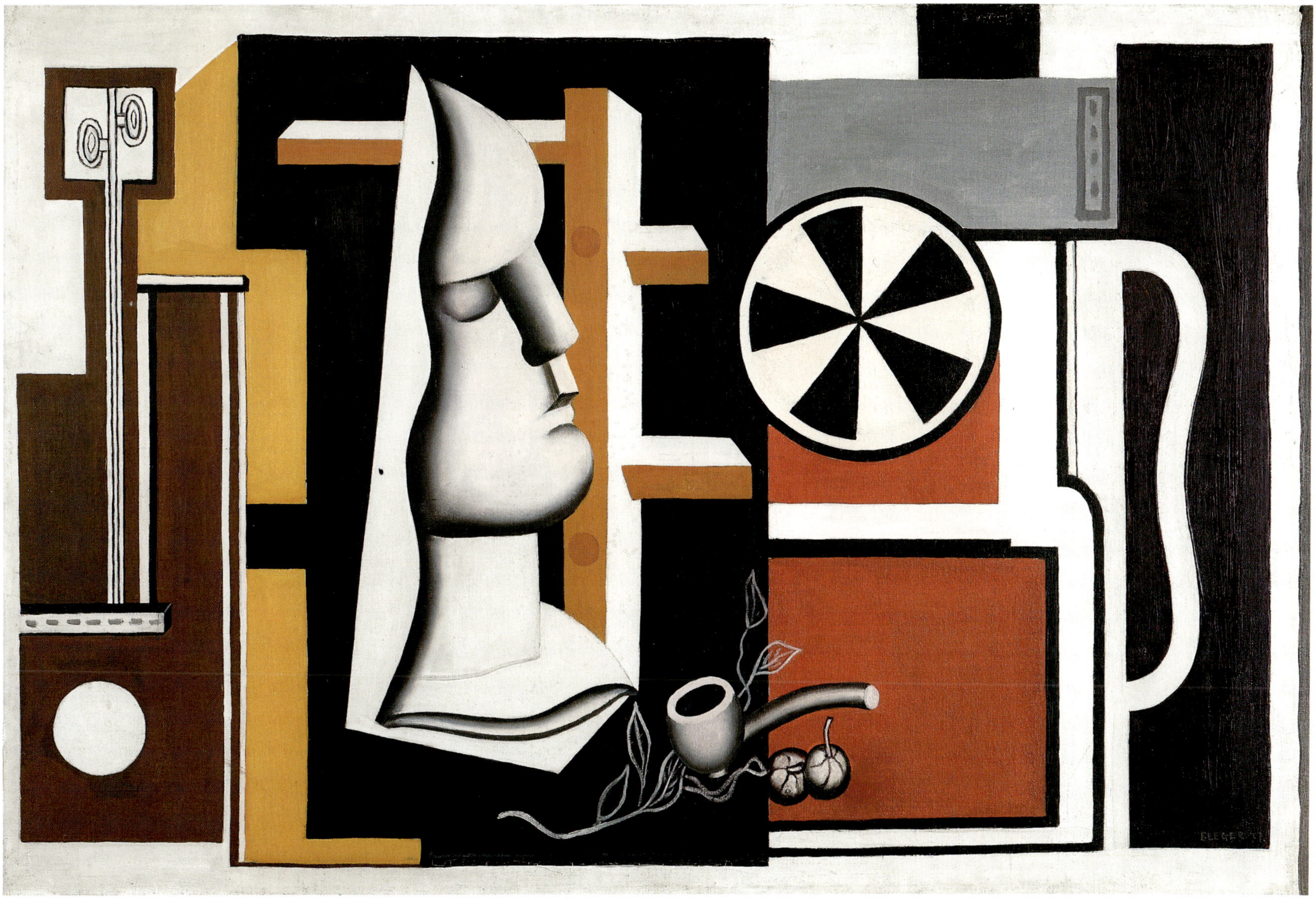

47

Aktualität. Jede Form, jede Farbe ist gleichberechtigt. Die Gegenstände haben keine grössere Wichtigkeit als der Hintergrund. Die abstrakten Bildelemente haben den gleichen Wert wie die darstellenden Formen. Harmonie und Stabilität ist das eigentliche Thema dieses Gemäldes. Ein Motiv bringt allerdings beunruhigende Irritation ins Bild, nämlich die phallische Schotenform, die von einem Pfosten rechts aus schräg gegen die Bildmitte aufragt und die Kugel darunter optisch bedroht; sie dokumentiert, dass im gleichen Jahr 1924 der Surrealismus anhebt.

Fernand Léger

47 ***Nature morte au masque de plâtre*** 1927
Stilleben mit Gipsmaske
Öl auf Leinwand, 88,5 x 130 cm / Nr. 89

Dieses *Stilleben mit Gipsmaske* und das nachfolgende Gemälde *Die zwei Radfahrer, Mutter und Kind* (siehe Tafel 48) erlauben, Légers künstlerische Absichten und Leistungen allgemeiner zu charakterisieren, vor allem wenn wir sie als Gegenposition zur Kunst Picassos betrachten. In dieser Sammlung befinden sich mit Légers Stilleben *Blätter und Früchte* aus demselben Jahr 1927 und mit dem Figurenbild von 1951 einerseits und mit den beiden Stilleben Picassos von 1926 und dessen *Raub der Sabinerinnen* von 1962 (Tafeln 21, 22 und 37) andererseits die Dokumente zu einem vielsagenden Vergleich.

Fast möchte man meinen, Léger habe von Picassos Stilleben von 1926 Kenntnis gehabt und ihnen in seinen beiden Stilleben von 1927 mit ungefähr den gleichen Versatzstücken, aber in ganz anderem, nämlich in ›modernem‹ Stil geantwortet. Da sind der Tisch mit der Obstschale, die Gitarre, der Hinweis auf Möbelstücke im Innenraum und auf das Licht drinnen und draussen – und da ist auch eine jener erotischen Anspielungen, die Picassos Stilleben stets zugrunde liegen, wenn man die Pfeife im Vordergrund mit den beiden Kirschen darunter und dem aufsteigenden Blätterzweig dahinter als das männliche Werben um die Gunst der gipsernen Frauenbüste versteht. Solches Verstehen jedoch verlangt das Auflösen eines Bilderrätsels. Picasso erzählt seine Alkovengeschichte mit stellvertretenden Personifikationen; Léger formuliert sie als Scharade im Rahmen moderner Sachlichkeit, technischer Gegenständlichkeit, wandbildhafter Flächigkeit. Der Betrachter kann sich schwer einfühlen, denn es geht Léger (im Gegensatz zu Picasso) nicht um Gefühle, Atmosphäre und Gleichnisse, sondern um Realien und Kompositionselemente. Das Hauptgewicht liegt auf den ungegenständlichen Bildteilen, etwa auf der gelben, licht- und raumschaffenden Zone zwischen der Gitarre und der schwarzen, hinter den Fenstersprossen liegenden Fläche, mit der zusammen sie durch die schräge obere Begrenzung Dreidimensionalität evoziert; besonders aber auf dem Kreis mit den fünf schwarzen Sektoren, die mechanisch rotierende Bewegung in das Stilleben bringen. Modernes Wohnen, sachliches Lieben …

Aber nicht nur. Wenn man die antikisierte Gipsbüste als die Muse des Malers versteht, so dominiert für Léger die zeitüberdauernde Kunstleistung die modernen Bezüge. Eine solche Aussage sichert diesem Stilleben den prominenten Platz in dieser Sammlung.

Fernand Léger

48 ***Les deux cyclistes, la mère et l'enfant***
1951
Die zwei Radfahrer, Mutter und Kind
Öl auf Leinwand, 162 x 114 cm / Nr. 90

Fernand Léger hat in der gleichen Epoche von Kriegen, Krisen und Diktaturen gelebt wie Picasso; er hat – anders als Picasso – den Ersten Weltkrieg als Soldat erlebt und den Zweiten als Emigrant in New York. Doch seine Kunst enthält nichts von den Schrecknissen seiner Zeit und von den Grausamkeiten menschlichen (männlichen) Tuns, die Picassos Werke periodisch charakterisieren – am stärksten im *Raub der Sabinerinnen* von 1962 (siehe Tafel 37). Es ist wahr: Als Léger in den Jahren um 1950 seine heiteren Bilder von Sonntagsausflüglern malte, waren Picassos Darstellungen seines privaten Familienglücks ebenfalls heiter gestimmt – aber war Picasso je optimistisch, was Léger immer und grundsätzlich gewesen ist? Léger konnte es sein, weil der Glaube an eine kollektive und dabei glückliche Menschheit ihm wichtiger war als Picassos Wahrheit über Eros und Grausamkeit des einzelnen. Noch wichtiger jedoch waren ihm neue Möglichkeiten moderner Malerei.

»Für den Künstler ist eine Wolke, eine Maschine, ein Baum ein gleich wichtiges Bildmotiv wie eine Person«, schrieb er 1945 im Artikel »À propos du corps humain considéré comme objet«. »Solange der menschliche Körper vom Künstler zum Ausdruck von Gefühlen verwendet wird, kann es in der Figurenmalerei keinen neuen Anfang geben.« Ein »neuer Anfang« auf jedem Gebiet und zu jeder Zeit war der Antrieb seines Welterlebens, während Picasso nach den Wurzeln von Kunst und Menschsein suchte. Das gleiche Gemälde *Raub der Sabinerinnen* von Poussin, das Picasso für sein eigenes Werk von 1963 studiert hatte, analysierte Léger in jenem Aufsatz als geometrische Konstruktion, als »Kampf der Geraden und der Kurven«.

Der Zusatz *Mutter und Kind* zum Gemäldetitel *Die zwei Radfahrer* erklärt nur den Zivilstand der jungen Person mit dem gelben Stern auf der Brust (ganz gewiss keine Anspielung!), die bei der Radfahrerin hinten aufsitzt und sie mit dem rechten Arm umfasst; der eigentliche Bildinhalt aber war für Léger die neue künstlerische Möglichkeit, rechteckige Farbzonen unabhängig von der Darstellung wie mit Projektoren über die Figuren zu werfen, so wie er es einmal in New York auf der Strasse begeistert beobachtet hatte, und sie damit nach den Vorstellungen des Malers zu färben.

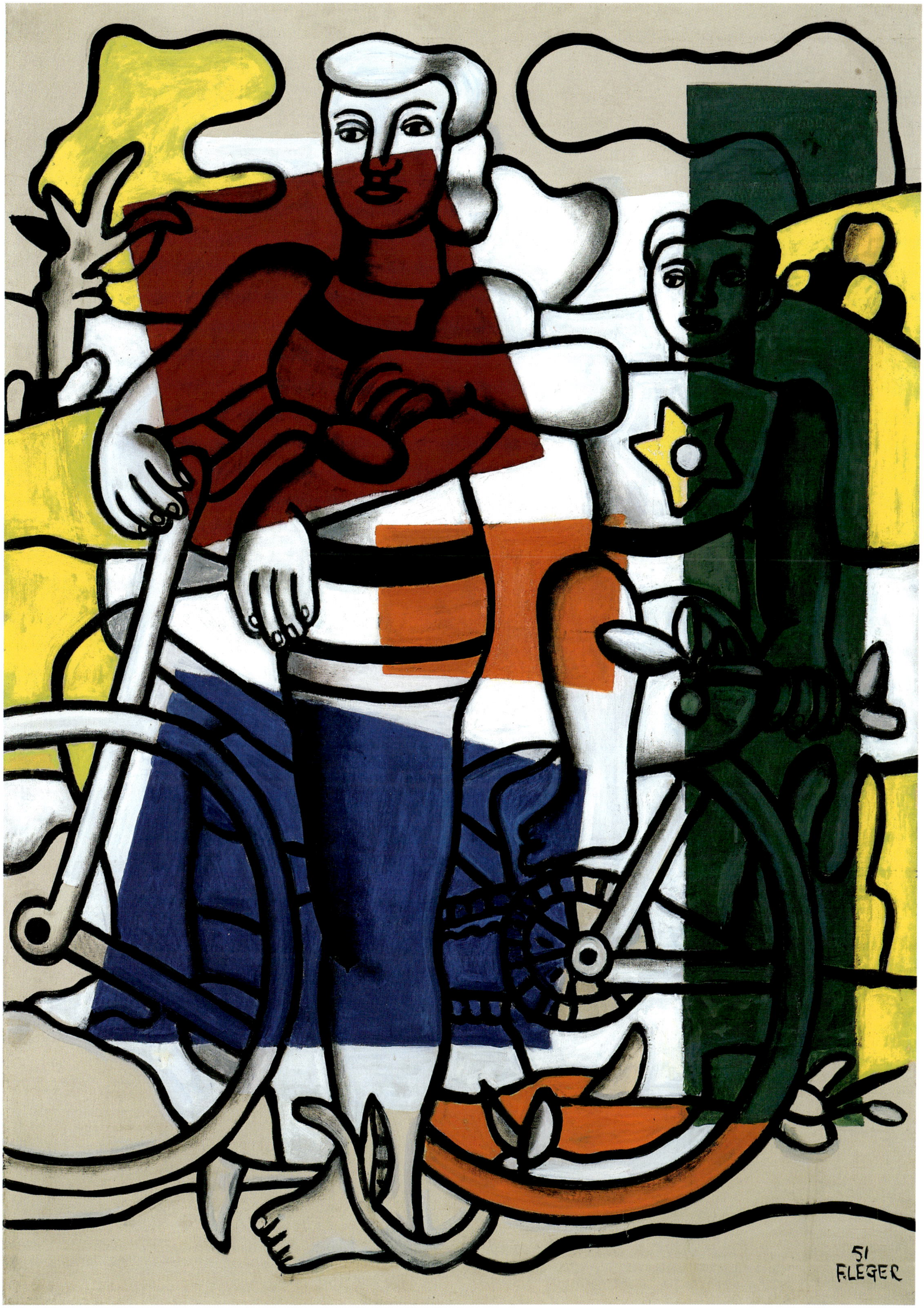
51
F.LEGER

49

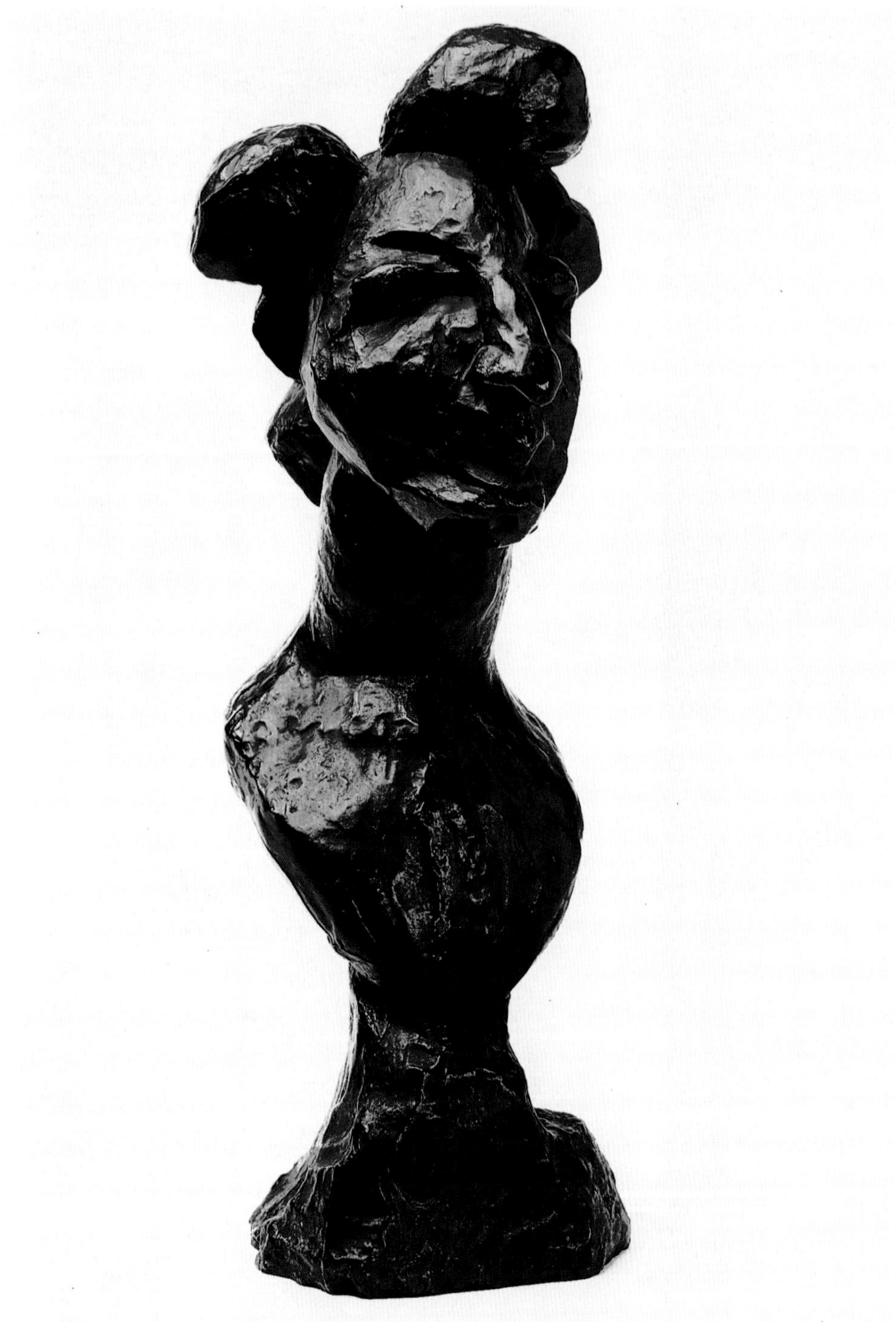

Henri Matisse 1869 – 1954

49 ***Jeannette IV*** 1911
Bronze, Höhe 61,5 cm / Nr. 95

Henri Matisse hat – wie Picasso – nicht nur als Maler, sondern auch als Bildhauer die traditionellen Kunstformen hinter sich gelassen und in gewissen Schaffensepochen mit einzelnen Hauptwerken oder Werkserien Meilensteine in der modernen Skulpturgeschichte gesetzt. In der Geschichte der Bildnisbüste zeigt die Reihe der von 1910 bis 1913 modellierten Porträts von Jeanne Vaderin einen solchen Entwicklungsschub. Die Bronzen sind als *Jeannette I* bis *V* bekannt: fünf Varianten zum Thema Kopf und Sockel, die als kühne Progression von der sensiblen Wiedergabe der Naturform bis zur Autonomie der Kunstform zu verstehen sind oder als Ablösung von Rodins modellierender Bildniskunst und als Verarbeitung der geschnitzten Maskenkunst Schwarzafrikas, insbesondere jener der Stämme aus dem Grasland von Kamerun. *Jeannette IV* von 1911 brachte den Übergang von der – zwar expressiv modifizierten – physiognomischen Ähnlichkeit mit dem Modell zur fast abstrakten Komposition mit plastischen Massen.

Die Skulptur ist aus fünf gleichgewichteten Ballungen aufgebaut: Sockel – Schulterteil – Hals – Kopf – Haarkrone. Am ungewöhnlichsten erscheint die fragmentierte Darstellung der Frisur durch einzelne Knollen. In *Jeannette III* war sie noch mehr oder weniger eine Einheit, in *Jeannette V* wird sie 1913 ganz wegfallen. In dieser vierten Fassung entspricht die Fragmentierung dem Brust- und Schulterteil, dessen ›abgekürzte‹, unvollständige Gestalt eine alte Büstenkonvention zitiert, während die Sockelmasse ohne gegenständliche Bedeutung ist. Der Hals ist, vor allem von der Seite gesehen, sowohl ungegenständliche Kunstform (ein Zylinder) als auch anatomische Naturform. Dem Kopf sind die einzeln plastisch gesteigerten Gesichtszüge aufgesetzt: Die Nasenlinie prägnanter als in *Jeannette III,* die von schweren Lidern überschatteten Augen tiefer. Von hier aus versteht man nun auch die Haarelemente in ihrer künstlerischen Notwendigkeit. Es galt, alle beschreibenden Teile in plastische Formen umzusetzen und aus der Bildnisbüste die Einheit eines rein plastischen Ereignisses zu machen.

Henri Matisse

50 ***Jardin à Issy (L'Atelier à Clamart)*** um 1917
Der Garten in Issy (Das Atelier in Clamart)
Öl auf Leinwand, 130 x 89 cm / Nr. 96

Durch die Ankäufe und Aufträge von Sergej Schtschukin wurde es Matisse 1909 möglich, in Issy-les-Moulineaux am Südrand von Paris nahe Clamart eine Villa zu kaufen und im Garten ein Atelier zu errichten. Bis zu seiner Niederlassung in Nizza im Jahr 1918 machte er oft die Häuslichkeit seiner Familie und die Natureindrücke in der Umgebung bis hin zum Wald von Meudon zu Themen seiner Werke – das erstere nie endgültiger als in *La leçon de piano* von 1916 (Museum of Modern Art, New York) und *La leçon de musique* von 1917 (Barnes Foundation, Merion), beide mit Ausblicken in den Garten; das andere nie kühner

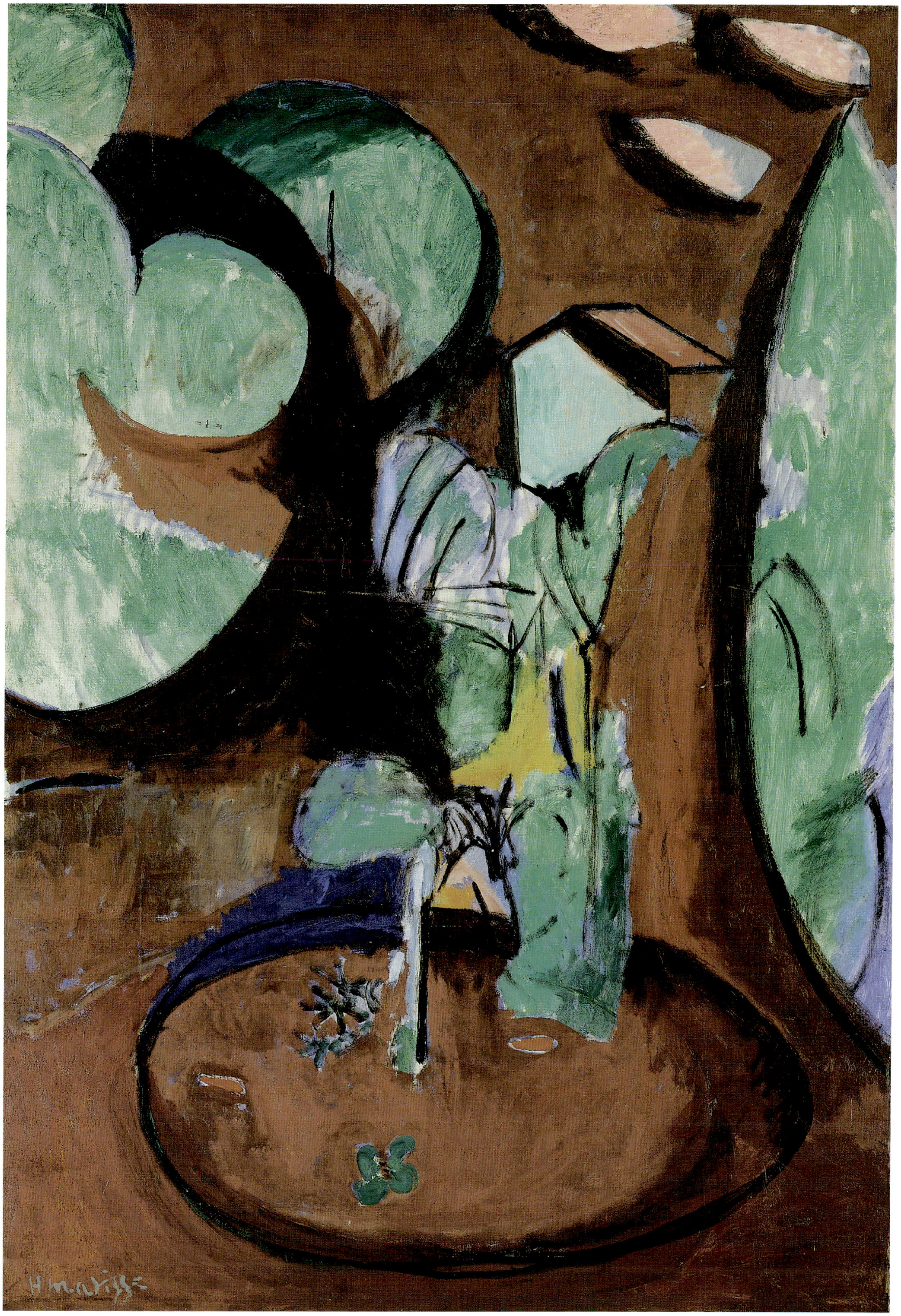
H matisse

Henri Matisse

51 ***Intérieur à la fougère noire*** 1948
Interieur mit schwarzem Farn
Öl auf Leinwand, 116,5 x 89,5 cm / Nr. 101

als in Baum- und Walddarstellungen von 1916 und 1917. Das Gemälde *Jardin à Issy (L'Atelier à Clamart)* gehört beiden Themenkreisen an, denn es stellt das dar, was in den beiden Familienbildern durchs Fenster des Musikzimmers gesehen wird: Weiher, Büsche und Bäume, Wege und Durchblicke, ein Haus, den blauen Himmel darüber mit Wolken im Sonnenlicht.

Doch ist der Himmel gar nicht blau gegeben. Braun und Grün sind die dominierenden Farben. Grün für die geometrisch konturierte Vegetation, Braun für fast alles andere. Dieses Braun ist der Grundton für die in jenem Kriegsjahr keineswegs heiteren Empfindungen. Es lässt sich nicht gegenständlich begründen, weder für den Weiher im Vordergrund noch für das Terrain oder den Luftraum. Es entspricht – so müssen wir annehmen – einem allein künstlerischen Entschluss, die Farben Grün und Braun zusammenzuführen – ein seltener und ausserordentlich wirkungsvoller Farbklang. Wie Begleitakkorde dazu klingen etwas Blau und Gelb an und darüber Rot mit Schattenschwarz und drei sonnengelbe Wolken. In den diesem Gemälde vorangegangenen Jahren hatte Matisse die Bildkonstruktion des Kubismus erprobt; hier holte er dessen Neuigkeiten ein (zum Beispiel den ›nach vorn‹ geöffneten Bildraum ohne die Illusion, er gehe hinter der Leinwand weiter) und setzte alles auf seine nur ihm gegebene Kunst, Aufbau und Gehalt eines Gemäldes allein den Farbbeziehungen anzuvertrauen.

Das nach dem Zweiten Weltkrieg einsetzende Spätwerk von Henri Matisse ist ein wunderbares Gegenstück zum malerischen und plastischen Werk seiner Pionierjahre vor dem Ersten Weltkrieg. Zwar in mühevoller körperlicher Gebrechlichkeit geschaffen, hat es keinen anderen Inhalt, als die luxuriösen Glücksstunden des Daseins zu formulieren. »Matisse hat die Sonne im Leib«, sagte Picasso damals von ihm, als er ihn oft in Nizza oder Vence besuchte und allein in Matisse eine gleich starke, unabhängige Malerpersönlichkeit unter den Zeitgenossen erkannte.

Und in der Tat: Welche Freiheit im Umgang mit den Bildmotiven und den Malermitteln entdeckt man in diesem Gemälde! Die sommerlich gekleidete Dame ist nicht mehr als ein Accessoire des Interieurs. Sie ist ungenau, unkörperlich, fast unfarbig gemalt, als wäre das graue Kleid nur dazu da, das schwarzgestreifte und -getupfte Zitronengelb von Stuhl und Teppich noch leuchtender zu machen, und als wären Arme und Kopf allein wegen der raffinierten Kombination von Rosa und Gelb gemalt, welche die Partnerschaft von Gelb und Rosa der auf dem Tisch stehenden Obstschale mit Zitrone umkehrt und doch die Objektpaare gleichwertig macht: Schale/Sessel – Zitrone/Dame … Das linke Tischbein jedenfalls respektiert die körperliche und räumliche Integrität der Frau nicht, sondern ist frischweg über ihr Bein gemalt.

Wie frei und flüssig Matisse den Pinsel führt, ist auf der grünen Tischfläche besonders gut zu sehen. So ›schülerhaft‹ zu malen, kann sich nur der grösste Meister erlauben – aber auch nur bei ihm sind die ›skizzenhaften‹ Striche so voller darstellerischer Bedeutung für die Schatten- und Raumwirkung der Gegenstände auf der Tischfläche. Das Kühnste in diesem Gemälde ist jedoch die Farbe Grün im Mittelgrund vor Rot im Hintergrund. Unter allen Meistern war dies nur Matisse möglich – und auch ihm nur nach langer Erfahrung.

Grün und Rot haben eine Signalwirkung im Bildraum, die in der europäischen Malerei jahrhundertelang festgelegt war: Rot gehört normalerweise in die vordere Bildebene, Grün in den Mittel- und Blau in den Hintergrund. 1908 versuchte Matisse im Interieur *La Desserte – harmonie bleue* die Raumwertigkeit der Farben aufzuheben, aber 1909 übermalte er das Bild mit traditionellerem Rot im Vorder- und Mittelgrund und Grün im Hintergrund und machte daraus *La Desserte – harmonie rouge* (Staatliche Eremitage, St. Petersburg). Jetzt durchbricht Matisse die Farbperspektive und plaziert Grün vor Rot – auch im Rechteck oben rechts mit dem grün-schwarzen Blättermotiv, das eher als Wandbehang vor, denn als Fensterausblick hinter der roten Wand wirkt. Einige der schwarzen Lanzettformen dort dringen überhaupt aus jener hinteren Bildebene nach vorn und sind gleichzeitig die Blätter der schwarzen Farnpflanze auf dem Tisch. Wie der Bildtitel sagt, ist diese das Hauptmotiv des Interieurs. Und die Farbe Schwarz ist das grösste Kunststück in diesem Gemälde, das Matisse mit dem schwarzen Teppich im Vordergrund verankert und signiert hat.

Intérieur à la fougère noire vom Frühjahr 1948 ist eines der letzten Bilder, die Matisse gemalt hat; nachher legte er den Pinsel weg und griff zu Farbpapieren und Schere.

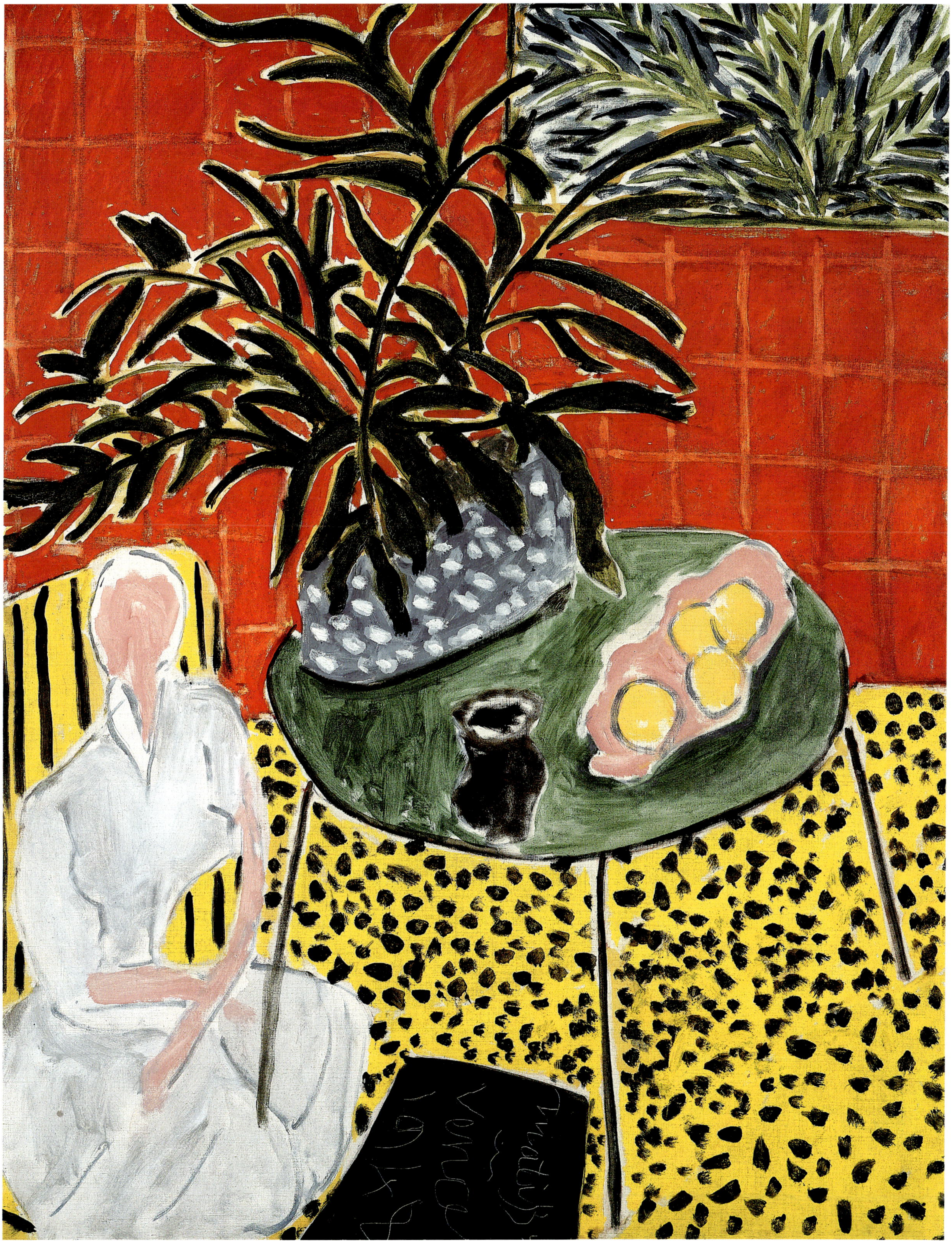

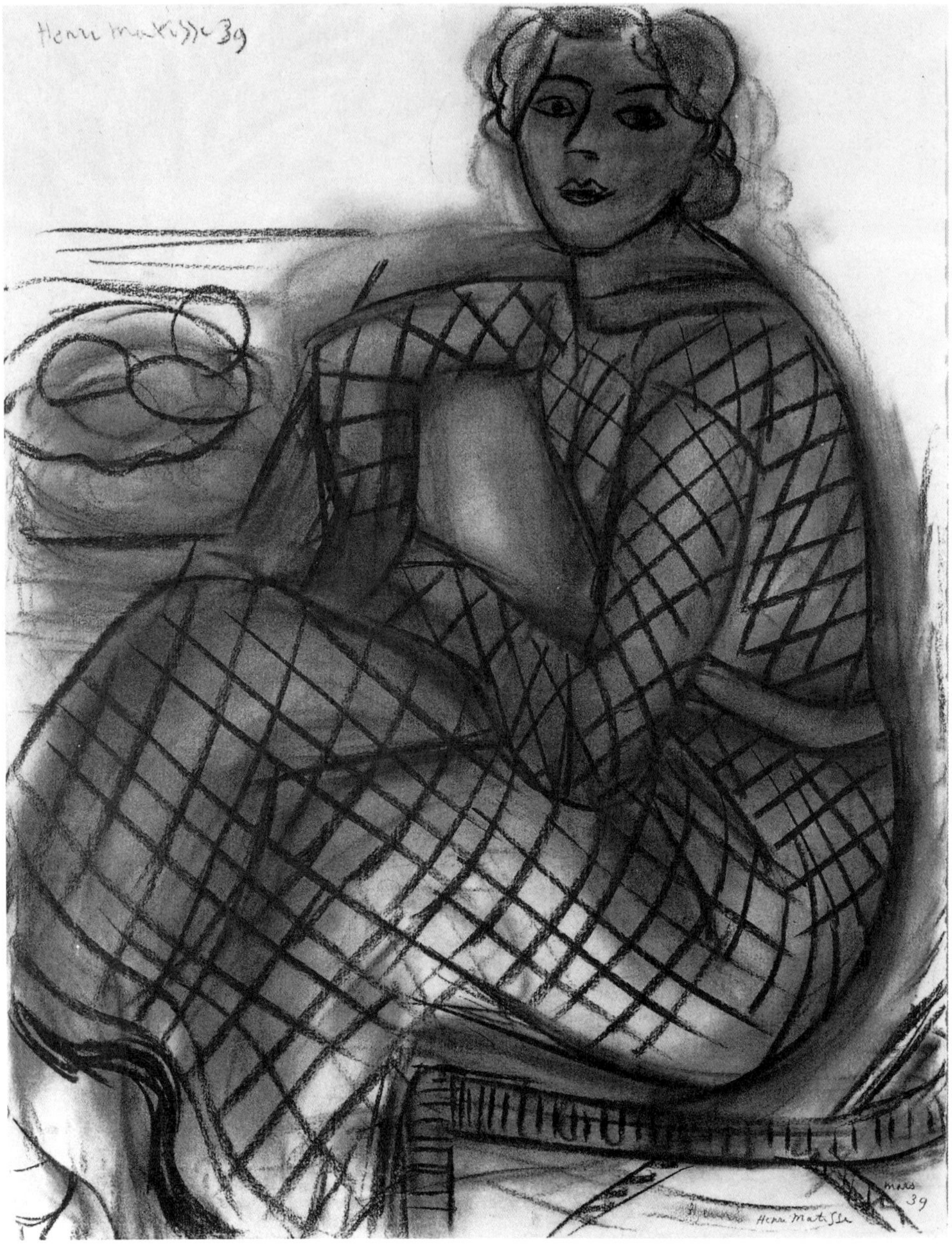

52

Henri Matisse

52 ***Jeune femme assise en robe de résille***
1939
Sitzende junge Frau im Netzkleid
Kohle auf Papier, 65 x 50 cm / Nr. 97

Kohle ist ein sprödes, brüchiges, unpräzises Material zum Zeichnen. Die Künstler setzten es meist auf billigen Entwurfspapieren für figürliche Studien nach einem Aktmodell oder – in den Akademien – nach Gipsstatuen und stereometrischen Staffagen ein. Sie halten die Kohlestäbchen federnd zwischen den Fingerspitzen und setzen mit lockeren Zügen weiche Striche aufs Papier, wobei ein nicht geringer Teil des Materials in Körnchen zerbröckelt und als Kohlenstaub den Fussboden schwärzt. Durch Drehen in der Längsachse wird das zeichnende Ende des Stäbchens während des Striches einigermassen spitz erhalten. Diese Manipulationen gleichen der von der Melodie inspirierten Führung eines Geigenbogens über die Saiten und bewirken wie diese eine sehr persönliche, im Ausdruck fein regulierbare, unmittelbar vom Formerlebnis ausgehende künstlerische Interpretation des Motivs, das den Musiker oder den Zeichner ›motiviert‹ hat.

Das Motiv der Zeichnung ist Matisse' Modell Lydia Delektorskaja; die Motivation zu dieser Darstellung waren der Zauber ihres slawischen Gesichtsschnittes, die sinnliche Ausstrahlung ihres Körpers, die lässige Eleganz ihres Hauskleids mit dem raffinierten Netzmuster und der lichterfüllte Luxus jener Stunde im März 1939, als Matisse mit dem Kohlestift sein Modell interpretierte.

Matisse hat oft auch ganz anders gezeichnet, meistens mit Bleistift, Feder oder Tuschpinsel in präzisen Umrissen, deren Kurven in puritanischer Strenge die Körperrundungen in einem Strich modellieren. Hier aber führte er den Kohlestift in seinen Fingern so übers Papier, als würde er die Frau selbst berühren: mit der weich-bröckelnden Spitze die Umrisse suchend, mit den quer geführten Stäbchen die Oberfläche tönend, mit der Handkante die Tönungen verwischend. Bezeichnend sind die sichtbar gebliebenen Korrekturen, die das vorher zu gross und breit Geratene auf engere, knappere Dimensionen bringen und die malerischen Effekte des Tönens und Wischens schlussendlich doch mit strengen Linien zurückbinden. Das mag auch der künstlerische Sinn der geometrischen Netzlinien sein, die die darunterliegende, weich modellierte Körperlichkeit des bevorzugten Modells in eine disziplinierte Meisterzeichnung überführen.

Henri Matisse

53 ***Algue blanche sur fond rouge et vert***

1947

Weisse Alge auf rotem und grünem Grund

ausgeschnittene Papiere mit Gouache bemalt

auf Papier, 52,5 x 40,5 cm / Nr. 100

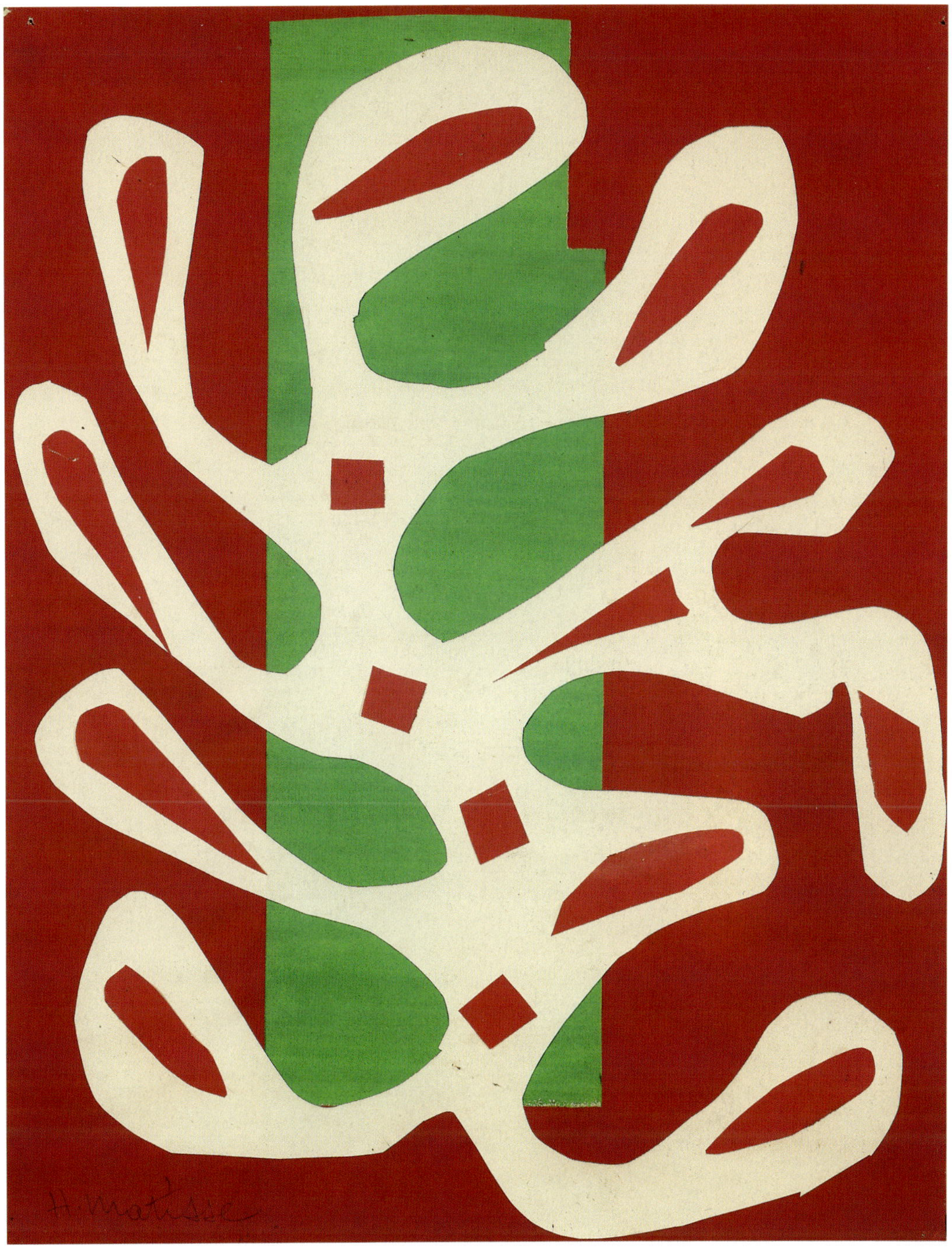

53

Die grosse, wunderbare Überraschung in Matisse' Alterswerk sind die »gouaches découpées«, die geklebten Scherenschnitte. Er hatte diese Technik schon früher als Hilfsmittel verwendet, um dekorative Arbeiten (Bühnenbilder, Buchumschläge) vorzubereiten oder um ein wandbildgrosses Gemälde zu variieren, ohne es zu übermalen. Auch Picasso hat 1937 mit angesteckten Farbpapieren für *Guernica* experimentiert. Von 1943 bis 1946 arbeitete Matisse mit bunt eingefärbten Papierbogen und Schere an den Bildern des prachtvollen Albums, das 1947 unter dem Titel »Jazz« mit den gleichen Linel-Farben in Schablonendruck erschien. Assistenten schufen dem durch Operation und Krankheit geschwächten, fast achtzigjährigen Künstler einen Vorrat an monochrom bemalten Papierbogen, aus denen der bettlägerige Matisse Formen und Figuren ausschnitt. Diese Technik beglückte ihn; sie war wie Umrisszeichnen unmittelbar in der Farbmaterie: Form und Farbe aufs Mal. Sie führte von der Vorstellung unmittelbar zur fertigen Gestalt.

In jener Zeit erinnerte sich Matisse seiner 1930 unternommenen Südseereise und schöpfte aus dem Erlebnis ozeanischer Flora und Fauna die Themen für zwei wandbildgrosse Kompositionen *Océanie, le ciel* und *Océanie, la mer* (1946/47, siehe die Tafeln 54, 55), die er aus den ausgeschnittenen Motiven zusammensetzte. *Algue blanche sur fond rouge et vert* gehört zu diesem Themenkreis. Matisse variierte die Algengestalt in mehreren weissen und bunten Silhouettenschnitten, die er allein oder kombiniert auf einen Bogen oder auf mehrere farbige Hintergrundpapiere aufkleben und in seinem Atelier in Vence an einer Wand neben- und übereinander aufreihen liess, so dass diese zu einem zweidimensionalen Aquarium wurde.

Die weisse Form über rotem und grünem Grund bewirkt natürlich eine optische Bildräumlichkeit mit mehreren Tiefenebenen und Lichtzonen, welche nicht eindeutig zu lokalisieren sind und in Wirklichkeit auf einer Fläche liegen. Die Algenform erhält eine schwimmende Beweglichkeit nach vorn und hinten, nach links und rechts, als triebe sie frei im Wasser – und ist in Wirklichkeit doch nur eine scharf geschnittene Papiersilhouette.

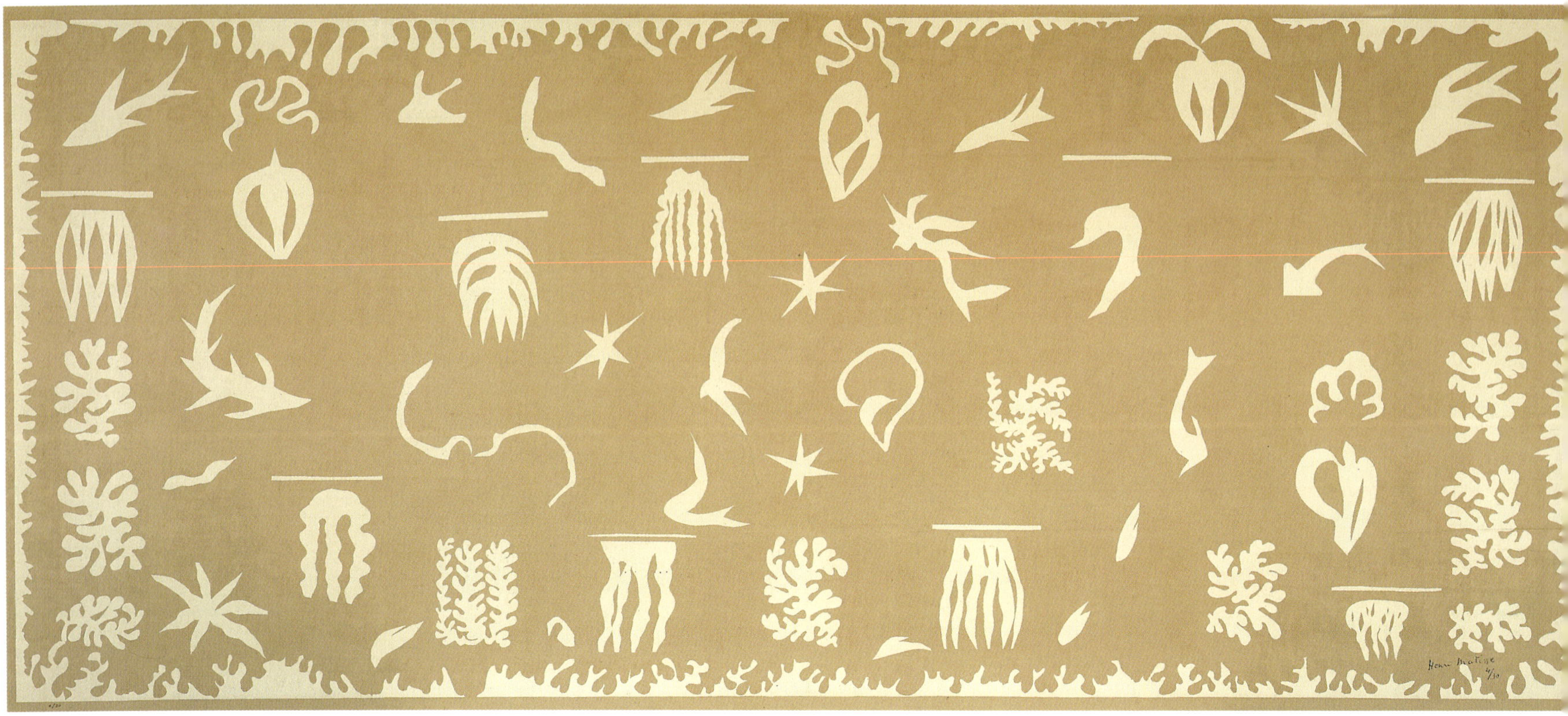

54

Henri Matisse

54 ***Océanie, la mer*** 1946/47
Ozeanien, das Meer
Siebdruck auf Leinen,
173,5 x 387,5 cm / Nr. 99

55 ***Océanie, le ciel*** 1946/47
Ozeanien, der Himmel
Siebdruck auf Leinen,
173 x 364 cm / Nr. 98

Die beiden monumentalen Wandbehänge geben in weissem Siebdruck auf sandfarbenem Leinen ausgeschnittene Farbpapiere wieder, die Matisse 1946 in seinem Pariser Atelier am Boulevard Montparnasse zu zwei nicht erhalten gebliebenen, korrespondierenden Klebe-Kompositionen zusammengestellt hat. Das gemeinsame Thema ist die Evokation der Reise nach Tahiti, die Matisse vom 21. März bis zum 23. Mai 1930 unternommen hatte. Diese Erinnerungen an ein intensiv geschautes Paradies bilden das Hauptthema seines Spätwerks, der »gouaches découpées«. Die einzelnen Silhouetten lassen Blätter, Blüten, Vögel, Fische, Algen erkennen, die wie Stempelformen frei auf dem Bildgrund angeordnet sind (in *Das Meer* schematischer als in *Der Himmel*), doch beleben sie von der Himmelshöhe bis in die Meerestiefe ein einziges horizontloses Kontinuum aus Daseinsglück. Sie illustrieren nicht visuelle Erinnerungen, sondern sie evozieren jene Glücksvision, in welcher der nun körperlich hinfällige, bald achtzigjährige Künstler die Kraft zu seinen letzten Arbeiten gefunden hat. »Seit meiner Rückkehr von jenen märchenhaften Gestaden (Ozeanien)«, hielt Matisse damals in einem Notizheft fest, »merke ich, dass die einzige Zuflucht für mich in der lebhaften Erinnerung besteht, die mir davon geblieben ist.«

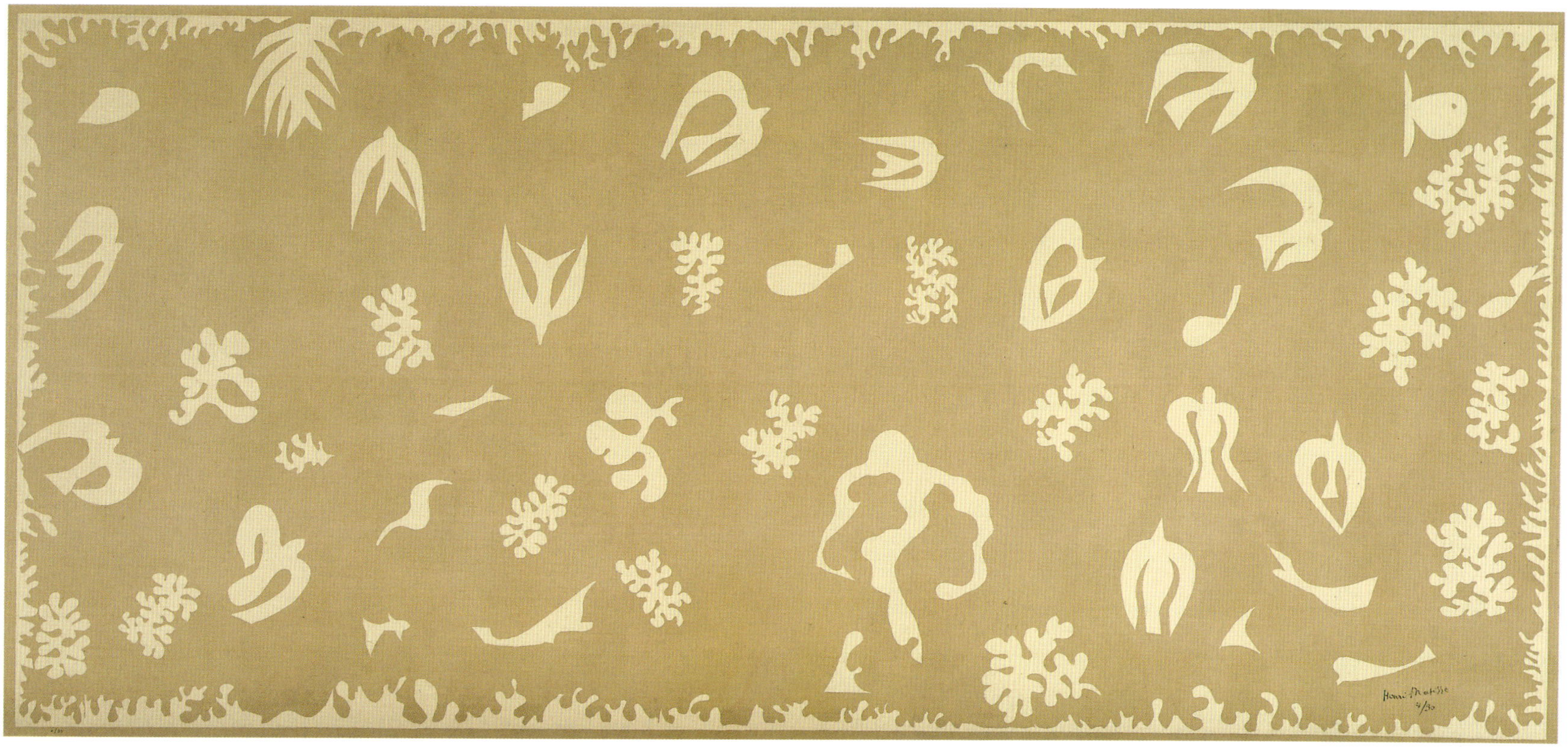

55

Dieses Wandbild ist auf Leinen gedruckt – weiss die Motive und beige der Hintergrund – und bildet mit einem zweiten zusammen einen Wandschmuck, der aufgrund von Träumereien entstanden ist, die fünfzehn Jahre nach einer Reise nach Ozeanien aufgetaucht sind.

Dort unten bezauberten mich der Himmel und das Meer, die Fische und die Korallen in ihren Lagunen; dies alles tauchte mich zunächst in die Tatenlosigkeit einer totalen Verzückung. Die den Dingen eigenen Farben waren nicht verändert, aber ihre Wirkung im Lichte des Pazifik erfüllte mich mit einem Gefühl, ähnlich demjenigen, das ich empfand, wenn ich ins Innere einer grossen Goldschale blickte.

Mit weit geöffneten Augen nahm ich alles auf, so wie wenn ein Schwamm Flüssigkeit in sich aufsaugt.

Erst heute erinnere ich mich dieser Wunder genau und mit zärtlicher Rührung, und ich war darum imstande, diese beiden Wandbilder mit einem gewissen Genuss auszuführen.

Henri Matisse, 1946

Henri Matisse

56 ***Nu bleu I*** 1952

Blauer Frauenakt I

ausgeschnittene Papiere mit Gouache bemalt

auf Papier auf Leinwand, 106 x 78 cm / Nr. 102

Matisse verbrachte seine letzten Lebensjahre in einer Hotelsuite in Nizza im Bett oder in einem Rollstuhl, die beide mit einer Tischvorrichtung versehen waren. Die Arbeit mit Farbpapieren und Schere führte zu immer prächtigeren und grösseren Kompositionen mit tropischen und aquatischen Themen an den Wänden seiner Räume, in denen er sich ringsum einen paradiesischen Garten schuf. So lebte er umgeben von exotischen Blättern, Früchten, Papageien, Affen und badenden Frauen. *Nu bleu* sollte ein Motiv in Matisse' Südseedarstellung *La perruche et la sirène* (1952; Stedelijk Museum Amsterdam) werden, erwies sich aber als zu gross und eigenständig dafür.

Viermal hat Matisse diese monumentale Figur einer sitzenden nackten Frau mit über den Kopf erhobenem rechten Arm angegangen. Diese mit *I* numerierte Fassung war der zweite Entwurf (*IV* ging voraus, wurde aber nach *II* und *III* vollendet) und ist von allen vier Darstellungen die vollendetste. Sie alle sind das Resultat vieler Zeichnungen nach dem posierenden Modell, aber auch der zahlreichen Skulpturen von Matisse mit stehenden, sitzenden oder liegenden Frauen mit erhobenem Arm (seit 1904!). Matisse selbst verglich die Technik der Farbschnitte mit der »taille directe« der Bildhauer. Bei den Skulpturen kam es ihm wie bei den Zeichnungen auf die Überschneidungen der Gliedmassen und auf die Einzelvolumen der Körperteile an.

Dieser blaue Farbschnitt auf weissem Grund verlangte aber eine noch grössere Meisterschaft als das Zeichnen und Modellieren – vor allem eine strengere Formanalyse der Körperhaltung. Ohne jedes Perspektivemittel hat der Künstler die Gliedersilhouetten so ausgeschnitten und zusammengefügt, dass auf der Fläche sowohl Körperrundung als auch Bildraum entsteht. Wo ein Körperteil den anderen verdeckt, sind die Gliedmassen etwas enger geschnitten oder fragmentiert, so dass der weisse Spalt dazwischen Trennlinien ergibt – und doch sind sie alle vollständig und voller Volumen zu sehen. Die Pinsel- und Leimspuren auf den blau eingefärbten Papieren nehmen diesem Material jede platte Flächigkeit. Bildgrund, Form und Farbe tragen so gleichermassen zu der ebenso malerischen wie skulpturalen Kraft der Darstellung bei.

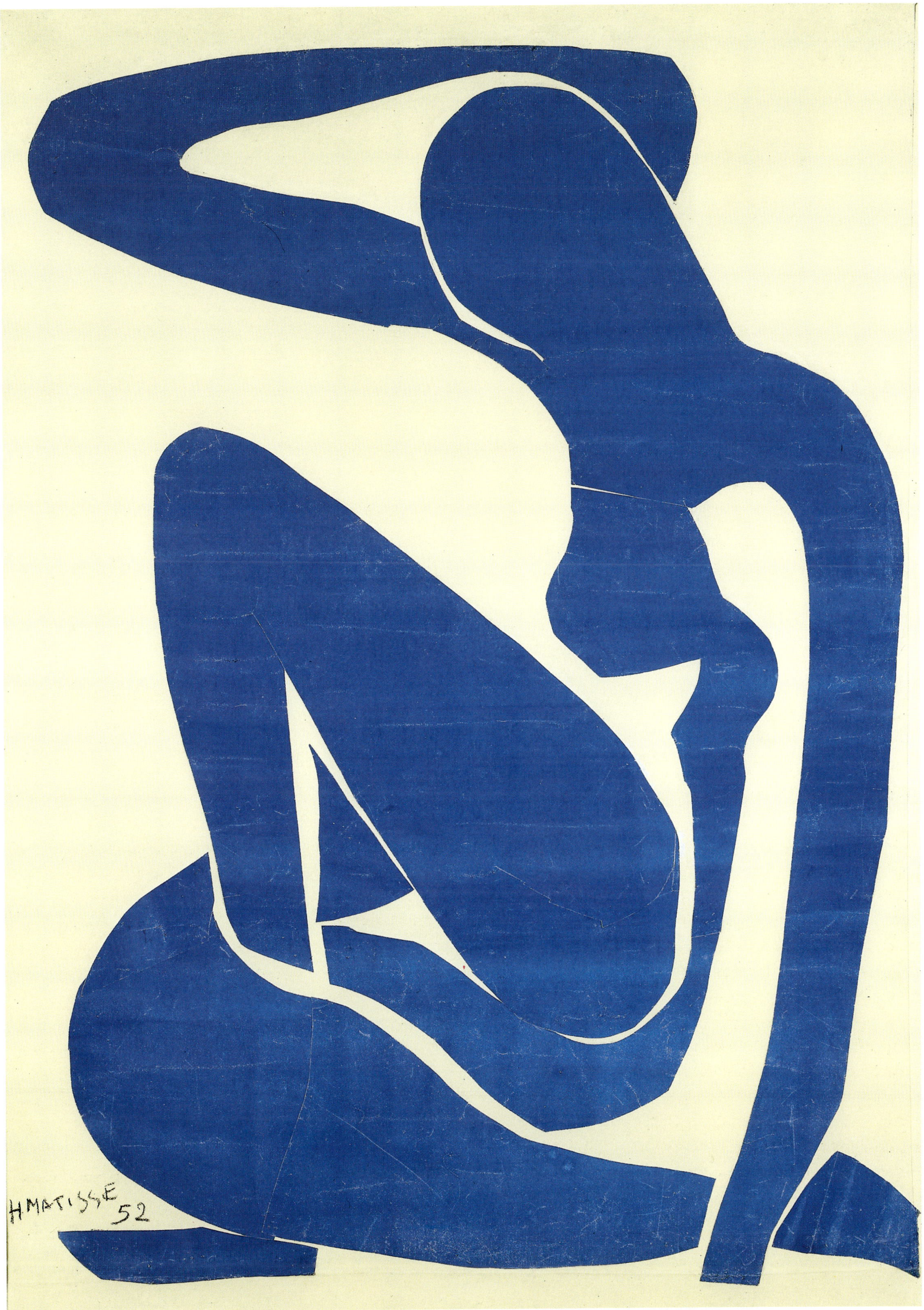
H MATISSE
52

Henri Matisse

57 ***Nu bleu, la grenouille*** 1952

Blauer Frauenakt, der Frosch

ausgeschnittene Papiere mit Gouache bemalt auf Papier auf Leinwand, 141 x 134 cm / Nr. 103

Wie *Nu bleu I* (siehe Tafel 56) entstand *Nu bleu, la grenouille* im Zusammenhang mit dem papierenen Tropengarten, in welchen Matisse 1952 seine Atelierwand im Hotel Régina in Cimiez (Nizza) verwandelte. Der Werktitel drückt die Körperhaltung der weiblichen Figur aus, die natürlich auch eine Badende ist. Zwei Granatäpfel versetzen sie in ein ozeanisches Paradies und sind auch Symbole für Fruchtbarkeit und fortdauerndes Leben. Der gelbe Grund ist gleissende, raumfüllende Sonnenhelle, die ob des monumentalen Formats dieses Werkes nach vorn aus dem Bildraum hinaus bis zum Betrachter strahlt. Und der erlebt nun das Blau der Figur als die Wirkung des blendenden Gegenlichts, so wie man mit rasch geschlossenen Augen eine vorher in starker Helligkeit gesehene Form in ihrer Konträrfarbe wahrzunehmen meint.

Die Silhouettenteile erfassen die Gestalt in ihrer knappsten Erscheinung. Kopf und Büste sind drei gleichartige Kreisscheiben. Die inneren Kanten der erhobenen Arme geben auch den Umriss des üppig fallenden Haares wieder. Die Füsse ›fehlen‹, aber die Ober- und Unterschenkel sind mit detailreichen, präzisen Konturen dargestellt und strahlen eine ausserordentlich starke Sinnlichkeit aus. So wie die Figur frontal vor dem Betrachter sitzt, sind sie ihm ja auch am nächsten, während Arme, Brust und Kopf mit einem höheren Grad von Abstraktion behandelt sind. Dass die Füsse ›fehlen‹, hängt nicht mit der Begrenzung der zur Verfügung stehenden Bildfläche zusammen, sondern schafft eine um so grössere Unmittelbarkeit der Begegnung mit dem sich darbietenden und doch ein Ideal bleibenden Frauenkörper. Selbst Matisse hat nicht oft mit so wenigen, vollständig erkenn- und benennbaren technischen Mitteln eine so intensive und unerschöpfliche Bildwirkung erreicht.

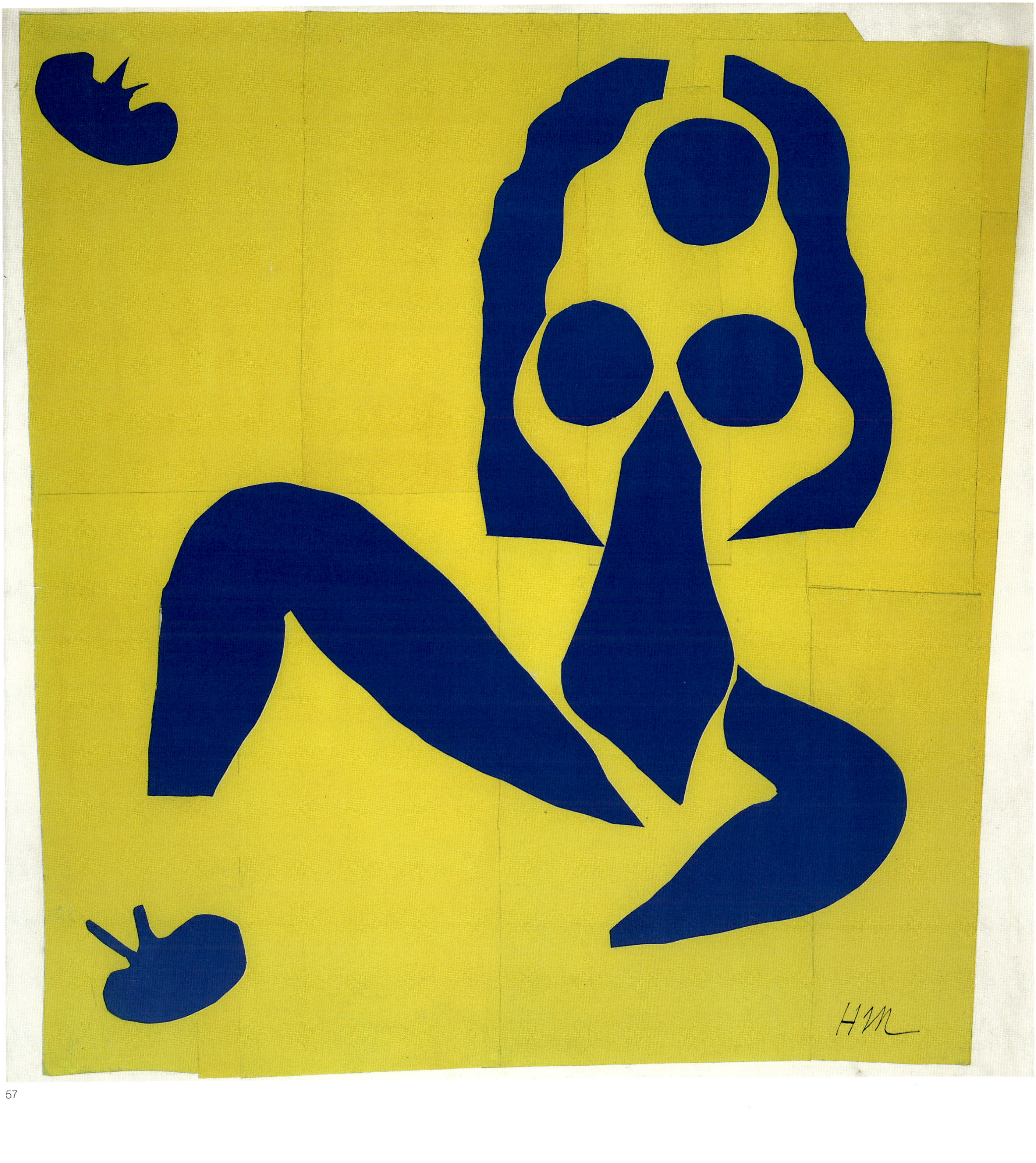
HM

Henri Matisse

58 ***Acanthes*** 1953

Bärenklau

Kohle, ausgeschnittene Papiere mit Gouache bemalt auf Papier auf Leinwand, 311 x 350,5 cm / Nr. 104

Nachdem Henri Matisse zwischen 1947 und 1951 mit »gouaches découpées« die Ausstattung der Chapelle du Rosaire in Vence vorbereitet und nach 1952 mit dieser ihm allein noch möglichen Arbeitsweise eigenständige, grossformatige Meisterwerke geschaffen hatte, widmete er seine letzten zwei Lebensjahre dekorativen Aufträgen. Er sah darin durchaus eine der nobelsten Erfüllungen seiner Kunst. Mit den paradiesischen Kompositionen aus montierten Farbschnittformen hatte er eine Thematik und eine Flächentechnik gefunden, die seine Künstlerpersönlichkeit vollständig ausdrückten und gleichzeitig architekturverbundene Aufträge aufs glücklichste erfüllen liessen.

Acanthes erarbeitete Matisse als Maquette für eine Keramikwand in der Besitzung von Charles Cox in Juan-Les Pins. Das Akanthus-Motiv drückt sowohl botanisch als auch historisch (als Anspielung auf das Friesmotiv der klassischen griechischen Architektur) die Lokalisation am Mittelmeer aus. Die Farben vertreten die vier Elemente Wasser, Feuer, Erde (Pflanzengrün) und Luft (Sonnengelb). Die drei unterschiedlichen Grüntöne plazieren die Vegetation in Licht, Halbschatten und Schatten. Kontur und Lage der ausgeschnittenen Formen und der Rhythmus der Zwischenräume evozieren sanfte Bewegung im Wasser und im Wind. Matisse hatte sie zuerst auf den an die Atelierwand gehefteten weissen Papierbogen mit Zeichenkohle, die er am Ende einer langen Stange führte, skizziert; die noch sichtbaren Linien vermitteln dem Werk die Unmittelbarkeit der Entwurfsarbeit, während die wahrnehmbaren Strichrichtungen der einfärbenden Pinsel auf die Subtilität der Arbeit Matisse' mit der Schere aufmerksam machen: die Schnittrichtung entspricht der jeweiligen vorgesehenen Schräglage der Farbformen.

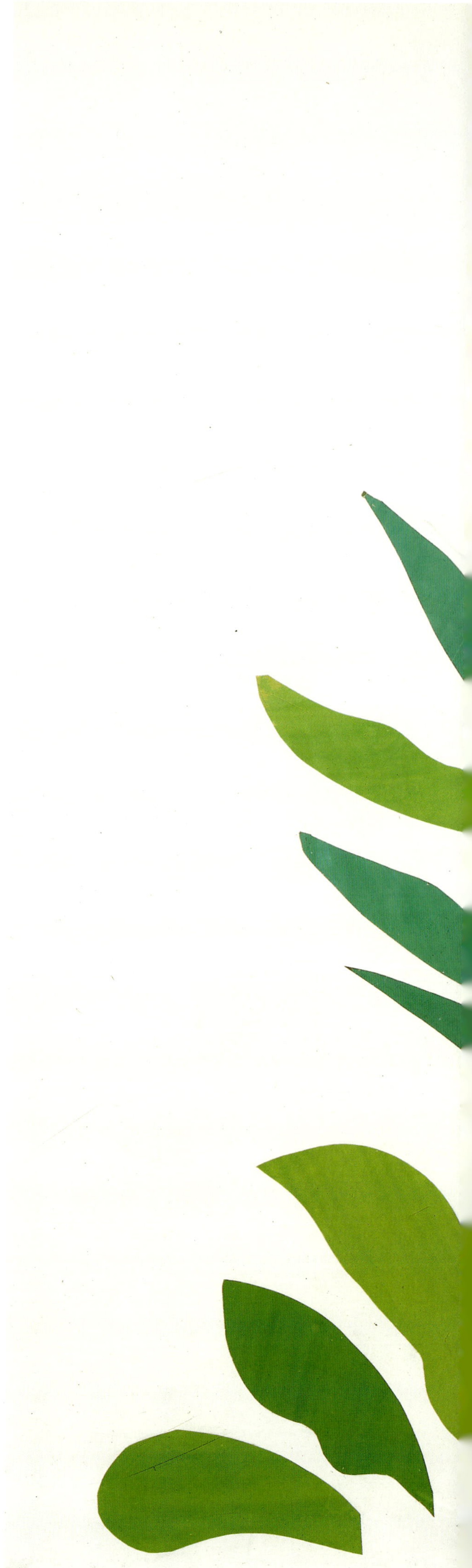

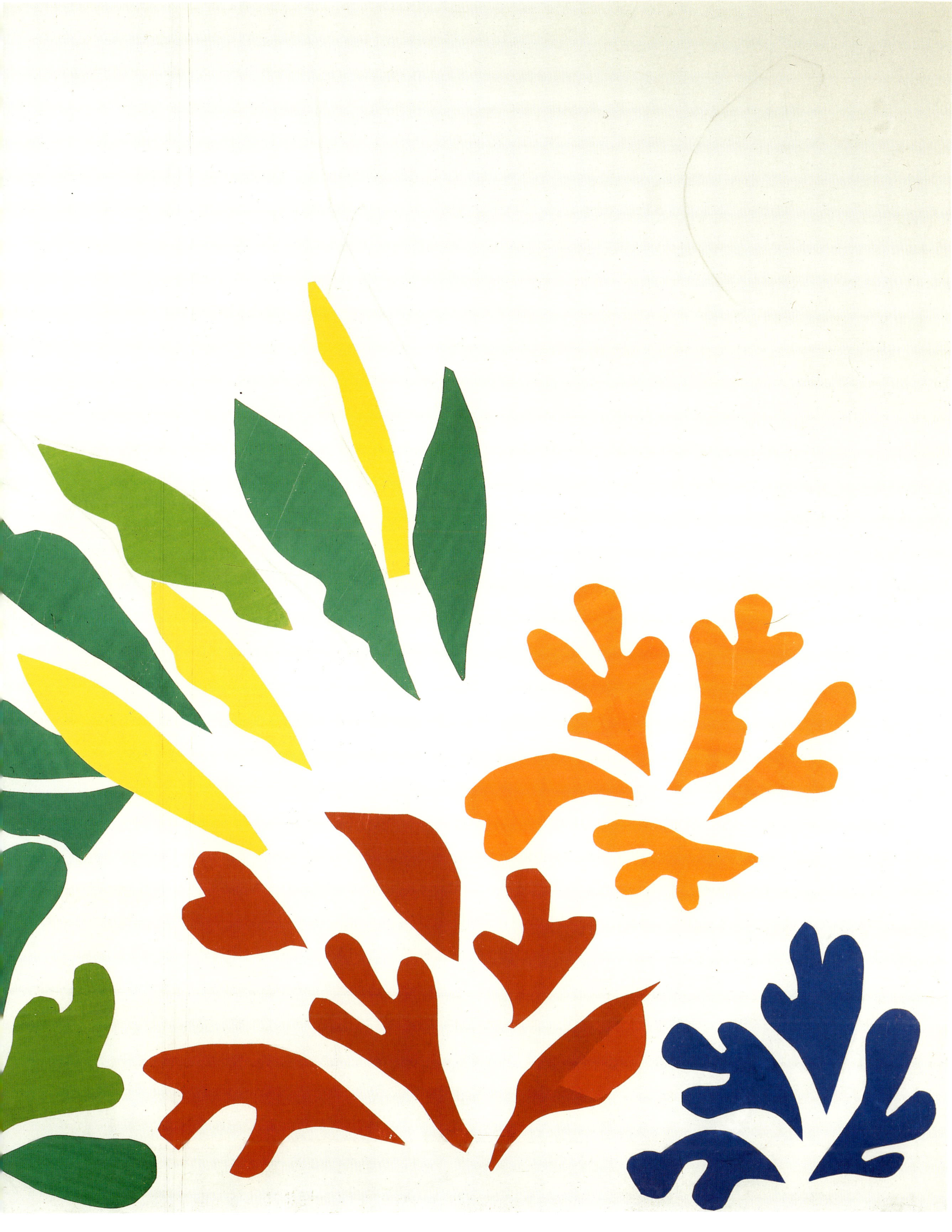

Constantin Brancusi 1876–1957

59 ***L'Oiseau*** 1923/1947

Der Vogel

Marmor (blau-grau)

Höhe 90 cm / Nr. 8

L'Oiseau ist eine der raren Skulpturen, die Brancusi zunächst unvollendet gelassen hat und erst zwei Jahrzehnte später vollendete. Wie frühe Atelieraufnahmen zeigen, wurde der Vogel um 1923 begonnen. Die niedrige, kreuzförmige Basis aus Stein ist mit einem kugelförmigen Kragen ausgestattet, was erlaubt, die Skulptur zusammen mit der Zickzack-Basis um die eigene Achse zu drehen – *L'Oiseau* ist das einzige Werk in der Gruppe der Vogelskulpturen, das diese Mechanik aufweist.

Brancusi hat auf wunderbare Weise verstanden, die Äderung des Marmors in die Gestaltung einzubeziehen. So lassen die hellgrauen Muster der Maserung an beiden Seiten der Skulptur die Flügel des Vogels erahnen. Feine, leicht verschwommene weissliche Linien überziehen den gesamten Körper von unten nach oben. Die somit erzielte Rhythmisierung verleiht dem Körper Leichtigkeit. Ebenso bedeutend ist die graue Maserung der Zickzack-Basis, deren Kanten betont werden. Die grauen Linien auf der Oberseite überführen den Rhythmus des Vogelkörpers in den Sockel und lassen Skulptur und Träger als harmonische Einheit erfahren. *L'Oiseau* bezeugt auf einzigartige Weise Brancusis berühmte Äusserung »Je n'ai cherché pendant toute ma vie que l'essence du vol. Le vol, quel bonheur.« (Zitiert nach: Carola Giedion-Welcker: Constantin Brancusi, Basel/Stuttgart 1958, Seite 199) *PZ*

Piet Mondrian 1872–1944

60 ***Eucalyptus*** 1912
Eukalyptus
Öl auf Leinwand, 60 x 51 cm / Nr. 112

61 ***Composition No. XVI*** 1912/13
(Composition I, Arbres)
Komposition Nr. XVI
(Komposition I, Bäume)
Öl auf Leinwand, 85,5 x 75 cm / Nr. 113

Mondrian war vierzig Jahre alt, als er im November 1911 in Amsterdam die von Cézanne ausgehende und im Kubismus kristallisierte neue Malerei kennenlernte. Er hatte damals schon ein zuerst traditionell-akademisches, dann postimpressionistisches und symbolistisches (besser: spiritualistisches) Œuvre geschaffen und war eine gereifte, durch theosophisches Gedankengut geprägte Persönlichkeit. Es ist wichtig, diese Voraussetzung zu nennen, um Mondrians dann sehr rasch zurückgelegten Weg zu ungegenständlichen Kompositionen zu verstehen und seine Abstraktion, die für die Kunst der ersten Hälfte des 20. Jahrhunderts ein absoluter Massstab geworden ist, richtig zu interpretieren. Mondrian begann diesen Weg im Januar 1912 in Paris nach eingehender Betrachtung der kubistischen Werke Picassos und Braques.

Das Gemälde *Eucalyptus* legt diesen Zusammenhang offen dar, denn es ist eine Malerei mit Tönen statt Farben, mit der Verunklärung von Gegenstand und Hintergrund, mit meist rechteckigen Formfragmenten (›Facetten‹), deren Ort im Bildraum nicht sicher festzulegen ist, mit einer eher willkürlichen Licht- und Schattenmodellierung – kurz: mit dem Instrumentarium von Picassos *Mandolinenspieler* und Braques *Lesende Frau* (beide von 1911, siehe die Tafeln 16 und 17).

Die ›abstraktere‹ *Composition No. XVI* geht einen Schritt weiter. Statt in kubistische Facettierung ist der Bildgegenstand (eine Landschaft mit Bäumen) in eine lineare Geometrisierung mit waagerechten, senkrechten, diagonalen und kurvenden Strichfragmenten und mit einer lockeren farbigen Tönung überführt; alle diese malerischen Mittel sind ohne Körpermodellierung und Bildraumwirkung der Leinwand aufgesetzt. Hinter dieser entkörperlichten Geometrisierung steht die theosophische Lehre einer Evolution der Gegenstandswelt zu einer Existenzweise, welche wesentlicher als die Körperlichkeit sei und den Übergang zum kosmischen Einssein vorbereite. Mondrians späteres Œuvre beschreibt und ist in sich selbst eine solche Evolution von der Dingwelt zur Geisteswelt.

Piet Mondrian

62 ***Composition No. VI*** 1914
(Composition 9, Blue Façade)
Komposition Nr. VI
(Komposition 9, Blaue Fassade)
Öl auf Leinwand, 95,5 x 68 cm / Nr. 114

Für das Verständnis von Mondrians Ziel, zu einer reinen, vom Weltlichen und Momentanen befreiten Malerei zu kommen, ist *Composition No. VI* ein Schlüsselwerk. Denn seiner scheinbar abstrakten Bildgestalt liegt ein mit Arbeitsskizzen belegtes Bildmotiv zugrunde. Der nicht vom Künstler stammende Nebentitel spricht es aus: Anlass zu diesem Werk war eine an Ort und Stelle abgezeichnete Hausfassade in der Nachbarschaft von Mondrians Atelier an der Rue du Départ beim Montparnasse-Bahnhof in Paris. Eine erhalten gebliebene Bleistiftzeichnung mit Farbnotierungen (»B« für »Blauw«, Blau; »DG« für »Donkergrijs«, Dunkelgrau) zeigt an der Brandmauer eines hohen Mietshauses die Spuren eines anderen, abgebrochenen Hauses wie im Querschnitt, nämlich die Überreste der ehemaligen Zimmer- und Korridor-Anordnung sowie Tapetenstücke, Farbtöne, Kamin-Umrisse. Die schmalen oder breiten, hellen und dunklen Rechtecke in der Gemäldemitte entsprechen sehr genau dem abgezeichneten Hausquerschnitt. Davor steht ein niedrigeres Gebäude mit Pultdächern. Dahinter ragen die hohen, zum Teil steilen Dachpartien des stehengebliebenen Hauses auf. Die blauen Zwischenräume dort stellen (nach der Naturskizze beurteilt) nicht unbedingt Himmel dar; freier Raum neben dem Hausmotiv sind allein die schmalen, blauen, grauen und ockerfarbenen Streifen am rechten und linken Bildrand. Insgesamt sehen wir ohne bildräumliche Vertiefung eine flache Komposition aus Rechtecken, deren einzelne Umrisse kaum je vollständig geschlossen sind. Nur in der Bildmitte liegt ein in sich geschlossenes Quadrat mit zarter, wolkenheller Blautönung – ein Vorbote, möchte man sagen, der zwanzig Jahre später erreichten Mondrianschen Bildgestalt.

Die Offenheit der Bildparzellen und die fast vollständige Gleichheit von Motiv und Hintergrund, die beide auf derselben Malfläche liegen und nur mit getönten, offenen Facetten Figur und Grund unterscheiden, gehören zu der Lehre, die Mondrian in den Pariser Jahren von 1912 bis 1914 aus dem Kubismus Picassos und Braques gezogen hat. Die gesehene Wirklichkeit ist ihm aber zur ungegenständlichen Komposition auf der Leinwand geworden und führt dadurch (nach Mondrians autobiographischem Text »Toward the True Vision of Reality« von 1941) zur Anschauung der »wahren Realität«: »Mit der Zeit wurde mir bewusst, dass der Kubismus die logischen Folgerungen aus seinen Entdeckungen nicht akzeptierte; er führte die Abstraktion nicht bis zu ihrem letzten Ziel, nämlich dem Ausdruck der reinen Wirklichkeit. Ich fühlte, dass die wahre Anschauung der [höheren] Realität nur durch rein bildnerische Mittel verwirklicht werden kann«, und zwar – so heisst es weiter in diesem Lebensrückblick, und so zeigen es Mondrians spätere Gemälde – durch Kompositionen allein mit Primärfarben und Weiss, eingefasst von schwarzen senkrechten und waagerechten Balken auf quadratischen Tafeln.

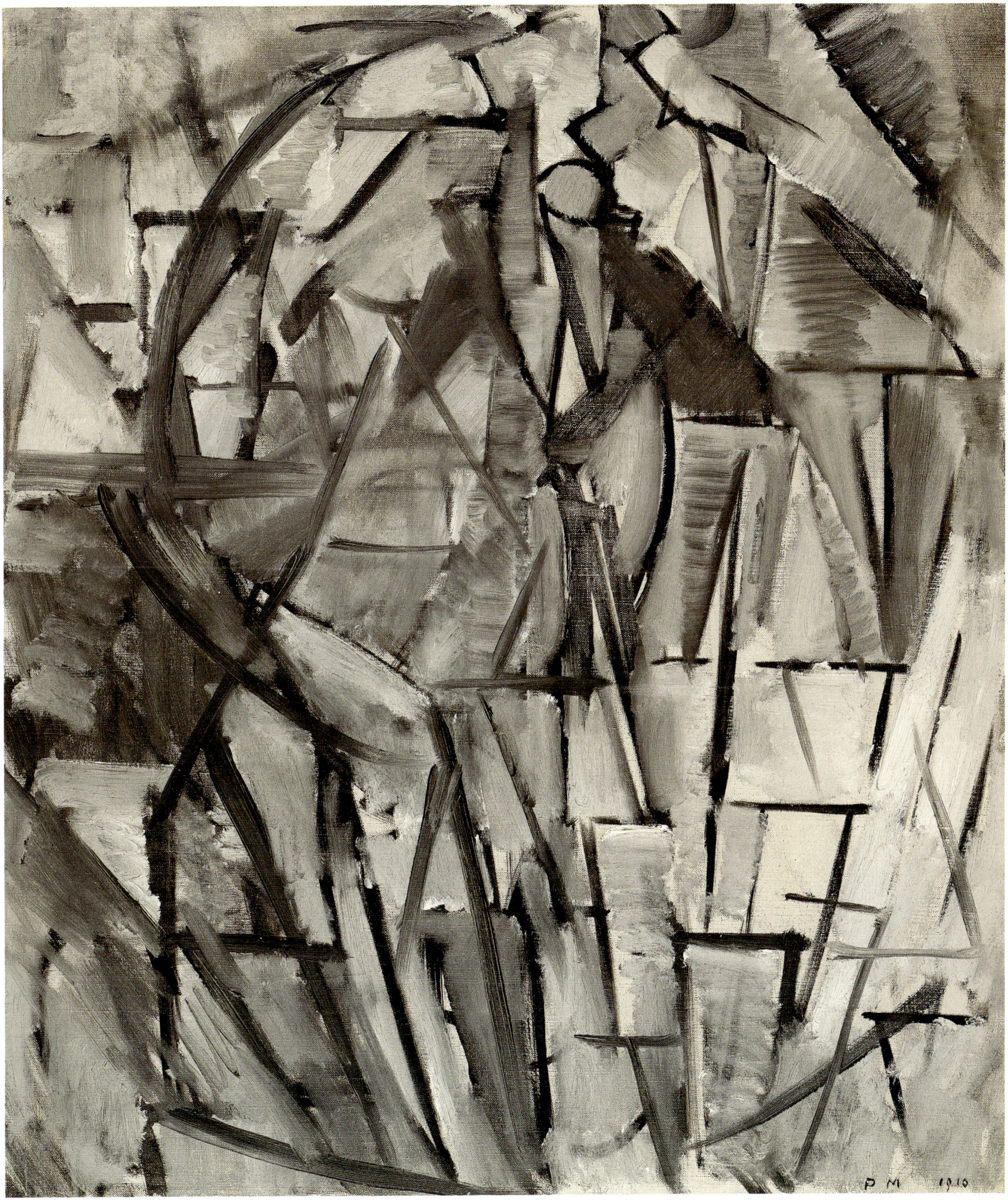
P M 1910

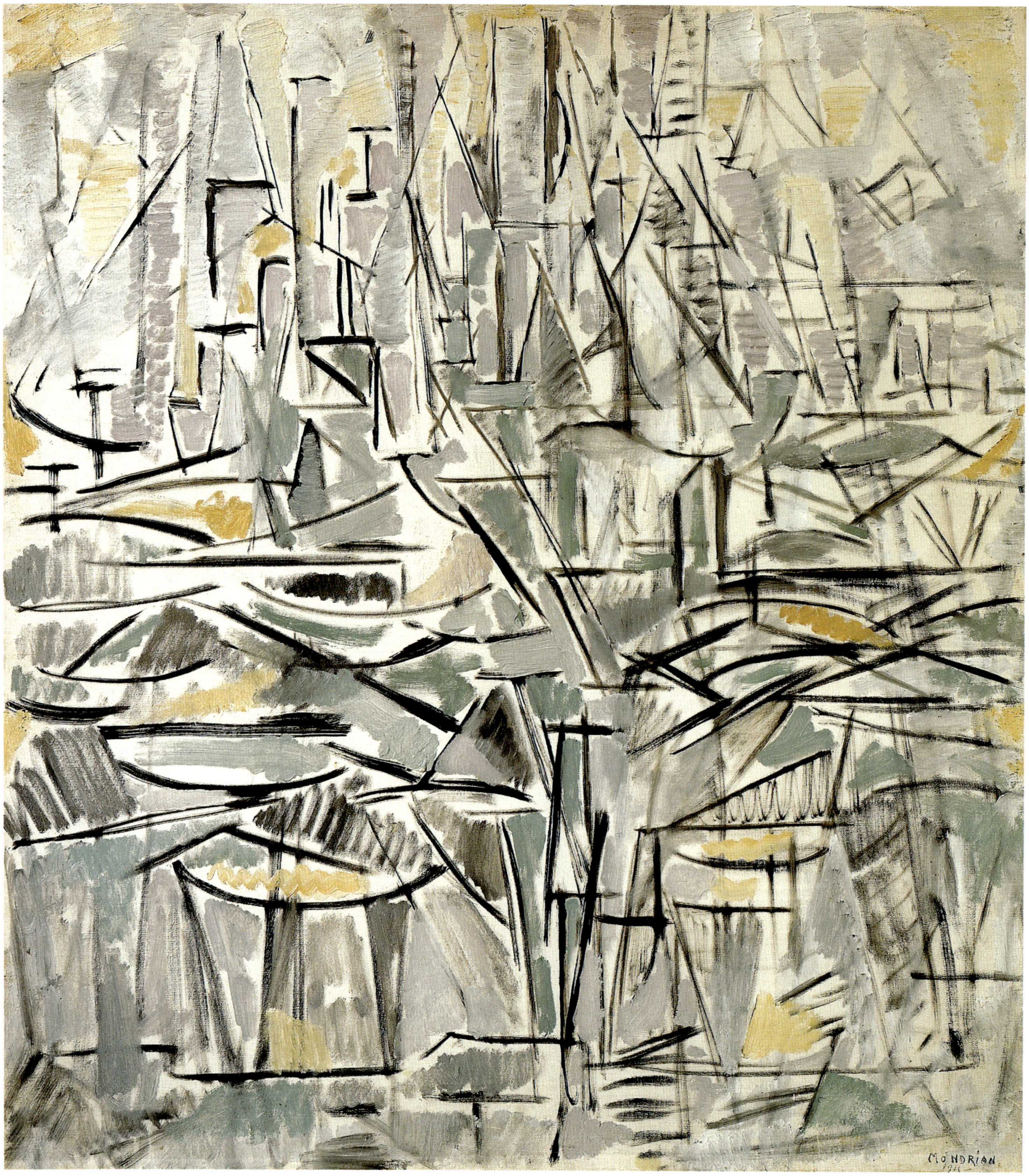

61

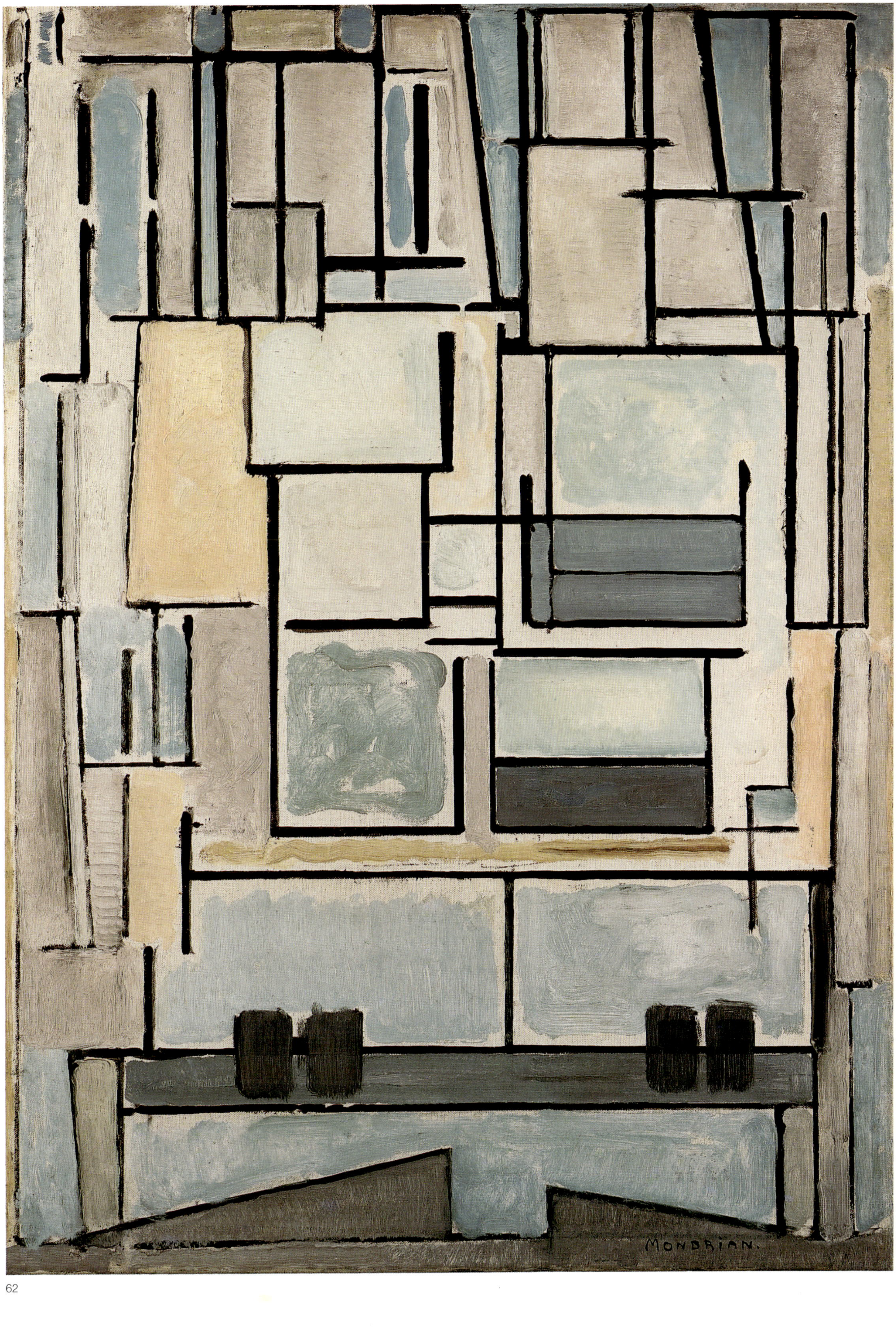
MONDRIAN.

Piet Mondrian

63 ***Tableau No. I*** 1921–25

Bild Nr. I

Öl auf Leinwand, 75,5 x 65,5 cm / Nr. 115

Den Ersten Weltkrieg verbrachte Piet Mondrian im neutral gebliebenen Holland, wo er mit einigen Malern, Architekten und Bildhauern (unter anderen van Doesburg, Oud, Vantongerloo) zusammen nach Kunstformen suchte, welche die Erfahrungswelt nicht kubistisch stilisierten oder abstrahierten, sondern ihr eine konkrete Kunst aus reinen Farb- und Flächenbeziehungen entgegenstellten. Von 1917 an trug er in ihrer Zeitschrift »De Stijl« unter dem Begriff »Nieuwe Beelding« seine Auffassung der künstlerischen Schöpfung vor, die 1920 in Paris unter dem Titel »Le Néo-Plasticisme« und 1925 als Bauhaus-Publikation »Die neue Gestaltung« Verbreitung fand. Im Gegensatz zu den anderen »De Stijl«-Künstlern, von denen er sich 1925 trennte, dachte er nicht an eine zeit- und auch industriegemässe Kunst, sondern (sowohl in der Malerei als auch in der Architektur und Musik) an eine autonome Kunstgestalt, deren Wesen die reine Harmonie der Teile untereinander sein sollte.

Tableau No. I gehört in die Gruppe der 38 Bilder, die Mondrian – seit 1919 wieder in Paris – von 1921 bis 1923 unter dieser Leitidee des Neoplastizismus malte. Dieser bereite das Ende der Malerei vor, sagte er damals – und tatsächlich stockte sein schöpferischer Elan dann fast zwei Jahre lang; für die Gemälde fanden sich keine Käufer, und der in Geldnot lebende Künstler erwog, sich in Südfrankreich als Landarbeiter zu verdingen. Die neoplastizistische Epoche bildete den Übergang zu den asketischen Kompositionen mit schwarzen Balken auf weissem Grund und den roten, gelben und blauen Farbfeldern, wie sie die nachfolgenden Werke in dieser Sammlung zeigen. 1924 überarbeitete Mondrian vier neoplastizistische Gemälde von 1921, darunter auch dieses von ihm mit »21–25« datierte Bild. Von 1925 an brachten Ausstellungen und Ankäufe vor allem in Deutschland, Holland und in der Schweiz die Wende zu Mondrians europäischem Ruhm.

In *Tableau No. I* sind die schwarz gerahmten Rechtecke aus Ziegelrot, Zitronengelb, Preussischblau, Hell- und Dunkelgrau und Schwarz ohne weisse Grundfläche (und somit ohne Illusion von Bildraum) aneinandergefügt, jedes nach Grösse und Lage auf die anderen Felder abgestimmt, alle sich gegenseitig in schwebender Spannung haltend, kaum für sich als Einheit eingesetzt, sondern nur im Verhältnis zu den anderen wirkend. Die auf den ersten Blick vermuteten Symmetrien sind in Wirklichkeit subtile Abwägungen. Entgegen dem Eindruck, das Thema des Gemäldes sei eine glasscheibenartige Komposition von bunten, grauen und schwarzen Rechtecken, will das Werk als eine sorgfältig bedachte und von langer Hand vorbereitete Harmonie von Beziehungen, von Teilungsverhältnissen, Nachbarschaften und Kontrasten gesehen werden.

Piet Mondrian

64 ***Komposition mit Blau und Gelb*** 1932

Öl auf Leinwand, 55,5 x 55,5 cm / Nr. 116

In seiner zweiten Lebenshälfte legte Piet Mondrian den Weg vom naturbetrachtenden Mysterienbild zum Schaubild absoluter (in Mondrians Sinn »kosmischer«) Vollendung zurück, für die diese zwanzig Jahre später gemalte *Komposition mit Blau und Gelb* steht. Zu den Voraussetzungen für diese Gestaltfindung gehörten Mondrians Kontakte in den Jahren 1916 bis 1919 in Holland mit Bart van der Leck und Theo van Doesburg sowie ihre Beiträge zu einem Kunstideal, das nicht einfach ein Stil unter anderen, sondern *der* Stil (»De Stijl« hiess ihre Zeitschrift) für den Ausdruck der modernen Geistigkeit sein sollte. Geometrische Ordnung von Linienfragmenten und Farbfeldern waren ihre Mittel, die auch in die dekorativen Künste und in die Architektur Eingang fanden – allerdings gegen Mondrians Willen, denn sie bedeuteten ihm in seiner Malerei etwas anderes als bloss Ausdruck eines abstrakten Zeitstils.

Nach seiner Rückkehr nach Paris im Juli 1919 setzte Mondrian den »De Stijl«-Manifesten van Doesburgs seine eigene Überzeugung als »Neoplastizismus« entgegen und gab ihr in seinem nun ausgereiften Stil Gestalt mit den Primärfarben Gelb, Rot und Blau, mit den Nicht-Farben Schwarz, Weiss und (selten) Grau, mit senkrechten und waagerechten Bändern und weissen oder farbigen Feldern auf rechteckigen Leinwänden. Durch die genau abgemessene Länge und Breite der Balken und die sorgfältig abgewogene Ausdehnung der Farbfelder stellte Mondrian mit diesen Elementen Gleichgewichte her, in denen – das war seine geistige Botschaft – die dem Kosmos eigene Harmonie und absolute Schönheit schaubar wird. Diese Kompositionen sind Ikonen einer meditativen Kunst, die im Unterschied zur Sakralkunst ohne kompositionelle Symmetrie – also ohne Hierarchie der Teile – und ohne Halbheiten auskommt. Man versteht deshalb Mondrians Zerwürfnis mit van Doesburg, als dieser 1925 Diagonalkompositionen mit der Bedeutung von Dynamik und Zeit ausführte: für Mondrian war die Diagonale als Zwitter aus Senkrechter und Waagerechter genausosehr eine Unreinheit im Weltverständnis wie die Mischfarbe Grün, die er verabscheute. Alle Schrägen und alle Farbmischungen samt ihren Tonwerten und alle Zeitdynamik fühlte er mit seinen Malelementen in einem Zustand höherer Ordnung und grösserer Stabilität ausgedrückt.

Wenn der Betrachter den Gedanken eines ungegenständlichen geometrischen Meditationsbildes ernst nehmen kann, so kann er die ortlose Räumlichkeit erleben, welche sich hinter den schwarzen Bändern und zwischen den farbigen Feldern manifestiert.

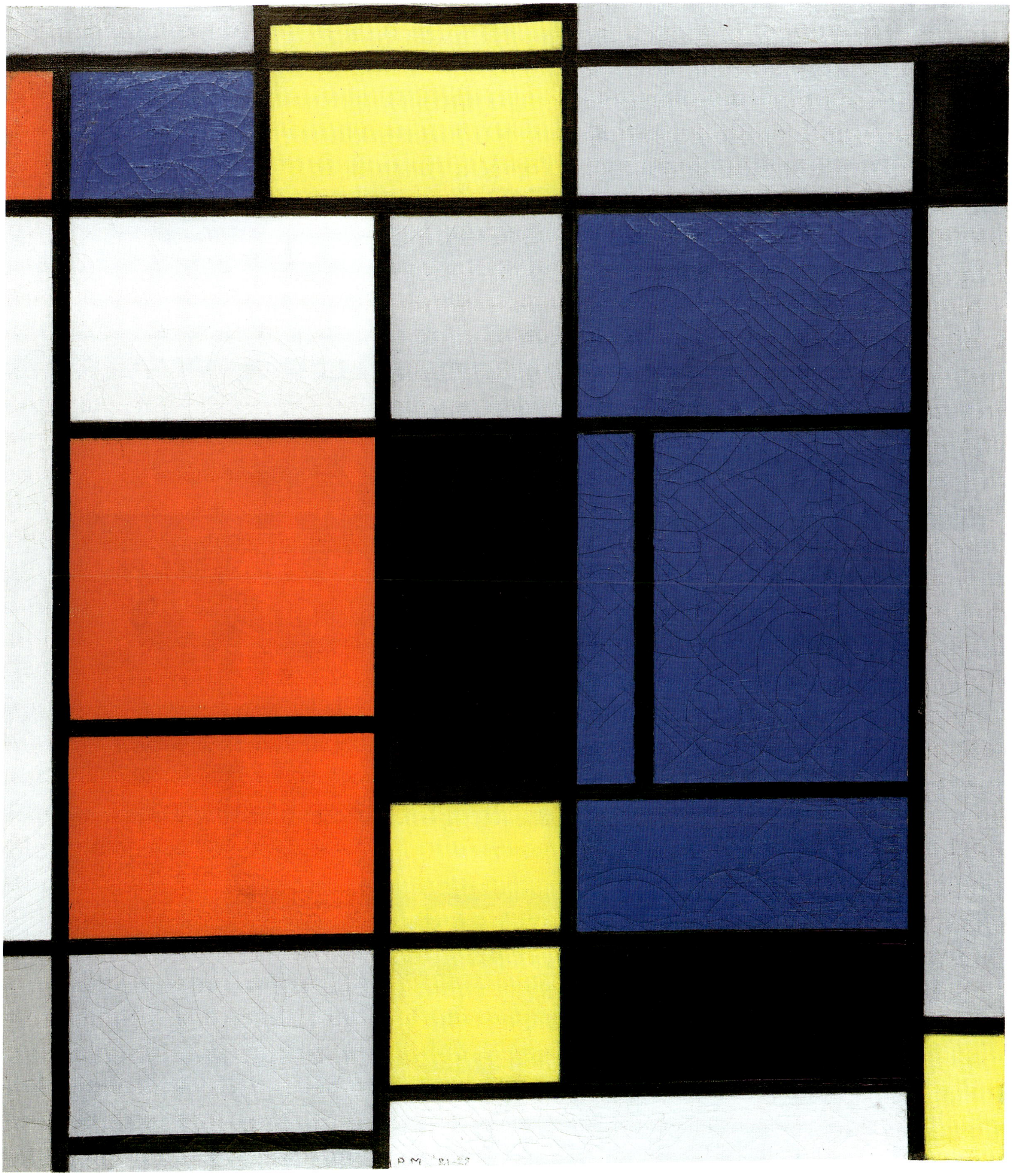

63

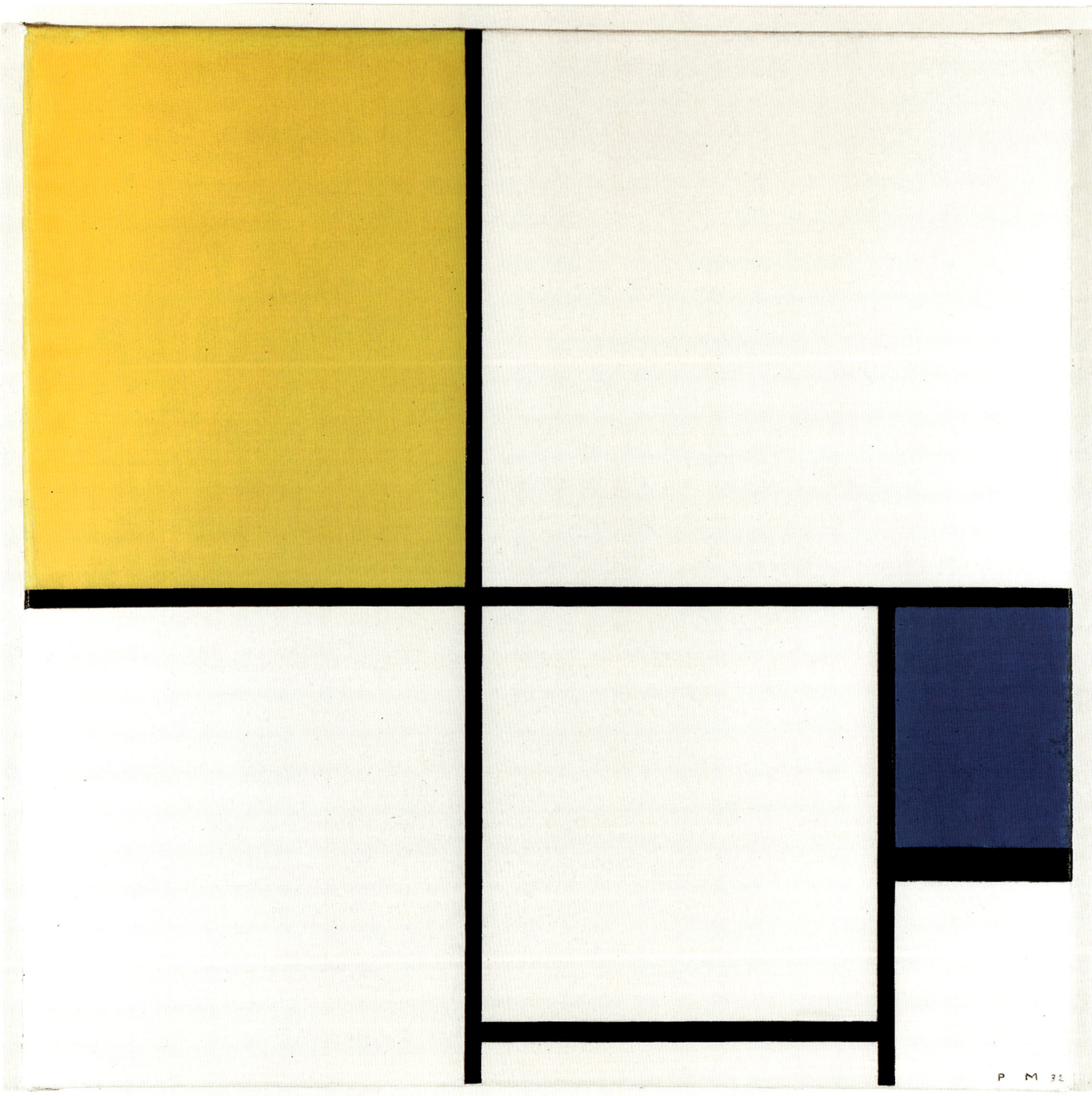

64

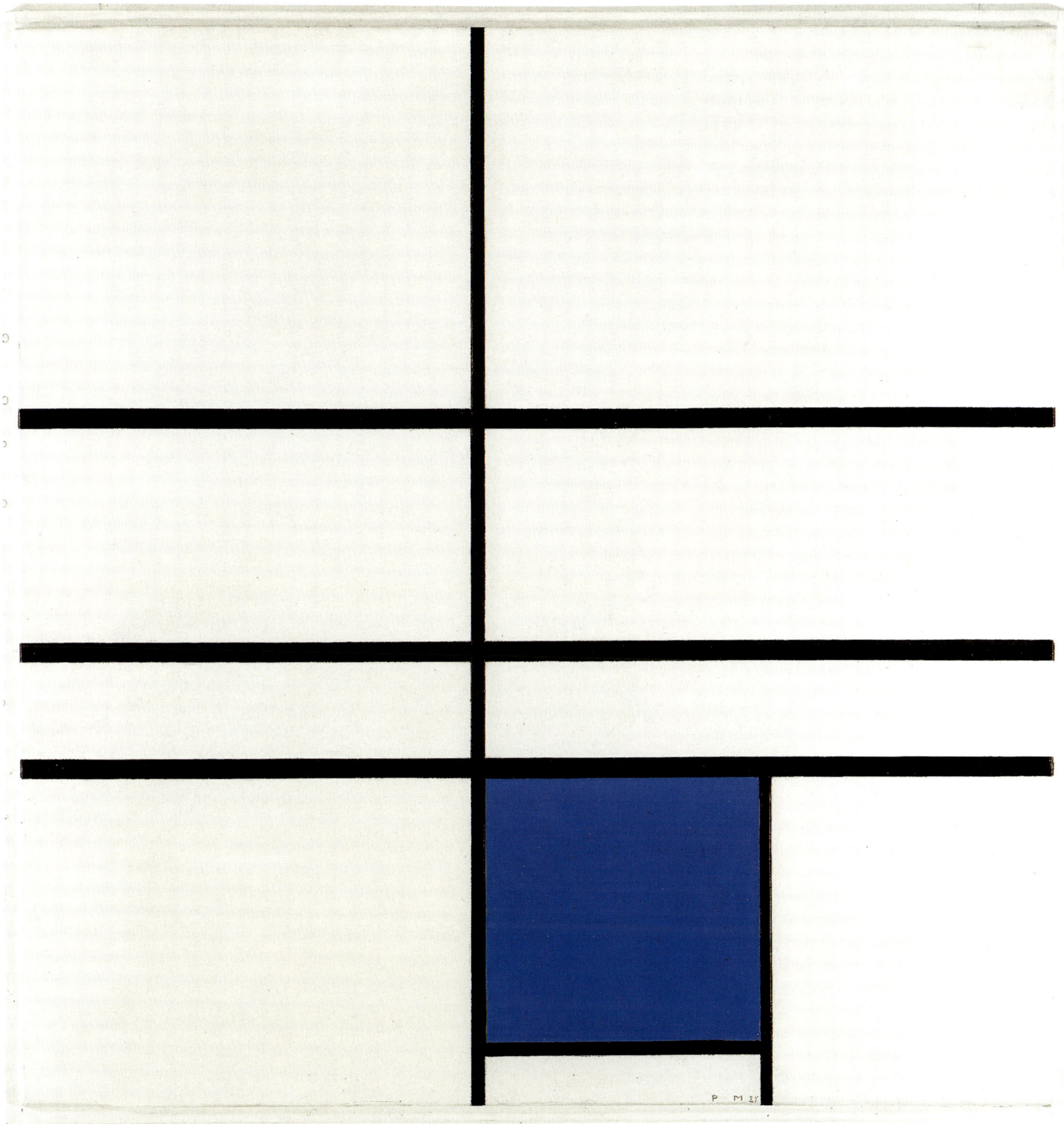

65

Piet Mondrian

65 ***Komposition mit Doppellinie und Blau*** 1935
Öl auf Leinwand,
72,5 x 70 cm / Nr. 117

So wenig wie bei Matisse kann man bei Mondrian sagen, in welchem Jahrfünft oder Jahrzehnt er zu der nur ihm eigenen künstlerischen Gestalt und Grösse gefunden hat. Werke aus jeder Epoche drücken mit vollgültigen Gemälden seine exzeptionelle Persönlichkeit aus. Dennoch sind es die Gemälde der späteren 20er und der 30er Jahre, mit denen Mondrian in der Malereigeschichte des 20. Jahrhunderts herausragt.

Was ist gegeben: ein weisses Quadrat mit drei vom linken zum rechten Bildrand reichenden horizontalen schwarzen Linien in der Mittelzone; eine senkrechte, ebenfalls durchgehende, etwas schmalere schwarze Linie wenig links von der Mittelachse und ein blaues Quadrat unten rechts davon. Das blaue Quadrat steht wie auf zwei kurzen, schwarzen Füssen, deren Abstand genau der Distanz zum rechten Tafelrand entspricht. Diesem schmalen Zwischenfeld sind Monogramm und Datum mit roter Farbe eingeschrieben.

Unverrückbare Stabilität ist das Grundgesetz dieser Komposition. Sie ist nicht durch Symmetrien hergestellt, sondern durch ausgeglichene Unsymmetrien. Das harmonische In-sich-Ruhen des Gemäldes ist darob nur um so ruhiger. Denn diese Harmonie ist nicht das Resultat einer stabilen Gleichheit der Teile, sondern ihrer stabilisierten Ungleichheit (was man auf der Reproduktion nachmessen möge). Das offensichtlichste Beispiel für diesen Befund sind die vollkommen verschiedenen Masse der Fläche des blauen Quadrats und der Gesamtfläche der weissen Bildtafel, die sich dennoch die Waage halten.

Nun braucht es vom Betrachter nur noch die Bemühung, die senkrechten und die waagerechten schwarzen Linien als ein im Bildraum freistehendes Balkengerüst mit einer darunter gehängten blauen Flagge zu sehen, und schon wird das herrschende Ebenmass auch in die Bildtiefe hinein spürbar. Das alles sind sachliche, ›abstrakte‹ Tatbestände – und dennoch führt allein eine längere Betrachtung des Bildes zu jener befreienden Seelenruhe, auf welche auch die gegenständlichen Motive von Matisse abzielten. Vielleicht ist es das, was Mondrian die Anschauung der »wahren Realität« nannte.

Piet Mondrian

66 ***Rautenkomposition mit acht Linien und Rot (Picture No. III)*** 1938
Bild Nr. III
Öl auf Leinwand, 100,5 x 100,5 cm (Seitenlänge)
141,5 x 141,5 cm (Achsenlänge) / Nr. 118

Die Bezeichnung in englischer Sprache *Picture No. III* und die Datierung »38« lässt darauf schliessen, dass Mondrian dieses Werk in den Monaten Oktober bis Dezember 1938 in London gemalt hat, nachdem er am 21. September in Vorahnung der Bombardierung von Paris durch die Deutschen die Stadt verlassen hatte. Ende September 1940 werden ihn die deutschen Bomben auf London nach New York emigrieren lassen, wo er von 1941 bis 1943 (er starb am 1. Februar 1944) mit den gleichen, aber untereinander komplex kombinierten Bildmitteln (gewürfelte Farbbänder und bunte Kleinparzellen) den letzten Gemälden neue Inhalte geben wird.

Die quadratische, wandbildgrosse Leinwand von *Bild Nr. III* ist auf eine Ecke gestellt, was notwendigerweise Symmetrie und Dominanz der Lotachse und des Zentrums zur Folge hat, auch wenn diese nicht gemalt sind. Der Künstler berücksichtigte hier die Symmetrie, indem er die horizontalen und vertikalen Balken jeweils in der gleichen Distanz einer Ecke an den Bildkanten beginnen oder enden lässt. Aber beginnen und enden sie wirklich dort? Sehen wir nicht bloss Abschnitte von Bändern, die sich – so fühlen wir – ausserhalb der Leinwand treffen oder kreuzen werden – in einem unsymmetrischen, aber dennoch stabilen Gleichgewicht? Auch von einer roten ›Quadrat‹-Fläche am rechten Bildrand scheinen wir nur einen dreieckigen Ausschnitt zu sehen, der jedoch trotz Kleinheit und exzentrischer Lage das Bildgerüst ausbalanciert.

Die Übereckstellung einer quadratischen Leinwand benützte Mondrian wiederholt seit 1919. Sie ersetzte ihm die Ovalform, die in Picassos und Braques Kubismus und – vor der »De Stijl«-Epoche – auch in seinen Kompositionen die Verdichtung der Bildmitte bewirkt hatte. Die Übereckstellung des Quadrates wurde seither zum Ausdruck der Kreisform in einer Sprache, die nur Geraden kennt. Dass die Leinwandkanten trotz Mondrians Ablehnung der Diagonalen mit dem Gerüst der Komposition Winkel von 45 Grad bilden (und, gemäss Mondrians Esoterik, auch zu den Grundkräften des Kosmos schräg stehen), verliert jede Widersprüchlichkeit, wenn man sie als Verbindungslinien der Endpunkte eines aufrecht stehenden Kreuzes betrachtet, oder wenn man die Leinwandform insgesamt für eine ausgeschnittene Schablone nimmt, die unser zeitliches Blickfeld begrenzt und nur ein Fragment der dahinter liegenden, zeitlosen Welt sehen lässt, was auch diese Komposition zu einer meditativen Erfahrung der Weltharmonie macht.

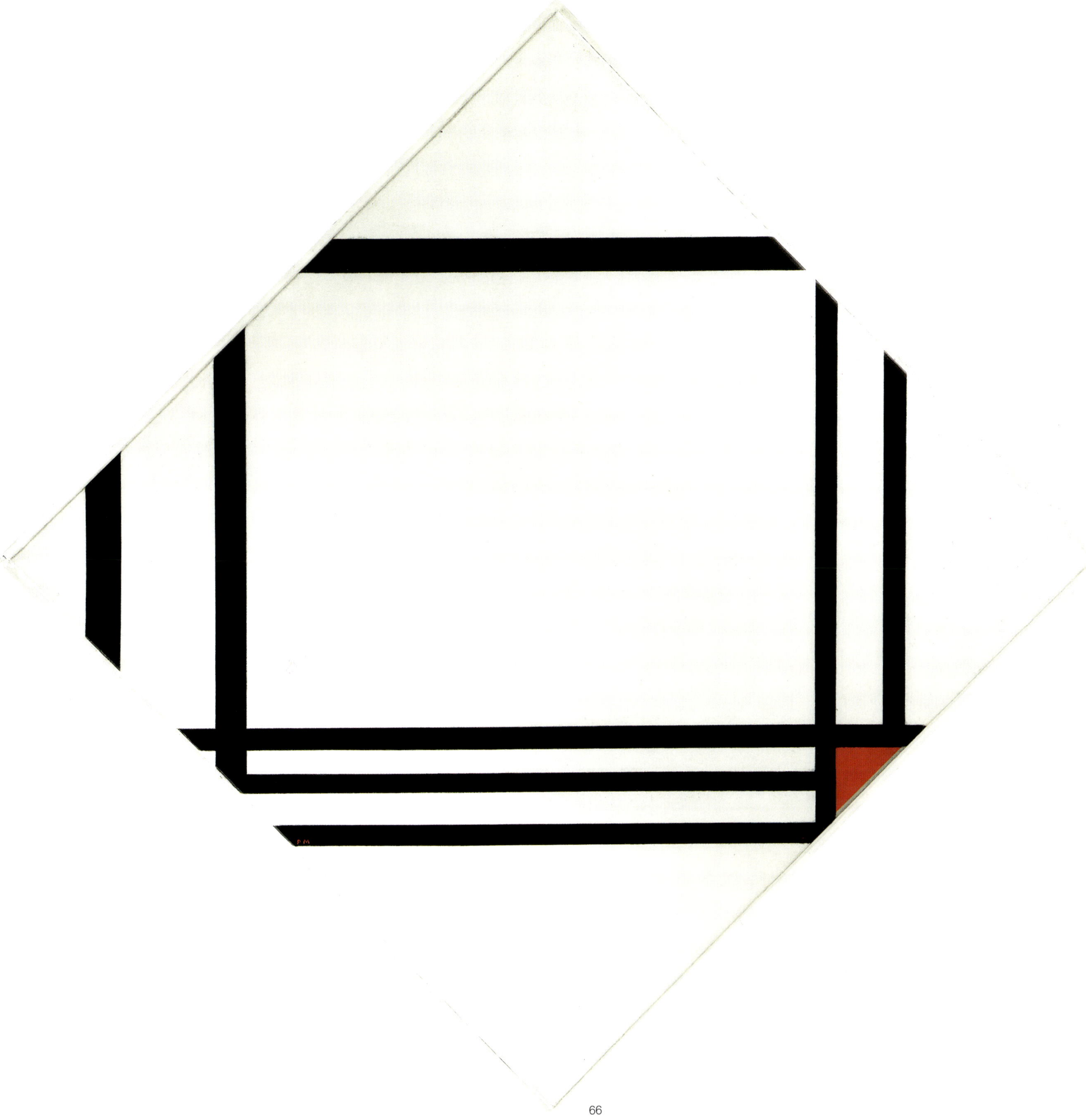

Wassily Kandinsky 1866 – 1944

67 ***Improvisation 10*** 1910

Öl auf Leinwand, 120 x 140 cm / Nr. 57

In der Geschichte der Galerie Beyeler wird geschildert, wie Kandinskys *Improvisation 10* nach dem Zweiten Weltkrieg in den verkäuflichen Galeriebestand und später durch Rückkauf in die Sammlung Beyeler gekommen ist und diese trotz ungeheurer Lockungen nicht mehr verlassen hat. Wenn der junge Kunsthändler seiner biederen ersten Kundin damals erklärt hatte, dieses Gemälde von 1910 sei eines der ersten ungegenständlichen Werke in der Kunstgeschichte, so hatte er eine seinerzeit zwar verbreitete und verbürgte, aber unterdessen widerlegte Meinung weitergegeben. Es ist wahr: Kandinsky datierte sein erstes ungegenständliches Aquarell 1910 – aber man weiss nun, dass er es um zwei Jahre vordatiert hat. Die Datierung von *Improvisation 10* hingegen kann nicht angezweifelt werden. Kandinsky trug das Gemälde nicht nur unter dem Datum »27. Juni 1910« in Moskau in seine Werkliste ein, es ist auch in der Moskauer Avantgarde-Ausstellung »Karo-Bube« vom Dezember 1910 bezeugt.

Aber ein ungegenständliches Werk ist dieses Gemälde nicht.

Kandinsky leitete den Gattungstitel »Improvisation« von den Musikdarbietungen ab, die als Impromptus wie aus dem Stegreif gespielte Improvisationen wirken. Er bereitete sie allerdings durch Studien vor – anders ist eine so grosse Leinwand nicht anzugehen. Dieser gab er selbst auch einen das Darstellungsthema identifizierenden Titel: »Regenbogen«. Damit ist das Formmotiv links oben gemeint. Von dort her – und mit Kenntnis der Landschaftsbilder, die Kandinsky in Murnau bei München malte, wo er sich 1909 ein Haus gekauft hatte – lässt sich *Improvisation 10* als Darstellung einer Landschaft nach einem Gewittersturm gegenständlich interpretieren. Die zwei Blitzlinien in der Bildmitte oben bedürfen jedenfalls keiner weiteren Interpretation. Allerdings entstanden sie (so wird in einer von Kandinsky erzählten Anekdote behauptet) wirklich als spontane, abstrakte Reaktion des durch eine Klingel aufgeschreckten Künstlers. Vieles bleibt unidentifizierbar und deshalb abstrakt.

Kandinsky erreichte die vollkommene Ungegenständlichkeit (von 1912 an) nicht über den Kubismus oder durch ein dekorativ-abstraktes Formkomponieren, sondern als Ausdruck theosophischer Esoterik, wonach die sichtbare Gegenstandswelt sich auch als immaterielle Aura manifestieren könne. Damit verbunden war eine vor dem Ersten Weltkrieg in Deutschland virulente Apokalyptik. In diesem Sinn ist *Improvisation 10* eine Weltensturm-Landschaft.

Rein nach dem Form- und Farbbestand beurteilt, ist sie in der Tat ein grosser Schritt zur ungegenständlichen Wertung und Wirkung der Malermittel.

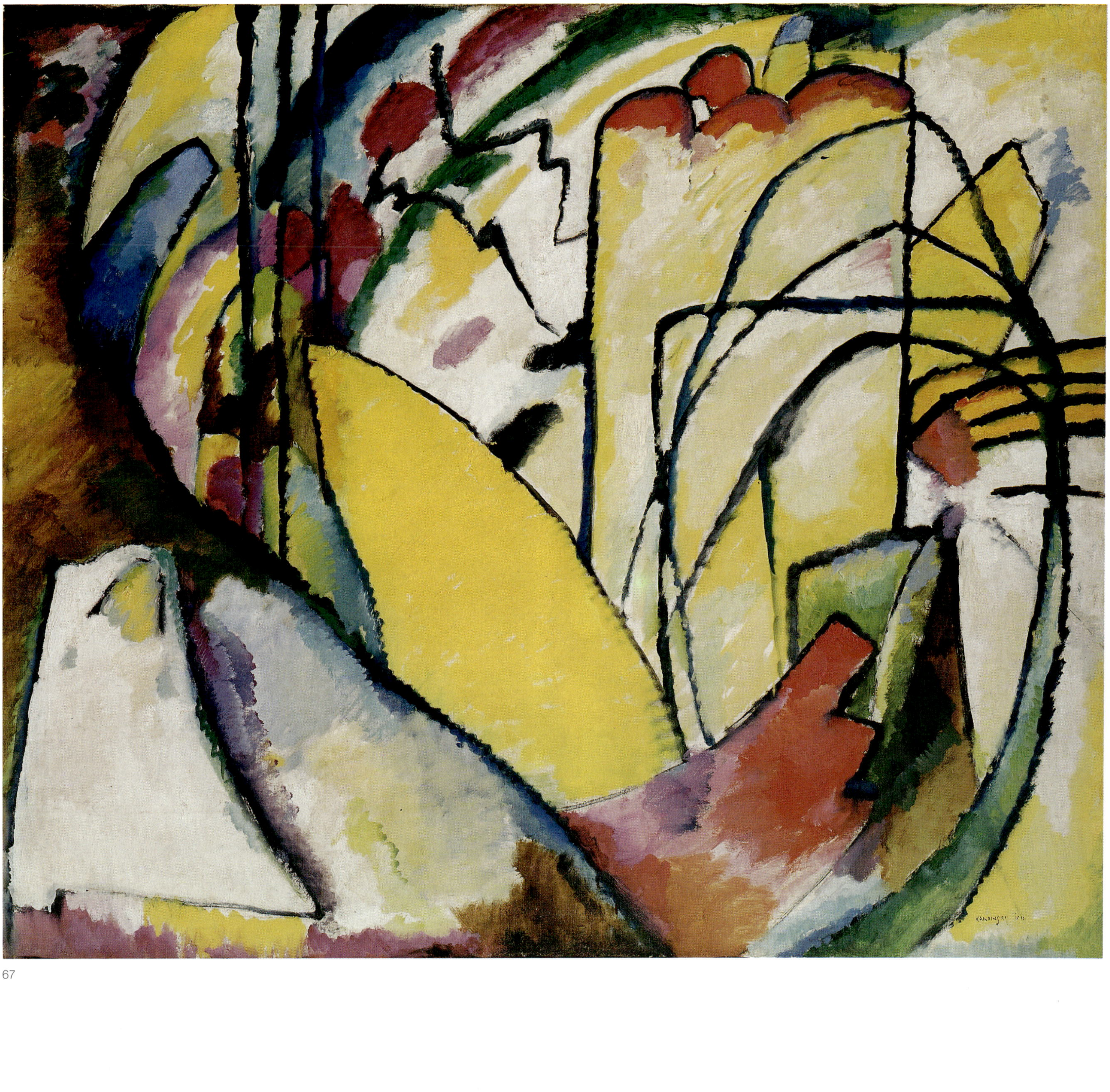

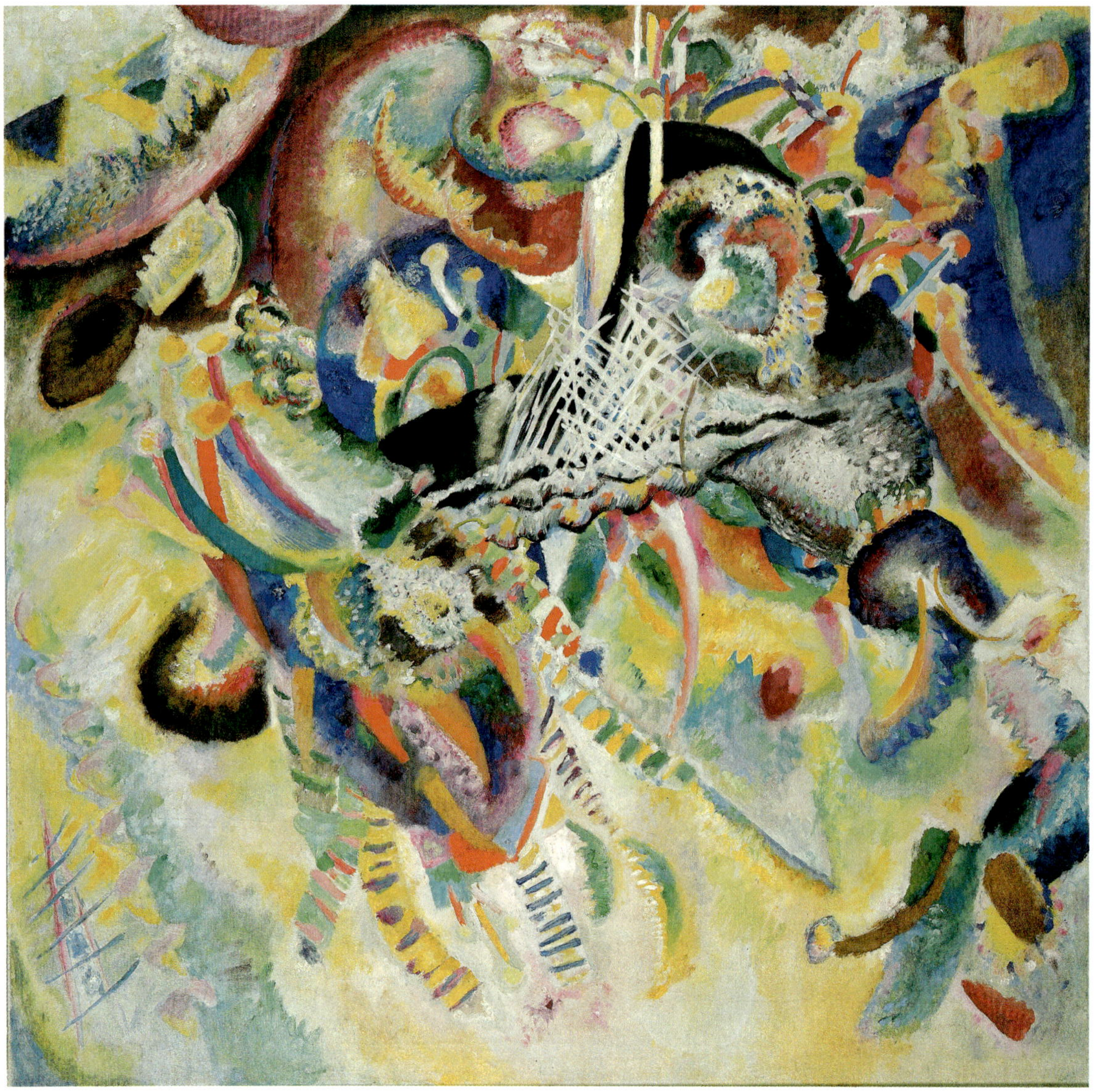

68

Wassily Kandinsky

68 ***Fuga (Fugue)*** 1914

Fuge

Öl auf Leinwand, 129,5 x 129,5 cm / Nr. 58

In einer handschriftlichen Werkliste gab Kandinsky dem Gemälde den Titel *Beherrschte Improvisation, Fuga*. Mit »Improvisationen« bezeichnete er, so sein Biograph Will Grohmann, Gemälde, »die von innen heraus, unbewusst und plötzlich entstanden sind«. Dieses Werk bezeichnet das Ende der von 1909 bis 1914 dauernden Epoche in München, die Grohmann als »Geniezeit und ersten Höhepunkt« charakterisiert und für die er 43 zumeist mit Nummern bezeichnete »Improvisationen« anführt. *Fuga* steht durch das Beiwort »beherrscht« etwas ausserhalb der Definition, was unsere Bildbetrachtung berücksichtigen soll: Man wird von einer kontrollierten Durchführung sprechen müssen. Vier andere Gemälde mit dem gleichen Charakter gelenkter Improvisation aus demselben Jahr sind die jetzt im Museum of Modern Art in New York vereinten Tafeln, in denen man gewollte Farbanalogien zu den vier Jahreszeiten gesehen hat.

Der auch von Kandinsky stammende Haupttitel *Fuga (Fugue)* weist auf ein kontrapunktisch komponiertes Musikstück hin. Sehen wir ein melodisches Formmotiv, das räumlich – statt wie in der Musik zeitlich – versetzt in unterschiedlichen Tonhöhen wiederholt anhebt? Ein solches zu suchen, lässt uns zwar das Gemälde genau betrachten, wird ihm aber nicht gerecht. Im Sinn von bewegter Flucht, geschwinder Aufholjagd, windverblasener Eruption wird der Bildtitel jedoch sehr anschaulich.

Eine stürmische Aufwärtsbewegung über die nach links ansteigende Bilddiagonale hinweg ist das Grundthema. In Richtung der oberen rechten Bildecke werden die Farbformen zu immer glühenderen Splittern, wobei das weisse Strichgitter oberhalb der Bildmitte, das einer dreifach gewellten Wolkenbank aufsitzt, das von unten Hinaufströmende von dem nach oben rechts hin Wimmelnden scheidet. Die obere linke Bildecke gehört wie zu einer anderen Welt. Apokalyptisches Welttheater ist das Ganze noch immer, wie in den vorangegangenen Jahren, aber nun in den oberen Rängen mündend in eine tausendfache farbige Seligkeit. Wenig später brach der Erste Weltkrieg aus, und Kandinsky kehrte für sieben Jahre nach Russland zurück.

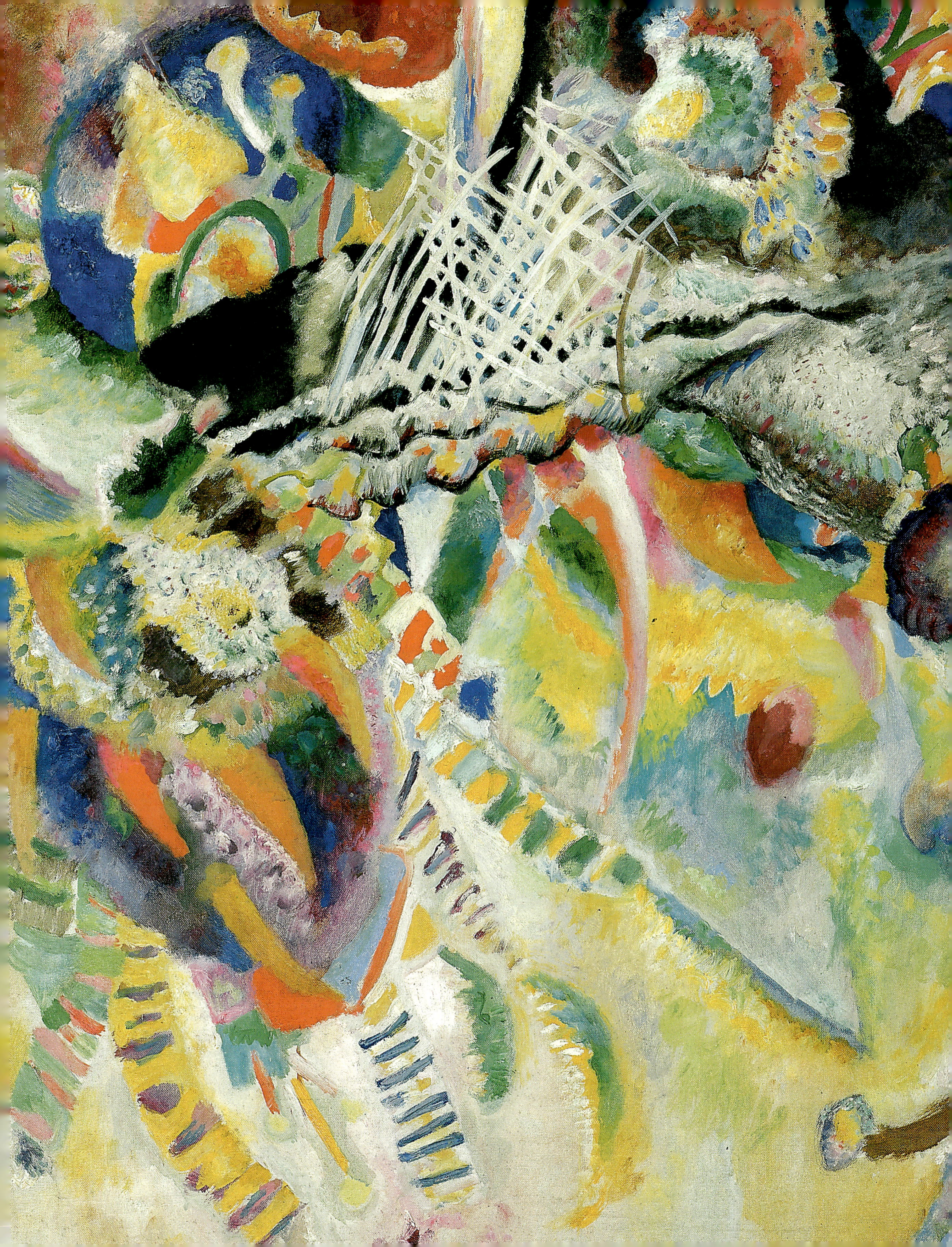

Paul Klee 1879 – 1940

69 ***Die Kapelle*** 1917

127

Aquarell und weisse Tempera auf Papier auf Karton, 29,5 x 15 cm / Nr. 62

Paul Klees stärkste Talente lagen im Zeichnen und Kolorieren – und im Violinespielen. Dementsprechend übte er seine Kunst aus. Die Werke entstanden wie musikalische Partituren aus Formelementen, die vorerst keine darstellende Bedeutung haben, sondern Strichmotive vortragen, Farbklänge einsetzen und Tonwerte ausspielen. Nun führt aber auch ein ›abstraktes‹ Musikstück zu inhaltsvollen Vorstellungen, die ein eidetisch veranlagter Hörer als gegenständliche Bilder und anekdotische Situationen ›sieht‹; es braucht nur noch das allgemein bekannte Tonsignal eines Posthorns (Haydn), den Plätscher-Rhythmus eines Bachs (Schubert), den Klangzauber einer Harfenkaskade (Wagner) oder das Vogeltrillern einer Diskantflöte (Richard Strauss), um aus der Orchesterkomposition eine darstellende Musikerzählung zu machen, wie sie das bürgerliche Publikum um 1900 besonders liebte. Wenn Paul Klee in seinen ungegenständlichen Formkompositionen solche gegenständlich interpretierbaren Signalzeichen einsetzte (zum Beispiel Kreisscheiben für Sonne oder Vollmond; Sichelformen für zu- und abnehmenden Mond; Hexagramm für Himmelsstern; auch lesbare Buchstaben), dann begannen seine Bilder dem Publikum ›etwas zu sagen‹ – und noch viel mehr, wenn die Bildtitel dem Betrachter auf die gleiche Weise zu Hilfe kommen wie die eingebürgerten Musikstück-Titel (»Mondschein-Sonate«, »Barkarole«) dem Konzertbesucher. Diese Erfahrung hat Paul Klee bei seiner ersten erfolgreichen Ausstellung im Februar 1917 gemacht.

Der Titel *Die Kapelle* hilft natürlich, diese Aquarell-Komposition von 1917 als märchenhaft-poetisch-unschuldige Darstellung einer verzauberten Berglandschaft mit einer einsamen Waldkapelle zu interpretieren, wobei die Buchstabenform »F« diskret auf deren Namen oder eine Örtlichkeit hinzuweisen scheint. Klees künstlerische Leistung war aber sehr viel ernsthafter, raffinierter und rationaler.

Bemerkenswert ist vorerst die Drehbarkeit des Blattes: auch von den Seiten gesehen oder – wenn das F nicht wäre – auf den Kopf gestellt, behält der Bildbestand seinen Zusammenhang. Eine Bleistiftzeichnung in der Sammlung des Sohnes Felix Klee mit dem nachträglichen Titel *Architektur mit Sternen, Sonne und Mond* deckt die Formengrundlage des Blattes *Die Kapelle* auf. Sie besteht aus der wahrnehmungspsychologisch bedingten Interpretation der aneinandergeschobenen, hell und dunkel getönten Rautenflächen als quasi-perspektivisch dargestelltes Kartenhaus. Wie die Signal- und Schriftzeichen stammt auch diese Pseudo-Stereometrie aus Picassos Kubismus, während das transparente Kolorit von Delaunays Orphismus inspiriert wurde. Klee aber hat die Schwierigkeiten der Betrachtung moderner Kunst angenehm gemacht, indem er ihre abstrakten Formelemente zu gegenständlichen Bildanekdoten ausgesponnen hat und vorgab, er mache damit eine noch kindlich-unschuldige oder gar eine jenseitige Welt sichtbar.

Paul Klee

70 ***Besessenes Mädchen*** 1924

250 (A)

Aquarell und Ölfarbezeichnung auf Papier auf Karton, 43 x 29 cm / Nr. 65

Auch beim malenden Klee ist die Grundlage seiner Kunst der zeichnende oder konstruierende Strich und das transparent leuchtende Kolorit. Nichts ist feiner, sensibler, echter in dieser grotesken Physiognomie eines »besessenen« Mädchens als die Linien, welche die Augenumrisse, die Nasenflanken und die Mundwinkel zeichnen, sowie die durchscheinenden Farbflächen im Blusenausschnitt. Die Strichführung der Gesichtszüge erinnert an das Selbstbildnis *Versunkenheit,* das Paul Klee 1919 gezeichnet und lithographiert und auf einem Abzug der Lithographie zartfarbig illuminiert hat. Die Vulgarität der aufgesetzten Wangenschminke in *Besessenes Mädchen* bildet einen höchst unangenehmen Gegensatz zu den genannten Feinheiten, aber sie gehört zur Darstellung.

Handelt es sich um ein Bildnis? Um eine Ausdrucksstudie? Um eine Karikatur? Wahrscheinlich wurde die Figur von einer Opernaufführung angeregt und meint eine Schauspielerin oder Sängerin, die sich, vom Rampenlicht unvorteilhaft beleuchtet, ganz dem Ausdruck ihrer Rolle hingibt und dabei, zur Momentaufnahme gefroren, einen lachhaften Anblick bietet. Der Wohlklang, der aus ihrem offenen Mund durch die lockeren Zahnreihen gekommen sein mag, findet in den abgestuften Farbklängen seine visuelle Entsprechung. Das Werk gehört in eine Reihe von Rollenfiguren, von denen Zeichnungen und kleine Gemälde und eine Lithographie mit den Titeln *Fiordiligi* (1922), *Die Sängerin L. als Fiordiligi* (1923) und *Die Sängerin der*

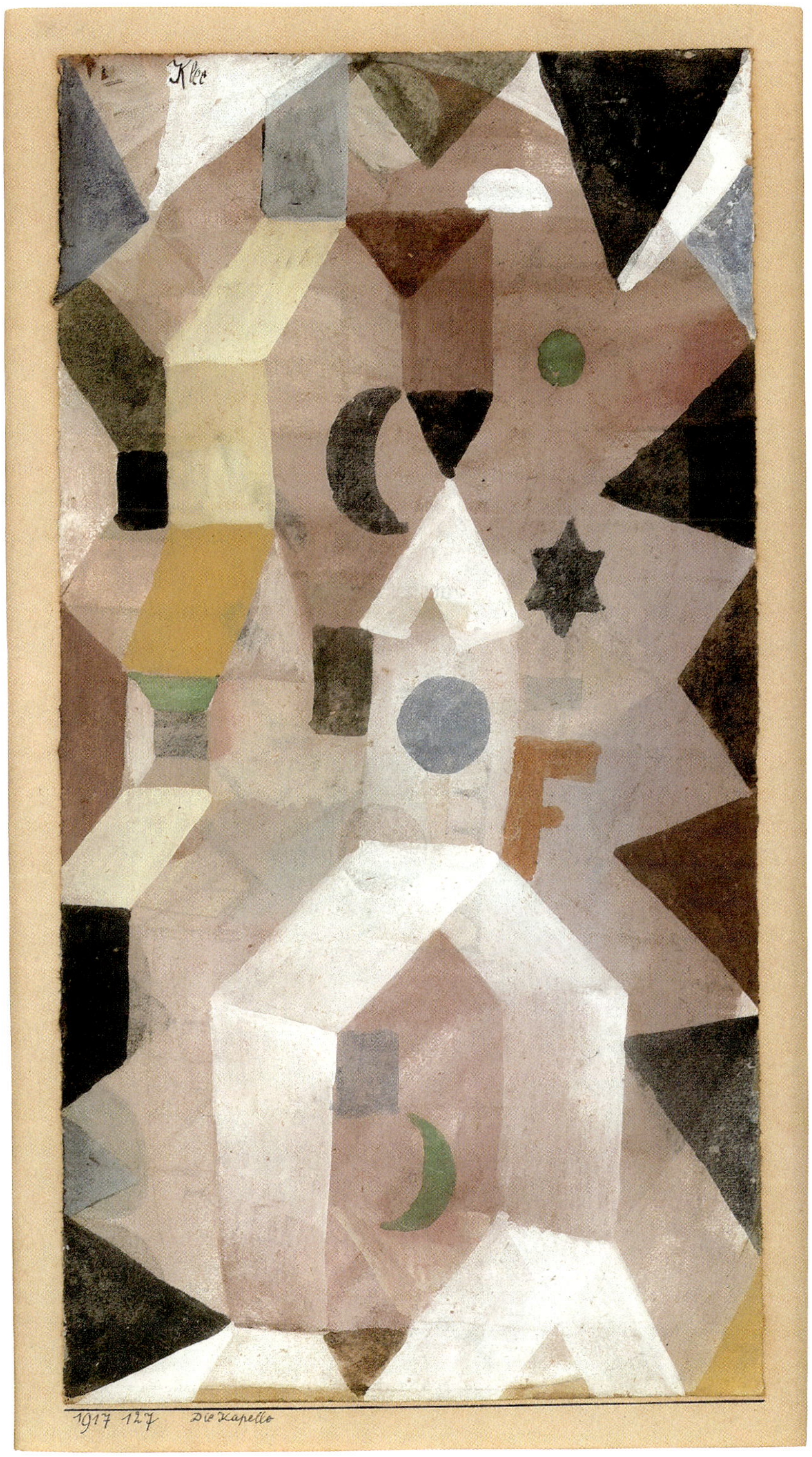

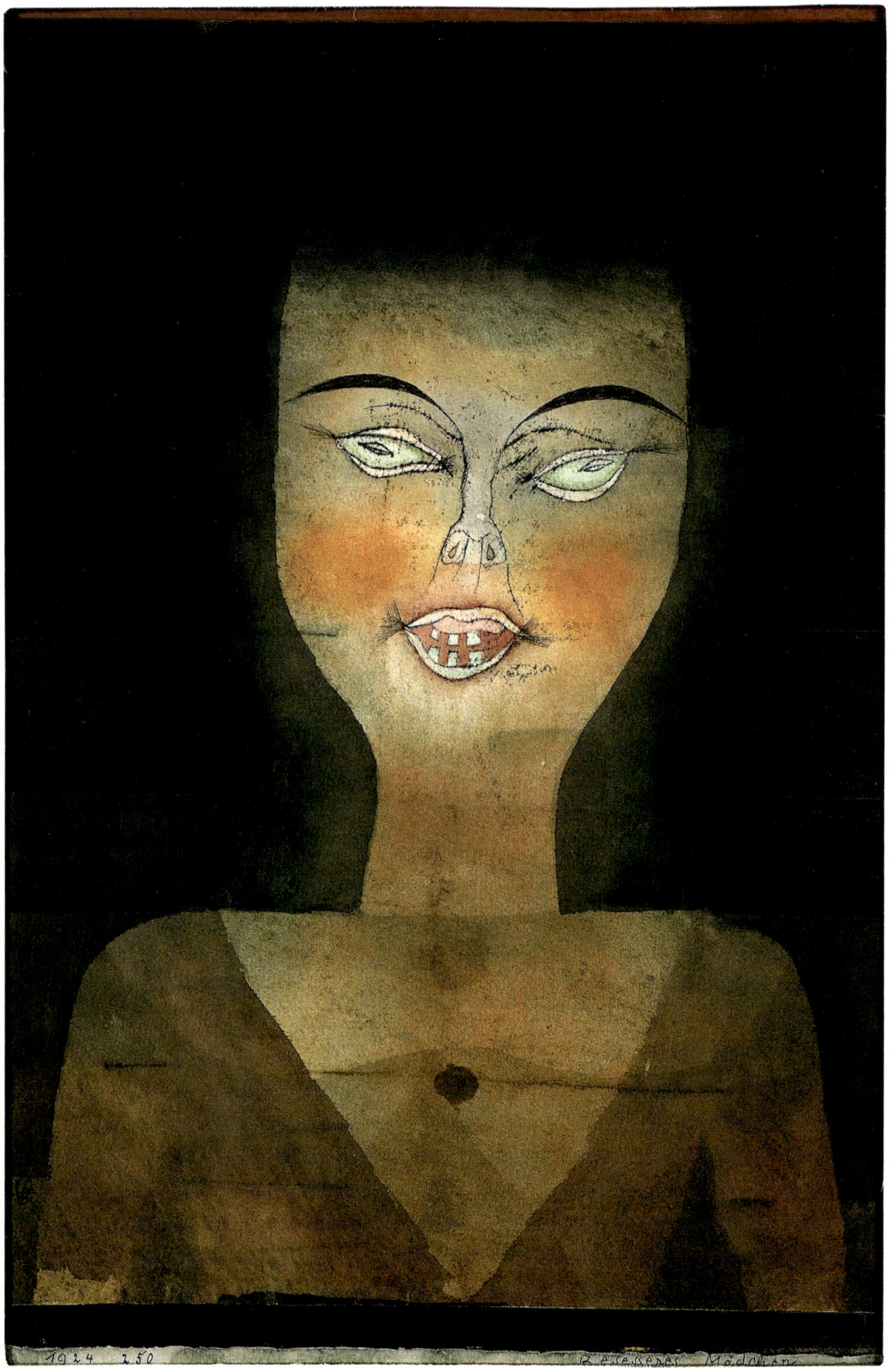

70

komischen Oper (1925 und 1927) auf die Mozart-Oper »Così fan tutte« hinweisen, welche Klee in Text und Partitur sehr gut kannte und die er in den ihm bekannten Aufführungen nur unvollkommen verkörpert fand. Die Darstellung ist einmal mehr ein Beleg dafür, wie sehr Klees Kunstausübung von seiner Musikalität geprägt war.

Paul Klee

71 ***Aufgehender Stern*** 1931

230 (V 10)

Öl auf Leinwand, 63 x 50 cm / Nr. 68

Am Ende der 20er Jahre war unter den Kennern der modernen Kunstströmungen Paul Klees Ruhm sehr gross. Er hatte ein Jahrzehnt lang im Kreis der Avantgarde am Bauhaus in Weimar und Dessau gewirkt. Nun wurde er 1930 Professor an der Staatlichen Kunstakademie in Düsseldorf. 1933 verfemten und verfolgten ihn die Nationalsozialisten, und Klee verbrachte seine sieben letzten Lebensjahre im Exil in der Schweiz: in Bern, der Stadt seiner Herkunft. Die Fondation Beyeler zeigt sechs Werke aus Klees späten Lebens- und Krankheitsjahren von 1936 bis 1939 und aus seinem Todesjahr 1940 und – neben drei Arbeiten auf Papier – nur dieses eine Gemälde aus der vorangegangenen Epoche. Es enthält die komplexe Meisterschaft seiner Bilderfindungen.

Klees Kunst beruht hier noch auf einem synthetischen Werkprozess, was mit vielen Vergleichsbeispielen aus einzelnen früheren Formschöpfungen aufgezeigt werden könnte. Besonders drei Schichten des vorangegangenen Schaffens liegen hier übereinander: die flächige Harmonisierung nebeneinanderstehender Farbtöne; die getupfte Orchestrierung chromatischer Akkorde; die kühnen, schlichten Melodien prägnanter Linienmotive. Sie sind alle so ineinander verarbeitet, dass sie zusammen einen reichen Wohlklang ergeben. Als Akzente wurden zuletzt noch verstreute farbige Rechtecke aufgemalt; der Spitze der aufsteigenden Zickzack-Linie wurde ein Stern aus Punktreihen aufgesetzt – und der Bildtitel stellte sich ein: *Aufgehender Stern.*

Man kann natürlich vieles in diesem Gemälde erkennen: Landschaftliches, Himmlisches, auch (im Hintergrund versteckt) ein bildgrosses Gesicht mit rechteckigen ›Augen‹ und anderes mehr. Wegen dieser erahnbaren Gegenständlichkeit sind Klees Werke populär und scheinen heiter, doch wird man seiner Kunst nur gerecht, wenn man den Schaffensvorgang betrachtet und seinen Satz bedenkt: »Kunst ist ein Schöpfungsgleichnis.«

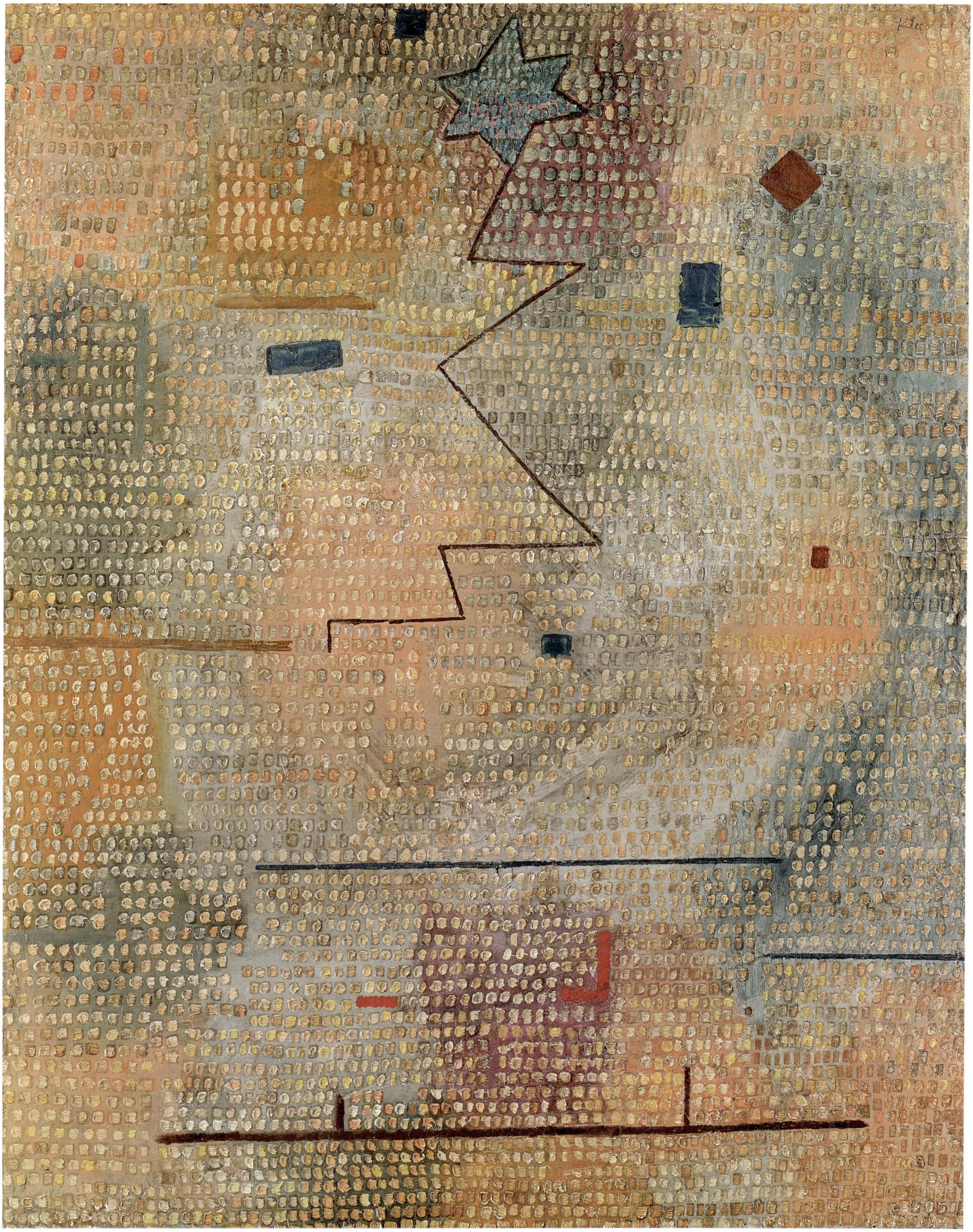

Paul Klee

72 ***Diana*** 1931

287 (Y 7)

Öl auf Leinwand, 80 x 60 cm / Nr. 69

Paul Klee pflegte eine Arbeit damit zu beenden, dass er ihr einen Titel gab. Der Betrachter hingegen beginnt die Begegnung mit einem Bild Paul Klees gewöhnlich mit dem Lesen des Titels, und dann interpretiert er den malerischen Tatbestand von Farben und Formen als eine erzählende Darstellung mit Charakteren und Handlungen. Der Titel *Diana* gibt dem Gemälde einen mythologischen Inhalt. Aus den linearen Umrissformen mit grünen und blassroten Binnenfeldern vor dem buntgepunkteten Hintergrund lässt sich die römische Jagdgöttin herauslesen. Oben können zwei dunkle Punkte und ein Schrägstrich zwischen ihnen als Gesicht gesehen werden, weil dort ein Gesicht zu erwarten ist. Unten stellen zwei Hakenlinien unbezweifelbar zwei nach links eilende Beine dar, die sich vielleicht zur schnelleren Fortbewegung einer nach links rollenden Kugel (so liest man die Kreisform am unteren Bildrand wegen der leichten Asymmetrie des ihr eingeschriebenen Kreuzes) bedienen. Wie von starkem Wind getrieben, fliegen die nun als wehende Kleidungsstücke (antikisierend wirkende Tücher) interpretierten Formfelder ebenfalls nach links, wobei die Teile, die die gleiche Farbe wie das ›Gesicht‹ haben, vielleicht als Entblössung verstanden werden können. Zuoberst fliegt ein gefiederter Pfeil, Attribut der mythologischen Jägerin, seinerseits nach links; eine farbige Kreisfläche in der Mitte des Schaftes zentriert die Komposition und die ganze Figur in der senkrechten Bildachse. Die Formen und Farben von Figur und Hintergrund suggerieren eine irrlichternde, regensturmerfüllte Naturszenerie.

Das alles ist so zusammenhängend sichtbar, dass es schwerfällt, eine solche Darstellung nicht zu sehen. Die einzige offene Frage bleibt die, wieso alle Bewegungen nach links gehen, bei Klee und allgemein die Richtung hin zur Vergangenheit. Soll man zeitgeschichtliche und biographische Bezüge heranziehen? Der politische Wind wehte 1931 in Deutschland der modernen Kunst in der Tat immer stärker entgegen und wird sie 1933 fortfegen. Klees Meisterhaus in Dessau, wo er noch bis Ende März an dem avantgardistischen und für lebensreformerische Ideen offenen Bauhaus lehrte, wurde von eigenmächtigen Kulturschergen der Nazipartei in seiner Abwesenheit durchsucht. Er selbst hielt sich damals wochenweise in Düsseldorf auf, wo er vom 1. April an bis zu seiner Entlassung am 1. Mai 1933 an der Kunstakademie wirkte. Hier hatte er ein grösseres Atelier zur Verfügung als in Dessau, konnte grössere Leinwände als bisher benutzen und schuf mit einem neuen Farbtupfen-Stil eine Gruppe von Gemälden, zu denen *Diana* und *Aufgehender Stern* (siehe Tafel 71) gehören. Sucht man nach solchen Bezügen, um den rein malerischen Bildbestand inhaltlich zu vertiefen und Persönliches, Zeitgeschichtliches, gar Prophetisches darin zu erkennen? Doch Klees Kunst war – jedenfalls damals noch – auf andere, zeitlose Ziele gerichtet und bestand in einem erfindungsreichen, unerschöpflichen, in jeder Bildparzelle dichten Erzählen nicht nur durch das Medium der Malerei, sondern auch über die Mittel des Malers.

Paul Klee

73 ***Nach der Ueber-Schwemmung*** 1936

7 (7)

Kleister- und Aquarellfarben auf Ingres-Papier auf Karton, 47,5 x 63 cm / Nr. 70

1936 wurde Paul Klees im Vorjahr ausgebrochene schwere Krankheit als progressive, zum Tod führende Sklerodermie (eine sich in der Haut manifestierende innere Erkrankung) erkannt. In diesem Jahr verzeichnet Klees eigene Werkliste, die sonst jährlich mehrere hundert (insgesamt 9000) Arbeiten festhielt, nur 25 Gemälde. Diese grosse Aquarell-Malerei auf Papier ist eines davon. Die aufgebrochene Bildorganisation bezeugt auf den ersten Blick die eingetretene Katastrophe.

Dass Klees Stil sich im Berner Exil vollkommen verändert hat, ist nicht nur Ausdruck seiner nun prekären Existenz, sondern auch der radikalen Veränderung seines Begriffs von der künstlerischen Schöpfung. War diese vorher ein kontrolliertes Aufbauen, ein spielerisches Kombinieren und eine den Naturformen nur assoziativ verpflichtete Gegenwelt, so wird sie nun zunehmend von der geschichtlichen Welt und seinem persönlichen Leiden daran bestimmt; wird ein erstes Zerfalls-Gleichnis, ein impulsives Auflösen. Der selbstherrliche Maler-Schöpfer wurde zum Medium seiner tragischen Empfindungen.

Die Naturkräfte mit ihren dramatischen Auswirkungen hatten ihm im Winter 1927/28 in Ägypten angesichts der Nil-Überschwemmungen vor Augen gestanden. Die Empfindungen und Einsichten dieser Reise bestimmten Klees Spätwerk in der gleichen Weise, wie die Tunis-Reise von 1914 sein farbiges Frühwerk bestimmt hatte (»abstrakt mit Erinnerungen«), aber nun mit umgekehrten Resultaten.

Nach der Ueber-Schwemmung interpretiert die persönliche Katastrophe als Naturereignis. Das Hochwasser ist gesunken, die Erde ist schon trocken hier und dort und trägt aufglänzende Wasserpfützen. Unter der mit der horizontalen Bildachse identischen Uferlinie sind zerbrochene, waagerechte oder nach unten abgewinkelte Astformen liegengeblieben. Darüber ragen Zweig- und Baumformen nach oben. Ein schmaler Himmelsbogen ganz oben wird unten widergespiegelt, wie auch andere Farben und Formen oben und unten ihre Entsprechungen haben. In solchen künstlerischen Korrespondenzen und im zarten Reichtum des Kolorits ist Klees Kraft zum Weitermalen ausgedrückt.

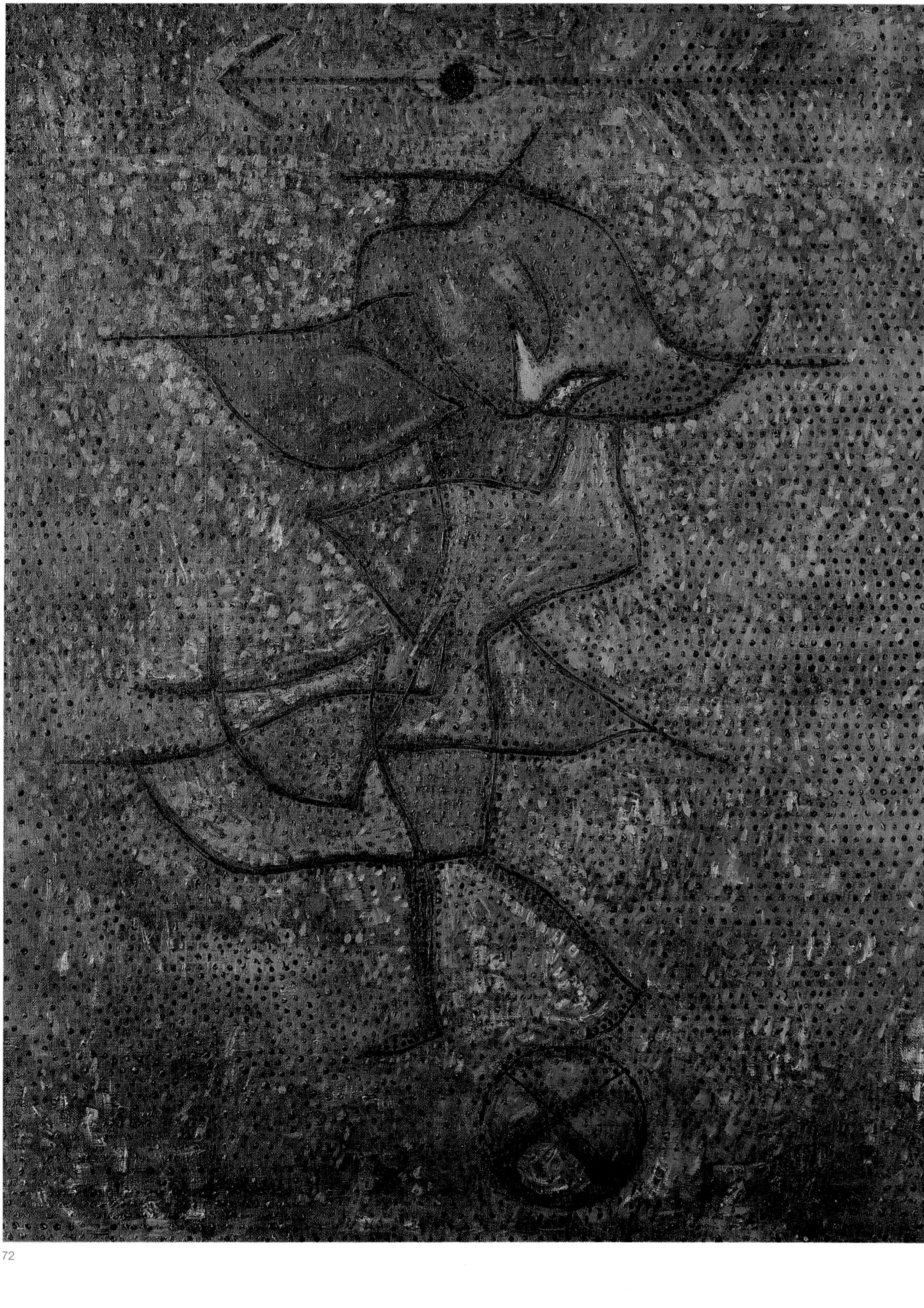

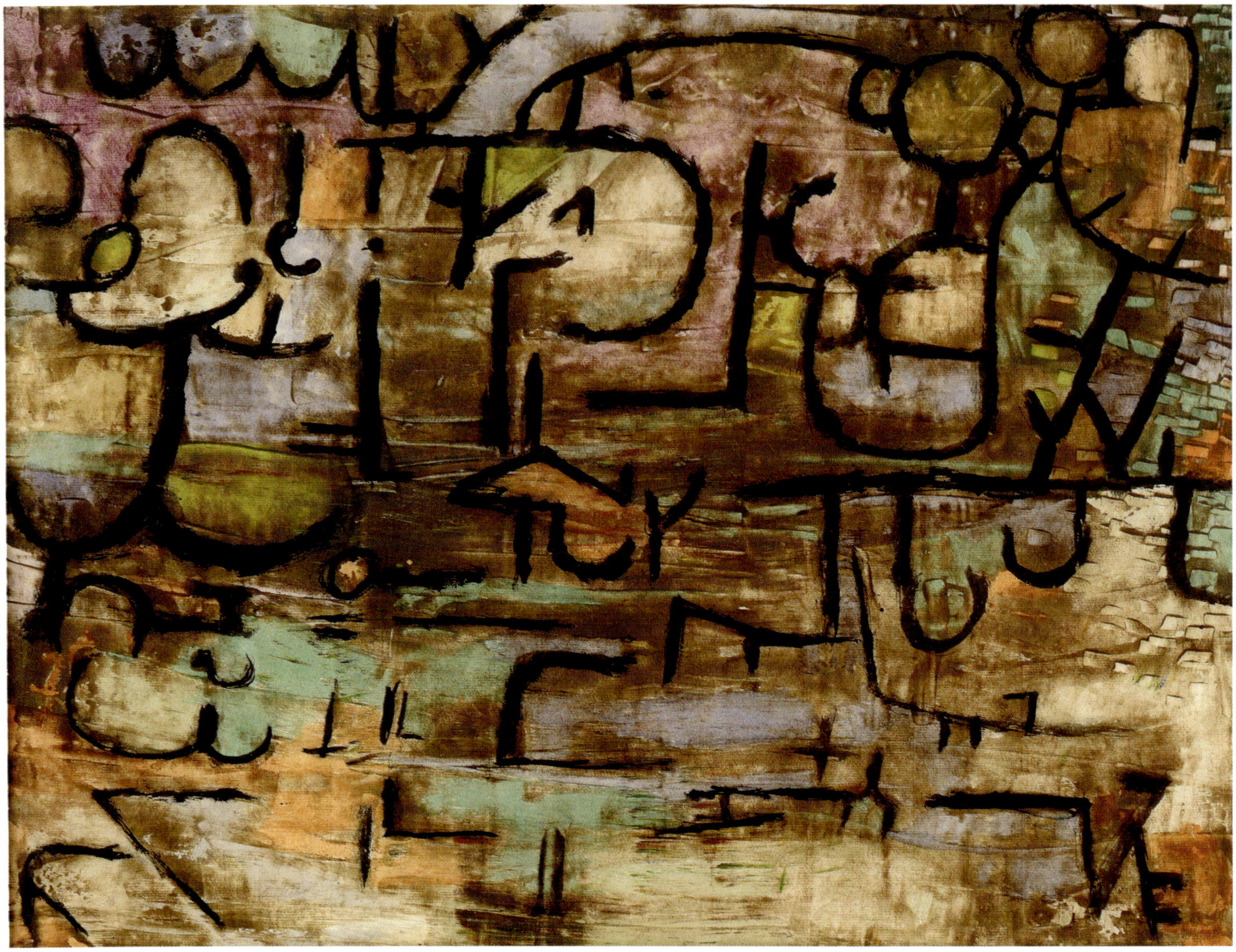

73

Paul Klee

74 ***Zeichen in Gelb*** 1937
210 (U10)
Pastell auf Baumwolle auf Jute,
83,5 x 50,3 cm / Nr. 71

In Deutschland war das Jahr 1937 ein besonders dunkles Schicksalsjahr für die moderne Kunst, die (vom 19. Juli an) in einer Nazi-Ausstellung in München als »entartet« an den Pranger gestellt wurde. 17 Werke von Paul Klee waren dabei, weitere 102 wurden aus den öffentlichen Sammlungen in Deutschland entfernt. Wie als trotzige Antwort darauf nahm vom Sommer 1937 an Klees Malerei einen neuen Aufschwung. In jedem der ihm verbleibenden Lebensjahre konnte der Künstler mehr und mehr Werke in seine Liste eintragen, und alle waren mit einer gesteigerten Intensität geschaffen. Die Arbeit brachte dem todkranken Klee ein letztes Glücksgefühl.

Aber dass die Jahre 1937 bis 1939 die persönliche und allgemeine Katastrophe immer näher brachten, sieht man den Werken an. Sie sind Klees glühendes Spätwerk.

Zeichen in Gelb trägt auf einem gelb und orange leuchtenden Farbteppich kurze schwarze Strichfragmente vor. Die meisten gehen von den vier Rändern aus, so dass das Bild auf jeder der vier Kanten stehen könnte und keinen Horizont, kein Oben und Unten (abgesehen von Klees Montierung und Beschriftung) hat. Die offene Mitte enthält zwei Winkellinien und zwei Punkte. Dieses Mal gibt Klees Bildtitel, den er sonst assoziativ aus dem vollendeten Werk ableitete, keinen Hinweis zu einer möglichen gegenständlichen Interpretation, aber viele andere betitelte Bilder erlauben, auch in diesem Gemälde eine Art Landschaft zu sehen: horizontlos, unbegrenzt, wie von oben betrachtet – glühende Felderparzellen mit brandschwarzen Baumruinen; vielleicht auch eine »abstrakte Erinnerung« an die Ägypten-Reise.

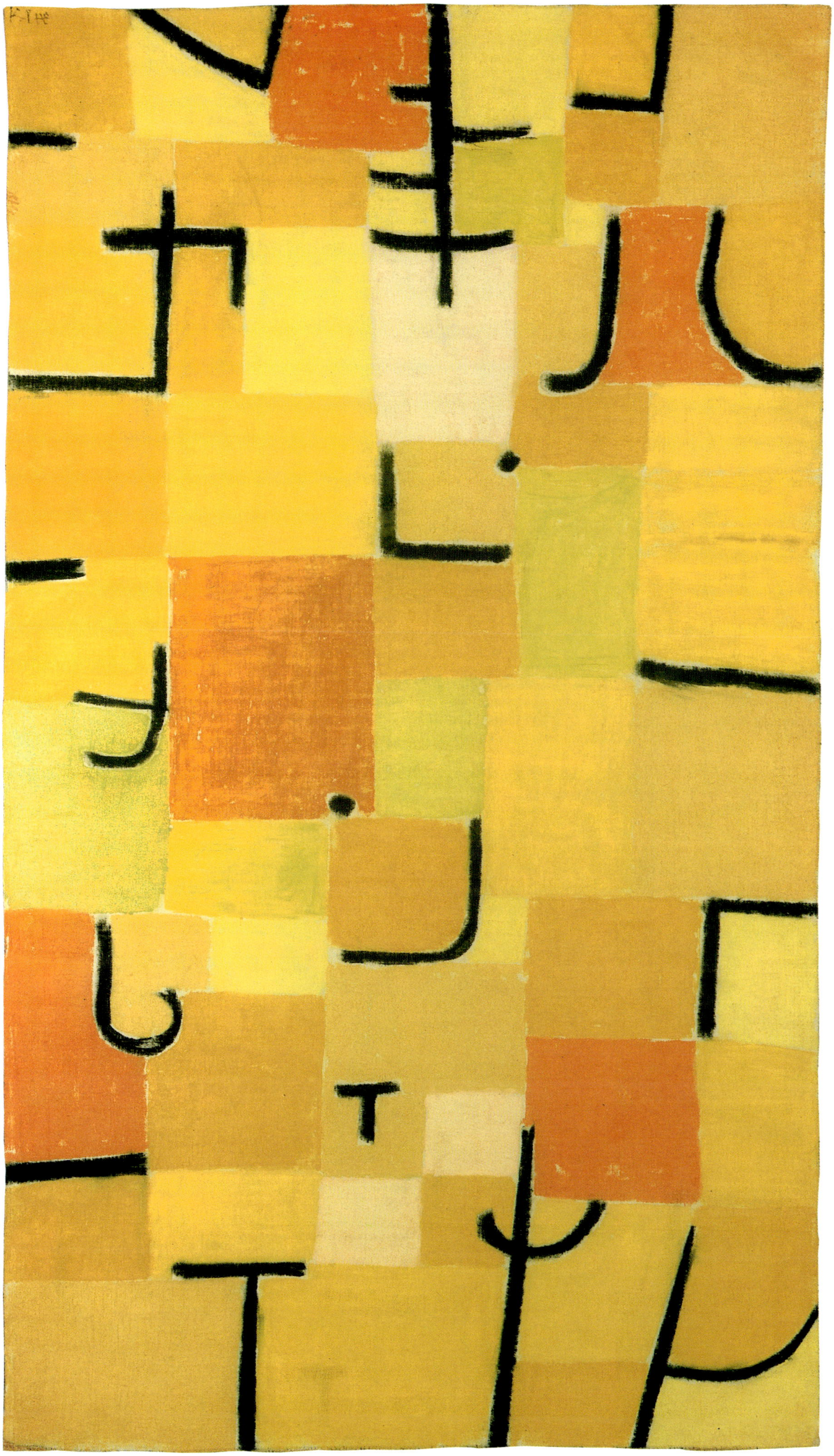

Paul Klee

75 ***Ein Tor (TOR)*** 1939

911 (XX11)

Tempera auf schwarz grundiertem Ingres-Papier auf Karton, 32 x 14 cm / Nr. 75

Man könnte dieses Werk als eine architektonische Phantasieskizze abtun, als schwarze Federzeichnung auf milchblauem Grund, wenn dieser vorschnelle Scheinbefund nicht ganz falsch und der Entstehungsvorgang ein ganz anderer gewesen wäre.

Zuerst trug das Ingres-Papier eine hochrechteckige schwarze Fläche als Grundierung und Grundlage der Komposition. Ein schwarzes Rechteck ist sicher – von Kasimir Malewitsch bis Ad Reinhardt – eine extreme Maler-Aussage. Zu Klees grundsätzlich figurierender und erzählender Kunst passt sie auch in extremis – er stand vor dem Tod – nicht. Er verwandelte die schwarze Grundfläche mit deckender blauer und weisser Temperafarbe in die Vision eines himmlischen Jerusalem.

Die Linien, welche das Tor und die Mondscheibe darüber konturieren, sind aus der Übermalung ausgespart. Das Verhältnis von Form und Grund wurde also umgekehrt: Der Bildgrund ergibt die Formlinien, und die aufgesetzte Farbtönung wird zum raum- und lichthaltigen Hintergrund. So darf man die Tor-Architektur wohl als Traum- und Wolkenschloss bezeichnen, das Klee sich dem Tod abgerungen und in seiner Kunst aufgebaut hatte und wo er nun mehr zu Hause war als in der Tageswelt. Ein breiter Weg führt aufwärts zum Tor hin, das offene Tor ist ein Eingang, ein Übergang in die wolkige Himmelstiefe und in ein helleres, der schwarzen Mauer abgetrotztes Jenseits.

Das Wort »Tor«, das Klee im Bildtitel mit seinen einzelnen Buchstaben wiederholte, hat in der deutschen Sprache einen doppelten Sinn. Es bezeichnet auch einen Unwissenden. Die drei Buchstaben sind noch auf einer dritten Gedankenebene in das Bild aufgenommen, indem der Torpfeiler, das Mondrund und die Wegführung auf deren typographische Gestalt anspielen. Man erinnert sich der kleinen Landschaft *Villa R* von 1919 (Kunstmuseum, Basel) mit ihrem sehr ähnlichen Formbestand von Architektur, Mond und dem Buchstaben R im Vordergrund. Zwanzig Jahre später ist alles Anekdotische und Konstruierte von Klees Kunst abgefallen, und *Ein Tor (TOR)* wird zu einer wunderbaren, hintergründigen Aussage.

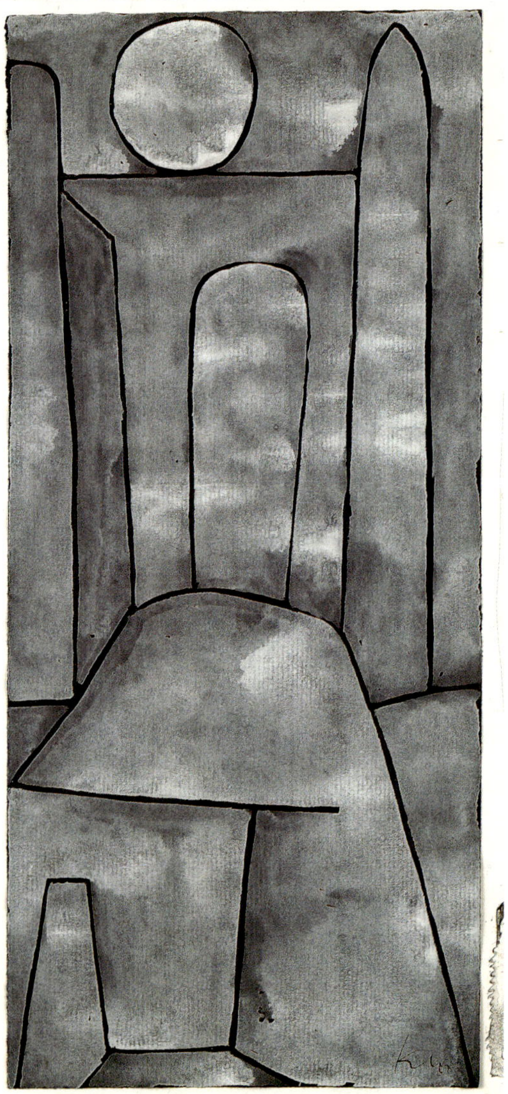

75

Paul Klee

76 ***O! die Gerüchte!*** 1939

1015 (CD 15)

Tempera und Öl auf Jute, 75,5 x 55 cm / Nr. 77

Der Bildtitel bezieht sich auf die vielen ungewissen politischen und persönlichen Nachrichten über Weltgeschehen und Einzelschicksale, welche Paul Klee in Bern durch Zeitungen und Freundesbriefe erreichten. Als Künstler war er nun auch Chronist seiner Zeit, was Stoff zu einer gewaltigen Produktion gab: allein im Jahr 1939 schuf er 1253 Gemälde und Zeichnungen. Viel zahlreicher als früher waren es Personen-Bilder oder gar ›Bildnisse‹, deren Strichfiguren die Weltschicksale erleiden.

Das Opfer der Gerüchteflut ist hier eine (wohl weibliche) Figur, die ihrer Bedrängnis gestischen Ausdruck gibt. Von einem Rudel niedriger Vierfüssler begleitet, schreitet sie entschlossen nach rechts (rechts ist allgemein und besonders bei Klee der Ort der Zukunft), aber sie wird von Gerüchten – die zwei S-Kurven oben links sind ihre Ohren – eingeholt und wie von einem Stockschlag – der aufrechte Balken an ihrer linken Körperrundung – getroffen und gejagt. Die blicklosen Augen auf der blauen Stirn sind mit dem Ausdruck des Nicht-Glauben-Könnens weit geöffnet. Die farblich wärmste Stelle füllt die Spirale im Unterleib: keimendes Leben, dem das gleichfarbige Rund der Brustform bestimmt ist? Am rechten Rand bewegt sich eine gebeugte oder gar zweigeteilte Gestalt mit gelbem Kopfrund aus dem Blau dort nach links der Hauptfigur entgegen. Ist sie ein fünfter Vierfüssler, der umkehrt, weil der Bild- und Lebensraum am rechten Rand zu Ende ist? Oder eine menschliche Strichfigur mit erhobenen Armen, die sich dem Schicksal beugen muss? (*Dieser Stern lehrt beugen* heisst ein Gemälde Klees aus dem Jahr 1940 mit dem gleichen Strichbestand.) Eine düstere Kreisfläche darunter verdunkelt das hinterlegte Licht.

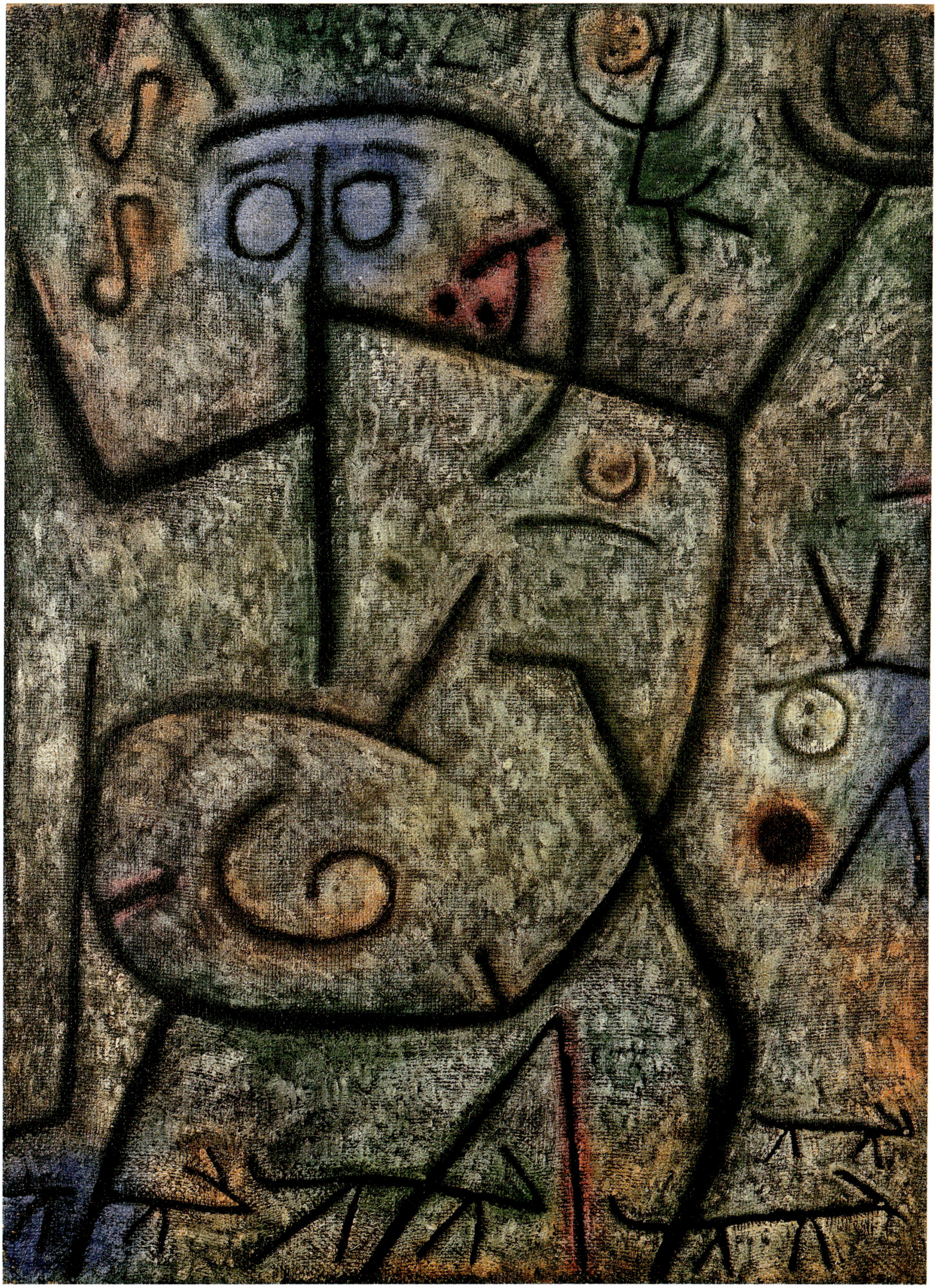

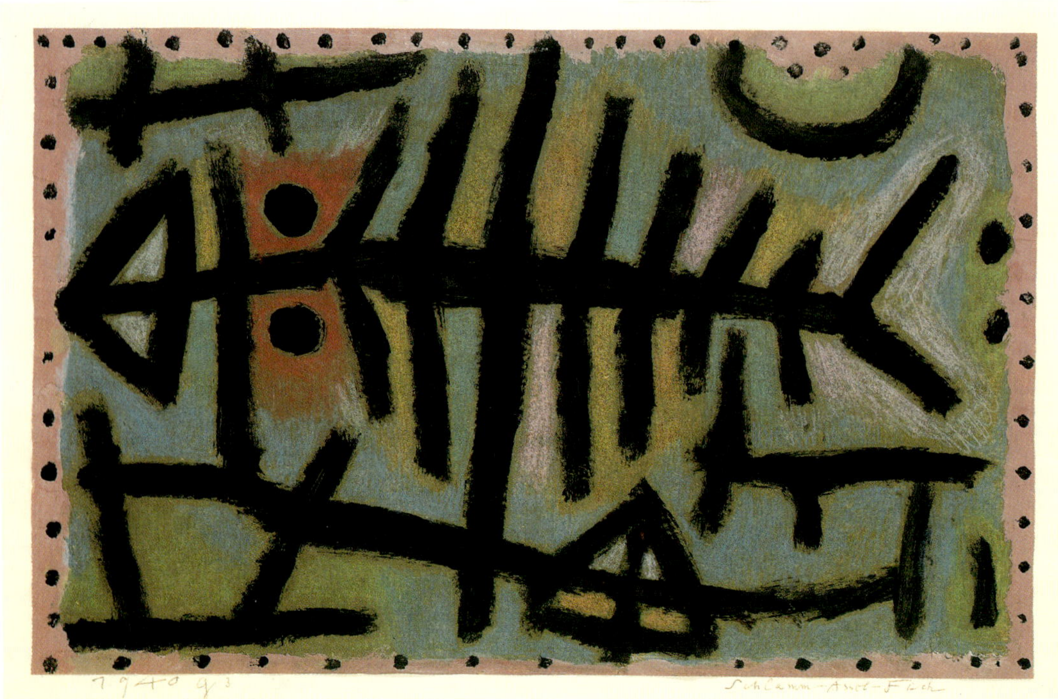

77

Paul Klee

77 ***Schlamm-Assel-Fisch*** 1940
323 (G 3)
Kleisterfarbe und Fettkreide auf Zeitungspapier
auf Karton, 34 x 53,5 cm / Nr. 79

Wie dem Titel des Werkes *Ein Tor (TOR)* (siehe Tafel 75) liegt auch dem Bildtitel *Schlamm-Assel-Fisch* eine sprachliche Mehrdeutigkeit zugrunde. Der Bildgegenstand ist offensichtlich ein Fisch, vielmehr seine Reduktion auf das Skelett seiner Gräte. Er steckt im grünblauen Schlamm. »Assel« ist der Name eines Krebstiers. Das deutsche (ursprünglich jiddische) Wort »Schlamassel« aber bezeichnet unglückliche, widerwärtige Umstände, in die man geraten ist. So ist es dem Fisch samt Krebs (falls ein solcher mit dem Dreieck unten gemeint ist) ergangen. Der tragische Gehalt der Bildgeschichte hat aber natürlich auch autobiographische Gründe. Und ein »Schlamassel« war die Weltpolitik 1939 sowieso.

In Klees Spätwerk wurde das Malen und Zeichnen zu einem Schreiben in lapidaren Hieroglyphen. Es besteht kein Anlass, in diesem Fisch das christliche Symbolzeichen (das seinerseits auf Schriftzeichen beruht) zu sehen, Klees Grätefisch ist tot: verendet und in einem Schlamm steckend, aus dem es keine Auferstehung geben wird. Aber ein Weiterleben gibt es schon: als wunderbares Kunstwerk. Zwar auf Papier gemalt, deuten die schwarzen Punkte ringsum die Nägel an, mit denen eine Malerleinwand auf den Keilrahmen gespannt wird.

Paul Klee

78 ***Gefangen*** 1940
Diesseits – Jenseits/Figur
Öl, ausgesparte Zeichnung mit Kleisterfarbe auf
kleistergrundierter Jute auf Jute, 55 x 50 cm / Nr. 80

Gefangen ist eines der letzten Werke von Paul Klee; er trug es nicht mehr in seine Werkliste ein. Auf grobe Sackleinwand (Jute) von fast quadratischem Format gemalt, gleicht es einer emblematischen Fahne, mit der der ärmlich im Exil lebende, todkranke Künstler seine letzte Verteidigungsstellung markiert. Der Bildtitel spricht die Situation aus: »gefangen«. Gefängnisgitter und Gefangener bilden einen zusammenhängenden Linienkomplex fast in der gleichen Bildebene, so dass der Figur kein Fluchtraum bleibt.

Eine zarte Wärme ist unten links in Rosatönen angegeben, die eine liegende S-Linie konturieren; im Zusammenhang mit der aus Oberkörper und Kopf bestehenden Figur könnte sie das noch schlagende Herz sein. Von den beiden Augen ist dasjenige auf der helleren Gesichtshälfte blickend geöffnet. Der U-Bogen des anderen wirkt nicht nur wie ein geschlossenes Auge, sondern wie eine Umkehrung des Blickens: nach hinten, nach innen. Der Hintergrund ist nachtblau mit Spuren der weissen Grundierung, die wie die Milchstrasse im Himmelsraum sanft leuchtet. »Es ist an der Zeit«, schrieb Paul Klee in einem seiner letzten Briefe, und er meinte das Sterben.

Ernst Beyeler hat ein besonderes Verhältnis zu diesem spätesten Klee-Gemälde in seiner Sammlung. Seine Interpretation drückte er im Katalog »Paul Klee« der Galerie Beyeler von 1973 mit einer persönlichen Titelvariante aus: »Diesseits – Jenseits«: Ernst Beyeler meinte die Todesschwelle und sieht im blauen Bildraum hinter dem Gitter ein anderes Dasein.

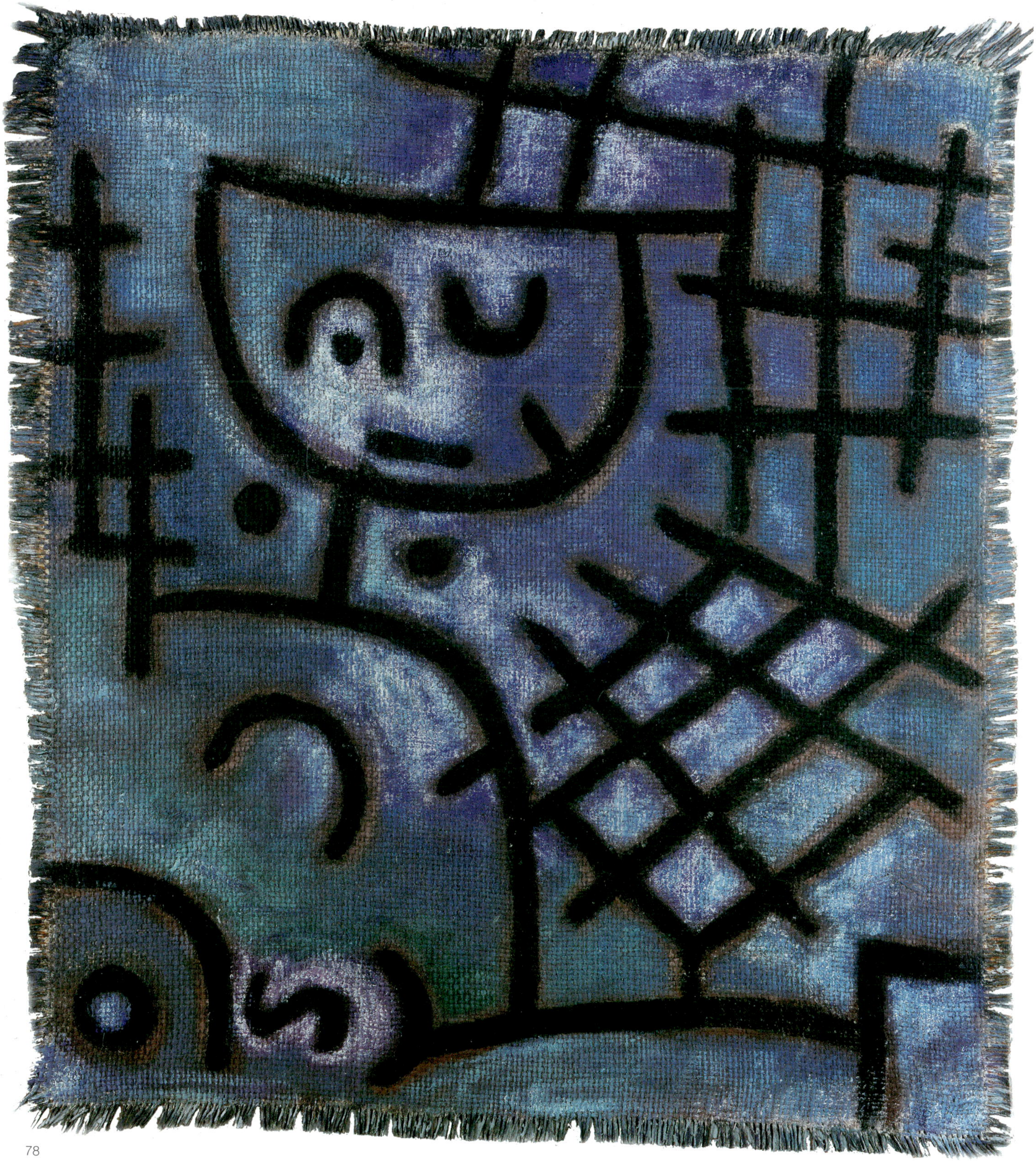

Jacques Lipchitz 1891–1973

79 ***Figure*** 1926–30

Figur

Bronze, 216 x 98 cm / Nr. 94

Die überlebensgrosse Plastik *Figure* stammt aus dem Jahr 1926, einem Wendepunkt im Schaffen von Lipchitz. In der Mitte der 20er Jahre werden die kompakten kubistischen Arbeiten des Bildhauers leichter und öffnen sich zum Raum. *Figure* ist die erste grosse Auftragsarbeit aus der Folge dieser Durchsichtfiguren, der sogenannten Transparents. In der Reduktion auf den Kopf (Augenpaar) und das angedeutete Geschlecht einer Frau (nebst seitlichen, zum Ornament stilisierten Gliedmassen) entfaltet die streng frontale *Figur* eine totemhafte Präsenz. Offensichtlich besteht eine Nähe zur afrikanischen Skulptur. Dies ist sicher kein Zufall; schon seit 1909 war Lipchitz Sammler von Stammeskunst. 1913/14 – zu Beginn der kubistischen Zeit – schuf er die stark afrikanisch beeinflusste Arbeit *Mutter und Kind*.

Am Anfang von *Figure* steht jedoch *Ploumanach*, eine anthropomorphe zweiteilige Plastik aus einem gebogenen Träger und einem lastenden Körper, angeregt von den Felsformationen an der bretonischen Küste. Über die Entwicklung von *Figure* aus *Ploumanach* berichtet Lipchitz selbst in seiner anekdotenreichen Autobiographie »My Life in Sculpture«: »Ich fing an, sie [*Ploumanach*] als primitives Totem zu betrachten, im nächsten Entwurf veränderte ich den oberen Teil in einen Kopf mit angedeuteten starrenden Augen. Das war der Beginn von *Figure* 1926–1930, eine Arbeit, in der viele meiner Ideen seit 1915 kulminierten. Insbesondere kamen in ihr die massive schwere Frontalität und die luftdurchflutete Leichtigkeit zusammen, an der ich in den 20er Jahren arbeitete. Es ist offensichtlich eine Skulptur mit Persönlichkeit, ein Bildnis mit einer spezifischen und ziemlich beängstigenden Persönlichkeit.« Der afrikanischen Beeinflussung misst Lipchitz selbst eher geringe Bedeutung bei: »Obwohl *Figure* mit afrikanischer Skulptur in Verbindung gebracht wurde und die Ähnlichkeit offensichtlich ist, ist mir heute klar, dass sie, Schritt für Schritt, aus meiner fünfzehnjährigen Erkenntnis aus der kubistischen und nachkubistischen Zeit entstand.« So oder so, *Figure* ist eine Schnittstelle, an der Anfang und Ende einer Entwicklung zusammenkommen. *DI*

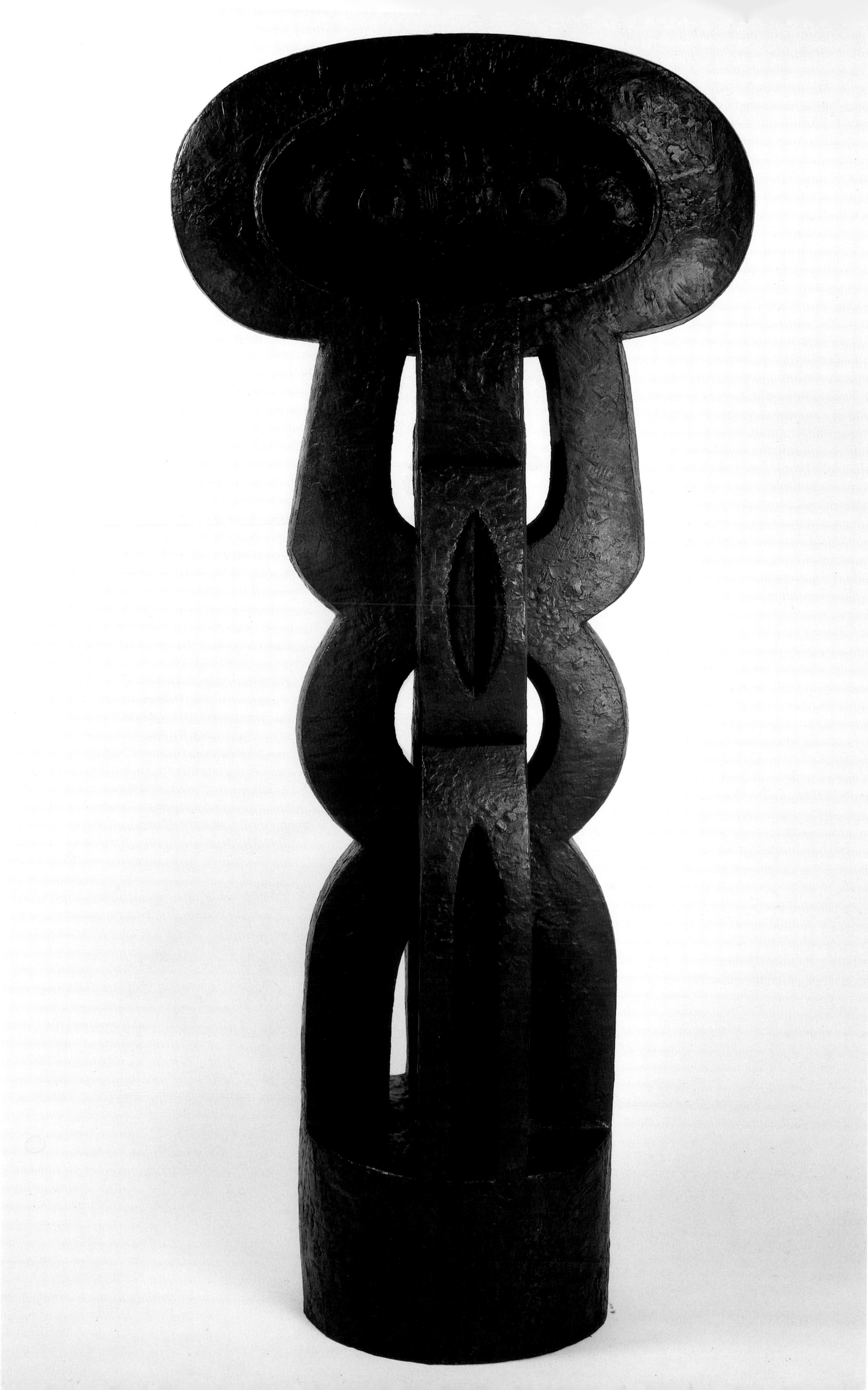

Max Ernst 1891 – 1976

80 ***Fleurs de neige*** 1929

Schneeblumen

Öl auf Leinwand, 130 x 130 cm / Nr. 34

1920 wurde der Kölner Max Ernst, der sich auch in anderen deutschen Städten an Dada-Manifestationen beteiligt hatte, von den Pariser Dada-Künstlern zur Teilnahme an einer Gruppenausstellung aufgefordert. Seit 1922 lebte und arbeitete er in Paris und stand besonders dem Dichter Paul Éluard nah. Mit mehreren Erfindungen (Collagen aus Holzstich-Illustrationen, Assemblagen, Frottagen und anderem) gab Max Ernst der surrealistischen Malerei ein vielfältiges neues technisches Instrumentarium.

Unter seinen verschiedenen Bildthemen der 20er Jahre sind die Darstellungen zu einer surrealistischen Naturgeschichte für sein deutsch-romantisches, ironisch-poetisches Weltbild besonders typisch. Von 1927 bis 1929 malte er eine Reihe von »Blumen-Landschaften«, in denen bunte grosse Blüten auf dunklen Gründen wachsen und der samtblaue Horizont ebensogut Nachthimmel wie Wassertiefe sein könnte. Botanik vermischt sich mit Zoologie und Geologie. Die Blüten sind auch Meeresmuscheln (*Muschelblumen* oder *Seemuschellandschaft* heissen andere Gemälde dieser Reihe) oder Versteinerungen.

In diesem grössten und reichsten Gemälde der Gruppe – dem einzigen auf einer quadratischen Leinwand – heisst die von Max Ernst ausgedachte Blumenart »Schneeblumen« in Anspielung an die Blütengebilde, die der Frost auf Fensterscheiben zeichnet. Ihre Farben sind schichtenweise und durchscheinend mit dem Spachtel aufgetragen und erhalten dadurch vor den mattfarbenen schwarzen und moosgrünen Hintergründen eine irisierende Leuchtkraft. Mit einem Kamm zog er Zickzack-Texturen in die Farbpaste der Blüten, während die Stengel eine körnige Borkentextur tragen.

Es ist ein Urweltblühen, das sich in eisiger Atmosphäre ereignet. Im Himmelsblau steht der Wintermond. Das wie eine aufgeklebte Briefmarke aussehende grüne Rechteck unten rechts, auf dem als Bild im Bild eine Vogelfamilie dargestellt ist, ist das persönliche Emblem des Künstlers.

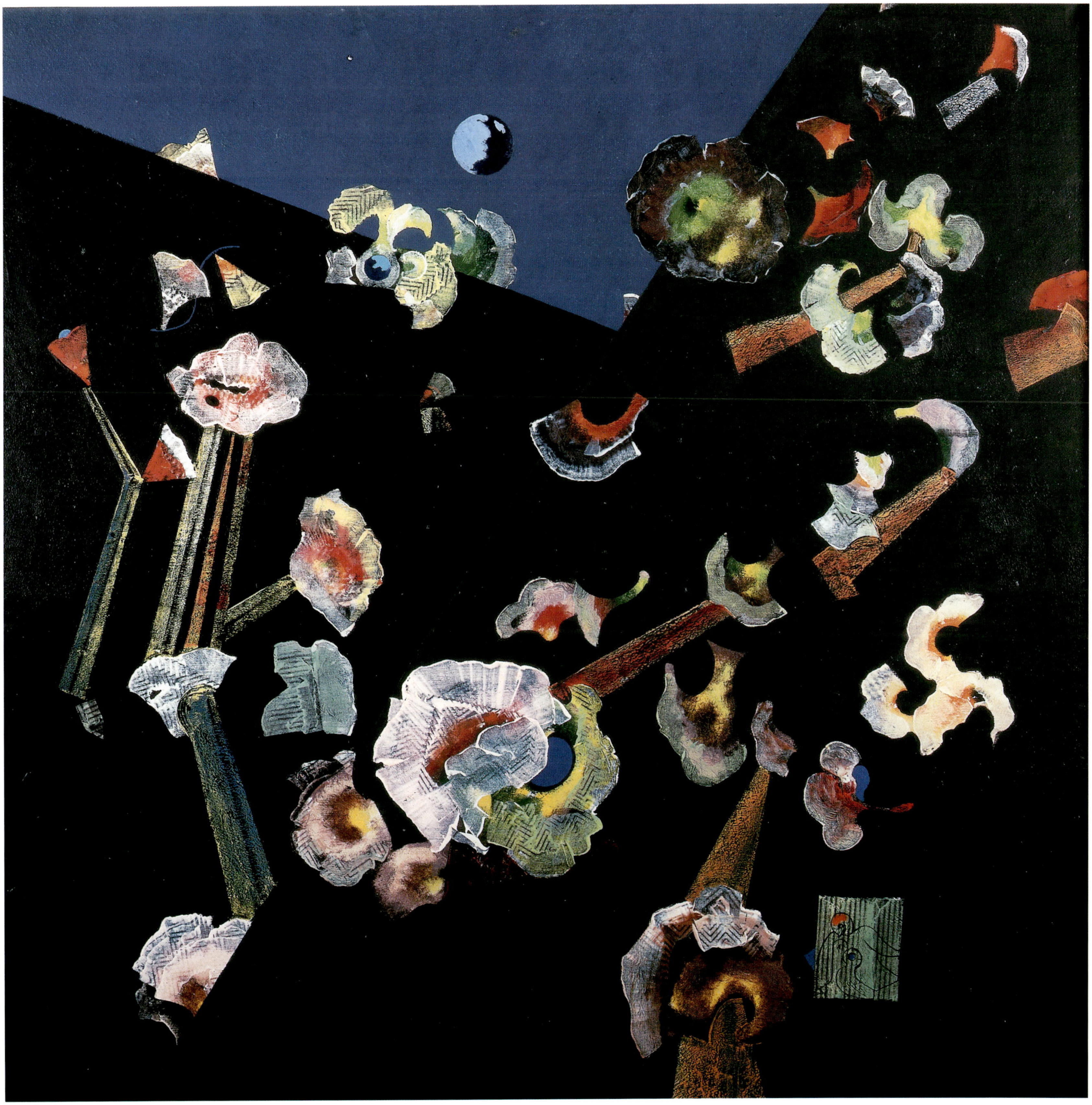

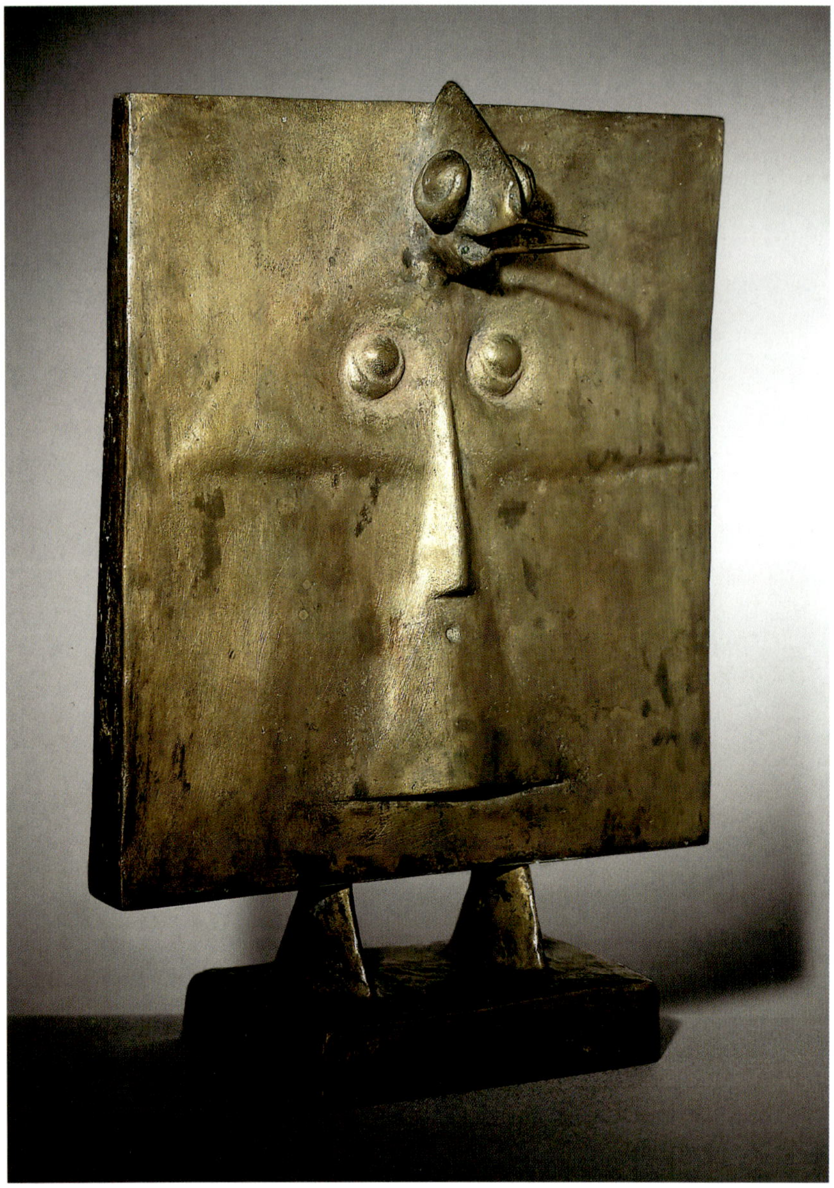

81

hat. In der Flächigkeit und Komposition (Vogel oben – Frauenantlitz unten) ist *Oiseau-tête* auch der kleinen Gruppe *Loplop stellt ein junges Mädchen vor* innerhalb der »Loplop-stellt-vor«-Serie sehr verwandt, auch die Flächigkeit erinnert noch an ein Gemälde. Betont ist in der Plastik der totemhafte Charakter. Das in die Fläche eingebunde menschliche Gesicht gleicht einem Idol, beschützt vielleicht vom vollplastisch modellierten Vogelkopf. *DI*

Max Ernst

81 ***Oiseau-tête*** 1934/35
Vogelkopf
Bronze, Höhe 53 cm / Nr. 35

Die Welt der Tiere, vor allem die vermenschlichte, hatte seit jeher einen grossen Stellenwert im Werk Max Ernsts. Seit 1929 taucht in einer Reihe von Collagen und Assemblagen die Vogelfigur »Loplop« auf, mit der wohl auch der Vogel dieses Reliefs in Verbindung steht. Der »Oberste der Vögel« ist die distanzierende Selbstdarstellung des Künstlers im Bild, ein Alter ego. Ernst nennt ihn sein »Privatphantom«. Plastische Arbeiten hingegen sind nicht allzu häufig im Schaffen Ernsts (nimmt man die materialreichen Assemblagen einmal aus) – die frühesten entstanden erst Anfang der 30er Jahre. Ihre eher traditionelle, aufwendige und kontrollierte Entstehungsart mittels Modell und Guss und die Schaffung eines Kunstwerks ex nihilo scheinen auch sehr weit von surrealistischen Techniken und Zielen entfernt zu sein wie beispielsweise der verfremdenden irritierenden Bearbeitung von kulturellen Fundsachen und dem Automatismus, der den Zufall und das Unterbewusste begünstigen soll.

In seinen ersten Plastiken verfährt Ernst ähnlich wie bei seinen zweidimensionalen Arbeiten und bearbeitet Fundstücke wie Geröllsteine des Fornogletschers bei Maloja. Die Bearbeitung eines Dachziegels für ein Porträt von Walter Gropius kann als Vorläufer für das Doppelbildnis *Oiseau-tête* gesehen werden: dieselbe Flächigkeit, dieselbe Reduktion der Gesichtszüge. Neu ist jedoch die Vorgehensweise mittels eines Modells: zu *Oiseau-tête* existiert ein Gipsentwurf, wobei Ernst für den späteren Guss die Position des Vogelkopfs leicht variiert

Max Ernst

82 ***The King Playing with the Queen*** 1944
Der König spielt mit seiner Königin
Original-Gips, 102 x 88 x 55 cm / Nr. 36

Den Sommer 1944 verbrachte Max Ernst in Great River auf Long Island, wo er eine Reihe von Plastiken, unter ihnen *The King Playing with the Queen*, schuf. Überhaupt widmete sich Ernst 1944 vornehmlich dem plastischen Arbeiten, Gemälde entstanden in diesem Jahr nur wenige. Beim Werk der Fondation Beyeler handelt es sich um den Original-Gips, von dem zu einem späteren Zeitpunkt neun Abgüsse gefertigt wurden. Ein Podest, das Schachbrett, trägt sechs Schachfiguren, von diesen Figuren etwas abgesetzt steht eine siebte, die Königin, auch ist sie etwas grösser als die anderen. Noch grösser ist der gehörnte König, der eine weitere Figur in seiner Linken hält. Von den Schachfiguren trennt ihn eine eigene, schmalere Standfläche. Er ist der Spieler: der König, der mit der Königin spielt. Als König, noch dazu als auf gleicher Höhe stehende Halbfigur, ist er jedoch auch Teil des Spiels – sowohl Spieler als auch Spielfigur. Sein Äusseres ist halb Tier, halb Mensch. Seine Hörner erinnern an einen Stier, oder ist es ein Minotaurus?

Ernst hatte bereits Ende der 20er Jahre in Paris Figuren für Schachspiele entworfen. In den Vereinigten Staaten griff er das Thema erneut auf und schuf im Sommer 1944 Spielfiguren aus Gips und Holz. Im Herbst sollte in der surrealistischen Galerie Julien Levys in New York eine Ausstellung mit dem Titel »The

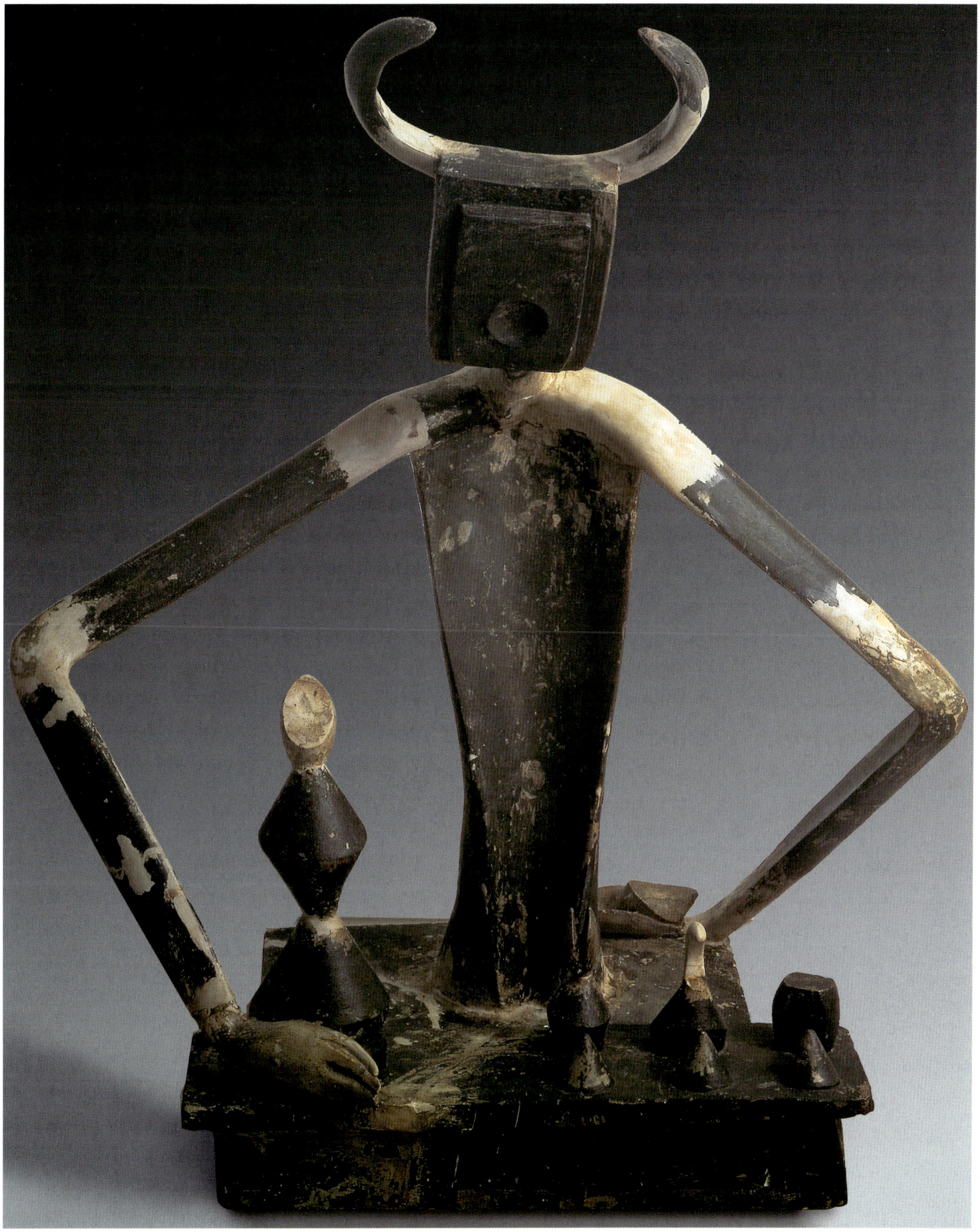

82

Imagery of Chess« stattfinden. Dort trafen sich eines Abends sieben Spieler zu einem Schachturnier, neben Max Ernst auch Alfred H. Barr und Frederick Kiesler. Marcel Duchamp beaufsichtigte das Spiel. Der Sommer auf Long Island war der zweite, den Max Ernst mit der amerikanischen Künstlerin Dorothea Tanning verbrachte. Mit ihr zog er im nächsten Jahr nach Sedona in Arizona, baute ein Haus und schuf 1948 das grosse Monument *Capricorn,* das Motive aus *The King Playing with the Queen* aufnimmt und verändert: Im Zentrum steht erneut ein gehörnter Herrscher, neben ihm seine Königin, nun in der Grösse angepasst. *DI*

83 ***Humboldt Current*** 1951/52

Humboldt-Strom

Öl auf Leinwand, 36 x 61,5 cm / Nr. 37

Nach seiner Flucht aus Frankreich lebte Max Ernst von 1941 bis 1953 in den Vereinigten Staaten von Amerika. Das ›naturkundlich‹-surrealistische Werk fand dort nicht nur seine Fortsetzung, sondern auch eine technische und thematische Erweiterung. Die neuen Materialien, mit denen er arbeitete, und die andersartigen Natureindrücke, die er erfuhr, fanden in den Zeichnungen, Gemälden und Skulpturen jedoch immer die Gestalt seiner eigenen Handfertigkeit und seiner skurril animierten Weltsicht.

Im Sommer 1952 lehrte der Künstler als Gastdozent an der Universität von Hawaii in Honolulu. Aus dieser Zeit stammt eine Reihe von Bleistift-Durchreibungen (Frottagen), in denen die abgeriebenen Holzmaserungen als Meer interpretiert und mit Wellen-, Wolken-, Fisch- und Vogelmotiven und der Sonnenscheibe ergänzt werden. Zwei kleinformatige Gemälde heissen *Gulf Stream* und *Humboldt Current.* Dies alles setzt Max Ernsts phantastische »Histoire Naturelle« fort. Wie ganz anders also sind seine Pazifik-Impressionen als diejenigen, die Henri Matisse in den »gouaches découpées« geschaffen hat! Max Ernsts Auge ist auf innere Bilder und auf sein Arbeitsmaterial gerichtet, seine Sinnlichkeit (wenn in seiner Kunst davon überhaupt die Rede sein kann) bleibt kühl vor der Natur und erwärmt sich allenfalls am Übersinnlichen.

Nun: Die kalte Humboldt-Strömung im Pazifik ist natürlich mit dem frostigen Milchweiss im kühlblauen Wasser richtig interpretiert. Der warme Golfstrom im Atlantik, der dem anderen Gemälde seinen Namen gab, liegt dort in ockergelben und grünlich gemalten Bildzonen. Die Darstellung ist als Querschnitt zu verstehen, der die Strömung unter dem Wasserspiegel sichtbar macht, während der ebenfalls frostweisse Vollmond eben aus der Wasser- in die wolkendunkle Himmelszone aufsteigt. Es herrscht vollkommene Stille; der Strom glänzt in seiner gewellten Bahn stellenweise unter dem silbernen Mondlicht auf; Blau ist bei Max Ernst in seiner Bedeutung noch immer die Farbe der deutschen Romantik. Das Bildgeschehen aber hat seinen Ursprung nirgendwo anders als in den horizontalen Wellenlinien und in den geballten Wolken-Formen zweier unterschiedlicher Holzmaserungen.

84 ***Naissance d'une galaxie*** 1969

Geburt eines Spiralnebels

Öl auf Leinwand, 92 x 73 cm / Nr. 38

Das Jahr 1969, in welchem Max Ernst das Bild *Geburt eines Spiralnebels* malte, enthält ein Datum von menschheitsgeschichtlicher Bedeutung: Am 20. Juli 1969 schritten die zwei Astronauten Neil Armstrong und Edwin Aldrin leibhaftig auf dem graupulvrigen Mond hin und her – und waren am 24. Juli wieder zurück auf der Erde! Die Galerie Beyeler hat dem Ereignis ein halbes Jahr später die Ausstellung »moon and space« samt Katalogalbum mit passenden Gemälden und Skulpturen von 46 modernen und zeitgenössischen Künstlern gewidmet.

In *Geburt eines Spiralnebels* malte Ernst ein Stück fiktiver Astronomie als ein glaubwürdig scheinendes Dokument aus der Geschichte der Weltraumfahrt. (Im selben Jahr 1969 veröffentlichte er das illustrierte Buch »Journal d'un astronaute millénaire« und malte das grossformatige Bild *Enfants jouant aux astronautes.*) Es ist ein Spektakelbild, das wirkt wie eine Aufnahme aus dem Film »Close Encounters of the Third Kind«. Die Verblüffung des Betrachters wächst, wenn er das Bild von nahem sieht und feststellt, dass die Darstellung – wie vorweggenommene Computer-

83

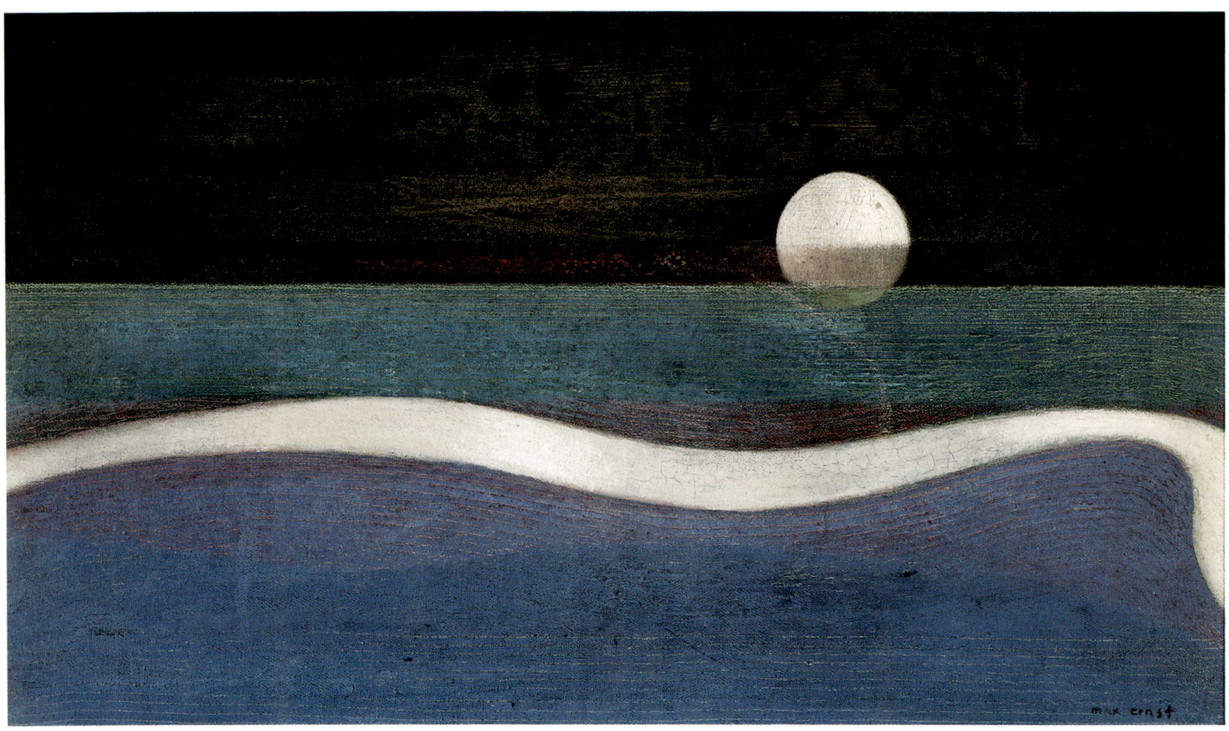

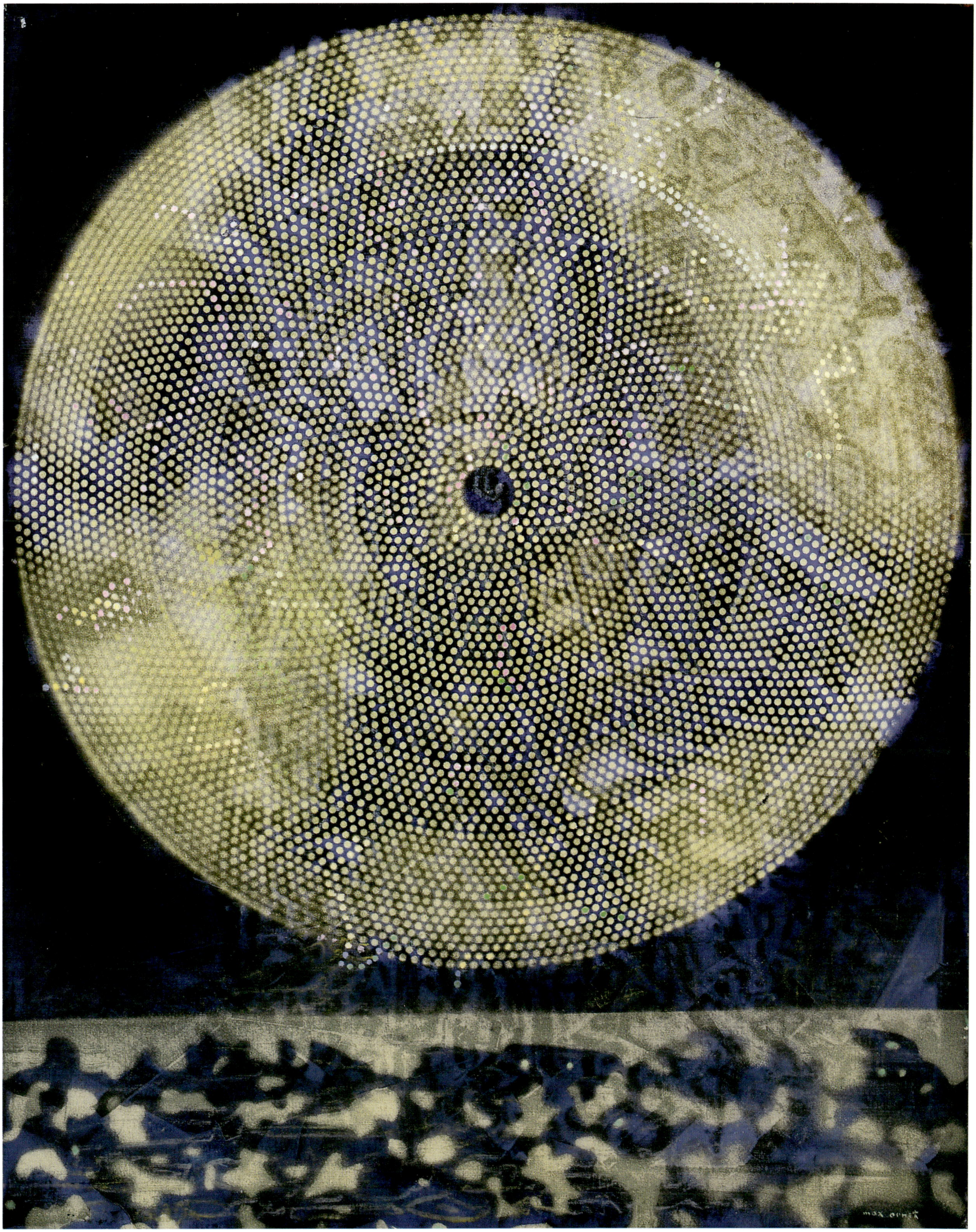

Kunst – aus einem System von Mustern und Texturen gewonnen wurde.

Dieses spektakuläre Werk von Max Ernst verrät uns einen Grundzug seiner Kunst. Seine Malerei zielt in erster Linie auf Bilder ab, nicht auf Gemälde. So vielfältig und gekonnt ihre Faktur auch immer ist, wirken die Werke doch zuallererst als verblüffende Darstellung eines oft wunderbaren oder verwunderlichen Bildsujets. Die Verwendung unterschiedlicher Materialien und Techniken und ihre Verwandlung in das Abbild von etwas ganz anderem gehört wesentlich zu dieser Kunst. Das bezeichnet einen Grundzug des Surrealismus. Max Ernsts besonderer Beitrag liegt in der phantastischen ›Naturkunde‹, die seine Bilder ›illustrieren‹.

Joan Miró 1893–1983

85 ***Peinture (Personnage: Les frères Fratellini)*** 1927

Malerei (Personen: Die Brüder Fratellini)

Öl auf Leinwand, 130 x 97,5 cm / Nr. 106

Während Joan Miró sein realistisches Frühwerk in langsamer und detaillierter Arbeit gemalt hatte, schuf er in der ersten Epoche seines abstrakt-surrealistischen Stils zwischen 1925 und 1927 in schneller Folge an die 150 Gemälde, die mit Liniengeweben und schriftartigen Zeichen auf leuchtenden Farbgründen heitere Situationen evozieren. Wie einer, dem auf Schritt und Tritt lustige kleine Gedichte einfallen, spann er mit feinen Pinselzügen Linien durch den farbigen (vorzugsweise blauen) Bildraum, in denen er dann ein gegenständliches Thema zu erkennen begann, dieses mit einem Bildtitel festhielt und das Werk in diesem Sinn zu Ende malte.

Der Bildtitel *Les frères Fratellini* ist aber ein ungenügender und irreführender Behelf, um in diesem Gemälde eine Darstellung der Gebrüder Fratellini, die damals als akrobatische Clowns im Zirkus Medrano in Paris Furore machten, zu erkennen. Als erster Schritt, um mit dem Werk bekannt zu werden, sind gegenständliche Assoziationen jedoch erlaubt.

Insgesamt lässt sich eine Büstenfigur erkennen: Schultern, Hals, Mund und Lippe, Kopfumriss, Nase, ein blickendes Auge, Haarsträhnen – und dies eher von einer einzigen Person als von einem Trio. So ist Mirós Gemälde durch seinen Titel wohl vor allem eine Hommage an die Heiterkeit erzwingenden Auftritte der drei Fratellini-Brüder. Es setzt ihre Clownerien in malerischen Witz und gezeichnete Akrobatik um. Von der weissen Basis in der Bildachse aus verfolgt man aufwärts die Halslinie bis zur roten und weissen Stelle, die eine neue Basisform für die von hier aus nach links und rechts ausgreifende Linie abgibt, während die schwarze Nasenform darüber mit der weissen Büstenform unten korrespondiert. Sie brächte die Komposition nach links aus dem Gleichgewicht, wenn nicht rechts der schwarze Augenpunkt, die roten und gelben Umrisskreise, die schwarzen Augenbrauen und die farbigen Haarlinien darüber die Komposition in einer dynamischen Balance hielten. So machte Miró aus seiner »wie gedichteten« Malerei, wie Picasso sie nannte, auch einen vollendeten Zirkusakt.

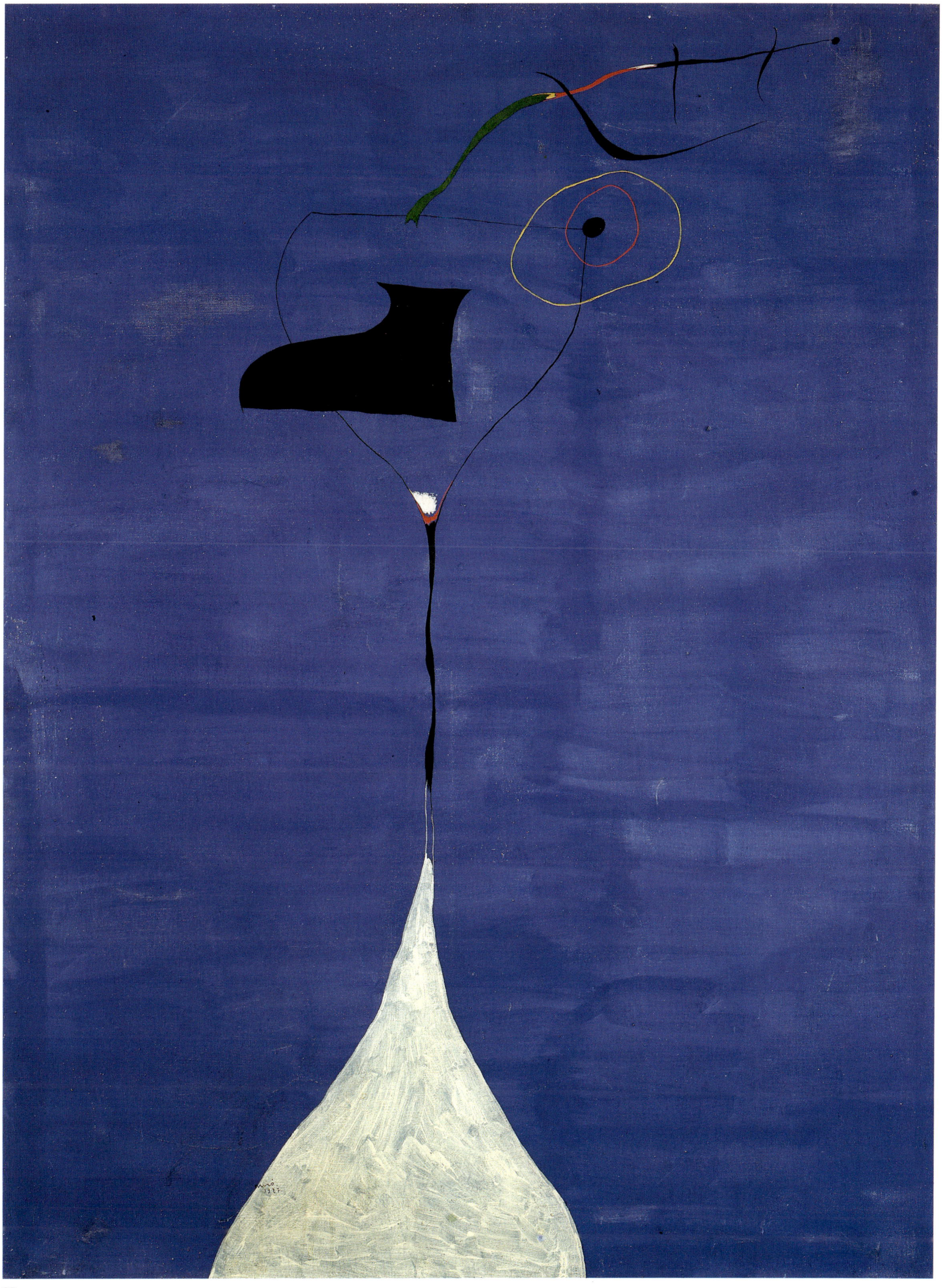

Joan Miró

86 ***Paysage (Paysage au coq)*** 1927

Landschaft (Landschaft mit Hahn)

Öl auf Leinwand, 131 x 196,5 cm / Nr. 105

»Das ist wie gedichtet«, sagte Picasso 1925 über eines der Gemälde, mit denen Joan Miró damals unter den Pariser Malern und Schriftstellern des Surrealismus Geltung fand. Und in der Tat steht die zwischen 1925 und 1927 geschaffene Werkgruppe von abstrakten, flüssig gemalten Bildern mit suggestiven Landschafts- oder Figurentiteln, welche die vorangegangenen, mit sorgfältigem Realismus erarbeiteten Darstellungen ablöste, der zeitgenössischen Dichtung – zum Beispiel Apollinaires »Calligrammes« – näher als der surrealistischen Doktrin von gemalten Trauminhalten und automatischer Schöpfung aus dem Unbewussten. Moderne Dichtung – von Rimbaud über Jarry bis Cendrars – war Mirós Leidenschaft, seitdem er als Siebzehnjähriger während einer monatelangen Rekonvaleszenz auf dem väterlichen Bauerngut in Montroig – südwestlich von Tarragona unweit der katalanischen Mittelmeerküste – erkannt hatte, dass Malerei seine Berufung sei. Auf diese prägenden Monate gehen die landschaftlichen und bäuerlichen Motive in Mirós Gemälden zurück. Zwei weitere Voraussetzungen aus dem Jahr 1925 sind zu nennen: die in Paris ausgestellten und im Kreis der Maler und Dichter um Miró viel besprochenen Werke von Paul Klee (vor allem jene mit Zeichen und Buchstaben) sowie ein ganz eigenartiges Experiment Mirós: eine monochrom blau bemalte Leinwand, die von nun an als Grundfläche den haarfein fabulierenden Darstellungen zur Verfügung stand.

Paysage (Paysage au coq) – in Montroig gemalt – ist durch eine ungleichmässige Horizontlinie ein trockenes Terrain mit fünf meteoritartigen Objekten von dem in den Bildraum hinein vertieften Himmelsblau geschieden. Eine strichfein gemalte Leiter steigt von der unteren Bildkante aus perspektivisch bis in den Himmel hinauf, wo sie an zwei schwarzen Punkten mirakulös befestigt ist – falls sie nicht umgekehrt aus dem Himmel heruntergelassen wurde wie die Strickleitern der ersten Postflugzeuge, die Miró in Montroig beobachtet hatte. Mit gleichen Spinnfadenlinien ist links vor dem Horizont, doch auf der Erde stehend, ein Rad mit einem gleichartigen schwarzen Punkt als Nabe gezeichnet. Weitere derartige Punkte bilden die Augen einer Wolke, die wie ein durch den Himmel fliegendes Kriechtier aussieht. Ihr gilt das vehemente Kikeriki des Hahns auf dem Dachgiebel rechts; sein rotgelber Kamm zeigt die Landesfarben des vorrepublikanischen Spanien, seine aufgereckte Gestalt und das dunkel glänzende Gefieder kennzeichnen die »Spanischer Hahn« genannte Hühnerrasse; der Buchstabe »E« (für España) vervollständigt die Identifikation. Für Mirós Gemälde trifft die Redewendung »ein Bild lesen« wörtlich zu. Sie sind knapp erzählte Kurzgeschichten, wie Anekdoten mit kosmischer Bedeutung – wie Gedichte.

Joan Miró

87 ***Oiseau lunaire*** 1966

Mondvogel

Bronze, 234 x 210 x 150 cm / Nr. 111

Im Bannkreis des Surrealismus konstruierte Joan Miró in den frühen 30er Jahren in Paris ein Dutzend ausserordentlich geistreiche Skulpturen, die gegensätzliche Alltagsobjekte zu skurrilen Assemblagen mit poetischen Titeln vereinen. Während der in Spanien verbrachten Kriegsjahre begann er sein eigentliches plastisches Werk zuerst mit Keramikarbeiten in der Werkstatt von Josep Llorens Artigas im Weiler Galiffa nordöstlich von Barcelona, von 1944 an ebendort mit modellierten Tonfiguren aus der Bilderwelt seiner Gemälde. Den ersten beiden nur handgrossen Werken gab er die Namen *Oiseau solaire* und *Oiseau lunaire*. Der *Sonnenvogel* gibt die Amboss- oder Walrossgestalt aus dem Gemälde *Composition (Petit univers)* von 1933 wieder (siehe Tafel 89), während der *Mondvogel* ein Vetter des spanischen Gockels im Gemälde *Paysage (Paysage au coq)* von 1927 (siehe Tafel 86) sein könnte. Den Tonmodellen folgten Bronzegüsse in mehreren Grössen. 1966 legte Miró persönlich Hand an die gipserne Vergrösserung von *Oiseau lunaire* zu einer weit über mannshohen Monumentalfigur an, die 1967 in fünf Exemplaren gegossen wurde.

Und da steht er nun breitbeinig, suffisant und rundum ›in Prächten‹, wie man seine phallischen Gliedmassen beschreiben möchte. Ein Wesen aus einer extraterrestrischen Welt, aber nicht eigentlich vom Mond (unterdessen hat man ja richtige Steinbrocken vom Mond heruntergeholt), sondern aus einem viel wunderbareren, vielleicht dem letzten noch wunderbaren Bezirk, der uns geblieben ist: aus der Welt der poetischen Imagination, die Mirós Gemälde verbildlicht haben. Sein Kopfaufsatz sieht wie eine Mondsichel aus, es könnten jedoch auch Stierhörner sein. Die wie Arme hochgestreckten Flügelstummel und sein Stand auf zwei Beinformen geben dem Vogel eine fast menschlich wirkende Gestalt, die Zapfenaugen rechts und links verleihen ihm stechende Blicke, der Nasendorn manifestiert seine Potenz. Das breitbeinige Auftreten vermittelt die Gewalt eines spanischen Bullen, aber der Hahnenkamm reduziert diesen zu einem liebenswerten Spassvogel.

Joan Miró

88 ***Peinture*** 1930

Malerei

Öl, Kohle und Gips auf Leinwand,

231 x 150,5 cm / Nr. 107

Seit den frühen 20er Jahren malte der Katalane Joan Miró aus Montroig jedes Jahr während einiger Monate im Pariser Atelier Pablo Gargallos, der den Winter hindurch in Barcelona lehrte. Sein Nachbar war André Masson, und durch ihn wurde er mit den surrealistischen Dichtern bekannt. Von 1927 an hatte er ein eigenes Atelier in Montmartre. Picasso hatte schon vorher Gemälde von Miró gesehen und sie »de la poésie« genannt. Und in der Tat ist Miró der reinste Poet unter den Künstlern des Surrealismus – zusammen mit Jean Arp, dem dieses Gemälde zuerst gehört hat. Man ›liest‹ das Bild wie ein surrealistisches Gedicht,

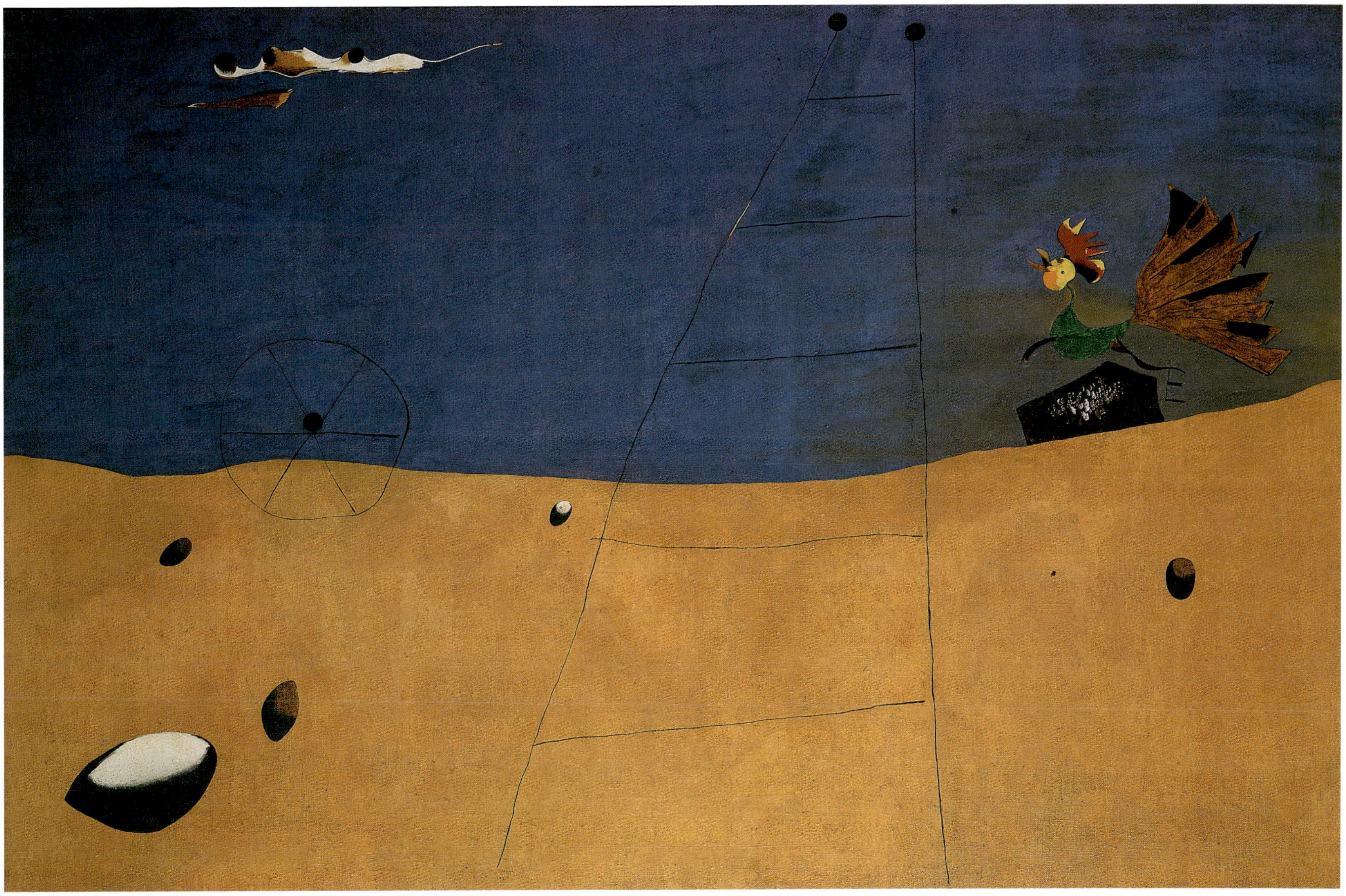

dessen frei angeordnete Worte durch unerwartete Assoziationen einen schwebenden Sinnzusammenhang erhalten. Die Komposition erinnert aber auch an jene kollektiven Figurenzeichnungen (oder Dichtungen) auf einem mehrfach gefalteten Papier, zu denen jeder Beteiligte einen weiteren Körperteil (oder ein weiteres Wort) hinzufügt, ohne das Vorausgegangene zu kennen; die Wirkung des Ganzen schliesslich ist auf jeden Fall unerwartet und erheiternd. 1930 war das letzte Jahr dieser federleichten, poetischen Schöpfungen, für die Miró ein persönliches Vokabular mit Zeichen für menschliche Körperteile und Tiere, für die vier Elemente, die Sonne und Sterne erfunden hat.

Was ist hier die ›Geschichte‹? Ein Mann (rechts) mit Béret, Schnurrbart, rotem und gelbem Geschlechtsteil und grossem Fuss wirft gierige Blicke auf die Sinnesreize einer Frau. Wo rechts seine Hand sein müsste, schwirrt und pickt ein Vöglein mit blauem Leibesinnern. Der dritte Farbfleck ist violett (die Mischfarbe von Rot und Blau) und färbt die Stelle, wo die Konturen des Kinns des Mannes und des Kopfs der Frau überlappen. Rechts oben ist als schwarze Scheibe und als graues, wolliges Gewölk die Sonne gemalt, die in Mirós Zeichenpoetik und in der surrealistischen Alchemie von Georges Bataille die Geschlechtlichkeit von Mann und Frau bestimmt.

So weisen die Bildzeichen gegenseitig aufeinander hin und assoziieren sich zu surrealistischer Bildpoesie. Die gelbe Tönung unter den Umrissen der beiden Figuren evoziert Körperwärme vor dem kalkweissen, mit Gips angereicherten Bildgrund.

Joan Miró

89 ***Composition (Petit univers)*** 1933
Komposition (Kleines Universum)
Gouache auf Karton, 39,5 x 31,5 cm / Nr. 108

Erde, Wasser, Luft – die Elemente des Landschaftsraumes also – sind in diesem kleinen Gemälde der Hintergrund für einen akrobatischen Zirkusakt. Rot, Blau und Gelb, die drei Primärfarben des Prismas, sind die Protagonisten dieser poetischen Malerei. Schwarz und Weiss kolorieren Schwer- und Fliehkraft, welche das kleine Universum in steigender und fallender Bewegung halten. Tierwesen vom Land und vom Wasser schnellen in die Luft zum Erstaunen einer Geisterfee, während Sonne, Mond und Sterne wie die Bälle eines Jongleurs

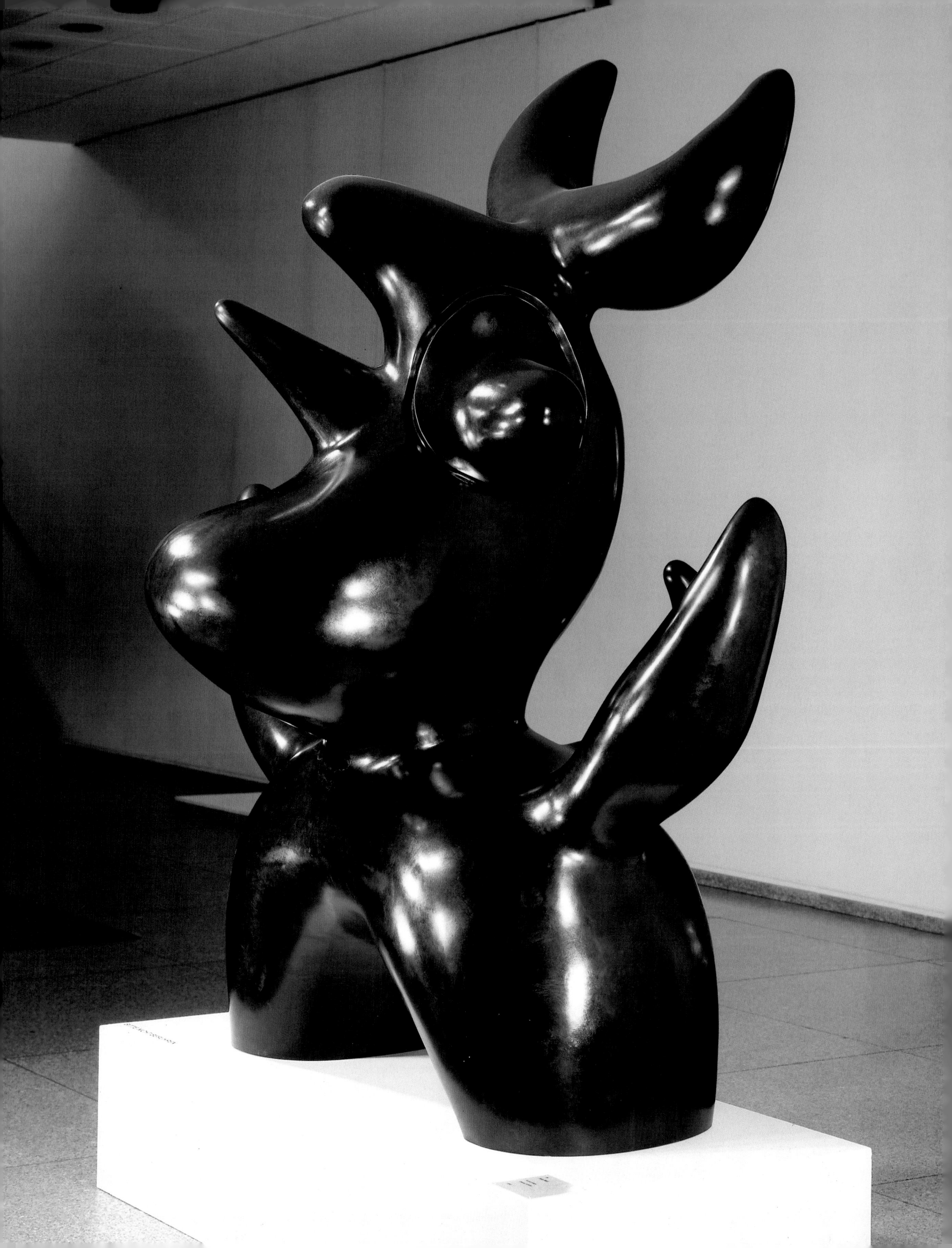

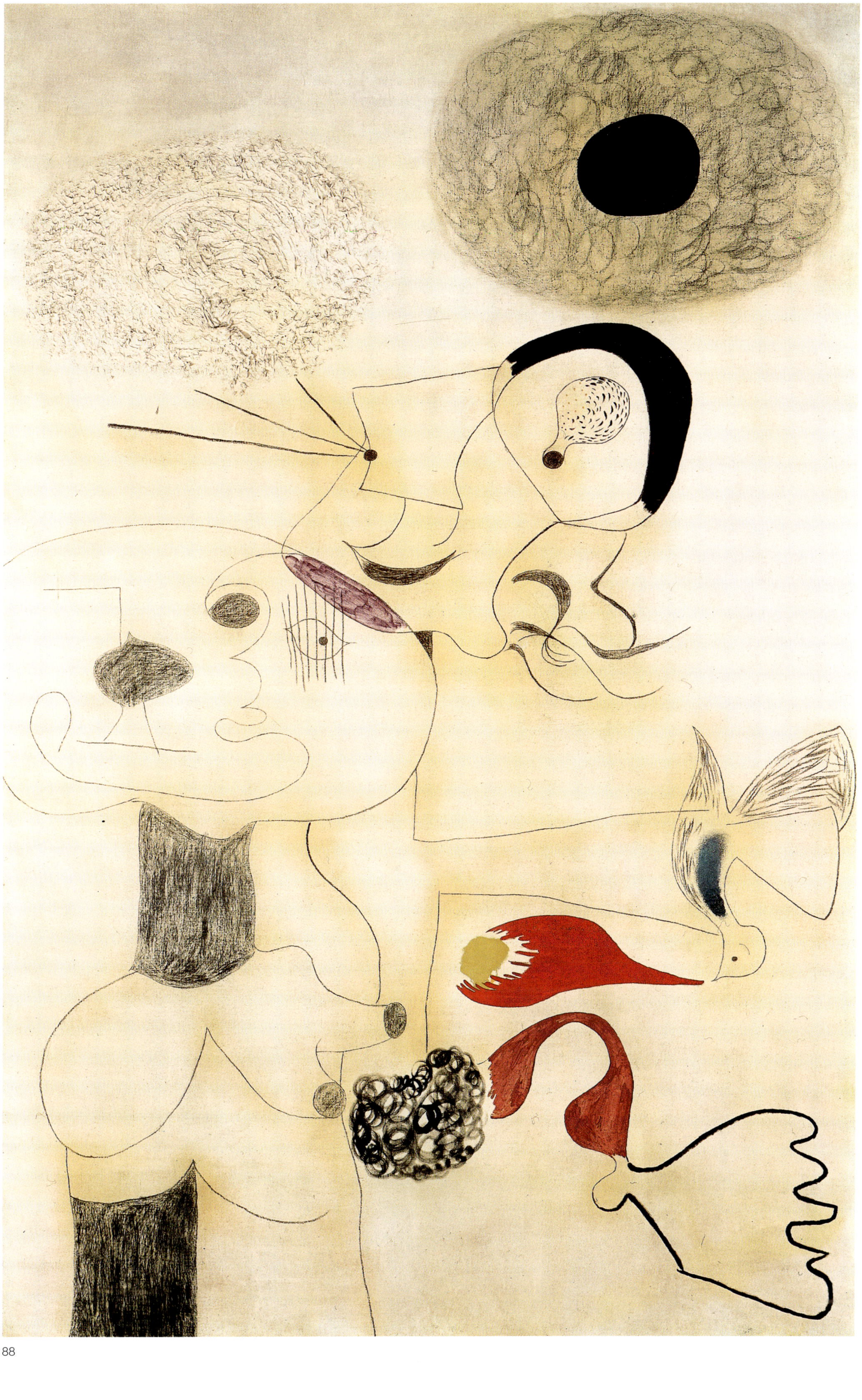

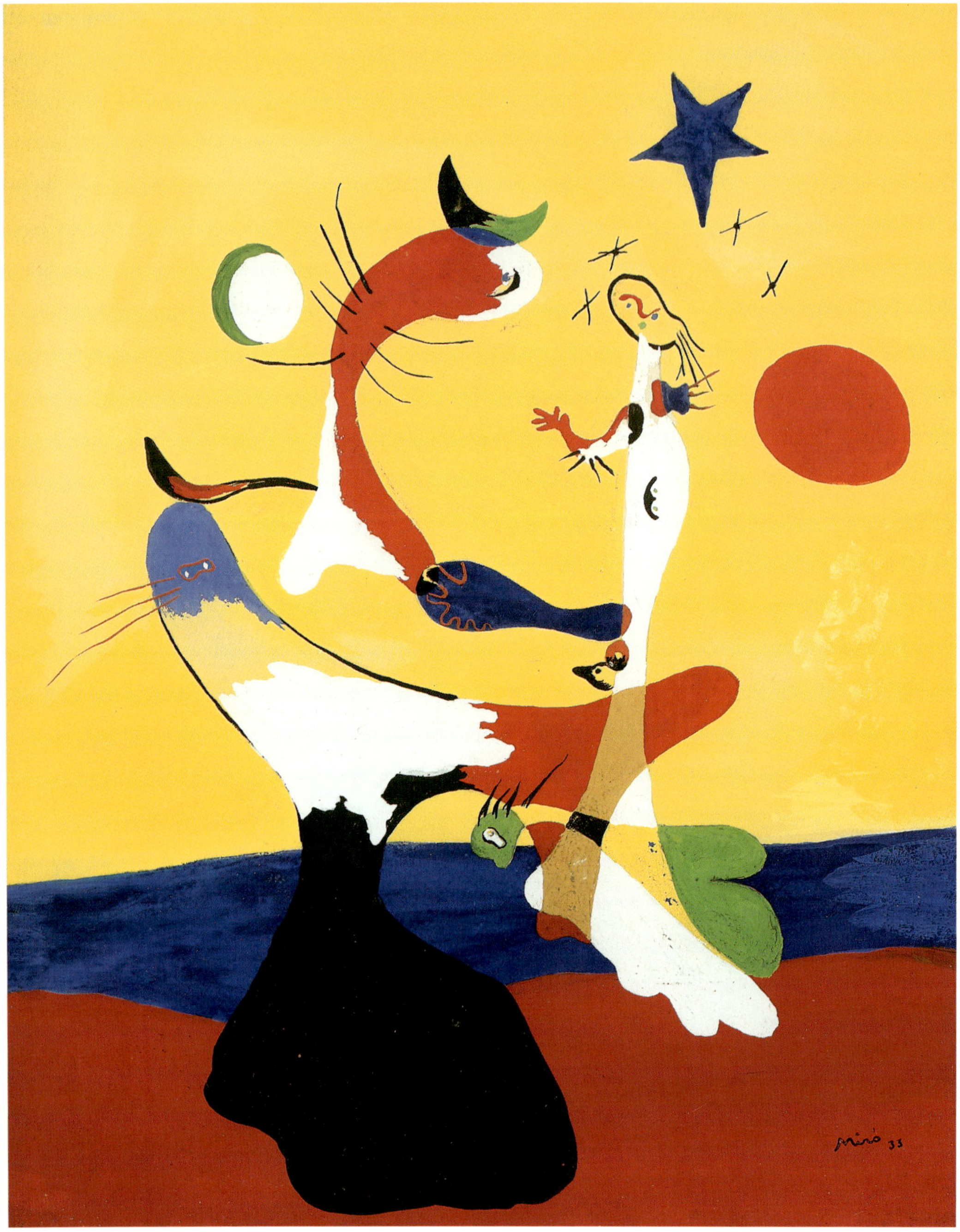

89

mitwirbeln und sich mit ihren Farben auch am Malakt beteiligen.

Aber ist die für die surrealistische Epoche Mirós so bezeichnende Bildgeschichte wirklich ausschliesslich seine Erfindung? Nein; es gehört geradezu zur surrealistischen Kunst, dass sie auf altbekannte, vom Bürgertum bevorzugte Bilder und Skulpturen Bezug nimmt. Im *Intérieur hollandais* (1928) und im *Portrait de Mistress Mills en 1750* (1929; beide im Museum of Modern Art, New York) verwandelte Miró ein Genrebild von Hendrick Maertensz Sorgh aus dem Jahr 1661 und ein Bildnisgemälde von George Engleheart (vielmehr eine Aquatinta danach von T. R. Smith) in surrealistische Kompositionen. In dieser *Composition (Petit univers)* von 1933 paraphrasierte der Künstler Arnold Böcklins *Spiel der Najaden* (1886; Kunstmuseum, Basel).

Dennoch ist das Werk Miró ganz eigen. Statt der Felsklippe bei Böcklin setzt er als Sprungbrett ein ambossartiges Gebilde in den Vordergrund, das er 1944 mit dem Titel *Oiseau solaire* dreidimensional modellieren wird und das 1966 als grosse Bronzeplastik ausgeführt wurde. Der schwere Sockel ist schwarz und geht über der Horizontlinie des Meeres in einen weissen Mittelteil über, der sich vor dem Gelb des Himmels in einen blauen und einen roten Stumpf gabelt. Der blaue Teil links erhielt durch Augenpunkte und Schnurrbarthaare die gutmütige Physiognomie eines Walrosses, das sich von der Land- und Wasserzone befreit und das Springen, Fliegen, Schweben und Fallen der Akrobaten einleitet. Unter dem roten Teil rechts hüpft eine grüne Grille in die Luft. Am höchsten ist im Moment ein Thunfisch aufgeschnellt, dessen roter Leib an der Schwanzflosse und am Kopf weiss aufglänzt. Ihn schaut mit verblüfftem Ausdruck eine weibliche Gestalt an, die wie der Geist aus der Flasche (in dem Märchen von Robert Louis Stevenson) oder wie der Nebel aus der Landschaft und der Dunst aus dem Meer zur Hitze der Sonne aufsteigt. Die entgeisterte Fee bringt vor dem roten Phallusfisch Erotik ins Spiel – der einzige Schritt, den es dazu braucht, hat schon eine blaue Fussspur hinterlassen. Jetzt sind wir im Mittelpunkt der Komposition und auch beim ›springenden Punkt‹, der Böcklins Bild für das Publikum so anziehend macht: Das Spiel seiner Najaden wird natürlich zur erotischen Schaulust der Betrachter vorgeführt. Viel poetischer als Böcklin sagt Miró, dass es die Geschlechtlichkeit ist, welche das kleine Universum der Tier- und Menschenwelt in Bewegung hält.

Joan Miró

90 ***Danseuse espagnole*** 1945
Spanische Tänzerin
Öl auf Leinwand, 146,5 x 114,5 cm / Nr. 109

Mit anklagenden Bildern hatte Miró im Spanischen Pavillon auf der Pariser Weltausstellung von 1937 öffentlich für die legitime Republik und gegen die Militärdiktatur Stellung genommen. Nach der deutschen Besetzung von ganz Frankreich verliess er 1943 das Gastland und lebte zurückgezogen in Palma de Mallorca, zeitweise auch in Barcelona und Montroig. Von 1948 an wohnte und arbeitete er auch wieder in Paris. Ausstellungen und Aufträge für Wandbilder auch aus den USA festigten seinen nun internationalen Ruhm. Seine Werke enthalten weiterhin Reminiszenzen aus Spanien, Mirós Malstil jedoch hat sich gewandelt.

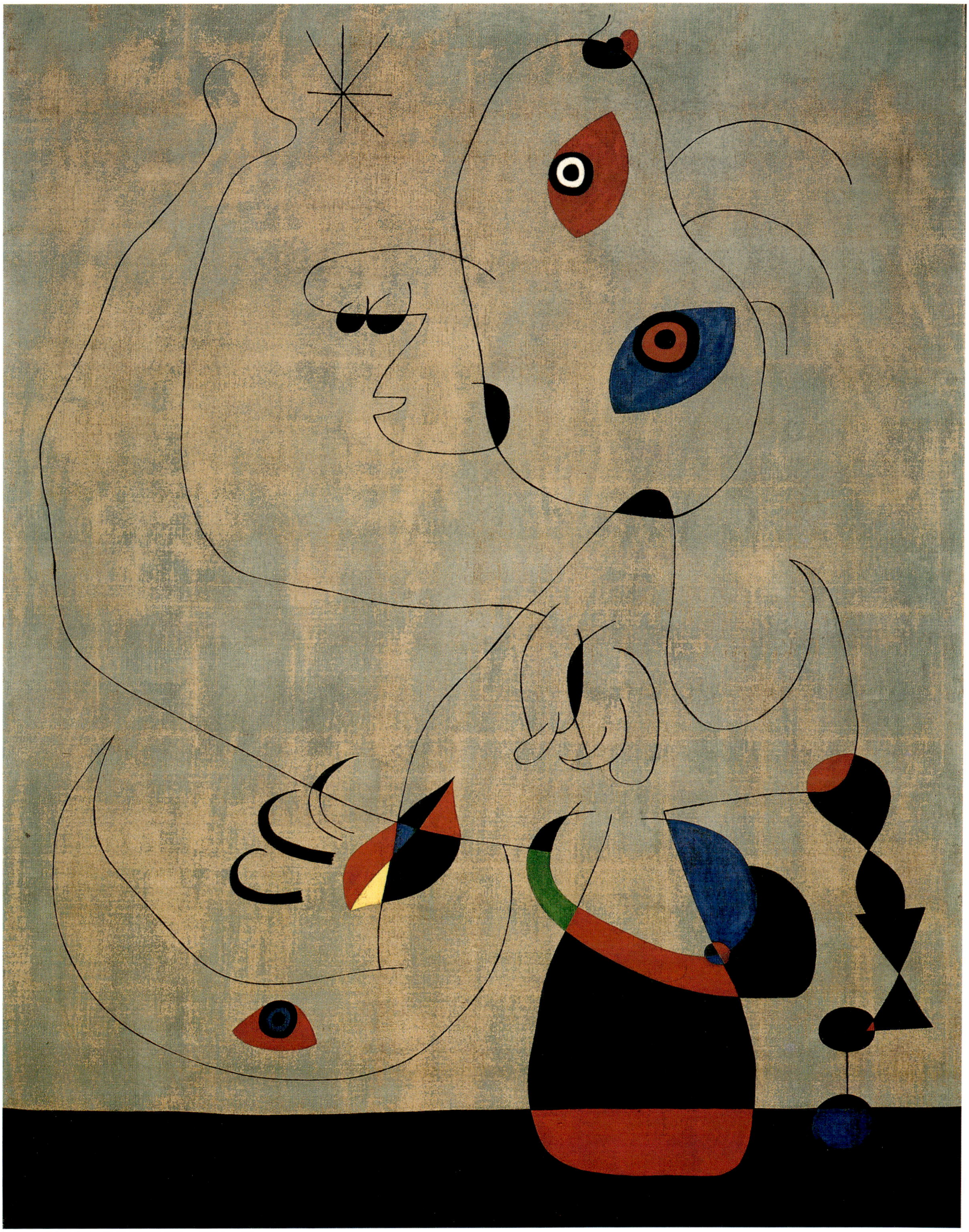

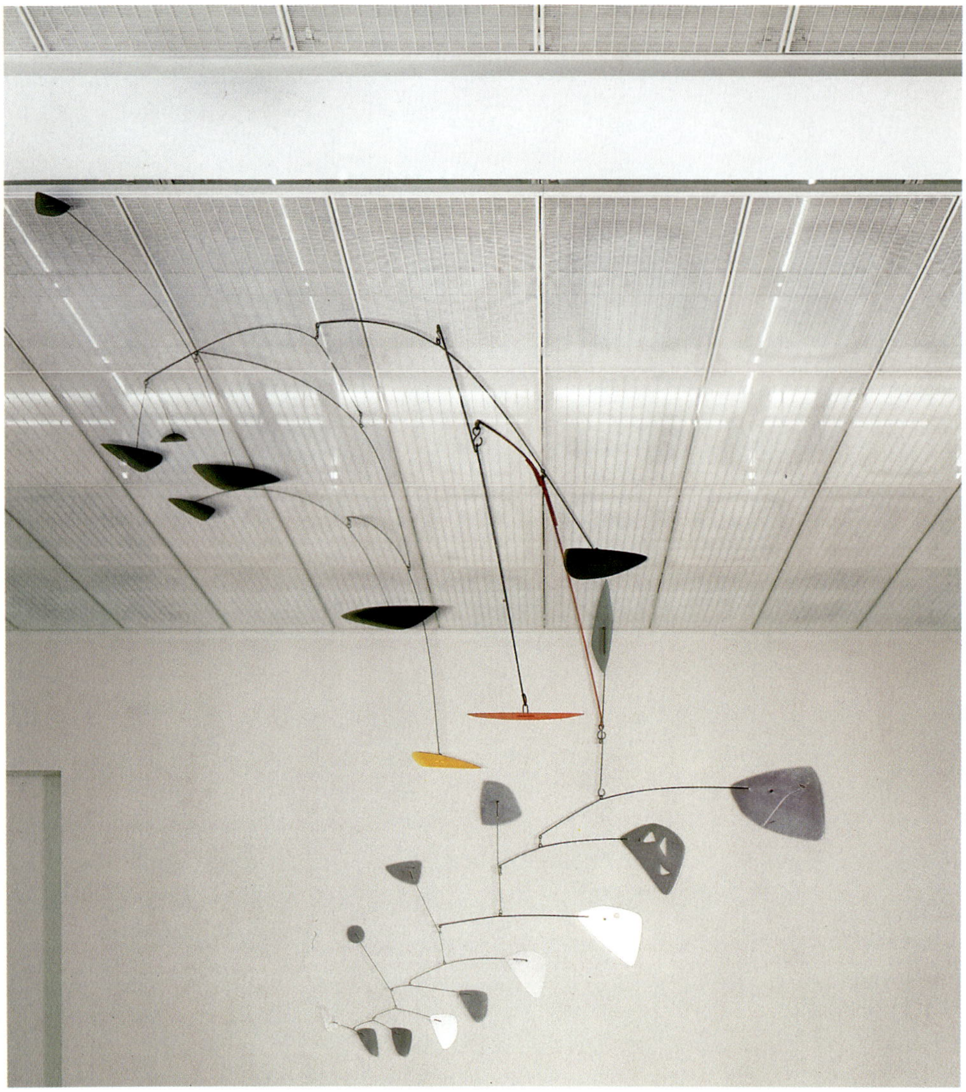

91

Alexander Calder 1898–1976

91 ***Otto's Mobile*** 1952
Stahl bemalt, Aluminium,
533,4 x 243,8 cm / Nr. 11

92 ***The Tree*** 1966
Der Baum
Stahl bemalt,
520 x 1070 cm / Nr. 12

Der Vergleich von zwei Gemälden mit dem Titel *Danseuse espagnole* zeigt den Wandel. In einem so betitelten Bild hatte Miró 1930 auf einer uniform bemalten Leinwand nur eine Hutnadel und einen Federflaum dargestellt; der Dichter Paul Éluard hatte dieses Werk damals besonders geliebt.

Die *Spanische Tänzerin* von 1945 ist auch auf eine nur eben gelblich und bläulich getönte Leinwand gemalt, aber die Titelfigur ist in vollständigem – wenn auch anatomisch kuriosem – Umriss zu sehen. Ein breiter schwarzer Streifen am unteren Bildrand schafft Raumtiefe und Horizont und dient der akrobatisch bewegten Figur als Standfläche. Die Tänzerin ist mit kurvenden Linien gegeben, die aussehen, als wären sie in einem Zug frei über die ganze Bildfläche gezogen. Links ragt ein hochgeschwungener Fuss gleich steil in die Luft wie rechts der Kopf; zwischen ihnen strahlt ein Stern aus vier gekreuzten Linien. Die kurvende Linie links unten stellt einen Arm mit sinnlich geformter Schulter und weichem Oberarm dar; auf dem Unterarm sitzt eine Augenform mit Pupille, welche die beiden Augenformen im Kopfumriss wiederholt. Wo Bein und Arm sich kreuzen, liegt bunt ausgemalt der Schoss mit drei Haarlocken.

Diese Farbformen, die ähnlich im massiven Standbein und über dem Kopfumriss wiederkehren, sowie die schwarzen Ausfüllungen der Segmente, die sich innerhalb der Überschneidungen von zwei kurvenden Umrissen ergeben, gehören zu Mirós neuen Bildmitteln. Ihre Gestalt ist von den Linien generiert und bestimmt, ihre Farbigkeit nimmt nicht auf etwas Gegenständliches Bezug, sondern ist abstrakt-bunte Kolorierung um der reinen Farben willen (wie die Farben in Légers Radfahrer-Bild von 1951, siehe Tafel 48). Einzig in der rechten unteren Ecke gewinnen diese sonst von dem Liniengeflecht abhängigen Farbformen eine eigene Gestalt – dort vielleicht als Kastagnetten, die diesem Bild *Spanische Tänzerin* klingendes Leben verleihen.

Mit *Otto's Mobile* und *The Tree* besitzt die Sammlung Beyeler zwei vollkommen unterschiedliche Werke des amerikanischen Künstlers Calder. Ersteres hängt frei von der Decke als fragile, zarte Drahtkonstruktion im windgeschützten Innenraum, während *The Tree* draussen neben den kräftigen Bäumen des Berowerparks aufgestellt ist und sich bei Wind und Wetter behaupten muss. Über einem hoch aufragenden Stahldorn balanciert ein robuster Balken, an dessen Enden sich je drei weitere bewegliche Stangen, die jeweils mit einem Stahlblatt bestückt sind, auffächern. Mit aggressiv spitzen Blättern und behäbig ausgreifenden Armen legt sich die ganz auf sich selbst gestützte, tonnenschwere Konstruktion in den Wind, während das sanft gerundete Blattwerk in *Otto's Mobile* tänzerisch leicht im Lufthauch des Museumsraumes wippt und sich dreht.

Sosehr wir in den beiden Werken das freie Spiel der bewegten Natur, das Wiegen von Ast- und Blätterwerk, erkennen wollen, sosehr sind wir im nächsten Moment irritiert, denn die anmutigen Bewegungen resultieren aus einem motorischen Prinzip, das so in der lebenden Natur nicht auftritt. Die Beweglichkeit von Calders »Mobiles« basiert auf dem Gleichgewichtsprinzip von mechanisch miteinander verbundenen Balken und der Ausnutzung der Hebelwirkung, die es erlaubt, optisch asymmetrische Konstellationen in sich auszubalancieren. Das physikalische Prinzip ist schnell durchschaut, und doch, oder gerade deshalb, fasziniert die geheimnisvolle, scheinbar alle Schwerkraft überwindende Wirkung.

Das Mobile-System, das uns heute durch die Verbreitung im Alltag selbstverständlich erscheint, verdankt seine Geburt einer gleichfalls

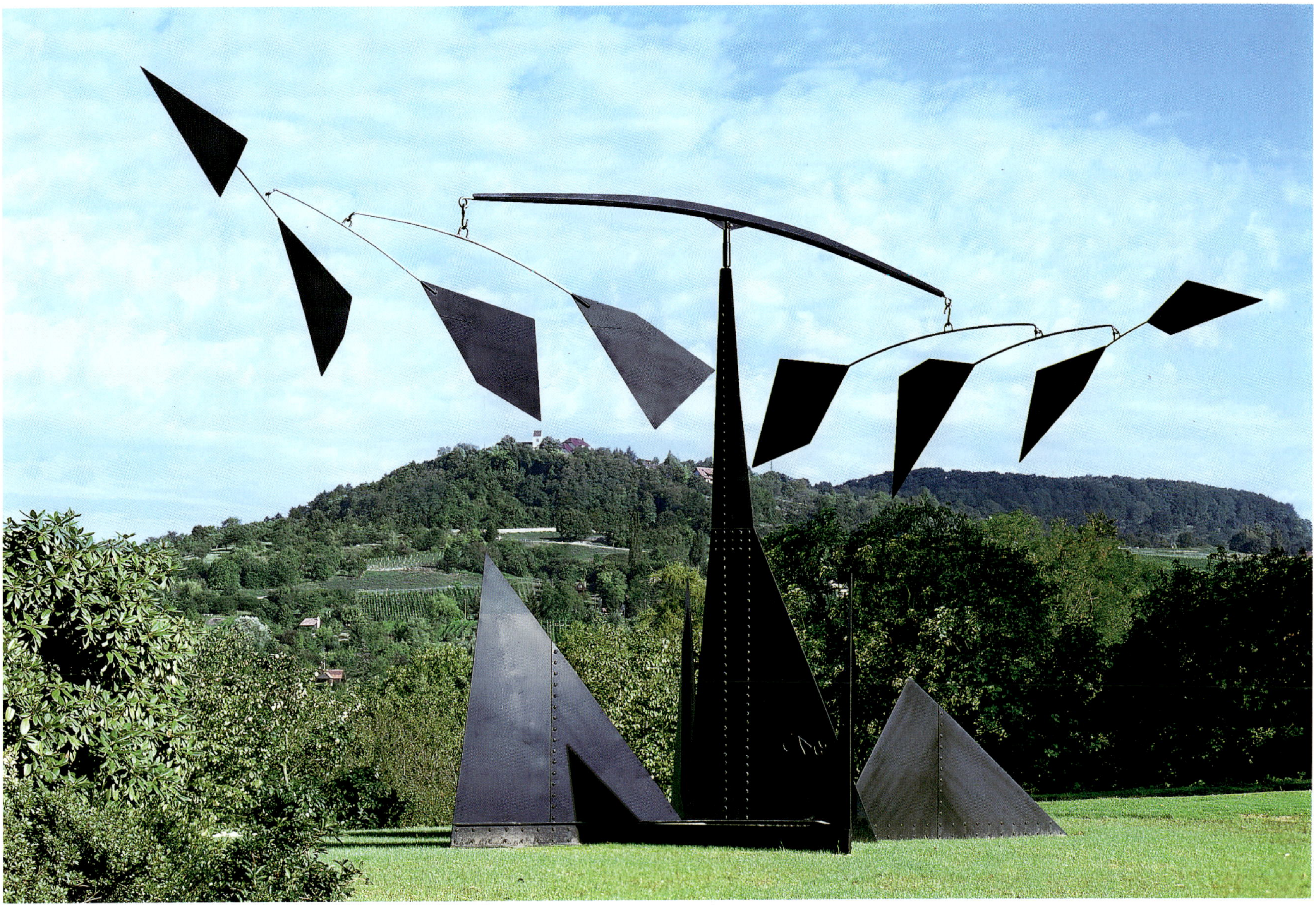

spielerischen wie konsequenten Werkentwicklung, die engstens mit der Ausbildung der modernen Kunst und deren Utopien der Abstraktion und Schwerelosigkeit verbunden ist. 1926 übersiedelte der studierte Maschinenbauingenieur nach Paris und machte sich dort bald in den führenden Künstlerkreisen durch einen eigenartigen Miniaturzirkus bekannt. Aus bemaltem Holz, Korken, Gummibändern, Vorhangringen und Draht bastelte er mit faszinierender Geschicklichkeit bewegliche Figuren und Tiere. Mit dieser akrobatischen Belegschaft führte der junge Amerikaner vor den erstaunten Künstlerfreunden wie Arp und van Doesburg Zirkusvorstellungen auf. Bald darauf fanden zwei richtungweisende Begegnungen statt, die die Entwicklung von den Figuren weg hin zur Abstraktion und schliesslich zur Erfindung der Mobiles möglich machten: 1928 besuchte Calder Joan Miró in seinem Atelier. Dieser arbeitete gerade an seinen abstrakt-biomorphen Kompositionen. Der Vergleich mit diesen Bildern zeigt, dass Calder im folgenden versuchte, die gemalte Linie Mirós durch reale Drahtstücke und die bunten Farbflächen durch bemalte Holzstücke zu ersetzen. Er löste diese ungegenständlichen Elemente von ihrer Fixierung an die Leinwand und liess sie frei im Raum balancieren. Der vollends bewusste Schritt zur Abstraktion geschah nach einem Besuch im Atelier Mondrians an der Rue de Départ im Jahr 1930. Calder erlebte ihn als positiven Schock, und er fasste den Entschluss, fortan »bewegte Mondrians«, wie er selbst gestand, herzustellen. Der Holländer, der seine asymmetrischen Gleichgewichtskompositionen mit schwergewichtigen, gesellschaftsutopischen Theorien hinterlegte, war von dieser leichtfüssigen Idee nicht recht begeistert. Alexander Calder aber schrieb sich durch diesen Schritt neben Duchamp und Moholy-Nagy als ›Vater der real bewegten Plastik‹ in die Geschichte der Avantgardekunst ein, und seine tänzerisch bewegten Mobiles, wie Duchamp sie 1932 taufte, erinnern stets daran, dass die Moderne vor allem auch ein optimistisches Projekt der Befreiung und der Freude ist. *MB*

Eduardo Chillida geboren 1924

93 ***Del horizonte*** 1956

Vom Horizont

Schmiedeeisen, 66,5 x 22 x 32 cm / Nr. 18

So wie die Materialbilder des Spaniers Antoni Tàpies ein katalanisches Engagement ausdrücken, so bezeugen die Skulpturen des Spaniers Eduardo Chillida sein baskisches Engagement. Beide Künstler lernten um 1950 in Paris die Problemstellungen der französischen Nachkriegskunst kennen, kehrten dann ins Milieu ihrer Herkunft zurück und fanden noch in den 50er Jahren diesseits und jenseits des Atlantiks gerade für ihr spezifisches Engagement Anerkennung. Aus dieser Epoche stammt Chillidas Eisenskulptur *Del horizonte.* Material und handwerkliche Schmiedetechnik nehmen darauf ebenso Bezug wie das im Titel ausgedrückte topographische Erlebnis des Horizontes. Man wird dieses Werk natürlich nicht als Darstellung einer winderfüllten felsigen Küstenlandschaft interpretieren wollen, aber eine reine Formkonstruktion ist es sicher auch nicht. Die Titel anderer Schmiedeeisen-Skulpturen aus dieser Zeit sprechen von Wind und Luft, vom Echo, von »schweigender Musik«; vom Eisen, vom Feuer und von Traumambossen. Diese Kunst stammt also aus dem Bewusstsein eines gegebenen Klimas, aus der Hellhörigkeit für elementare Phänomene und aus dem Empfinden der Zugehörigkeit zu einem Ort.

Aber das wichtigste Thema in Chillidas Skulptur ist stets die Sichtbarmachung des Raumes. Mit dem Raumkreuz der x-, y- und z-Achsen wie in der Geometrie oder in der Plastik des Konstruktivismus ist es nicht getan. Raum ist vor allem ein Ort des Daseins und der Hinwendung in alle Richtungen bis zum Horizont. Die oberen Enden der zwei senkrechten Stangen strecken ihre Spitzen in den Raum wie Vögel ihre Schnäbel vor dem Fortfliegen in den Wind. Das untere Ende der einen Stange ist in dem liegenden Skulpturenteil verankert, während die andere Stange mit ihrer zweiten Spitze in die unter der Standfläche liegende Richtung zeigt. Sie macht zusammen mit dem Plattenteil auch ein ›Vorn‹, ›Dazwischen‹ und ›Hinten‹ bewusst, während die Stangenstummel in etwas mehr als halber Höhe ein ›Rechts‹ und ›Links‹ angeben. Der so umschriebene, umgrenzte Raumkern aber ist der Ort des Daseins. Die Analogie zur menschlichen Raumbefindlichkeit ist evident, und die Spuren des Handwerks auf dem gehämmerten Eisen machen diese ungegenständliche Skulptur erst recht zum Ausdruck sensibler, wehrhafter Humanität.

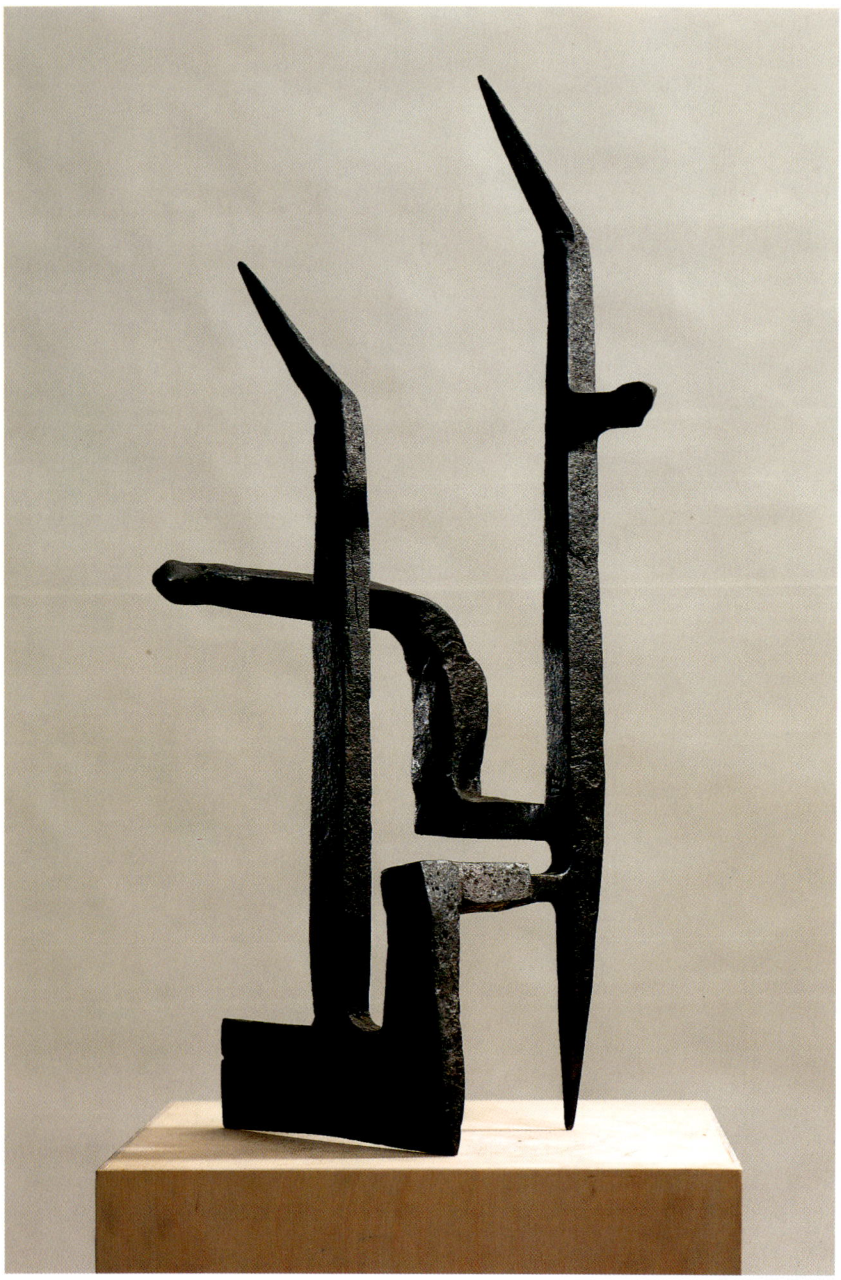

93

Antoni Tàpies geboren 1923

94 ***Écriture sur le mur*** 1971

Auf die Mauer Geschriebenes

Mischtechnik auf Leinwand, 270 x 200 cm / Nr. 160

Antoni Tàpies' Kunst ist immer eine engagierte Kunst und oft Ausdruck des Protests. Seine

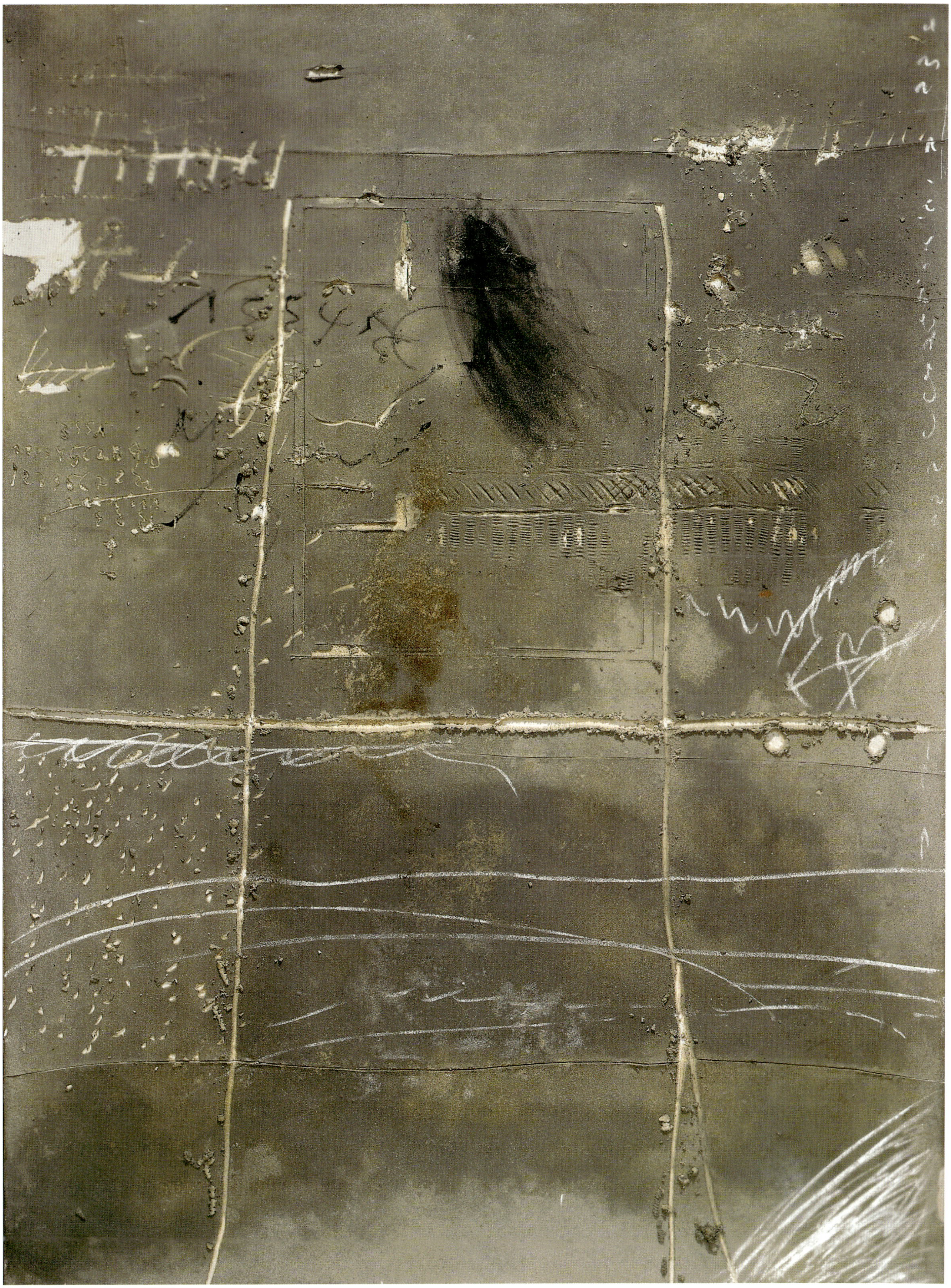

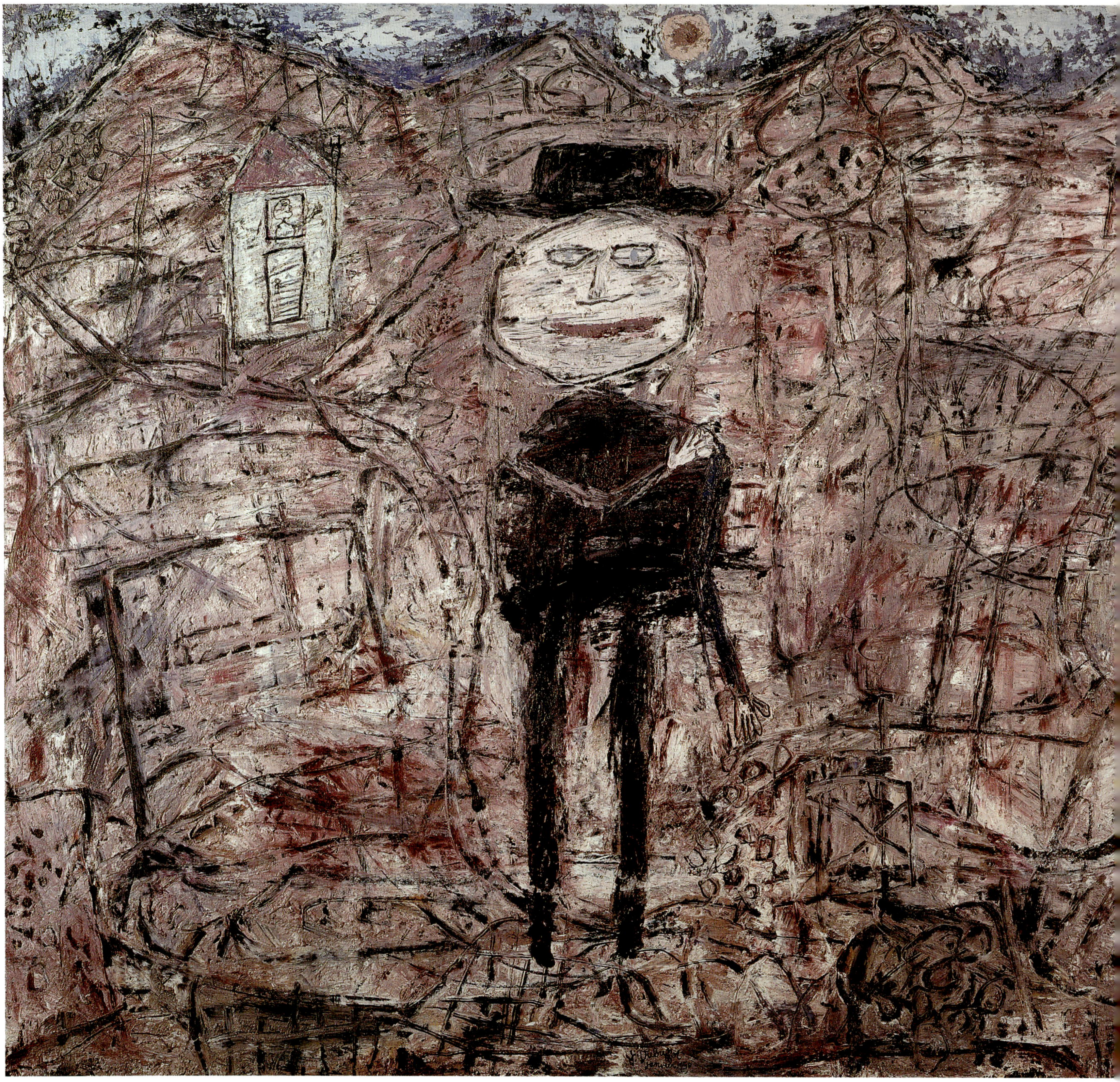

95

Materialbilder bezeugen politisches und religiöses Engagement: Leiden an Unrecht und Gewalt, an Krankheit und persönlichen Gebrechen; Bindung an Freiheitsrechte und Glaubensinhalte. Sie stellen den Protest nicht bildlich dar, sondern diese mit Materie bedeckten und auch mit anderen Werkzeugen als mit dem Pinsel bearbeiteten Leinwände selbst sind Protestaktionen, so wie die Zorn- und Notzeichen auf Gefängnismauern und die subversiven Strassengraffiti es sind.

Der junge Tàpies hatte von den Dada-Künstlern und bei Surrealisten (besonders bei Miró) gelernt, die Malerei auch als Aktion gegen Kunstkonventionen zu verstehen. Er kam 1950 in jenem Moment nach Paris, als Dubuffet dort mit seinem Begriff »Art Brut« der traditionellen Kunst den Boden entzog. Tàpies' Werke beziehen allerdings nichts aus der »Art Brut«, sie sind nicht erzählende Darstellung im Stil eines anonymen, ungeschulten Ausdrucksniveaus. Vielmehr bringen sie auf höchst artistische Weise das Material der Malerei und die Begriffe der Zeichen selbst zum Sprechen.

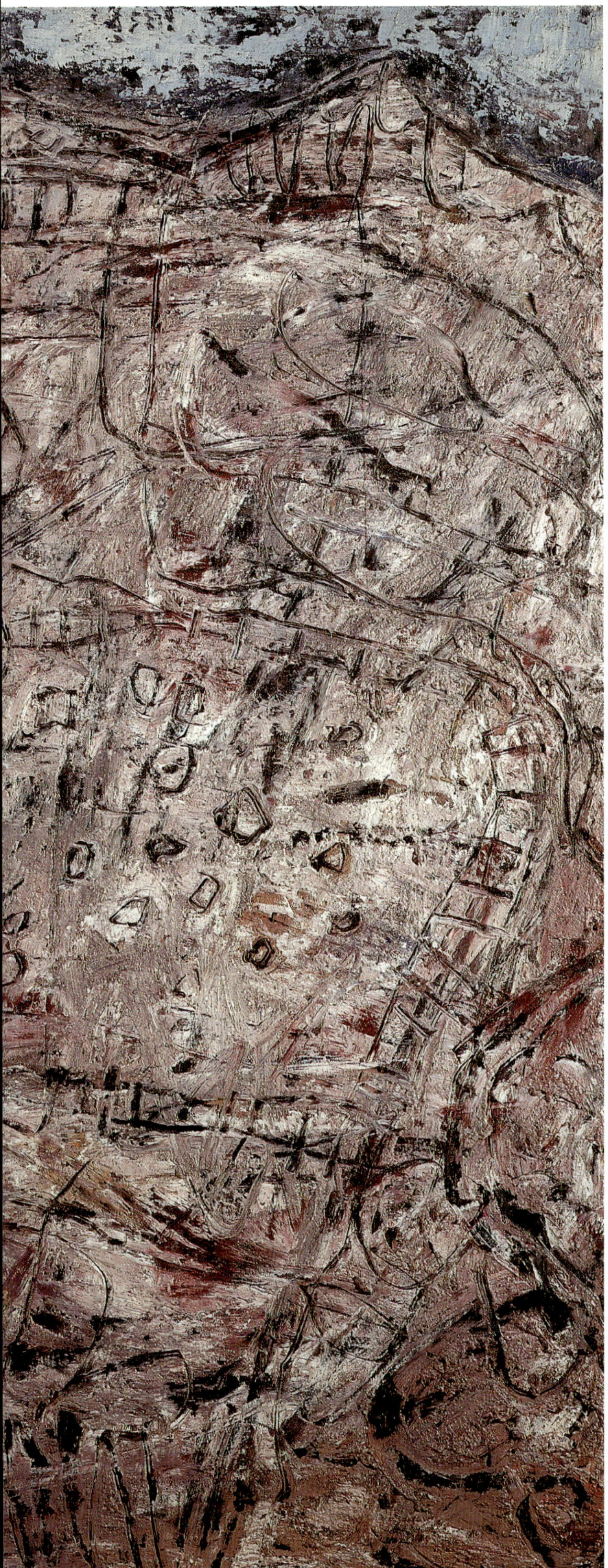

Das auf die Mauer Geschriebene in *Écriture sur le mur* lässt sich nicht lesen und braucht nicht transkribiert zu werden – das Ritzen und Kritzen, die kreideweissen Linien und Arabesken (rechts auch das Signal von Herz und Pfeil) und die kohlschwarze Verwischung einer gepinselten Chiffre: diese Aktionen sind die Botschaft.

Die Mauer legt Zeugnis ab von Menschen, die daran vorübergingen oder vor ihr Zeit abwarteten. Zum Teil ist Verwitterung gemeint und Überrest eines früheren Zustandes. Diese Bedeutung könnte die rechteckige Rahmenform haben, die im oberen Mittelteil eingeritzt ist – als wäre sie die Spur eines lange Zeit dort hängenden, vor langer Zeit abgenommenen Spiegel- oder Bilderrahmens. Die daneben und darunter eingeritzten langen Geraden, welche die Leinwand einteilen, nehmen darauf Bezug und setzen Tàpies' engagierte Protestkunst einem älteren, konventionellen Kunstbegriff eines an die Wand zu hängenden, die Wirklichkeit widerspiegelnden Bildes gegenüber: Die Wand selbst ist die Wirklichkeit und das Bild.

Jean Dubuffet 1901–1985

95 ***Le voyageur égaré*** 1950

Der verirrte Reisende

Öl auf Leinwand, 130 x 195 cm / Nr. 23

Das sehr grosse Gemälde gibt nicht nur einen städtisch gekleideten Reisenden wieder, der sich in einer Vorstadt-Landschaft verirrt hat, sondern es führt den Betrachter auf eine erlebnisreiche Reise auf der Leinwand und in die Geschichte der bildnerischen Darstellungsmittel. Die letztere begann – gemäss Dubuffets Begriff von »Art Brut« als Urkunst – nicht mit dem Studium der Naturformen zur fachkundigen und ästhetisch angenehmen Wiedergabe der gesehenen Wirklichkeit, sondern mit Bildzeichen für vorgestellte Inhalte zum Erzählen eines Erlebnisses oder einer Situation. Dubuffets Stil beruft sich hier ebensosehr auf die Kraft einer Kinderzeichnung wie auf die visuelle Phantasie, die Mauerritzen und krustige Materialflächen als gegenständliche Darstellungen zu interpretieren vermag und damit dem Ungeformten einen Formsinn gibt. Dieser Stil ist wie ein Manifest, das auf die eigentlichen Ursprünge, Inhalte und Werte der Kunst hinweisen will.

Ein Ausdruck solcher Ursprünglichkeit besteht darin, dass Dubuffet den runden Rumpf des Reisenden und den quer über den Leib gehaltenen rechten Arm gleich darstellt wie 1947 im Bildnis von Ponge (siehe Tafel 96) – als wäre diese Darstellungsweise eine feststehende Bildformulierung in einem bestimmten Stadium der Kunstentwicklung. Es ist das ›primitive‹ Stadium des Zusammensetzens einer Figur aus einzelnen Körperteilen und Kleidungsstücken. In Wirklichkeit ist der Maler Dubuffet natürlich durchaus kein ›Primitiver‹ oder ›Naiver‹, vielmehr hat er sich andere Formregeln als diejenigen der konventionellen Malerei gegeben.

Hinter der bunten Hauptperson erstreckt sich auf der Bildfläche eine fast monochrome Hügellandschaft mit Strassen und Wegen, mit einem vereinzelten Haus mit rotem Dach links und einem Pferd, das seine eingezäunte Weide rechts verlassen hat, um sich dem darüber erschrockenen Reisenden zu nähern. Seine Situation ist um so beängstigender, als der

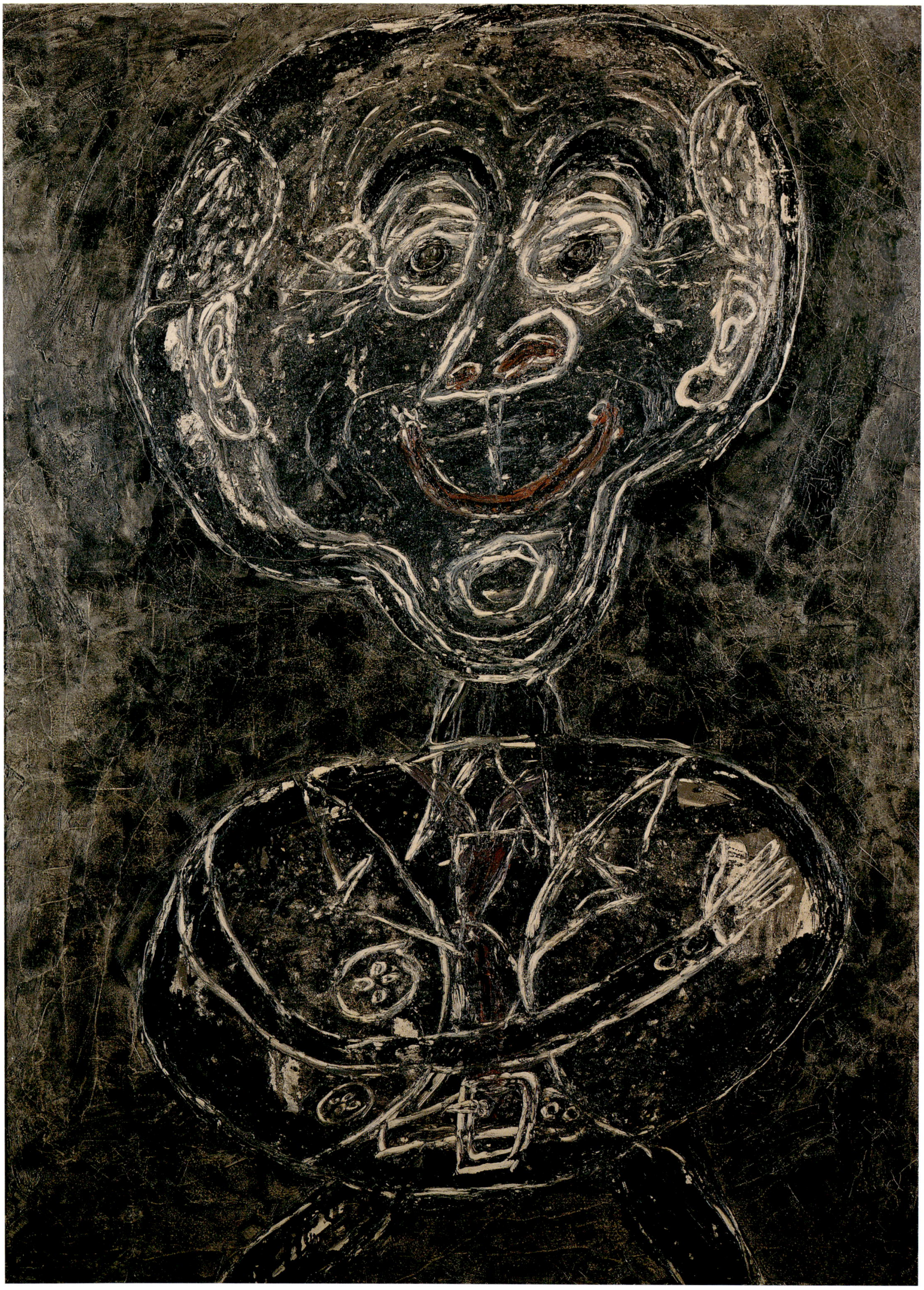

96

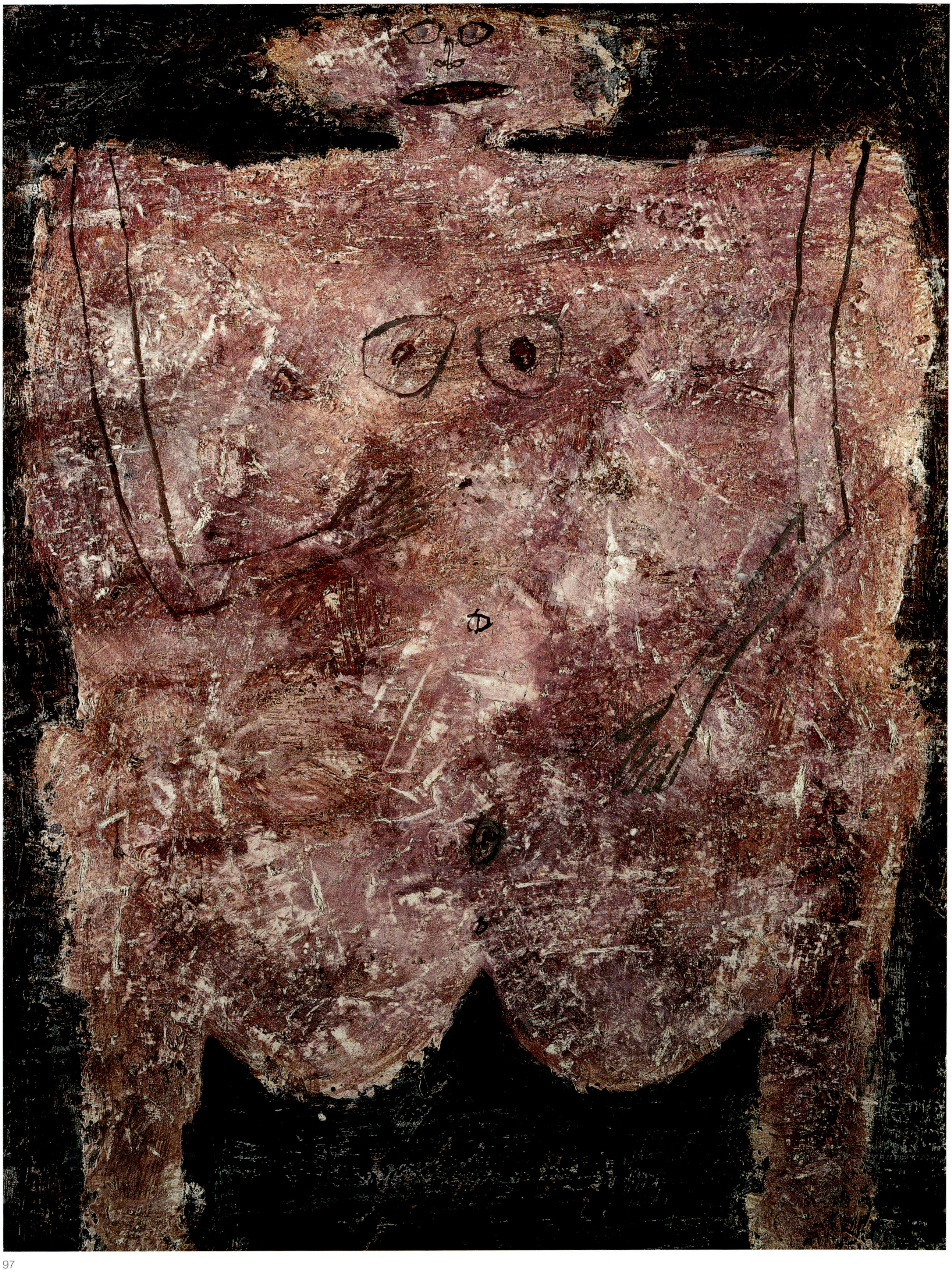

Bildraum keinen seiner Grösse angemessenen Ausweg zeigt. Der mehr ornamental als topographisch angelegte Hügelhorizont reicht bis zum oberen Bildrand hinauf, dem Himmel ist wenig Platz gelassen, die Sonne geht eben unter. Je mehr man sich in das Gemälde hineinsieht, desto mehr spürt man einen emotionalen Bildgehalt, den Dubuffet durch seinen Stil mit grosser Direktheit erzählen kann.

Jean Dubuffet

96 ***Ponge feu follet noir*** 1947

[Francis] Ponge als schwarzes Irrlicht

Öl auf Leinwand auf Pavatex aufgezogen, 132,5 x 99,5 cm / Nr. 22

Das Jahrzehnt nach dem Ende des Zweiten Weltkriegs brachte dem kulturellen Leben in Paris eine schöpferische Intensität, die sich gleichermassen in der Malerei, der Skulptur, der Musik, in Dichtung, Roman und Theater und in der essayistischen Philosophie ausdrückte. In dieser Konstellation fand Jean Dubuffet, der vorher zwischen künstlerischer und kaufmännischer Tätigkeit abgewechselt hatte, seine Aufgabe und seinen Stil als Maler. Er stellte die bisherigen Wertmassstäbe der Kunst in Frage und nahm die ungeschulte Bildersprache der anonymen Trottoir-Zeichnungen und Mauer-Graffiti sowie der Kinder und Geisteskranken als schöpferische Leistungen ernst. Man war zwar schon in den 20er Jahren darauf aufmerksam geworden, und in den frühen 30er Jahren hatten Photographen sowie Maler und Dichter des Surrealismus sich davon inspirieren lassen, aber nun postulierte Dubuffet in Publikationen und Gemälden, dass diese spontane Kunst, die er »Art Brut« nannte, der fachmännisch ausgeführten Malerei ebenbürtig sei und sie an Echtheit übertreffe. Er verkaufte 1947 seine Weinhandlung und schuf nach den Formmerkmalen der »Art Brut«, die er zu sammeln begann, das malerische Œuvre seiner ersten bedeutenden Epoche. In der Sammlung Beyeler befinden sich aus diesem Jahrzehnt vier Gemälde von Jean Dubuffet und aus seiner späteren Epoche zwei. Darüber hinaus war die Galerie Beyeler bis zum Tod des Künstlers massgebend an der Verbreitung seiner Werke beteiligt.

Der 1899 geborene Dichter Francis Ponge veröffentlichte im gleichen Jahr, da Dubuffet ihn in diesem Gemälde ›porträtierte‹, den Text »Dix-Courts de la Méthode«. Der Titel ist eine subversive Anspielung auf Descartes' sakrosankten »Discours de la Méthode« und eine Parallele zu Dubuffets gemalten Kulturlästerungen. Ponges Satz »L'Homme est l'avenir de l'homme« könnte als Motto über Dubuffets Sammlung von Zeugnissen der »Art Brut« stehen. Dubuffets Darstellung von Ponge »als schwarzes Irrlicht« gehört in die Reihe von Bildnissen, die er 1946 und 1947 im gleichen Stil von Dichtern, Schriftstellern und Malern (Paulhan, Léautaud, Jouhandeau, Artaud, Michaux, Chaissac und anderen) ausführte und der er den Titel »Plus beaux qu'ils croient (portraits)« gab.

Natürlich sind sie weder Bildnisse im traditionellen Sinn noch Karikaturen, wenn auch eine Photographie zum Beispiel von Francis Ponge aus dieser Zeit zeigt, wie wirklichkeitsgetreu dessen runder Kopf mit Glatze und kurzgeschnittenem Haarkranz oder die eng zusammenstehenden Augen über der breiten Nase oder der beim Ausstossen des Zigarettenrauchs gerundete kleine Mund getroffen sind. Die Darstellung gibt Persönlichkeitsmerkmale wieder, wie sie einem Kind auffallen, welches von einem Menschen unmittelbare physiognomische Eindrücke als Kuriositäten festhält und die Körperproportionen und Gliedmassen diesem Erlebnis unterordnet. Doch der Vergleich mit einer Kinderzeichnung genügt nicht. Diese Elemente sind für Dubuffet ein antikultureller, subversiver Stilbezug, mit dem er der Bildniskunst und der fachmännischen Malerei eine neue Grundlage gab.

Jean Dubuffet

97 ***Corps de dame – Pièce de boucherie***

1950

Frauenkörper – Fleischerstück

Öl auf Leinwand, 116 x 89 cm / Nr. 24

Dubuffets Gemälde aus der Nachkriegsepoche verbinden die radikale, durch die »Art Brut« aufgeworfene Revision der Kunstmassstäbe mit der in dieser Zeit auch von seinen Malerfreunden angestrebten handfesten Materialität und Ausdrucksgestik. Dabei ging Dubuffet immer einen Schritt weiter als seine Künstlerkollegen, um die Grenzen des guten Geschmacks und den Charakter der professionellen Malerei zu sprengen, ohne dabei allerdings das Feld des traditionellen, gerahmten, in Kunsthandlungen und Museen ausgestellten Bildes zu verlassen. Nacheinander unterwarf er die üblichen Kunstthemen seiner antikulturellen Kur: die Landschaftsdarstellung, die Bildnis- und Figurenmalerei.

Gerade beim Frauenakt, einem von jeher mit Erotik verbundenen Thema, erreichte Jean Dubuffet in der Serie, die er »Corps de dame« nannte, eine Bildkraft, die unverbrämt und drastisch dem sexuellen Impuls, einen nackten Frauenkörper darzustellen, Ausdruck gibt. Dass er gemäss den Titeln Damen und nicht Frauen wiedergibt und dass er den Doppelsinn von »corps« als »Körper« und als »Körperschaft« oder »Truppenkörper« (wie in »Corps diplomatique« oder »Armeekorps«) ausnützt, ist ebenso eine ikonoklastische Blossstellung wie die ergänzende Bezeichnung »Fleischerstück« für dieses Gemälde. Der weibliche Rumpf ist wie ein Präparat der sexuellen Neugierde auf der Leinwand ausgebreitet; für Kopf und Gliedmassen blieb wenig Platz. Figur und Hintergrund sind von der gleichen Materialität und machen das Gemälde zu einem Produkt der Ur-Kunst, wie die steinzeitlichen Venus-Statuetten (von Lespugue oder Willendorf) es sind. Die scheinbar krude, obszöne Darstellung der weiblichen Anatomie durch ›primitive‹ Umrisslinien sieht aus, als wäre hier zum ersten Mal wieder seit Jahrtausenden – oder zum ersten Mal im heimlichen Tun eines Kindes – ganz direkt, schamlos und ungeschönt »Frau« gesagt.

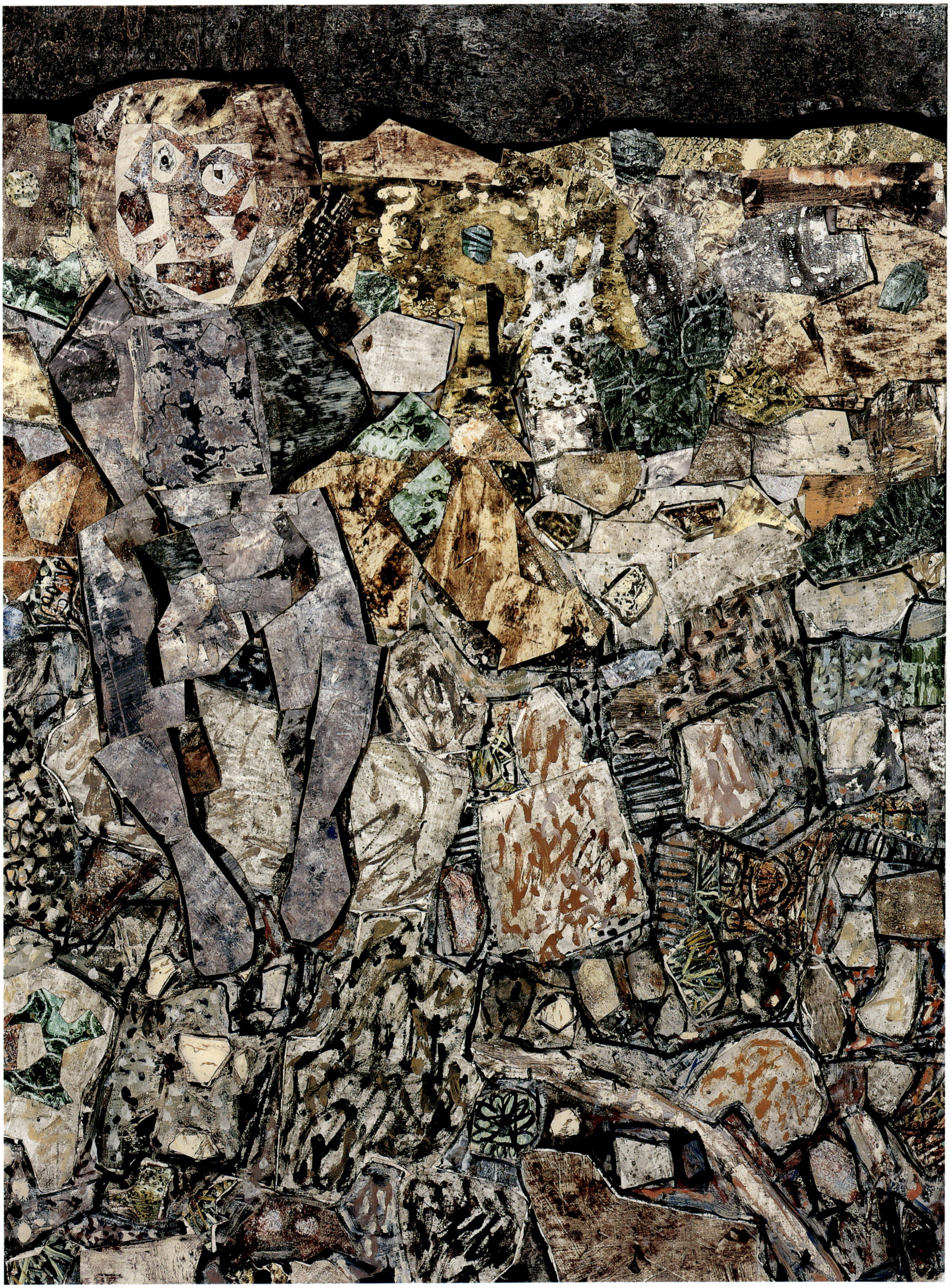

Jean Dubuffet

98 ***Le très riche sol*** 1956
Das sehr fruchtbare Erdreich
Öl auf zusammengesetzter Leinwand,
156 x 117 cm / Nr. 26

In den 50er Jahren gelangte Jean Dubuffet von einer Entdeckung zur anderen – zu Assemblagen aus Schmetterlingsflügeln, zu Skulpturen aus Schlacke, zu Bildern mit Sand, Collagen mit trockenem Laub, Lithographien mit Naturtexturen –, und allen lag das Bedürfnis zugrunde, dem Tun der Künstler ein vielfältigeres Instrumentarium zu geben, ohne – wie die jüngere Generation mit Performances oder Installationen – den Kunstbegriff gänzlich zu ändern. Eine solche Änderung trat in Dubuffets Werk zehn Jahre später mit der von ihm erfundenen, dreidimensionalen »Hourloupe«-Welt ein. *Le très riche sol* von 1956 und mehr noch das Gemälde *Automobile à la route noire* von 1963 (siehe Tafel 100) enthalten Übergänge zu seinem späteren Stil.

Le très riche sol verbindet Malerei auf Leinwand mit der Assemblage-Technik. Diese bereichert Textur und Materialität der Bildfläche, ohne sie zu verlassen. Das Kaleidoskop der gemalten und aufgeklebten Formparzellen wirkt wie ein geologischer Querschnitt, der eine Ablagerung aus Zivilisationsabfällen und natürlichen Erdschollen und Steinen sichtbar macht. Der dunkle Himmel über dem sehr hoch liegenden Horizont gibt der Darstellung eine nächtliche, düstere Stimmung, in der einzelne Einsprengsel im Erdreich bunt aufleuchten. Eine aus ähnlichen Formfragmenten zusammengesetzte Figur unter der Horizontlinie scheint nicht so sehr auf der Schutthalde zu stehen, als vielmehr in sie zu versinken und vom dichten Konglomerat eingeschlossen zu sein. Ihr verlegener oder erschrockener Gesichtsausdruck gibt zu erkennen, dass sie bei einer intimen Manipulation ertappt ist. Aber sie gehört zu der im Bildtitel genannten Fruchtbarkeit der Erdscholle, bereichert sie und ist eins mit ihr. Damit erschliesst Dubuffet das Kunstreich einer ihm eigenen, später weiterentwickelten Gnomenwelt, die – schon durch die Vermengung von Figur und Grund – keine Ähnlichkeit mit unserer Erlebniswelt hat, aber durch Analogien des Verhaltens für uns doch einfühlbar bleibt.

99

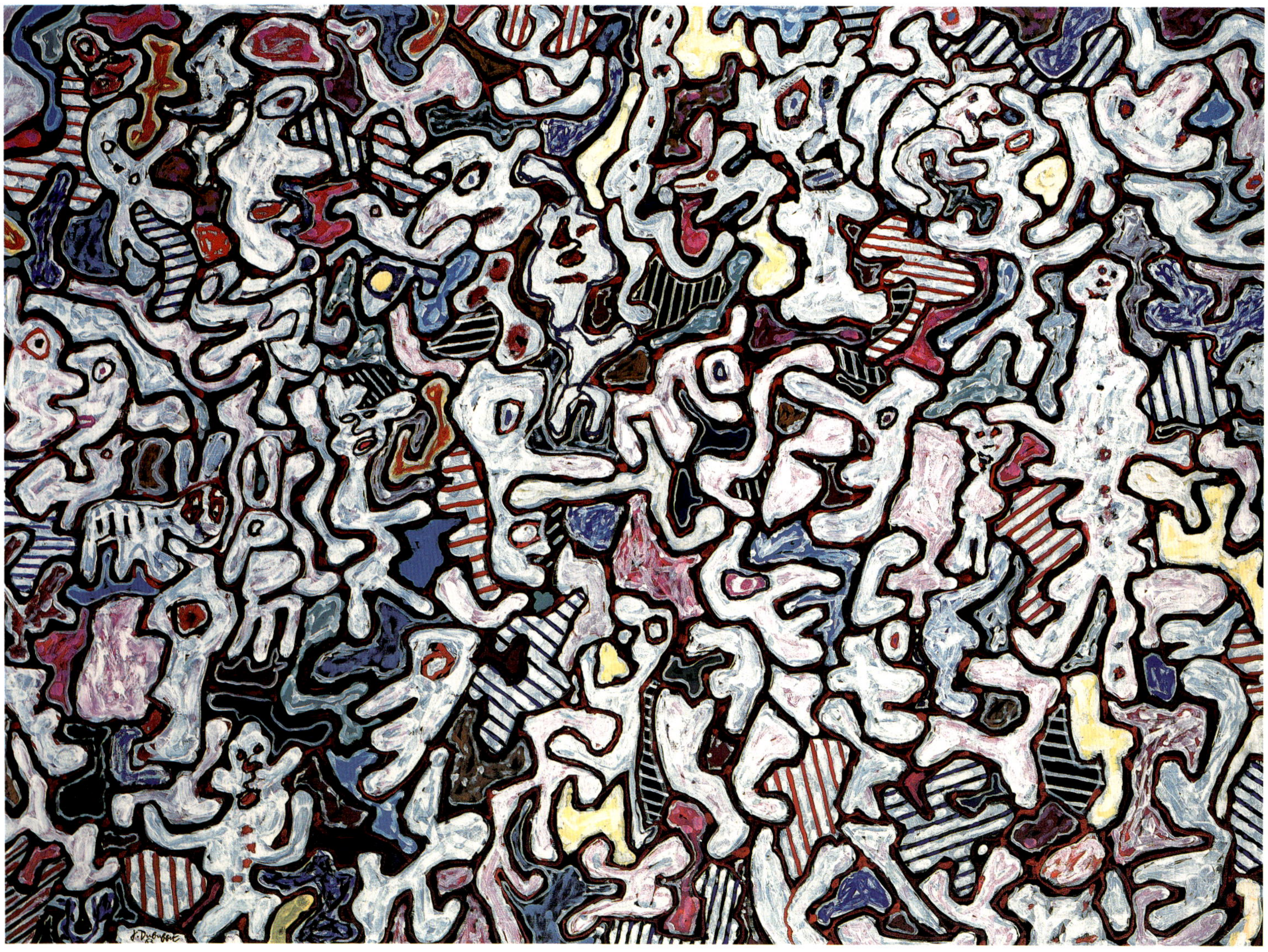

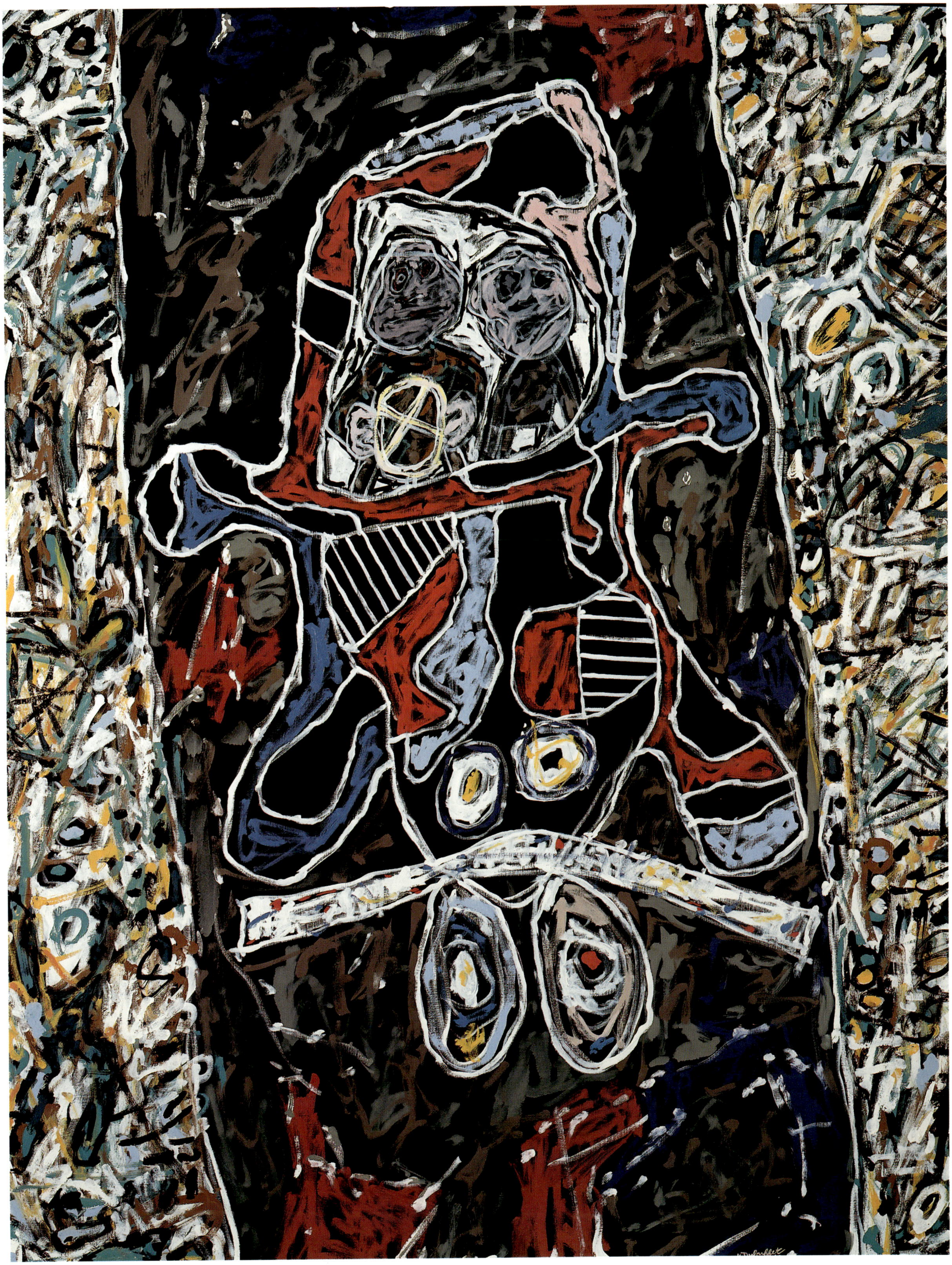

Jean Dubuffet

99 ***Vertu virtuelle*** 1963

Virtuelle Tugend

Öl auf Leinwand, 98 x 131 cm / Nr. 30

Dieses Werk, das zum »Hourloupe«-Zyklus gehört, entstand 1963, in dem Jahr, in dem das Museum of Modern Art in New York eine Dubuffet-Retrospektive zeigte. Mit seiner wortmalerischen Begriffsfindung »Hourloupe« beabsichtigte Dubuffet, die Vorstellung eines unwirklichen oder grotesken Geschöpfes hervorzurufen. Auch schwingt in ihrem tragischen Unterton etwas Bedrohliches mit.

In dieser Werkfolge, die auf beim Telefonieren entstandene Kugelschreiberkritzeleien zurückgeht, wollte Dubuffet sich von der physischen Umgebung ab- und dem Irrealen zuwenden. Er schrieb: »Schluss mit dem mystischen Jubel über die physische Welt: Mir ist übel davon, und ich will nur noch gegen sie arbeiten. Jetzt entzückt mich das Unwirkliche; ich habe Hunger auf das Nicht-Wirkliche, das falsche Leben, die Anti-Welt; meine Arbeiten streben dem Irrealismus zu.«

Dubuffets Werk, das auf einem in Rot und Blau auf Schwarz und Weiss ausgeführten, ausgeklügelten System aus Flächen und Streifen beruht, beschreibt eine phantastische Welt. Die eng ineinandergeschachtelten Zellenformen machen es dem Betrachter schwer, Figur und Grund voneinander zu unterscheiden. Der repetitive Charakter dieser dichten Oberfläche ergibt jedoch kein monotones Feld, das dem Auge keine Fixpunkte bietet; der schöpferische, selbstgenerierende Charakter ihrer Gestaltung lässt vielmehr eine Spannung entstehen, der sich der Betrachter kaum entziehen kann.

Trotz der Betonung der Flächigkeit überrascht es nicht, dass Dubuffet die Gestaltungsmittel der »Hourloupe«-Folge in dreidimensionale Objekte übertrug. Je weiter die Folge voranschritt, desto einfacher wurden die schematisierten Muster, und die Farbabstufungen verschwanden. Die in diesem Gemälde sparsam verwendeten Gelb-, Grün- und Brauntöne sind in den präziseren späteren Werken nicht mehr zu finden.

Die grobe und überkrustete Oberfläche – das Kennzeichen Dubuffets – tritt in diesem Werk weniger deutlich zutage, dennoch belegen allgemein die Werke der »Hourloupe«-Folge mit ihren geschichteten Oberflächen die Faszination, die die Materialität auf Dubuffet ausübte.

CBB

Jean Dubuffet

100 ***Automobile à la route noire*** 1963

Automobil auf schwarzer Strasse

Öl auf Leinwand, 195 x 150 cm / Nr. 31

Die Jahre 1963 bis 1974 kennzeichnen in Jean Dubuffets Werk die »Hourloupe«-Epoche. Mit dem von ihm erfundenen Wort benannte er sowohl eine gnomenhafte Kunstfigur (wie Walt Disneys »Mickey Mouse«) von mürrisch schicksalsergebenem Charakter als auch das Design von dessen synthetischer Umwelt mit dreidimensionalen Möbelstücken und begehbaren Höhlen. »Hourloupe« charakterisiert aber vor allem einen prägnanten Malstil, der wie ein Markenartikel unverwechselbar ist. Mit allen drei Bedeutungen kommentierte Dubuffet die Künstlichkeit, Uniformität und Beengung der modernen, technisierten Welt im Astronautenzeitalter. *Automobil auf schwarzer Strasse* steht am Anfang dieser Stilfindung.

Sie geht auf absichtslose Formen zurück, die Dubuffet im Sommer 1962 beim Telefonieren mit Kugelschreibern auf Notizzettel zeichnete: gekurvte Umrisse wie Puzzlestücke, die sich durch eine Art Zellwucherung zu einem fugenlosen Mosaik ergänzten und sich mittels unterschiedlicher Schraffenrichtungen voneinander absetzten. Ähnliches sieht man auf einer schwarzweiss gedruckten Landkarte, auf der zum Beispiel die verschiedenen Wahldistrikte oder Klimazonen oder geologischen Befunde mit unterschiedlichen Rastern markiert sind. Das endgültige »Hourloupe«-Muster besteht aus aneinandergeschlossenen, schwarz umrissenen Zellen mit roten, blauen oder weissen Parallelschraffen. In diesem Gemälde beginnt es sich auf das von oben gesehene Automobil zu legen – das ganze Fahrzeug hat schon einen »Hourloupe«-Umriss. Die beiden durch die Frontscheibe gesehenen Personen sind darüber nicht schlecht erschrocken. Sie fahren mit aufgeblendeten Scheinwerfern auf einer nachtschwarzen Strasse durch eine vom »Hourloupe«-Befall noch nicht betroffene, blätter- und baumreiche Landschaft, die ebenfalls von oben gesehen ist. In den folgenden Jahren werden Dubuffets Gemälde mehr und mehr und schliesslich vollständig von den farbig schraffierten Zellenformen geprägt sein.

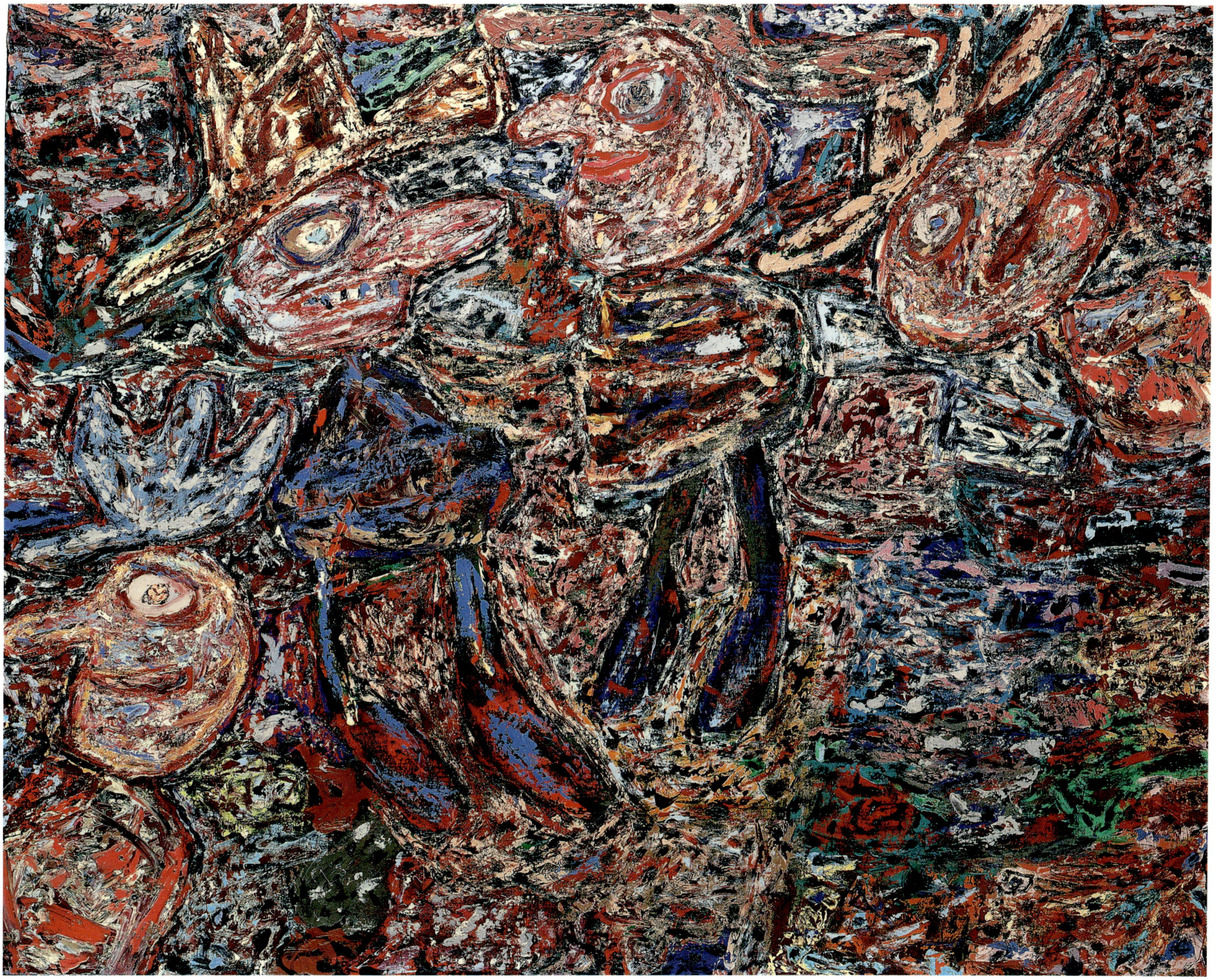

Jean Dubuffet, *Chassé croisé*, 1961; Öl auf Leinwand, 81 x 100 cm (Werkverzeichnis Nr. 28)

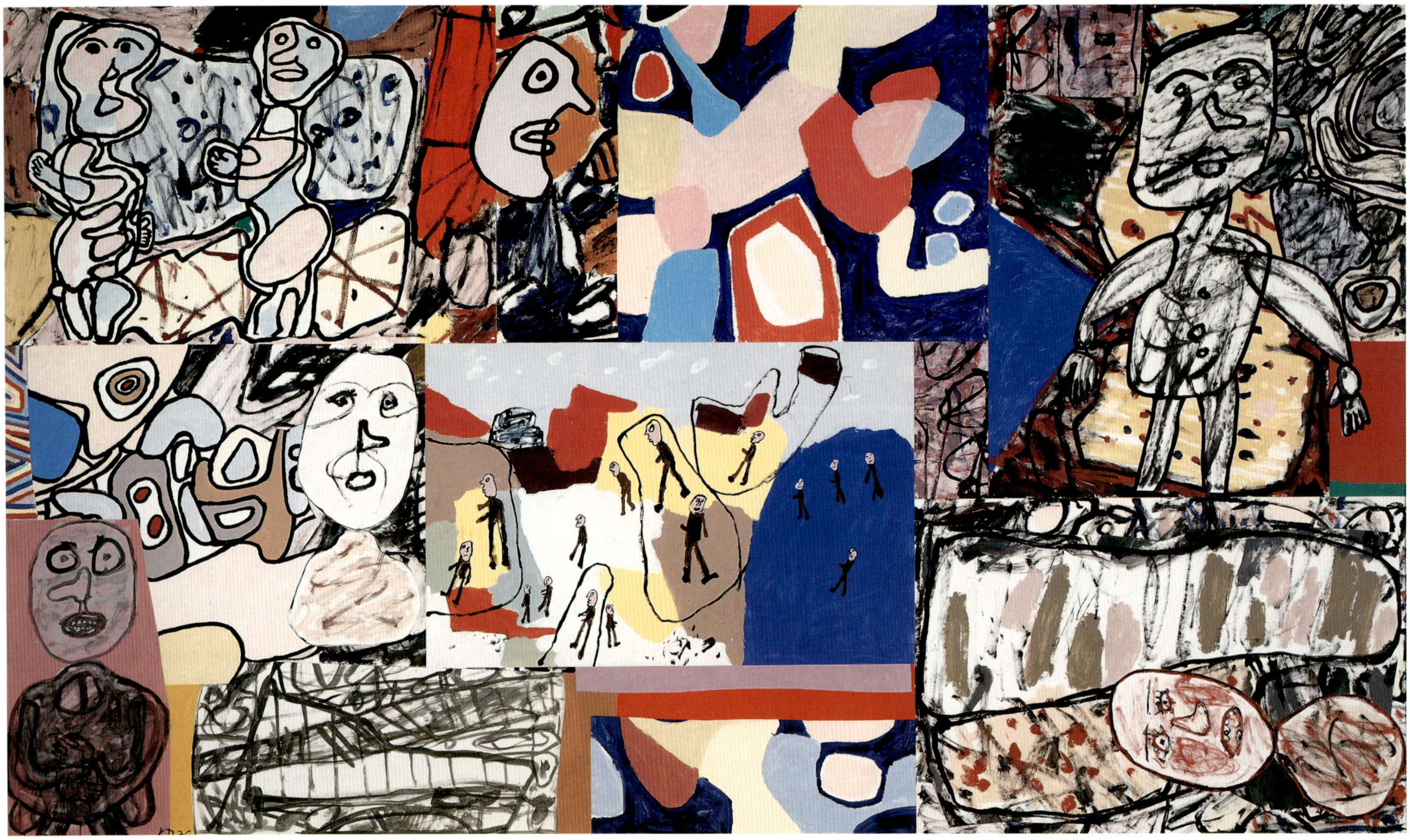

101

Jean Dubuffet

101 ***Incitations divergentes*** 1976
Anregungen in verschiedenen Richtungen
Acryl auf geleimtem Papier auf Leinwand,
173 x 291 cm / Nr. 32

Im Spätwerk befreite sich Dubuffet vom Diktat des vorangegangenen »Hourloupe«-Stils (siehe die Tafeln 99 und 100) und von der damit ausgedrückten Beklemmung dieser fugenlosen, luftleeren Gnomenwelt. Der Bildteppich von *Incitations divergentes* zitiert sie noch in den linken Feldern, verändert sie im Mittelfeld zu Mosaiken von farbigen Arabesken und kommt rechts auf die »Art Brut«-Figuration der frühen 50er Jahre zurück, ergänzt rechts unten durch Partien von reiner Peinture und links unten von einem Bildfeld mit unfarbiger Pinselzeichnung. So wirkt das sehr grosse Gemälde wie eine historische Musterkarte der Stilmöglichkeiten Dubuffets; in der Tat handelt es sich um eine Assemblage-Arbeit.

Dies ist noch nicht das letzte Wort in Dubuffets Manifestation gegen die fachmännisch gekonnte Malerei – die allerletzten Werke Dubuffets werden durch lyrische, schriftartige, offene Pinselzüge charakterisiert sein –, aber doch beinah eine Zusammenfassung seiner verschiedenen Vorschläge zu einer antikulturellen, ursprünglicheren Malerei.

Die Spätwerke eines originellen Künstlers haben nicht selten den Charakter einer Selbstdarstellung und Rechenschaft. So ist es nicht zuviel gesagt, wenn in den Gesichtern ringsum und in den Comic-artigen Figürchen im Mittelfeld der Künstler selbst gesehen wird: rechts oben, wie er einmal auf der Bühne der Nachkriegskunst auftrat, rechts unten, wie er einmal in der Erde liegen wird.

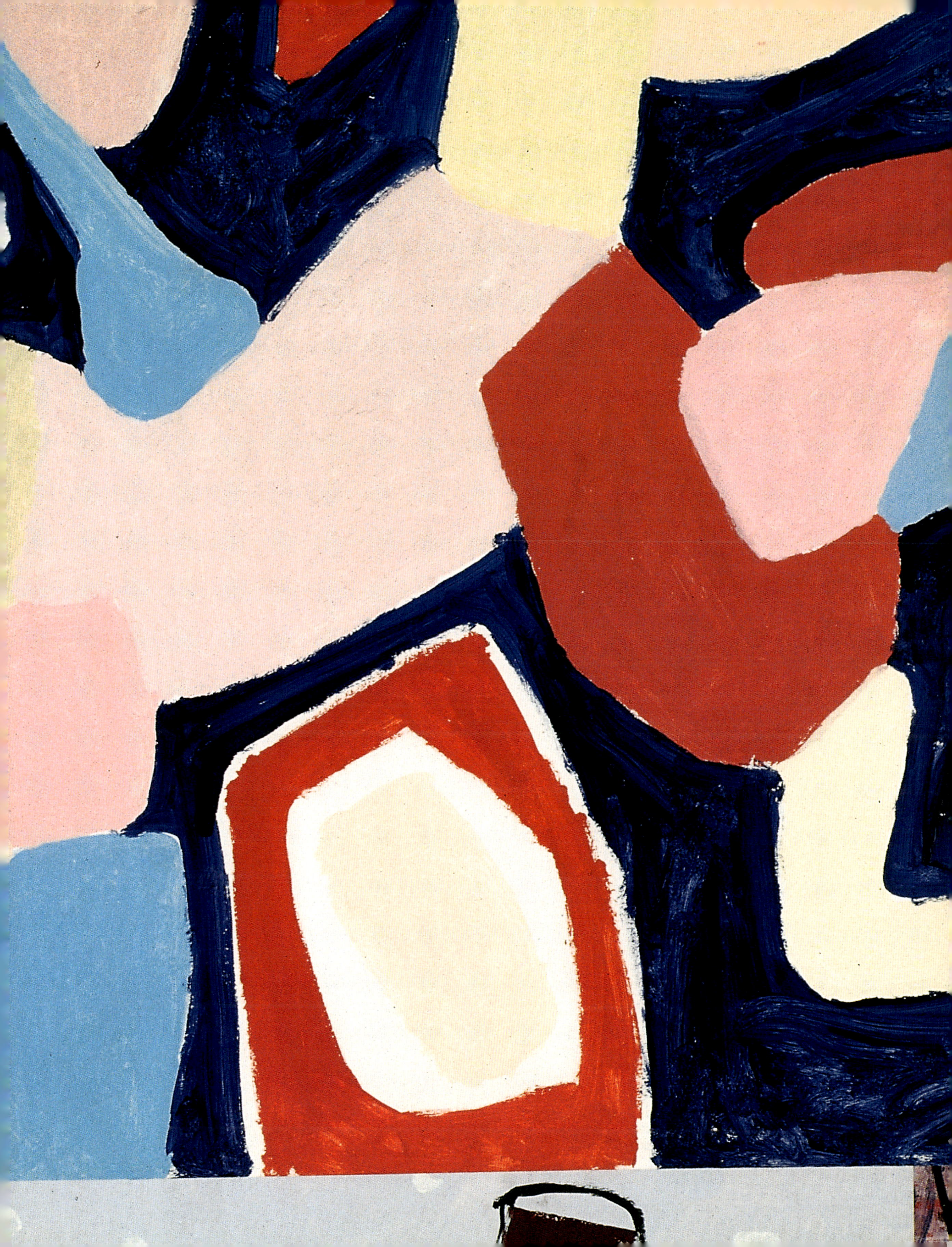

Alberto Giacometti 1901–1966

102 ***Femme de Venise VIII***

1956

Frauenfigur für Venedig VIII

Bronze, Höhe 121 cm / Nr. 47

Alberto Giacometti war im Herbst 1955 eingeladen worden, im Französischen Pavillon der Biennale von Venedig auszustellen. Für diese Ausstellung arbeitete er im Frühjahr 1956 an einer stehenden Frauenfigur, die er über der gleichen Armierung und mit der gleichen Tonmasse in vielen Fassungen modellierte und immer wieder im Ausdruck und in der Höhe veränderte. Insgesamt wurden es mehr als fünfzehn Zustände, von denen Giacometti in Venedig zehn in zwei Gruppen zu je vier und sechs Figuren ausstellte. Neun der Figuren wurden später in Bronze gegossen und *Femme de Venise* genannt. Die in der Sammlung Beyeler vorhandene *Femme de Venise VIII* ist nicht unbedingt chronologisch die achte Fassung, aber wohl diejenige mit der grössten hieratischen Präsenz.

Niemand hat diesen frontal und unbeweglich dastehenden Frauen Giacomettis eine schönere Deutung gegeben als der Schriftsteller Jean Genet, der in jener Zeit oft im Atelier des Künstlers war und 1957 in »L'Atelier d'Alberto Giacometti« einen Text mit Gesprächsnotizen und seinen Gedanken veröffentlichte. »Jede Figur ist durchaus verschieden … Vor diesen Frauen habe ich das Gefühl, vor Göttinnen zu stehen – vor Göttinnen und nicht vor der Statue einer Göttin … Seine Frauenfiguren scheinen einem vergangenen Zeitalter anzugehören, als ob sie entdeckt worden wären, nachdem Zeit und Dunkelheit – denen sie manches verdanken – sie gebeizt hätten, um ihnen dieses sowohl sanfte als auch harte Aussehen *vorübergehender Ewigkeit* zu geben. Oder anders gesagt: Sie kommen wie aus einem Brennofen als Überreste einer fürchterlichen Hitze– nachdem die Flammen gelöscht waren, sollten sie so bleiben. Und was für Flammen!«

Von seinen Gesprächen mit Giacometti ist der folgende Wortwechsel besonders aufschlussreich:

»Ich. – Man muss schon sehr sein Herz daran hängen, um eine Ihrer Figuren bei sich im Hause zu haben.
Er. – Wieso?
Ich zögerte mit der Antwort. Er wird mich wegen meiner Formulierung auslachen.
Ich. – Eine ihrer Statuen in einem Zimmer, und das Zimmer wird zum Tempel.«

Alberto Giacometti

103 ***Femme assise*** 1946

Sitzende Frau

Bronze, Höhe 77 cm / Nr. 41

Die Werke Alberto Giacomettis nehmen in der Sammlung Beyeler einen besonderen Platz ein. Als Kunsthändler hatte Ernst Beyeler 1962 die Gelegenheit, die umfangreichste und vielfältigste Giacometti-Sammlung der Zeit, jene von G. David Thompson, zu übernehmen, und die Idee, sie geschlossen in der Schweiz, dem Land der Herkunft Giacomettis, zu behalten. Die Finanzierung erforderte besonderen Wagemut, bis die Sammlung an ein Syndikat von Kunstfreunden aus Basel, Zürich und Winterthur abgetreten werden konnte; seit 1965 gehört diese Sammlung der Alberto-Giacometti-Stiftung im Kunsthaus Zürich und ist teils dort, teils im Kunstmuseum Basel zu sehen.

Aus diesem Bestand hat Ernst Beyeler nichts für seine persönliche Sammlung zurückbehalten. Vielmehr wählte er jene Skulpturen und Gemälde Giacomettis aus, die nach seinem Kunsturteil die Ansprüche dieses Künstlers in besonderem Grad ausdrücken – ›schwierige‹ Werke also.

Dazu gehört *Femme assise* von 1946. Die Figur samt Hocker besteht aus nicht viel mehr als ihrer Drahtarmierung, über die Giacometti ein Minimum an Gipsmodellierung aufgetragen hat; die sehr delikate Arbeit der Vorbereitung des Bronzegusses ist eine Meisterleistung von Albertos Bruder Diego Giacometti (1902–1985), der jeweils auch die lebendige Patinierung aller zu Giacomettis Lebzeiten ausgeführten Bronzegüsse besorgt hat.

Das Werk hat den Charakter einer Skizze im Raum. Die Integrierung der Beine von Figur und Hocker nimmt ihm jeden naturalistischen Aspekt und gibt dem einfachen Thema einer sitzenden Frau eine geradezu kultische Bedeutung – mysteriös, wie die Skulptur *L'Objet invisible* von 1934. Die Betrachtung muss aber davon ausgehen, dass Giacometti vor allem das vor ihm sitzende Modell wiedergegeben hat. Man spürt, dass der Kern der Existenz im uns anblickenden Kopf liegt, für den alles andere nur Konstruktion ist, um ihn im Raum zu situieren und dem Blicken die Kraft momentaner Zeitlosigkeit zu verleihen.

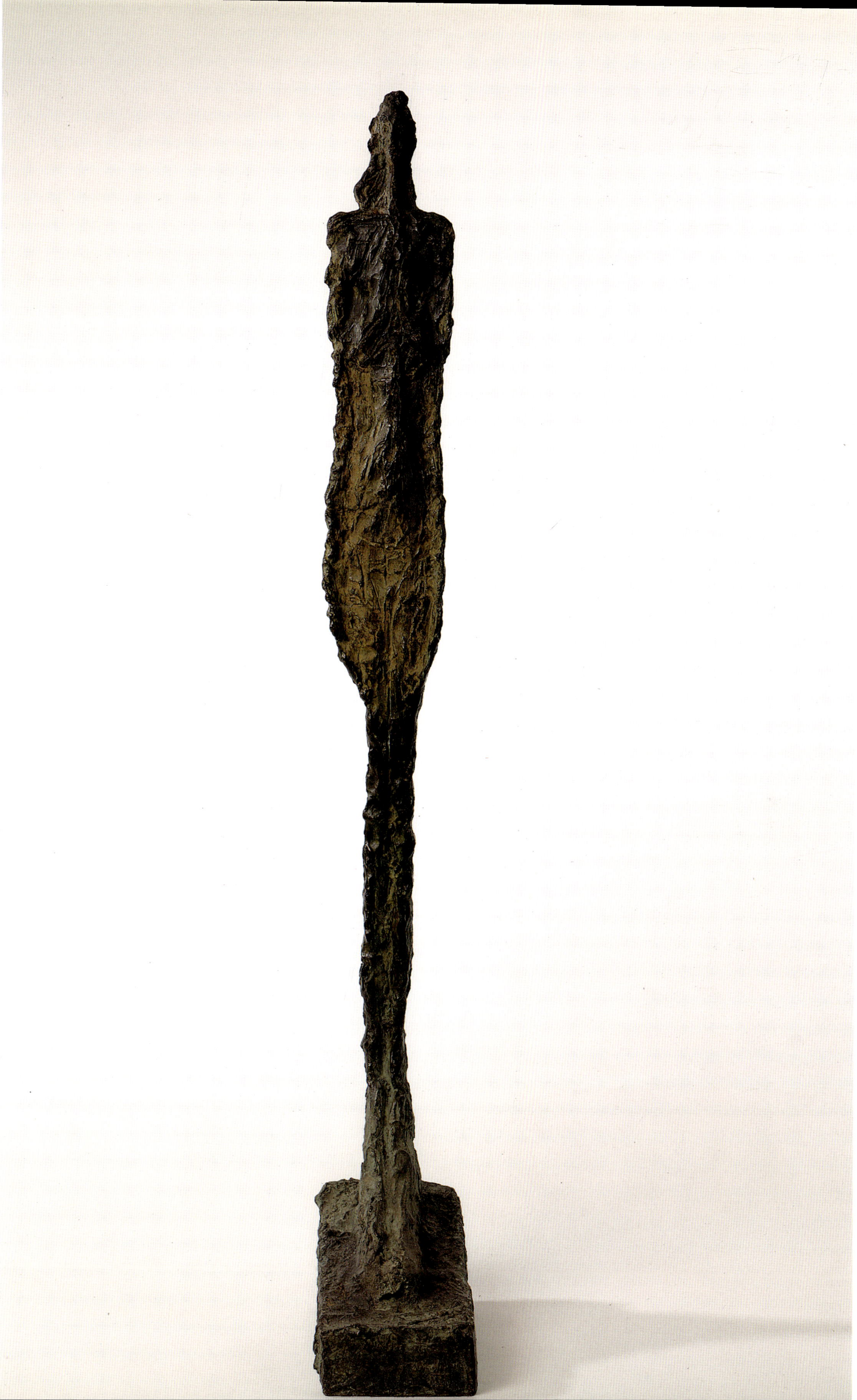

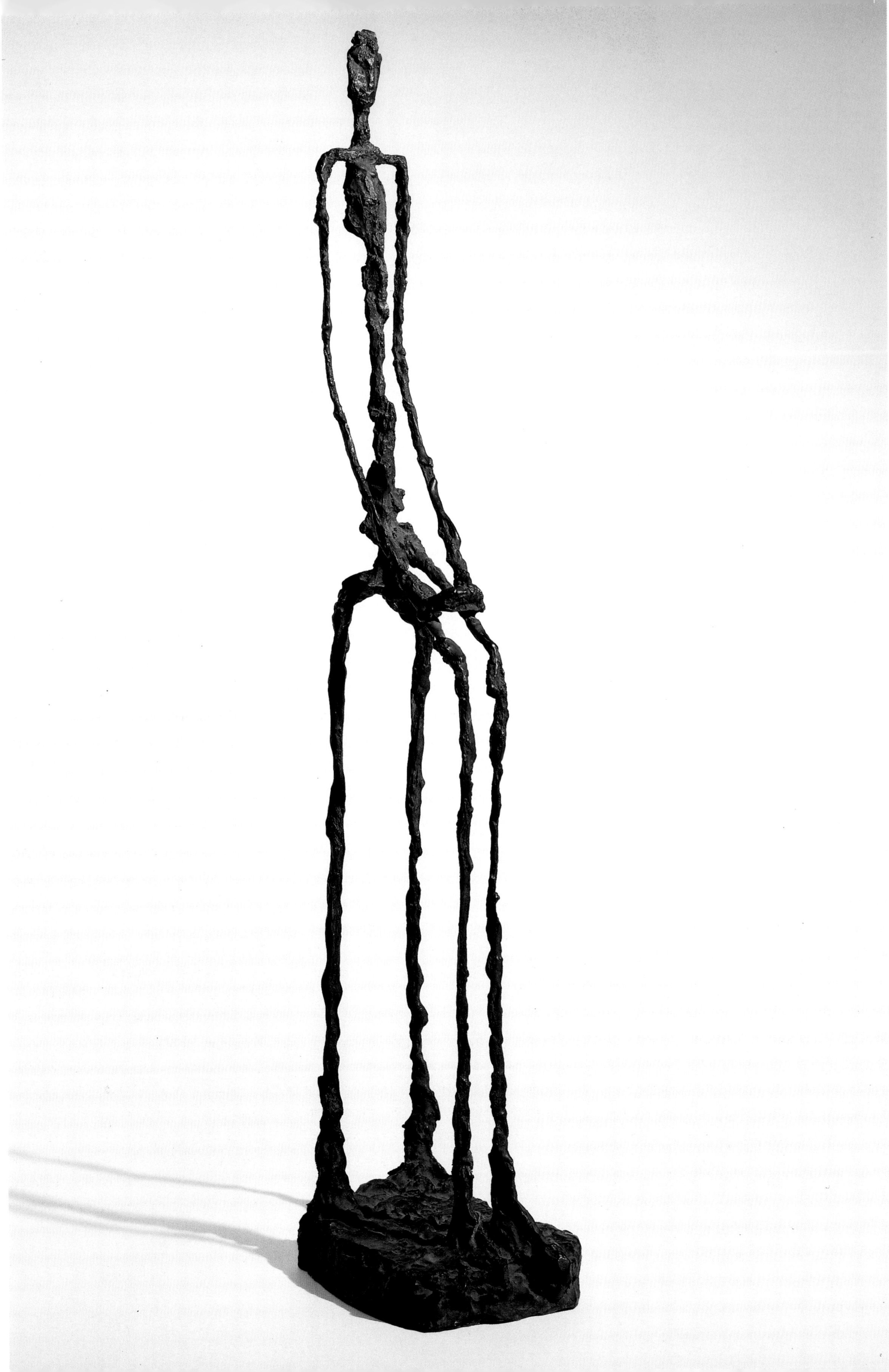

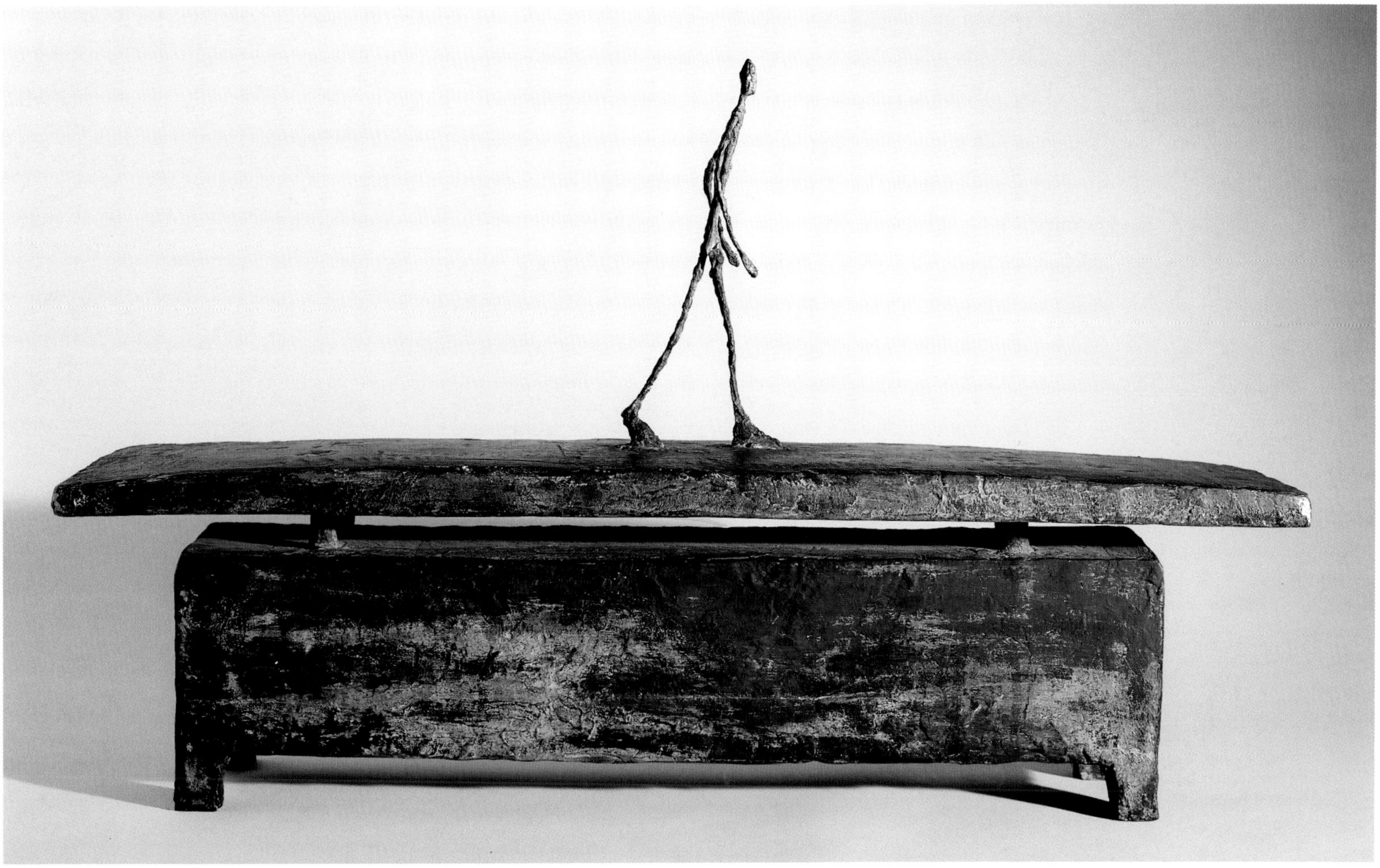

104

Alberto Giacometti

104 ***L'Homme qui marche sous la pluie***

1948

Schreitender Mann im Regen

Bronze, Höhe 47 cm / Nr. 42

Alberto Giacometti hatte schon von 1926 bis 1935 zu den originellsten und qualitätvollsten Bildhauern in Paris gehört; sowohl in seinen postkubistischen als auch in seinen surrealistischen Skulpturen verband er die präzise plastische Formulierung mit inhaltsvoller Bedeutung. Dann arbeitete er zehn Jahre lang an einer Aufgabe, die er sich selbst gestellt hatte und die vielen als unrealisierbare, fixe Idee erschien: Er wollte figürliche Skulpturen (Köpfe, Büsten, stehende Personen) so wiedergeben, wie er die Modelle im Raum sah, und nicht so, wie die Bildhauerkonvention sie gewöhnlich wiedergibt. In seinen Modellen sah, er nicht ›Objekte‹, sondern die Würde ihrer Existenz mit der Aura sakraler Kultfiguren.

Ein erstes Stilmittel dafür war ihre kleine frontal gegebene Gestalt auf grossen Sockeln. Von 1946 an schienen ihm Schmalheit und Überlängung der bessere stilistische Ausdruck für seine Sehweise. 1947 fand er den seither zur Redewendung für eine spindeldürre Person gewordenen »Giacometti-Stil« der materie- und schwerelosen, hohen Stangenfiguren und schuf damit mehrfigurige Kompositionen, die als moderne Denkmäler für die menschliche Grundsituation gemeint waren: Frauen, die wie Göttinnen oder Bäume dastehen, und schreitende Männer.

Denkmalplastik war nach dem Zweiten Weltkrieg natürlich eine aktuelle Aufgabe, aber Giacometti ist nie mit der Ausführung einer der Figurengruppen beauftragt worden, für welche seine kleinformatigen Platzkompositionen mit stehenden und schreitenden Figuren sozusagen die Maquetten sind. So entstanden 1948 *La Place* (vier schreitende Männer, eine dastehende Frau) und *Trois hommes qui marchent* (drei Männer auf einer Plattform, die einen öffentlichen Platz darstellt und von einem Sockel getragen wird). Mit eher anekdotischen Titeln wie *L'Homme qui marche sous la pluie* oder *Homme traversant une place ensoleillée* verschleierte der Künstler den tieferen Sinn des Schreitmotivs und der Standflächen. Seine Skulpturen haben dem Thema in der Tat jenes Pathos genommen, das der verwandten Denkmalaufgabe von Rodins *Les Bourgeois de Calais* eigen ist. Zudem dachte Giacometti daran, die lebensgross ausgeführten Figuren in einer städtischen Situation so aufzustellen, dass sie unter die Passanten gemischt wären (das war auch Rodins letztes, unverwirklicht gebliebenes Konzept).

In *L'Homme qui marche sous la pluie* hat die drahtdünne, dennoch ausdrucksvolle Figur den Charakter eines Schriftzeichens für Gehen, und die Basis ist wie ein begrenztes Stück Lebensweg – oder wie ein ägyptischer Sarkophag? Auf ähnliche Weise gehen ägyptische Grabfiguren als Weiterlebende in das Totenreich ein.

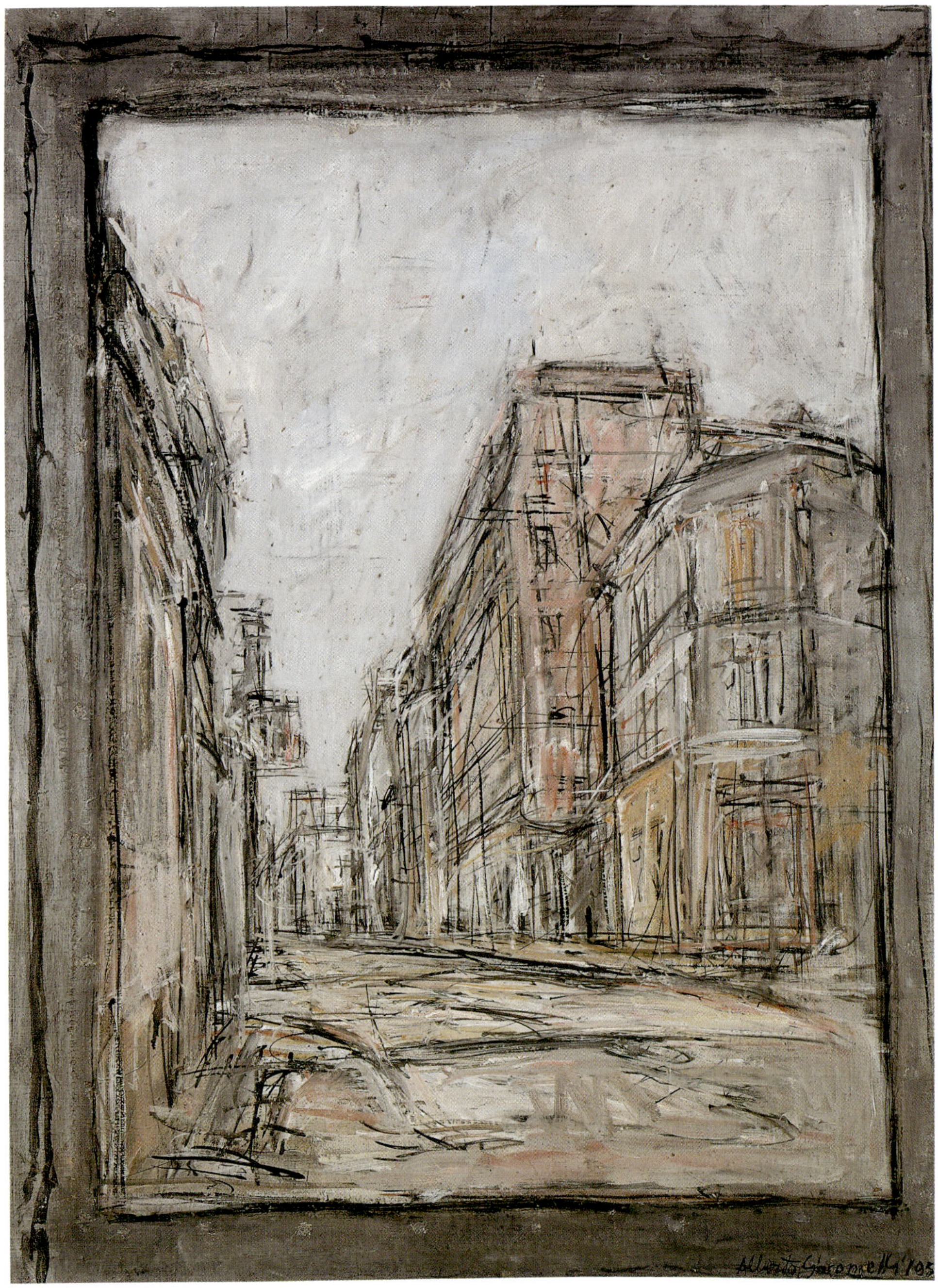

105

Alberto Giacometti

105 ***La Rue*** 1952
Die Strasse [Strassenecke Rue Hippolyte-Maindron und Rue du Moulin-Vert]
Öl auf Leinwand, 73 x 54 cm / Nr. 46

Giacomettis Vater war der in der Schweiz prominente postimpressionistische Landschaftsmaler Giovanni Giacometti (1864–1933). Schon als Jugendlicher übertraf Alberto ihn auf diesem Gebiet. Mit den späten Bildnisgemälden, von denen die Sammlung Beyeler drei vollendete Werke enthält, erreichte Giacometti die Qualität eines Cézanne. Seinen eigenen Stil als Maler, der so unverwechselbar wie der »Giacometti-Stil« seiner Bronzen ist, fand der Künstler nach dem Zweiten Weltkrieg durch das Zeichnen. Und so ist auch *La Rue* durch die linearen Mittel von Konturen und Zentralperspektive geprägt.

Die rapide Flucht der Strasse zur Bildtiefe hin macht diese, und nicht die Häuser, zum Hauptthema des Bildes. Die Architekturformen sind zwar so wiedergegeben, wie sie vom linken Trottoir der Rue Hippolyte-Maindron aus vor der Abzweigung der Rue du Moulin-Vert nach rechts gesehen werden – dort, im Pariser Montparnasse-Quartier, hatte Giacometti sein Atelier –, und sie tragen wesentlich zur Konstruktion der Bildraumtiefe bei. Aber die Raumschlucht der Strasse und die luftige Lichtstimmung aus Rosa, Hellgelb und Hellgrau: das waren Giacomettis Blickerlebnisse, wenn er von der Rue d'Alésia herkommend (im Rücken des Betrachters) nach Hause ging und vor dem Eintreten ins Hoftor noch einmal die Strasse entlang schaute.

Die Strasse ist auf eine unnatürliche Weise menschenleer – und überhaupt alles andere als eine Pariser Stadtansicht. Um das Bildmotiv herum hat der Künstler mit schwarzen Linien und dunkelgrauen Tönen eine Rahmung des Bildfeldes gemalt und darauf seine Signatur angebracht (rechts unten), so dass man diesen Binnenrahmen als wichtigen Teil der Darstellung ansehen muss. (Giovanni Giacometti hat manchmal die hölzernen Rahmen seiner Gemälde symbolistisch oder auch bloss dekorativ bemalt.) Dieser Binnenrahmen gibt der Bildraumtiefe ihre richtige Proportion im Verhältnis zum Normalmass der Leinwand und entrückt die Topographie ins Reich einer Vision.

Alberto Giacometti

106 ***Aïka*** 1959
Öl auf Leinwand, 92 x 73 cm / Nr. 48

Giacomettis meisterhaftes Spätwerk als Bildhauer und Maler begann um 1958, als er – mit Ausnahme der nachfolgenden Figurengruppe für die Chase Manhattan Plaza in New York – nur noch Bildnisse modellierte und malte (siehe die Tafeln 111–113). Bildnis ist allerdings ein zu schwacher und wohl falscher Ausdruck für Giacomettis Menschendarstellung. Die Aufgabe, die er sich stellte, ging weit über das Porträtieren hinaus und erhöhte die Modelle – wie Jean Genet gespürt hat – zu hieratischen Figuren in einem sakralen Raum.

Meistens sassen Personen aus Giacomettis engstem Kreis Modell, weil ihre persönlichen Züge dem Künstler so vertraut waren, dass er bald von der Ähnlichkeit des besonderen Individuums zum allgemeineren Ausdruck ihrer Präsenz übergehen konnte. Dieses frontale

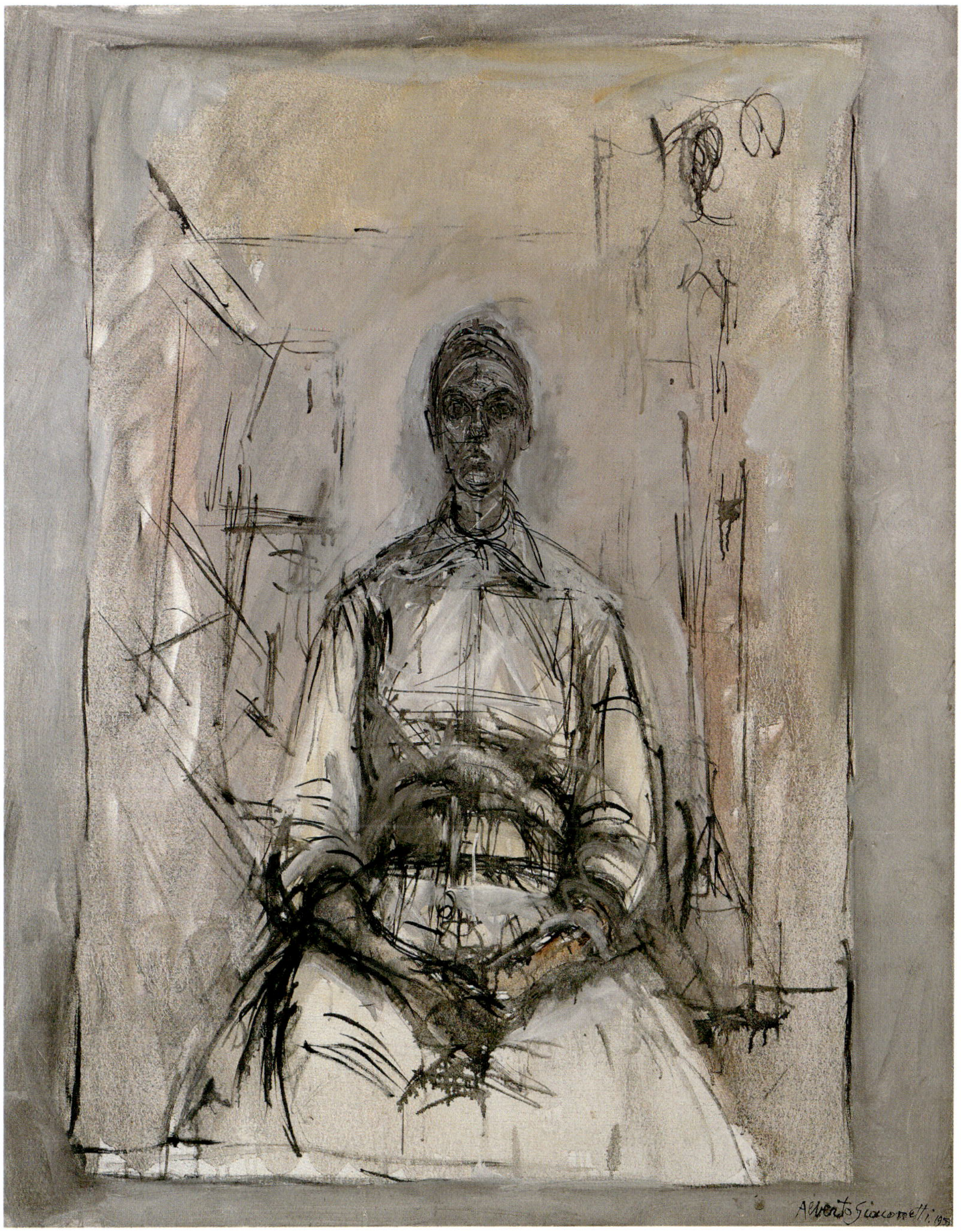

106

und blickende Dasein im Bildraum aber bereitete ihm grosse Schwierigkeiten.

Von Aïka Sapone gibt es zwei Bildnisgemälde: dieses Meisterwerk vom November 1959 und ein weniger strenges, von Giacometti als unvollendet bezeichnetes Gemälde vom Februar 1960 (Privatsammlung, Bern).

Aïka Sapone war fünfzehn Jahre alt, als sie mit ihrem Vater, einem für Künstler, auch für Giacometti, arbeitenden Schneider aus Nizza, während der Novemberfeiertage 1959 nach Paris kam und Giacometti in dessen Atelier an der Rue Hippolyte-Maindron Modell sass – jeden Nachmittag bei natürlichem Licht von 3 bis 5 Uhr, wozu der gewöhnlich nachts arbeitende Künstler seinen Tageslauf änderte. Die sitzende Figur war bald vollendet, aber in jeder Nacht überarbeitete Giacometti die Darstellung des Kopfes, so dass er am folgenden Tag erneut die Wirklichkeit des Modells studieren musste – drei Wochen lang, bis Aïkas Schulversäumnis nicht zu verlängern war. (Unsere Quelle ist der Brief von Aïka Sapone an Valerie Fletcher vom Oktober 1987, der auf Englisch im Giacometti-Katalog des Hirshhorn-Museums, Washington 1988, zu Nr. 87 wiedergegeben ist.)

Die Polarität von Kunst (Darstellung) und Wirklichkeit (Modell) ist in der Tat die Grundlage von Giacomettis Schaffen. Das Gemälde sollte viel mehr enthalten als die Wiedergabe des jungen Mädchens. Schon die streng frontale Pose und die fast symmetrische Formulierung weisen darauf hin. Die skizzierenden Pinsellinien im Hintergrund (links die Treppe zur Atelierempore, rechts eine Frauenskulptur) halten die Ateliersituation fest. Auch dass das, was dem Maler am nächsten war (die Knie der Sitzenden, ihre im Schoss liegenden Hände), gross (zu gross) wiedergegeben ist, das Entferntere aber anatomisch zu klein (die Schultern, der Kopf), entspricht der Wahrnehmung der Wirklichkeit. Im Kopf kommt jedoch eine Erscheinung von solcher Präsenz zum Ausdruck, dass sie das Kunstwerk zu einem Doppel der Wirklichkeit und zu einer viel packenderen Realität macht.

Alberto Giacometti

107 ***Grande femme III*** 1960
Grosse Frau III
Bronze, Höhe 236 cm / Nr. 50

108 ***Grande femme IV*** 1960
Grosse Frau IV
Bronze, Höhe 270 cm / Nr. 51

Die vier zum nicht ausgeführten Projekt einer öffentlichen Skulptur auf der Chase Manhattan Plaza in New York gehörenden Varianten einer dastehenden Frau unterscheiden sich zwar durch ihre unterschiedlichen Höhen voneinander (Nr. I 267 cm; Nr. II 278 cm; Nr. III 235 cm; Nr. IV 276 cm), doch ist allen ihre Überlebensgrösse gemeinsam, insbesondere wenn sie zusammen mit dem zum gleichen mehrfigurigen Projekt gehörenden *L'Homme qui marche* (Nr. I 182 cm; Nr. II 187 cm) gesehen werden. Allein oder in Mehrzahl ist (sind) sie das ideelle Ziel des *Schreitenden Mannes*, aber auch sein Ausgangspunkt. Ihre Höhe und ihre Stellung verraten einen mythischen Gedanken, dem Giacometti früher in Worten, Zeichnungen und mit Werktiteln (zum Beispiel *La Forêt* und *La Clairière* für sieben und neun dastehende Frauen auf einer Plattform) durch den Vergleich der Frauen mit Bäumen ausgedrückt hatte. Es sind kultische Figuren, die naturhaft das Weitergeben des Lebens verheissen und dem Mühen der schreitenden, der tätigen Männer einen dem Alltag übergeordneten Sinn geben.

Albert Camus hat diesen Gedanken 1951 in *L'Homme révolté* so ausgedrückt:

»Die vornehmste und ehrgeizigste aller Künste, die Skulptur, macht es sich zur Aufgabe, die flüchtige Gestalt des Menschen in ihren drei Dimensionen festzuhalten und die ungeordneten Bewegungen auf die Einheit des hohen Stils zurückzuführen … Erst dann errichtet sie im Giebelfeld über der brodelnden Stadt das Modell, den Urtyp, das vollendete, reglose Sinnbild, welches einen Moment lang die fieberhafte Unruhe der Menschen stillt. Der um seine Liebe betrogene Liebhaber kann dann endlich die griechische Jungfrau umschreiten und erblicken, was am Körper und im Antlitz der Frau jede Erniedrigung überlebt.«

In Manhattan, der Metropole der modernen Welt, hätte Giacomettis Figurengruppe in ihrem nicht griechisch-klassischen, sondern dem ägyptischen Todeskult, den prähistorischen Denkmälern und der Kunst der Naturvölker verwandten Stil im höchsten Grad ein solches Versprechen bedeutet.

Als der Künstler drei Monate vor seinem Tod die Chase Manhattan Plaza besuchte, schien ihm die Ausführung des liegengelassenen, aufgrund der architektonischen Proportionen scheinbar unausführbaren Projektes plötzlich ganz einfach: mit der Gestalt einer einzigen, sieben bis acht Meter hohen Frauenfigur hätte er alles sagen wollen. Diese kultische Dimension ist aber auch in diesen weniger hohen Bronzen spürbar, wenn man sich frontal vor sie stellt und in der rudimentären, baumhaften Darstellung des Frauenkörpers das erkennt, was jede Erniedrigung und jede Katastrophe überdauert.

Alberto Giacometti

109 ***Grande tête*** 1960
Grosser Kopf
Bronze, Höhe 95 cm / Nr. 52

Zu Giacomettis Konzept für eine Skulpturengruppe auf der Chase Manhattan Plaza in New York gehörte neben dem Motiv des *Schreitenden Mannes* und der *Grossen Frau* von Anfang an auch ein Kopf auf einem hohen Sockel. 1958 modellierte er diese drei Elemente als Miniaturfigürchen, mit denen er auf der nach Paris gelieferten Architekturmaquette experimentierte. Der Gips zu *Grande tête* ist in seiner endgültigen Grösse auf Photographien seines Ateliers, die 1959 gemacht wurden, zu sehen, ebenso ein *Homme qui marche.* Das Datum 1960 bezieht sich auf die Vollendung der Gruppe und auf das Jahr einiger ihrer Güsse.

Der grosse Kopf auf dem langen Hals ist eine jener Bildnisdarstellungen, die Alberto Giacomettis Bruder Diego gleichen, der ihm während fünfzig Jahren immer wieder Modell gesessen hat, und die gleichzeitig auch wie Selbstbildnisse aussehen. Sie sind alle aber auch als namenlose Männerköpfe gemeint. Mit einem Körper verbunden, heisst ihre Aussage ›Schreiten‹. Als Büste oder Kopf allein bedeuten sie ›Blicken‹.

Mehrere Skulpturen von 1950 ergänzen Figurinen von stehenden Frauen mit (proportional viel zu kleinen) Männerbüsten, deren Blickrichtung knapp an den Frauenkörpern vorbeigeht, als wären sie weniger Männer, die eine Frau betrachten, als der Künstler, der einen Mythos sieht. Ein weiteres Argument zur Deutung von *Grande tête* bietet die Höhe von 95 Zentimetern. Sie entspricht dem Höhenmass von *Cube,* jenem scheinbar ungegenständlichen Dodekaeder, der 1933 als Element für eine Skulpturengruppe gemacht, später von Giacometti als »Kopf« bezeichnet und vor dem Guss auf einer der Facettenflächen mit einem eingeritzten Selbstbildnis versehen wurde.

Zusammen mit den zwei anderen Motiven des Chase Manhattan-Projekts deutet *Grande tête* den Künstler als blickenden Beobachter des lebensgrossen *Homme qui marche* und als seherischen Visionär der überlebensgrossen *Grande femme.* Das mit Kopf und Hals zu einem Stück verbundene Postament macht aus der plastischen Darstellung die Darstellung einer Plastik »Monumentaler Kopf mit Sockel« – ein Kunstwerk im Kunstwerk, oder: die Kunst als drittes Bedeutungselement der Gruppe neben Wirklichkeit und Mythos. Der Gedanke dazu stammt vielleicht vom spätantiken Kolossalkopf Konstantins des Grossen, der, Fragment einer gigantischen Kaiserstatue, im Hof des Konservatorenpalasts in Rom auf einem Sockel steht und dort von Giacometti im Frühsommer 1958 gezeichnet worden ist. Damit würde Giacomettis monumentaler Kopf mit Sockel die Dimension der Menschheitsgeschichte erhalten, während der *Schreitende Mann* Gegenwart und die *Grosse Frau* Ewigkeit sind.

Alberto Giacometti

110 ***L'Homme qui marche II*** 1960
Schreitender Mann II
Bronze, Höhe 189 cm / Nr. 49

Die Skulptur *L'Homme qui marche II* und die nachfolgenden drei Bronzen *Grande femme II, Grande femme IV* und *Grande tête* gehören zu einer Werkgruppe, an der Alberto Giacometti von 1958 bis 1960 arbeitete.

1958 hatte er – neben Alexander Calder und Isamu Noguchi – aus New York den Auftrag erhalten, für den Platz vor dem 60 Stockwerke hohen Wolkenkratzer der Chase Manhattan Bank im Wall Street-Viertel von Manhattan ein Skulpturenprojekt einzureichen. Damit schien endlich die Gelegenheit gekommen, eine denkmalartige öffentliche Skulptur auszuführen, an die Giacometti vielleicht schon 1932 mit *Projet pour une place,* sicher aber 1948 mit *La Place* und *Trois hommes qui marchent* gedacht hatte. Auch einigen Werken von 1950 liegt der Denkmalgedanke – aber kein Auftrag – zugrunde: *La Chariot* sowie *La Place* (drei dastehende Frauen, ein männlicher Kopf), *La Forêt* (sieben Frauen, ein Kopf) und *La Clairière* (neun dastehende Frauen; jeweils immer auf einer gemeinsamen Plattform).

Für das Werk auf der Chase Manhattan Plaza sah Giacometti einen schreitenden Mann in Lebensgrösse, eine überlebensgross dastehende Frau und einen monumentalen Kopf vor. Die zwei Figuren hätten ohne Sockel, nur auf einer Plinthe befestigt, auf dem von Fussgängern lebhaft überquerten Platz stehen sollen, während zur Skulptur des grossen Kopfes ein hohes Postament gehört. Giacomettis Projekt fand keinen Gefallen; der Künstler liess dennoch zwei Fassungen von *L'Homme qui marche II,* vier Varianten von *Grande femme* und auch von *Grande tête* giessen. Ob er für den Platz in Manhattan mehr als eine Männer- und Frauenfigur vorsah, ist unbekannt. 1962 richtete er seine Ausstellung im Hauptgebäude der Biennale d'Arte in Venedig so ein, dass die zwei *Schreitenden Männer*, zwei der vier *Grossen Frauen* und der *Grosse Kopf* sowohl als Gruppe als auch als Einzelwerke aufgefasst werden konnten.

L'Homme qui marche II meint einen gewöhnlichen Mann, der einen Platz überquert. Entgegen der natürlichen Bewegung beim Schreiten sind die Arme und Hände steif nach unten gerichtet, kein Knie ist gebogen, und beide Füsse haften am Boden. Giacometti suchte das Gegenteil einer natürlichen Darstellung. Wie eine Hieroglyphe sollte die männliche Figur mit dem vorgebeugten Oberkörper und dem vorgestreckten Kopf aktives, unermüdliches, schicksalhaftes Schreiten angeben – auf ein Ziel hin, zu dem auch die Begegnung mit einer Frau (oder mit Frauen) gehört, was Giacometti jedoch als eine nie real zu erreichende Begegnung verstand.

Alberto Giacometti

111 ***Isaku Yanaihara*** 1961
Öl auf Leinwand, 100 x 81 cm / Nr. 54

Der japanische Philosophieprofessor Isaku Yanaihara kam 1954 nach Paris, um die Persönlichkeiten des französischen Existentialismus kennenzulernen (er hatte Camus' »L'Etranger« ins Japanische übersetzt). Für einen Zeitschriften-Aufsatz über Alberto Giacometti besuchte er den Künstler vom November 1955 an immer wieder in seinem Atelier. Es entstand eine intime Freundschaft, die nur um so enger wurde, als Yanaihara vom Herbst 1956 an für Giacometti Modell sass und das Verhältnis auch Annette, Giacomettis Gattin, einbezog. Yanaihara blieb lang über die gesetzte Frist hinaus in Europa und kam bis 1961 (mit Ausnahme von 1958) jedes Jahr nach Paris. Er veröffentlichte 1958 in Tokio die erste Monographie über Alberto Giacometti und seine Kunst.

Dem Bildnis *Isaku Yanaihara* von 1961 sind also viele Gemälde und einige Büsten nach demselben Modell vorausgegangen, welche die Entwicklung zu Giacomettis meisterhaftem letzten Stil dokumentieren. Die Persönlichkeit Yanaiharas kommt darin insofern zum Ausdruck, als dieser dem Maler für seine Arbeit ein regungslos dasitzender Partner mit nie abbrechendem, intensivem, innigem Augenkontakt war. Psychologisches wollte Giacometti nicht wiedergeben, vielmehr – und das bedeutete Giacometti wirklich viel mehr – Yanaiharas Präsenz, die er im Kopf und im Blick darstellte. Knie, Arme und Oberkörper sind wie als Sockel für den Kopf linear angelegt, mit flüssigem Pinsel gemalt und überall zur Fläche der Leinwand hin offen. Der Kopf aber ist fast von metallischer Körperlichkeit und mit dunklen und weissen Pinselstrichen so plastisch modelliert – mit gleichartigen Kerben arbeitete Giacometti auch in der Tonmasse für eine Büste –, dass er frei im Bildraum steht.

Die flüssigen Tönungen um den Kopf herum lassen den Raum spüren, der hinter diesem liegt. So sieht man sich auch selbst im Spiegel, wenn man konzentriert das eigene Spiegelbild betrachtet und die Luftdistanz bis zur Spiegeloberfläche sowie den gespiegelten Raum hinter sich wahrnimmt. Die Konzentration, mit der der Künstler und sein Modell ohne jede Ablenkung oder Zugabe füreinander da waren, zwingt sich dem Betrachter des Gemäldes mit einer in der Geschichte der europäischen Bildnismalerei einmaligen Kraft auf.

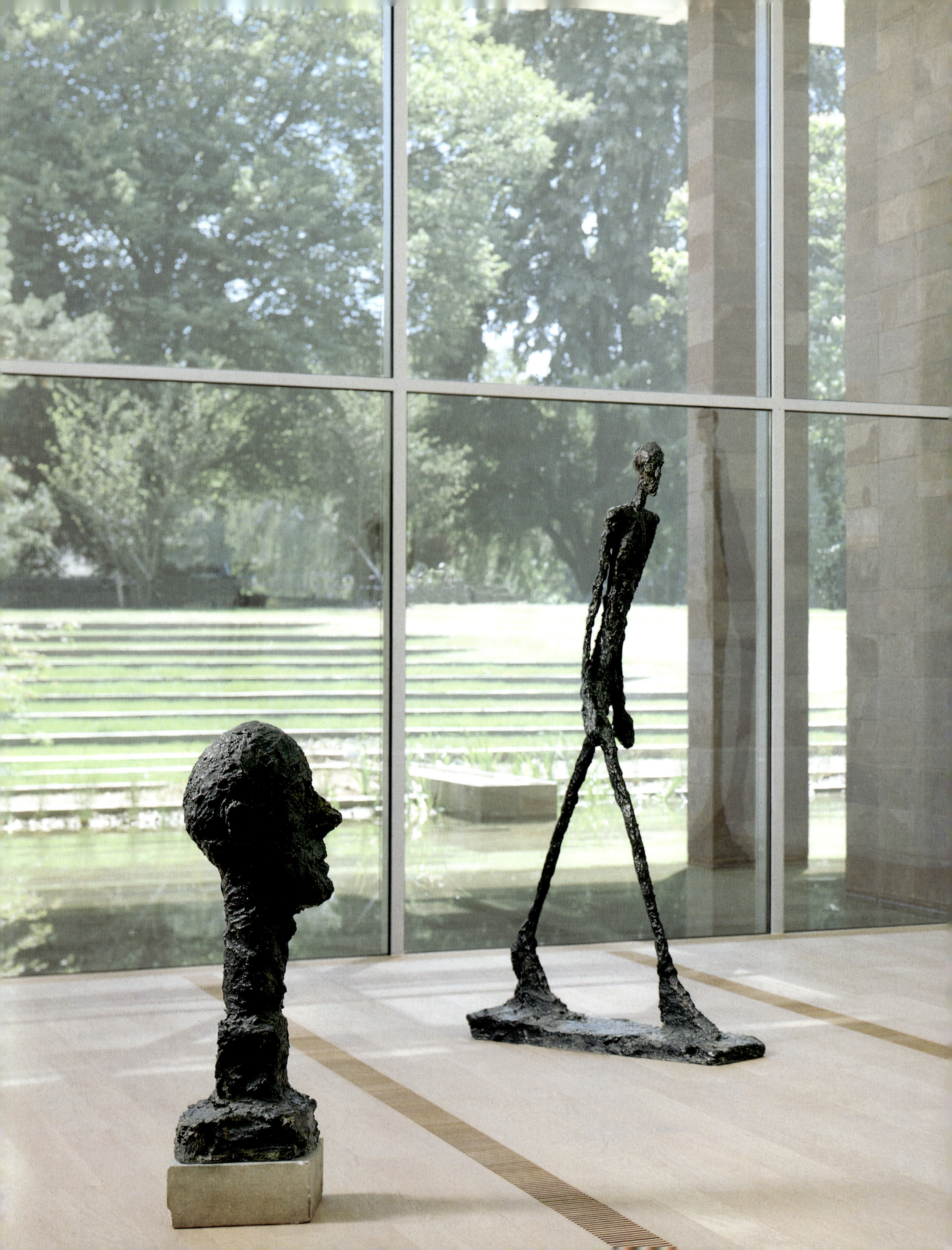

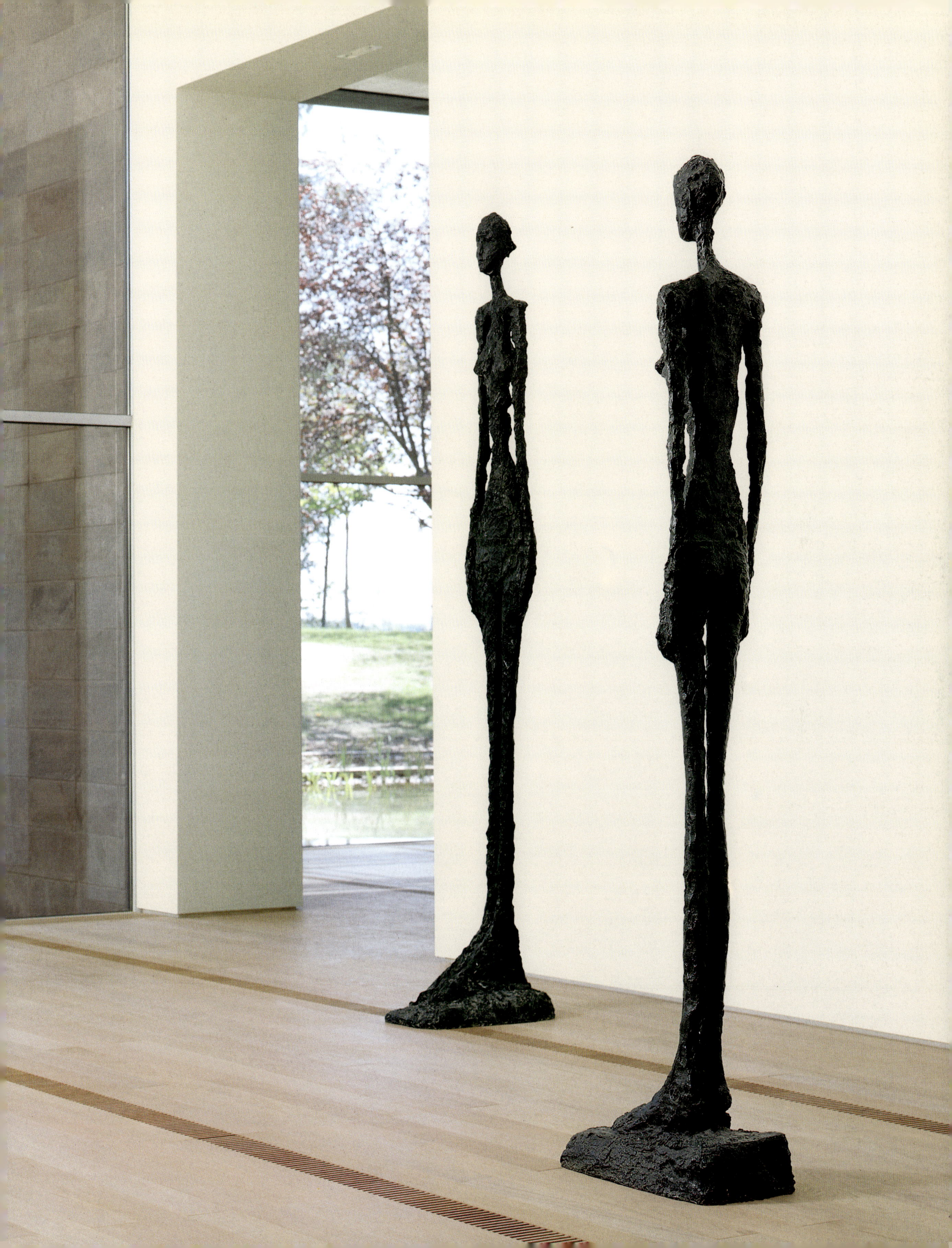

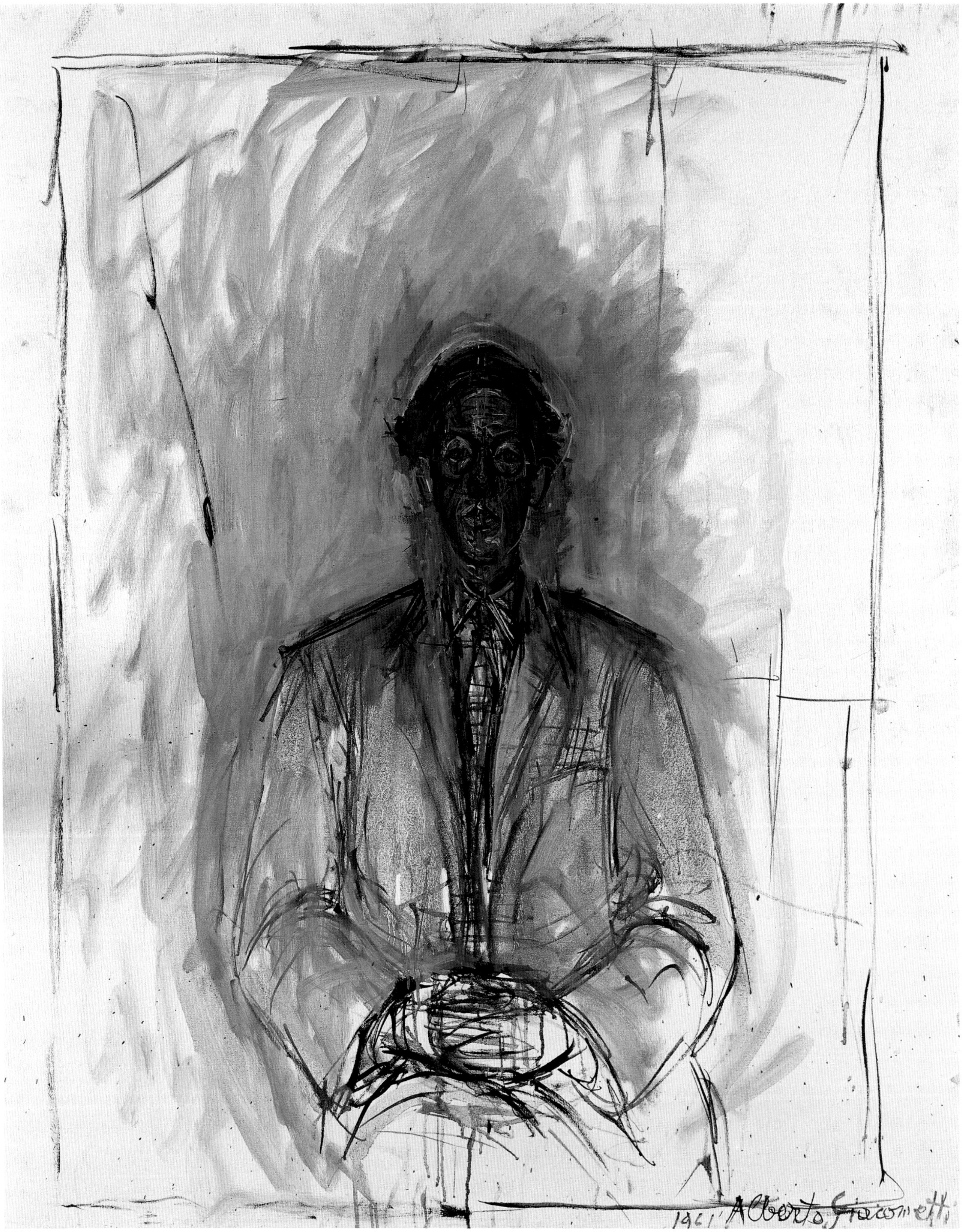

111

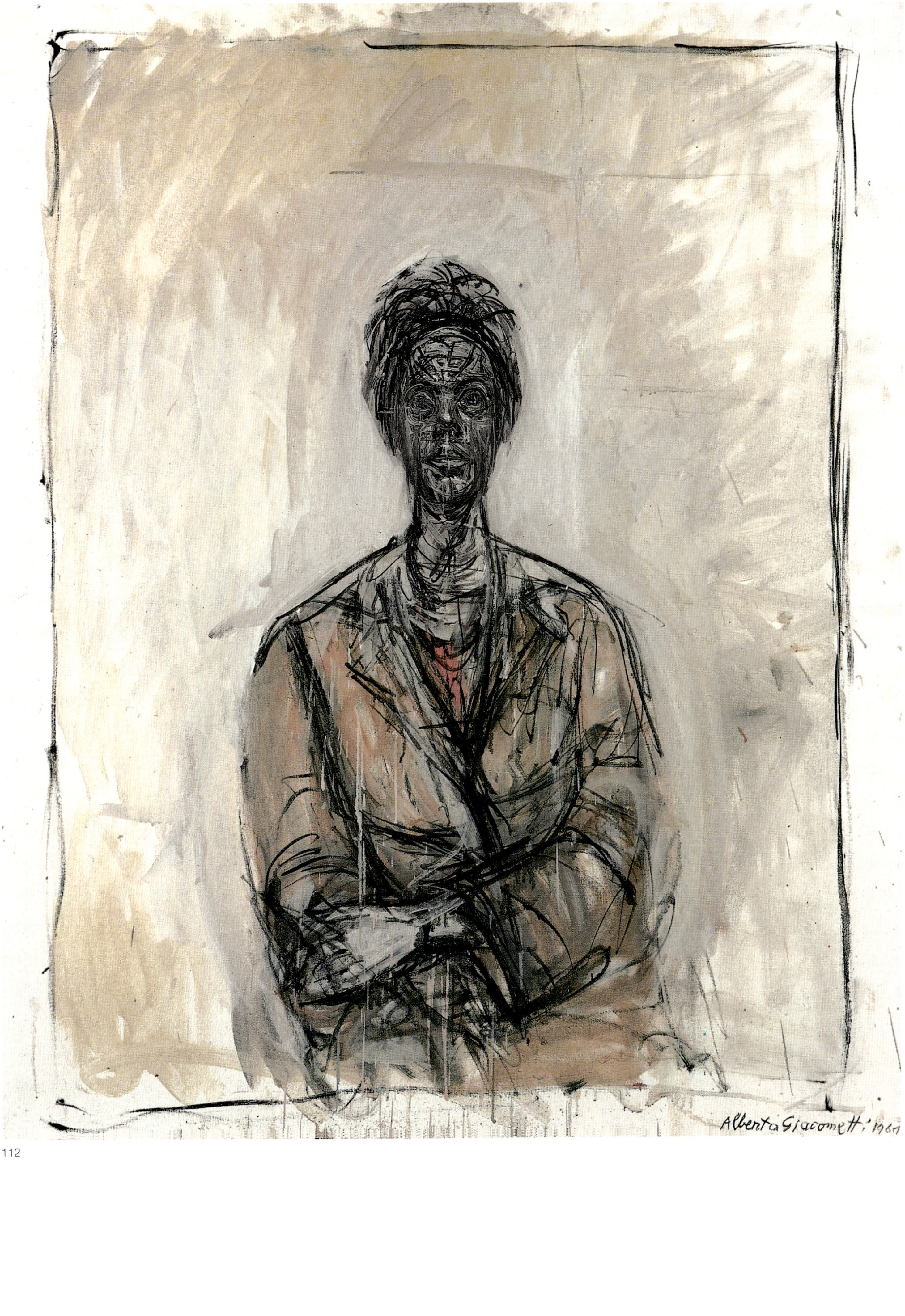
Alberto Giacometti 1961

Alberto Giacometti

112 ***Caroline*** 1961

Öl auf Leinwand, 100 x 82 cm / Nr. 53

Die junge Frau aus dem Milieu von Montparnasse, die dort unter dem Namen Caroline bekannt war, hat von 1960 bis 1965 einen prominenten Platz im Spätwerk Giacomettis eingenommen – aber auch in seinen letzten Lebensjahren und an seinem Totenbett. Biographisches braucht hier nicht weiter ausgeführt zu werden, aber es ist wichtig zu wissen, dass der Künstler sowohl den Wert seiner Arbeit als auch die Risiken seiner Existenz an der Intensität ihrer Persönlichkeit und am Wagemut ihrer Lebensführung gemessen hat. Eine Zeugin ohne Parteiinteresse, die Kunsthändlersgattin Madame Maeght, hat überliefert, wie die intimste Begegnung zwischen Giacometti und Caroline sich in einem Blickwechsel, der während einer halben Stunde nicht abbrach, erfüllte. Die prachtvollen Gemälde, die Giacometti mit seinem Modell Caroline schuf, geben diese innige Begegnung wieder und drücken in ihrer hieratischen Frontalität zugleich viel mehr aus.

Giacometti setzte seine ganze Kunst dafür ein, um im Bild dem gemalten Modell die einmalige Existenz dieses Menschen, Carolines, zurückzugeben.

Einen solchen hintergründigen Wirklichkeitsanspruch haben Mumienbildnisse aus Fayum und Heiligenikonen der byzantinischen Kunst erfüllt, indem sie nicht Abbild, sondern Präsenz bedeuteten. Bei Giacometti ist nichts Religiöses im Spiel. Dennoch ist die Wirkung so, dass man seine Menschendarstellung säkularisierte Ikonen nennen möchte. Allein in der Bildniskunst des 20. Jahrhunderts, welche die Personen als Objekte ihres Aussehens, der gesellschaftlichen Verhältnisse und des jeweiligen Kunstwollens darstellt, sind die von Giacometti gemalten Personen stets (auch grammatikalisch) das Subjekt einer Aussage, deren Prädikat ›Sein‹ heisst. Ihr Blick aus der Leinwand heraus zwingt uns in den Bann ihrer Existenz. Sie blicken – also sind sie.

Alberto Giacometti

113 ***Elie Lotar III (assis)*** 1965

Elie Lotar III (sitzend)

Bronze, Höhe 66 cm / Nr. 55

In seinen zwei letzten Lebensjahren arbeitete Giacometti noch immer meistens vor Modellen, obwohl die Bildnisgemälde und Büsten nun etwas ganz anderes festhalten sollten als physiognomische Ähnlichkeit oder die Wahrnehmung der Figur im Raum. Der Künstler malte und modellierte auch nach den Sitzungen weiter, um in den dargestellten Personen etwas zum Ausdruck zu bringen, was jenseits ihrer Wirklichkeit liegt.

Die Wirklichkeit des damals über fünfzigjährigen Elie Lotar bestand darin, dass er, Sohn eines in Rumänien angesehenen Dichters, als junger Mann vor dem Krieg nach Paris gekommen war und als Photograph zumindest am Rand zur Avantgarde von Montparnasse gehört hatte. Jetzt gehörte er als Randfigur zur Nachtseite von Montparnasse. Giacometti hatte ihn in jener Bar Chez Adrien näher kennengelernt, in welcher er die Beziehungen zu der jungen Frau aufgenommen hatte, die sich dort Caroline nennen liess. Beide wurden zu ständigen Besuchern in seinem Atelier, hatten als Modelle teil an seiner Arbeit und lebten mit seinem Geld. Was Giacometti in Lotar sah, war das Scheitern eines Talents, einer Lebenskarriere – und den Triumph der illusionslosen, ehrgeizlosen Existenz, was ihm wahrhaftiger vorkam als sein eigener Erfolg. Darüber hinaus hatte der alternde, trunksüchtige, kahlköpfige Elie Lotar eine gerundete Schädelform, die dem Bildhauer eine neue, seine letzte Aufgabe schuf, nämlich diesen kompakten Kopf als Kern zu verstehen, von dem der Ausdruck sowohl des Daseins als auch der Raumbeziehungen ausgeht.

1964 und 1965 schuf Giacometti drei Bildnisbüsten nach Elie Lotar, die mit römischen Ziffern bezeichnet werden. Nr. I ist eine Darstellung von Kopf und Schultern; Nr. II ist eine Halbfigur mit Armen bis zu den Hüften; Nr. III zeigt das auf einem Stuhl sitzende Modell bis zu den auf den Oberschenkeln ruhenden Händen. Jede Bronze wird vom Kopf dominiert, dessen Blick nicht so sehr auf den Künstler (oder den Betrachter des Werkes) als vielmehr durch diesen hindurch auf etwas Jenseitiges oder vielleicht auf etwas Inneres, Wichtigeres gerichtet ist.

Am 5. Dezember 1965 liess der todkranke Giacometti die Tonfigur von *Elie Lotar III* mit nassen Tüchern gegen das Austrocknen umwickelt im Atelier stehen und reiste nach Chur, wo er am 11. Januar 1966 im Beisein seines Bruders Diego gestorben ist. Diego aber kehrte noch vor der Beerdigung nach Paris zurück, taute langsam die gefrorenen Lappen auf und goss dieses letzte Werk Alberto Giacomettis in Gips. Später hat Diego Giacometti den ihm als Erbanteil zufallenden Bronzeguss auf das Grab seines Bruders in Borgonovo bei Stampa gestellt.

Fünfzig Jahre früher sass Diego in Stampa dem damals dreizehnjährigen Künstler für dessen erste Plastik Modell; ein halbes Jahrhundert lang hat er ihn nachher begleitet und ihm bei der Arbeit geholfen und sich gefragt, wohin diese ihm mitunter seltsam vorkommende Kunst führen würde. *Elie Lotar III* ist die Antwort auf diese Frage. Das Werk ergreift uns nicht, weil es Alberto Giacomettis letzte Arbeit war, sondern weil es einer der Höhepunkte und die Erfüllung seiner Kunst ist.

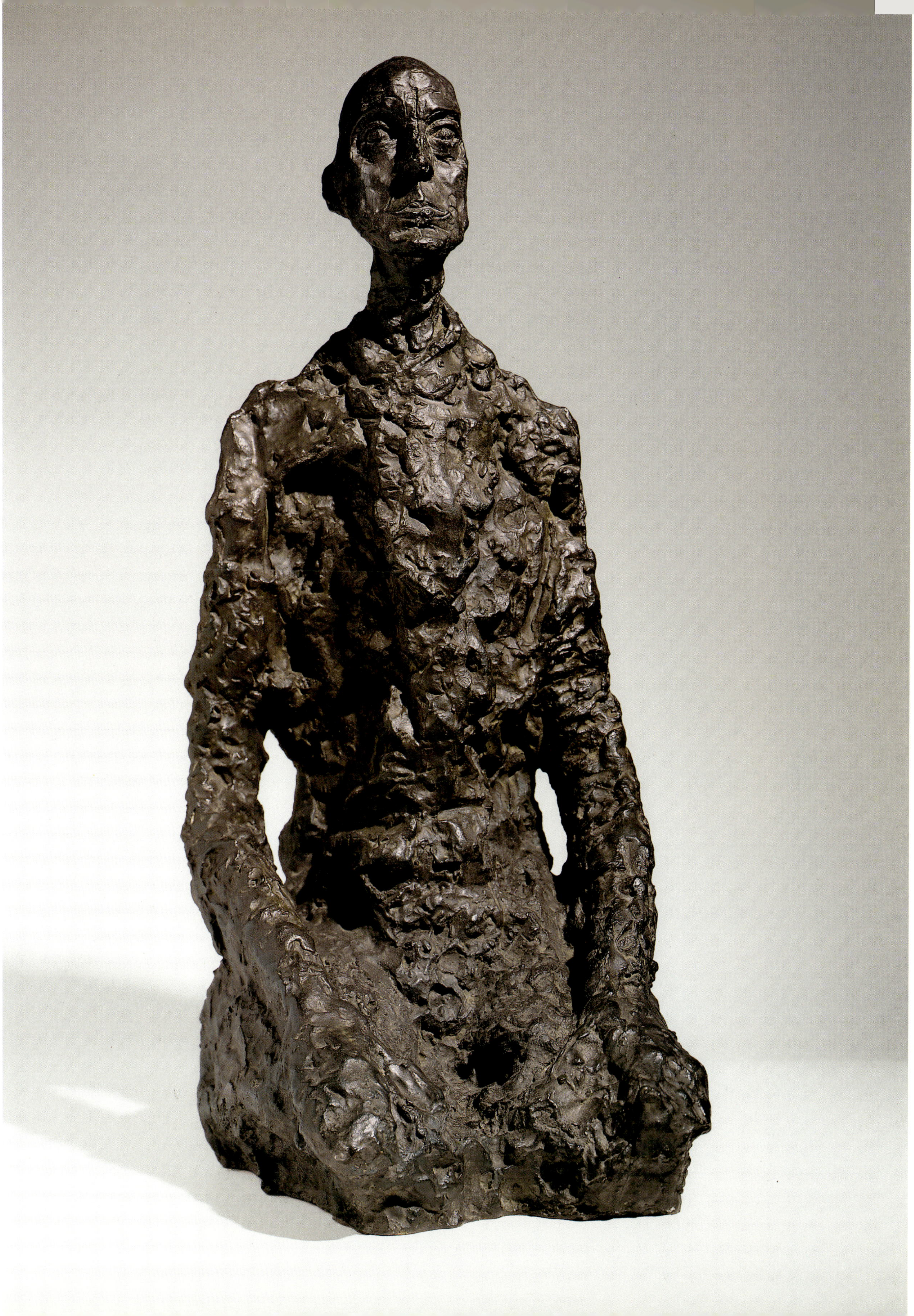

Francis Bacon 1909–1992

114 ***Portrait of George Dyer Riding a Bicycle***
1966
Bildnis von George Dyer beim Radfahren
Öl auf Leinwand, 198 x 147,5 cm / Nr. 2

Der Engländer Francis Bacon wurde drei Jahre nach Samuel Beckett in der gleichen Stadt Dublin geboren, die im Romanwerk eines anderen, ebenfalls in Dublin geborenen irischen Dichters, in »Ulysses« von James Joyce, von ihrem bürgerlichen Strassenbild bis hinein in ihre fleischlichen Eingeweide seziert worden ist. Allen drei Künstlern ist der Mut gemeinsam, die an den leiblichen Körper gebundene Existenz einer Person ohne schöngeistige oder gesellschaftliche Tarnung zu sehen, und sowohl die beiden Dichter als auch der Maler zeigen in ihren Werken die extreme Kraft, diese Grundlage der menschlichen Existenz auszudrücken. Als Personenmaler stellte Francis Bacon das Gegenteil von dem dar, was Alberto Giacometti in der körper-, masse- und gewichtslosen Erscheinung einer von ihm gemalten oder modellierten Person ausgedrückt hat.

George Dyer erscheint in vielen Gemälden von Bacon. Sie waren beide schon Männer in fortgeschrittenem Alter (und entsprechender Körperverfassung), als sie 1954 Freunde wurden. Nach Dyers Tod im Jahr 1971 vergegenwärtigte sich Bacon in Bildern und dreiteiligen Gemäldefolgen noch bis 1974 die Person und Leiblichkeit seines Freundes. Bacons Malerei meint also durchaus ein besonderes Individuum – hier erkennbar an Dyers Gesichtsprofil mit dem gekurvten Nasenrücken und dem eckigen Kinn –, aber sie gibt mit ihrem äusserst expressiven Stil eine überindividuelle Kondition wieder und spricht aus, dass das Leben eine Verwundung bis in die Eingeweide ist.

Die Mittel zu solcher ›chirurgischen‹ und expressiven Darstellung hatte Bacon einerseits in der Malerei van Goghs, in den Filmbildern Eisensteins und Buñuels, in der Chronophotographie von Muybridge und Marey oder in Abbildungen von wilden Tieren gefunden und andererseits in der Farbmaterie selbst, die er – ebenso oft mit Lappen oder Fingern wie mit Pinseln – als schleimig-leuchtendes Plasma den vorerst dekorativ angelegten Kompositionen aufsetzte. Das Gemälde des radfahrenden George Dyer mag von einem photographischen Erinnerungsbild ausgegangen sein – denn die Grundlage von Bacons Kunst sind solche Momentaufnahmen –, aber durch den Akt des Malens wurde aus dem Sportler ein sozusagen medizinisches Spezimen der verwundbaren leiblichen Existenz.

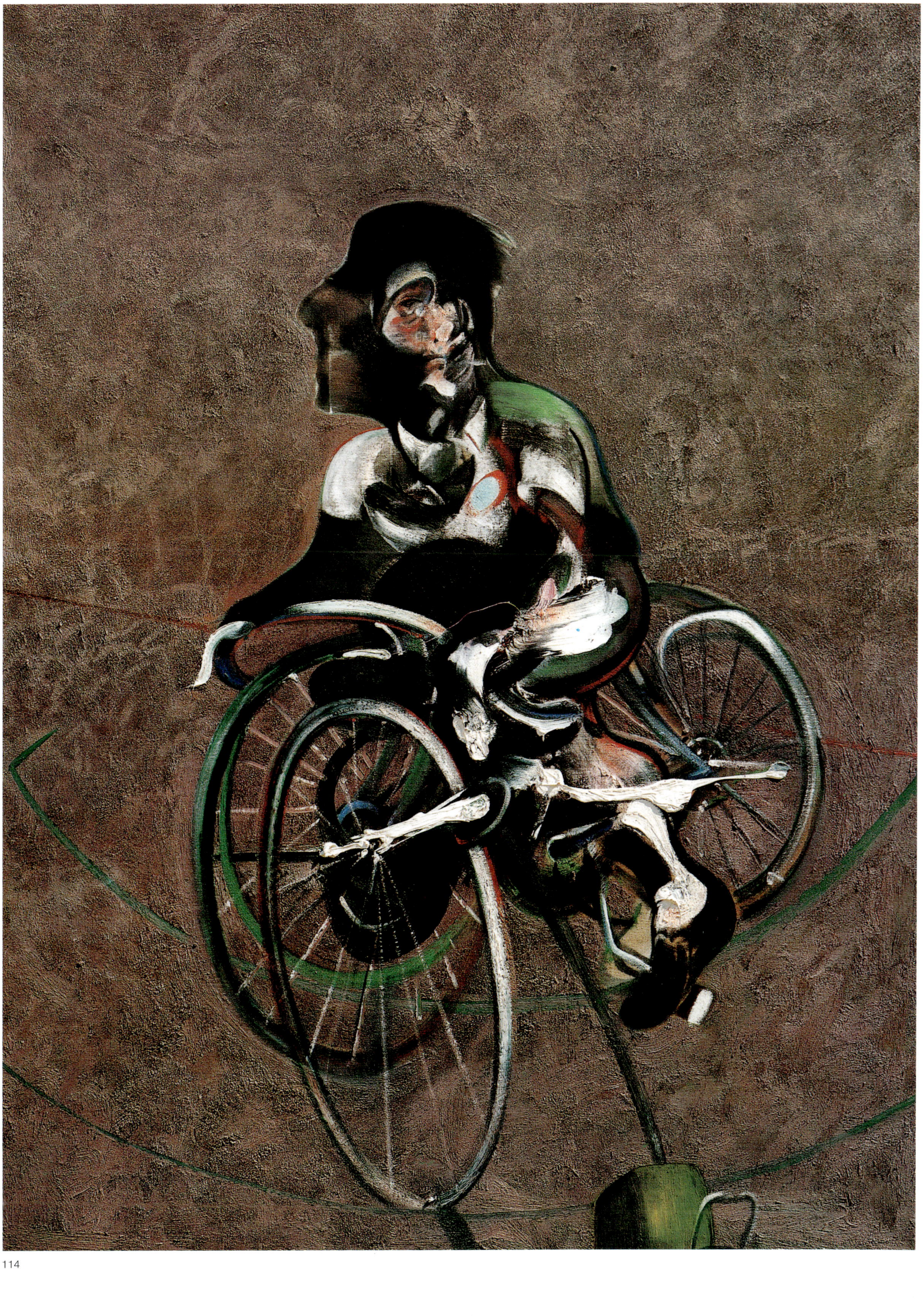

Francis Bacon

115 ***Lying Figure*** 1969

Liegende Gestalt

Öl auf Leinwand, 198 x 147,5 cm / Nr. 3

Der Blick wird sofort von der nackten männlichen Gestalt gefesselt, die gequält, konvulsivisch, mit den aufgestellten Beinen beim Kopfkissen rücklings auf einem Bett liegt. Doch diese schonungslose Darstellung korpulenter Leiblichkeit – eigentlich ein wunderbares Stück farbzarter Malerei mit Rosa, Weiss und Olivgrün! – ist harmlos, verglichen mit dem Delirium des bewegt und schreiend dargestellten Kopfes. Dieser Ausdruck von Schmerzensqual meint mehr als körperliches oder seelisches Leiden. Eine hypodermische Spritze steckt im rechten Unterarm, so dass die Situation als Drogenwahn interpretiert werden könnte, doch hat der Künstler auf ihre viel tiefere Bedeutung hingewiesen: »Ich nehme die Spritze, weil ich will, dass das Fleisch am Bett angenagelt wird.« Der Gequälte ist also eine moderne Version des ans Kreuz genagelten Schmerzensmanns. Es erschien Bacon weniger fragwürdig – so sagte er in einem 1975 publizierten Interview zu David Sylvester –, den Arm mit einer Spritze als mit einem Nagel festzuspiessen. So sieht der Blick, der vorerst durch ein individuelles Spektakel gefesselt und durch die Drogenspritze auf eine Aktualität hin abgelenkt wurde, ein überpersönliches, allgemeineres und stellvertretend erfahrenes Leiden.

Und dies in einer Umgebung von vulgärster Designer-Modernität, wie das zum Bett aufgeschlagene Sofa und die übrige Raumausstattung sie evozieren. Sie verbildlichen das Vakuum des Alltags, die Naturferne des von einer Glühbirne erleuchteten Interieurs, die Ereignislosigkeit der mit Zigarettenrauchen verbrachten Zeit. Der Kontrast liegt aber vor allem in der Malweise, welche den Innenraum flächig koloriert und mit dem Gegensatz von gelbem Lichtkreis und blauem Möbelstoff einen gefälligen ›Akzent setzt‹ – links an der Wand noch die dritte Primärfarbe: Rot –, während der leidende Körper durch einen im höchsten Grad expressiven Malakt Gestalt wurde.

Die kompositionelle Bilderfindung ging, wie oft in den Gemälden Bacons, von einem anderen Bild aus. Der Kunsthistoriker Werner Schmalenbach führte sie (im Ausstellungskatalog »Francis Bacon« der Galerie Beyeler, Basel 1987) auf Marcel Duchamps *Broyeuse de chocolat* von 1913 zurück.

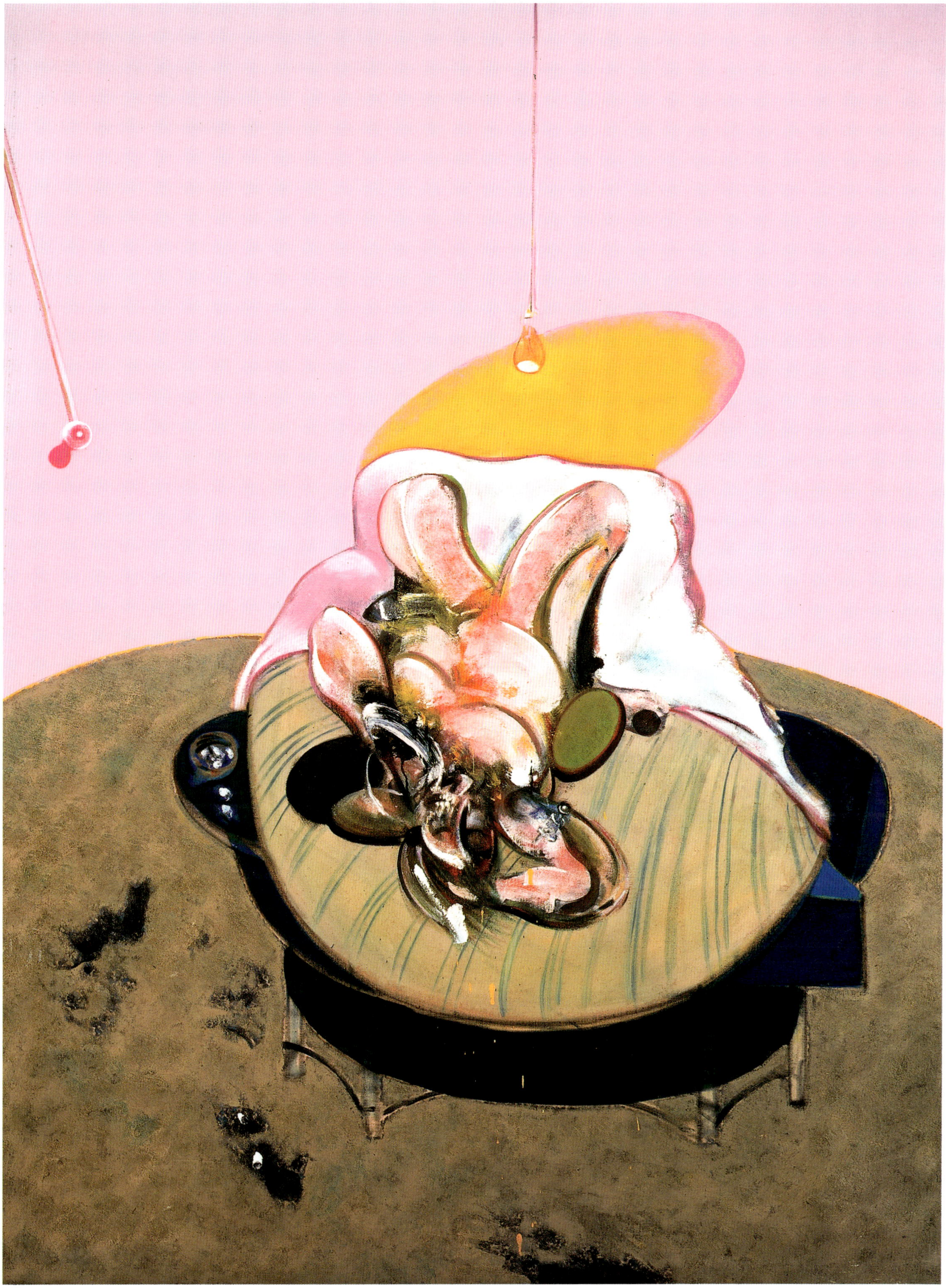

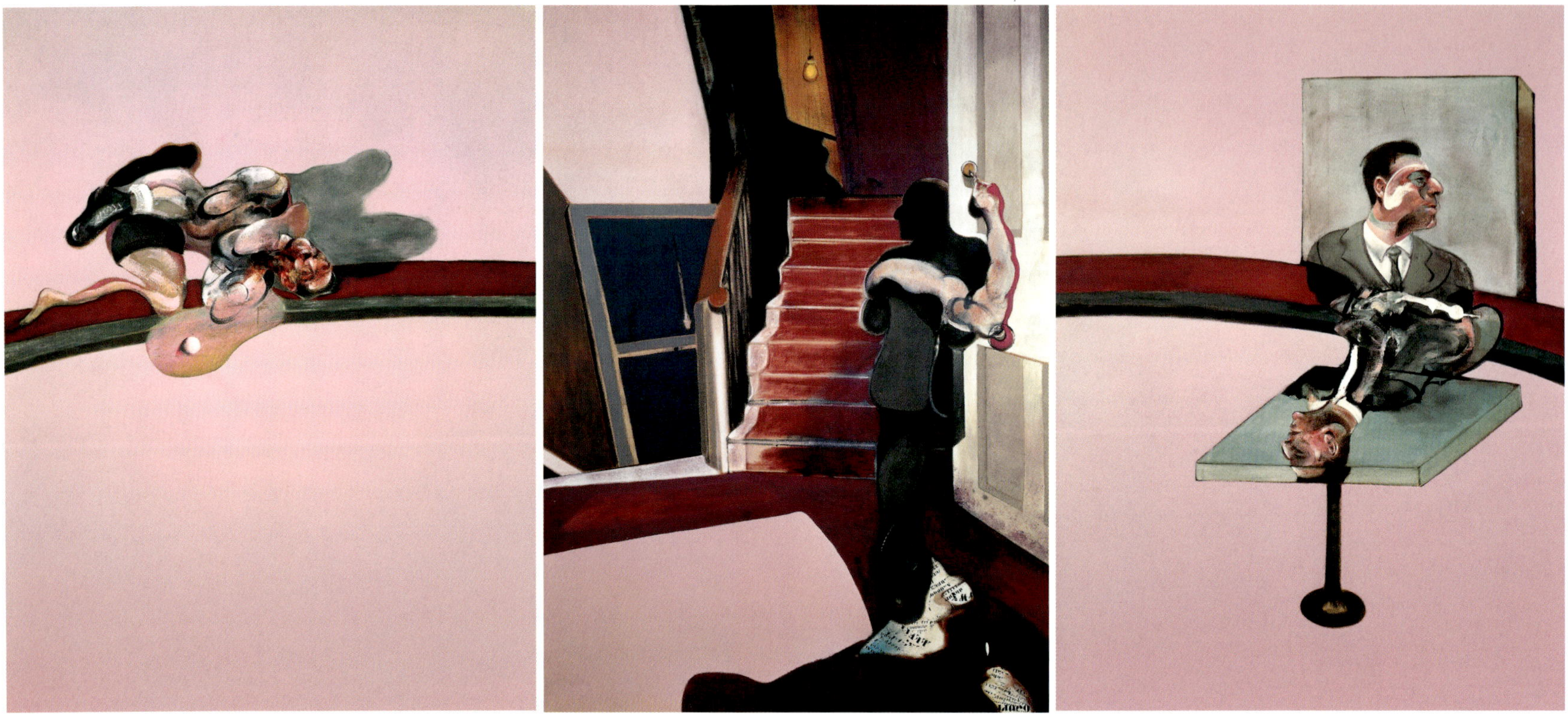

116

Francis Bacon

116 ***In Memory of George Dyer*** 1971
Im Gedenken an George Dyer
Öl auf Leinwand, Triptychon, je 198 x 147,5 cm / Nr. 4

Francis Bacon malte sein Spätwerk als Autobiographie. Was ihm dabei vor allem wichtig war – zusätzlich zu der Lust am Bildermachen, am Farbauftrag, am Malen –, waren einerseits die Momente höchster Körperlust im Zusammensein mit einem Freund, andererseits das Bewusstsein der Hinfälligkeit des fleischlichen Menschen. Eines der Kapitel in Bacons Leben handelt von George Dyer, dem er von 1954 bis 1971 verbunden war – nicht als erstem und auch nicht als letztem Partner. Über ihr Bekanntwerden pflegte Bacon zu erzählen, er sei von den Geräuschen eines Einbrechers geweckt worden und habe diesen aufgefordert, sich auszuziehen und sich zu ihm zu legen. Das fünfzehn Jahre währende Verhältnis der beiden aus verschiedenen Welten stammenden Männer, die vor allem häufige Bar-Besuche und ihre Sinnlichkeit verband, bestand aus vielen Krisen, die Dyer zweimal zu Selbstmordversuchen mit Tabletten und Alkohol führten; der dritte bedeutete seinen Tod auf der Abortschüssel in einem Hotelzimmer in Paris. Es geschah in der Nacht vor der Eröffnung der wichtigen Ausstellung Bacons im Grand Palais, die der Künstler in einem Kreis verbrachte, von dem Dyer ausgeschlossen war. Nachher soll Bacon – der Erinnerung David Hockneys zufolge – in der Coupole ein grosses Taschentuch hervorgezogen und einen erschütterten Schrei ausgestossen haben. Damit holte die Wirklichkeit ein, was Bacon seit Jahren gemalt hatte – wenn es nicht eher die um Bacon gewobenen Legenden sind, die Biographie und Werk vermengen.

Das Gedächtnisbild in drei Teilen – das erste Triptychon wieder seit Dyers Tod – mit gleich hellviolettem Bildgrund stellt im linken Flügel George Dyer als Sportler dar, der auf einer gekurvten Bahn gestürzt ist; im rechten Flügel ist die Kurve als Sims in einem Innenraum fortgeführt (übrigens eine Cézanne abgeschaute Flächenunterteilung wie in *Madame Cézanne au fauteuil jaune*, siehe Tafel 5) und der verstorbene Freund zweimal dargestellt: als Spiegelbild seines bürgerlich gekleideten Oberkörpers im Profil nach rechts und als umgestürzte Büste auf dem davor stehenden Tisch. Das Mittelbild aber zeigt eine der bewegendsten Bildaussagen im Werk Bacons. Hier steht die graue Schattengestalt des Freundes im Treppenhaus vor der ehemals gemeinsamen Wohnung; der Arm und die Hand jedoch, die den Schlüssel ins Türschloss steckt, sind fleischlich wie noch lebendig gemalt. Bacon setzte die ursprünglich sakrale Bildform eines Triptychons oft wie Schwenkspiegel ein, die eine Figur sowohl frontal als auch von zwei Seiten zeigen. Hier verbinden die Bildfelder drei verschiedene Erinnerungsmomente zur Evokation des vermissten Freundes George Dyer.

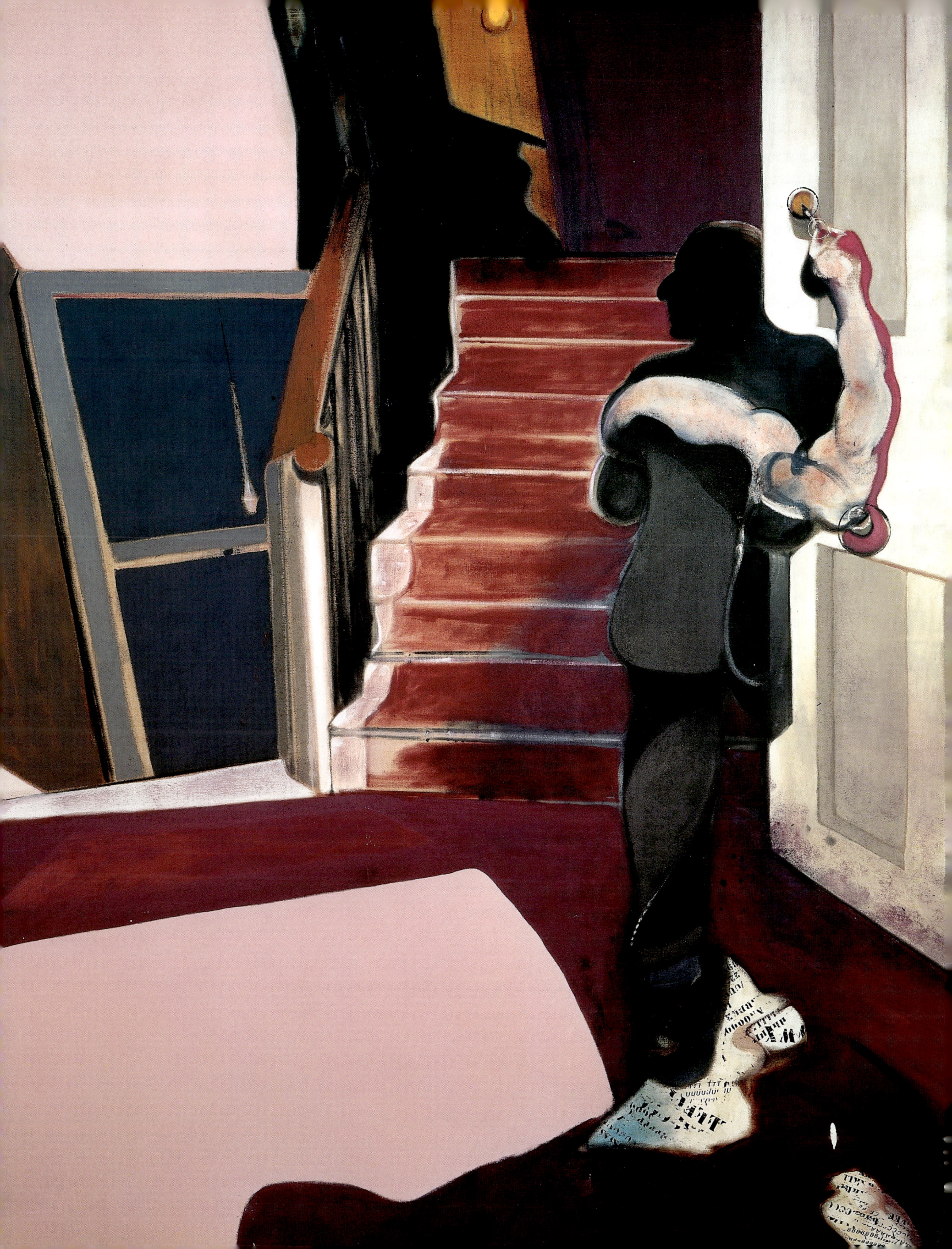

Francis Bacon

117 ***Sand Dune*** 1983

Sanddüne

Öl und Pastell auf Leinwand, 198 x 147,5 cm / Nr. 5

Francis Bacons Gemälde sind in mehr als einer Beziehung schwierige und oft unangenehme Werke. Sie insistieren auf einer Thematik, die absonderlich scheint und das Tageslicht scheut. Sie geben ein Menschenbild, das verletzt (weil sie das Menschsein als eine Verwundung abbilden). Sie verbinden grelles Flächenkolorit und allereinfachste, linearperspektivische Bildraumkonstruktion mit einem ans Sensationelle grenzenden Bildausschnitt und mit Formzitaten aus der Film- und Kunstgeschichte (hier aus dem Surrealismus und Klees bekanntem Pfeil-Symbol). Das eigentliche Bildthema aber tragen sie in einem ganz anderen Malstil so intensiv vor, dass alles übrige wie eine Kulisse erscheint, vor dem sich das Artaudsche »théâtre de la cruauté« als unausweichliche Peinigung abspielt. Die Grundlage dieser Kunst ist Bacons vehemente, das Extreme aufsuchende Persönlichkeit. Und die künstlerische Rechtfertigung dieser Gemälde ist seine Meisterschaft im Malen.

Sand Dune von 1983 fasst das vorangegangene Œuvre des 74jährigen Künstlers in einem visionären Bildereignis zusammen. Der Titel spielt auf eine von Wind und Meereswellen gebildete Strandformation an; das Blau des paraventartigen Hintergrundes erinnert an Himmel, die blaue Kreisscheibe im Vordergrund an eine bei Ebbe zurückgebliebene Wasserpfütze. Diese Naturerscheinungen sind in ein bewohntes Interieur eingebrochen. Aber Gestalt und Malweise der Sanddüne lassen diese auch als gestrandete Kreatur verstehen: ein Fleischerstück, ein menschlicher Rumpf gar. Mit surrealistischer Präsenz liegt der mit äusserster optischer und stofflicher Sinnlichkeit gemalte Körper in der künstlichen Bildkonstruktion, doch lässt er sich nicht als Traumerscheinung abtun: Zu sehr kommt in den gemalten Wundmalen ein wirkliches Leiden an der Welt und an der eigenen Leiblichkeit zum Ausdruck.

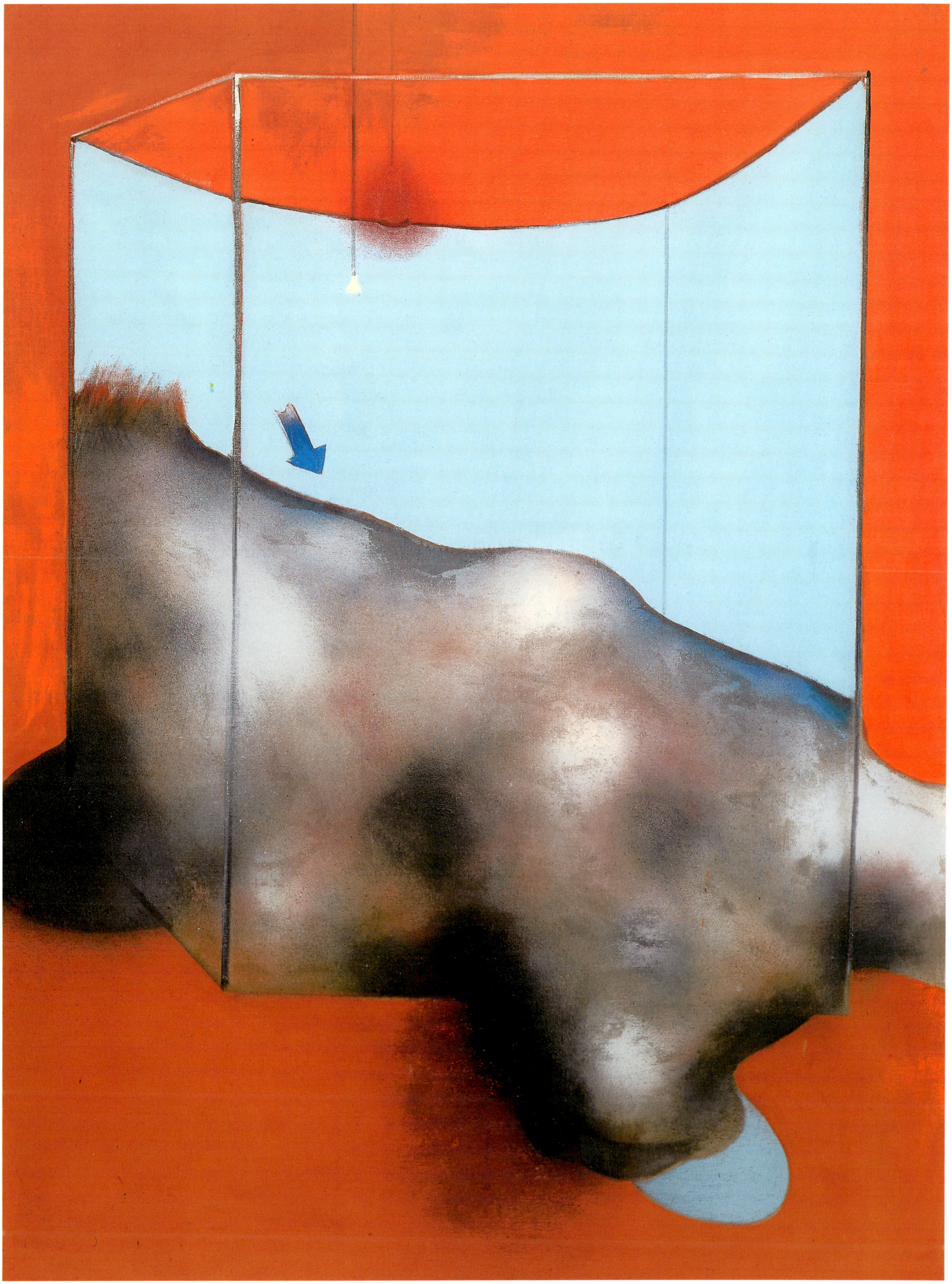

Jackson Pollock 1912–1956

118 ***Untitled*** um 1949

Ohne Titel

Stoffcollage, Papier, Karton, Email und Aluminiumfarbe auf Pavatex, 78,5 x 57,5 cm / Nr. 151

Wenn nicht unten links die horizontale Schriftzeile mit dem Namenszug »Jackson Pollock« zu erkennen wäre, so könnte man kaum entscheiden, ob das Gemälde als Hoch- oder als Querformat, auch nicht von welcher Seite aus es zu betrachten sei. Die mehrfach ansetzenden Linienknäuel über den unterschiedlichen Grundierungen geben keiner Bewegungsrichtung den Vorrang. Die einzelnen Gespinste sind nicht von den Bildrändern gerahmt oder begrenzt. Sie entwickeln sich vor allem in den Bildraum hinein wie wirbelnde Windhosen und machen vehemente, gelenkte Energien sichtbar, Kandinskys »beherrschter Improvisation« im Gemälde *Fuga* von 1914 (siehe Tafel 68) vergleichbar.

Die Erinnerung an ein Werk von Kandinsky stellt sich nicht zufällig ein, auch die späten Werke Monets (namentlich die grossen Seerosen-Gemälde) spielen in dieser Kompositionsweise mit. Jackson Pollock gehört zu der amerikanischen Malergeneration, welche die aus Europa stammende moderne Malerei zuerst begierig aufnahm – in Opposition zum amerikanischen Populismus – und diese dann durch eigene radikale Konzepte auf gleicher Höhe fortführte. In Monets *Seerosenweiher* (siehe Tafel 11) ist durch die Spiegelung auf der Wasserfläche die Himmelshöhe in die Weihertiefe versenkt, so dass sich der Bildraumeindruck ebenfalls als arbiträre Dimension einstellt, aber damit hat Monet ein Naturphänomen dargestellt; Malerei und Gegenstand des Bildes sind zwei verschiedene Sachen. Pollocks Gemälde ist nur von seiner Malgeste (und diese von seinem energischen Temperament) bestimmt, deshalb wurden dafür die Bezeichnungen »Abstract Expressionism« und »Action Painting« vorgeschlagen. Noch wichtiger aber ist der Begriff »Allover«, mit dem die Absage an ein Oben und Unten, ein Links und ein Rechts bezeichnet wird – so war es jedenfalls bei der Entstehung des Gemäldes. Der Bildträger stand nicht auf einer Staffelei, sondern lag horizontal auf dem Atelierboden; der Künstler bewegte sich darum herum und goss oder träufelte die Malmaterie aus kreisend bewegten Farbdosen (»pouring«, »dripping«), nachdem er vorher direkt aus der Tube oder mit Spachteln die unter den Bewegungsspuren liegenden Farbgründe aufgetragen hatte. Er behielt dabei durchaus die Kontrolle über das Werk und gab ihm je nach seiner Verfassung und Stimmung eine atmosphärische, sogar oft eine naturschildernde Thematik. Die Wirkung dieser Tat auf die amerikanischen Maler war so gross, dass einer von ihnen, Willem de Kooning, sagen konnte: »It's Pollock who broke the ice.«

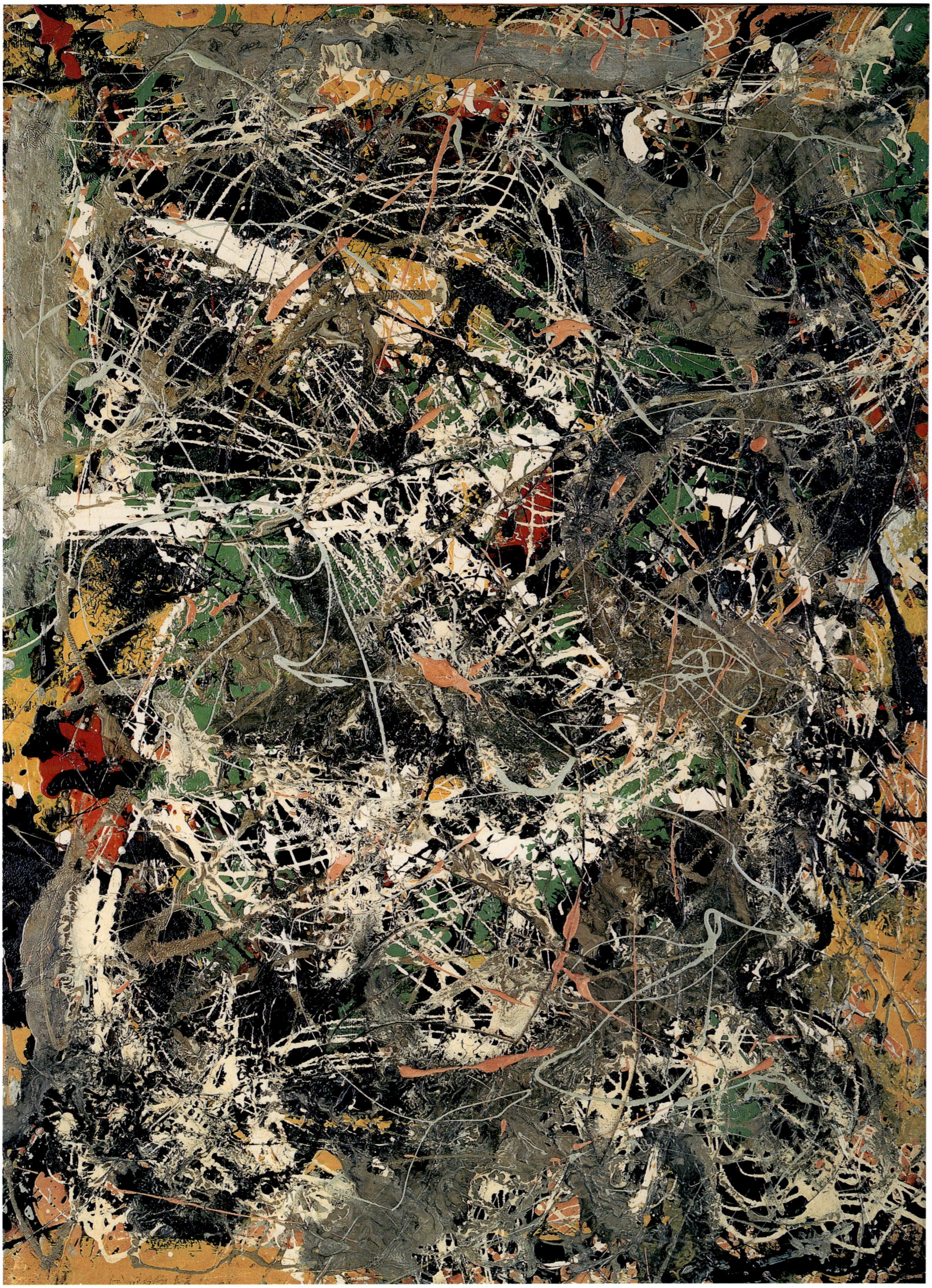

Barnett Newman 1905–1970

119 ***The Way II*** 1969

Der Weg II

Acryl auf Leinwand, 198,5 x 152,5 cm / Nr. 123

Dieses Werk von Barnett Newman hat seinen Platz in dieser Sammlung nach den Gemälden Mondrians und neben der Malerei Rothkos. Da ist die Bildschärfe, Klarheit und Farbstrenge des einen und das Grossformat, die Hintergründigkeit und die Farbmagie des andern. Hinter der Bildwirklichkeit von allen dreien steht mystisches Gedankengut: Theosophie bei Mondrian, jüdische Religiosität bei Newman und Rothko.

Stellt man sich unvermittelt der Bildbegegnung, erlebt man eine intensiv rote Fläche von mehr als Mannshöhe, die links und rechts bis zu den seitlichen Kanten der Leinwand von je einer schwarzen Randfläche (jede ein Drittel der roten Breite breit) gerahmt ist. Der Erlebnisinhalt dieses Gemäldes ist der von flankierendem Schwarz potenzierte rote Bildraum: das Eintauchen ins überhohe Rot. Soweit die subjektive Begegnung.

Der Zusammenhang innerhalb des Werks von Barnett Newman geht bis in das Jahr 1951, ja bis 1948 zurück. Denn das grosse Gemälde *The Way II* von 1969 ist die wandbildhafte und nun der Meisterschaft sichere Ausführung des halb so grossen Staffeleibildes *The Way I* von 1951. Dieses wiederum war damals ein entscheidender Entwicklungsschritt über jenes Ursprungsbild *Onement* von 1948 hinaus, mit dem Newman in die Kunstgeschichte eintrat. Jenes besteht aus einer mittelgrossen, glatt roten Bildfläche mit einem flockig roten, schmalen Streifen in der Mittelsenkrechten, der das ›Ereignis‹, das Sujet, die Anekdote der Leinwand ausmacht und mit diesem Charakter ausserordentlich inhaltsschwanger (und zwar mit schöpfungsgeschichtlichen Bezügen) wirkt. Von dieser allerfrühesten »Zip«-Gestalt nun kam Newman durch *The Way I* vom Ereignisbild zu den grossen Leinwänden, deren zusammenhängende Farbflächen sie zu Erlebnisbildern machen. Barnett Newman schuf in diesen zwanzig Jahren (er starb 1970) ein malerisches Œuvre, das zu den stärksten, gedankenreichsten und schlackenlos reinsten Schöpfungen gehört, mit denen die amerikanischen (vor allem New Yorker) Künstler nach dem Zweiten Weltkrieg die traditionelle Vorbildlichkeit der europäischen (vor allem der Pariser) Kunstentwicklung ablösten.

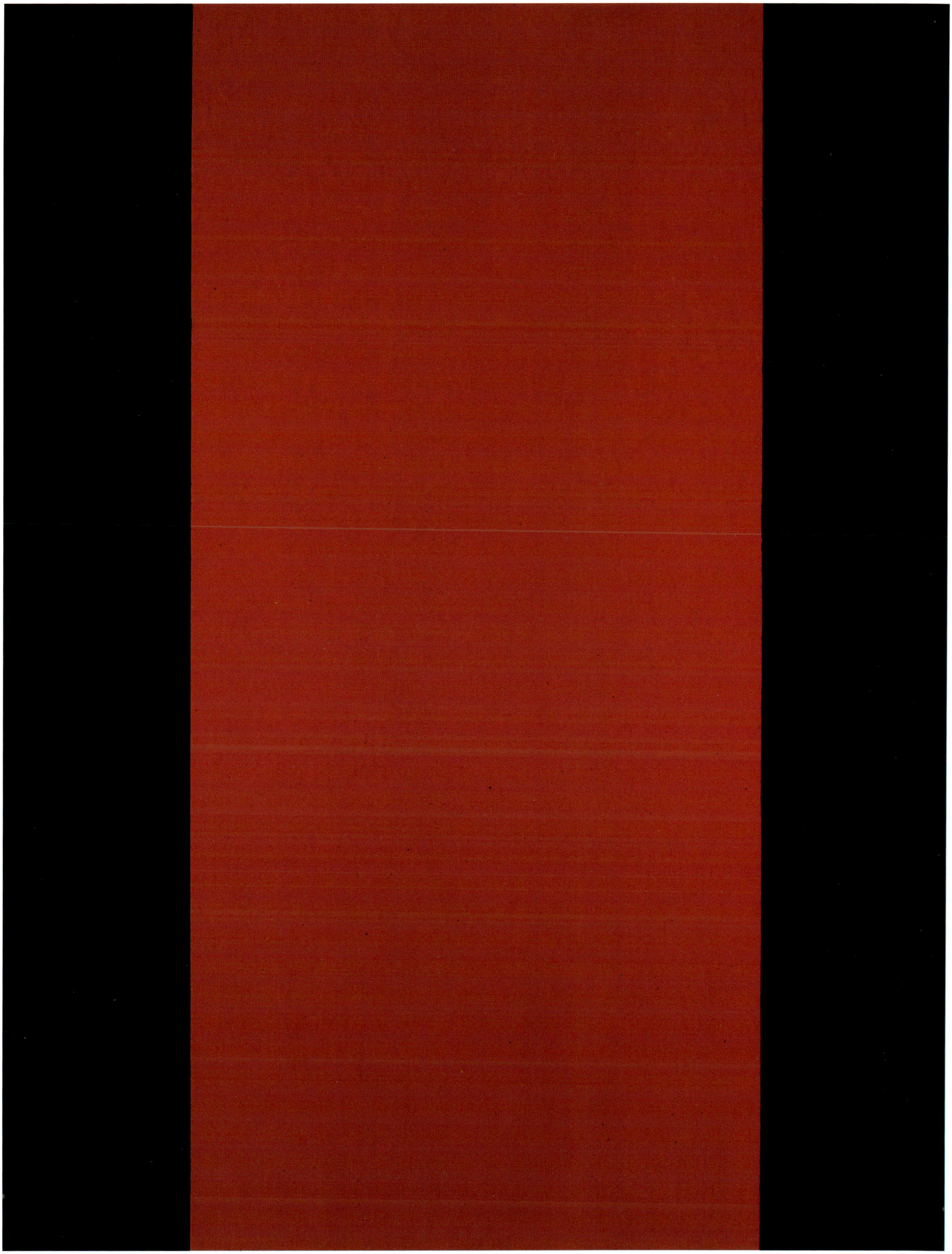

Mark Rothko 1903–1970

120 ***Blue and Grey*** 1962
Blau und Grau
Öl auf Leinwand, 193 x 175 cm / Nr. 154

121 ***Red-Brown, Black, Green, Red*** 1962
Rotbraun, Schwarz, Grün, Rot
Öl auf Leinwand, 206 x 193,5 cm / Nr. 155

Um 1950 fand Mark Rothko zu seiner ganz von der Gegenstandswelt befreiten Bildform, innerhalb der er fortan bis zu seinem Freitod 1970 seine unverwechselbare Kunst gestalten sollte. In dem zumeist hochrechteckigen Bildformat lagern – eng übereinandergefügt oder manchmal auch wolkenartig miteinander verschmolzen – horizontale Farbfelder. Ein monochromer Grund, der als gitterartige Rahmung erscheint, vermittelt diesen weich auslaufenden Rechtecken etwas Schwebendes und verschafft ihnen gleichzeitig ihren labilen Halt im Bildgeviert. (Nur ausnahmsweise hat der aus dem jüdisch-russischen Dvinsk 1913 mit seiner Familie nach Oregon eingewanderte Künstler dieses strenge Kompositionsgerüst durchbrochen: 1958/59 in den Entwürfen für die Wandgestaltung im exklusiven New Yorker Speiselokal Four Seasons, und für die Harvard University staffelte er 1962 die Farbfelder in vertikaler Richtung.) Doch dieser Kompositionsrahmen ist keine Gussform, in der – einmal erfunden – immer wieder die gleichen Kuchen gebacken werden, wie Picasso einmal über andere Kollegen witzelte, sondern das elastische Gerüst, das es dem Künstler ermöglichte, unbelastet von Formproblemen die verschiedensten Erscheinungsweisen der Farbe als Licht auszuloten. Die Verwandlung der Farbe in Licht gehört zu den grossen Visionen der gegenstandslosen Kunst im 20. Jahrhundert und erreicht mit Rothko einen Höhepunkt. Die drei Werke dieses Künstlers in der Sammlung Beyeler können einen lebendigen Eindruck von der Ausbaufähigkeit und vom Nuancenreichtum dieser Bildkonzeption vermitteln. In *Rot (Orange)* von 1968 (siehe Tafel 122) erstrahlen die rot nuancierten Farbfelder in einem atmosphärischen Kontinuum und dehnen sich zu einem unbestimmten, leuchtenden Farbraum aus, der über die Bildbegrenzung hinauszufluten scheint. Dagegen verzehrt sich hier das Farblicht in dem rotbraunen, schwarzen und in dem grünen Band zu einem dumpfen Glimmen und droht in der tiefen Weite dunkler Farben zu verlöschen. In dem frühesten in der Sammlung befindlichen Bild *Blue and Grey* schwebt eine weissliche Helle (im Titel als »Grau« bezeichnet) wie ein instabiler, langsam verrauchender Lichtnebel über einem in seiner Tiefe nicht bestimmbaren grauen Grund, aus dem in der unteren Partie wiederum ein kaum wahrnehmbarer violettblauer Farbkörper aufsteigt.

Der lesende Betrachter merkt gleich, wie unzureichend solche wortsprachlichen Beschreibungen sind, um die Wirkung der Bilder zu erfassen. Die unmessbaren, unergründlich tiefen Farbräume, die sich – immer wieder überraschend für den staunenden Betrachter – aus dem Zweidimensionalen der flach aufgetragenen Farbschichten entwickeln, sind nicht einfach malerische Farbexperimente, sondern von spirituellen wie auch von emotionalen Wertigkeiten erfüllte Empfindungsräume. Als solche definieren sie sich nicht nur aus sich selbst heraus, sondern vor allem auch in ihrer Wirkung auf den Betrachter. Wie nur wenige Maler seiner Zeit, darunter Barnett Newman, hat Mark Rothko die Bedeutung des Betrachters und dessen aktiven Anteil bei der schöpferischen Gestaltwerdung eines Werkes erkannt und auch ausgesprochen: »Das Bild lebt nur durch Gemeinschaft, sich erweiternd und belebend in den Augen des feinfühligen Betrachters.« Er radikalisierte damit das durch die gegenstandslose Malerei angepeilte Jahrhundertziel, das die Kunst von ihrer erzählerischen und darstellenden Inhaltlichkeit befreien und zu einem Ereignis zwischen der Bildoberfläche und dem Betrachter machen will. Man soll das Gefühl haben, die gleiche Luft zu atmen wie das Bild, um gleichzeitig mit den Sinnen einzutreten in einen neuartigen (Farb-)Raum, in dem physische Präsenz und spirituelle Empfindung zusammenfliessen. Die Loslösung nicht nur von der Gegenstands-, sondern auch vor der Formenwelt bedeutet hier einen Schritt auf den Betrachter und dessen Wahrnehmungsfähigkeit zu – ein risikoreicher Akt. Kein anderer Künstler kannte dieses Wagnis besser und durchlebte es wie Rothko. Hin- und hergerissen zwischen dem Verlangen nach verständnisvoller Anerkennung und selbstgewählter Isolation, kämpfte er für ideale Präsentationsbedingungen seiner Werke und warnte gleichzeitig vor der Gefahr, die Bilder den Blicken »vulgärer Betrachter« auszusetzen. Tatsächlich fordern die Bilder eine fast meditative Geduld und eröffnen gerade darin eigene Empfindungsräume, in denen sich elementare Bedingungen des Lebendigen entfalten. *MB*

Mark Rothko

122 ***Red (Orange)*** 1968
Rot (Orange)
Öl auf Leinwand, 233 x 176 cm / Nr. 156

Das Erlebnis eines universalen Raumkontinuums, das Mark Tobey in den beiden Werken dieser Sammlung (siehe die Tafeln 124 und 125) durch das Verdichten und Auflösen eines vibrierenden Liniennebels im weissen Bildraum malte, vermittelt Mark Rothkos Gemälde *Red (Orange)* durch ›Farbwolken‹. Seine Bildgestalt nimmt auch auf das hochrechteckige Format der Leinwand Bezug und transponiert diese in einen mehr emotionellen als geistigen Erlebnisraum.

Auch Rothkos Kunst ist eine Meditationskunst, die von einer innerbildlichen Lichthelle ausgeht (oder zu ihr hinführt), aber für Rothko manifestiert sich die ans Mystische grenzende Emanation des Lichts als Farbe, genauer gesagt: als Raumvibration von einander sehr nahe stehenden Farbflächen vor einem farbneutralen Grund. Damit fand er um 1950 eine figurenlose, ausschliesslich malerische Vergegenwärtigung des Wunderbaren, die er – wie auch andere New Yorker Künstler seiner Generation – vorher mit Anlehnungen an surrealistische Bildgestalt gesucht hatte.

Gleich wichtig wie der in der Schwebe bleibende, sanfte Akkord des Kolorits ist die weiche Begrenzung der Farbflächen, so dass diese mit unterschiedlicher Intensität aus dem

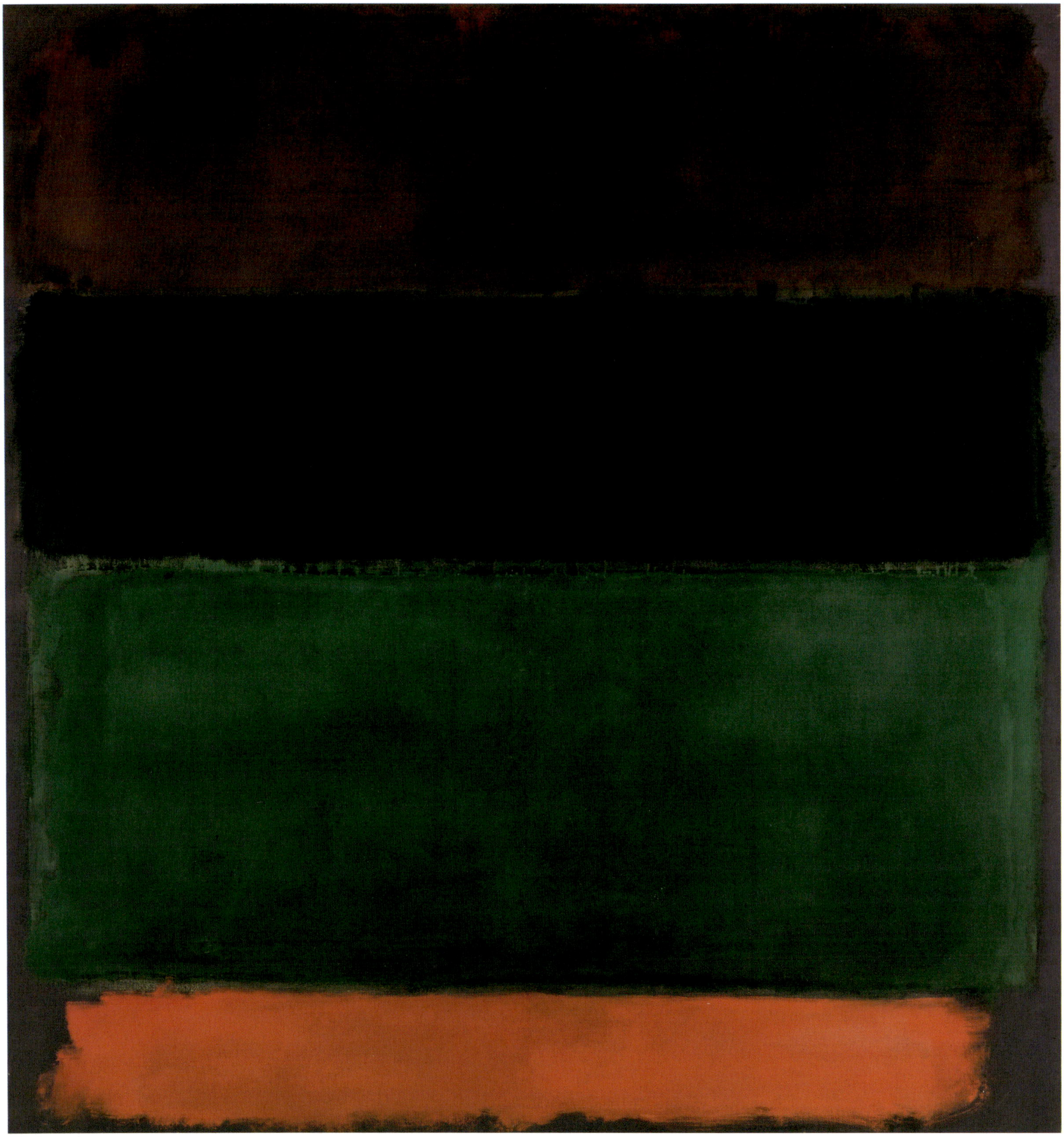

121

Bildgrund herausfluten und in ihn zurückfliessen – sie sind Teil des horizontlosen, richtungslosen Bildganzen und geben doch inselartige Orte im Gemälde an: Orte kontemplativer Ruhe voll tiefer Emotionen. Damit hat Mark Rothko der amerikanischen Malerei nach dem Zweiten Weltkrieg die Dimension des Sakralen gegeben. Das grosse Format seiner Gemälde oder die Installation einer mehrteiligen Gemäldefolge rings um den Betrachter herum wollen diesen einbeziehen und ihn eine wortlose, zeichenlose Botschaft erfahren lassen.

Sam Francis 1923–1994

123 ***Round the World*** 1958/59

Um die Welt

Öl auf Leinwand, 274 x 321 cm / Nr. 40

Der Titel des Gemäldes *Um die Welt* von Sam Francis enthält einen autobiographischen Hinweis. Zweimal reiste der Künstler 1957 (von Januar bis November) sowie im Jahr 1959 von Kalifornien, seinem Heimatstaat, aus um die Welt mit längeren Aufenthalten in New York, Mexiko, Japan, Indien und schliesslich Paris, wo er seit 1950 so gut wie zu Hause war. Wenn diese Information etwas zur Betrachtung des 1958 bis 1959 gemalten Bildes beiträgt, dann ist es der Vergleich mit der Sicht durch ein Flugzeugfenster hinunter auf Land und Meer: auf eine vielgegliederte, mobile Konstellation, die hinten wegfällt und vorn sich stets ergänzt. Die obere und untere Begrenzung des Gemäldes werden bei diesem Vergleich als eine nur momentan geltende Rahmung verstanden, über die hinaus die Komposition weiter aufgerollt werden könnte; rechts und links zeigt sie keinen Haltepunkt. Die mit Lücken durchsetzte Agglomeration von Farbformen, unter denen (Meeres-)Blau überwiegt, gleicht einem zwar kartographierten, aber in seinen Binnengrenzen fliessenden Archipel. Was Francis' Malerei bei einem derartigen Bilderlebnis gewinnt, ist nicht nur das bewegte Kaleidoskop bunter Formen, sondern auch eine neuartige Wirkungsweise des Bildraums: Er entsteht ohne Konstruktion zusammen mit den Farbformen.

Darin zeigt sich, was Sam Francis von Henri Matisse oder Pierre Bonnard gelernt hat. Anders als seine New Yorker Generationsgenossen, welche die Eigenständigkeit der amerikanischen Malerei im und nach dem Zweiten Weltkrieg zuerst in Kenntnis der Malerei Picassos, des Surrealismus und der Abstraktion vorbereitet und dann in Opposition zu diesen europäischen Anregungen zum Durchbruch gebracht hatten, nahm der in San Francisco ausgebildete Sam Francis (wie auch andere Künstler der Westküste, zum Beispiel Richard Diebenkorn) an der Malerei der École de Paris der Nachkriegszeit teil (wir nennen nur Jean-Paul Riopelle oder Alfred Manessier) und scheute sich nicht, ein Werk voller malerischer, vor allem farbiger Schönheit statt expressiver oder mystischer Aussagen (wie Pollocks beziehungsweise Rothkos oder Newmans Gemälde, siehe die Tafeln 118–122) zu schaffen. Was seine Bilder und sein umfangreiches graphisches Œuvre auszeichnet, ist sein unmittelbar auf den Betrachter wirkender flüssiger Auftrag der Primärfarben auf die weisse Leinwand (oder auf das weisse Papier). Form und Grund sind nicht nur gleichberechtigt, sondern oft dienen die an den Bildrand gedrängten Farbformen vor allem dazu, den unbemalten Bildgrund als raumhaltige Form zur Geltung zu bringen. Hinter dieser indirekten Darstellungsweise, in welcher das Gemalte vor allem das Ausgesparte zum Ausdruck bringt, liegt vielleicht – wie im Œuvre Mark Tobeys (siehe die Tafeln 124, 125) – eine Lehre aus der japanischen Pinselkunst.

Mark Tobey 1890–1976

124 ***White Journey*** 1956

Weisse Reise

Kleisterfarbe auf Papier auf Pavatex aufgezogen, 113,5 x 89,5 cm / Nr. 162

Mark Tobey war siebzig Jahre alt, als er sich 1960 in Basel niederliess und dort sein wichtiges Spätwerk schuf. Der Kontakt mit dieser stillen, geistvollen und reichen Stadt war durch Ernst Beyeler hergestellt worden, der dem amerikanischen Weltbürger hier einen Alterssitz und Freundeskreis schuf. Beyeler hatte 1958 auf der Brüsseler Weltausstellung die verhaltene Dynamik von Tobeys Malerei als etwas ihm Nahestehendes empfunden und das dort ausgestellte Gemälde *White Journey* von 1956 für seine Sammlung gekauft. Dem Kauf folgte bald die persönliche Bekanntschaft. Die Galerie Beyeler veranstaltete bis zum Tod des

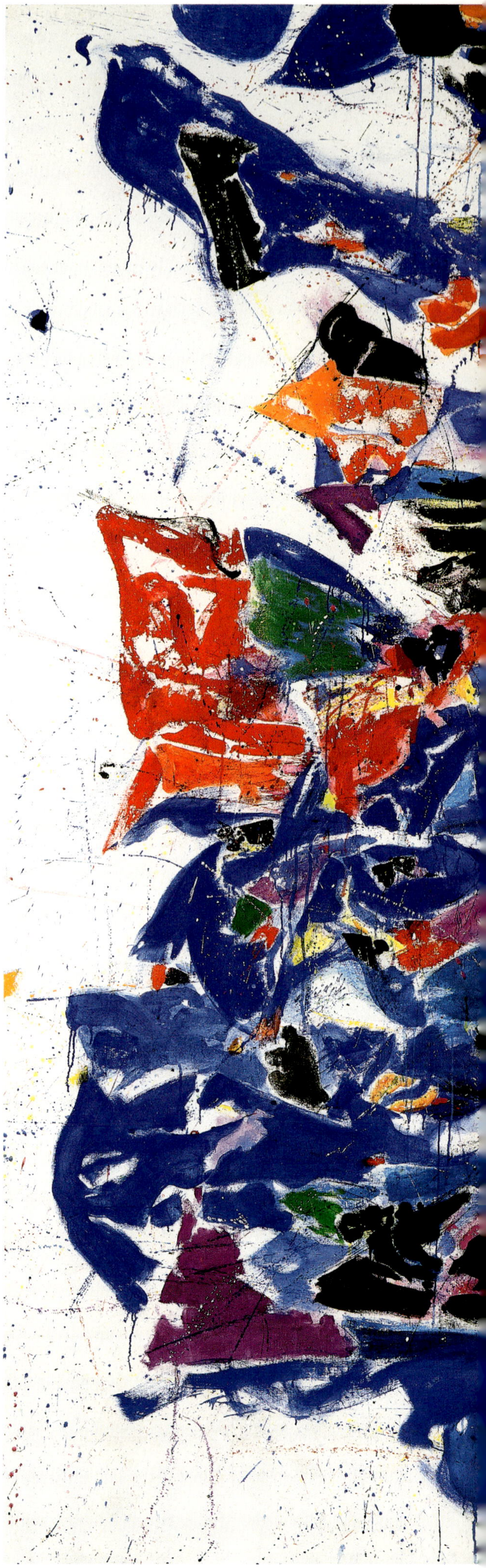

123

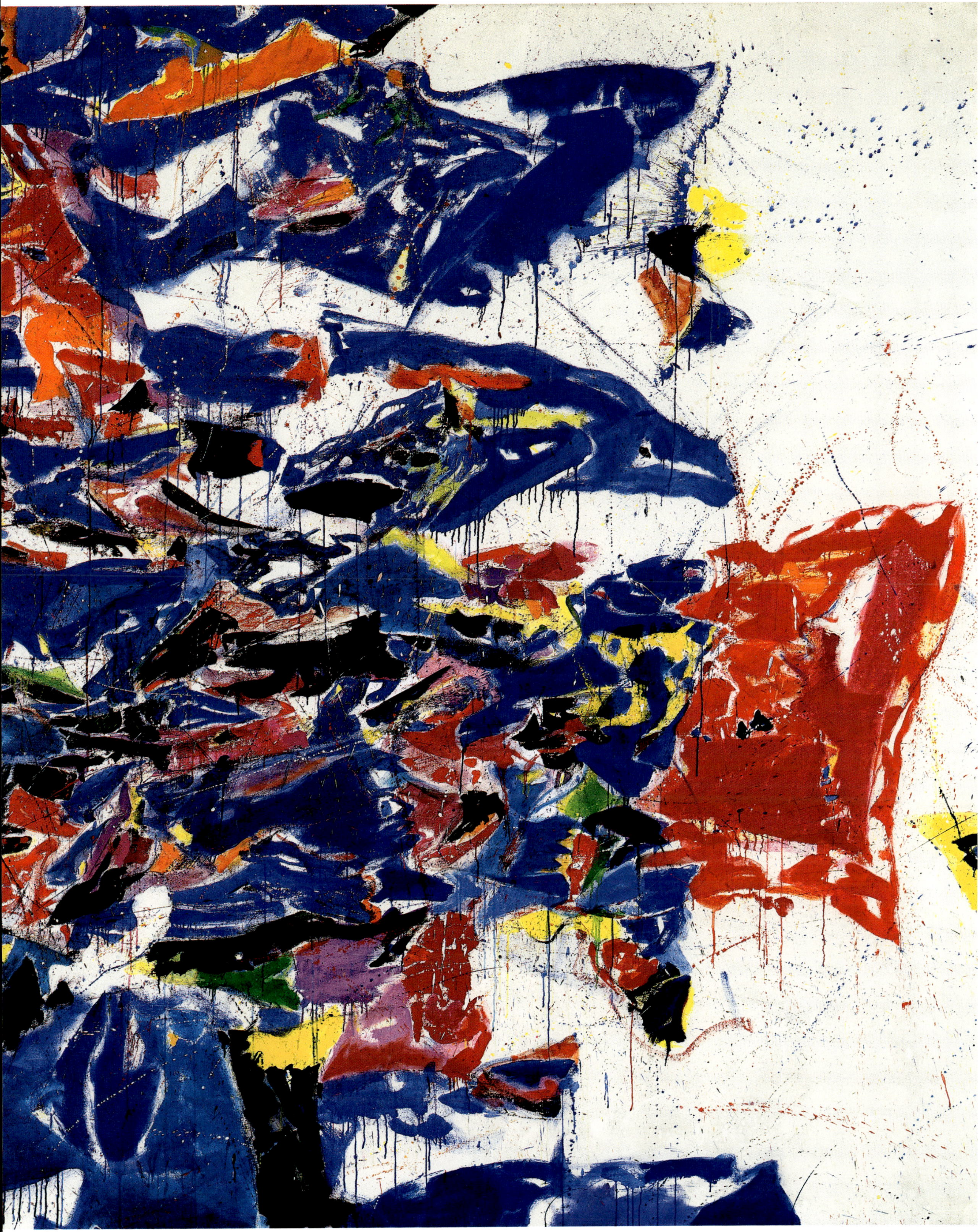

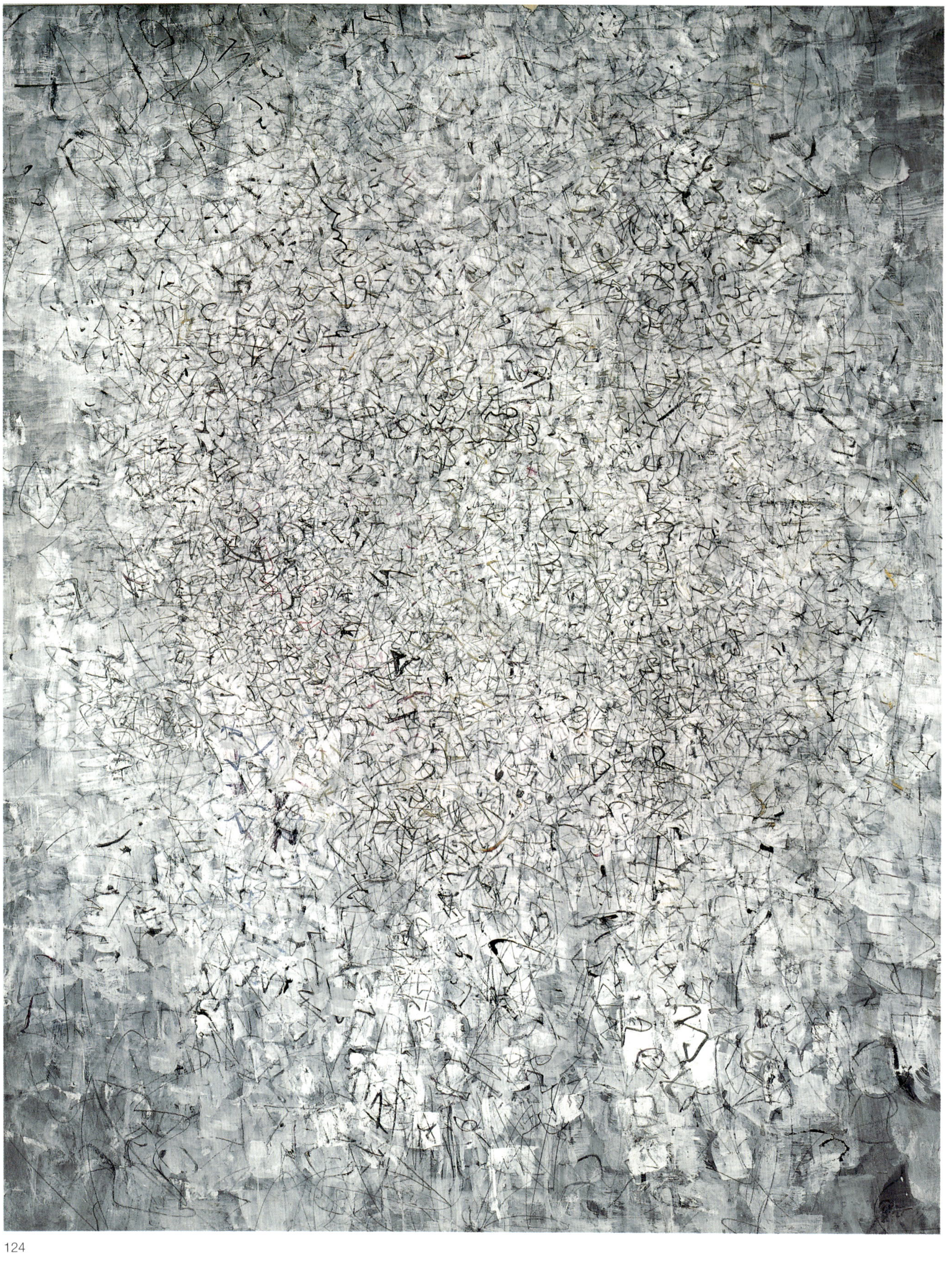

124

Tobey
1972

Künstlers im Jahr 1976 mehrere Tobey-Ausstellungen mit den jeweils neuesten und auch älteren Werken, aber der wichtige Platz von Tobeys Kunst in der Sammlung Beyeler beruht auf einer wohl geistigen Affinität zwischen dem Künstler und dem Sammler.

Sie kommt in einem anderen Werk der Sammlung, in *Forest Cathedral* von 1955, besonders deutlich zum Ausdruck: Das Verbindende ist einerseits ein tiefes, stilles Naturempfinden, das in der deutschen Romantik etwa in *Die Kathedrale im Wald* von Caspar David Friedrich Gestalt gefunden hat, und andererseits das Empfinden für die Malkultur etwa eines Paul Klee; man vergleiche dessen *Die Kapelle* von 1917 in dieser Sammlung (siehe Tafel 69).

Tobey lebte seit 1918 in der die Menschheit und den Kosmos als Einheit erfahrenden Gedankenwelt des Baha'i. Diese gibt seinen anscheinend ungegenständlichen Kompositionen ihre innere Verwandtschaft auch mit Mondrians theosophisch-kosmischen Konstruktionen. Dabei war und blieb Mark Tobey ein amerikanischer Maler, dessen vielseitige Lebenserfahrungen – von der Naturidylle am Mississippi zur Konfettiparade am Broadway; von der Vertrautheit mit dem Fernen Osten zum Heimischwerden in Europa – und dessen vielschichtige Künstlerlaufbahn – von der Reportage zur Abstraktion – nicht amerikanischer hätten sein können.

Von *White Journey* erzählte der Künstler dem Sammler bei der ersten Begegnung, dass dem Gemälde eine Reise quer durch den amerikanischen Kontinent zugrunde liege. Vielleicht waren schneebedeckte Strecken dabei, aber Schnee oder Winter ist es nicht, was die Farbe Weiss bedeutet. Weiss ist für Tobey das Erreichen eines Meditationsziels, das Resultat von Kontemplation, die Entmaterialisierung der Dinge – das Aufgehen der Sinneswelt in eine lichthelle Geistigkeit. Die *Weisse Reise* ist eine Pilgerreise vom Einzelnen zum Allgemeinen, vom Rand zum Zentrum, von der messbaren Oberfläche zur unermesslichen Raumtiefe.

Mark Tobey

125 ***Oncoming White*** 1972
Aufkommendes Weiss
Öl auf Leinwand, 241 x 203 cm / Nr. 165

Nur wenige Künstler haben im Alter die harmonische Übereinstimmung von Lebensphilosophie und Werk erreicht, die Mark Tobeys Malerei charakterisiert – Monet vielleicht (zum Beispiel in dem *Nymphéas*-Triptychon, siehe Tafel 11), sicher nicht Cézanne und nicht Picasso. Der Schlüssel zu Tobeys persönlicher und künstlerischer Erfüllung liegt in der Einheit von Meditation und Malen. Beides waren für ihn Wege zum gleichen Ziel, das er im geistigen Erleben einer lichtweissen Raumtiefe sah. Diesem Weiss ging er entgegen – und manchmal schien, wie der Bildtitel *Oncoming White* dies ausdrückt, das kosmische Weiss vor ihm auf.

Fernöstliche Kunst hatte Tobey solche Einheit von Kontemplation und Tun gelehrt. Sein Bildraum ist wie ein Meditationsraum, den er mit seinen Pinselzeichen nach allen Richtungen hin ausmisst und erfährt, um mehr und mehr in ihn einzugehen. Eine gemalte doppelte Rahmung, die an die Montierung chinesischer und japanischer Bildrollen erinnert, grenzt den imaginären Raum von der Wirklichkeit ab. Nach der zweiten inneren Kante öffnet sich dem visionären Blick der Bildraum an allen vier Seiten (das Rechteck, und mehr noch das Quadrat, ist ein Weltsymbol in manchen Religionen) mit einem rapiden Tiefensprung. Diese innere Randzone wirkt wie eine kaum wahrnehmbare dritte Rahmung, die das Geflecht des hellblau und unendlich fein gemalten Linienlabyrinths einfasst und trägt. Das Liniennetz verdichtet sich gegen die Bildmitte hin wie ein von ungleichmässigen, zarten Winden bewegter Nebel und artikuliert damit zeichenhaft die Raumerfülltheit. Es verdunkelt auch – hier mehr, dort weniger – das Weiss des geistigen Bildraumes, der in dem Mass zunehmend wirksam wird, als die Dinglichkeit der Welt und die mit Willen gesetzten Linien sich auflösen.

Frank Stella geboren 1936

126 ***The Grand Armada (IRS, No. 6, 1X)*** 1989
Die grossartige Armada
Aluminiumrelief, bemalt, fünfteilig,
315 x 186,5 x 99 cm / Nr. 159

»Man sieht, was man sieht«, das war Frank Stellas Kommentar zu den schwarzen Streifenbildern auf rechteckigen Leinwänden der Jahre 1959 bis 1961 und auch zu den anschliessend gemalten geometrischen Kompositionen auf polygonalen und gekurvten Bildträgern. Seine Gemälde waren buntgeformte Objekte, deren Gestalt auch schon ihr Inhalt ist; durch Grösse und Umriss sind sie das dominierende Ereignis der Wand, an der sie hängen, und durch ihre illusionistische oder wirkliche Dreidimensionalität herrschen sie über den Raum, der vor ihnen liegt. Sie stellen nichts dar, sie sind, was sie sind. Das änderte sich in den 80er Jahren – am entschiedensten seit 1985 mit der Folge der Wellen-Bilder (»The Waves Series«), die etwas Imaginäres verbildlichen.

Von 1988 an setzte der Künstler die Arbeit unter dem Titel »The Moby Dick Series« fort, und damit verriet er, dass man in den grossen und bunten Relief-Konstruktionen auch noch etwas anderes sieht, als man sieht: gepeitschte Wassermassen, Strudel, Lichtflächen, Meerestiefen, Schiffsteile einer Walfängerflotte und auch die Besessenheit des Kapitäns Ahab, der dem weissen Wal Moby Dick durch die Weltmeere nachjagt. *The Grand Armada* gehört zu den 135 Relief-Gemälden, die Frank Stella zu den 138 Kapiteln von Herman Melvilles Roman »Moby Dick« (1851) geschaffen hat. Dennoch handelt es sich nicht um eine Illustration, sondern um ein dem amerikanischen Epos adäquates malerisches Erlebnis. Der optische Tatbestand der Komposition, die heftigen Farben sowie die gekurvten und gebauchten Formen sollen, mit den Worten des Künstlers, das Erlebnis vermitteln, »auf hoher See, also auf einer Reise zu sein« – die Abstraktion als »bewohnbare Illusion, in die der Betrachter einsteigen kann«.

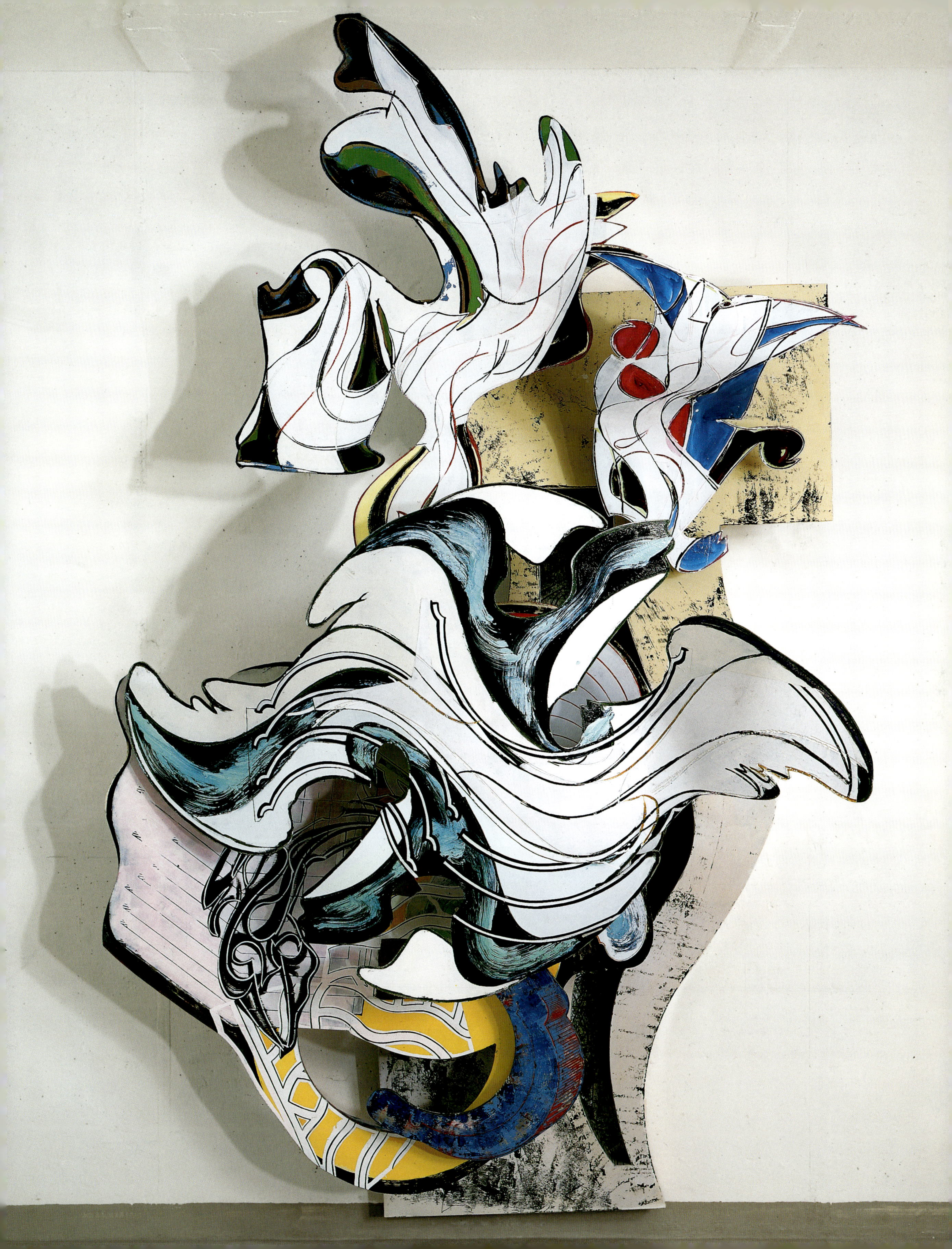

Ellsworth Kelly geboren 1923

127 ***Dark Gray with White Rectangle II*** 1978

Dunkles Grau mit weissem Rechteck II

Öl auf Leinwand, zweiteilig, 208,3 x 266,7 cm / Nr. 59

Der erste Blick auf dieses zweiteilige Werk von 1978, *Dunkles Grau mit weissem Rechteck II*, lockt auf eine falsche Fährte. Zunächst vermeint man, zwei übereinander liegende Rechtecke zu erkennen, wobei das weisse nach rechts heruntergekippt ist. Im Geiste versuchen wir es wie ein schief hängendes Bild wieder zurechtzurücken, doch stellt sich plötzlich eine gegensätzliche, eine räumliche Wahrnehmung ein: Das schwarze Trapez – es handelt sich in Wirklichkeit nicht um ein Rechteck – könnte als Schattenriss der weissen Tafel gelesen werden, und die beiden Flächen beschreiben perspektivisch ein Raum-Eck. Fortan schwanken unsere Sinneseindrücke zwischen Flächen- und Raumwahrnehmung, zwischen reiner, konstruierter Geometrie und einer gelegentlich schon einmal gesehenen Situation.

Tatsächlich verdanken Kellys sogenannte Shaped Canvases, nicht mehr ausschliesslich rechteckige Tafelbilder, ihre Herkunft meist einem im Alltag beobachteten architektonischen oder urbanen Sachverhalt: einem Brückenbogen, einer Fassade, einem Kathedralgewölbe oder einem Teerfleck auf der Strasse, die, isoliert von ihrer Umgebung, in musealem Raum präsentiert werden. Sowenig Kellys »Shaped Canvases« geometrische Konstruktionen sind, sowenig darf man sie mit Abstraktionen verwechseln. Es sind vielmehr ›formes trouvées‹ – durchaus im Sinne von Marcel Duchamps ›objets trouvés‹. Im vorliegenden Fall wird das Photo eines offenen Scheunentors aus den 60er Jahren die Vorlage geliefert haben.

Das Wissen um ihren Ursprung tritt bei der unmittelbaren Begegnung mit Kellys Werken eher in den Hintergrund. Durch die architektonische Kraft und die exzentrisch ausgreifenden Trägerformen wird die Wand in den Geltungsbereich der Bilder mit einbezogen und damit auch der Betrachter zum Bestandteil der Bildkonzeption gemacht. Man findet sich selbst halb in dem realen Betrachterraum und halb im illusionistischen Bildraum wieder. Die Beschäftigung mit dem doppeldeutigen ›Flächen-Raum‹ – Frank Stella sprach vom zwei- bis dreidimensionalen Reliefraum – gehört zu den grossen Utopien der abstrakten Kunst des 20. Jahrhunderts. Sie begann im ersten Jahrzehnt mit den grossen horizontlosen Seerosen-Bildern von Monet (siehe Tafel 11), in die der Betrachter gewissermassen eintreten konnte und die Kelly während seines mehrjährigen Frankreich-Aufenthalts bei einem Besuch 1954 in Giverny bewundert hatte. *MB*

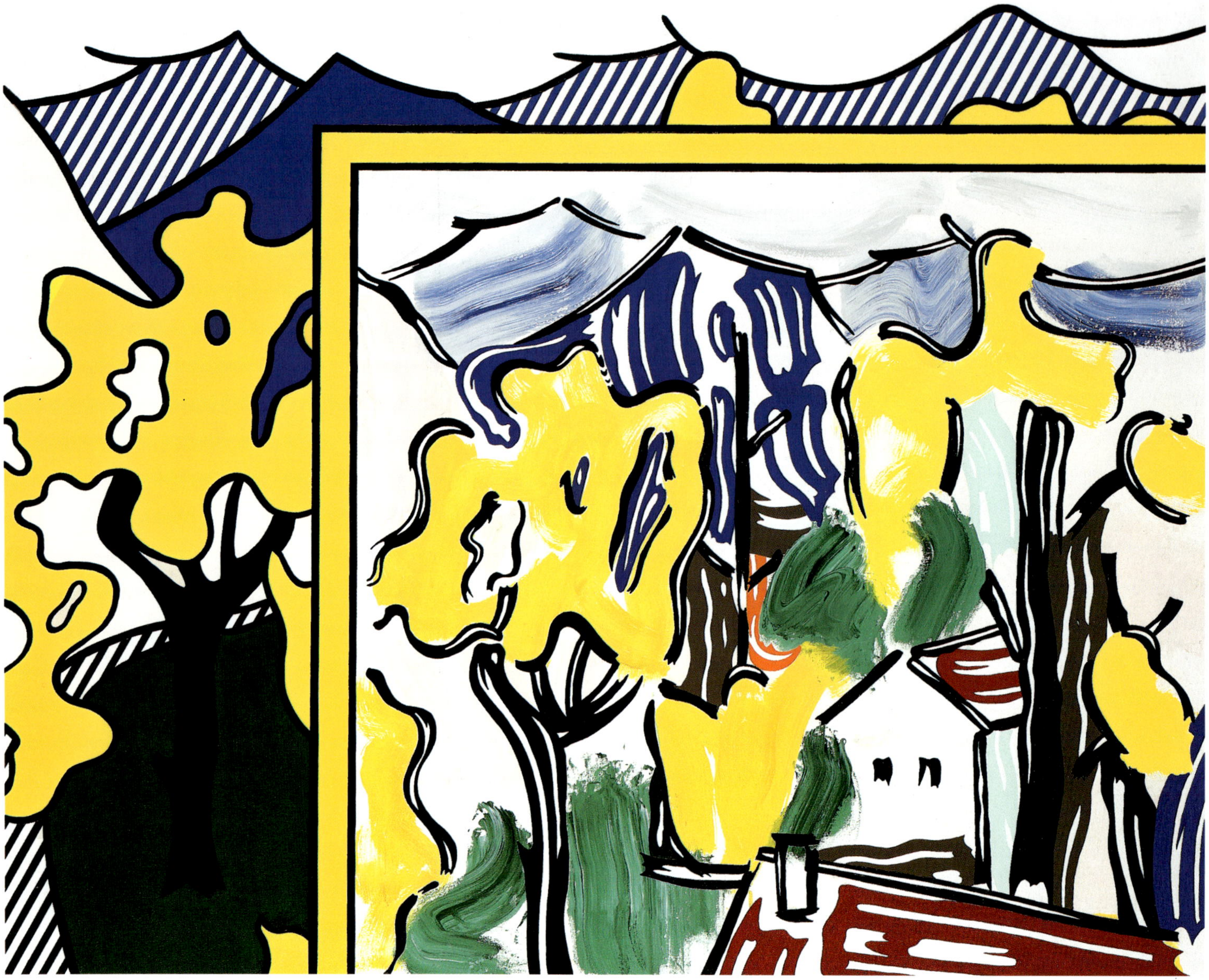

128

Roy Lichtenstein 1923–1997

128 ***Painting in Landscape*** 1984
Gemälde in Landschaft
Öl auf Leinwand, 127 x 152,5 cm / Nr. 93

Die Malweise von Roy Lichtenstein hat beim Auftreten der Pop Art am Anfang der 60er Jahre diesem Stil zu seinen Erklärungen verholfen, so wie fünfzig Jahre früher Braques »petits cubes« das Wort Kubismus begründeten. Durchaus als ernste, traditionelle Kunst ausgeführt, beruft sie sich auf die abkürzende Gebrauchskunst von Werbegraphik und Comic strips. Diese publikumsnahe Bildproduktion zielt auf die visuelle und emotionelle Momentanwirkung des effektvoll dargestellten Gegenstandes oder der in Sequenzen erzählten Geschichte und ordnet die Zeichnungs- und Maltechnik den Möglichkeiten der Reproduktionstechniken für Massenauflagen unter. Lichtenstein erkannte darin eine Bildsprache mit eigenen Konventionen: dramatischer Bildschnitt, einfache schwarze Umrisse vor weissem Grund, elementares Kolorit mit Primärfarben und Flächentönung durch Rasterpunkte.

Lichtensteins Bildthemen sind so elementar wie diejenigen der Reklame und der Massenpresse, auch wenn er in seinen Gemälden Meisterwerke der Kunstgeschichte wiederholt, denn er parodiert nicht die Originale, sondern ihre allgegenwärtigen Reproduktionen. So schuf er eine illustrierte Kunstgeschichte für die Comic-Generation. *Gemälde in Landschaft* enthält das alte Malerthema von Kunst und Wirklichkeit. Das Bild im Bild stellt nicht einfach eine Landschaft dar, sondern ein künstlerisch gemaltes Landschaftsbild mit Rahmen. Der Stil ist malerisch-expressiv: Hier hat (so würde ein Bilderklärer dem ungeschulten Publikum sagen) ein Künstler seine Seelenstimmung ausgedrückt und die Landschaft persönlich interpretiert, was sich im Vergleich mit der wirklichen Landschaft daneben demonstrieren lassen sollte. Aber die ›wirkliche‹

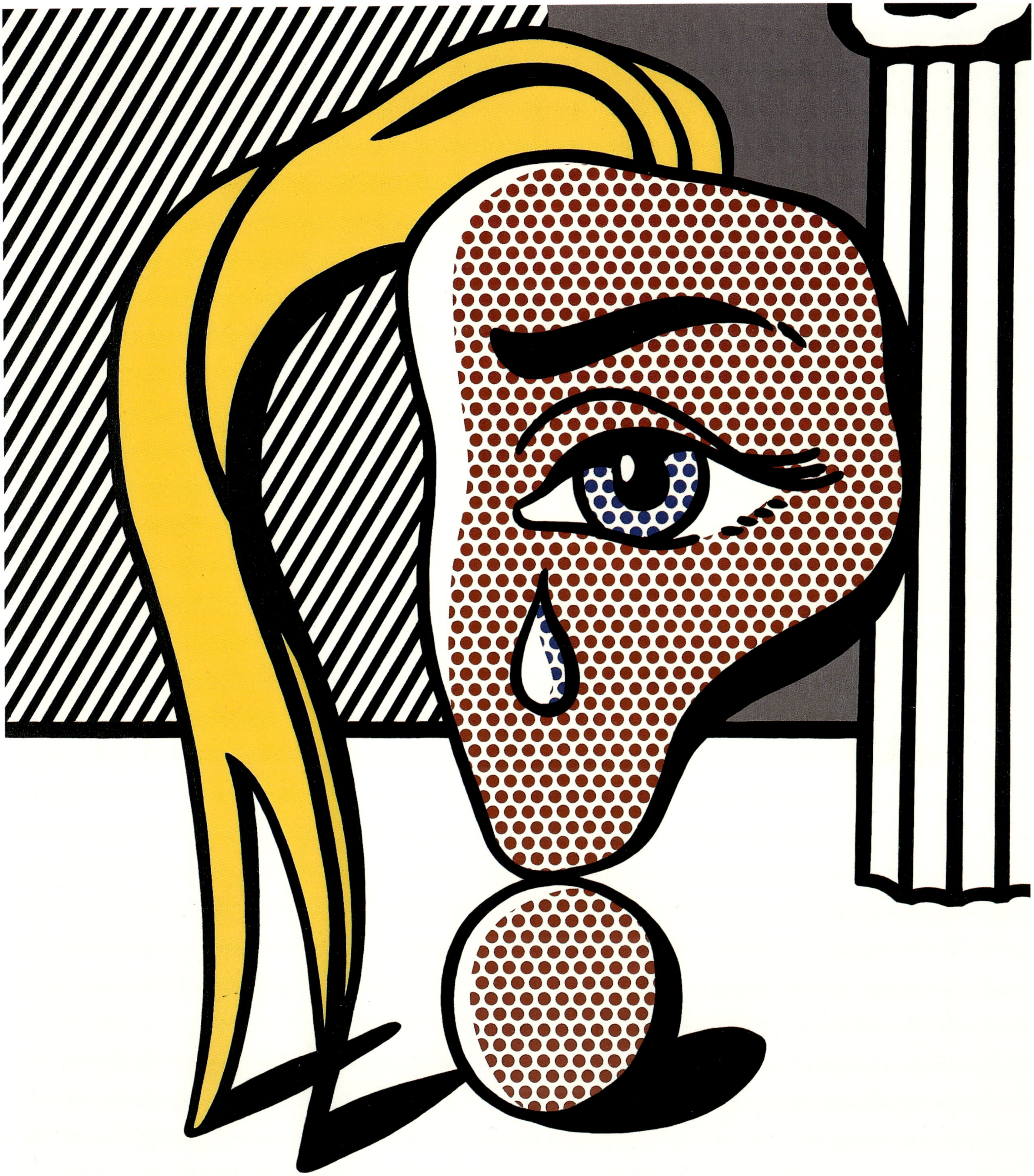

Landschaft, die der Bildtitel nennt, ist noch viel mehr ein Kunstprodukt: eine flächige Farbkomposition im anonymen Stil der industriellen Reproduktionstechniken.

Soweit ist der Dialog zwischen Abbild und Vorbild und auch zwischen ›richtiger‹ Kunst und Massenkunst sehr simpel geführt. Lichtensteins Dialektik hat noch subtilere Inhalte. Das als ›Kunst‹ geltende Bild im Bild tritt doch sehr dilettantisch auf, während die scheinbar im dekorativen Industriestil wiedergegebene Landschaft voller kunstgeschichtlicher Reminiszenzen (Matisse, Dubuffet) und mit raffinierter Delikatesse gemalt ist. Wer darf sich also ernsthafter, professioneller Maler nennen? Ist es vielleicht der Künstler, der über den Stilen steht?

Roy Lichtenstein

129 ***Girl with Tear III*** 1977
Mädchen mit Träne III
Öl und Magna auf Leinwand,
117 x 101,5 cm / Nr. 92

Roy Lichtensteins Bilderwelt ist zum grossen Teil eine Welt von Bildern über Bilder. Er gewinnt seine Sujets von schon existierenden Bildern, die durch die massenhafte Verbreitung in Comics, Werbegraphik und billigen Reproduktionen bereits konsumiert wurden und ins kollektive Unbewusste eingedrungen sind. Dabei spielt die Herkunft und der Inhalt der Vorlagen eine untergeordnete Rolle, denn die Rhetorik der Massenmedien egalisiert alle Unterschiede. Es gibt, so die Hauptbotschaft von Pop Art, keine Hierarchie von Hoch- und Populärkultur, zwischen Rembrandt und Mickey Mouse, mehr.

Mitte der 70er Jahre visierte er die Bildwelt des Surrealismus an, insbesondere die von Magritte, Dalí, Ernst und Picasso. *Girl with Tear III* von 1977 ist das letzte von drei Bildern, die als direkte Abwandlung von Salvador Dalís populärem Bild *Die Beharrlichkeit der Erinnerung* mit dem Motiv der zerfliessenden Taschenuhren entstanden sind. Leicht erkennen wir in der weichen Deformation des Frauenkopfs Dalís Prinzip der Transformation. Doch *Girl with Tear* ist mehr als eine Paraphrase. Der Kopfteil ist auf den zweiten Blick nicht mehr nur als körperhafte Deformation zu erkennen, sondern auch als Ausschnitt eines Gesichts, das wir uns nach rechts fortgesetzt denken könnten. Allerdings entpuppt sich dann das Auge nicht als ein linkes Auge. Die Nase müsste, vom Betrachter aus gesehen, links liegen. Es handelt sich visuell um eine vieldeutige Konstruktion. Lichtenstein verarbeitet in diesem irritierenden Bild also nicht nur die Deformation von Dalí und nota bene von Picasso, sondern auch das Prinzip der Maske, mit dem Magritte die Rätselhaftigkeit von Bild und Wirklichkeit untersuchte.

Diane Waldheim mutmasst, dass Lichtensteins Interesse am Surrealismus auf dessen innerer Fähigkeit beruhe, in den überzeichneten Formen und stereotypen Sujets kollektives Unbewusstes ans Tageslicht zu bringen. Der Gedanke scheint interessant und verdient weiterverfolgt zu werden. Auf Lichtensteins Bildwelt übertragen, leistete dessen Werk demnach eine Art ästhetische Psychoanalyse der Massenkultur. *MB*

Robert Rauschenberg geboren 1925

130 ***Windward*** 1963
Windseite
Öl über Serigraphie auf Leinwand,
244 x 178 cm / Nr. 152

Wenige Jahre nachdem die amerikanische Malerei auf grossen Leinwänden mit impulsiven Pinselzügen und vibrierenden Farbflächen eine Bildgestalt gefunden hatte, die ohne Gegenstandsdarstellung und Perspektivkonstruktion den Betrachter in einen tiefen Bildraum hineinzieht – wie die Gemälde von Tobey und Rothko (siehe die Tafeln 124, 125 und 120 – 122) –, stellte die jüngere Generation von New Yorker Künstlern diese subjektiven Gesten und Emotionen in Frage. Mehr noch: Sie verliessen – wie Dubuffet (siehe die Tafeln 95 – 101) seit 1947 – das Feld der traditionellen Kunst und fanden ihren Stil und ihre Themen in der Vulgärkunst des Alltags: in Zeitungsbildern, Comics, Graffiti und in der Werbegraphik. Die Bezeichnung Pop Art für Robert Rauschenbergs *Windward* oder für die Kunst Roy Lichtensteins (siehe die Tafeln 128, 129) ist aber ebenso ungenau wie Abstract Expressionism für den vorangegangenen Malstil, doch haben sich beide Begriffe eingebürgert.

In jeder Beziehung ist diese neue Kunst ein Akt der Subversion. Die Leinwand von *Windward* dient als passive Fläche, auf welcher mittels Siebdruck vorhandenes Bildmaterial aus Presse und Werbung reproduziert und mittels freier Übermalung dramatisiert ist. Das Resultat scheint zufällig und chaotisch (ein Eindruck, dem eine gutdurchdachte ästhetische Absicht zugrunde liegt), doch ist es intelligent kalkuliert und meisterhaft herbeigeführt.

Schon die Auswahl und Anordnung des Bildmaterials ist thematische Aussage. In der oberen Reihe ›kleben‹ nebeneinander die Farbreproduktion vom Kirchenkonzil in der Sixtinischen Kapelle zu Rom, ein trickreich collagiertes Werbebild und die Freiheitsstatue in effektvoller Diagonalsicht: drei einander scheinbar ausschliessende Bildzitate, die sich jedoch inhaltlich und künstlerisch aufeinander beziehen lassen: der geschlossene Architekturraum der Sixtina und die Plastik der Freiheitsstatue vor offenem Naturraum; die bedeutungsvollen Gesten von Michelangelos Christus im *Jüngsten Gericht* und der Freiheitsstatue; dazwischen saftig leuchtender Kommerz. Die Eckbilder sind unten diagonal versetzt noch einmal verwendet, nun aber nur als optische Werte. In der Bildmitte steht links vor Regenbogenfarben ein polyvalenter National- und Friedensvogel (Adler und Taube) einer wolkig übermalten Balkenkonstruktion gegenüber. Darunter Photozitate von New Yorks Strassen- und Dächerlandschaft unter einem Kolorit, das Katastrophen evoziert.

Rauschenbergs vielschichtiges Werk rekonstruiert von Grund auf den Begriff eines Gemäldes und löst das Dilemma von figurativer und abstrakter Kunst auf; es bringt eine Fülle von unpersönlichen bildlichen Wiedergaben und unterwirft diese dem bildlosen, impulsiven Malen.

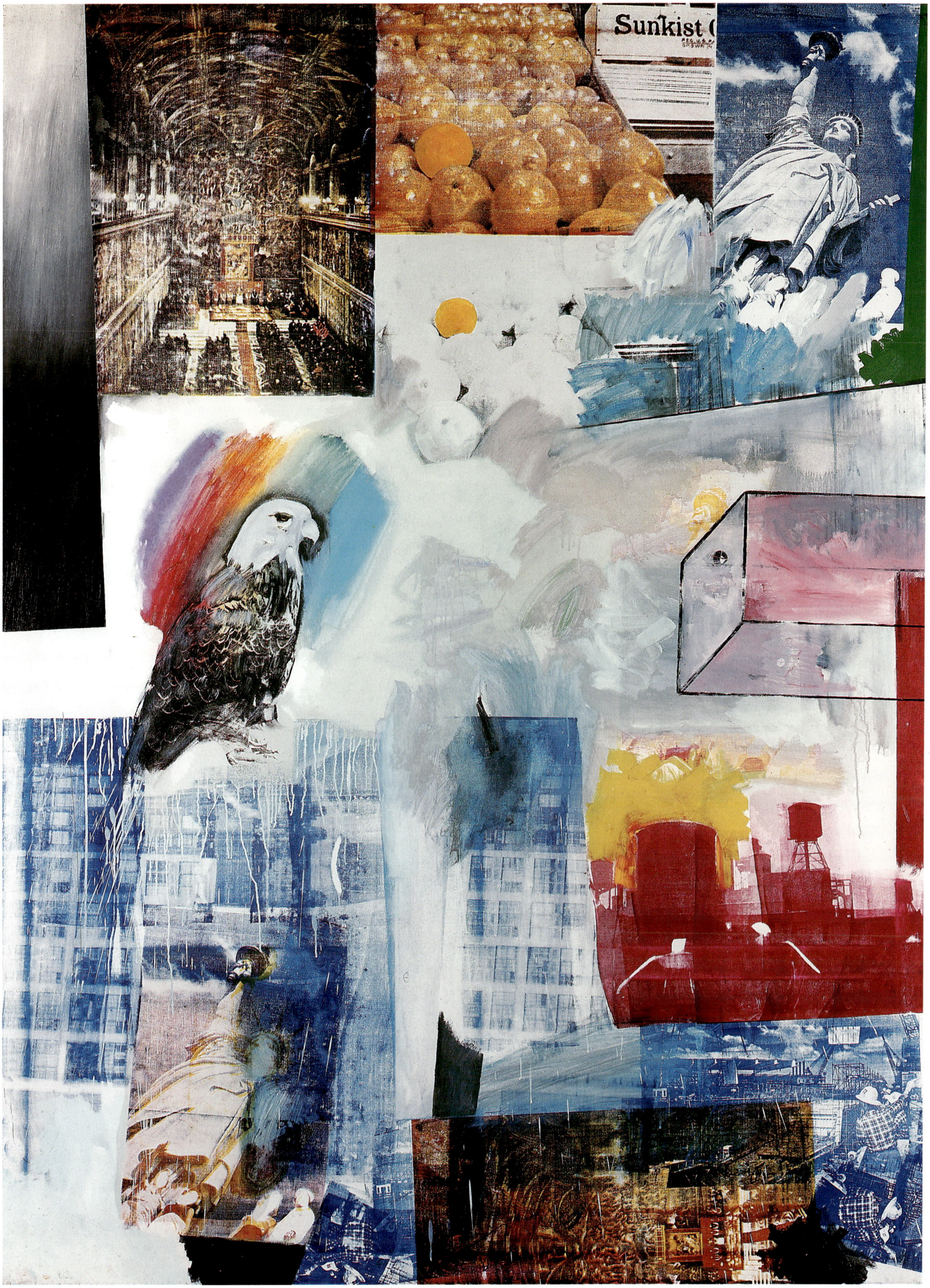
Sunkist

Andy Warhol 1928–1987

131 ***Joseph Beuys*** 1980

Siebdruckfarbe und Diamantstaub auf Acryl
auf grundierter Leinwand, 101,5 x 101,5 cm / Nr. 166

Ein Bildnis Joseph Beuys' von Andy Warhol: Diese spektakuläre Konstellation gehört zur Wirkungsgeschichte von Beuys' Person und Kunst. In Amerika stand der Faszination durch seine Persönlichkeit die Unvereinbarkeit der Kunstbegriffe gegenüber. Selbst die 1974 in New York veranstaltete Aktion »I like America and America likes me« – eine Demonstration gegen Yankee-Amerika, bei der Beuys, um nicht amerikanischen Boden zu betreten, sich vom Flugzeug aus in einem Krankenwagen in die Galerie René Block fahren liess und dort drei Tage mit einem Prärie-Kojoten (als Vertreter des ursprünglichen Amerika) zusammenlebte – fand geringe Aufmerksamkeit. Im November 1979 jedoch richtete das Solomon R. Guggenheim Museum in New York eine Beuys-Retrospektive ein, und bei diesem Anlass lernten die beiden Künstler sich kennen.

Beuys hatte Warhol schon viel früher einen wahrhaft revolutionären, wenn auch naiven Künstler genannt. Die erste persönliche Begegnung fand gemäss Warhols Tagebuch am 30. Oktober 1979 in Warhols Factory oder Office im Geschäftshaus Broadway 860 beim Union Square statt: »Als ich eintraf, stieg Joseph Beuys, der deutsche Künstler, mit seinen Kindern und Heiner Bastian [Beuys' damaliger Sekretär] aus dem Auto. Er küsste mich auf den Mund, was mich verwirrte. Ich wusste nicht, über was ich mit ihm sprechen sollte. Heiner Bastian sagte, ich solle Beuys für ein Porträt photographieren.« In den folgenden Jahren trafen die beiden Künstler mehrmals in Europa zusammen, so am 8. März 1981 in Düsseldorf, als Beuys Warhol zu sich nach Hause einlud, »um das Atelier zu sehen und wie er lebt und zu Tee und Kuchen, it was really nice«. Er schenkte ihm ein Exemplar des Multiples *Everness II/1* von 1968: ein Holzkästchen mit zwei Pepsi-Cola-Fläschchen, welche allerdings auf der Reise explodierten, »und jetzt kann ich das Kistchen nicht mehr öffnen, weil ich ja nicht weiss, ob es immer noch ein Kunstwerk enthält oder nur Glasscherben. Wenn er das nächste Mal in New York ist, muss ich ihn zu mir kommen lassen, um das Kistchen zu signieren, sonst ist alles nur Abfall«. Dazu bot sich am 9. Januar 1982 Gelegenheit, als Beuys der Eröffnung der Ausstellung von Warhols *$$*-Gemälden beiwohnte und dieser ihn einmal mehr »wirklich sympathisch« fand. Selbst als Kritik am Kunst-Kommerz verstanden, stehen diese Bilder im grössten Gegensatz etwa zu Beuys Environment *DAS KAPITAL Raum 1970–1977*, welches Sinneserfahrungen und künstlerische Tätigkeit als soziales und demokratisches Kapital dem Geld-Kapitalismus entgegenstellt. Beuys hatte das Werk auf der Biennale in Venedig 1980 installiert, wo gleichzeitig Warhol seine unterdessen multiplizierten Beuys-Bildnisse ausstellte und zu Journalisten sagte, er bewundere das Politische an Beuys' Werk und sähe ihn gern als Präsidenten der Vereinigten Staaten.

Hinter allen diesen Anekdoten steht Warhols Gespür für Beuys' Persönlichkeit und künstlerische Sendung. So ist das Bildnis auch vollkommen anders als Warhols übliche bunte Zelebritäten-Porträts. Nicht nur ist es schwarzweiss, sondern die Helldunkel-Werte sind wie bei einem Photonegativ vertauscht, der für Beuys bezeichnende Hut täuscht eine Doppelbelichtung vor, die Augen haben einen seherischen Blick, und das Gesicht ist als besondere Auszeichnung mit Diamantstaub besprenkelt, so dass man, wenn nicht von einer kostbaren Ikone, so doch von einem durchgeistigten Prophetenbildnis sprechen möchte. Unter allen Dokumenten zu Joseph Beuys ist dieses Bildnis von Andy Warhol eines der bleibenden Zeugnisse.

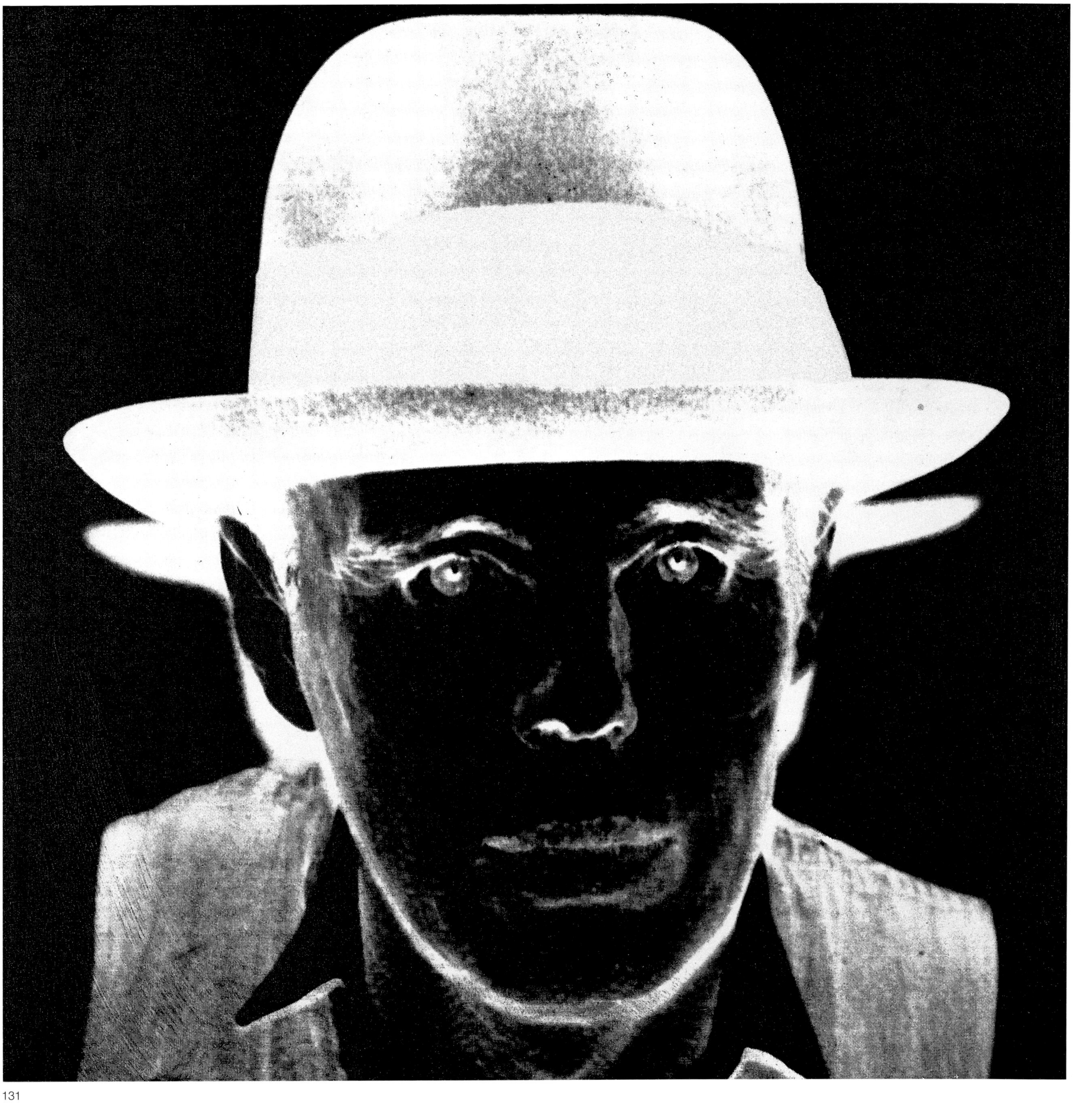

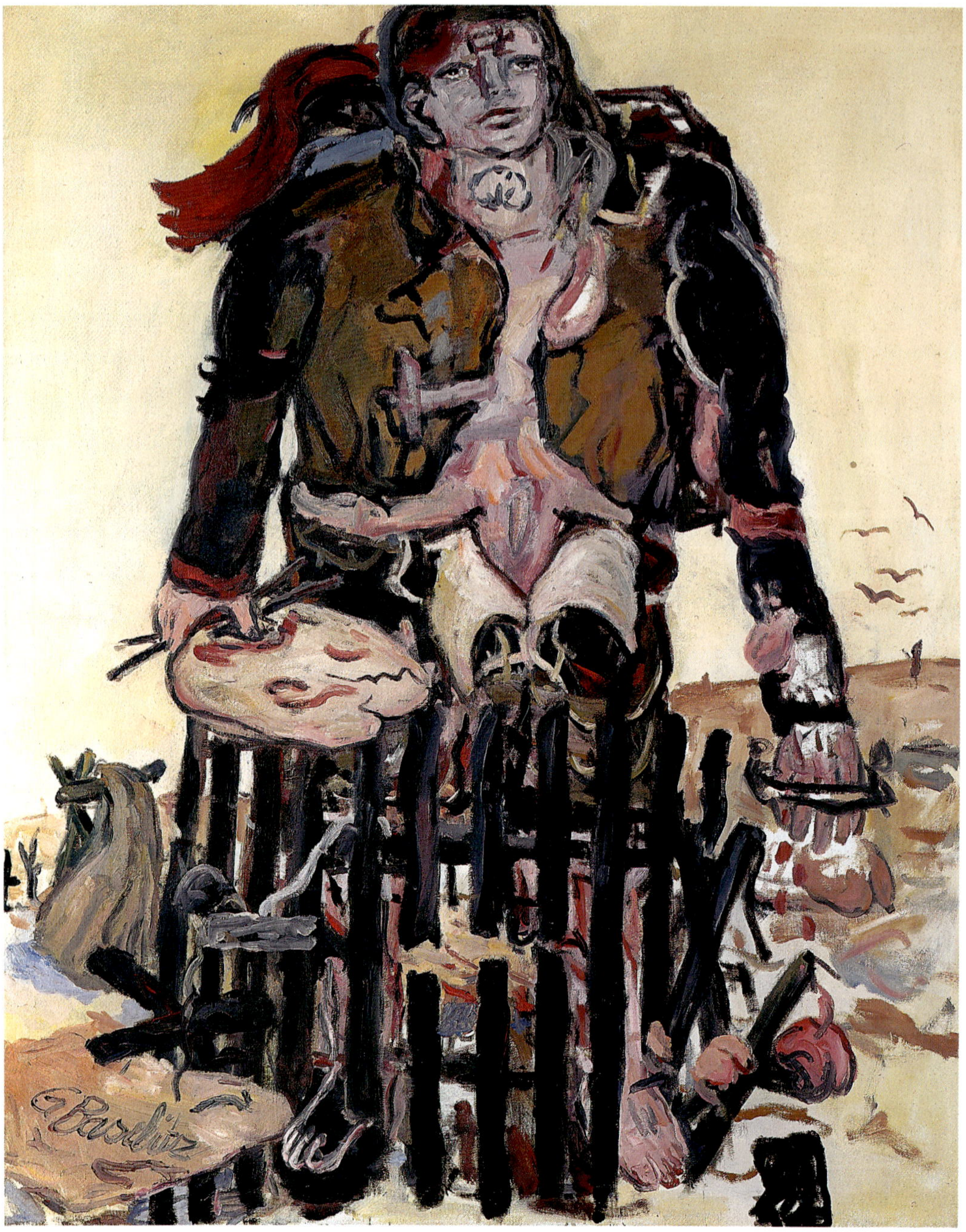

132

kleidet, jedoch so, dass Teile seines nackten Körpers blossgelegt sind. Es ist ein junger Maler, der zum Motiv aufbricht, trotz der Blössen seines Leibes und der Verletzlichkeit seiner Person und der Kargheit der Umwelt. Sein Aufbruch aber wird von Widrigkeiten gehemmt.

Das Gemälde *Verschiedene Zeichen* fasst alle Motive dieser ersten bedeutenden Arbeitsepoche zusammen. In der rechten Hand hält der »Held« oder »neue Typ« Pinsel und Palette, aber seine blutende Linke ist von einem Fangeisen und seine Beine sind von einem Lattenzaun festgehalten. Die offenen, halb heruntergelassenen Hosen und die nackten Füsse deuten auf die Leiblichkeit hin, die den Aufbruch als Künstler vielleicht hemmt, vielleicht verlangt – eine psychologisierende Deutung ist nicht am Platz. Der Scheitel der grossen Figur wird vom oberen Bildrand bedrängt, aber sein darüber hinaus gerichteter Blick und das Mal auf der Stirn drücken Zuversicht in seine Sendung aus. Links lässt er ein altes Bündel zurück; was er braucht, hat er bei und in sich. Er wird, trotz der Hindernisse und Verletzlichkeit, seinen Weg gehen. Heute wissen wir, wohin dieser Weg führte, zu einer zwar figürlichen Malerei, die aber seit 1969 den dargestellten Gegenstand auf den Kopf stellt (wie in *Weg vom Fenster* von 1982, siehe Tafel 133) und ihm dadurch die Einschichtigkeit eines Abbildes nimmt. Um so stärker wirkt die Kraft der reichen Farbmaterie in dem thematisch so vielschichtigen Heldenbild *Verschiedene Zeichen*.

Georg Baselitz geboren 1938

132 ***Verschiedene Zeichen*** 1965
Öl auf Leinwand, 162,5 x 130 cm / Nr. 6

Nach dem Zweiten Weltkrieg gewannen in Deutschland zunächst die aktuellen Strömungen der Malerei aus Paris und New York Geltung, die ungegenständliche, informelle, gestische, abstrakt-expressionistische oder konzeptuelle Malerei. Dann trat in den 60er Jahren eine junge Künstlergeneration mit wildfarbigen, figürlichen Bildern auf den Plan. Eine ihrer stärksten Kräfte – zuerst in Berlin, dann in Westdeutschland – war Georg Baselitz. Seine Werke zeichneten sich nicht nur durch die Intensität der Farbmaterie aus, sondern auch durch ein Bildthema, das sich damals auf ihn und seine Freunde, auf ihre Person als Künstler, auf ihre Besonderheit gegenüber der alltäglichen Gegenwart und auf ihre Einbindung in die Malereigeschichte bezog. Baselitz schuf 1965 eine Gruppe von Gemälden, die einen jungen Mann als grosse und mehr oder weniger frontal auftretende Figur in fragmentarisch gegebener, öder Landschaft darstellt. Einige Bildtitel wie *Ludwig Richter auf dem Weg zur Arbeit* oder *Porträt Franz Pforr* oder *Bonjour Monsieur Courbet* identifizieren den jungen Mann als Maler und Bewahrer einer Tradition. Andere Titel wie *Der Held*, *Der neue Typ* oder *Partisan* charakterisieren ihn als ein für sich selbst eintretendes Individuum. Er trägt manchmal einen Tornister, ist oft mit einer Uniform be-

Georg Baselitz

133 ***Weg vom Fenster*** 1982
Öl auf Leinwand, 250 x 250 cm / Nr. 7

Georg Baselitz gehört als eine der stärksten Kräfte zu jenen Malern in Deutschland, die nach dem Wiederaufbau nicht moderne europäische und amerikanische Kunstgeschichte nachgeholt haben, sondern seit den 60er Jahren aus der eigenen Persönlichkeit heraus ihre eigene Thematik und Malweise schufen.

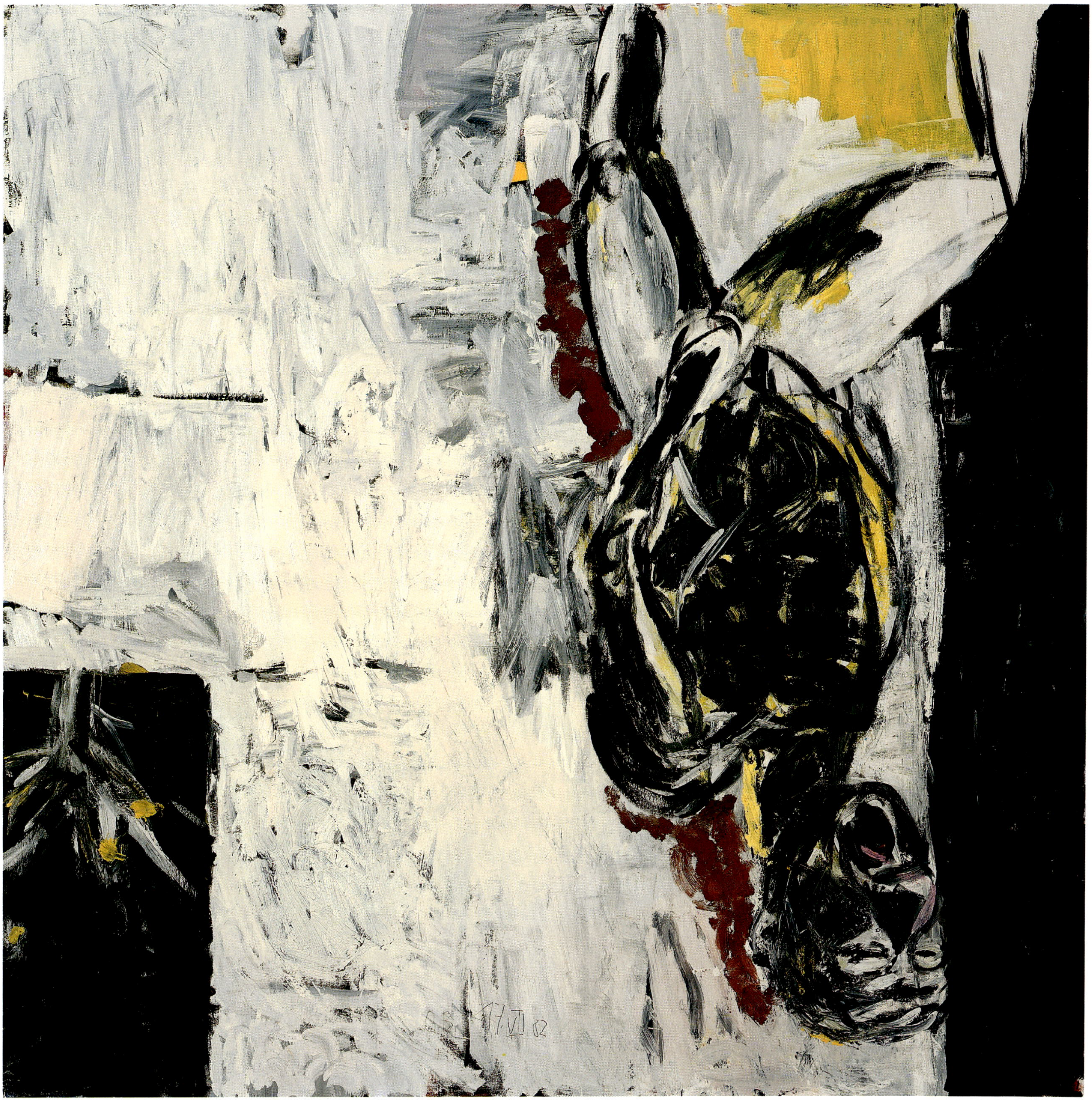

133

Kennzeichnend dafür ist ein expressiver Stil und der oft fanfarenhafte Auftritt kräftiger Farben. So begann Baselitz mit starken Figuren- und Landschaftsgemälden aus eigenem Erleben. Die künstlerische Arbeit führte ihn zu neuen Gedanken über den Bildraum.

Gegenständliche Malerei geht traditionell davon aus, dass das Oben und Unten der Leinwand die Erscheinungsweise der von der Schwerkraft bestimmten Wirklichkeit wiedergibt; ungegenständliche Kunst (und die neue amerikanische Malerei) behandelt die Leinwand als horizontlosen Bildraum. Georg Baselitz hat 1969 eine Lösung gefunden, welche auch die Darstellung von Personen, Bäumen und anderen Dingen von der Sehkonvention befreit und den Bildhorizont aufhebt: Er stellt die Motive auf den Kopf. Und nun sind seine von der

Gegenstandswelt erzählenden Gemälde zuallererst Farbmalerei, die über alle Richtungen der Leinwandfläche verfügt.

Weg vom Fenster ist ein Werk von 1982, das weniger vom Kolorit als von den Tonalitäten ausgeht. Die Figur ist dadurch um so enger mit dem Bildraum verbunden. Die Bildfläche wirkt insgesamt ohne Polarität von Figur und Grund, von Oben und Unten, von Hinten und Vorn. Dass das Motiv ›auf dem Kopf steht‹, ist deshalb nicht als ein Herunterstürzen zu interpretieren. Es ist aber auch nicht so, dass das Gemälde nun als ungegenständliche, reine Malerei gesehen werden muss. Nein: Hier ist durchaus eine Figur in ihrem Lebensraum dargestellt, aber dieses Thema bezieht seine Verbildlichung nicht aus der Analogie des Bildraums mit dem Wirklichkeits-Raum, sondern aus der Gegebenheit der Bildfläche.

Anselm Kiefer geboren 1945

134 ***Wege: Märkischer Sand*** 1980
Acryl und Sand auf Photographie auf Jute,
255 x 360 cm / Nr. 61

Eine wandbildgrosse Photographie einer fruchtbaren landwirtschaftlichen Gegend in Süddeutschland ist hier vom Künstler zum Erinnerungsfeld preussischer Geschichte gemacht worden. Perspektivisch über die Landschaftsphotographie mit hellbrauner Farbe und Sand angelegte Furchen führen derart aus der Bildraumtiefe links oben in die unmittelbare Vordergrundfläche rechts unten, dass das Auge sie wie Wege vom fernen Horizontbild zur nahen Materialwirklichkeit begehen kann. Hier vorn ist als Bildtitel in Schülerschrift aufgeschrieben, was wir bildlich und wörtlich sehen: »Wege: Märkischer Sand«. Mit frostweisser und brandschwarzer Übermalung sind – wie als Retouchen eines Photographen – Gras- oder Getreidestreifen zwischen den Sandwegen einem natürlichen und geschichtlichen Schicksal unterworfen. Aufgeschriebene Ortsnamen evozieren die vom Maler gemeinte geographische Gegend: Es ist die ehemals preussische Mark Brandenburg. Zur Zeit der Entstehung dieses Gemäldes war sie in der ehemaligen DDR gelegen, nicht ohne weiteres erreichbar; Kiefer ist auch nie dort gewesen. Die Wege und Namen führen aus der Vergangenheit als historische Ursache in die politische Gegenwart: vom preussisch-deutschen Nationalstaat zum damals geteilten Deutschland. Kiefer wählt als historischen Moment für dieses Bilanzbild die Nachkriegsöde des Jahres 1945 – das Jahr auch seiner Geburt.

Der Bildtitel bezeichnet aber nicht nur die natürliche Beschaffenheit der Mark Brandenburg, sondern er zitiert auch das Marschlied »Märkische Heide, märkischer Sand«, mit dem die Soldaten der Wehrmacht in den von Deutschland entfesselten Krieg gezogen sind. Kiefers Historienbild stellt insgesamt in Wort und Bild die von militaristischem Preussentum und deutschem Nationalismus erzeugte Katastrophenlandschaft dar. Für ein anderes landschaftliches Katastrophenbild mit dem aufgeschriebenen Titel *Nürnberg*, der sowohl auf

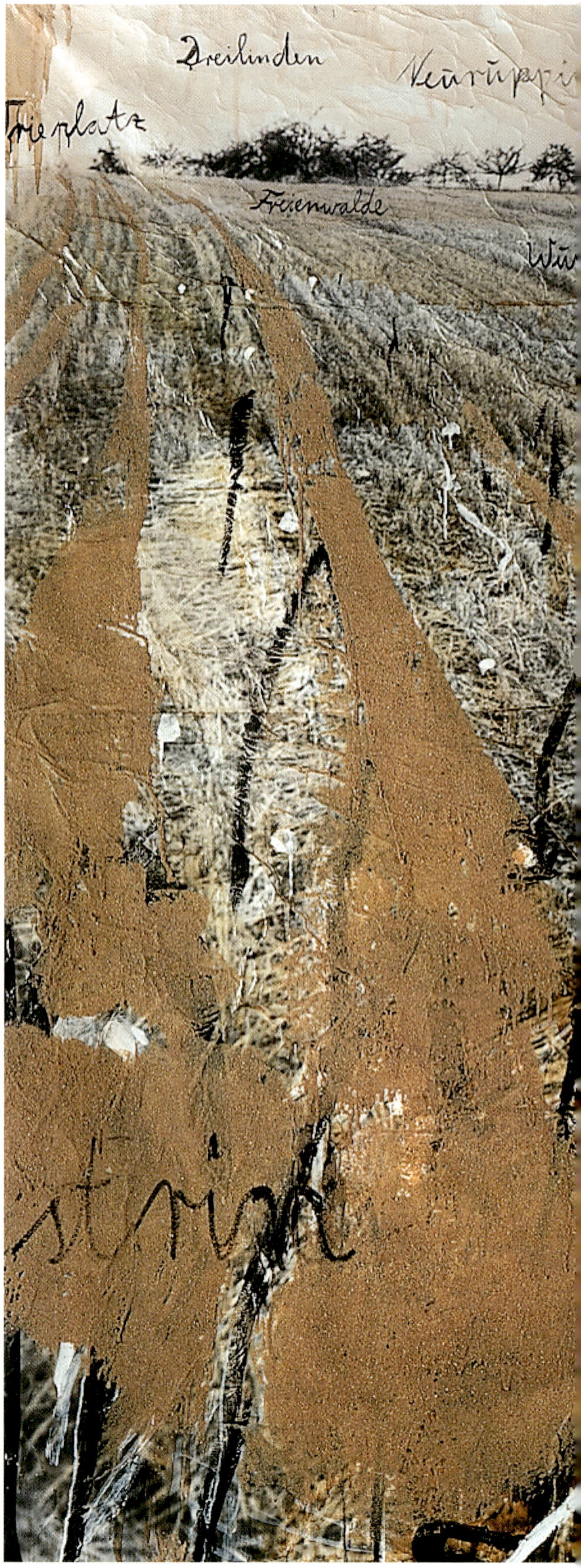

134

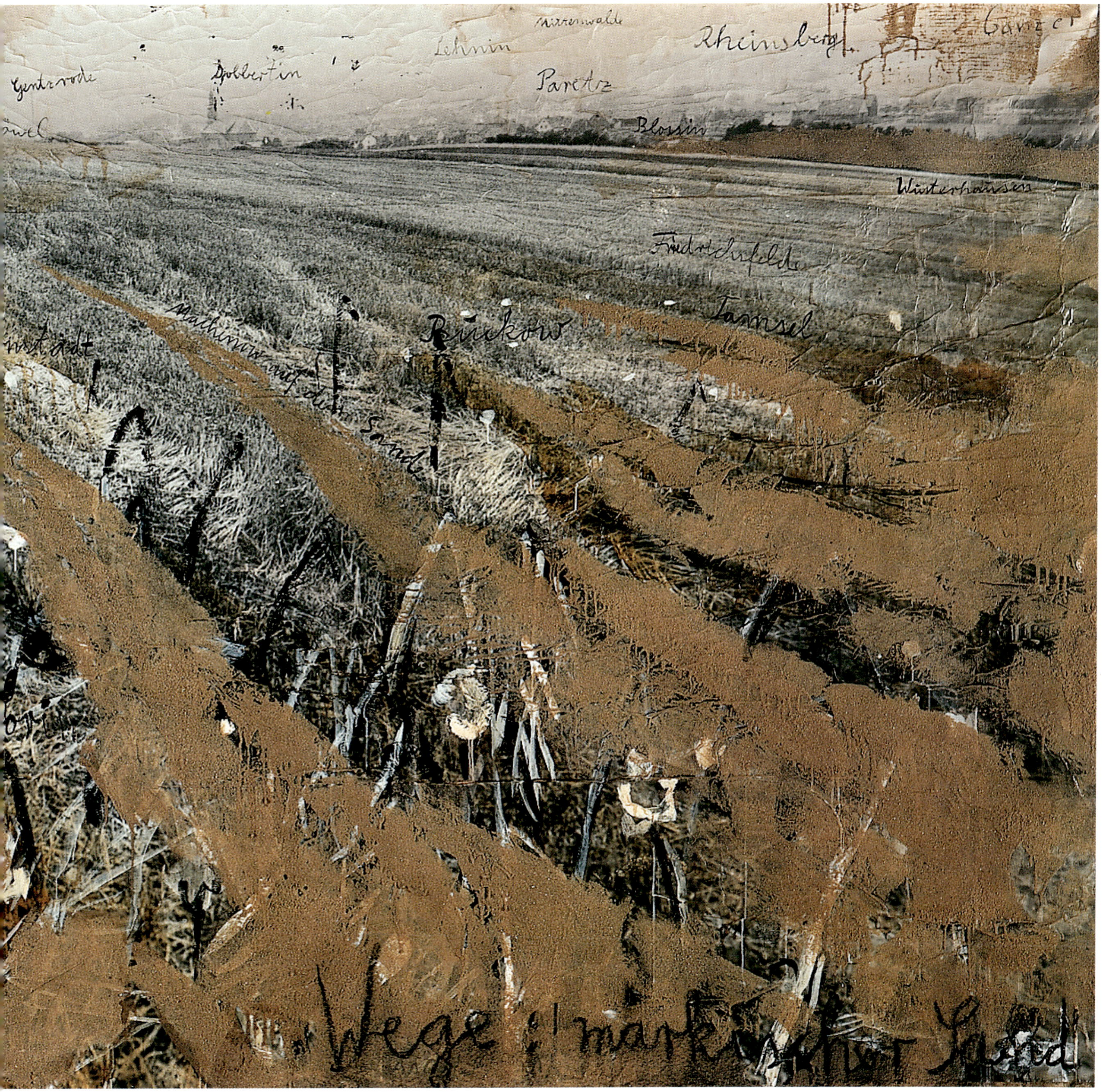
Dobbertin
Lehnin
Paretz
Rheinsberg
Blossin
Wusterhausen
Friedrichsfelde
Tamsel
Buckow
Wege: märkischer Sand

Wagners Oper »Die Meistersinger von Nürnberg« als auch auf die nationalsozialistischen Parteitage in Nürnberg anspielt, verwendete Kiefer ausser Acrylfarben statt Sand gleich wirkungsvoll zerfetztes Stroh. So trägt bei ihm die Verwendung von Worten und kunstfremdem Material, die im Surrealismus und vorher schon im Kubismus eine vor allem künstlerische Bedeutung hatte, zur Bildaussage bei. Die Pathetik aber, die Kiefers Werken eigen ist, entspricht den politischen und kriegerischen Ereignissen, welche der Landschaft und den Städten im 20. Jahrhundert apokalyptische Veränderungen zugefügt haben.

Anselm Kiefer

135 ***Baum mit Palette*** 1978

Öl und Blei auf Leinwand, 280,5 x 190 cm / Nr. 60

Der in den letzten Wochen des Zweiten Weltkriegs in Deutschland geborene Anselm Kiefer hat die Gattung des mythologischen Historienbildes in die Malerei der Gegenwart eingeführt. Nordisch-deutsche Mythologie, im 19. Jahrhundert Stoff für Wagner-Opern, und deutschnationale Geschichte bis zur Katastrophe des Nationalsozialismus beschäftigen ihn – sowie die geistige Befreiung von diesem Erbe durch die Malerei. Für diese Themen im Werk Kiefers stehen seine beiden Materialbilder in der Sammlung Beyeler.

Man sieht es dem Gemälde *Baum mit Palette* von 1978 nicht an, welch vielschichtiges Gedankengut ihm zugrunde liegt, wenn nicht weitläufige Erläuterungen dazu konsultiert werden. Dass dies jedoch eine höchst intensive Art der Malerei ist, wird unmittelbar erlebt. Der Darstellung der Rinde einer mächtigen Kiefer, deren dunkel leuchtende, krustige Farbmaterie an die späte Malerei von Rouault erinnert, ist wie ein grosser Tropfen Baumharz eine Malerpalette eingesetzt, und die Tropfenbahnen des verhärteten Harzes gewinnen in aufgesetzten Bleibändern dreidimensionale Gestalt. Kiefernstamm und Palette sind Selbstidentifikationen des Künstlers, dessen Name Kiefer gleich lautet wie das deutsche Wort für diesen deutschen Nadelbaum. Beide Motive bedeuten also auch eine bildliche Signatur.

Doch dies ist nicht irgendein Kiefernstamm, sondern – so liest man im Ausstellungskatalog »Anselm Kiefer« von Mark Rosenthal aus dem Jahr 1987 – es ist der kosmische Weltbaum Yggdrasil aus dem altgermanischen Sagenzyklus »Edda« gemeint. Er reicht vom Erdinnern bis zum Himmel, schützt die Tiere und bricht auch im Sturm des Weltuntergangs nicht zusammen.

In Künstlerbüchern und Gemälden aus den Jahren 1974 bis 1980 hat Anselm Kiefer ausgedrückt, dass die Palette, sein Malerwerkzeug, sein Gral sei und er als Maler demnach ein neuer Parzival. Wäre das nur seine persönliche Mythologie, in der Art Richard Wagners und dessen Erlösungsruf, dann müsste man die Aktualität des Themas spitzfindig zusammensuchen. Wir wissen aber von der Gefährdung der Wälder durch die moderne Industriewelt, und wir kennen die Notwendigkeit der Kunst als Gegenkraft zur verwalteten Massengesellschaft.

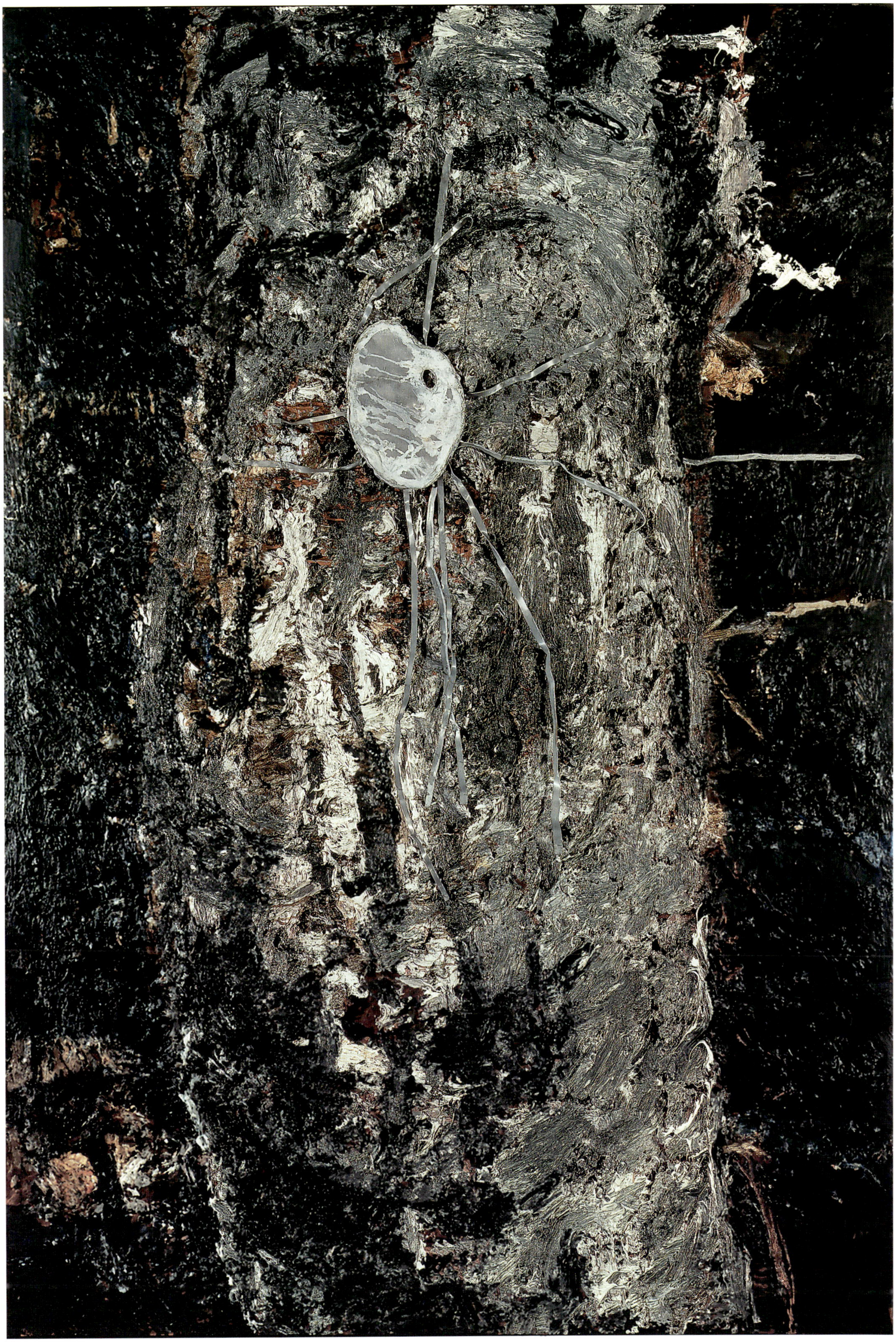

Luciano Fabro geboren 1936

136 ***Crono*** 1991

Kronos

Marmor, drei Elemente Marmor »Levanto«, ein Element weisser Marmor, 230 x 230 x 200 cm / Nr. 39

Die monumentale Grösse und das Gewicht der aufeinander geschichteten Steine, vor allem aber die dramatische Kraft und Energie, die *Crono* eigen sind, weisen auf den hohen Anspruch, den Luciano Fabro an die Kunst stellt. Die (scheinbare) Einfachheit und Überschaubarkeit der Skulptur, ihr sinnlicher Reichtum und ihre optische Vielfalt ziehen den Betrachter an, um ihn dann durch die Rätselhaftigkeit und Fremdartigkeit zu irritieren. Der Titel *Crono* lässt Vorstellungen und Assoziationen wach werden, die immer wieder zum Werk selbst zurückführen, dort aber nicht restlos eingelöst werden können. Und doch – die Überschneidung von vielsagendem Titel und sinnlicher Präsenz des Werkes löst einen spannungsvollen Dialog aus, in dem Bilder und Vorstellungen entstehen, die präzise zu beschreiben sind.

Im kosmogonischen Urmythos hat der Titan Kronos die Trennung von Himmel und Erde herbeigeführt. Für Fabro steht der schöpferische Akt des Künstlers in der Nachfolge dieser ›Urszene‹. Es ist der Künstler, nicht der Philosoph und der Wissenschaftler, der die Materie dem Chaos entreisst und den Dingen ihre Identität verleiht. Am Anfang der Menschheitsgeschichte steht der künstlerische Akt, der die Menhire und Dolmen hervorgebracht hat: »Es ist die erste Form von Identifikation. Der Mensch hat dem Chaos einen Stein entnommen … er hat ihm eine Gestalt gegeben … und um diese Entdeckung, um die Kraft dieses Herausziehens aus dem Chaos zu unterstreichen, hat er ihm einen religiösen Wert verliehen. Das Gewicht verkörpert die Seele.« (Luciano Fabro im Gespräch mit Jan Braet, 1991) *Crono* teilt mit den plastischen Konkretionen der Urzeit den Sinn für das Hieratische und für die Verortung des skulpturalen Körpers in Zeit und Raum. Vor allem aber trotzt *Crono* wie die Menhire und Dolmen den Gesetzen der Schwerkraft. Im Akt des Sichaufrichtens bringt sie den Willen des Menschen zum Ausdruck, frei und souverän über sich und seine Lebenswelt bestimmen zu wollen. Fabro meint mit *Crono* jedoch nicht, eine nicht hinterfragbare, archaische Setzung von zeitloser Bedeutung machen zu können. Im Gegenteil, die Analyse ihrer komplexen plastischen Gestalt lehrt uns, dass *Crono* zwischen Stabilität und Labilität, Monumentalität und Fragilität, Schwere und Leichtigkeit, Werden und Vergehen oszilliert und damit Bilder von grosser Ambivalenz hervorbringt. Der Betrachter, der sich auf *Crono* einlässt, wird Zeuge eines Prozesses der Formfindung, in dem Fabro in einem Akt von ›gelebtem Idealismus‹ Einsichten in Mythos und Kunstgeschichte mit den Bedingungen und Möglichkeiten heutigen künstlerischen Schaffens aufs glücklichste amalgamiert.

Dieser Prozess, der mit einer Rückbesinnung auf die »Identität der Form« als Grundlegung künstlerischen Schaffens einhergeht, bringt in einem Kunstwerk wie *Crono* ein »Einziges, Ganzes« hervor, »das eine Fülle von weit auseinanderliegenden Dingen in sich vereint.« (Luciano Fabro, in: Kunst wird wieder Kunst, Bern/Berlin 1990, Seite 63) *MS*

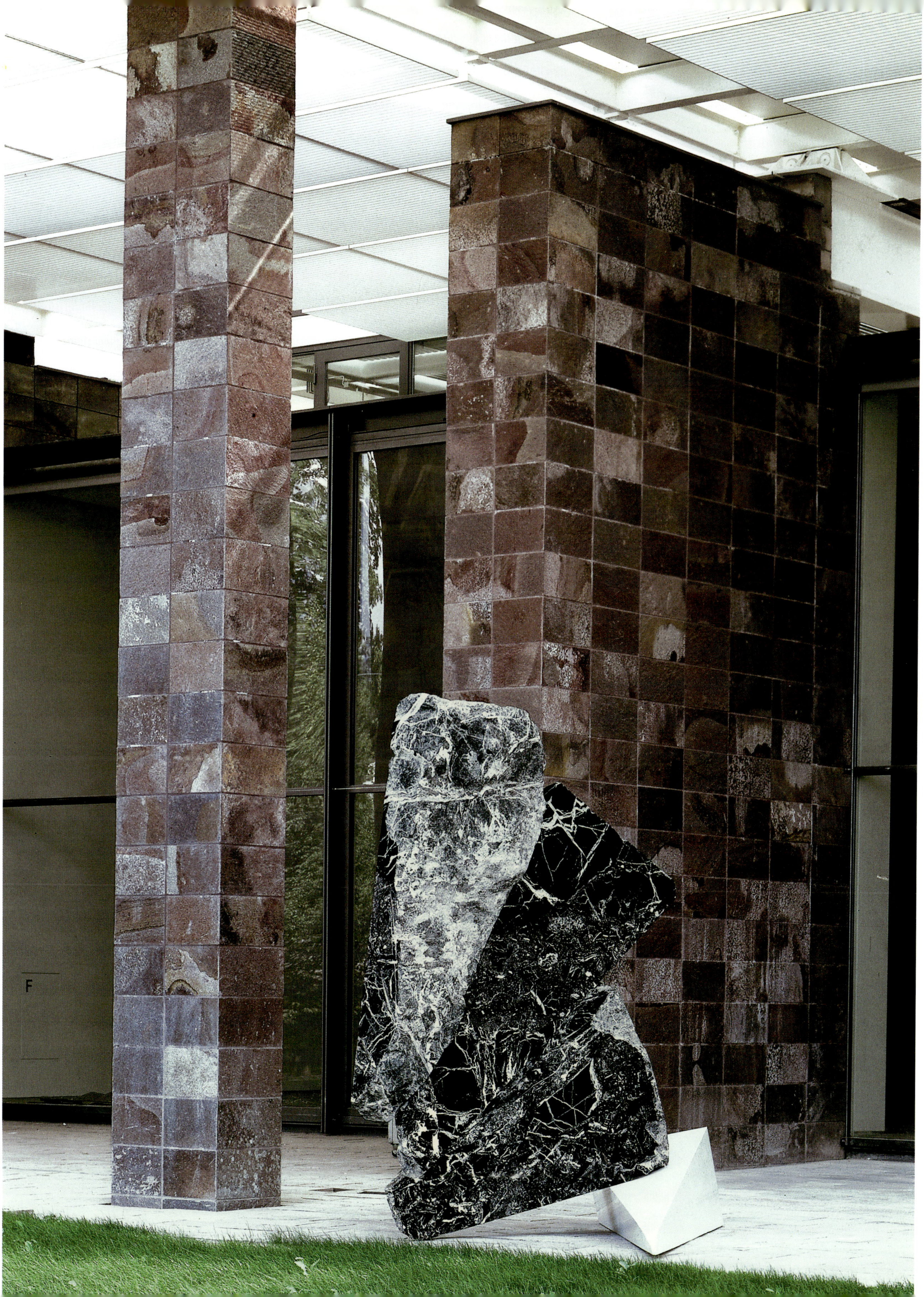
F

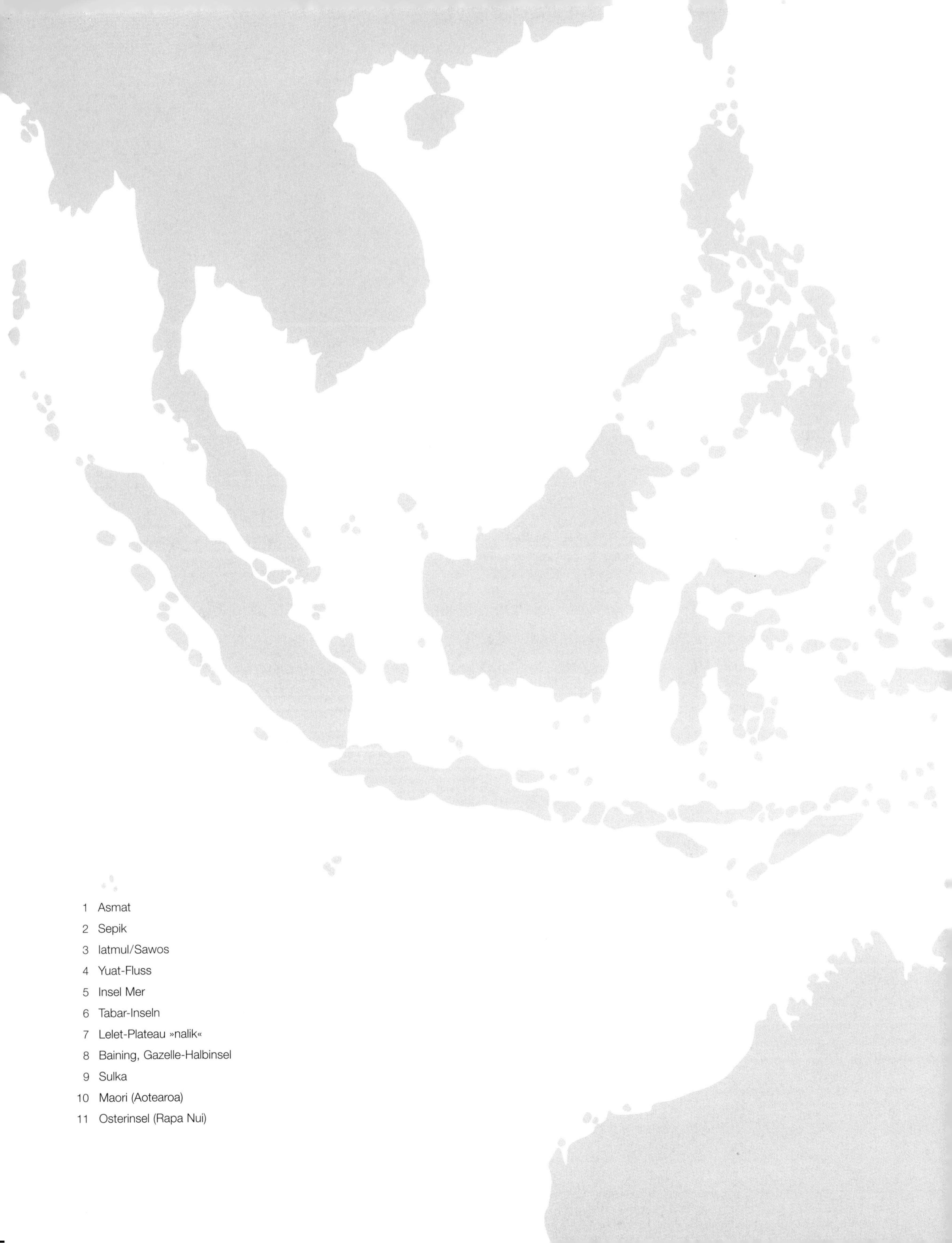

1 Asmat
2 Sepik
3 Iatmul/Sawos
4 Yuat-Fluss
5 Insel Mer
6 Tabar-Inseln
7 Lelet-Plateau »nalik«
8 Baining, Gazelle-Halbinsel
9 Sulka
10 Maori (Aotearoa)
11 Osterinsel (Rapa Nui)

Kunst aus Ozeanien

Besprochen von Christian Kaufmann

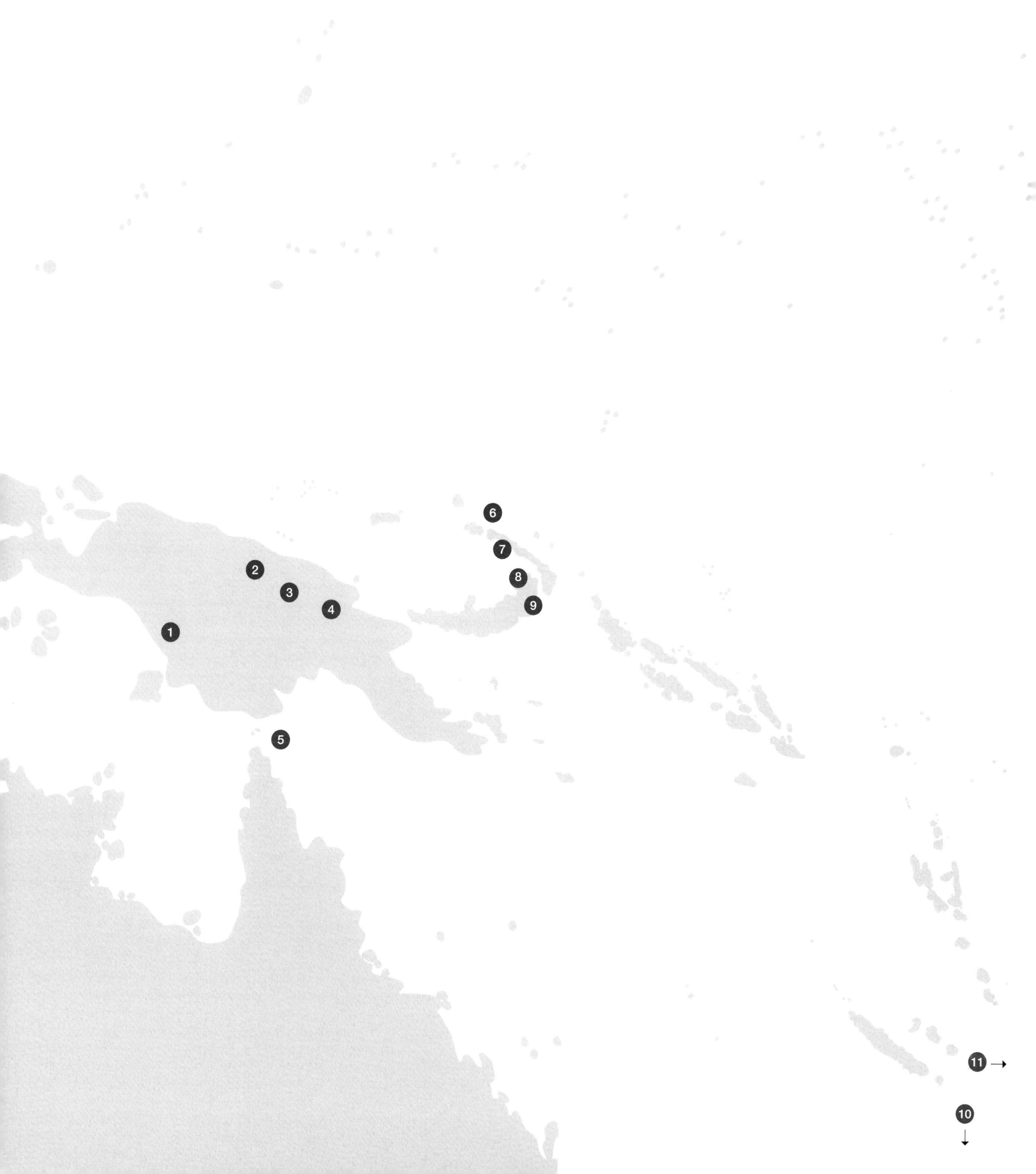

137 Figur eines Kulturheroen oder Schöpferahns

Biwat-Gruppe, Yuat-Fluss, Gebiet des Unteren Sepik, Nordost-Neuguinea, Melanesien
Holz, rötlicher Tonschlicküberzug, Fransenschurz, Knochendolch, Höhe 197 cm / Nr. 167

Als Mundugumor haben Margaret Mead und andere die Bevölkerung der Biwat-Sprachgruppe am mittleren Yuat-Fluss, einem südlichen Nebenfluss des Sepik-Stromes, bezeichnet. Die Mundugumor leben im Bereich des Regenwaldes, der sich in der Hochwasserzeit zu grossen Teilen in ein sumpfiges Gebiet verwandelt und wo in der trockeneren Jahreszeit die kleinen Gemüse- und Knollenpflanzungen angelegt werden. Das Dorf gliedert sich in einzelne patrilineare Abstammungslinien; im Haus des Linienältesten, also nicht in einem abgesonderten Zeremonialhaus, standen früher Holzfiguren, die wichtige mythische Wesen oder Kulturheroen als Helfer für Jagd- und Kriegszüge zu vergegenwärtigen hatten, wie der beste lokale Kenner, der Missionar Karl Laumann, herausgefunden hat. Nach seinen Worten sind sie nicht als Ahnenfiguren aufzufassen.

Es ist eine männliche Figur, die einen weiblichen Fransenschurz trägt. Dem sorgfältig und grosszügig gestalteten Körper sitzt ein eindrücklicher Kopf auf: Das Kinn ist weit vor die Brust nach unten gezogen und endet in einer Spitze, die die Dreieckform des Gesichtes betont; die Nase ist mehr Kubus als Kante, und darüber wächst eine Stirn, mehr Gebirgsstruktur als Körperteil, aus dem Kubus des Kopfes heraus. Von den Attributen der Figur findet der Fransenschurz aus den Herzblättern der Sagopalme seine Erklärung in den mythischen Erzählungen, wonach alle Figuren dieser Art als Lebewesen, die für die Menschen die wichtigsten Nutzpflanzen entdeckt haben, darauf bestanden hätten, diese Kleidung zu tragen. Der Knochendolch diente als Waffe und Symbol männlicher Wehrhaftigkeit zugleich.

Formal gleicht diese Figur vor allem in der Gesichtsauffassung jener des Urungenam, der ursprünglich aus der benachbarten Dorfgruppe von Dimeri im Waldland stammen soll, dann aber mit seinen drei Brüdern in die Gegend am Yuat-Fluss gewandert ist. Bei seinem mythischen Tod in einer Yams-Pflanzung hiess er die Brüder, sich auf ihn zu setzen und sich von den Menschen auch ins Dorf Vraning (später nach Mbranda verlegt) tragen zu lassen – daher das Doppelgesicht seines Bruders Mamatambi auf dem Bauch.

138 Figur eines Ahnen

Östliche Iatmul oder südliche Nachbarn, Gebiet des Mittleren Sepik einschliesslich der südlichen Nebenflüsse Blackwater und Korewori, Nord-Neuguinea, Melanesien
Holz, bemalt, Höhe 136 cm / Nr. 168

Die Iatmul wohnen am mittleren Sepik-Strom in relativ geschlossenen Dörfern; die Häuser sind als Pfahlbauten auf alten Uferdämmen errichtet, die sich oft weitab vom heutigen Strom, etwa auch an Lagunen, befinden. Während der Hochwasserzeit stehen die Häuser oft im Wasser und sind nur im Kanu zu erreichen. Die Iatmul ernähren sich grundsätzlich von Fischen und Flusskrebsen sowie von Sagostärke, die sie vorwiegend im Tausch gegen Fische von ihren Nachbarn, den Sawos, einhandeln; ferner tragen ihre kleinen Pflanzungen mit dem bei, was sie zwischen zwei Hochwassern hervorzubringen vermögen: zum Beispiel Zuckerrohr und andere essbare Rohrarten, Blattgemüse, Taro, manchmal auch Bananen.

Individuum und Vorfahren standen in zahlreichen Gesellschaften Melanesiens in einem eigentümlich direkten Verhältnis zueinander. Höchstes Streben vor allem der grossen, angesehenen Männer war es, ahnengleich zu werden und den überpersönlichen Clanvorfahren zu verkörpern. Diesen Vorbildern, denen man viel verdankt, widmeten die Iatmul und ihre Nachbarn im Mittel-Sepik-Gebiet zahlreiche Bildnisse für unterschiedliche Anlässe, zum Beispiel übermodellierte Schädel, aber auch Schnitzereien mit bestimmten formalen Eigenschaften. Leider kennen wir diesen Kanon der lokalen Schnitzer nur in Ansätzen.

Darstellungen wie die hier vorliegende, die die feste Knochenstruktur einer Figur gegen die Freiräume zwischen den Extremitäten setzen und die hauptsächlichsten Körperteile – das Becken, mit Penis, und den Oberkörper – auf eine minimale Strukturform reduzieren, sind nur von wenigen anderen Bildwerken bekannt. Beispiele stammen von östlichen Iatmul und häufiger auch vom Unterlauf des Flusses, in den dort üblichen Detailformen. Die Kopfform der Figur, mit der eher seltenen Kombination von flächigem Gesicht, flachen Augen und vorgewölbter Stirn, zeigt eine häufiger anzutreffende Stilform, wie wir sie etwa aus der südlichen Randzone des Mittel-Sepik-Gebiets, die sich zwischen dem mittleren Korewori- und dem Blackwater-Fluss erstreckt, kennen.

139 Jagdhelfer-Figur, *yipwon*

Yimar-Dörfer, oberer Korewori-Fluss, Gebiet des südlichen Sepik, Nordost-Neuguinea, Melanesien
Holz, Kasuarfedern, Höhe 275 cm / Nr. 169

Die Yimar und die ihnen im Hügel- und Bergland benachbarten Bevölkerungsgruppen gehören zur Sepik-Hill-Sprachfamilie; Nahrungsgrundlage bilden die Nutzung der in höher gelegenen Sümpfen eigens gepflanzten Sagopalme, die kleinen Pflanzungen von Knollenpflanzen, Gemüsen und Bananen sowie das Sammeln und die Jagd auf Baumsäuger in einem weitgespannten Schweifgebiet. Künstlerisch prägen die sogenannten Hakenfiguren, die von Anthony Forge und Alfred Bühler 1959/60 als Leitform zur Definition des Hakenstils verwendet wurden, das Gebiet der Sepik-Hill-Sprache wie

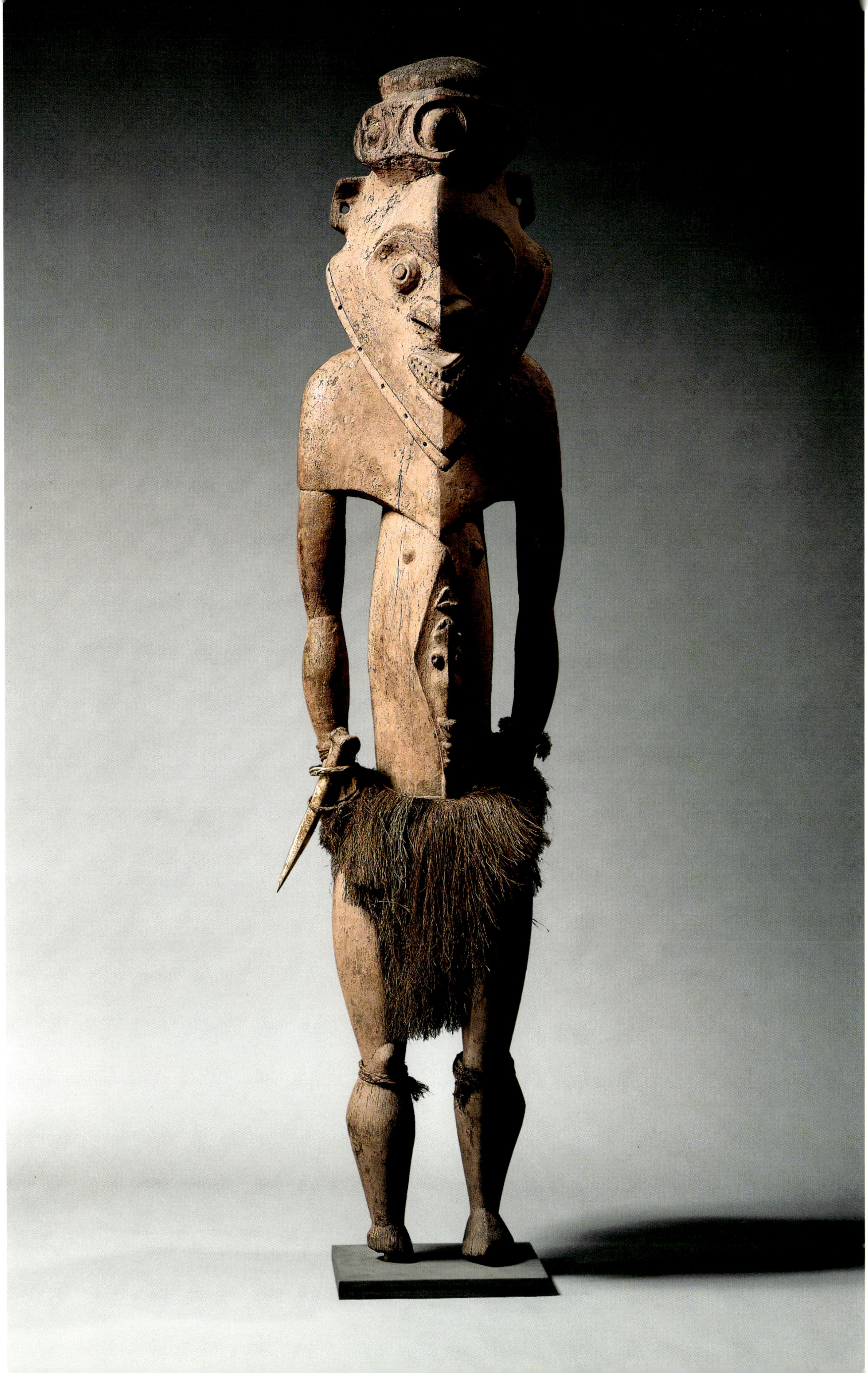

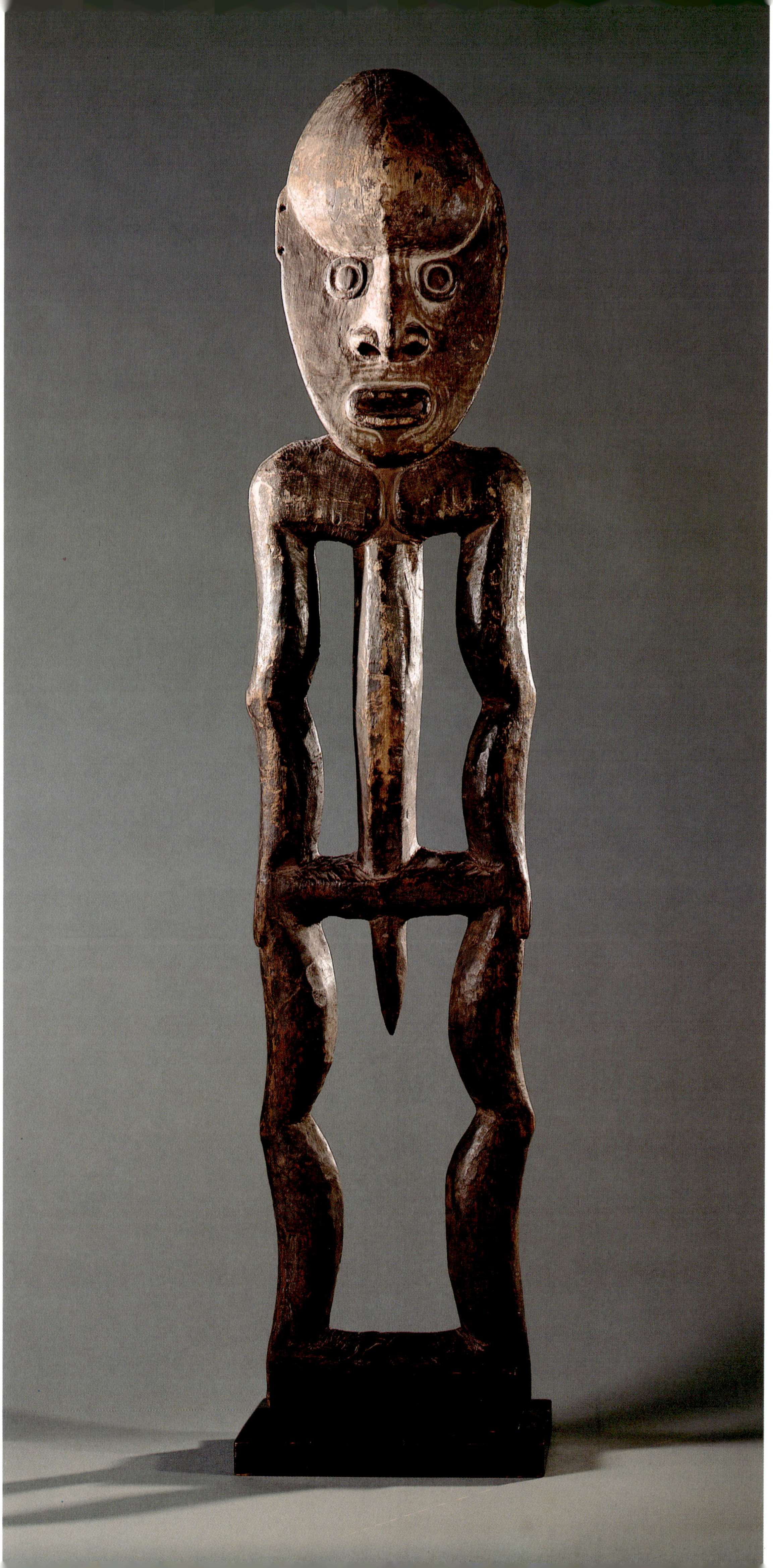

138

auch der benachbarten Inyai-Ewa und der Bewohner der Alfendio-Region.

Die auf Profilsicht gearbeitete Figur eines Jagdhelfers vergegenwärtigt nur eine Erscheinungsform dieses aussermenschlichen Wesens; seine seelische Erscheinungsform bleibt so unsichtbar wie die Seele eines Menschen, und doch ist es die Jagdhelfer-Seele, die ihrer Aufgabe wirklich nachgeht und durch die vorausgenommene eigene Jagd auf die Seele des Jagdtiers die nachfolgende physische Jagd in der Welt der Menschen und der Jagdtiere überhaupt erst ermöglicht. Die ersten dieser Figuren sind aus den Holzschnitzeln entstanden, als der Sonnenheros die erste klingende Schlitztrommel aus dem Baum schnitzte, in den sich die mythische Urfrau verwandelt hatte. Die *yipwon*-Wesen haben darauf gleich einen Verwandten des Sonnenheros überfallen und getötet. Darauf stieg die Sonne im Zorn zum Himmel und liess den Menschen die Jagdtiere als Beute und die Holzfiguren als Helfer zurück. Die Menschen stellten die Figuren ins Männerhaus.

Formal hat die Figur ein Hauptzentrum und zwei Nebenzentren: In der Mitte des Oberkörpers befindet sich die Wiedergabe eines Organs, in dem einige Gewährsleute die Lungen-Herz-Einheit lokalisiert haben. Kopf und Knie bilden die Nebenzentren, wobei an diesem Beispiel die Ausgestaltung des Knies besonders auffällt – fast möchte man glauben, dass ein Knie sprechen könne. Über dem Knie ist die Andeutung eines männlichen Geschlechtsteils zu sehen, ein kleines Zeichen, das eine eindeutige Zuweisung erlaubt. Faszinierend an den *yipwon*-Figuren sind die Gesichter, die in beschränktem Mass auch frontal lesbar bleiben.

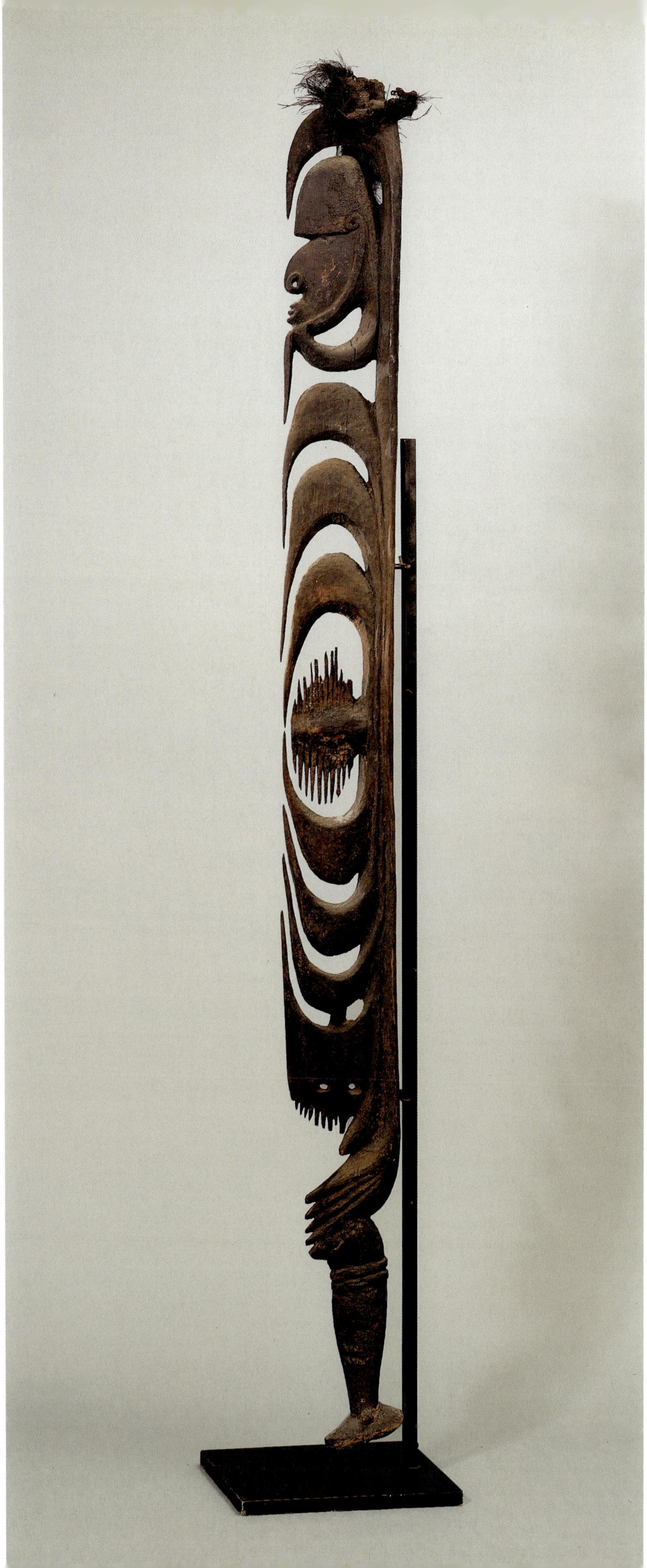

140 **Durchbrochen geschnitzte Brett-Figur,**
malu-samban

Malu-»Aufhängehaken«

Sawos oder Iatmul, Gebiet des Mittleren Sepik, Nord-Neuguinea, Melanesien

Holz, Spuren roter und weisser Bemalung, Höhe 168 cm / Nr. 171

Die den Iatmul benachbarten Sawos bilden mit diesen zusammen eine Wirtschaftsgemeinschaft. Die Sawos gewinnen aus dem Mark der Sagopalme die Sagostärke, das Grundnahrungsmittel beider Bevölkerungsgruppen. Sie legen auch, da sie ausserhalb des Überschwemmungsbereiches des Sepik-Stromes leben, grössere Pflanzungen an. Die Sawos haben für die Iatmul vermutlich die Bretter aus den Brettwurzeln grosser Regenwaldbäume geschnitzt, die nach Auffassung von Gregory Bateson *malu*-Figuren (oder vielmehr die Figur des Malu) zeigen.

Das luftig wirkende, weil durchbrochen geschnitzte Brett spricht uns durch zwei Elemente an: durch das unwirklich-flache Gesicht mit den sternförmigen Augen und durch die rankenartig, jedenfalls dynamisch ineinandergreifenden Schnäbel zweier Nashornvögel. Die Vögel scheinen einen Gegenstand zwischen ihren Schnäbeln zu halten. Bei genauerem Hinsehen entdecken wir überdies, dass sich die Nase des grossen Gesichts nach unten über einer dunklen Hintergrundfläche fortsetzt; diese hat die Umrissform vermutlich eines Fischkörpers, der wiederum zwischen zwei Papageien wie eingenetzt erscheint. Die insgesamt vier Vogelkörper sind von – wie es scheint – pflanzlichen Ranken umgeben, die über die ganze Fläche hinweg, vom Kinn des Gesichts bis zum unteren Ende hin, ein Bild der Bewegung und einer in der Symmetrie kontrollierten Gegenbewegung erzeugen. Unten sind zwei runde Fenster ausgespart, in denen je ein zapfen- oder knaufartiger Fortsatz erscheint, der als Haken zum Aufhängen oder Aufbinden von Gegenständen gedient hat.

Die Bretter mit den *malu*-Figuren sind eines der wenigen Beispiele einer starken Typisierung von Kunstformen in Melanesien. Douglas Newton hat zwei Haupttypen und zwei ergänzende Leitformen beschrieben. In der Tat ist das vorliegende Exemplar in Anordnung und zum Teil sogar in den durchgestalteten Einzelformen mit zwei schon früher durch Otto Reche und Stephen Chauvet publizierten Beispielen vom Typus B (nach Newton) verwandt, wobei am Beispiel der Sammlung Beyeler die Nasenverlängerung über dem Umriss des fischförmigen Körpers und die damit verbundene Mehrdeutigkeit als Besonderheit auffällt. Die Nasenverlängerung und der Fisch unter dem Hauptgesicht können zusammen mit den von den Papageienschnäbeln gebildeten leeren Augen-Kreisen als ein weiteres Gesicht gelesen werden.

Schon die einfache Beschreibung der Formen lässt erahnen, dass sich in diesem Stück vollkommen unterschiedliche Welten treffen und ineinanderschieben: kleine, die Nähe des Menschen nicht scheuende Waldvögel und grosse, fern vom Menschen und auf hohen Bäumen lebende Vögel, Fisch und Vogel, Pflanzen und eine menschenartige Kopfgestalt, Menschengesicht und nichtmenschliche Augen, Elemente, die schwer und dunkel sind – wie das Ausgangsmaterial Holz – oder leicht und lichtdurchflutet wirken sollen, wie die streng axial- bzw. punktsymmetrische Darstellung.

Bretter dieser Art sollen in der Iatmul-Gesellschaft früher als Stellvertreter für Individuen eingesetzt worden sein, die bei der Initiation verstorben sind. Sie heissen *malu-samban*, vermutlich Aufhängehaken (*samban*) des Malu oder Malumban. Malumban war gemäss den von Markus Schindlbeck aufgezeichneten Überlieferungen der Sawos der erste Mensch und zugleich der ältere Bruder von Kuvumban, auch Mo(i)em genannt, seinerseits Kulturheros und mächtiger Clanvorfahre, der die Nutzung der Sagopalme erfunden und den Menschen gezeigt hat. Moem öffnete diesen auch den Weg zum Austausch von Sago gegen andere lebenswichtige Güter, insbesondere Fisch. Und nicht zuletzt fand Kuvumban/Moem für die Menschen die Öffnung des Wegs ins Totenland und schuf ihnen so die Voraussetzungen, ihr Sozialleben in zwei komplementäre Zeremonialhälften zu ordnen. Kuvumban/Moem zeigte der ersten Toten, einem Mädchen, das von ihrem Vater zusammen mit einem *malu-samban*-Brett bestattet worden war und das immer wieder unverrichteter Dinge zu seinem Grab zurückkehren musste, den Weg in die Totenwelt und liess sie dort in ein neu gegründetes Dorf ziehen. Nach der Vorstellung der Sawos sind die Lebenden nur lose mit Rotangmark an ihren *malu*-Aufhängehaken angebunden, die Toten dagegen mit einem festen Strick aus Rotangrinde an ihr *malu*-Brett.

Auch verschiedene Geschichten über die Entstehung der Narbentatauierung und der Initiation bringen diese mit der Erfindung des Sterbens in Zusammenhang: Am Anfang sollen die Initianden mit eingefangenen Krokodilen zusammen in der Umzäunung eingesperrt und von diesen getötet worden sein. Bei Abschluss der Initiation wären nur noch die Schädel der Kinder vorhanden gewesen – was durchaus als Metapher des wirklichen Initiationsablaufs verstanden werden kann: Das Sterben bei der direkten Berührung mit den Repräsentanten der Schöpferahnen und anschliessend das Neugeboren-Werden als junge Erwachsene. Im Falle des realen Sterbens eines jungen Menschen hätte demnach das Vorzeigen eines solchen Figurenbretts die schockierende Botschaft in kodierter Form übermittelt.

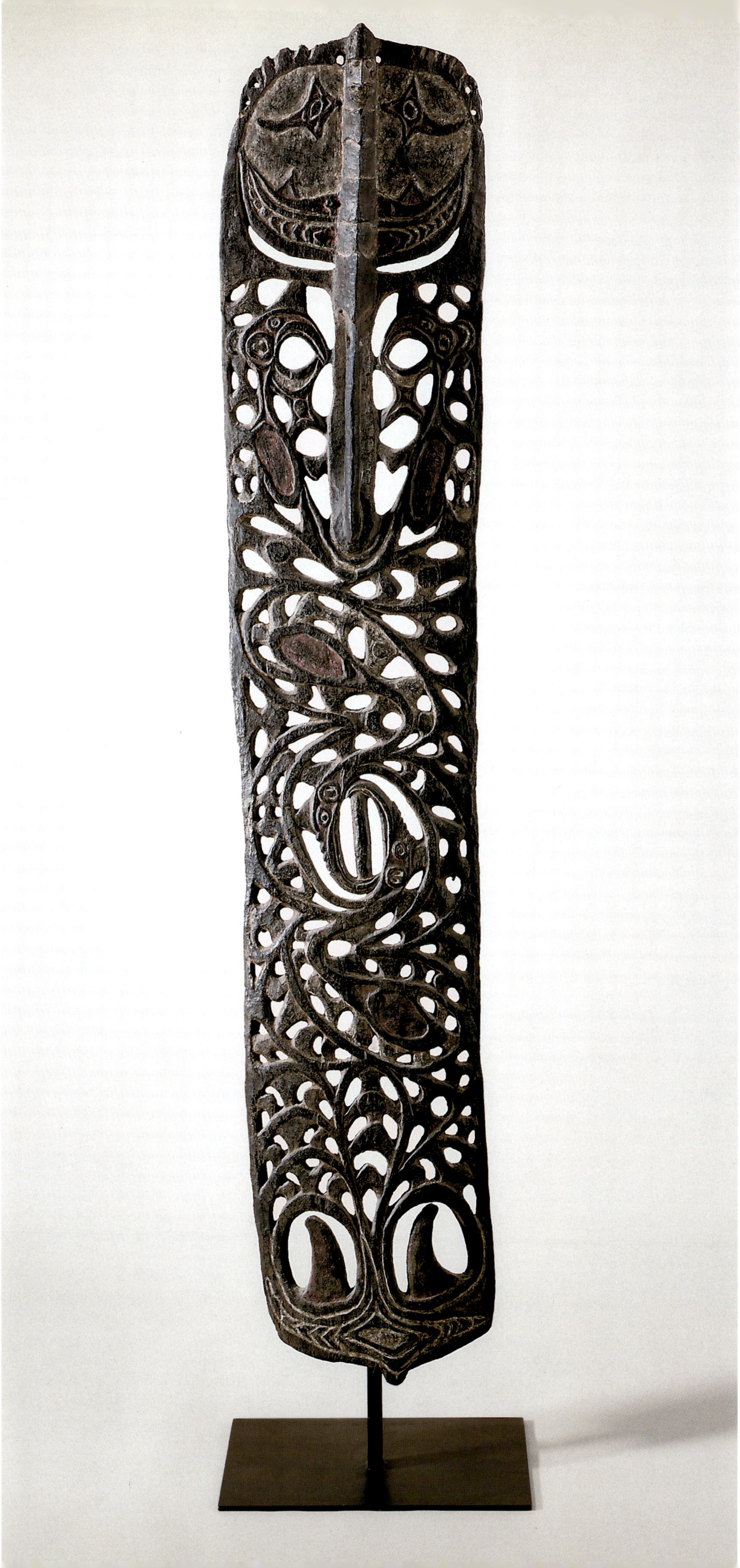

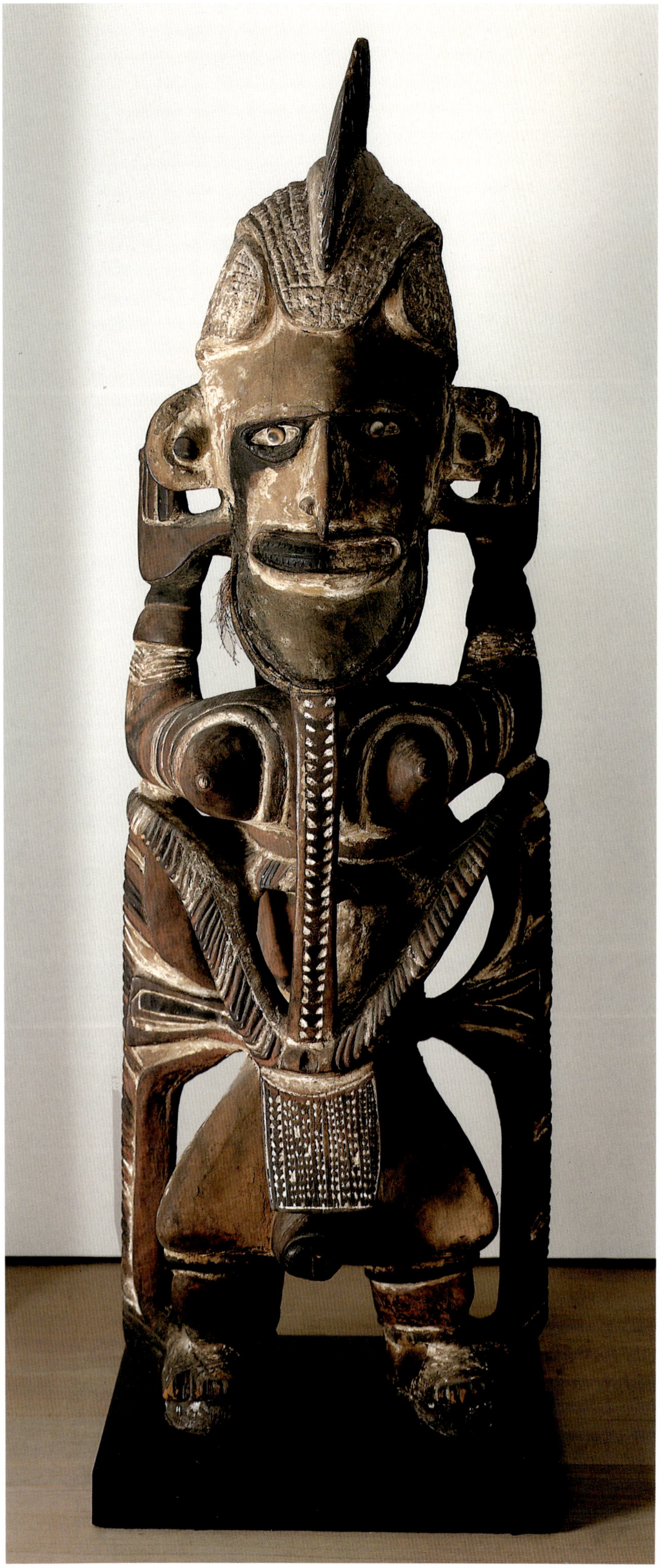

141

141 **Männliche Figur, *nalik***

19. Jahrhundert

verwendet für »uli«-Feiern

vermutlich Inland von Neuirland (Gebiet der Mandak-Sprachfamilie), Nord-Melanesien

Holz, bemalt, eingesetzte Augen aus »Turbo petholatus«-Schneckenschalen,

Höhe 140 cm / Nr. 172

Die Mandak sprechende Bevölkerung von Zentral-Neuirland hat ihr Zentrum auf dem Lelet-Plateau; sie bewohnt aber auch den Küstenstreifen. Es sind tropische Pflanzer, wobei der eine feuchte Umgebung bevorzugende Taro und die übliche Spannbreite von Gemüsen und Bananen hier im Vordergrund stehen.

Die sogenannten uli-Figuren aus schwerem Holz haben die europäischen Betrachter seit ihrem Bekanntwerden fasziniert. Hier werden durch Schnitzarbeit am schweren Baumstamm so betont Volumina geformt und entgegen einem Kanon naturnaher Abbildung zueinander in Beziehung gesetzt, dass der gestalterische Wille offensichtlich wird. Der dominierende Kopf scheint eher zu schweben als zu thronen, gestützt durch einen senkrechten Steg, der aus der Nabelregion aufsteigt; Stege stützen auch die nach oben angewinkelten Arme an den Ellbogen. Der intensive Blick gemahnt an Alberto Giacomettis Bemerkung, wie einfach und überzeugend die Lösung dieses künstlerischen Problems sei, wenn man wie die Künstler in Ozeanien einfach Muschel- oder Schneckenschalen in die Augenhöhle setzen könne.

Augustin Krämer hat als erster auf die künstlerische Betonung der Merkmale unterschiedlicher Geschlechtsbestimmung hingewiesen: Weibliche Haube, weibliche Brüste und Penis sowie der männliche Schamschurz scheinen Gegensätzliches auszusprechen. Durch Feldforschungen ist inzwischen bekannt geworden, dass diese Zeichensetzungen sich auf komplementäre bildhafte Manifestationen von in mütterlicher bzw. in väterlicher Linie weitergegebener Lebens- und auch Seelenenergie beziehen; wir können heute daher darauf verzichten, die *nalik*-Figuren begrifflich in mehrere naturnahe Abbildungen zu zerlegen oder, als alternative Sicht, eine einheitliche

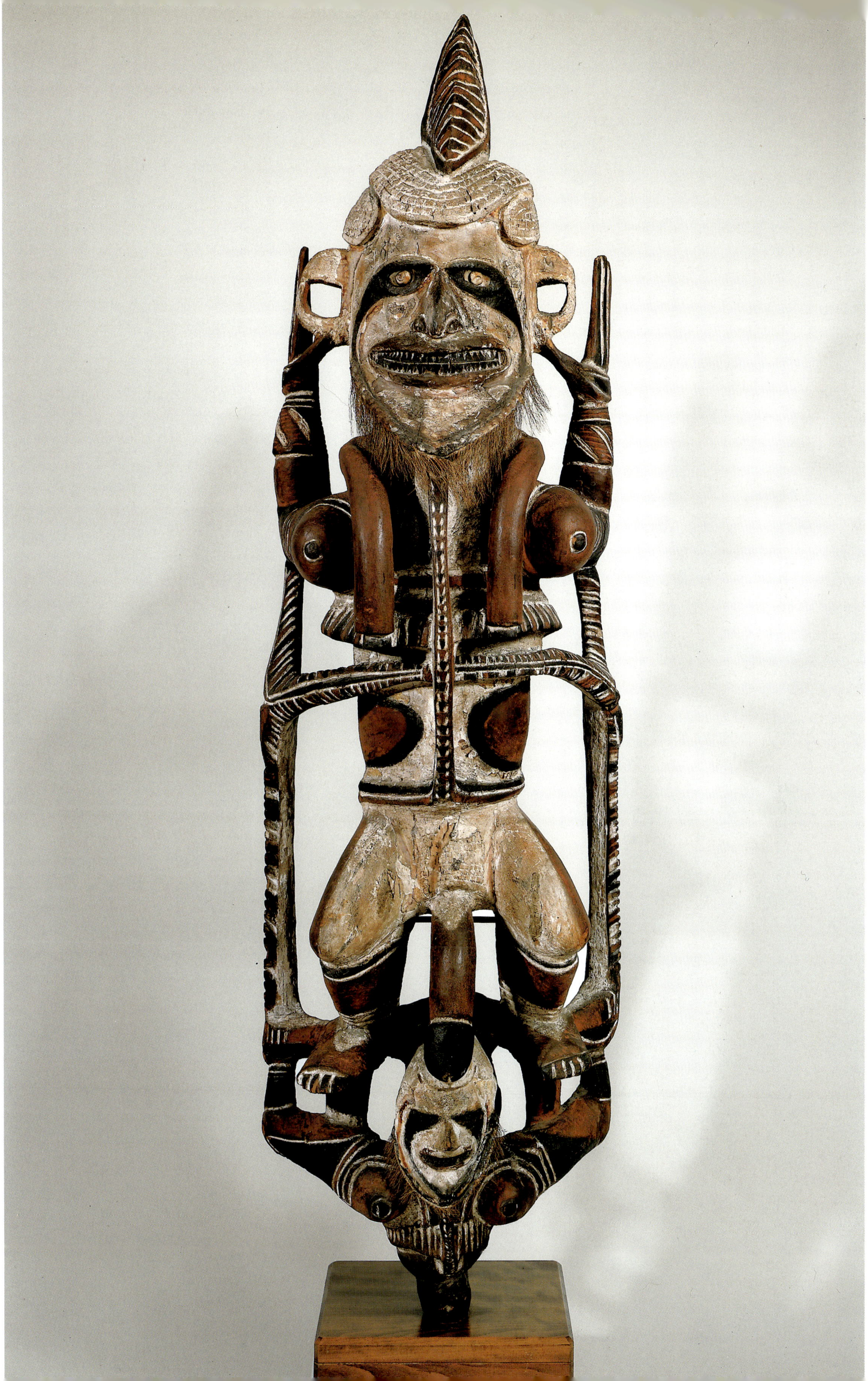

doppelgeschlechtliche Gottheit dahinter zu vermuten. Die ganze Schöpfung hat nach melanesischer Auffassung ihre väterlichen und ihre mütterlichen Komponenten, die sich in einem stets dynamischen Verhältnis zueinander befinden. Die Ganzheit des von den göttlichen Vorfahren so gesetzten Lebens kann nur erhalten bleiben, wenn die Menschen sie immer wieder anerkennen und dies in der Wiederholung der Riten auch bestätigen.

Im Kopf der Figur wie der Menschen haben Lebensenergie und wichtige Seelenbestandteile, die in Melanesien oft dem Atem und dem Blick zugeordnet werden, ihren Sitz; diese »uli«-Kraft gilt hier als männlich. Brüste verdeutlichen bei Frauen (und auch bei älteren Männern) den Aspekt der ernährenden Fähigkeiten; die Brüste sind wie die meisten Weichteile und das Blut grundsätzlich eine mütterliche Gabe. Wie alle Knochen ist dagegen der Penis eine väterliche Gabe und signalisiert Kraft und den Willen zu Dauer – zu erzielen durch die Abfolge der nachkommenden Generationen.

Die »uli«-Feier wurde, wie die »malanggan«-Feiern an der Küste Neuirlands, zur Verabschiedung wichtiger Verstorbener und der dabei fällig werdenden Übertragungsriten veranstaltet, wobei im Inselinneren nur die Schädel der Verstorbenen explizit als »malanggan« bezeichnet wurden. Die hier zu betrachtende *nalik*-Figur hat also beim Schlussakt der »uli«-Feiern, bei dem sie in einem kleinen Zeremonialhaus auf der Sitzbank der Männer aufgestellt worden ist, die Ursprünge der Lebensprinzipien vergegenwärtigt und zugleich auch die komplementäre Aufteilung in eine männlich-väterliche, das Ritual und die rituelle Kontrolle der »uli«-Lebenskraft betonende Sphäre sowie in eine weiblich-mütterliche, das Leben schaffende und das Leben mit den spezifisch weiblichen Beiträgen – dem Taro aus den Pflanzungen, dem Blut und den Seelenteilen – erhaltende. Die Menschen und ihre Gesellschaftsformen sind in Neuirland, den ungebrochenen Lebenswillen vorausgesetzt, so vielschichtig wie diese Skulptur.

142 **Männliche Figur, *nalik***

18./19. Jahrhundert

verwendet für »uli«-Feiern

Malom, Nordostküste, Neuirland, Melanesien

Holz, bemalt, z. T. über Fassung aus Kreide oder Kalk, Bart aus Pflanzenfasern, Schneckenschalen, Höhe 182 cm / Nr. 173

Dieses Werk zeigt die aussergewöhnlichste Figur dieser Art, die bis heute bekannt geworden ist. Im Unterschied zu anderen Gestaltungen hat sie, obwohl aus schwerem Holz geschnitzt, etwas von der Leichtigkeit der in den benachbarten Gebieten Nord-Neuirlands geschnitzten *malanggan*-Skulpturen. Das erklärt sich wohl aus dem Umstand, dass ihre Füsse nicht auf dem Boden stehen, sondern auf die Schultern eines ebenfalls menschlichen Trägers aufgestützt sind, und dass die ganze Figur über die äusseren Stege von den angewinkelten Armen des kleinen Trägers mitgestützt wird. Der Penis der bärtigen Hauptfigur mit ihren kurzen stämmigen Beinen ruht symbolträchtig auf dem Kopf der unteren Figur, wie um die Übertragung der »uli«-Lebensenergie, deren Sitz der Kopf ist, zu verdeutlichen. Ein Wulst in der Gestalt einer Schlange ohne Kopf- und Schwanzenden scheint über die Schultern der Hauptfigur gelegt zu sein. Augustin Krämer deutete ihn als Strick, wie er zum Erwürgen von Opfern gebraucht worden sei.

Skulpturen, die die formalen Qualitäten dieses Beispiels besitzen, könnten sehr wohl am Ausgangspunkt der Entwicklung der *malanggan*-Schnitztradition in ganz Nord-Neuirland gestanden haben.

143 **Kampfschild, *jamasi***

Nordwestliche, evtl. zentrale Asmat, Südwest-Neuguinea (Irian Jaya), Melanesien

Holz, bemalt, Faserbüschel, Höhe 139 cm / Nr. 174

Die Asmat bewohnen das Gebiet der Kasuarinenküste, des unteren Eilanden-Flusses und des dazugehörigen Brazza-Flusses in Südwest-Neuguinea, das heisst in Irian Jaya, dem heute zu Indonesien gehörenden Westteil der Insel Neuguinea. Sie nutzen die Sagopalme zur Gewinnung des Grundnahrungsmittels Sagostärke wie auch einer Delikatesse, der im Mark der Palmstämme heranwachsenden Rüsselkäferlarven; die Asmat fischen, sammeln und jagen und gelten als die letzten aktiven Kopfjäger Neuguineas. Die Kopfjagd hat einen eminent religiösen Hintergrund, ist sie doch als Teil der mit Initiationen verbundenen zentralen Erneuerungsrituale Garant des Gedeihens der menschlichen Gemeinschaft und ihres Weiterlebens.

Die Untergruppen der Asmat lassen sich am ehesten anhand der unterschiedlichen Verzierungen ihrer Kampfschilde und ihrer Einbäume identifizieren. Der vorliegende Schild bewegt sich stilistisch auf der Grenze zwischen den Schilden der nordwestlichen und der zentralen Asmat, der ovale Umriss weist deutlich auf die erste Gruppe, die Art der grosszügig und dynamisch angelegten Musterung möglicherweise eher auf die zweite Gruppe. Bei den zentralen Asmat trägt jeder Kampfschild, *jamasi* genannt, einen individuellen Namen, nämlich den eines verstorbenen Verwandten, dessen Bild den Schild bekrönt und der bereits den Namen eines grossen Ahnen trug. Die Muster beziehen sich auf eine totemistische Beziehung entweder des Namengebers oder eines anderen, durch den Schild repräsentierten verstorbenen Vorfahren. Kampfschilde wurden bei den nordwestlichen Asmat vom Vater auf den Sohn vererbt und von diesem mit der Verpflichtung übernommen, ebenso tapfer zu kämpfen wie der Vater. Bei den anderen Asmat-Gruppen dagegen wurden Schilde periodisch neu angefertigt und im Rahmen eines Schildfestes von den Auftraggebern und den Schnitzern gemeinsam eingeweiht. Schilde dienten danach nicht nur als durch die visuelle Präsenz der Bilder verstärkter Schutz im direkten Kampf Mann gegen Mann, sondern auch als Träger von Bildern mit apotropäischer Wirkung gegen böse Geister.

Zur Deutung des vorliegenden Musters liegen leider keine Angaben vor. Auffallend ist die dynamisch ausgelegte, aber durchaus regelmässige Asymmetrie. Der Schild scheint noch sehr traditionell angefertigt worden zu sein.

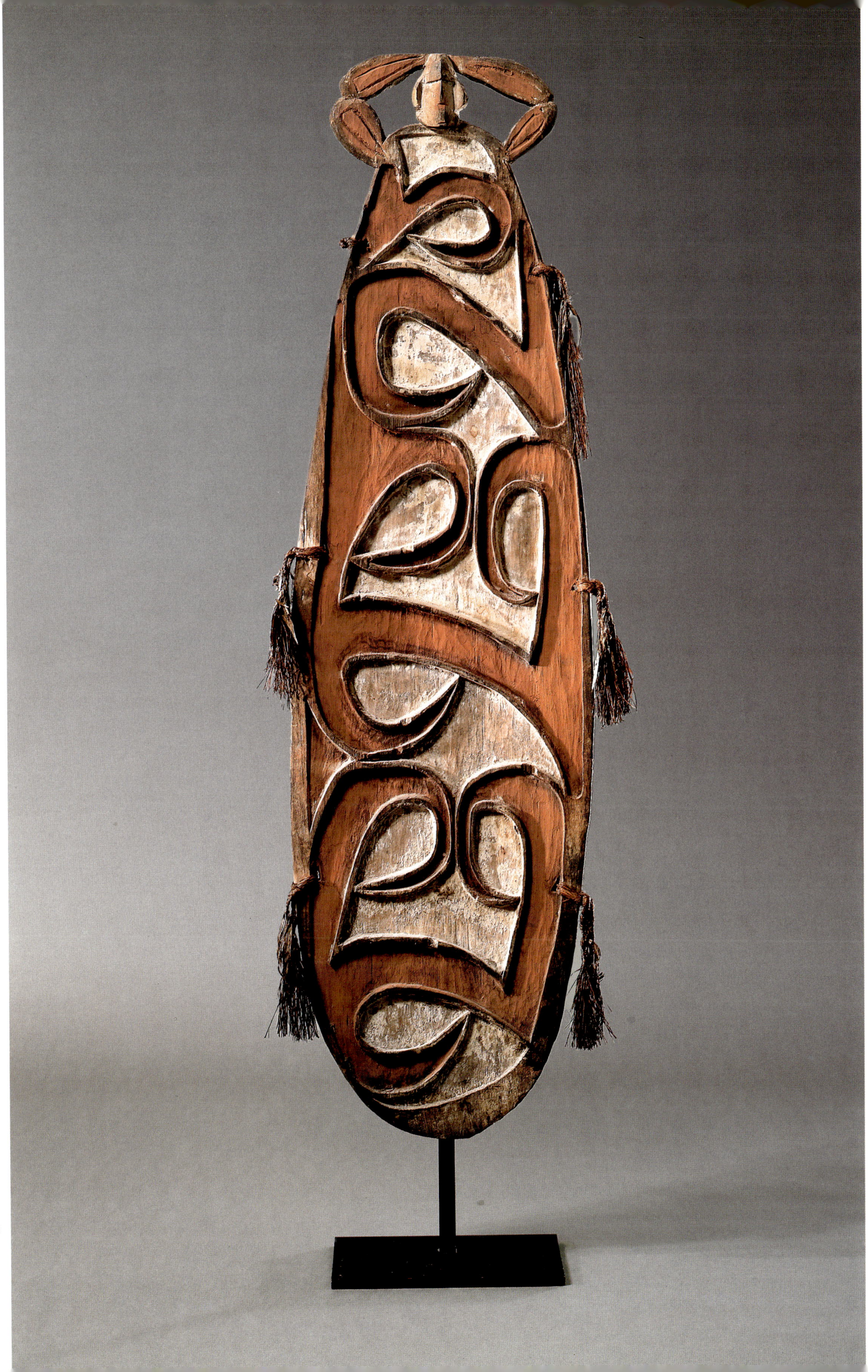

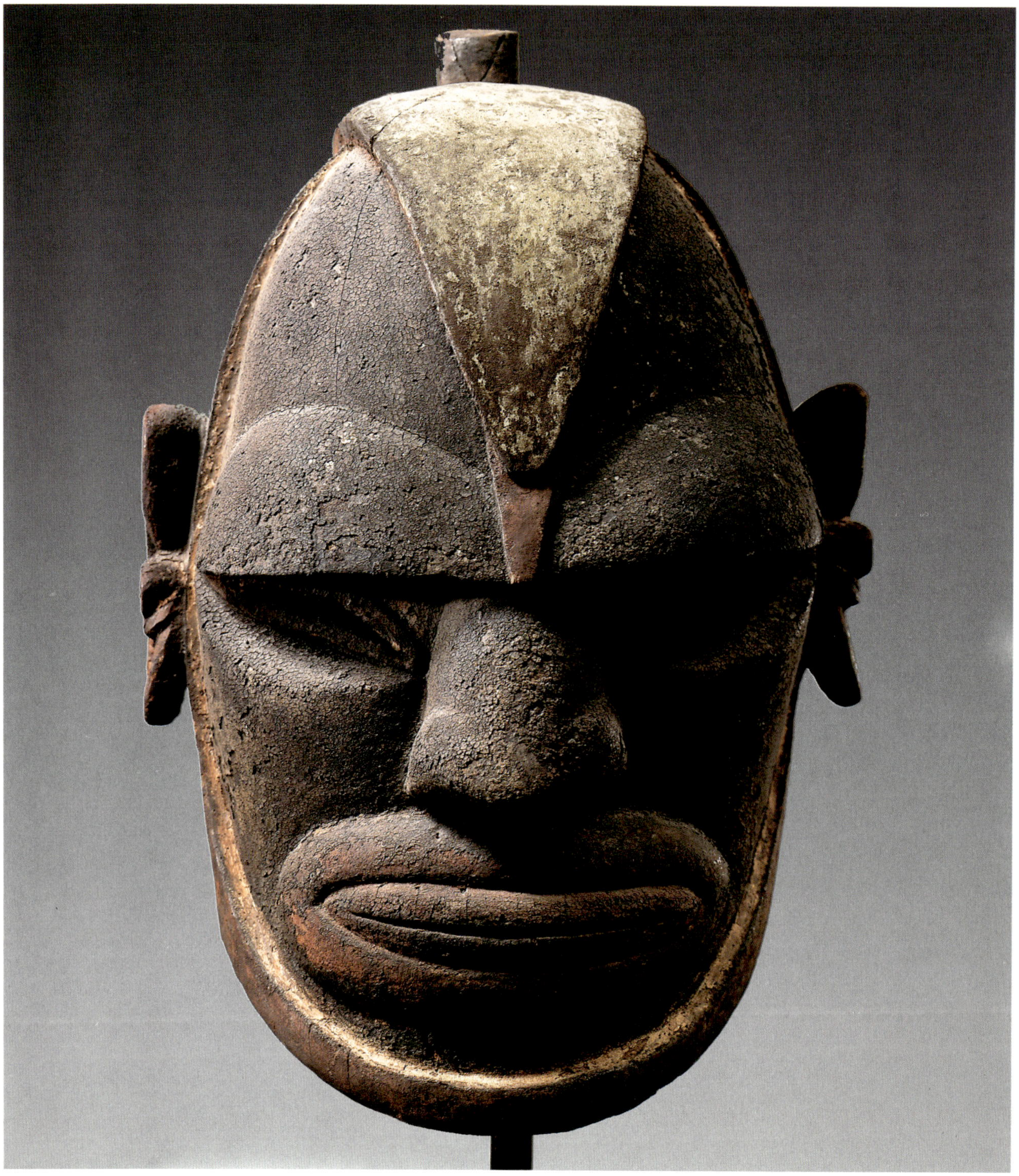

144

144 **Kopf einer lebensgrossen *malanggan*-Puppe, *kovabat***

Tabar-Inseln, Neuirland, Melanesien

Holz, schwarz bemalt, Höhe 58,5 cm / Nr. 175

Die Neuirland vorgelagerten Tabar-Inseln sollen nach der mündlichen Überlieferung das Ursprungs-Gebiet aller »malanggan«-Rituale sein. Zu diesen gehört zum Beispiel auch die »maranda«-Untertradition, die das Aufstellen lebensgrosser, sitzender Puppen aus pflanzlichen Materialien mit einem eingesetzten, geschnitzten und flächig bemalten Kopf beinhaltet hat. Am vorgestellten Beispiel fällt zusätzlich zur betont rundplastischen Gestaltung und zur flächigen schwarzen Bemalung die zwischen den Zahnreihen hervortretende Zungenspitze auf. Die Köpfe und die Figuren dienten dem Regenzauber, worauf auch die einheimische Bezeichnung verweist.

145 **Maske, *wowoi* (oder *gitvung*) *susu***

Sulka, Südost-Neubritannien, Melanesien

pflanzliche Materialien wie Mark, Palmblätter, leichtes Holz und Federn (u.a. des Kasuars), zwei Böden von Konusschnecken, Höhe 110 cm / Nr. 176

Die Sulka und die ihnen benachbarten Maenge (Mengen) bedienen sich eng verwandter ästhetischer Techniken und Ausdrucksformen, sprechen aber sehr unterschiedliche Sprachen;

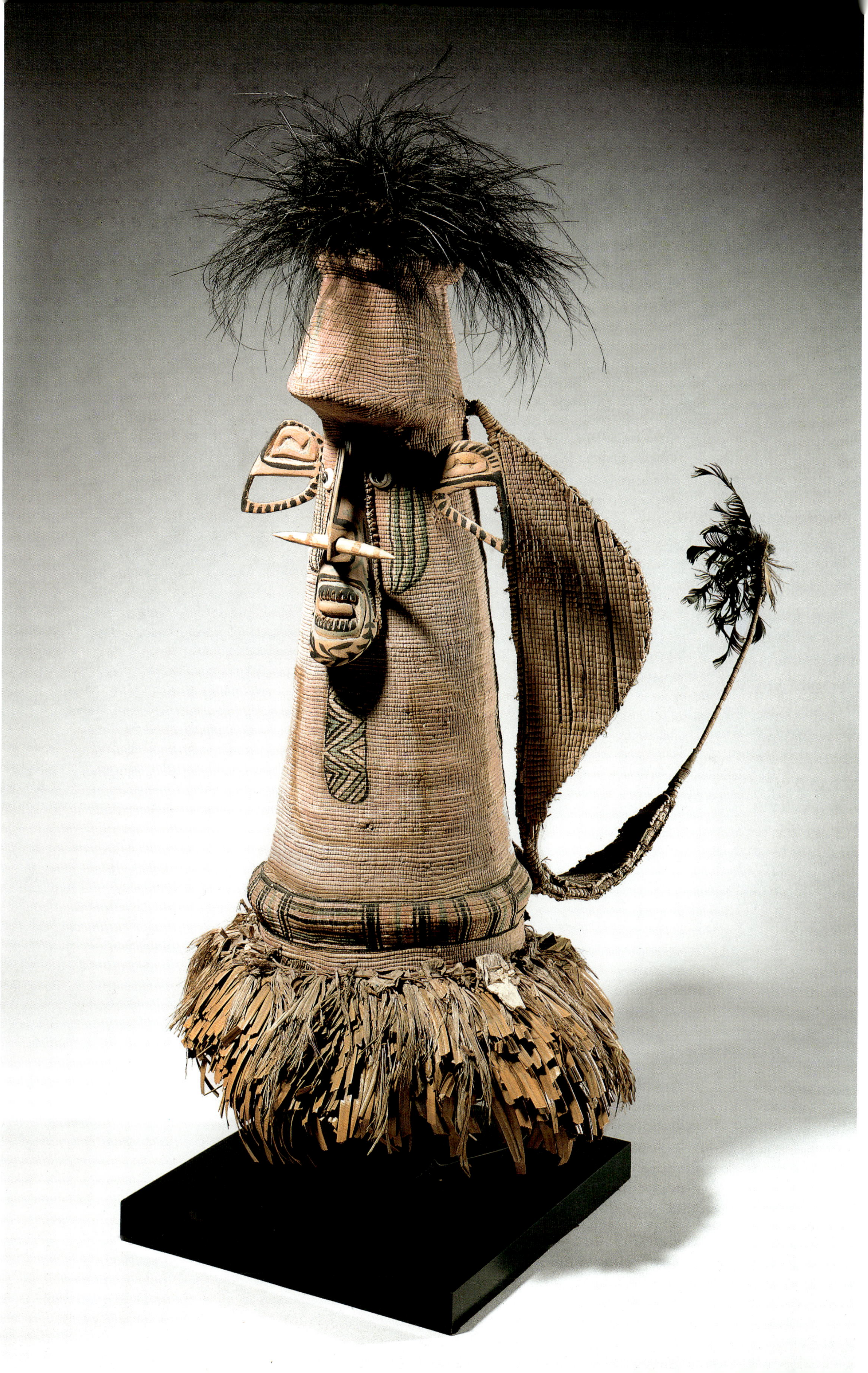

die der eigentlichen Sulka und ihrer Nachbarn, der Kol, ist papuanischen Ursprungs, während die Maenge eine austronesische Sprache sprechen. Beide Gruppen sind tropische Pflanzer, die auf Knollenfrüchte, Bananen und zahlreiche weitere Nutzpflanzen spezialisiert sind; sie nutzen in einem beschränkten Umfang auch das Meer und die Salzwasserfauna.

Die konische Maske stellt einen grossen Kopf mit vorgewölbter Stirn dar, eine Form, die sich nach Meinung von Sulka-Gewährsleuten an jener der *wowoi*-Salzwasserschnecke orientiert. Der Maskenkörper ist ganz aus pflanzlichen Materialien gefertigt, namentlich aus dem ring- oder spiralförmig aufgenähten Mark eines Strauches und aus aufgemalten oder separat geschnitzten Teilen wie Gesicht mit Nasenstab, Wangen, Ohren, Hals-, Brust- und Rückenschmuck. Schwarze Kasuarfedern krönen die Maske. Ein bemalter Wulst grenzt den Körper vom Fransenschurz aus den Blättern einer Palme ab, wobei diese Bemalung auf die Riffelung oder die Schlagmarken verweisen soll, die bei der Bearbeitung einer Oberfläche entstehen. Die menschenartige Gestalt wird von den Sulka als »nunu«, eine Art von Spiegelung oder Spiegelbild, bezeichnet.

Die *susu*-Masken verknüpfen somit in einer für das melanesische Denken über die Einheit der Lebensformen charakteristischen Art und Weise Elemente menschlicher und tierischer Gestalt zu einer Einheit. Die Betonung der schwarz gefärbten Zähne verweist auf das Initiationsgeschehen, bei dem die Zähne der Initianden (die ebenfalls *gitvung* heissen) schwarz eingefärbt werden. Am Rücken ist ein beweglicher Teil angehängt, der beim Tanzen wippen soll.

146 **Schallrohr-Maske, *vungvung***
(auch *vungbungka*, Zentral-Baining) **oder *vurbracha*** (Chachet-Baining)
20. Jahrhundert
Baining, Gazelle-Halbinsel, Neubritannien, Melanesien
Baumbaststoff, bemalt, über Traggestell und Bambusrohr, Kakadufedern und Hühnerflaum,
Länge ca. 350 cm, Höhe ca. 200 cm / Nr. 177

Die Baining bewohnen das Innere der Gazelle-Halbinsel in Nord-Neubritannien; sie sind tropische Pflanzer und sprechen mehrere stark unterschiedliche Dialekte einer papuanischen Sprache. In der Kultur der verschiedenen Baining zeigen sich manche Gemeinsamkeiten, aber ihre künstlerischen Ausdrucksformen lassen sich wie ihre Sprache in regionale Gruppen aufgliedern.

Der Körper dieser *vungvung*-Maske besteht, so wie wir ihn im Museum sehen, aus einem Schallrohr, das aus einem Mund herauszuragen scheint, und einer darüber gleichsam schwebenden Gesichtskonstruktion; das Gegengewicht zum Bambusrohr bildet ein etwa gleichlanger Stab, der wie die anderen Teile mit Stoff aus geklopftem Baumbast überzogen ist. Alle Teile sind mit unterschiedlichen Mustern bemalt. Die Federstäbe, die von der Schallrohröffnung und dem Hinterkopf nach oben ragen, werden oft mit einer feinen Lianenfaser untereinander verbunden.

Dieser Maskenkörper diente in der ursprünglichen Konzeption der Baining als Kern einer weitaus grösseren Konstruktion, indem ihm links und rechts der Hauptachse je eine aus grünen Pandanus-Blättern durchbrochen gearbeitete Fläche vorgehängt wurde, die den Träger und die auf dessen Kopf balancierende Maske zu verdecken hatte. Teile dieser Muster wurden vor dem Auftritt rot gefärbt.

Die Schallrohr-Maske trat bei den Nachttänzen im Schein grosser Feuer zur Eröffnung am Abend und zum Abschluss der Tänze (kurz vor Sonnenaufgang) sowie zur Markierung wichtiger Abschnitte auf. Sie vermittelt das Bild eines Spinnennetzes, das die eigentliche Maske umgibt, wobei Spinnen für die Chachet-Baining offensichtlich eine besonders enge Beziehung zu den Waldgeistern haben, vor denen man sich fürchtet, soll es sich dabei doch um Seelen von Verstorbenen handeln, die nachts aus der Unterwelt durch Wasserlöcher aufsteigen und zu Besuch kommen. Gleichzeitig ist der Kontakt mit ihnen für die Menschen offensichtlich notwendig, und sei es nur, um die Geister zufriedenzustellen oder abzulenken. Die *vungvung*-Maske gilt als Kind der zahlreicheren, aber im Einzelfall kleineren *kavat*-Masken. Sie vergegenwärtigen wichtige Pflanzen, Insekten,

146

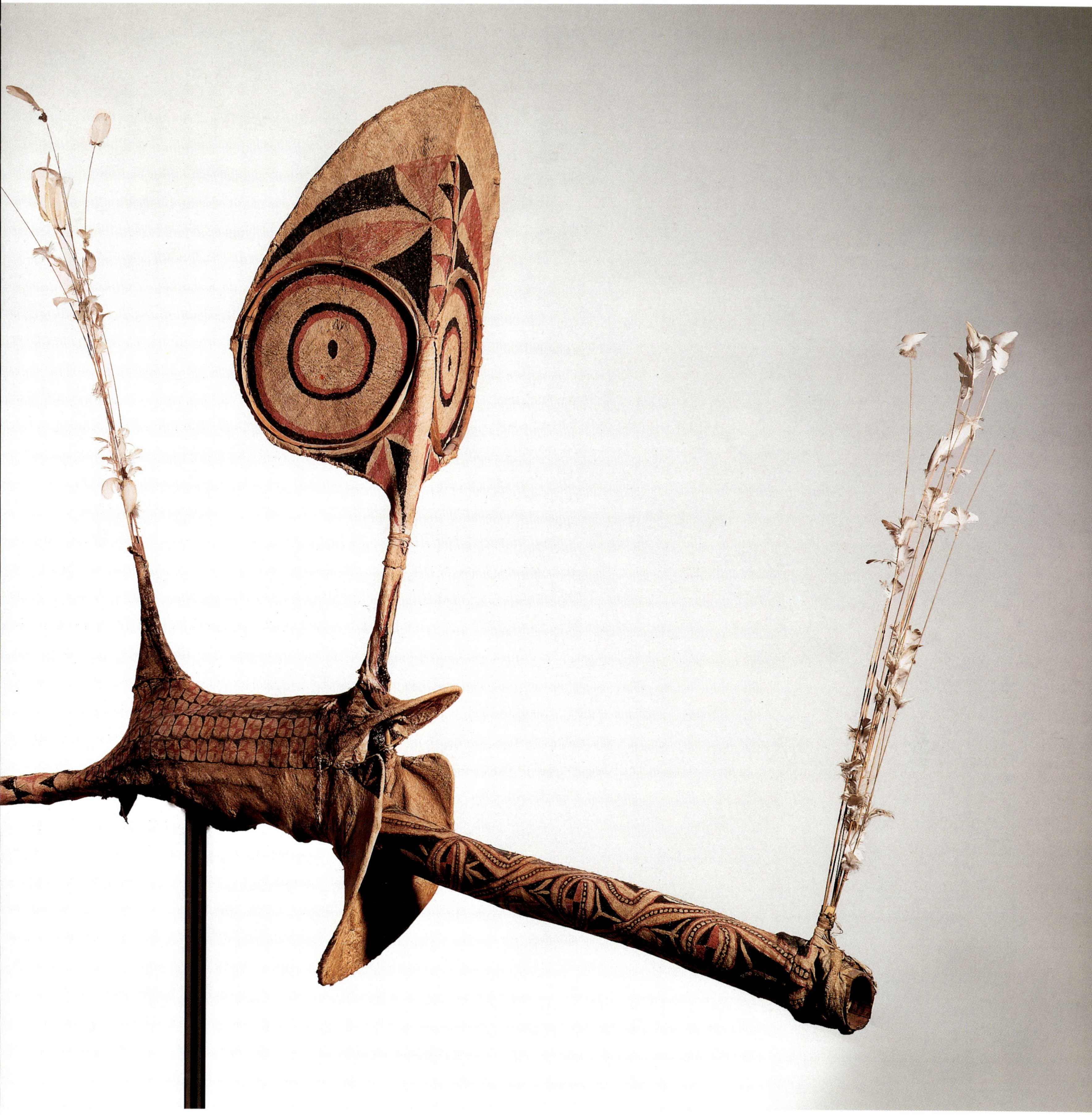

aber auch Einrichtungen wie den Tragpfosten des Zeremonialhauses. Die Nachttänze sollen nach der lokalen Überlieferung besonders von den zentralen Inland-Baining entwickelt und an die nordwestlichen Chachet- (oder Kakat-)-Baining weitergegeben worden sein; dieses Beispiel könnte aufgrund stilistischer Merkmale der Bemalung von den nord-westlichen Baining stammen.

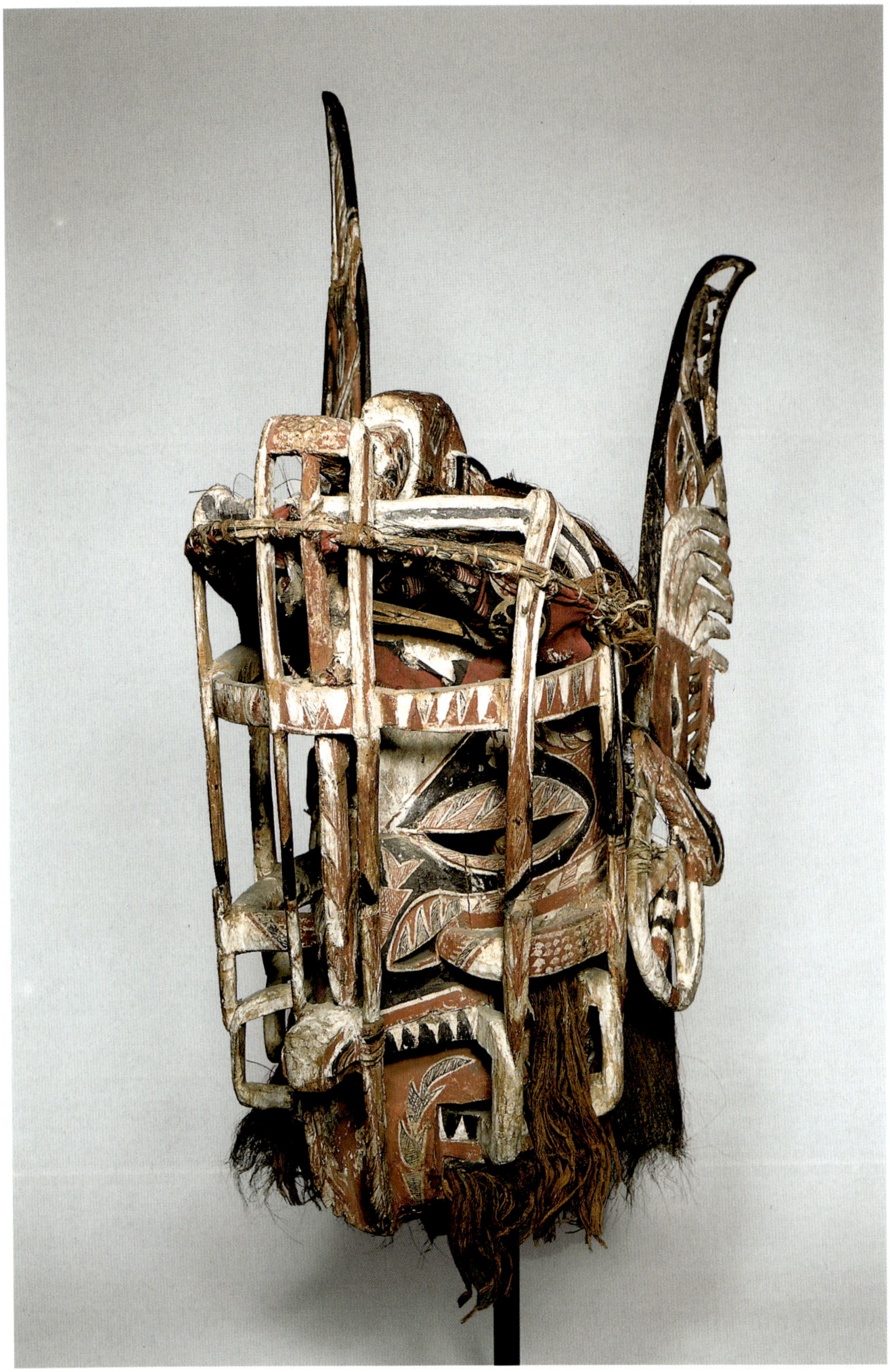

147

147 **Maske, *kepong* oder *matua***

Neuirland, Melanesien

Holz der Alstonia sp., bemalt, bedruckter europäischer Baumwollfetzen, Höhe 76 cm / Nr. 178

Im nördlichen Teil der Insel Neuirland werden, von einer Ausnahme abgesehen, ausschliesslich austronesische Sprachen gesprochen. Es haben sich bei den sowohl auf ihre Pflanzungen als auch auf die Nutzung der Riffe und des Meeres ausgerichteten Bevölkerungen unterschiedliche kulturelle Ordnungen herausgebildet. Im Norden Neuirlands finden sich matrilineare Gesellschafts- und Landrechtsordnungen in Kombination mit einer auf die »malanggan«-Rituale ausgerichteten Zeremonialordnung, deren Spezialwissen von Männern kontrolliert wird. »Malanggane« heissen sowohl die Zeremonien und Feste als auch die dabei eingesetzten Bildwerke, die uns Europäern als komplexe Masken und Skulpturen erscheinen. Anlass der Zeremonien bildet die Verabschiedung der Seelen Verstorbener aus der Dorfgemeinschaft; im benachbarten Mandak-Gebiet heissen nur die Schädel der Verstorbenen *malanggan*.

Im Rahmen der »malanggan«-Feiern treten Masken auf, die Verstorbene und ihre Seelen, aber auch Buschgeister vergegenwärtigen, und es werden zu Ehren der Verstorbenen Aufstellungsstrukturen für Schnitzwerke errichtet; diese geben bildliche Hinweise auf weitere wichtige Persönlichkeiten und clanspezifische Interpretationen mythischer Ereignisse. Die Arbeiten werden an spezialisierte Schnitzer vergeben, deren Leistung mit Schnüren aus Muschelgeld bezahlt wird. Ihre Ausdrucksmöglichkeiten sind durch die Einführung von Metallwerkzeugen, die schon lange vor der 1884 erfolgten kolonialen Inbesitznahme durch Deutschland begonnen hat, sicherlich gesteigert worden, insbesondere was das Schnitzen in À-jour-Technik betrifft. Doch sind die Grundformen des »malanggan«-Stils durch die Abbildung von Bug- und Heckverzierungen an einem Auslegerboot im Reisebericht von Abel Tasman schon für die Mitte des 17. Jahrhunderts belegt.

Die Auftritte der zum Teil mit grossem Prestige ausgestatteten *matua*-Maske dienten nach neueren Untersuchungen von Mike Gunn der Aufhebung der Tabus, die seit dem Tod des oder der bei den Feiern zu ehrenden Verstorbenen galten, sowie der Grenze, die den Aufführungsort der »malanggan«-Zeremonien vom Dorf getrennt hat. Die Maske bewegte sich dabei in stummen Tänzen mit eindrücklichen Gesten durch das Dorf und wurde dann wieder im Masken-Schauhaus aufgestellt.

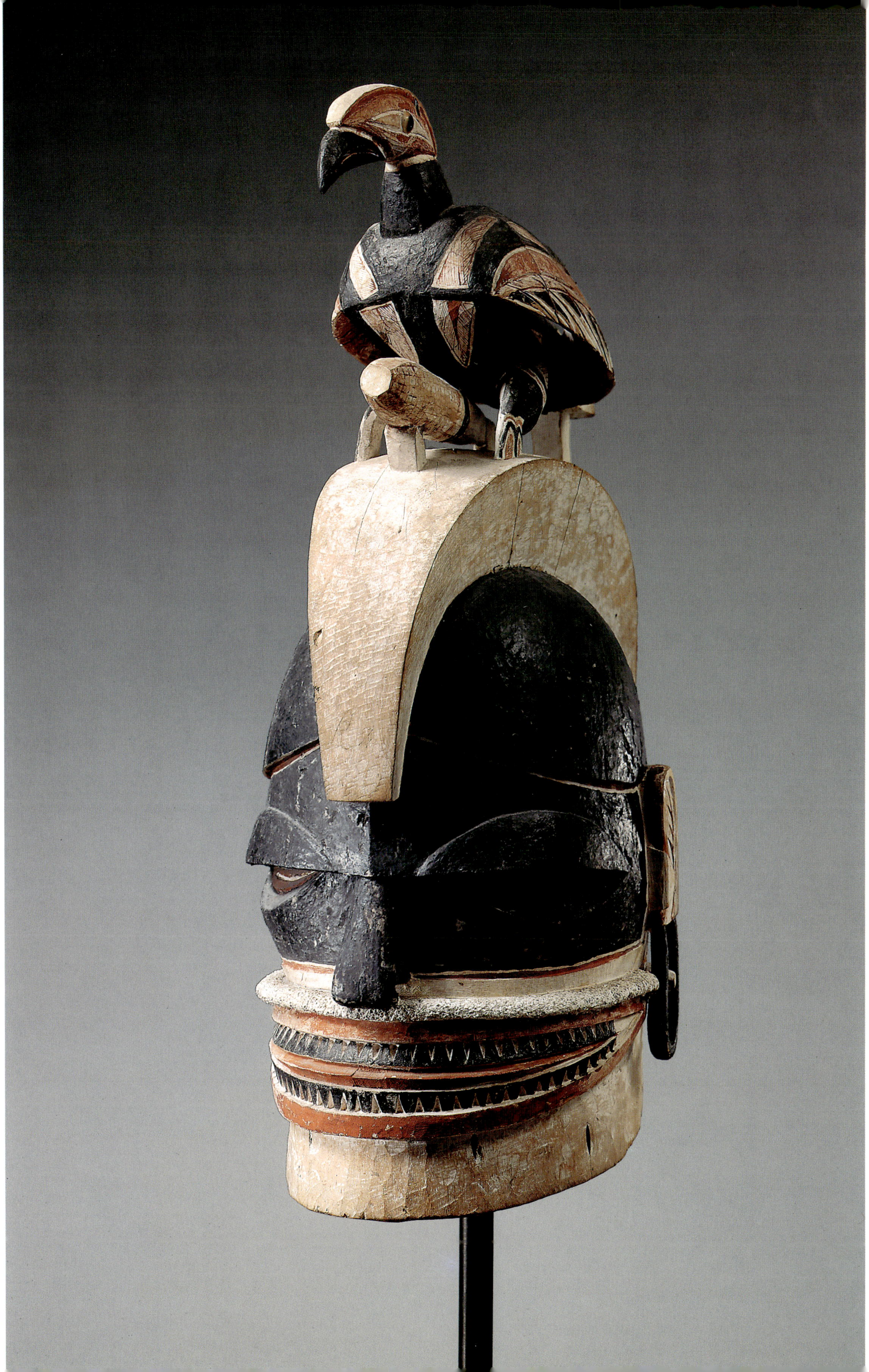

148 **Kopf einer lebensgrossen *malanggan*-Puppe, *kovabat*** (Gunn) **oder *mandas*** (Krämer) ***mit Vogel***
vermutlich Lemakot, Nord-Neuirland, Melanesien
Holz, bemalt, eingesetzte Augen aus »Turbo petholatus«-Schneckenschalen,
Höhe 77 cm / Nr. 179

Der stark, ja schon fast bullig wirkende Kopf steht in einem deutlichen Gegensatz zur feingliederigen Art der Bildwerke *(marumarua)*, das heisst zu den stehenden Figuren der »malanggan«-Überlieferungen, die zur Verbildlichung von im Schattenwurf sichtbar werdenden Seelenwesen erdacht wurden. Die voluminösen Überaugenbögen, die Nase, der grosse Mund sind als formale Elemente zum Teil auch an den durchbrochen geschnitzten Figuren vorhanden, werden dort aber durch eine feine, die Flächen relativierende Bemalung und durch das Netz der den Körper umgebenden Stege gleichsam entkörperlicht. Bei den Köpfen, die den sitzenden lebens- oder gar überlebensgrossen Puppen aufgesetzt werden, wird im Gegenteil mit einer dunklen Bemalung das optische Gewicht der Formen noch gesteigert. Die schwarze Farbe gilt in Melanesien generell als Ausdruck der kriegerischen Kraft – im Unterschied zu Weiss, der Farbe der Ahnenwelt und des Totenreichs. Diese wuchtigen Figuren aus Pflanzenmaterial sollen mächtige mythische Vorfahren dargestellt haben, die für die Kontrolle der Regenfälle wichtig waren. Im weiteren wurden dafür die Schädel verstorbener Zauberer eingesetzt. Der Vogel (»singo«) zeigt den Regen an. Die zugehörigen Überlieferungen berichten, wie Mike Gunn darstellt, vom Wandern der Regenzauberformen und der damit verbundenen Rechte an Typen von *malanggan*-Schnitzwerken.

149 **Zepter, *hoeroa*** 18./19. Jahrhundert
Maori, Nordinsel von Neuseeland (Aotearoa)
Walknochen, Höhe 146 cm, Breite 9 cm / Nr. 180

Die Maori repräsentieren heute die Nachkommen der ersten Entdecker von Aotearoa, das heisst der beiden von Abel Tasman 1642 als Neuseeland benannten grossen Inseln südöstlich von Australien. Alle Maori sprechen Dialekte einer gemeinsamen Sprache, was sie als Nachfahren der im 10. bis 12. Jahrhundert aus Zentralpolynesien angelangten ersten Einwanderer ausweist. Sie haben im gemässigten Klima Neuseelands eine einzigartige Variante polynesischer Kultur und Lebensart geschaffen, in der das Element des mündlich mit grosser Originaltreue überlieferten und in kontrollierter sprachlicher Form präzise erinnerten Wissens einen zentralen Platz einnimmt. Fast jeder Aspekt kulturellen Verhaltens und künstlerischen Ausdrucks hat so eine zugehörige mündliche Form, an die im gegebenen Moment erinnert werden muss. Öffentliches Handeln und Sprechen wird so zu einem zusammenhängenden formalen Akt im Angesicht der Ahnen – was soviel heisst wie Handeln und Sprechen unter ihrer direkten Kontrolle.

Das aus einem Walknochen hergestellte Gerät, in der Form ein Mittelding zwischen Keule und Schutzschild, betont die zugleich fliessende wie auch spannungsreiche Gestaltung, wobei materielle und farbliche Qualitäten des Materials noch zusätzlich die Blicke auf das Objekt lenken. Es scheint sich um ein Hilfsgerät der Hüter der Traditionen und Clanchefs gehandelt zu haben, das sich symbolisch als »Meeresknochen« an den Bereich des mächtigen Meeres- und Schnitzergottes Tangaroa, in der sprachlichen Bezeichnung an ein Langpaddel und formal an die hölzernen Generationenstäbe anschliesst, die den Clanchefs helfen, die Reihe der menschlichen Generationen bis zu den göttlichen Vorfahren im Gedächtnis zu behalten. Die seltenen Knochenstäbe sollen vor allem von Clanchefs bei Kanufahrten ostentativ mitgeführt worden sein. Der Sinnzusammenhang erscheint in verständlicherem Licht, wenn man weiss, dass nach Auffassung der Maori Menschen gemeinsamer Abstammung aus dem gleichen Urkanu stammen und sich gegenseitig etwa auch als Leute vom gleichen Knochen bezeichnen.

150 **Maske, *le op***
vermutlich 1. Hälfte 19. Jahrhundert
»Mensch-Gesicht«
Insel Mer, östliche Inseln der Torres-Strasse (zwischen Australien und Ost-Neuguinea)
Schildpatt, menschliches Haar, Spuren roter Bemalung, Höhe 41 cm / Nr. 181

Die Bewohner der Inseln der Torres-Strasse sprechen eine Sprache, die mit jener der Aborigines Australiens verwandt ist. Sie haben als tropische Pflanzer und Meeresanwohner eine Ernährungs- und Lebensgrundlage, die jener vieler Inselbewohner in Melanesien sowie im benachbarten Süd-Neuguinea gleicht; sie waren aber stärker als ihre Nachbarn den Einflüssen von seefahrenden Bevölkerungen ausgesetzt, so hatten sie vermutlich Kontakt mit polynesischen Entdeckungsreisenden aus Süd-Melanesien, sicher aber mit Handelsleuten aus Ost-Indonesien und zuletzt mit den Engländern und ihren Missionaren.

Aus Schildpatt, das heisst aus Panzerteilen von Meeresschildkröten zusammengesetzte Masken stellen eine offensichtlich auf die Inseln der Torres-Strasse beschränkte Ausnahme in Ozeanien dar. Das durch punktuelle Erwärmung bieg- und formbare Material zwingt zu einer Technik des Zusammenfügens und Vernähens von gewölbten Flächen, die damit von klaren Kanten begrenzt und somit kubisch interpretiert werden, eine Technik, die sonst vor allem bei der Gestaltung von tragbaren maskenartigen Aufsätzen aus Baumbaststoff und anderen pflanzlichen, also noch weicheren Materialien eingesetzt wird und nur sehr selten beim Schnitzen. Durch das Schaffen von durchbrochenen Flächen und zum Teil durch Ritzungen – die wie die Zähne ursprünglich wohl mit weissem Kalk inkrustiert wurden – wird der Eindruck der Leichtigkeit und Vielseitigkeit des Materials noch verstärkt.

Wie es zur Verwendung dieses Materials gekommen ist, kann nur durch Hypothesen erkundet werden. Schildkröten sind in den einheimischen religiösen Überlegungen wichtige Vermittler zur Welt der Schöpferahnen. Die vielgestaltigen Schildpatt- (*krar*- oder *kara*-)-Masken, darunter die Vergegenwärtigung des Ahnenwesens Pop, traten als Mer und Erub

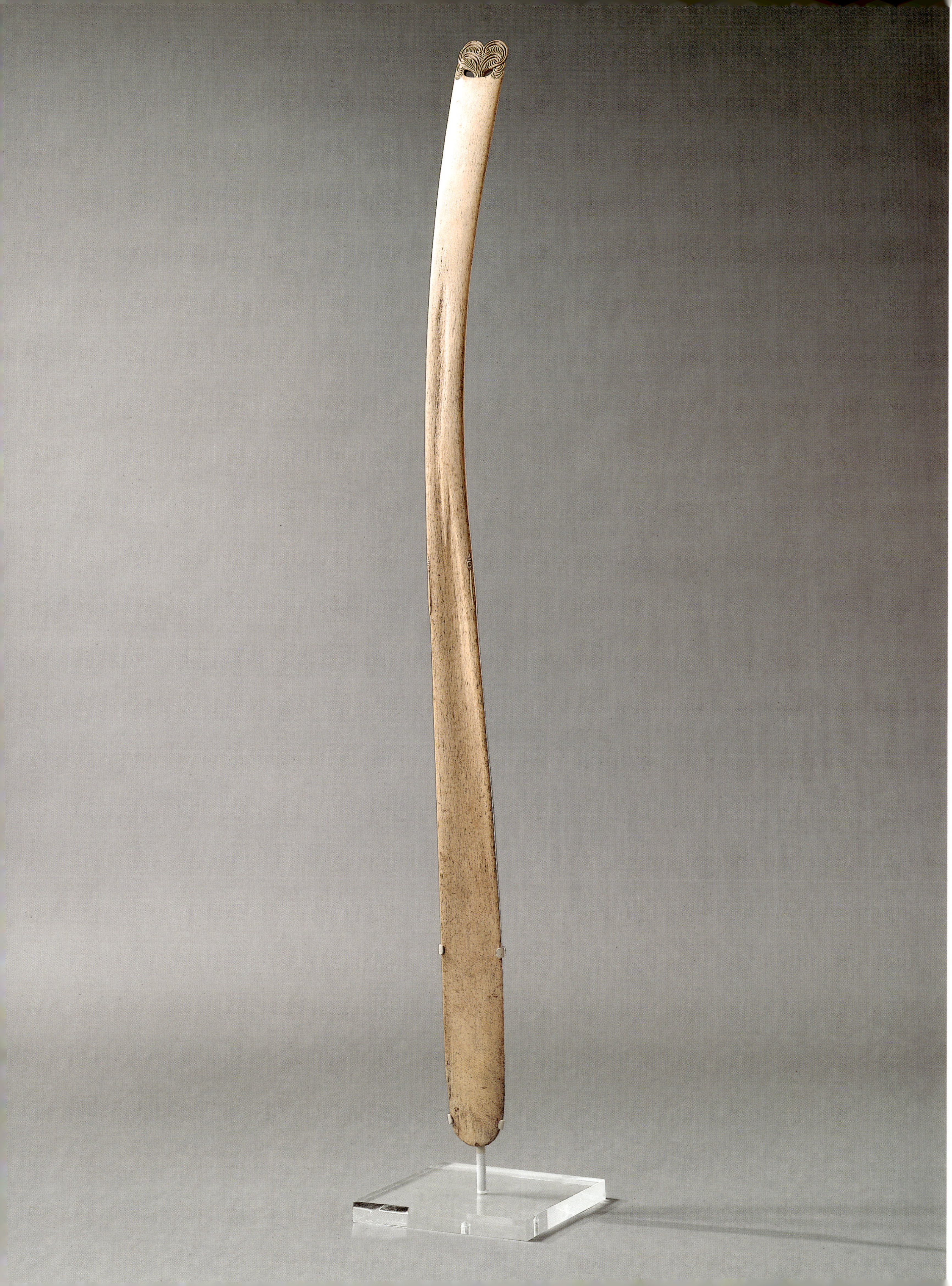

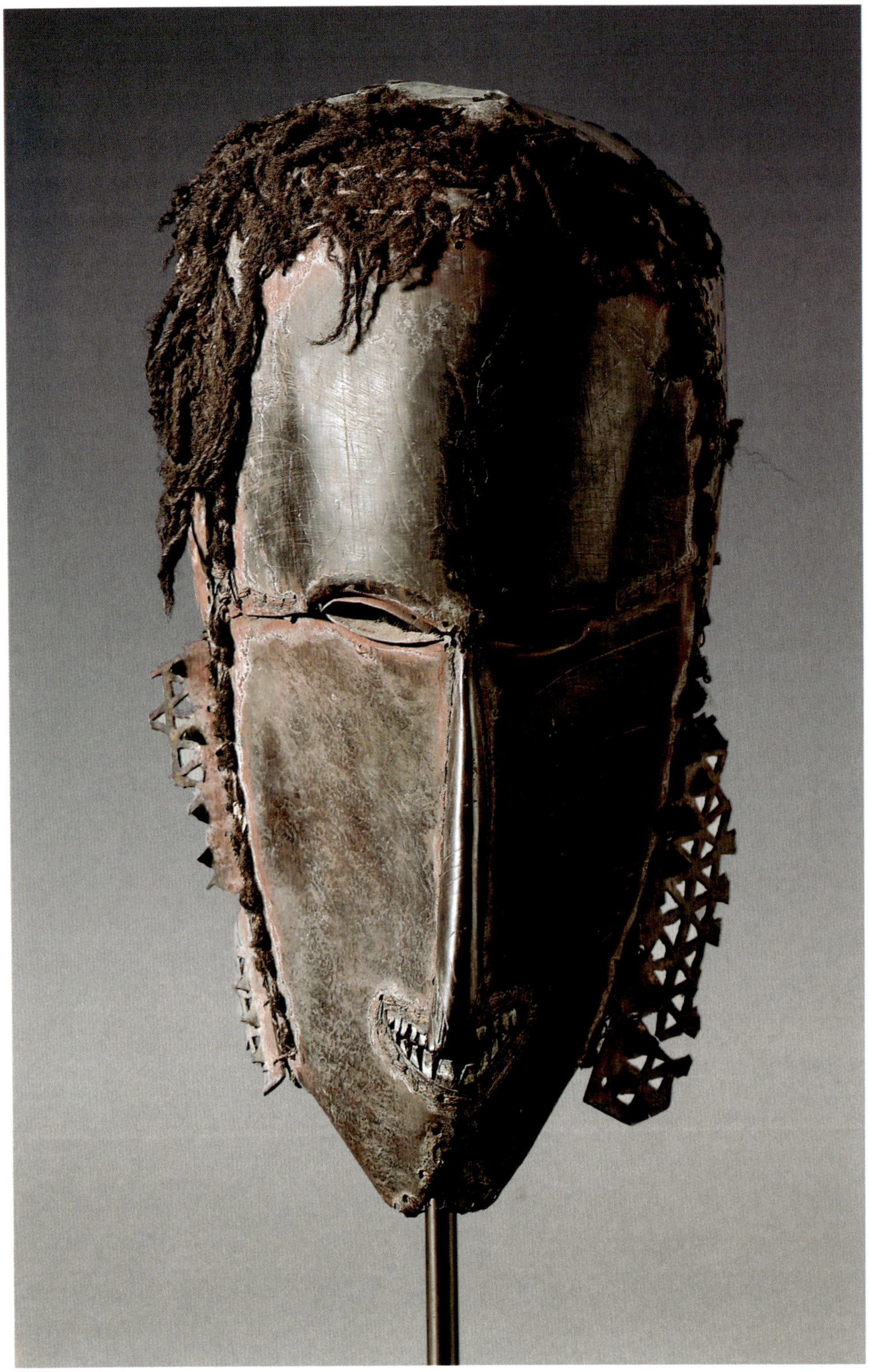

150

beim Abschluss der öffentlichen Trauerfeierlichkeiten in den Seelen-Pantomimen »keber« auf, um die Schattenseelen »mari« der Verstorbenen zu besänftigen. Noch komplexere Masken hatten bei Nachttänzen zum Abschluss der Initiationen den vielfältigen Charakter zu verdeutlichen, der die vier als Kulturheroen und Vorfahren je einer Insel auftretenden mythischen Brüder kennzeichnet und so ihre Stellung zwischen den Menschen und der Welt der Schöpferahnen markiert. Möglich ist aber auch, dass der Einfluss von Händlern, Trepangfischern und Perlentauchern aus Ost-Indonesien Schildpatt als gestalterisch einsetzbares Material populär gemacht hat, wurden doch etwa auf Sumba in Ost-Indonesien reich verzierte Kämme aus Schildpatt hergestellt. Die figürliche Ausgestaltung der Masken schliesst sich allerdings deutlich den regionalen Traditionen in Süd-Neuguinea an.

151 **Tanzpaddel, *rapa***

Osterinsel (Rapa Nui)

Holz, Höhe 76,5 cm / Nr. 182

Die Bevölkerung der Osterinsel kann ihre Herkunft auf die Bevölkerung Zentral-Polynesiens oder der Marquesas-Inseln zurückführen; die erste Besiedlung dürfte vor rund 1500 Jahren stattgefunden haben. In der Blütezeit vergegenwärtigten mächtige menschliche Figuren aus Stein, zum Teil aufgereiht auf eigens errichteten Plattformen, die aus der Ferne eingewanderten Ahnen.

Werke der Schnitzkunst der Osterinsel-Bewohner zeugen von einer sehr genauen Kenntnis der verarbeiteten Hölzer und von einem ausgeprägten Formensinn, dem viel an fliessenden Kanten und symmetrischer Ausgestaltung gelegen war. Das vorliegende Doppel-Paddel ist deutlich über seine ursprüngliche, funktionelle Form hinausgewachsen und erfüllte einst in uns nicht mehr bekanntem Zusammenhang zweifellos die Aufgabe, eine Figur oder Person darzustellen.

Die geschwungenen Stege stellen, wie Parallelen auf den mannshohen *ao*-Zeremonialpaddeln zeigen, eine Nase, die Augenbrauen bzw. Überaugenbögen und die Ohrläppchen mit den eingesteckten Ohrpflöcken dar. Damit wird das obere Paddelblatt zum Kopf, der von einer hohen Frisur bekrönt wird. Das untere Blatt endet in einem uspründlich an Steuerrudern von den Marquesas-Inseln als funktionell wichtig ausgewiesenen Fortsatz, der auf der Osterinsel eine penisähnliche Form angenommen hat.

Die erwähnten langen Zeremonialpaddel (*ao*) sollen als Abzeichen von hochrangigen Männern bei Zeremonien gedient haben, wie Alfred Métraux zum Beispiel berichtet, wohingegen die wesentlich kleineren *rapa*-Paddel offensichtlich als Tanzinstrument verwendet wurden. Nach einer von Métraux mitgeteilten alten Katalogangabe des Universitätsmuseums in Berkeley wären diese Paddel bei Kriegstänzen der Clanvorsteher vor dem Fürsten (oder ›König‹) der Insel benutzt worden. Dabei sollen die Paddel vor dem Gesicht des Fürsten herumgewirbelt worden sein, um ihn zu erschrecken. Ist diese Angabe zutreffend, so haben wir es mit der Grundform des Maskengesichts zu tun – die Präsentation dieser Gesichter geschah vielleicht auch mit dem Ziel, den Fürsten an die Macht der ihm Untergebenen zu erinnern, was beim Blick auf die hierarchischen Zuordnungsverhältnisse in Ozeanien ein keineswegs unübliches Vorgehen wäre. Wessen Bild das Gesicht repräsentiert, in dessen langgezogenen, durchbohrten Ohrläppchen Pflöcke eingesteckt sind, wie wir sie insbesondere an fast allen *moai kavakava*- oder männlichen Vorfahren-Figuren finden, wissen wir nicht. Gemäss den Vorstellungen der Inselvölker Ozeaniens sind die Inseln einst von einem göttlichen Trickster vom Meeresgrund geholt worden, wohin auch die Seelen der Menschen nach dem Tod ihrer sterblichen Hülle zurückkehren. Die Ruderfläche des Paddels bewegt sich, wie nach Vorstellung der Polynesier auch die Gestirne, zwischen den beiden Bereichen hin und her – so mag man sich in Form einer Gedankenskizze das Bedeutungsfeld vorstellen, in dem das entpersönlichte Gesicht des Tanzpaddels entstanden sein dürfte.

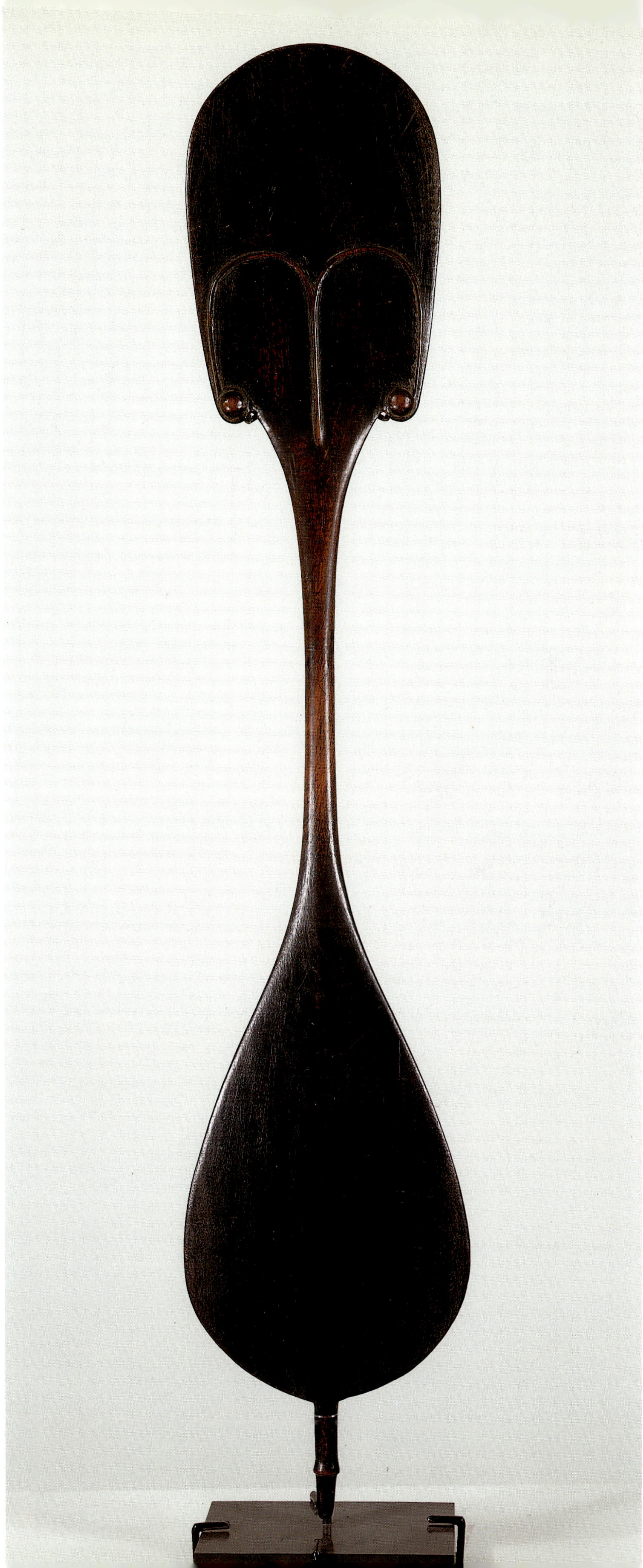

Kunst aus Afrika

Besprochen von Lorenz Homberger

1 Baga-Nalu- und Landuma-Region
2 Senufo-Region
3 M'bembe-Region
4 Mumuye-Region
5 Fang-Region
6 Kongo-(Yombe- und Vili-)Region
7 Hemba-Region

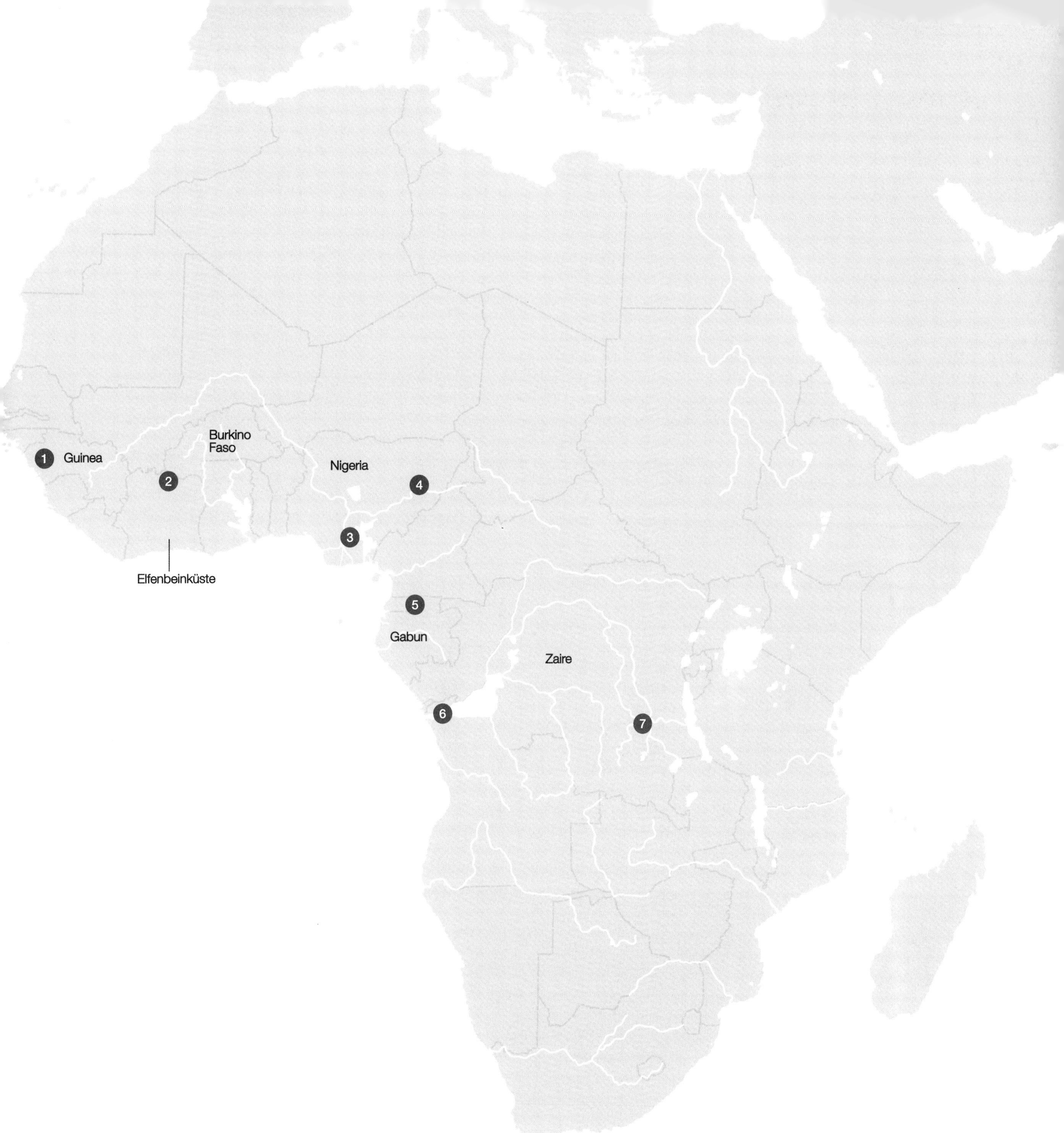
1
Guinea
Burkino
Faso
2
Elfenbeinküste
Nigeria
4
3
5
Gabun
Zaire
6
7

152 **Kopfaufsatz, *a mantsho-na-tshol***

19./20. Jahrhundert

Form einer Schlange

unbekannte Werkstatt der Baga-, Nalu-, Landuma-, Pukur-, Bulumits-Regionen, Guinea

Holz, rot-weiss und schwarz bemalt,

Höhe 200 cm / Nr. 183

Die Küstenvölker der nördlichen Guineaküste (Baga, Nalu, Landuma) sind vermutlich erst im Verlauf der letzten drei Jahrhunderte in ihr heutiges Siedlungsgebiet verdrängt worden, wo sie als Reispflanzer sesshaft wurden. Früh entstanden Kontakte mit europäischen Seefahrern. Während durch den Einfluss nördlicher Nachbarn viele Dörfer islamisiert wurden, verdrängten christliche Missionen der Küstenregion allmählich die traditionellen Glaubensformen. Die weit auseinander liegenden Dörfer versuchten, ihre durch den »bansonyi«-Geheimbund hierarchisch aufgebauten Gesellschaftsformen gegen Fremdeinflüsse zu behaupten.

Ein wichtiges Emblem dieses Bundes ist eine Aufsatzmaske *a mantsho-na-tshol* (Meister der Medizinen), welche in der Form einer aufrecht gestellten Schlange (Boa constrictor) geschnitzt ist. Aus einem S-förmig gewachsenen Baum – es wird vermutet, dass dieser schon während des Wachstums vom Bildhauer in die gewünschte Form gebogen wurde – ist ein kantiger Leib mit kammartiger Erhöhung geschnitzt, der sich schwingend aufbäumt. Dreieckige und lineare Ornamente betonen die Spannung des Körpers, der im janusartigen Kopf mit zwei Augenpaaren endet.

Masken erscheinen bei diesen Völkern anlässlich von Opferritualen, Verdienstfesten, Begräbnissen und Totenfeiern sowie bei Initiationen: Tanz, Trommelmusik und Gesänge begleiten die mit mächtigen Kostümen aus Pflanzenfasern oder bunten Stoffen gekleideten Maskentänzer und bilden so eine Art Gesamtkunstwerk.

Äusserst rar sind Schilderungen von Auftritten dieser Schlangenmasken. Dies mag damit zusammenhängen, dass ihre Funktion innerhalb des Geheimbundes niemals an Aussenstehende und Nichtinitiierte weitergegeben werden durfte, dass allein der Anblick einer Maske für Frauen und Kinder fatale Folgen zeitigen konnte. So bleibt auch unklar, wie dieser gewichtige Schlangenleib aufrecht auf dem Kopf getragen werden konnte. Möglich war dies wohl nur mit Hilfe eines aus Bast gefertigten Gerüsts, welches der Tänzer auf den Schultern trug, sowie der Unterstützung mehrerer Maskenbegleiter.

Wir wissen jedoch, dass die wichtigsten Auftritte dieser Maske bei Initiationsriten stattfanden. Das über viel Macht verfügende, äusserst gefürchtete Maskenwesen vermag dem Schadzauber der stärksten Hexer und zerstörerischen Einflüssen der Wildnis zu widerstehen. So bietet es auch den Knaben in ihrer mehrmonatigen Abgeschiedenheit in den Buschlagern zuverlässigen Schutz.

153 **Stampfer-Figur, *deble*** um 1870

Werk eines Senufo-Meisters der Sikasso-Region, Mali

Holz mit glänzender dunkler Patina,

Höhe 95 cm / Nr. 184

Die Senufo sind Ackerbauern im Savannenland Westafrikas und besiedeln die nördliche Elfenbeinküste, das südliche Mali und einen kleinen Teil von Burkina Faso. Sie besitzen selbst auf dörflicher Ebene keine wohlstrukturierte hierarchische Organisationsform, keine politische Zentralinstanz. Doch gerade dieses Fehlen hierarchischer Strukturen bedingt andere Formen der Regulierung des Zusammenlebens. Neben matrilinearen Allianzen zwischen den Clanen ist vor allem eine Institution um wirtschaftlichen Ausgleich und soziales Zusammenspiel innerhalb eines Dorfes besorgt: der »poro«, ein als Geheimbund bezeichneter, durch Altersklassen – aber nicht Verwandtschaft – zusammengesetzter Verband von Männern. Nach einer mehrjährigen Ausbildung werden Männer im Alter von über 20 Jahren in diesen Bund aufgenommen. Der »poro«-Bund verfügt über zahlreiche grosse, tiergesichtige Helmmasken; neben diesen Masken werden weitere Skulpturen im sogenannten heiligen Hain aufbewahrt. *Deble*- und *doogele*-Skulpturen werden bei Beerdigungen sichtbar: Nachdem beim Haus des Verstorbenen verschiedene rituelle Handlungen durchgeführt wurden, wird der Leichnam eingenäht in Baumwolltücher zur Grabstätte getragen. Männer aus der Altersklasse des Verstorbenen stampfen mit den *doogele*-Figuren auf den Boden, wohl um die Ankunft eines Bund-Mitglieds in der Jenseitswelt anzukünden.

Doogele-Figuren waren traditionellerweise im »heiligen Hain« des »poro«-Bundes aufbewahrt und dort auch strengstens bewacht. Aus diesem Grund waren die *doogele*-Skulpturen auch auf dem Kunstmarkt der Vorkriegsjahre nahezu unbekannt. Die vorliegende *doogele*-Figur gehört zu den frühesten Werken dieser Art, die auf den europäischen Markt gelangten.

Erworben 1935 in der nördlichen Senufo-Region, ist diese Skulptur ein Meisterwerk afrikanischer Bildhauerei: Die Körperlinien scheinen in einem die ganze Skulptur umfassenden Rhythmus eingeschlossen zu sein. Der Ausdruck des Gesichts zeigt strenge Würde und wird betont durch die Reduktion der wesentlichen Züge: Nase, Augen und Mund stehen in einem ovalen, durch Ziernarben veredelten Gesicht. Der Schwung des Kinns wird in den Brüsten wiederholt und auch von den tiefsitzenden Händen aufgenommen. Um den Hals finden sich Spuren von organischem Material, welches ursprünglich der Befestigung von Kaurimuscheln diente.

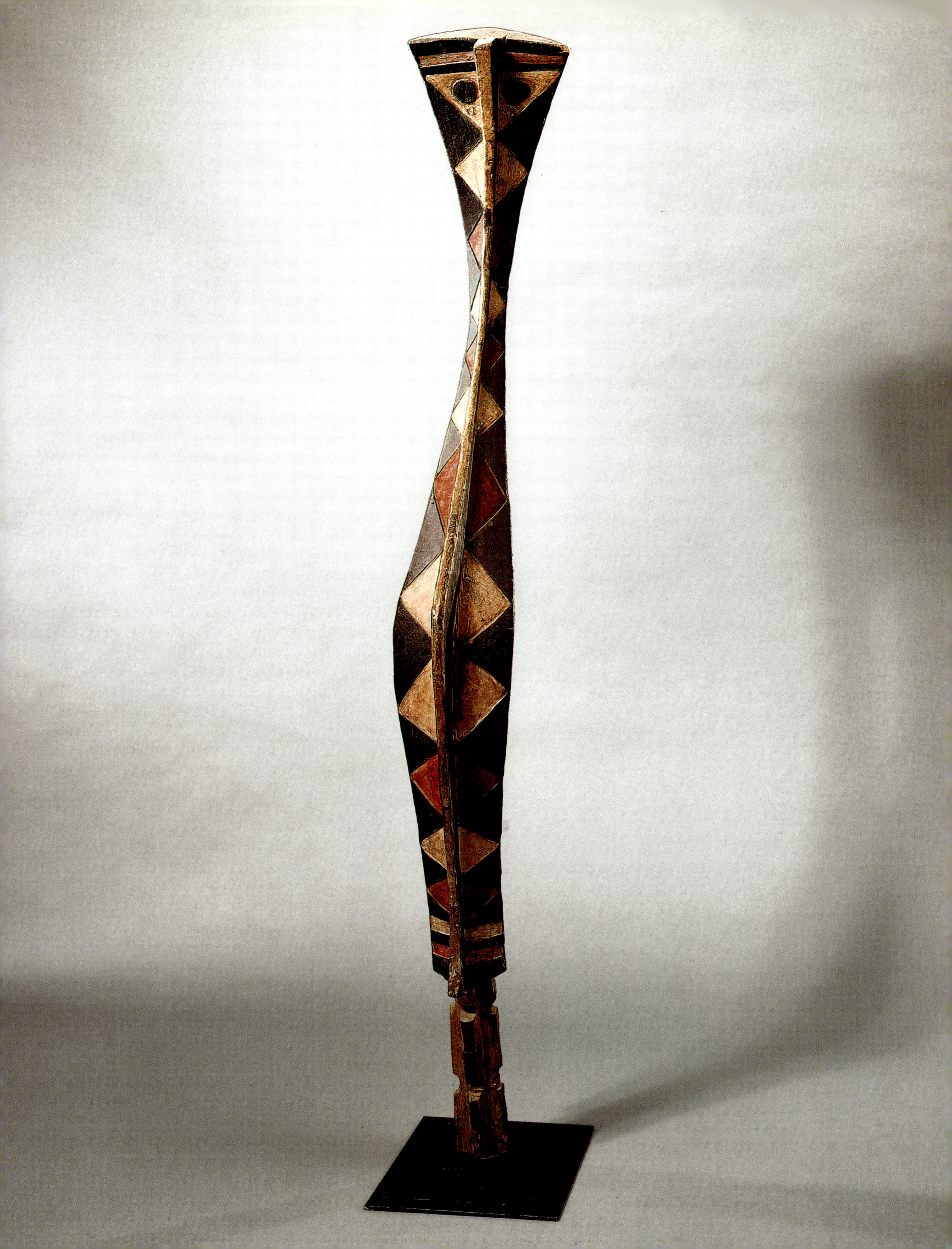

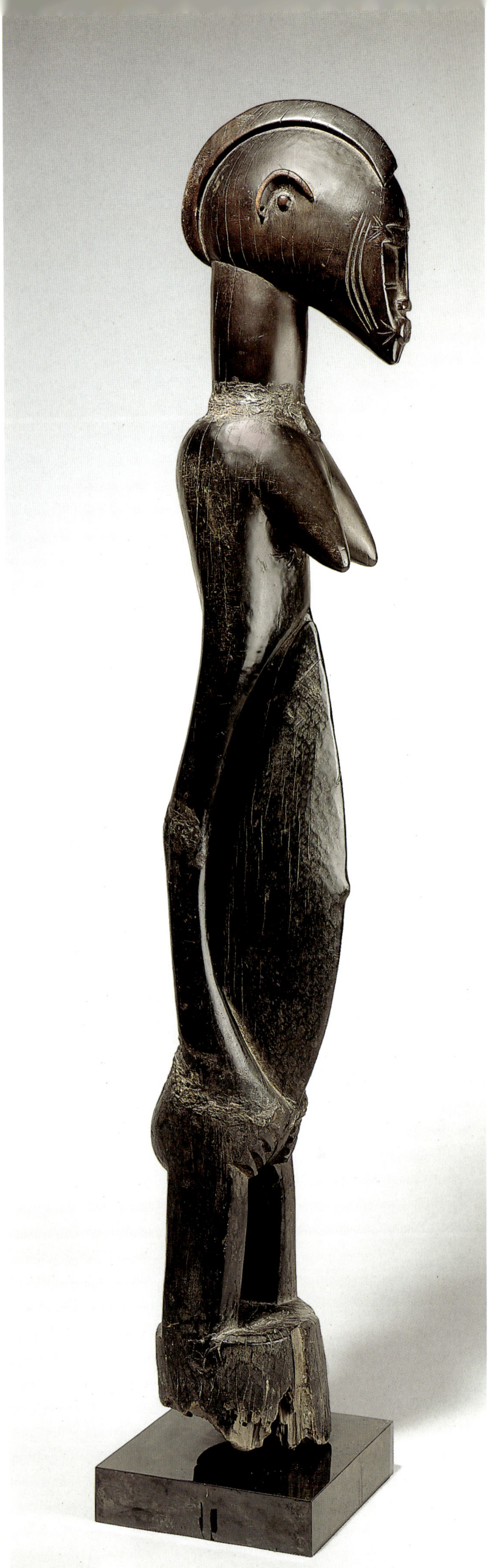

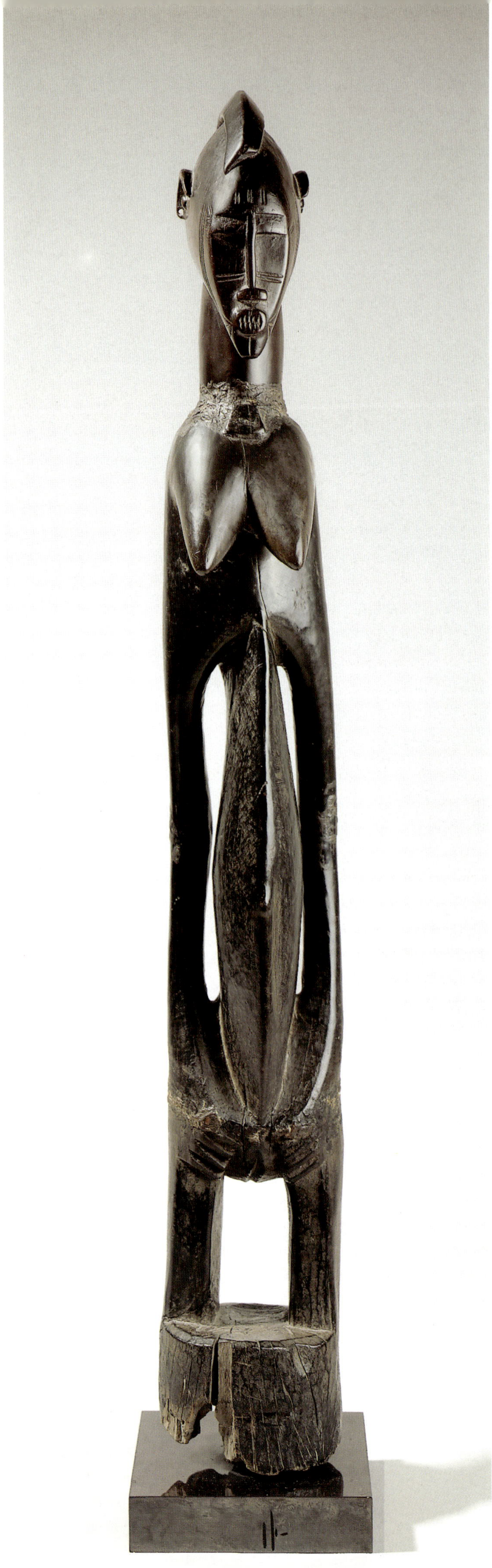

154 **Weibliche Reliquiarfigur, *biery***

19./20. Jahrhundert

unbekannter Betsi-Meister der südlichen Fang-Region, Gabun

Holz mit glänzender dunkler Patina,

Höhe 44 cm / Nr. 185

Die Fang siedeln im zentralen und nördlichen Gabun, in Äquatorial-Guinea sowie im Süden Kameruns. Mit einer Bevölkerung von über einer Million gehören sie zu den wichtigen Völkern der Gabun-Region.

Die grossen Fang-Bildhauer haben in regional klar unterscheidbaren Substilen Bildwerke geschaffen, die zu den grössten Meisterwerken Afrikas zählen. Die Skulpturen lassen sich fast ausschliesslich in drei Gruppen gliedern: Kopfplastiken mit langem Hals, Halbfiguren und vollplastische Figuren. Die Kunstwerke der Fang haben wie kaum ein anderes Volk die europäische Avantgarde bewegt: Entsprechend gehören Fang-Figuren heute zu den höchstbezahlten Werken auf dem knapper werdenden Markt.

Der geschnitzte Pfosten an der Rückenfront dieser Figur wurde in eine Holz- oder Rindendose gesteckt. In diesen *biery* genannten Gefässen befanden sich die Gebeine, häufig auch nur Schädelreste der verstorbenen Notablen. Die Fang-Künstler bemühten sich, schlichte, idealisierte Porträts der verstorbenen Würdenträger zu gestalten. Unklar bleibt, ob mit dieser Figur die Verstorbene selbst oder eine Ahnfrau porträtiert wurde, oder ob sie gar einen Hilfsgeist darstellt, der als Wächter der Gebeine auch über die Geschicke des Dorfes oder des Clans wacht und im Rahmen von Zeremonien der Männerbünde beopfert wurde.

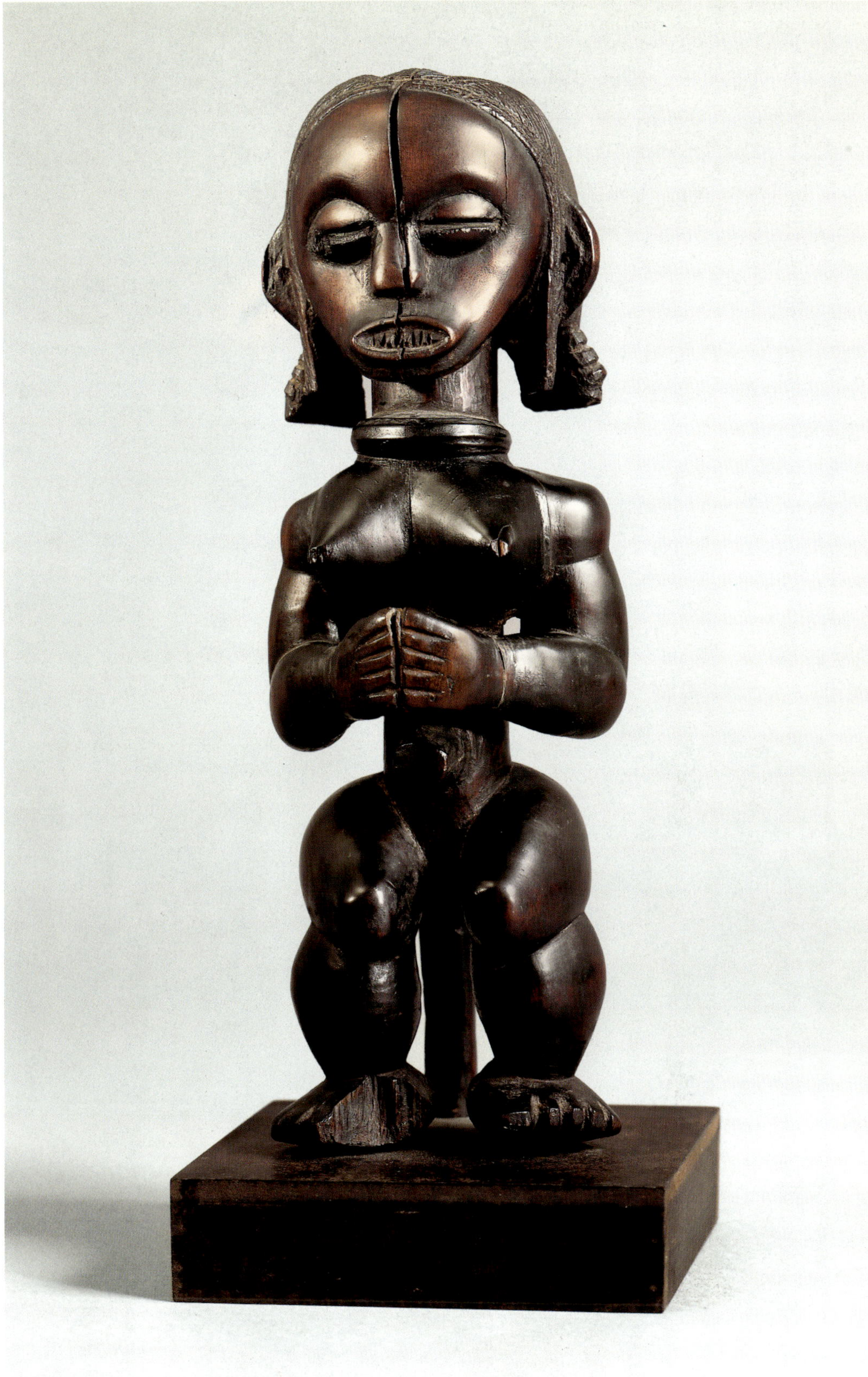

154

Über der gedrungenen Form eines jugendlichen Frauenkörpers thront ein mächtiger Kopf mit nach hinten geschwungener Frisur, einer Art Helmperücke mit mehreren Zöpfen. Jeder Körperteil – Brüste, Nabel, Waden und Oberarme – ist verdichtet in kubisch-runder Form und strahlt in feinmodellierter Zurückhaltung eine starke Sinnlichkeit aus. Die zusammengeführten Hände lassen vermuten, dass die Frau ein Opfergefäss getragen hat. Des weiteren zeigt die Figur eine glänzende, klebrig-feuchte Patina: Dies sind Spuren regelmässiger Beopferung mit Blut, Palmöl oder Palmbutter.

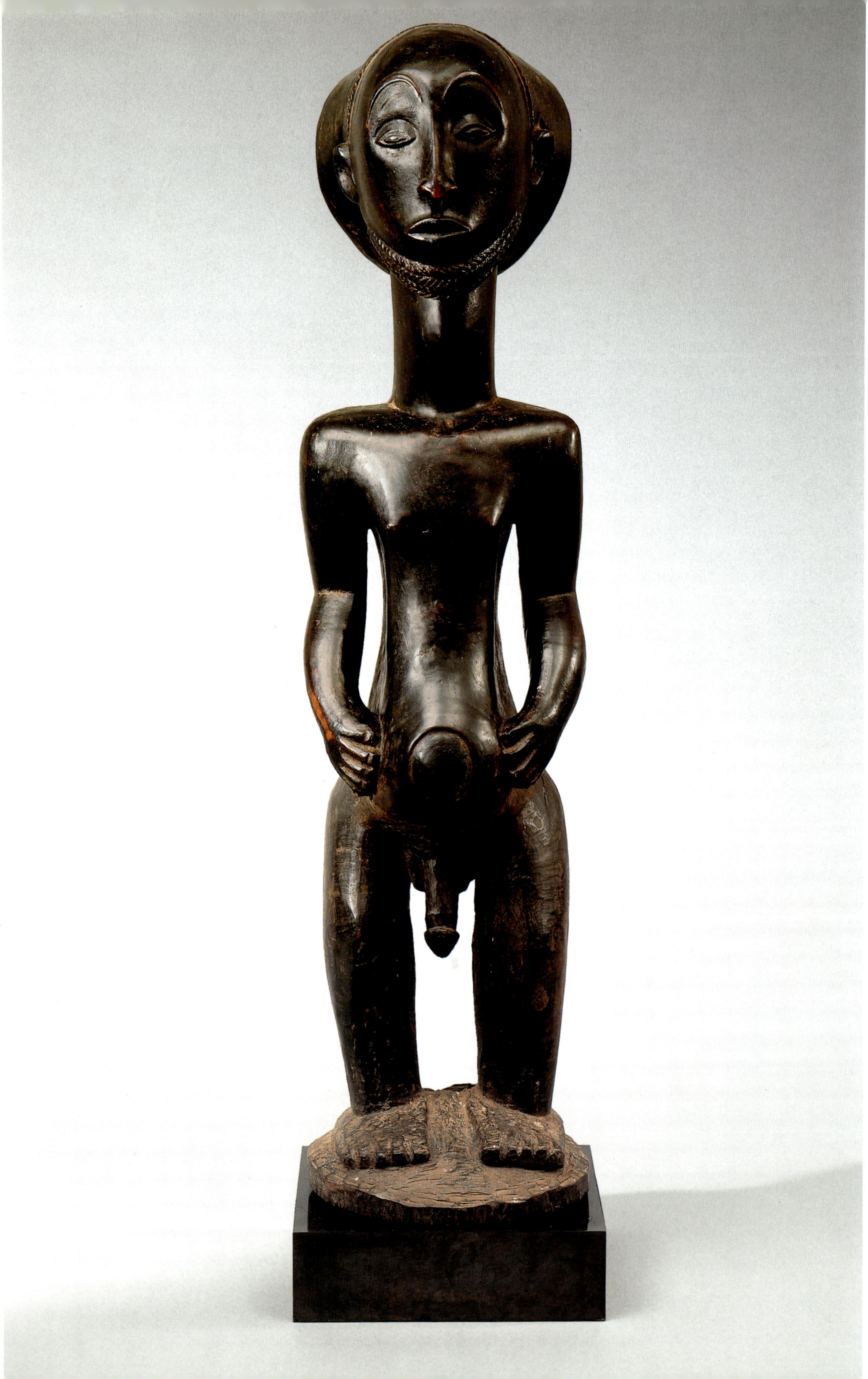

155 **Männliche Ahnenfigur, *lusingiti***
19./20. Jahrhundert
unbekannter Hemba-Meister der Bena-Niembo-Region, Zaire
Holz mit glänzender Patina, Höhe 90 cm / Nr. 186

Die Hemba, ein Volk mit über 100 000 Menschen, sind mit grosser Wahrscheinlichkeit aus einem nördlichen Siedlungsgebiet im Raum der ugandischen Seen in das Grasland von Ost-Zaire gezogen. Als sesshafte Ackerbauern betrieben sie auch Jagd und Fischfang.

Im religiösen Leben der Hemba spielen Figuren für den Ahnenkult eine zentrale Rolle in dörflichen Ritualen. Dies gilt auch für die grossen, in der Regel männlichen Figuren bei den benachbarten Luba, Tabwa und Kusu. Daher weisen Figuren dieser Ethnien immer wieder Stilverwandtschaften auf.

Diese Figuren gelangten erst relativ spät – wohl erst in den 50er und 60er Jahren dieses Jahrhunderts – in grösserer Zahl in westliche Sammlungen, was ein Hinweis auf die grosse Bedeutung dieser Figuren innerhalb des sozioreligiösen Systems der Hemba sein mag.

In der Regel sind die männlichen, Bart tragenden Figuren mit der typischen kreuzförmigen, an der Stirnseite diademartig zusammengehaltenen Frisur und den in die Bauchseiten aufgestützten Händen Darstellungen von verstorbenen Notablen. Als Dorfgründern, Anführern in Stammeskriegen oder als bedeutenden Wahrsagern wurde diesen Würdenträgern ein Denkmal gesetzt. Die Ahnenfiguren wurden in kleinen Schreinhäusern sorgfältig aufbewahrt und bei regelmässig durchgeführten Zeremonien angerufen, indem ihre Besitzer – in der Regel Clan-Älteste – ihnen Opfer zusprachen und sie mit Palmöl einrieben. Eine Vernachlässigung dieser Rituale konnte Missernten und Krankheiten nach sich ziehen.

Die Figur stammt aus der Niembo-Region, in der berühmte Bildhauer-Generationen tätig waren. Auch hier dominiert der Kopf mit eindrücklichem Gesichtsausdruck die streng symmetrisch geschaffene Skulptur. Die würdevolle Stimmung wird durch hochgeschwungene Brauenbögen über schmalen Augen betont. Stilistisch auffallend ist der prominente Nabelbereich, der kreisförmig aus dem anschwellenden Bauch hervortritt. Wie viele Figuren aus der oberen Kongo-Region trugen auch diese *lusingiti* traditionellerweise einen Hüftrock aus Raphiabast, der Geschlecht und Beine verdeckte.

156 **Kultfigur** 19. oder frühes 20. Jahrhundert
unbekannter Meister der Mumuye-Region, Nigeria
Holz mit glänzender dunkler Patina,
Höhe 99 cm / Nr. 187

Südöstlich des Benue-Flusses lebten die Mumuye als Hackbauern lange Zeit relativ abgeschieden und unbehelligt von eingreifenden Kontakten zu Mission und Kolonisation. Dies hat sich seit der Unabhängigkeit und dem darauf folgenden Biafra-Krieg rasch geändert: Heute ist auch islamischer Einfluss in dieser Region stark spürbar.

Über die Verwendung dieser grossen Skulpturen liegen daher bis heute widersprüchliche Informationen vor. Da die traditionellen Lebens- und Glaubensformen mit der Unabhängigkeit Nigerias sehr rasch durch moderne Strömungen abgelöst wurden, ist es selbst bei Befragung älterer Persönlichkeiten schwierig, die ursprünglichen Funktionen dieser Skulpturen zu erfahren.

Sie sollen bei Wahrsage-Ritualen sowie in traditionellen Gerichtsverfahren befragt worden sein. Auch für Zeremonien im Zusammenhang mit Heilung von Kranken sowie zur Fürbitte für Regen hätten Medizinpriester die grossen Figuren benötigt. Patina-Spuren lassen ferner auf regelmässige Beopferung schliessen.

Die geschlechtslose Figur ist kühn konzipiert: Ausgehend von einer helmartigen Kammfrisur mit seitlichen Ansätzen ist das Gesicht nur in Ansätzen zu sehen. Aus den Schultern laufen überlange Arme, die mit wuchtigen Händen zu den Hüften führen; der ebenfalls überproportional lange Torso mit prominentem, zylinderförmigem Bauchnabel und kleinen Brustwarzen mündet in ein breites Becken, das die Form der kraftvollen Schultern wiederholt. Die Beine sind kurz und winkelförmig gezackt.

Hier wird die Hand eines Meisters sichtbar: In grossartiger Weise lässt er die langgezogenen Arme den Torso umspielen, unterteilt und fängt gleichzeitig den Raum um den Körper ein und erzeugt damit den kraftvollen Rhythmus, der durch die ganze Konzeption schwingt. Die in kubische Würfel auslaufenden Hände sind nicht symmetrisch angeordnet und betonen die Bewegung, die dieser Figur innewohnt.

157 **Nagelfigur, *nkisi n'kondi*** vor 1900
Kongo-Werkstatt der Vili-Region
Holz, Nägel und andere Eisenteile, Kaurimuschel, Porzellan, Harzmasse, Höhe 104 cm / Nr. 188

Ähnlich wie in vielen Ethnien der Kongo-Region sind im Weltbild der Vili, die etwa 200 000 Menschen umfassen, magische Anschauungen vorherrschend. So versuchen sie, allen feindlichen Kräften und Gefahren mit Hilfe von Zauberfiguren zu begegnen.

Viele Funktionen werden diesen mächtigen Skulpturen zugeschrieben: Sie beschützen das Dorf und seine Bewohner vor Naturgewalten wie Überschwemmungen, vor Schadzauber und Krankheit, sie wachen über Einhaltung von Normen, sie werden für das Gelingen der Jagd und zur Ermutigung der Krieger angerufen, sie überführen Diebe und Hexer und unterstützen schliesslich den Wahrsager beim Orakel. Selbst Schwangere und Kinder finden Schutz durch die *n'kondi*-Figuren und das mit ihnen durchgeführte komplizierte Ritual. Entsprechend der komplexen Verwendung erfolgte auch die Herstellung in mehreren Etappen: Der Bildhauer schnitzte nur die Figur, die dann vom Medizinmann (nganga) mit magischen Stoffen und Heilkräutern ›geladen‹ wurde. Diese Substanzen wurden auf Bauch, Rücken oder Kopf appliziert. Durch weitere rituelle Handlungen wurde das Objekt aktiviert, und die in ihm gespeicherte Kraft konnte durch Worte oder bestimmte Massnahmen wirksam werden: Eine dieser aktivierenden Techniken war das Eintreiben eines starken Nagels in die Holzfigur.

Menschengestaltig, in aggressiver Haltung bestechen die grossen *nkisi n'kondi* durch den

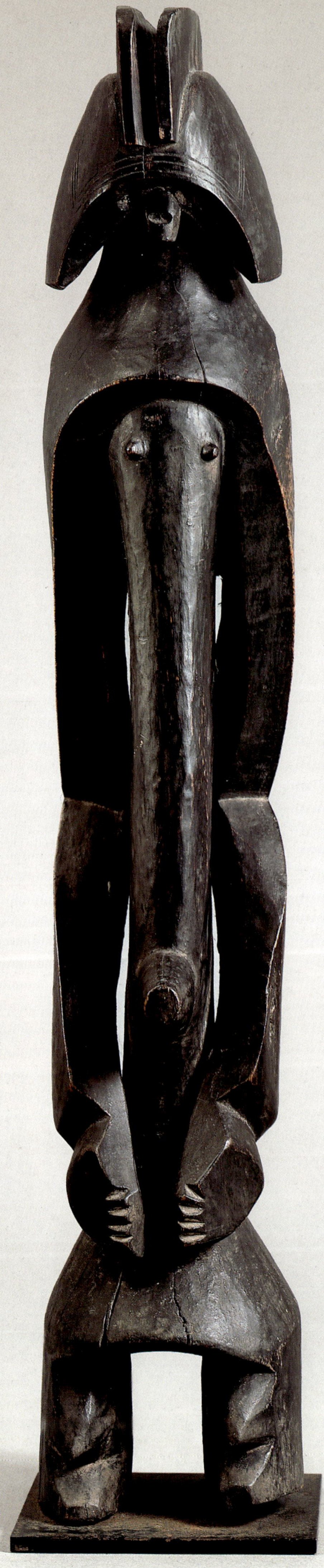

156

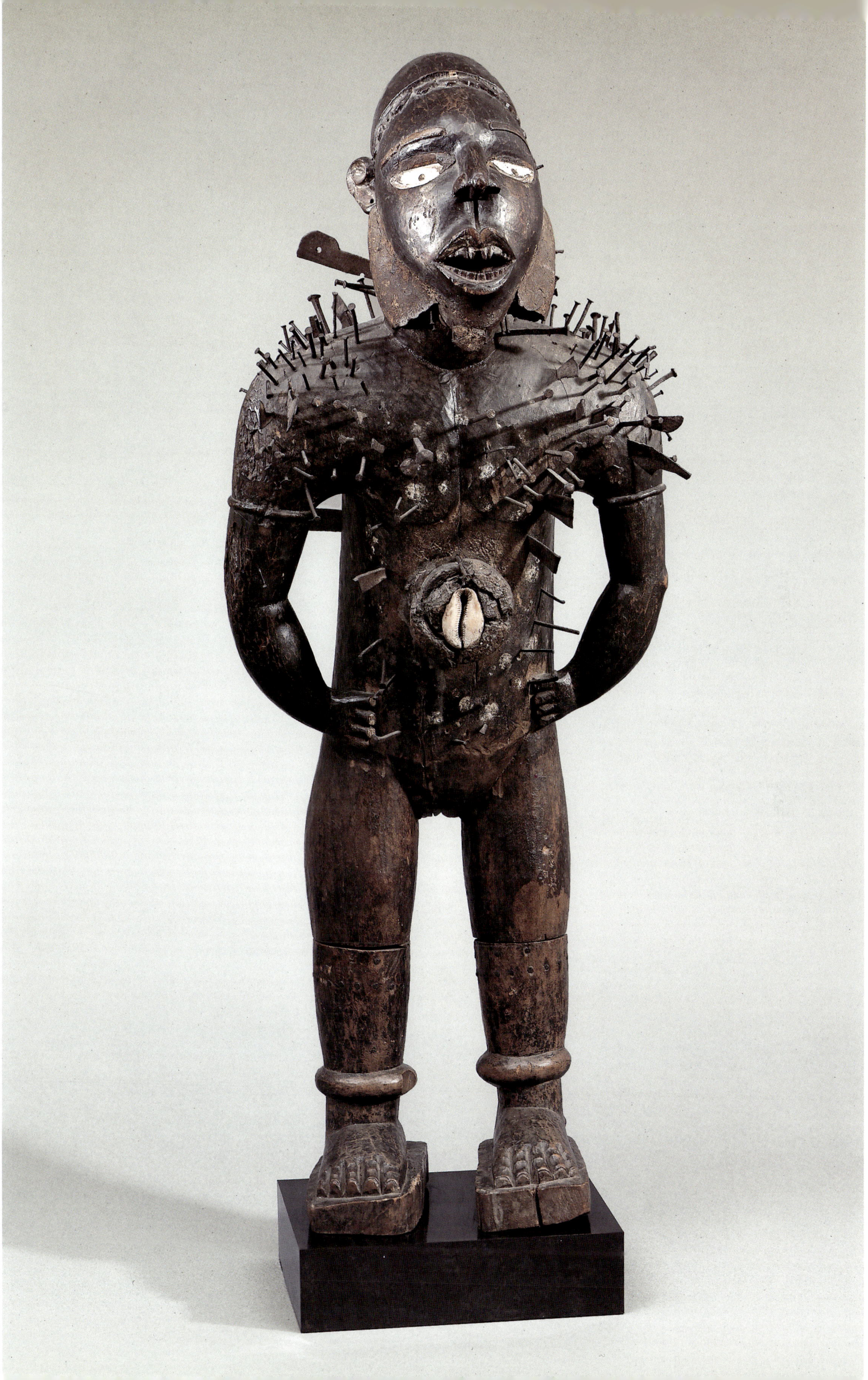

mächtigen Kopf, der alle Proportionen sprengt und die oben angesprochenen Eigenschaften – als Helfer, der keinen Widerspruch duldet, der Regelverletzungen bestraft, aber Gefährdete auch beschützt – verdeutlicht.

Die grösste Aufmerksamkeit wurde der Bearbeitung des Gesichts – manchmal auch der detailgetreuen Wiedergabe der Füsse – gewidmet. Der Kopf wird von einem Bart aus Harzmasse gerahmt. Detailgetreu sind einzelne Teile des Gesichts wiedergegeben, fast barock sind Mund und Lippen gestaltet mit – einem lokalen Schönheitsideal entsprechend – zugespitzten Schneidezähnen. Die Augen sind mit Porzellan ausgelegt, die Brauen ornamental gerieft. Unterhalb der Hüfte war der Körper in der Regel mit Textilien bekleidet und wurde dort nur rudimentär bearbeitet. Auch unser Werk zeigt eine unterschiedliche Patinafärbung im Bereich der Hüften, was einen früheren Hüftschurz vermuten lässt. Auf Kniehöhe sind beide Beine abgetrennt und wohl traditionell wieder angesetzt. Eine zwingende Erklärung hiefür gibt es nicht.

158 **Sitzende Figur**

vermutlich 17./18. Jahrhundert

Fragment einer Schlitztrommel

Werkstatt der M'bembe-Region, Nigeria

Holz (aus einem Stück), Endstück einer Riesentrommel (ca. 2–3 m),

Höhe 82 cm, Tiefe 54 cm / Nr. 189

Die M'bembe siedeln als Pflanzer im Crossriver-Gebiet Südost-Nigerias. Das kleine, nur etwa 40 000 Seelen zählende Volk lebt im Einflussbereich von bedeutenden Nachbarn; vor allem die mächtigen Ibo im Westen und die Ekoi im Osten sind aufgrund ihrer hervorragenden Bildhauerwerkstätten berühmt. Trotz Einflüssen dieser Nachbarn haben die M'bembe einen erstaunlich eigenständigen Stil entwickelt. Ihre Masken zeigen zwar gewisse Ähnlichkeiten mit jenen der Ibo, doch ist ihnen ein realistischer Zug mit feinen Details der Gesichtszüge eigen. Dieser Realismus ist auch ein Wahrzeichen der Figuren, die an den Enden der grossen Schlitztrommeln angebracht sind. Die figürlichen Werke dieser abgeschieden lebenden Ethnie gelangten spät in den Handel: Erst als Folge der Biafra-Kriegswirren wurden Kunstwerke dieser Regionen auf westlichen Märkten angeboten. Sie sind rare Zeugnisse einer einzigartigen Bildhauertradition aus dem südöstlichen Nigeria.

Die grossen Schlitztrommeln waren im allgemeinen im Besitz einer Dorfgemeinschaft oder eines Männerbundes. Die Bevölkerung – häufig in weit abgelegenen Pflanzungen arbeitend – wurde bei drohendem Krieg, Buschfeuern oder vor anrückenden Sklavenjägern gewarnt und bei anderen wichtigen Ereignissen wie etwa Todesfällen von Notablen zusammengerufen. Die mit grossen Holzschlegeln geschlagenen Trommeln waren über mehrere Kilometer hinweg vernehmbar.

Die figürlichen Enden der bis zu vier Meter langen Trommeln konnten nicht in der üblichen Längsstruktur geschnitzt werden, was in der Faserung der Skulpturen erkennbar wird. Ferner haben Insektenfrass und der tropische Regen tiefe Erosionsspuren im Holz hinterlassen, waren doch die schweren Trommeln stärker den Einflüssen der Witterung ausgesetzt als kleinere Kultgegenstände, die in Hausschreinen aufbewahrt wurden. Radiocarbontests haben bei vergleichbaren Schlitztrommeln ein Alter von über 300 Jahren ergeben.

Die weibliche Figur wirkt ausgewogen und erstaunt ob ihrer realistisch nachempfundenen Gestaltung: In der afrikanischen Kunst ist dies selten anzutreffen. Dieser überraschende Realismus ist ein Wahrzeichen aller bekannten M'bembe-Figuren. Die Hände sind mit Daumen und Zeigefinger geschlossen. Ob darin ein Würdezeichen getragen wurde, wissen wir nicht.

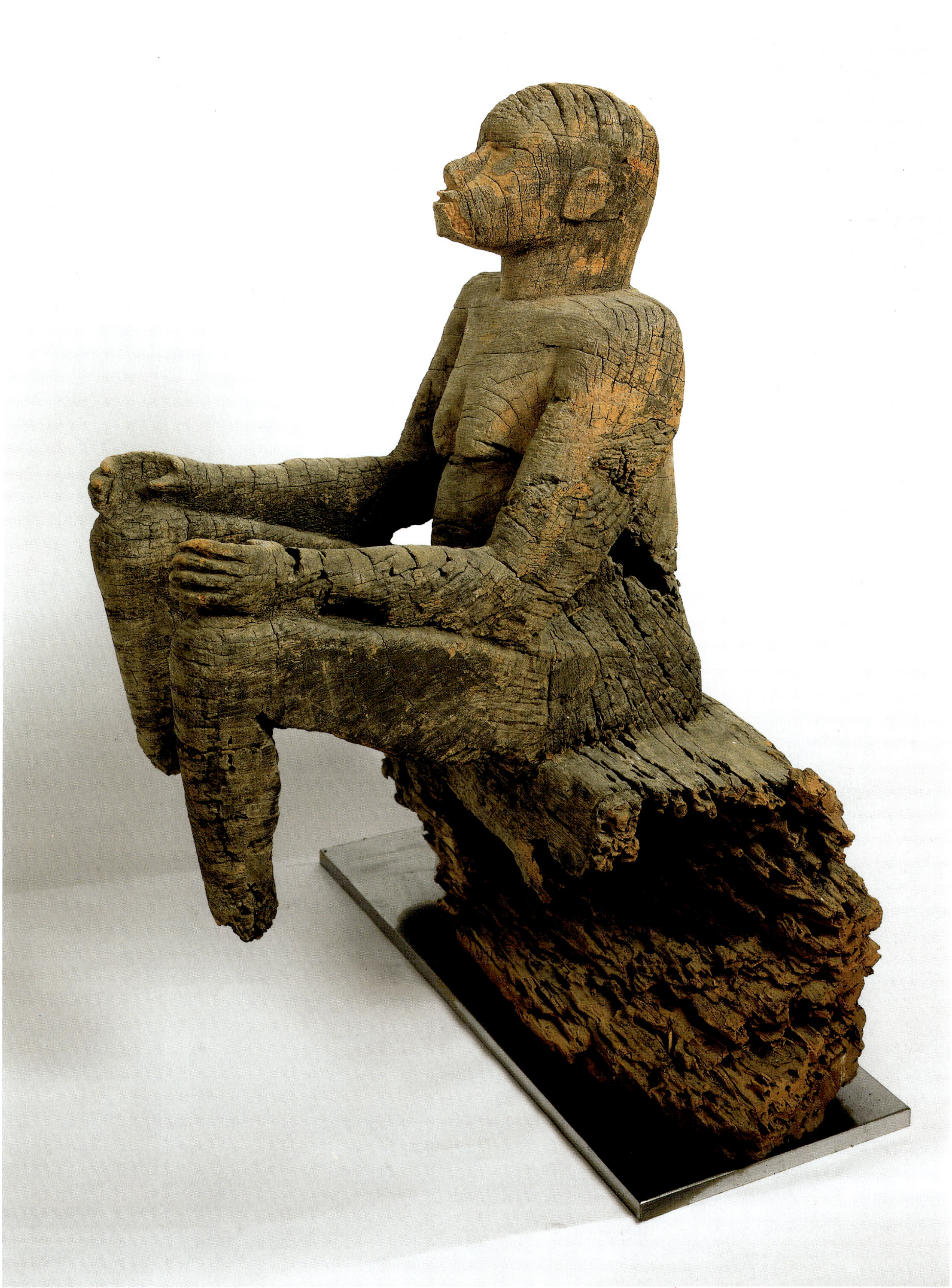

Kunst aus Alaska

Besprochen von Eduard Carpenter

159 ***yu'pik*-Maske** um 1900
Stamm der Kuskokwim, Alaska
bemaltes Holz, Lederschnüre, Höhe 101 cm / Nr. 190

Zeremonien, zu denen *yup'ik*-Masken getragen werden, werden im flackernden Licht des Feuers aufgeführt. Das Licht des Feuers vertreibt nicht die Dunkelheit, sondern es beleuchtet die Dinge, auf die es fällt. Geister in der Form von Masken erscheinen und tauchen wieder in die Dunkelheit ein.

Jede Maske ist ein visuell wiedergegebener Gesang. Wie der Klang ist jede Maske grenzenlos, jede bringt ihren eigenen Raum hervor.

In vielen Masken sind Elemente, die in der Natur entgegengesetzt vorkommen, symbolisch zu einer Einheit verbunden. Ist zum Beispiel die Maske zur Hälfte Walross, zur Hälfte Karibu, vereint sie das Meer und das Land. »Diese dithyrambische Gabe der Synthese, die fast monströse Fähigkeit, das als gleichartig wahrzunehmen, was für alle anderen Menschen andersartig ist« (Claude Lévi-Strauss), brachte die Surrealisten dazu, *yup'ik*-Masken zu sammeln.

Andere Doppel-Exemplare verkörpern in sich komplementäre Gegensätze, die oft gleich aussehen. Das sollte uns nicht irreführen: Unsere beiden Hände sehen gleich aus, spielen aber symbolisch verschiedene Rollen. Diese einen »Windmacher« darstellende Maske hatte ihr verbindliches Gegenstück – obwohl die einzelnen Jahreszeiten in scharfem Gegensatz zueinander stehen, bedarf die Natur beider.

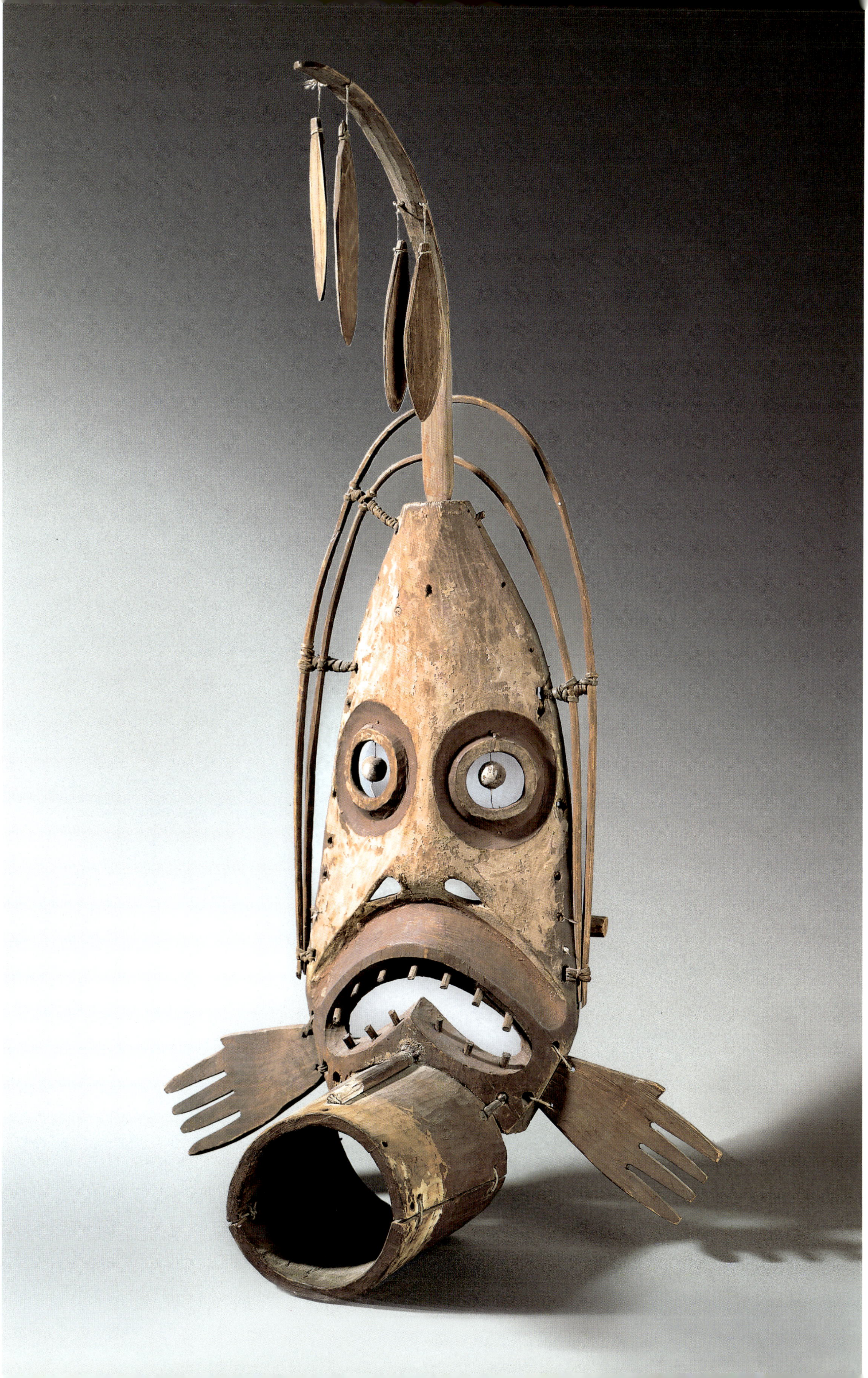

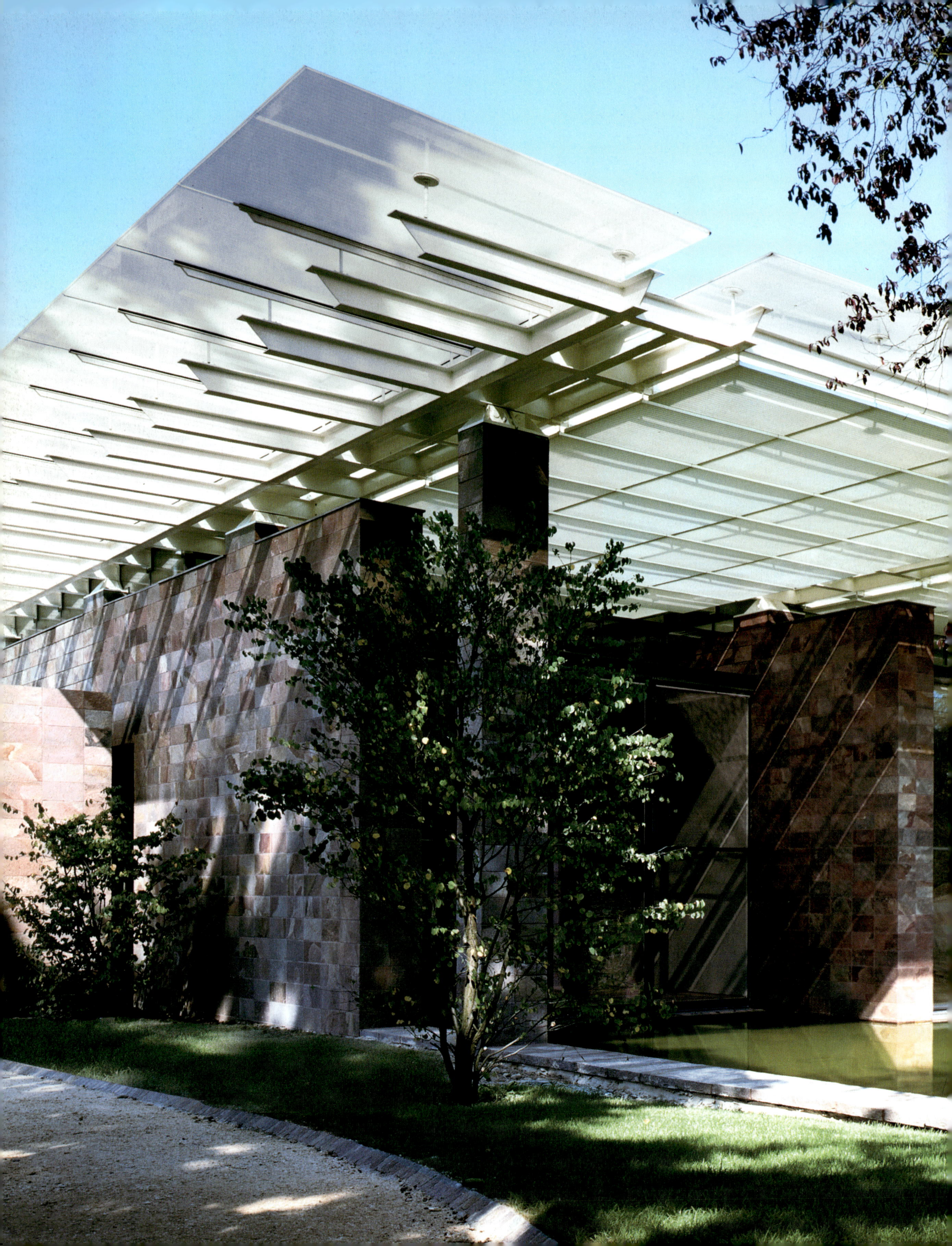

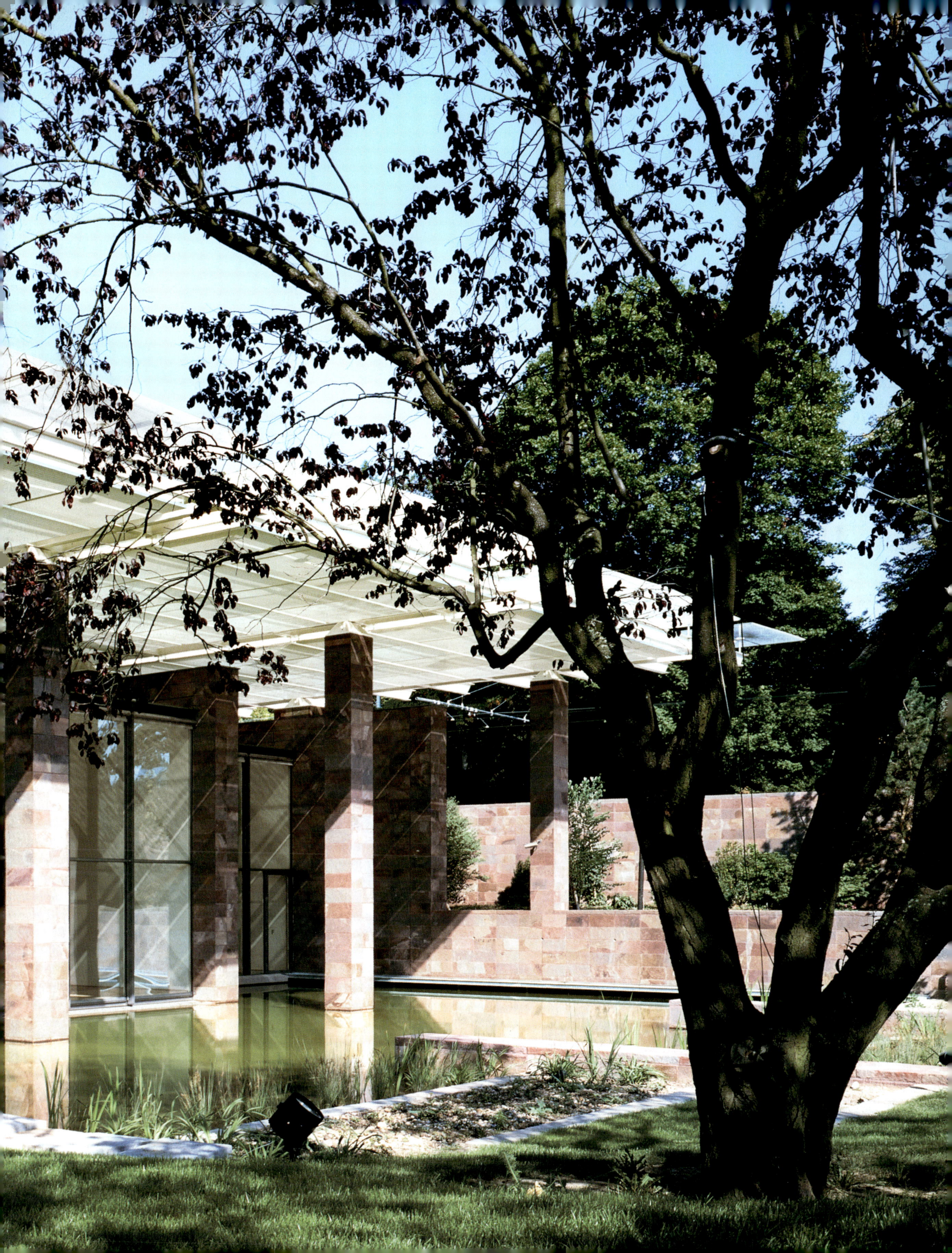

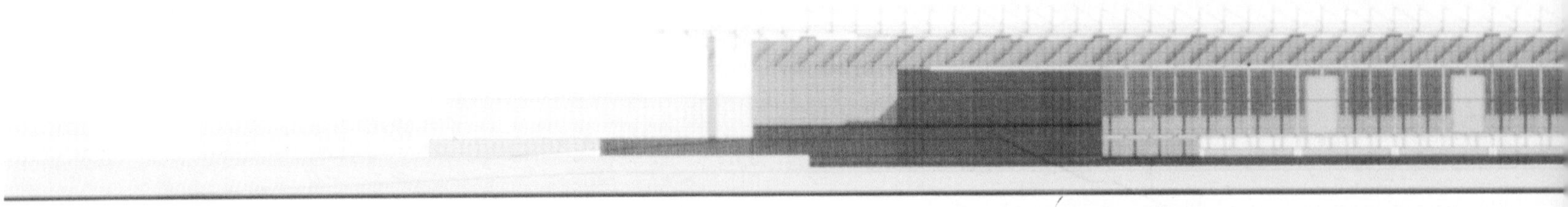

Museumsbau

Bauherrschaft: Beyeler-Stiftung, Riehen

Architekt: RENZO PIANO Building Workshop, Paris und Genua; in Zusammenarbeit mit Burckhardt + Partner AG, Basel (Bauleitung)

Bauzeit: Sommer 1994 bis Sommer 1997

Eröffnung: 21. Oktober 1997

Umbauter Raum: 42800 cbm

Bruttofläche: 6615 qm

Ausstellungsfläche gesamt: 2710 qm

Sammlung: 1900 qm

Wechselausstellung: 810 qm

Baukosten: ca. 55 Millionen sFr

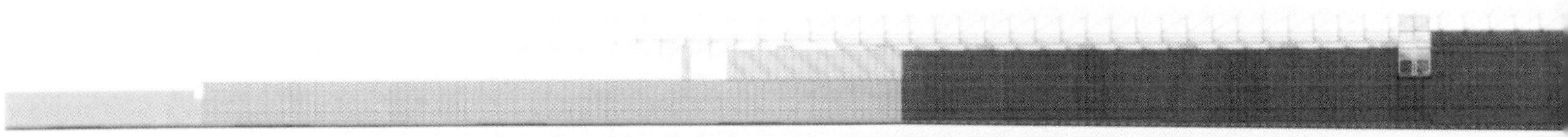

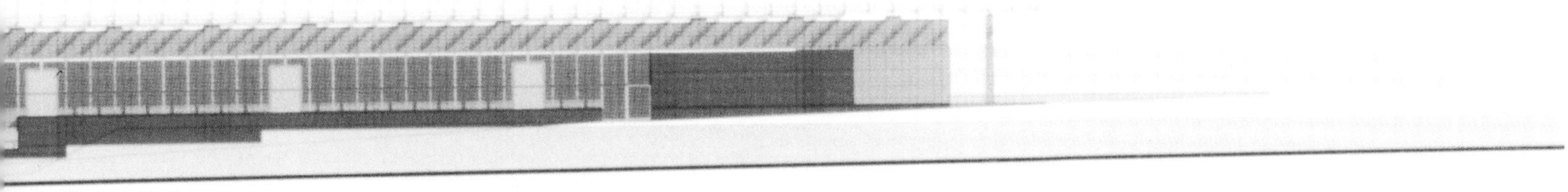

Markus Brüderlin

Die Fondation Beyeler – Ihre Architektur und ihre Konzeption

Mit dem Museumsbau der Fondation Beyeler realisiert sich im Riehener Berowerpark die oft wiederholte Forderung nach einer der Kunst adäquaten Ausstellungsarchitektur. In über vierzig Jahren hat das Galeristenehepaar Hildy und Ernst Beyeler eine durch ihr Qualitätsbewusstsein herausragende Sammlung mit Kunst der klassischen Moderne zusammengetragen. In Renzo Piano haben sie einen Gestalter gefunden, der ein Gebäude schuf, in dem diese Werke sich in optimaler Weise entfalten und wahrgenommen werden können. Dabei galt es, die durch den Charakter und die Grösse der Sammlung vorgegebenen inneren Bedingungen mit den äusseren Voraussetzungen, die durch die Umgebung gebildet werden und die eine sensible Integration der Architektur in den bestehenden Berowerpark verlangten, zu verbinden. Piano beschrieb seine Aufgabe mit folgenden Worten: »Ein Museumsbau sollte die Qualität der Sammlung zu deuten versuchen und ihre Beziehung zur Aussenwelt definieren. Dies entspricht einer aktiven, nicht aber aggressiven Rolle.«[1] Entstanden ist eine Architektur von zeitloser und zurückhaltender Eleganz, die in reduzierter Weise Natur, Raum, Licht und Kunst in ein harmonisches Verhältnis miteinander bringt. An dieser Stelle seien einige Aspekte erwähnt, die die geforderte Einheit von Kunst, Architektur und Natur anstreben.

1 Zitiert nach Viktor Weber, in: Basler Zeitung Magazin, Nr. 20, 29. Mai 1993, S. 8.

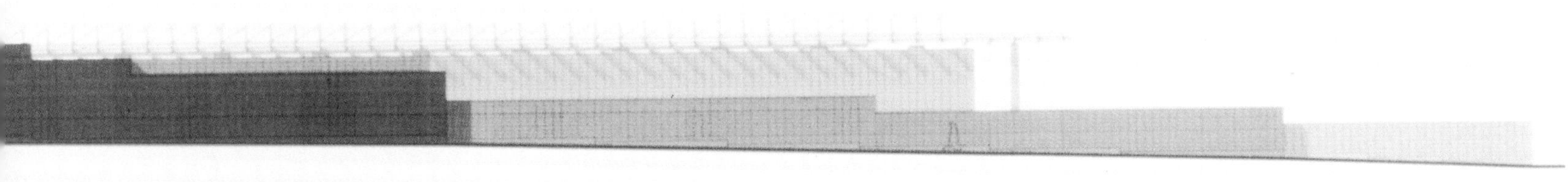

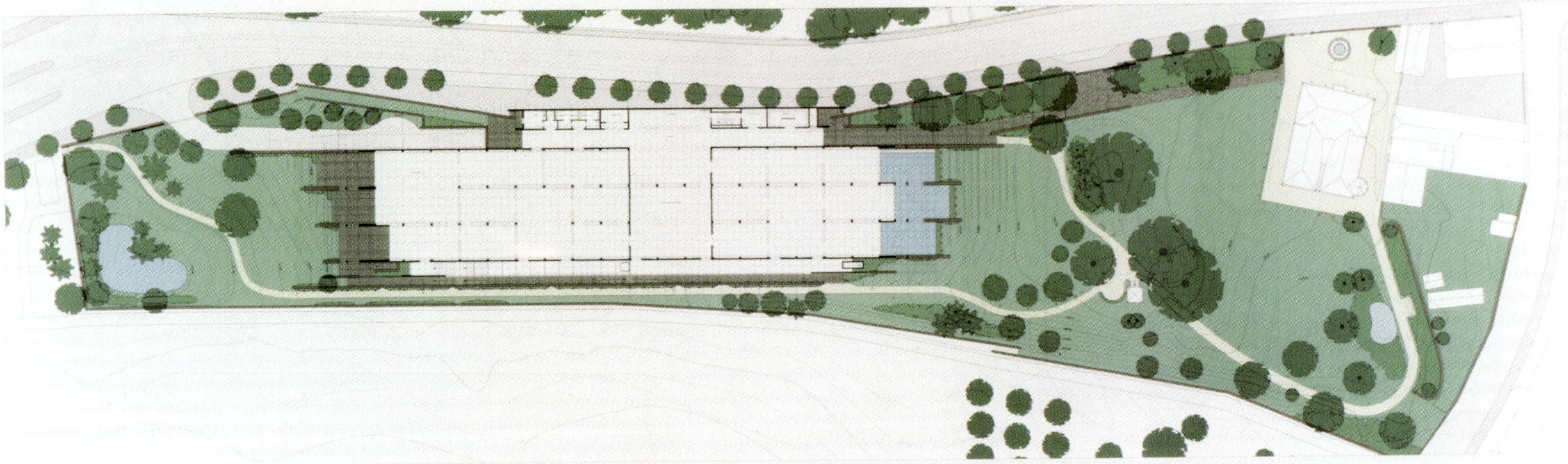

1 Berowerpark mit Museumsgebäude, der alten Villa (Restaurant und Verwaltung, rechts) und dem ehemaligen Ökonomiegebäude (Kunstraum Riehen, ganz rechts); oben: Baselstrasse
Museumsbau: Serviceräume (oben), Eingang (oben rechts), Foyer (Mitte), Galerieräume, Wintergarten (Panoramagalerie, unten)
(Plan: Renzo Piano Building Workshop, 1996)

Der Gleichklang von Kunst und Architektur

Das auffällige Charakteristikum der Sammlung ist die Betonung der »Einmaligkeit jedes Einzelwerks«. Es sind nicht Künstlernamen oder Stilrichtungen, die gesammelt werden, sondern, so schreibt Reinhold Hohl, »starke, zum Teil ›schwierige‹ (also nicht gefällige) Werke, die sozusagen ihr Bestes und Letztes hergeben und deshalb jedes für sich die volle Aufmerksamkeit verlangen«.[2] Die Architektur unterstützt diese Konzentration auf das Einzelwerk durch vollkommen ruhige, durch keine gestalterischen oder technischen Details gestörte Räume und durch deren Proportionierung.

Die Sammlung besteht hauptsächlich aus Malerei auf gerahmter Leinwand. Die konzeptuelle, literarische Linie, die seit Marcel Duchamp den zweiten, die Realität des Kunstwerks immer wieder in Frage stellenden Hauptstrang der modernen Kunstentwicklung bildet, ist nicht vertreten. Die Sammlung Beyeler nimmt damit in prägnanter Weise für die »Utopie des Visuellen« Partei, die, beginnend mit dem Impressionismus und der abstrakten Kunst, zu den grossen Revolutionen der letzten einhundert Jahre zählt. Dergestalt rückt die Unmittelbarkeit der ästhetischen Erfahrung im Vordergrund. Ganz in deren Dienst steht die Ausnutzung des natürlichen Lichts, das über eine den gesamten Bau überspannende Glasdachkonstruktion möglichst unverfälscht ins Innere geführt wird. Gerade der malerische Aspekt, der in dieser Kollektion, ausgehend von Monet über die Abstrakten Expressionisten bis zu Baselitz, von zentraler Bedeutung ist, kann sich in dem atmosphärisch wechselnden Naturlicht voll entfalten.

Auf die zur Kontemplation verleitende Geschlossenheit der Einzelräume antwortet eine wohldosierte Dynamik, die durch die Saalfolge und die zumeist länglichen Formate der Räume erzeugt wird (siehe Abb. 1). Ruhe und Bewegung, konzentrierte Betrachtung und das »Verstehen im Gehen« werden in ein Gleichgewicht gebracht. Die überlegte Ausgewogenheit zwischen dem modernen Gedanken des fliessenden Raumes und den geschlossenen Sälen, wie wir sie in den Museen des 19. Jahrhunderts zu schätzen gelernt haben, macht den Bau nicht nur zu einem Museum für Bilder, sondern auch für die

2 Reinhold Hohl: Die Sammlung Beyeler, in: Sammlung Beyeler, Beiheft zum Ausstellungskatalog Centro de Arte Reina Sofía, Madrid 1989, S. 41.

3 Hans-Joachim Müller, in: Basler Zeitung, 17. August 1991, S. 37.

Menschen. Dies wird unterstützt durch die Art der Erschliessung der gesamten Galerieebene in Längs- und Querrichtung, bei der der Besucher an jedem Punkt weiss, wo er sich befindet und wieviel noch vor ihm liegt. Zum rezeptiven Komfort gehört auch der an der Westfassade vorgeblendete Wintergarten (Panoramagalerie; Abb. 7–9), mit dem Renzo Piano das »Bedürfnis nach physischer und psychischer Entspannung« berücksichtigt, das die Begegnung mit einer Sammlung von dieser Kraft hervorrufen kann. Ohne wertvolle Wandflächen für Fenster zu verschenken, wurde in unmittelbarer Nachbarschaft der Ausstellungsräume eine Ruhezone mit Ausblick auf die reizvolle Landschaft geschaffen.

Vielbeachtet an der Sammlung Beyeler ist ihre Dichte im Verhältnis zu ihrem Umfang. Diese Relation sorgt für eine gewisse Übersicht und vermittelt zugleich einen ganz eigenen Einblick in die Epoche der klassischen Moderne. »Es ist eine Sammlung«, vermerkte Hans-Joachim Müller, »die, durchaus originell und subjektiv geprägt, doch viel mehr scheint als nur Privatsammlung.«[3] Nicht nur die klare und zurückhaltende Ästhetik, sondern auch der Grundriss und die Grösse des Museumsbaus entsprechen genau diesem Verhältnis zwischen dem privaten Charakter der Sammlung und dem öffentlichen Vermittlungsanspruch, der mit der Eröffnung dieses Museums eingelöst wird.

Diese Beziehung setzt sich in der architektonischen Gestaltung von Innen und Aussen fort. An den Gebäudeenden trifft der Besucher auf eine von der Decke bis zum Boden reichende Glasfassade. Der Ausblick von innen nach aussen gestaltet sich, ähnlich wie bei Bauten Mies van der Rohes, doppelwertig: einerseits erscheint der Park in einem Ausschnitt, der durch die vorkragende Dachplatte und die Mauern wie ein Bild gerahmt und als ästhetische Grenze erfahrbar wird. Diesem eher statisch-bildhaften Eindruck antworten andererseits die zentralperspektivisch weiterführenden Mauern, die den Aussenraum als Fortsetzung des Innenraums erscheinen lassen.

2 Blick in die Ausstellungsräume
Boden: französische Weisseiche mit Einlassschlitzen für das Quelluftsystem; Wände: doppelt beplankt, Gipskarton

3 Ausblick vom Monet-Raum in den Berowerpark
Decke: Feinstahlblech gelocht, weiss pulverbeschichtet

2

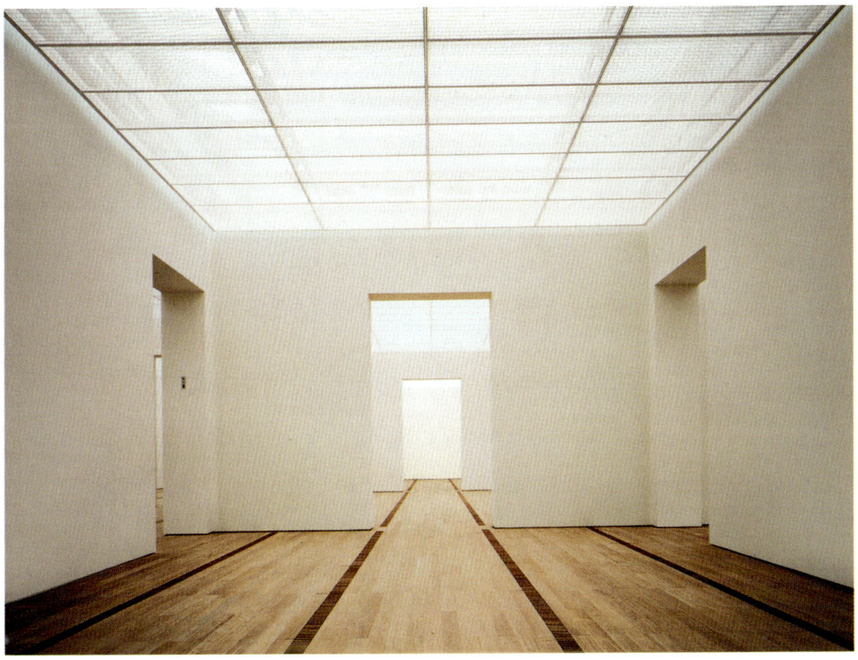

3

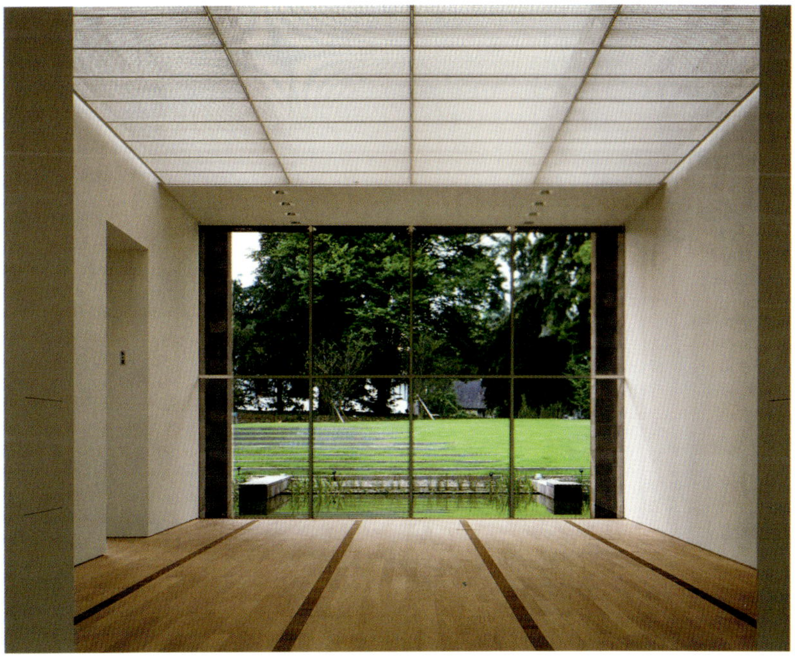

4 Luftaufnahme von Norden
(Photo: Niggi Bräuning)
5 Giacometti-Raum
6 Wände und Mauern mit rotem Porphyr
(Patagonien/Argentinien) verkleidet

Die Mauer und der Raum – das Dach und das Licht

Das Äussere der Architektur stellt sich in der Kombination zweier gegensätzlicher Grundmotive dar: den festen Mauern einerseits und dem gleichsam schwebenden Glasdach, das diese in seiner Leichtigkeit kontrastiert.

Mauern umgeben das Grundstück, Mauern schützen es vor dem lauten Verkehr, Mauern machen die gewellte Bewegung des Geländes sichtbar. Renzo Piano hat aus dieser den Genius loci beschreibenden Vorgabe ein vielschichtiges wie ebenso klärendes Motiv entwickelt. Grundsätzlich spiegelt sich in der Statik der Mauer und der Dynamik ihrer Form die Dialektik von Ruhe und Bewegung, die wir auch im Inneren antreffen. Dennoch herrscht aussen durch das flache, längliche Gebäude, das wie ein Schiff an einem Quai verankert ist, der dynamische Eindruck vor. Der ankommende Besucher wird zunächst mit einer Mauer, die synkopisch in mehrere gerade Intervalle rhythmisiert ist, konfrontiert (siehe Abb. 1). Ihre lineare Brechung stellt eine harmonisierende Vermittlung her zwischen der langgezogenen Kurve der verkehrsreichen Strasse und der strengen Geraden des Gebäudes. Die Geländemauer wandelt sich langsam in einen Bestandteil des Gebäudes, indem sie stufenweise in die Aussenwand der tiefer gelegenen Versorgungsräume (Korridor, Garderoben, Bookshop, Toiletten usw.) übergeht. Renzo Piano sprach im Zusammenhang mit der Mauer selbst von einer Art »Rückgrat« oder einer »Bildungszone«, aus der die gesamte Architektur hervorgeht. Tatsächlich dürfte die architektonische Analyse dieses Elements den Schlüssel liefern nicht nur für die städtebaulich-funktionale, sondern auch für die baukünstlerische Essenz dieser Architektur.

Ausgehend von der »Bildungszone« staffeln sich im Abstand von ungefähr sieben Metern vier 110 Meter lange Mauern parallel in das Gelände hinein. Sie bilden den dreischiffigen Baukörper, sparen nach innen die Galerieräume aus und tragen die Dachkonstruktion. Im Norden und Süden setzen sie sich zunächst als Pfeiler und dann im Gelände als niedrige, langsam in den Boden hinein verlaufende Mauern fort. Dadurch wird andeutungsweise eine Verschränkung der Architektur mit der Natur erreicht. Die Gebäudemauern sollen nach Aussage des Architekten den Eindruck vermitteln, als gehörten sie zum Gelände und ragten, unterstützt durch die rötliche Porphyrverkleidung, als statisches, geologisches Element aus dem Untergrund auf; hinzugekommen sei lediglich das transparente Glasdach, das sich wie ein Schmetterling auf den Mauern niedergelassen und seine ›Flügel‹ ausgebreitet habe.

Ein Museum braucht neben Licht vor allem Wände. Diese sind in Riehen auch nach aussen hin sichtbar, und zwar als Mauern. Umgekehrt macht Piano innen die 110 Meter langen Mauern als solche spürbar, indem er in ihren Unterbrechungen, den Türleibungen, ihre Dicke im Unterschied zu den dünneren Querwänden zeigt. Diese Übersetzung der transversalen Dynamik des länglichen Gebäudes aussen in einen harmonischen Wechsel zwischen Längs- und Quererschliessung der Ausstellungsräume innen gehört zu den stillen Qualitäten dieser Architektur und spiegelt das Verhältnis, in dem die Sammlung zur Aussenwelt steht.

Nächste Doppelseite:
Blick in den Amerikaner-Saal: Sam Francis, *Um die Welt*, 1958/59; Frank Stella, *Die grossartige Armada*, 1989; Ellsworth Kelly, *Dunkles Grau mit weissem Rechteck II*, 1978; Barnett Newman, *Der Weg II*, 1969

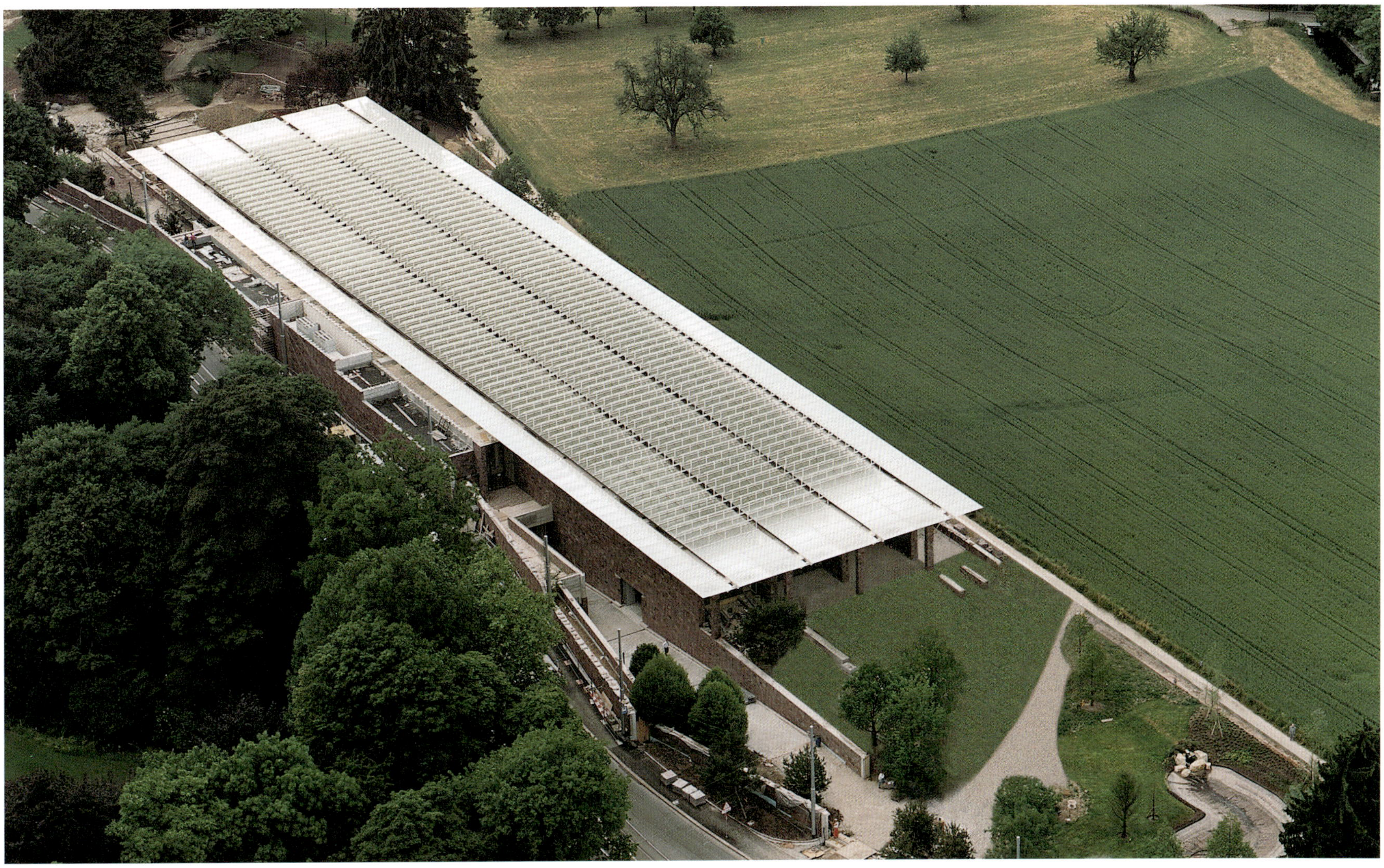
4

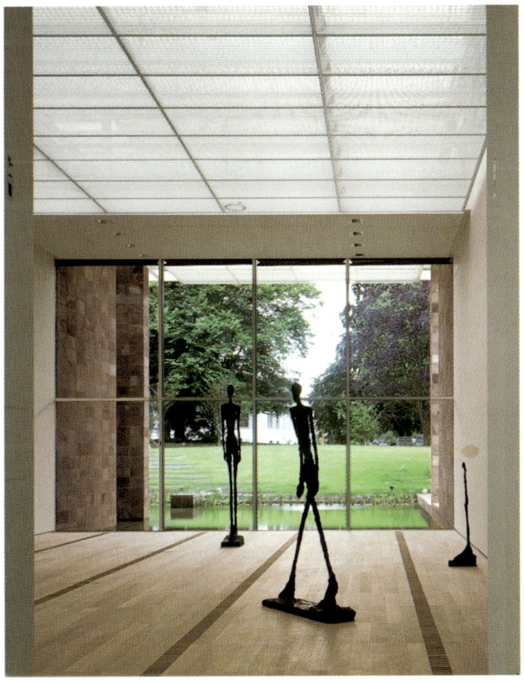
5

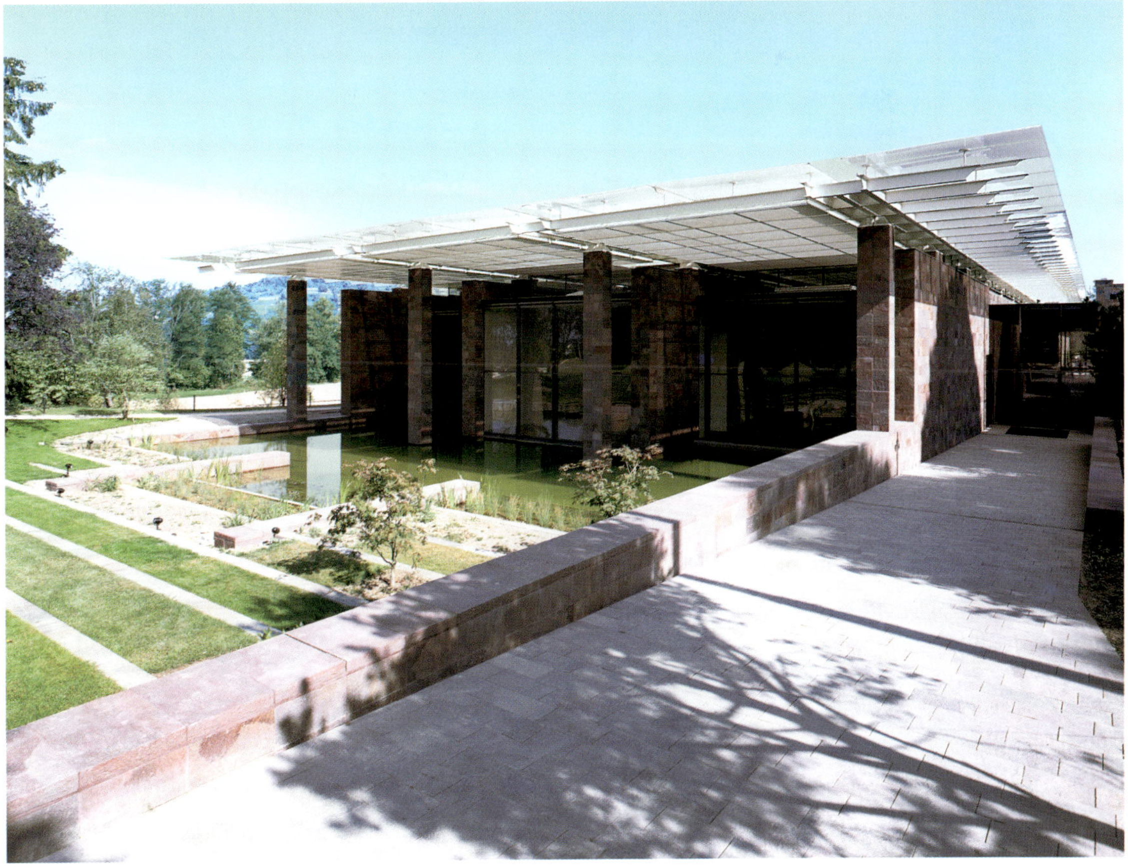
6

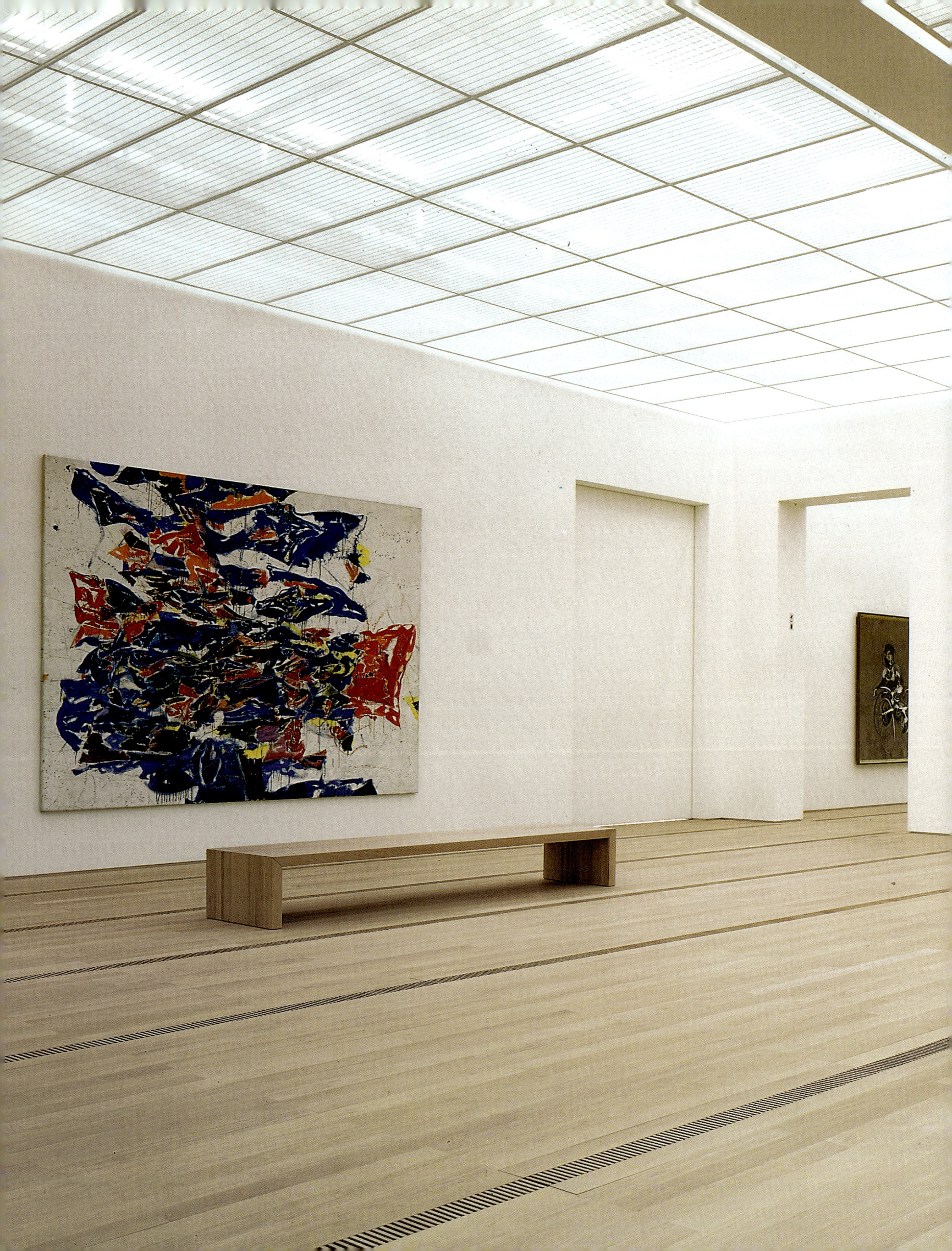

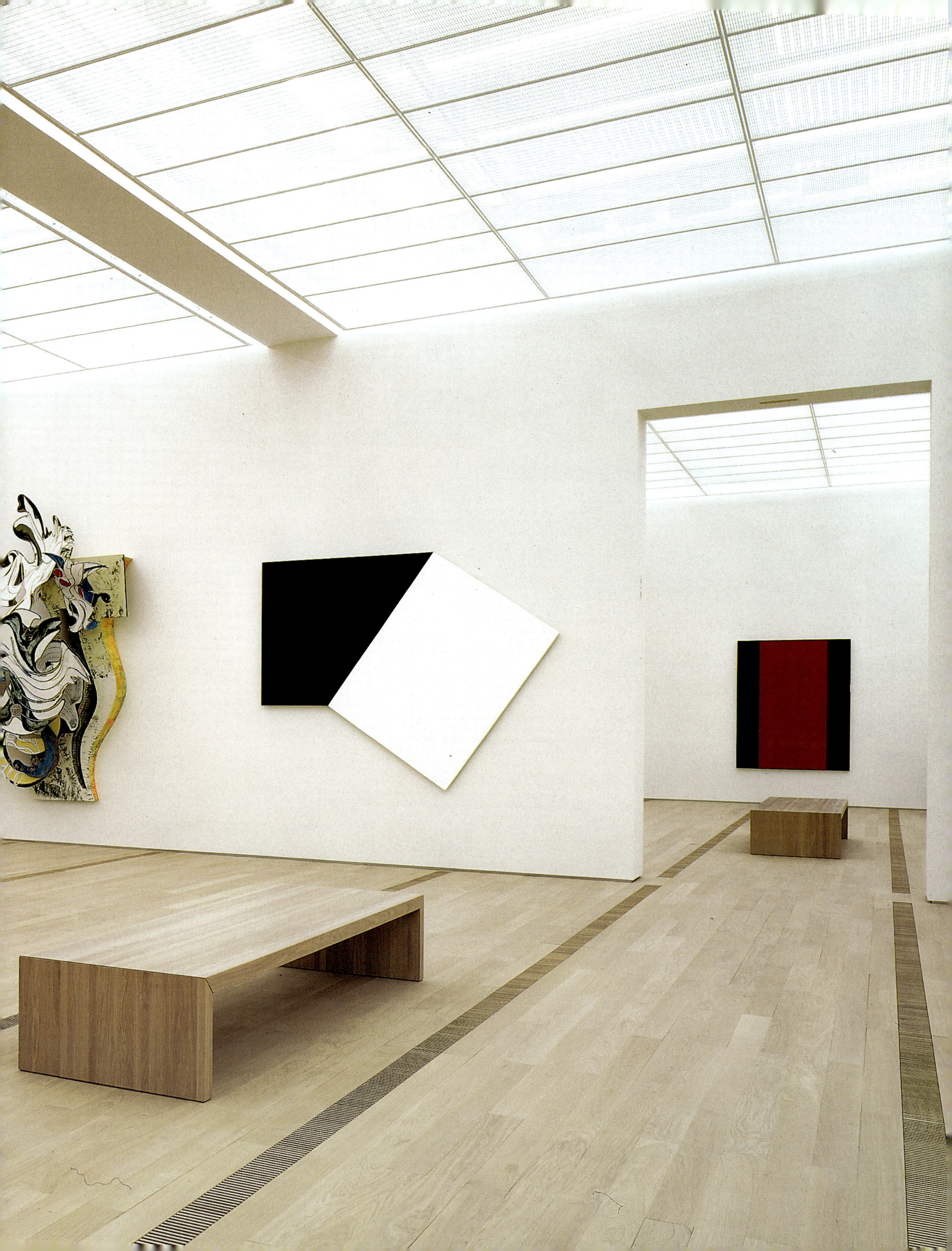

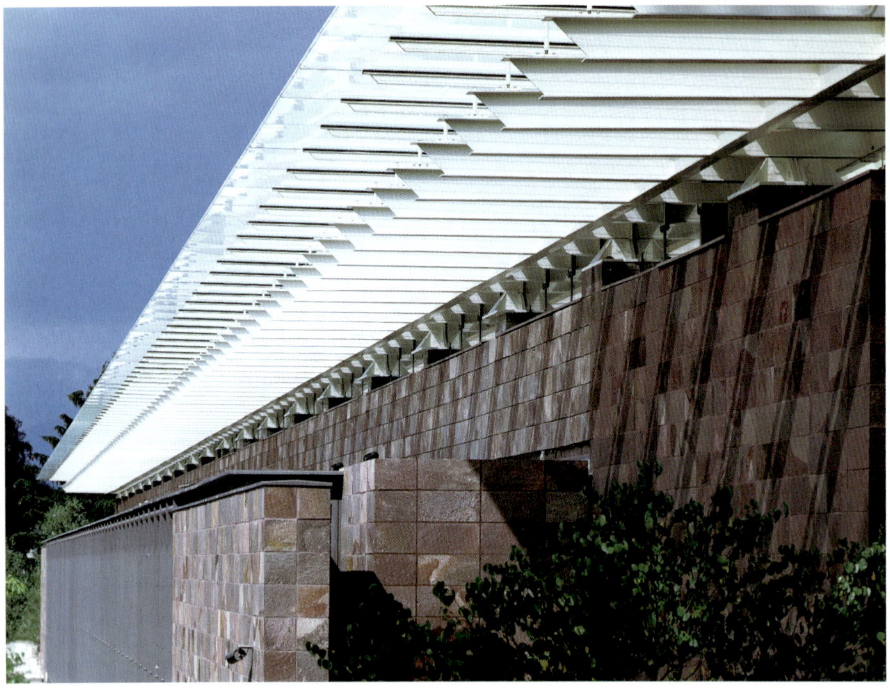

7

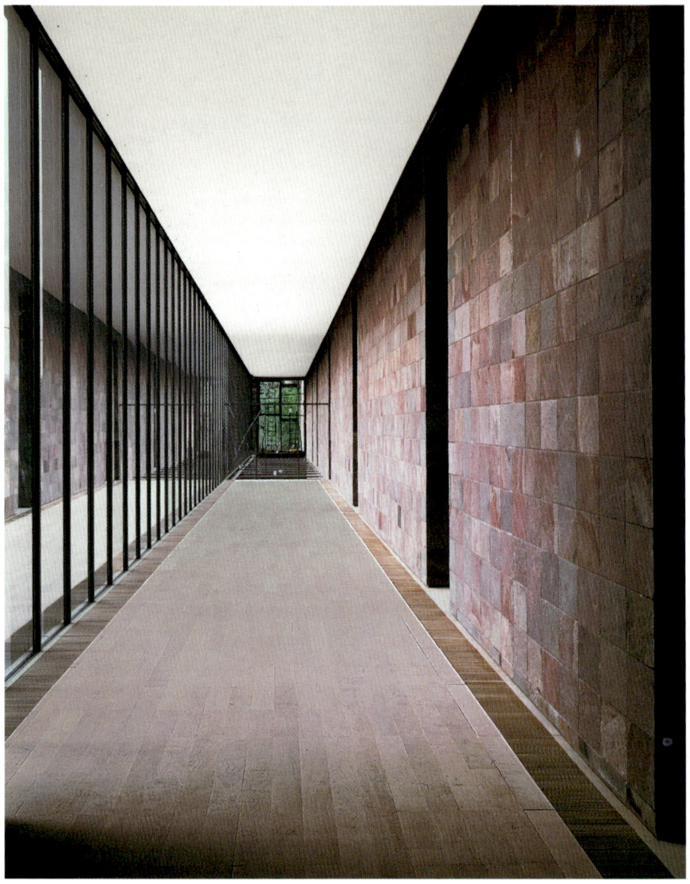

8

7 Westfassade mit Wintergarten (Panoramagalerie, unten)

8 Blick in den Wintergarten

9 Blick vom Wintergarten in die Galerieräume

10 Saalfolge in der Galerie

Die Mauer und das Museum

Inwiefern können wir in der Beziehung von Innen und Aussen und in der Rolle der Mauer die architektonische Kristallisation des museologischen Konzepts der Fondation sehen? Obwohl Renzo Piano mit der steinernen, durch ein strahlendes Glasdach bekrönten Gebäudehülle die »Qualität der Sammlung« als etwas Wertvolles, wie einen Schatz zu Hütendes deutet, exponiert er die Mauer nicht primär als etwas Verschliessendes. Die Funktion des Museums darf sich nicht auf die »Schutzhaft von Kunstwerken« reduzieren. Das Museum soll sich vielmehr als ein klar abgegrenzter, aber zugänglicher Ort ausweisen, an dem Menschen mit der Kunst Erfahrungen machen können, die anderswo nicht zu machen sind. Für den Architekten ist die Mauer – um es mit den Worten der aktuellen Philosophie auszudrücken – ein »Mechanismus zur Herstellung von Differenz«. Mit dieser Differenz definiert seine Architektur die Beziehung der Sammlung zur Aussenwelt. In den 70er Jahren sah man die Museen als hehre Tempel des elitären Bürgertums und forderte deren Abschaffung. Man versuchte die Kunst aus den schützenden Mauern zu befreien, um sie im Alltag aufzulösen. Die 80er Jahre setzten auf den umgekehrten Weg, nämlich darauf, den Unterschied von Welt und Museum in dem Sinne aufzuheben, dass das Museum zur Welt wurde. Der Alltag wanderte ins Museum. Das gemeinsame Resultat dieser zwar gegensätzlichen Tendenzen war die Aufhebung von Differenz und die Musealisierung der Welt selbst (»Die Welt als Museum«, Henri Pierre Jeudy). Nicht nur Kulturphilosophen und Museumsleute warnen davor, dass das Museum im Zeitalter der Massenmedien zu einem blossen Pausentrailer im pluralistischen Angebot der Unterhaltungsindustrie zu

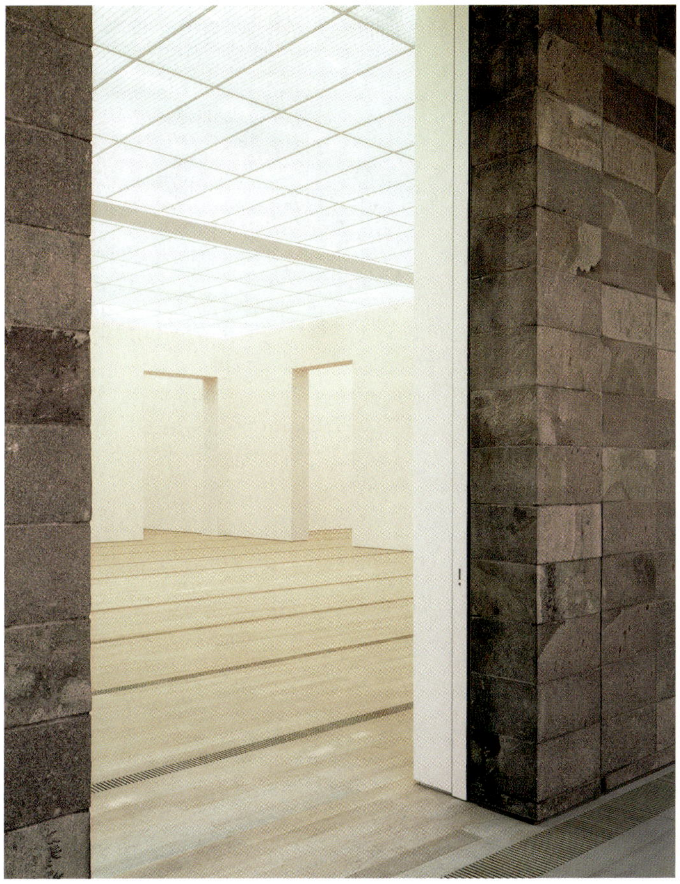

9

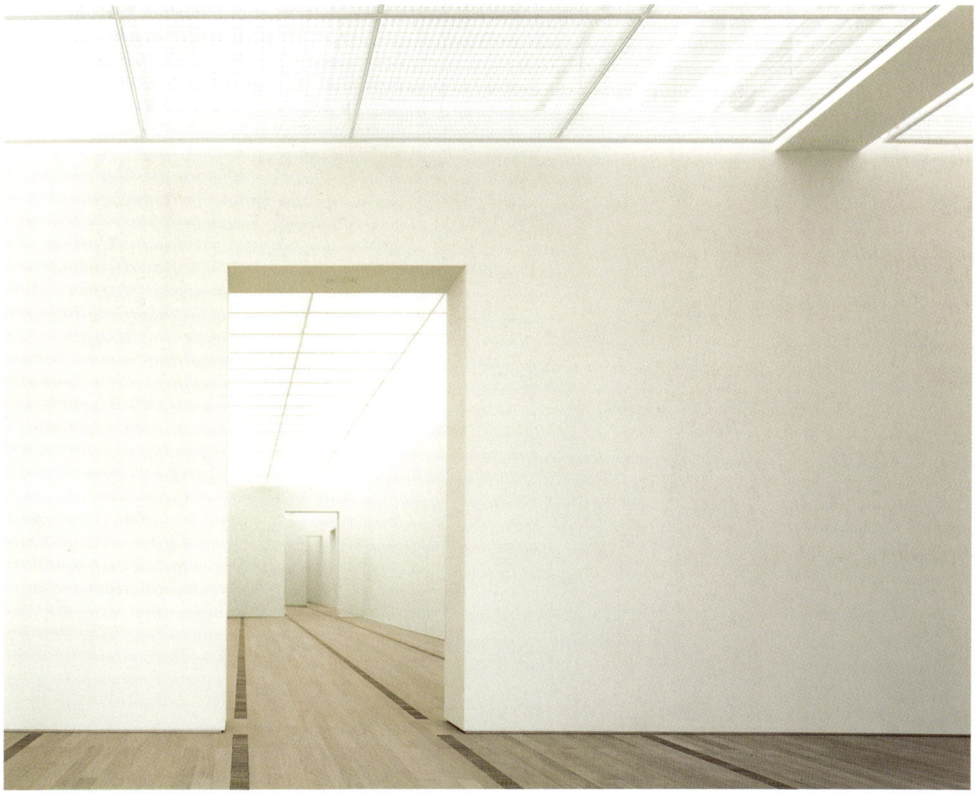

10

verkommen droht. Auch beim Publikum macht sich vermehrt das Bedürfnis nach Orten bemerkbar, die man bewusst aufsucht und an denen die Stimme und die Qualität der Kunst ungestört gehört und geschätzt werden kann. Es besteht also – abstrakt ausgedrückt – ein zunehmendes Bedürfnis nach Differenz. Wenn auch nicht ursächlich, so doch deutbar ist dieser aktuelle kulturelle Hintergrund in Renzo Pianos Museumsbau und dessen Thematisierung der Mauer als differenzierendes Element, das gleichzeitig trennt und verbindet, eingeflossen.

Eingeflossen ist in seine Konzeption auch der Auftrag des Bauherrn, die Beziehung der Werke klassischer Moderne zu einer aktuellen Zeitgenossenschaft zu fördern. Die Sammlung will sich nicht einfach selbst darstellen, sondern auch versuchen, durch ihren gewachsenen Bestand und ihre qualitative Auswahl künstlerische Orientierungspunkte an der Schwelle zum 21. Jahrhundert zu setzen. Da die Frage nach Zeitgenossenschaft aber nicht allein durch Qualität beantwortbar ist, soll diese historisch anerkannte Kunst und ihr ästhetisches Wissen immer wieder in einem neuen Licht aufbereitet und präsentiert werden. In diesem Sinne will die Fondation auch nicht einfach eine abgeschlossene Sammlung von Höhepunkten sein, sondern Ideen und Entwicklungen der modernen Kunst aufzeigen, die heute fortwirken und die zum Auslöser neuer Sichtweisen werden können.

Einen Beitrag dazu liefern die jährlich zwei bis drei Wechselausstellungen, die in engem Bezug zur Sammlung stehen und denen rund ein Drittel der 2700 Quadratmeter grossen Präsentationsfläche gewidmet ist. Die persönlich geprägte Kollektion wird durch dieses

Photos: Thomas Dix

spezifische Ausstellungsprogramm vertieft, ergänzt und in einen lebendigen Dialog mit der Gegenwart gestellt. Es unterstreicht unter anderem die Erkenntnis, dass die Vergangenheit immer nur aus der jeweiligen Gegenwart heraus gesehen und verstanden werden kann. Umgekehrt erweist sich die Gegenwart nicht einfach als überwundene Vergangenheit, sondern als ein fortwährender Prozess der Neuinterpretation von Bestehendem.

Im Parterre, unter demselben ausgedehnten Glasdach, liegen die Räumlichkeiten für Wechselausstellungen, die sich organisch an die Sammlung angliedern. Zusätzlich existiert ein 300 Quadratmeter grosser, multifunktioneller Saal im Untergeschoss, an den ein vollständig zu verdunkelnder Medienraum grenzt. Die Fondation kann also auch ein Ort der neueren technologischen Künste, der sogenannten zweiten Moderne, werden, »gerade in einer Zeit, in der das Museum als traditioneller Ort der Kunst starke Konkurrenz durch die Medien erfährt« (Boris Groys). So birgt das Gegenüber von traditioneller Leinwandmalerei und Bildschirmkunst, klassischer und »zweiter Moderne« zusätzliche Chancen, den Ort zwischen den Mauern als ›Labor‹, so definierte Alfred H. Barr jr. in den 30er Jahren die Aufgabe des neugegründeten Museum of Modern Art in New York, zu nutzen. Auch dafür bietet die Architektur mit ihrem schwebend leichten Glasdach, dessen Konstruktion als Kontrast zu den Porphyrmauern den »Hauch von moderner Technologie« (Renzo Piano) einbringt, nach aussen hin ein sichtbares Symbol. Schliesslich verwirklicht sich in einem lebendigen Dialog auch etwas von dem Leitsatz Pablo Picassos, den der grosse Künstler einst Ernst Beyeler persönlich mitgegeben hatte: »Es gilt, Begeisterung zu wecken, denn Begeisterung ist das, was wir am meisten benötigen – für uns und die jüngere Generation.«

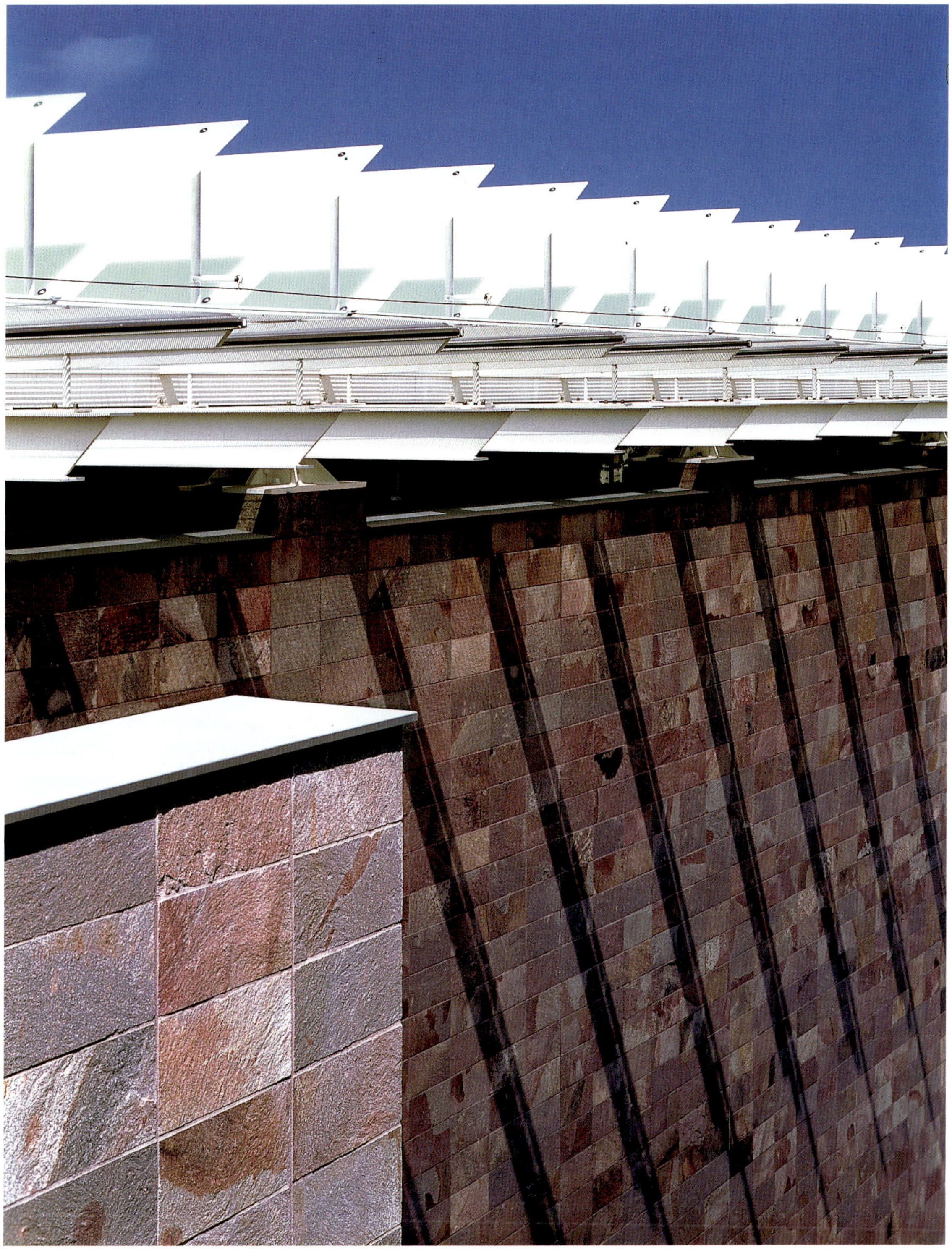

Museumsbau, Detail

Dach: weiss gestrichene Stahlkonstruktion,

Glasdach (2333 Quadratmeter) mit 864 shedartig

aufgesetzten Brises Soleil

Werkverzeichnis

Pascale Zoller

Bei den Ausstellungen wurden einerseits die ersten, im Anschluss an das Entstehungsdatum des jeweiligen Werkes organisierten Ausstellungen, andererseits ausgewählte Museumsausstellungen berücksichtigt. Die Literaturangaben enthalten Hinweise auf die ersten sowie auf die neueren Publikationen, die zum Verständnis des jeweiligen Werkes beitragen.

Abgekürzt angegebene Ausstellungen:

Madrid, 1989
»Colleccíon Beyeler«, Centro de Arte Reina Sofía, Madrid, 24. Mai–24. Juli 1989

Berlin, 1993
»Wege der Moderne. Die Sammlung Beyeler«, Nationalgalerie, Berlin, 30. April–1. August 1993

Sapporo, 1996
The Exhibition from Swiss Private Collections, coordinated by Ernst Beyeler, Basel, Hokkaido Museum of Modern Art, Sapporo, 17. Mai–16. Juni 1996; Huis ten Bosch Museum of Art, Nagasaki; Kyoto Municipal Museum of Art, Kioto; Mitsukoshi Museum of Art, Tokio

Sydney, 1996/97
»Masterpieces of the Twentieth Century. The Beyeler Collection«, The Art Gallery of New South Wales, Sydney, 7. Dezember 1996–2. März 1997

Abgekürzt zitierte Literatur:

Georges Bauquier: Fernand Léger. Catalogue raisonné de l'œuvre peint, Werke 1903–1937, 5 Bde., Paris 1990–1996

Jack Cowart und Dominique Fourcade: Annotated Catalogue, in: Henri Matisse. Paper Cut-Outs, Ausstellungskatalog, Washington; Detroit; Saint Louis 1977/78

Jacques Dupin: Joan Miró. Leben und Werk, Köln 1961

Will Grohmann: Paul Klee, Stuttgart 1954

Joop M. Joosten und Robert P. Welsh: Piet Mondrian. Catalogue raisonné [in Bearbeitung]

Paul Klee: Werkverzeichnis, Nachlass Paul Klee, Paul-Klee-Stiftung, Bern [in Bearbeitung]

Max Loreau: Catalogue raisonné des travaux de Jean Dubuffet, 38 Bde., Paris 1966–1991

John Rewald: Paul Cézanne. The Watercolours. A Catalogue Raisonné, London 1983

John Rewald: The Paintings of Paul Cézanne. A Catalogue Raisonné, in Zusammenarbeit mit Walter Feilchenfeldt und Jayne Warman, 2 Bde., New York 1996

Michel Seuphor: Piet Mondrian. Leben und Werk, Köln/Paris/New York 1956

Werner Spies, Sigrid und Günter Metken: Max Ernst. Œuvre-Katalog: Werke 1906–1965, 5 Bde., Houston/Köln 1975–1987 [Bd. 6 in Bearbeitung]

Werner Spies und Christine Piot: Picasso. Das plastische Werk, 2. Auflage, Stuttgart 1983

Lionello Venturi: Cézanne. Son art – son œuvre, 2 Bde., Paris 1936

Christian Zervos: Picasso. Œuvres, 33 Bde., Paris 1947–1978

JOSEF ALBERS

1

Homage to the Square: Greek Island 1967
Huldigung an das Viereck: Griechische Insel
Öl auf Hartfaserplatte
60,5 x 60,5 cm
monogrammiert und datiert unten rechts
verso signiert, datiert und betitelt
Inv. 72.1
Provenienz: Josef Albers ▪ seit 1972 Sammlung Beyeler
Ausstellungen: »Josef Albers«, Galerie Beyeler, Basel, März–April 1973, Nr. 55 ▪ »Josef Albers«, Solomon R. Guggenheim Museum, New York, 23. März–29. Mai 1988, Nr. 208, Farbabbildung S. 251; Staatliche Kunsthalle, Baden-Baden; Bauhaus-Archiv, Berlin ▪ »Anni und Josef Albers, Eine Retrospektive«, Villa Stuck, München, 15. Dezember 1989–25. Februar 1990; Josef Albers Museum, Bottrop, 1990, Nr. 100 ▪ Madrid, 1989, Farbabbildung S. 169 ▪ Berlin, 1993, Nr. 1 ▪ »Magic Blue«, Galerie Beyeler, Basel, Dezember 1993–März 1994, Nr. 2

FRANCIS BACON

2

Portrait of George Dyer Riding a Bicycle 1966
Bildnis von George Dyer beim Radfahren
Öl auf Leinwand
198 x 147,5 cm
verso betitelt und datiert
Inv. 87.1
Tafel 114
Provenienz: Jane Stern, New York ▪ seit 1987 Sammlung Beyeler
Ausstellungen: »Francis Bacon, Recent Paintings«, Marlborough Fine Art, London, März–April 1967, Nr. 14, Farbabbildung S. 69 ▪ »Francis Bacon, Recent Paintings«, Marlborough-Gerson Gallery, New York, November–Dezember 1968, Nr. 1, Farbabbildung S. 25 ▪ »Francis Bacon«, Grand Palais, Paris, 26. Oktober 1971–10. Januar 1972; Städtische Kunsthalle, Düsseldorf, 1972, Nr. 69, Farbabbildung S. 78 ▪ »Francis Bacon«, The Tate Gallery, London, 22. Mai–18. August 1985; Staatsgalerie Stuttgart; Nationalgalerie, Berlin, 1985/86, Nr. 51, Farbabbildung, Abbildung S. 28 ▪ »Francis Bacon, Retrospektive«, Galerie Beyeler, Basel, 12. Juni–12. September 1987, Nr. 4, Farbabbildung ▪ »Francis Bacon«, Hirshhorn Museum and Sculpture Garden, Washington, 12. Oktober 1989–7. Januar 1990; Los Angeles County Museum of Art; Museum of Modern Art, New York, 1990, Nr. 28, Farbabbildung ▪ Madrid, 1989, Farbabbildung S. 161 ▪ »Homage to Francis Bacon«, Galerie Beyeler, Basel, Juni–September 1992, Nr. 4, Farbabbildung ▪ Berlin, 1993, Nr. 2, Farbabbildung S. 173 ▪ »Bacon – Freud, Expressions«, Fondation Maeght, St. Paul de Vence, 4. Juli–15. Oktober 1995, Nr. 14, Farbabbildung S. 55 ▪ »Francis Bacon«, Centre Georges Pompidou, Paris, 27. Juni–14. Oktober 1996, Nr. 50, Farbabbildung S. 154; Haus der Kunst, München, 1996/97 ▪ Sydney, 1996/97, Nr. 101, Farbabbildung S. 219
Literatur: John Russell: Francis Bacon, Berlin 1972, Nr. 81, Abbildung ▪ Lorenza Trucchi: Francis Bacon, London 1976, Farbabbildung Nr. 113 ▪ Gilles Deleuze: Logique de la Sensation, Bd. II: Peinture, Paris 1981, Tafel 67 ▪ Francis Bacon: Face et Profil, mit einem Essay von Michel Leiris, Barcelona 1983 (deutsche Ausgabe: München 1983), Nr. 42, Farbabbildung ▪ Ernst van Alpen: Francis Bacon and the Loss of Self, London 1992, Nr. 115, Abbildung S. 185 ▪ Philippe Monsel (Hg.): Bacon 1909–1992, Paris 1994, Farbabbildung Nr. 33

3

Lying Figure 1969
Liegende Gestalt
Öl auf Leinwand
198 x 147,5 cm
verso signiert, datiert und betitelt
Inv. 86.1
Tafel 115
Provenienz: Marlborough-Gerson Gallery, New York ▪ Peter Bronfman, Montreal ▪ seit 1986 Sammlung Beyeler
Ausstellungen: »Francis Bacon«, Grand Palais, Paris, 26. Oktober 1971–10. Januar 1972; Städtische Kunsthalle, Düsseldorf, 1972, Nr. 89, Farbabbildung S. 92 ▪ »Francis Bacon, Recent Paintings«, Metropolitan Museum of Art, New York, 20. März–29. Juni 1975, Nr. 7, Farbabbildung ▪ »Francis Bacon«, The Tate Gallery, London, 22. Mai–18. August 1985; Staatsgalerie, Stuttgart; Nationalgalerie, Berlin, 1985/86, Nr. 61, Farbabbildung, Abbildung S. 16 ▪ »Francis Bacon, Retrospektive«, Galerie Beyeler, Basel, 12. Juni–12. September 1987, Nr. 22, Farbabbildung ▪ »Francis Bacon«, Neue Tretjakow Galerie, Moskau, 23. September–6. November 1988, Nr. 10, Farbabbildung S. 47 ▪ Madrid, 1989, Farbabbildung S. 164 ▪ »Francis Bacon«, Hirshhorn Museum and Sculpture Garden, Washington, 12. Oktober 1989–7. Januar 1990; Los Angeles County Museum of Art; Museum of Modern Art, New York, 1990, Nr. 35, Farbabbildung ▪ »Homage to Francis Bacon«, Galerie Beyeler, Basel, Juni–September 1992, Nr. 5, Farbabbildung ▪ Berlin, 1993, Nr. 3, Farbabbildung S. 175 ▪ »Bacon – Freud, Expressions«, Fondation Maeght, St. Paul de Vence, 4. Juli–15. Oktober 1995, Nr. 16, Farbabbildung S. 67 ▪ »Francis Bacon«, Centre Georges Pompidou, Paris, 27. Juni–14. Oktober 1996, Nr. 57, Farbabbildung S. 173; Haus der Kunst, München, 1996/97 [nur in Paris gezeigt] ▪ Sydney, 1996/97, Nr. 102, Farbabbildung S. 220
Literatur: John Russell: Francis Bacon, Berlin 1972, Nr. 103, Farbabbildung ▪ Lorenza Trucchi: Francis Bacon, London 1976, Farbabbildung Nr. 133 ▪ Gilles Deleuze: Logique de la Sensation, Bd. II: Peinture, Paris 1981, Tafel 46 ▪ Francis Bacon: Face et Profil, mit einem Essay von Michel Leiris, Barcelona 1983 (deutsche Ausgabe: München 1983), Nr. 60, Farbabbildung ▪ Hugh Davies und Sally Yard: Francis Bacon, München/Luzern 1986, Nr. 44, Abbildung S. 41 ▪ Philippe Monsel (Hg.): Bacon 1909–1992, Paris 1994, Farbabbildung Nr. 16 ▪ Philippe Dagen: Francis Bacon, Paris 1996, Farbabbildung Nr. 47

4

In Memory of George Dyer 1971
Im Gedenken an George Dyer
Öl auf Leinwand
Triptychon, je 198 x 147,5 cm
jedes Teil verso signiert, betitelt und datiert
Inv. 87.2
Tafel 116
Provenienz: Marlborough Gallery, London und New York ▪ Saul P. Steinberg ▪ Galerie Claude Bernard, Paris ▪ Privatsammlung ▪ seit 1987 Sammlung Beyeler
Ausstellungen: »Francis Bacon, œuvres récentes«, Galerie Claude Bernard, Paris, Januar 1977, Nr. 5, Farbabbildung ▪ »Francis Bacon«, Museo de Arte Contemporáneo, Caracas, Februar 1978, Nr. 6, Farbabbildung ▪ »Francis Bacon«, The Tate Gallery, London, 22. Mai–18. August 1985; Staatsgalerie, Stuttgart; Nationalgalerie, Berlin, 1985/86, Nr. 77, Farbabbildung ▪ »Francis Bacon, Retrospektive«, Galerie Beyeler, 12. Juni–12. September 1987, Nr. 28, Farbabbildung ▪ »Francis Bacon«, Hirshhorn Museum and Sculpture Garden, Washington, 12. Oktober 1989–7. Januar 1990; Los Angeles County Museum of Art; Museum of Modern Art, New York, 1990, Nr. 38, Farbabbildung ▪ »Homage to Francis Bacon«, Galerie Beyeler, Basel, Juni–September 1992, Nr. 6, Farbabbildung ▪ Berlin, 1993, Nr. 4, Farbabbildung S. 176/177 ▪ »Francis Bacon«, Centre Georges Pompidou, Paris, Nr. 63, Farbabbildung S. 175; Haus der Kunst, München, 1996/97
Literatur: Francis Bacon: Face et Profil, mit einem Essay von Michel Leiris, Barcelona 1983 (deutsche Ausgabe: München 1983), Nr. 82, Farbabbildung, Mittelteil farbig auf dem Umschlag abgebildet ▪ Hugh Davies und Sally Yard: Francis Bacon, München/Luzern 1986, Nr. 69, Abbildung S. 66/67 ▪ Ernst van Alpen: Francis Bacon and the Loss of Self, London 1992, Nr. 77, 78, 79, Farbabbildung S. 134–136, Abbildung S. 188 ▪ David Sylvester: Bacon's Course, in: Francis Bacon. Figurabile, Ausstellungskatalog, Museo Correr, Venedig 1993, S. 19ff., Farbabbildung S. 62/63, Abbildung S. 61 ▪ Philippe Sollers: Les passions de Francis Bacon, Paris 1996, Farbabbildung S. 83–86

5

Sand Dune 1983
Sanddüne
Öl und Pastell auf Leinwand
198 x 147,5 cm
verso signiert, betitelt und datiert
Inv. 84.1
Tafel 117
Provenienz: Marlborough Gallery, London ▪ Galerie Maeght-Lelong, Zürich und Paris ▪ seit 1984 Sammlung Beyeler
Ausstellungen: »Francis Bacon, peintures récentes«, Galerie Maeght-Lelong, Paris, Januar–Februar 1984, Nr. 12, Farbabbildung S. 28 und auf dem Um-

schlag ▪ »Nudes – Nus – Nackte«, Galerie Beyeler, Basel, Juni – August 1984, Nr. 5, Farbabbildung ▪ »Francis Bacon«, The Tate Gallery, London, 22. Mai – 18. August 1985; Staatsgalerie, Stuttgart; Nationalgalerie, Berlin, 1985/86, Nr. 122, Farbabbildung ▪ »Francis Bacon, Retrospektive«, Galerie Beyeler, Basel, 12. Juni – 12. September 1987, Nr. 36, Farbabbildung ▪ Madrid, 1989, Farbabbildung S. 165 ▪ »Francis Bacon«, Hirshhorn Museum and Sculpture Garden, Washington, 12. Oktober 1989 – 7. Januar 1990; Los Angeles County Museum of Art; Museum of Modern Art, New York, 1990, Nr. 50, Farbabbildung ▪ »Homage to Francis Bacon«, Galerie Beyeler, Basel, Juni – September 1992, Nr. 10, Farbabbildung ▪ Berlin, 1993, Nr. 5, Farbabbildung S. 179 ▪ »Who is afraid of Red ...?«, Galerie Beyeler, Basel, Juni – September 1995, Nr. 4, Farbabbildung S. 45 ▪ »Francis Bacon«, Centre Georges Pompidou, Paris, 27. Juni – 14. Oktober 1996, Nr. 79, Farbabbildung S. 207; Haus der Kunst, München, 1996/97 ▪ Sydney, 1996/97, Nr. 103, Farbabbildung S. 223
Literatur: Yves Peyré: Espace de l'immédiat, in: L'ire des vents, Châteauroux 1986, Nr. 13/14, Farbabbildung ▪ David Sylvester: An unpublished Interview by David Sylvester, in: Francis Bacon. Paintings of the Eighties, Ausstellungskatalog, Marlborough Gallery, London 1987, Abbildung S. 15 ▪ Ernst van Alpen: Francis Bacon and the Loss of Self, London 1992, Nr. 85, Abbildung S. 146 ▪ Philippe Sollers: Les passions de Francis Bacon, Paris 1996, Farbabbildung S. 164

GEORG BASELITZ

6
Verschiedene Zeichen 1965
Öl auf Leinwand
162,5 x 130 cm
signiert unten links
verso betitelt, datiert und signiert
signiert auf dem Chassis oben links der Mitte
Inv. 95.1
Tafel 132
Provenienz: Hartmut und Silvia Ackermeier, Berlin ▪ seit 1995 Sammlung Beyeler
Ausstellungen: »Georg Baselitz. Ein neuer Typ, Bilder 1965 – 1966«, Galerie Neuendorf, Hamburg, 1973 ▪ »Georg Baselitz, Dipinti 1965 – 1987«, Sala d'Arme di Palazzo Vecchio, Florenz, 29. April – 28. Juni 1988, Nr. 8, Farbabbildung S. 37; Kunsthalle, Hamburg, 1988 ▪ »Georg Baselitz – Opere della Collezione Ackermeier, Berlino«, Gallerie del Credito Valtellinese, Mailand, Mai – Juli 1991, Nr. 5, Farbabbildung S. 17

7
Weg vom Fenster 1982
Öl auf Leinwand
250 x 250 cm
monogrammiert und datiert unten Mitte
verso betitelt, datiert und signiert
Inv. 89.1
Tafel 133
Provenienz: Charles und Doris Saatchi, London ▪ seit 1989 Sammlung Beyeler
Ausstellungen: »Zeitgeist«, Martin-Gropius-Bau, Berlin, 1982, Nr. 7, Farbabbildung ▪ Madrid, 1989, Farbabbildung S. 182 ▪ »Georg Baselitz, Retrospektive 1964 – 1991«, Kunsthalle der Hypo-Kulturstiftung, München, 20. März – 17. Mai 1992; Scottish National Gallery of Modern Art, Edinburgh; Museum Moderner Kunst-Stiftung Ludwig, Wien, Nr. 23, Farbabbildung ▪ »Georg Baselitz«, Galerie Beyeler, Basel, 17. Oktober – 31. Dezember 1992, Nr. 19, Farbabbildung S. 46/47 ▪ Berlin, 1993, Nr. 6, Farbabbildung S. 221 ▪ »Georg Baselitz, Werke 1981 – 1993«, Saarland Museum, Saarbrücken, 13. Februar – 4. April 1994, Nr. 24, Farbabbildung ▪ »Georg Baselitz«, Musée d'Art Moderne de la Ville de Paris, 22. Oktober 1996 – 5. Januar 1997, Nr. 28, Farbabbildung S. 108
Literatur: Rudi Fuchs, Hilton Kramer und Peter Schjeldahl: Art of Our Time. The Saatchi Collection, London 1984, Bd. 3, Farbabbildung Nr. 15

CONSTANTIN BRANCUSI

8
L'Oiseau 1923/1947
Der Vogel
Marmor (blau-grau)
Höhe 90 cm
Basis (zweiteilig), Gesamthöhe 31,5 cm
(Teil in Kreuzform, Kalkstein: 4,5 x 27 x 26,7 cm; Teil in Zickzackform, weisser Marmor: 26,5 x 14,5 x 17 cm)
signiert
Inv. 93.4
Tafel 59
Provenienz: Yolanda Penteado, São Paulo ▪ Galerie Beyeler, Basel ▪ Richard Feigen Gallery, New York ▪ Baroness Minda de Gunzburg, Paris ▪ Alain de Gunzburg, Paris ▪ Privatsammlung ▪ seit 1993 Sammlung Beyeler
Ausstellungen: »Constantin Brancusi, 1876 – 1957«, Centre Georges Pompidou, Paris, 14. April – 21. August 1995; Philadelphia Museum of Art, Philadelphia, 1995, Nr. 53, Farbabbildung S. 175 ▪ Sapporo, 1996, Nr. 30, Farbabbildung S. 77 ▪ »Joie de vivre«, Galerie Beyeler, Basel, Juni – Oktober 1997, Nr. 4, Farbabbildung
Literatur: Christian Zervos: Constantin Brancusi. Sculptures, peintures, fresques, dessins, Paris 1957, Abbildung S. 103 ▪ Sidney Geist: Brancusi. A Study of the Sculpture, New York 1968, Nr. 133, Abbildung S. 78 ▪ Athena Tacha Spear: Brancusi's Birds, New York 1969, Nr. 11, Abbildung Nr. 16 ▪ Sidney Geist: The Birds. A Critique of the Catalogue of a Recent Brancusi Monograph, in: Artforum, New York, IX, Nr. 3, November 1970 ▪ Sidney Geist: Brancusi. The Sculpture and Drawings, New York 1975, Abbildung S. 156, Nr. 221 ▪ Pontus Hulten, Natalia Dumitresco und Alexandre Istrati: Brancusi, Paris 1986, Nr. 216, Abbildung S. 316 ▪ Friedrich Teja Bach: Constantin Brancusi. Metamorphosen plastischer Form, Köln 1987, Nr. 282, S. 505f., Abbildung ▪ Claire Stoullig: Les symboles et les formes, in: »Brancusi«, Beaux Arts Magazine, Centre Georges Pompidou, Paris [Hors Série, 1995], Farbabbildung S. 45

GEORGES BRAQUE

9
Femme lisant 1911
Lesende Frau
Öl auf Leinwand
130 x 81 cm
verso signiert
Inv. 86.2
Tafel 17
Provenienz: Galerie Kahnweiler, Paris ▪ Hôtel Drouot, Paris, 4e vente Kahnweiler, 7./8. Mai 1923, Nr. 141 ▪ Raoul La Roche, Paris ▪ Privatsammlung, Basel ▪ seit 1986 Sammlung Beyeler
Ausstellungen: »Juan Gris, Georges Braque, Pablo Picasso«, Kunsthalle, Basel, 26. Februar – 24. März 1948, Nr. 140 ▪ »Edinburgh Festival«, Royal Scottish Academy, Edinburgh, 18. August – 15. September 1956; The Tate Gallery, London, Nr. 28, Abbildung Nr. 20f. ▪ »Braque«, Kunsthalle, Basel, 9. April – 29. Mai 1960, Nr. 26 ▪ »Les Sources du XXe siècle«, Musée national d'Art moderne, Paris, 4. Dezember 1960 – 23. Januar 1961, Nr. 65 ▪ »Le Cubisme. Braque, Gris, Léger, Picasso«, Galerie Beyeler, Basel, Mai – Juli 1962, Nr. 15, Farbabbildung ▪ »Georges Braque«, Galerie Beyeler, Basel, Juli – September 1968, Nr. 11, Farbabbildung ▪ »Georges Braque«, Orangerie des Tuileries, Paris, 16. Oktober 1973 – 14. Januar 1974, Nr. 37, Abbildung S. 81 ▪ Dauerleihgabe, Kunstmuseum, Basel, 1987 – 1992 ▪ Madrid, 1989, Farbabbildung S. 43 ▪ »Picasso and Braque Pioneering Cubism«, Museum of Modern Art, New York; Kunstmuseum, Basel, 1989/90, Farbabbildung S. 199 ▪ »Georges Braque«, Fondation Pierre Gianadda, Martigny, 13. Juni – 8. November 1992, Nr. 21, Farbabbildung S. 71 ▪ Berlin, 1993, Nr. 7, Farbabbildung S. 49 ▪ »Georges Braque, Rétrospective«, Fondation Maeght, St. Paul de Vence, 5. Juli – 15. Oktober 1994, Nr. 33, S. 92, Farbabbildung S. 93 ▪ Sydney, 1996/97, Nr. 29, Farbabbildung S. 74
Literatur: Nicole Worms de Romilly: Braque. Le cubisme, fin 1907 – 1914, catalogue raisonné, Paris 1982, Nr. 92, Farbabbildung S. 132 ▪ Carl Einstein: Georges Braque, in: XXe siècle, Paris 1934, Abbildung Nr. XIV ▪ Michel Seuphor: Ein halbes Jahrhundert

Abstrakte Malerei. Von Kandinsky bis zur Gegenwart, München/Zürich 1962, S.11, Farbabbildung Nr. 5 ▪ Marco Valsecchi, Massimo Carrà und Pierre Descargues: Tout l'œuvre peint de Braque, 1908–1929, Paris 1973, Nr. 70, Abbildung ▪ »Braque«, in: Connaissance des Arts, numéro spécial, 1992, Abbildung Nr. 29

10
Verre, bouteille et journal 1912
Glas, Flasche und Zeitung
Kohle und Faux-bois-Tapete auf Papier
48 x 62 cm
verso signiert
Inv. 64.1
Tafel 18
Provenienz: Galerie Kahnweiler, Paris ▪ Hôtel Drouot, Paris, 4e vente Kahnweiler, 7./8. Mai 1923, Nr. 41 ▪ Raoul La Roche, Paris ▪ seit 1964 Sammlung Beyeler
Ausstellungen: »L'Atelier de Georges Braque«, Musée du Louvre, Paris, November 1961, Nr. 15, Abbildung ▪ »Le Cubisme, Braque, Gris, Léger, Picasso«, Galerie Beyeler, Basel, Mai–Juli 1962, Nr. 19 ▪ »Georges Braque«, Fondation Maeght, St. Paul de Vence, 5. Juli–30. September 1980, Nr. 56, Abbildung S. 77 ▪ »Georges Braque, Les papiers collés«, Musée national d'Art Moderne, Centre Georges Pompidou, Paris, 17. Juni–27. September 1982, Nr. 6, Farbabbildung S. 77 ▪ »Braque, The Papiers Collés«, National Gallery of Art, Washington, 31. Oktober 1982–16. Januar 1983, Nr. 11, Abbildung S. 99 ▪ Madrid, 1989, Farbabbildung S.199 ▪ »Picasso and Braque Pioneering Cubism«, Museum of Modern Art, New York; Kunstmuseum, Basel, 1989/90, Farbabbildung S. 250 ▪ Berlin, 1993, Nr. 8, Farbabbildung S. 50 ▪ Sydney, 1996/97, Nr. 30, Farbabbildung S. 77
Literatur: Nicole Worms de Romilly: Braque. Le cubisme, fin 1907–1914, catalogue raisonné, Paris 1982, Nr. 162, Abbildung S.183 ▪ Diane Waldman: Collage, Assemblage and the Found Object, New York 1992, Nr. 34, Abbildung S. 31

ALEXANDER CALDER

11
Otto's Mobile 1952
Ottos Mobile
Stahl bemalt, Aluminium
533,4 x 243,8 cm
Inv. 95.2
Tafel 91
Provenienz: Otto Spaeth, Cedarburg, Wisconsin ▪ seit 1995 Sammlung Beyeler

12
The Tree 1966
Der Baum
Stahl bemalt
520 x 1070 cm
monogrammiert und datiert
Inv. 89.2
Tafel 92
Provenienz: Perls Galleries, New York ▪ Mansion House Collection, Saint Louis ▪ seit 1989 Sammlung Beyeler
Literatur: »Selected Works«, The Greenberg Gallery, Saint Louis, 1990, Farbabbildung S.10 und Umschlag ▪ Jud Tully: When is a Calder not a Calder?, in: ArtNews, Februar 1997, Bd. 96, Nr. 2, S. 88ff., Abbildung S. 92

PAUL CÉZANNE

13
Madame Cézanne au fauteuil jaune 1888–90
Madame Cézanne im gelben Lehnstuhl
Öl auf Leinwand
80,5 x 64,5 cm
Inv. LG. 97.1
Tafel 5
Provenienz: Ambroise Vollard, Paris (?) ▪ Paul Cassirer, Berlin ▪ Lucie Ceconi, Berlin ▪ Bernheim-Jeune, Paris ▪ Moderne Galerie, München ▪ H. Pollak, Frankfurt ▪ Galerie Thannhauser, Luzern, und Paul Rosenberg, Paris ▪ Adolph Lewisohn, New York ▪ Samuel A. Lewisohn, New York ▪ Wildenstein Galleries, New York ▪ H. Huttleston Rogers, New York ▪ Peter A. Salm, New York ▪ John und Frances L. Loeb, Purchase ▪ seit 1997 Sammlung Beyeler
Ausstellungen: »Paul Cézanne«, Moderne Galerie (Heinrich Thannhauser), München, Dezember 1912, Nr. 4 ▪ »Salon de Mai«, Quai Rive-Neuve, Paris, 1912, Nr. 1, Abbildung ▪ »Summer Exhibition«, Museum of Modern Art, New York, 1930, Nr. 21 ▪ »Modern French Painting«, Institute of Arts, Detroit, Mai–Juni 1931, Nr. 16, Abbildung S.15 ▪ »Paintings by Cézanne, Gauguin and Redon«, Durand-Ruel Galleries, New York, März–April 1932, Nr. 3 ▪ »Summer Exhibition«, Museum of Modern Art, New York, Juni–September 1935 ▪ »Summer Exhibition: Paintings and Sculpture from the Museum Collection and on Loan«, Museum of Modern Art, New York, Juni–September 1937 ▪ »Great Portraits from Impressionism to Modernism, Wildenstein & Co., Inc., New York, März 1938, S. 21, Nr. 5 ▪ »The Age of Impressionism and Objective Realism«, Institute of Arts, Detroit, Mai–Juni 1940, Nr. 5 ▪ »Cézanne«, Wildenstein & Co., Inc., New York, 27. März–26. April 1947, S. 56, Nr. 49, Abbildung S. 52 ▪ »Cézanne«, Royal Scottish Academy, Edinburgh, 20. August–8. September 1954, Nr. 47, Tafel VII; The Tate Gallery, London, September–Oktober 1954 ▪ »Paintings from Private Collections, Summer Loan Exhibition«, Metropolitan Museum of Art, New York, Juli–September 1958, Nr. 29 ▪ »Cézanne«, Wildenstein & Co., Inc., New York, November–Dezember 1959, Nr. 35, Abbildung ▪ »Paintings from Private Collections, Summer Loan Exhibition«, Metropolitan Museum of Art, New York, Juli–September 1961, Nr. 14; 1962, Nr. 10; 1963, Nr. 9; 1966, Nr. 26 ▪ »New York Collects: Paintings, Watercolors and Sculpture from Private Collections«, Metropolitan Museum of Art, New York, Juli–September 1968, Nr. 30
Literatur: John Rewald, Nr. 651, Abbildung Bd. II, S. 220 ▪ Venturi, Nr. 571, Abbildung Bd. II, Nr. 571 ▪ G. Biermann: Gemälde der Modernen Galerie Thannhauser in München, in: Cicerone, 1913, S. 322, Tafel 15 ▪ Julius Meier-Graefe: Paul Cézanne und sein Kreis, München 1918, S.166 ▪ F. Watson: The Adolph Lewisohn Collection, in: Arts, Juli 1926, S. 34, Abbildung ▪ Stephan Bourgeois: The Adolph Lewisohn Collection, New York 1928, Abbildung ▪ Stephan Bourgeois und Waldemar George: The French Paintings of the XIX and XX Centuries in the Adolph and Samuel Lewisohn Collection, in: Formes, 1932, Abbildung ▪ S. Cheney: Expressionism in Art, New York 1934, S. 251 ▪ Samuel Lewisohn: Personalities Past and Present, in: Art News Annual, 1939, Abbildung auf der Titelseite ▪ Amedée Ozenfant, in: Arts – Spectacles, 18.4.1947, S.1, Abbildung ▪ James Carpenter: Cézanne and Tradition, in: Art Bulletin, September 1951, S.179, Abbildung S.182 ▪ »The Frances & John L. Loeb Collection, London [Privatdruck] [1982], Nr. 26, Abbildung ▪ John Rewald: Cézanne. A Biography, New York 1986, S.196, Abbildung

14
Sept baigneurs um 1900
Sieben Badende
Öl auf Leinwand
38 x 46 cm
Inv. 75.1
Tafel 6
Provenienz: Ambroise Vollard, Paris ▪ Bernheim-Jeune, Paris ▪ Werner Dücker, Düsseldorf ▪ Bernheim-Jeune, Paris ▪ Galerie Thannhauser, Luzern ▪ Moderne Galerie, München ▪ Margarete Oppenheim, Berlin ▪ Privatsammlung, Deutschland ▪ seit 1975 Sammlung Beyeler
Ausstellungen: »Paul Cézanne«, Kunsthalle, Basel, 30. August–12. Oktober 1936, Nr. 23 ▪ »Cézanne, The Late Work«, Museum of Modern Art, New York, 25. Januar–19. März 1978, Farbabbildung S. 382, Tafel 202, Nr. 36, S. 398 ▪ »Cézanne, les dernières années (1885–1906)«, Grand Palais, Paris, 20. April–23. Juli 1978, Farbabbildung S. 230, Nr. 101, S. 228 ▪ »Paul Cézanne«, Galerie Beyeler, Basel, Juni–September 1983, Nr. 22, Farbabbildung ▪ »Paul Cézanne«, Museo Español de Arte Contemporáneo, Madrid, März–April 1984, Nr. 51, Farbabbildung S.177 ▪ »Paul Cézanne«, Isetan Museum of Art, Tokio, 18. September–7. Oktober 1986 (u.a.), Nr. 37, Farbtafel S. 79 ▪ Madrid, 1989, Farbabbildung S. 33 ▪ »Paul Cézanne, Die Badenden«, Kunstmuseum, Basel, 10. September–10. Dezember 1989, Nr. 65, S. 315, Farbabbildung Nr. 162, S.192 ▪ »Cézanne, Gemälde«, Kunsthalle, Tübingen,

16. Januar – 2. Mai 1993, Nr. 79, Farbabbildung S. 237 ▪ Berlin, 1993, Nr. 10, Farbabbildung S. 33 ▪ »Magic Blue«, Galerie Beyeler, Basel, Dezember 1993 – März 1994, Nr. 8, Farbabbildung S. 7 ▪ Sapporo, 1996, Nr. 6, Farbabbildung S. 29 ▪ Sydney, 1996/97, Nr. 4, Farbabbildung S. 24
Literatur: Rewald, Nr. 860, Abbildung Bd. II, S. 302 ▪ Venturi, Nr. 387, Abbildung Bd. II, Nr. 387 ▪ Julius Meier-Graefe: Paul Cézanne, München 1913, S. 34, Abbildung ▪ Julius Meier-Graefe: Cézanne und sein Kreis, München 1918, Abbildung S.190 ▪ Kurt Pfister: Cézanne. Gestalt – Werk – Mythos, Potsdam 1927, Abbildung Nr. 108 ▪ Maurice Raynal: Cézanne, Paris 1936, Abbildung Nr. 100 ▪ Meyer-Schapiro: Paul Cézanne, Paris 1973, S.16, Abbildung ▪ G. Picon und S. Orienti: Tout l'œuvre peint de Cézanne, Paris 1975, Nr. 549, Abbildung ▪ Theodor Reff: Cézanne's Late Bather Paintings, in: Arts Magazine 52, Nr. 2, Oktober 1977, S.119, Abbildung Nr. 12 ▪ Cézanne by himself, hg. von Richard Kendall, London/Sidney 1988, S. 263, Abbildung ▪ »Das Tor zur Moderne. Paul Cézanne in Schweizer Sammlungen«, in: Du, Nr. 9, September 1989, Farbabbildung S. 33/34 ▪ Evmarie Schmitt: Cézanne in der Provence, München/ New York 1995, Farbabbildung S. 54/55

15
Nature morte avec pastèque entamée um 1900
Stilleben mit angeschnittener Wassermelone
Aquarell und Bleistift auf Papier
verso: unvollendete Aquarellskizze
31,5 x 47,5 cm
Inv. 78.1
Tafel 8
Provenienz: Galerie Thannhauser, München und Luzern ▪ Dr. Arthur Hahnloser, Winterthur ▪ Prof. Hans R. Hahnloser, Bern ▪ Familie Hahnloser, Bern ▪ seit 1978 Sammlung Beyeler
Ausstellungen: »Französische Malerei«, Kunstmuseum, Winterthur, Oktober – November 1916, Nr. 32 ▪ »Paul Cézanne«, Kunsthalle, Basel, 30. August – 12. Oktober 1936, Nr. 93 ▪ »La Peinture française du XIXe siècle en Suisse«, Galerie des Beaux-Arts, Paris 1938, Nr. 20, Tafel 18 ▪ »Hauptwerke der Sammlung Hahnloser«, Kunstmuseum, Luzern, 1940, Nr. 34, Abbildung S.18 ▪ »Cézanne, Ausstellung zum 50. Todestag«, Wallraf-Richartz-Museum, Köln, Dezember 1956 – Januar 1957, Nr. 52, Abbildung S. 77 ▪ »Europäische Meisterwerke aus Schweizer Sammlungen«, Staatliche Graphische Sammlung, München, 8. August – 19. Oktober 1969, Nr. 32, Farbabbildung auf dem Katalogumschlag und als Frontispiz, Abbildung Nr. 2 ▪ »Paul Cézanne, Aquarelle«, Kunsthalle, Tübingen, 16. Januar – 21. März 1982; Kunsthaus, Zürich, Nr. 95, Farbabbildung und Abbildung auf dem Umschlag [Detail], Nr. 95 verso, Abbildung S. 275 ▪ Madrid, 1989, Farbabbildung S.191 ▪ Berlin, 1993, Nr. 11, Farbabbildung S. 35 ▪ Sydney, 1996/97, Nr. 5, Farbabbildung S. 27
Literatur: Rewald, Nr. 564, Farbtafel 39 ▪ Venturi, Nr. 1149, Abbildung Bd. II, Nr. 1149 ▪ Julius Meier-Graefe: Paul Cézanne. 10 Faksimiles nach Aquarellen, München 1918, Tafel 3 ▪ Georges Rivière: Le Maître Paul Cézanne, Paris 1923, S. 221 ▪ Kurt Pfister: Cézanne. Gestalt – Werk – Mythos, Potsdam 1927, Abbildung, Nr. 78 ▪ Michel Hoog: L'Univers de Cézanne, Paris 1971, Farbabbildung S. 71 ▪ Evmarie Schmitt: Cézanne in der Provence, München/New York 1995, Farbabbildung S. 56

16
Sous-Bois 1900 – 02
(Chemin du Mas Jolie au Château Noir)
Unterholz
(Weg vom Gehöft Mas Jolie zum Château Noir)
Öl auf Leinwand
79,5 x 65 cm
Inv. 67.1
Tafel 9
Provenienz: Ambroise Vollard, Paris ▪ Nachlass Ambroise Vollard ▪ Fine Arts Associates, New York ▪ Galerie Knoedler, New York ▪ Zannis L. Cambanis, London ▪ Galerie Knoedler, New York ▪ Galerie Beyeler, Basel ▪ G. David Thompson, Pittsburgh ▪ seit 1967 Sammlung Beyeler
Ausstellungen: »Selection«, Galerie Beyeler, Basel, März – April 1959, Nr. 2, Farbabbildung ▪ »The G. David Thompson Collection«, Kunsthaus, Zürich; Düsseldorf; Den Haag; Turin, 1960/61, Nr. 19, Farbabbildung ▪ »One Hundred Paintings from the G. David Thompson Collection«, Solomon R. Guggenheim Museum, New York, Mai – August 1961, Farbabbildung ▪ »Présence des maîtres«, Juni – September 1967, Galerie Beyeler, Basel, Nr. 6, Farbabbildung ▪ »Cézanne, The Late Work«, Museum of Modern Art, New York, 25. Januar – 19. März 1978, Abbildung S. 275, Tafel 72, Nr. 9, S. 389 ▪ »Cézanne les dernières années (1885 – 1906)«, Grand Palais, Paris, 20. April – 23. Juli 1978, Nr. 60, Farbabbildung S.161 ▪ »Paul Cézanne«, Galerie Beyeler, Basel, Juni – September 1983, Nr. 23, Farbabbildung ▪ »Paul Cézanne«, Museo Español de Arte Contemporáneo, Madrid, März – April 1984, Nr. 48, Farbtafel S.171 ▪ Madrid, 1989, Farbabbildung S. 36 ▪ »Cézanne, Gemälde«, Kunsthalle, Tübingen, 16. Januar – 2. Mai 1993, Farbabbildung S. 222 ▪ Berlin, 1993, Nr. 9, Farbabbildung S. 32 ▪ »From Manet to Monet, Masterpieces from Swiss Private Collections«, Royal Academy of Arts, London, 30. Juni – 8. Oktober 1995, Nr. 9, Farbabbildung S. 56 ▪ Sydney, 1996/97, Nr. 3, Farbabbildung S. 22
Literatur: Rewald, Nr. 884, Abbildung Bd. II, S. 310 ▪ Venturi, Nr. 1527, Abbildung Bd. II, Nr. 1527 ▪ Jean Cassou: Panorama des Arts Plastiques Contemporains, Paris 1960, Abbildung ▪ G. Picon und S. Orienti: Tout l'œuvre peint de Cézanne, Paris 1975, Nr. 695, Abbildung ▪ Rainer Maria Rilke: Briefe über Cézanne, hg. von Clara Rilke, Frankfurt a. M. 1977, Farbabbildung Nr. 12 ▪ Antoine Terrasse: Histoire Universelle de la Peinture – De Cézanne à Matisse, Genf 1980, S. 213, Nr. 51, Farbabbildung ▪ »Das Tor zur Moderne. Paul Cézanne in Schweizer Sammlungen, in: Du, Nr. 9, September 1989, S.16ff., Farbabbildung S. 73 ▪ Michael Howard: Cézanne, London 1990, Farbtafel S.137

17
Route avec arbres sur une pente um 1904
Strasse mit Bäumen an einer Böschung
Aquarell und Bleistift auf Papier
47,5 x 31 cm
Inv. 78.2
Tafel 7
Provenienz: Ambroise Vollard, Paris ▪ Walter Feilchenfeldt, Zürich ▪ Robert von Hirsch, Basel ▪ seit 1978 Sammlung Beyeler
Ausstellungen: »Paul Cézanne, Watercolours«, Paul Cassirer, London, Juli 1939, Nr. 7 ▪ »Paul Cézanne«, Galerie Beyeler, Basel, Juni – September 1983, Nr. 43, Farbabbildung ▪ »Paul Cézanne, Aquarelle«, Kunsthalle, Tübingen, 16. Januar – 21. März 1982; Kunsthaus, Zürich, 2. April – 31. Mai 1982, Nr. 79, Farbabbildung ▪ Madrid, 1989, Farbabbildung S.193 ▪ Berlin, 1993, Nr. 12, Farbabbildung S. 34 ▪ Sydney, 1996/97, Nr. 6, Farbabbildung S. 28
Literatur: Rewald, Nr. 625

EDUARDO CHILLIDA

18
Del horizonte 1956
Vom Horizont
Schmiedeeisen
66,5 x 22 x 32 cm
monogrammiert
Inv. 81.1
Tafel 93
Provenienz: Galerie Maeght, Paris ▪ seit 1981 Sammlung Beyeler
Ausstellungen: »Eduardo Chillida«, Galerie Beyeler, Basel, Juni – September 1982, Nr. 5, Farbabbildung ▪ Madrid, 1989, Farbabbildung S.139 ▪ Berlin, 1993, Nr. 13, Farbabbildung S.188 ▪ Sydney, 1996/97, Nr. 99, Farbabbildung S. 215
Literatur: Octavio Paz: Chillida. Catalogue raisonné, Paris 1979, Nr. 44, Abbildung S.155

EDGAR DEGAS

19
Le petit déjeuner après le bain (Le Bain)
um 1895 – 98
Das Frühstück nach dem Bad (Das Bad)
Pastell auf Papier auf Karton
82,5 x 79 cm
Atelier-Stempel unten links
Inv. 95.4
Tafel 2
Provenienz: Atelier Degas ▪ Galerie Georges Petit, Paris, 1ère vente Atelier Degas, 6. Mai 1918, Nr. 303, Abbildung S.160 ▪ Ambroise Vollard ▪ Durand-Ruel, Paris ▪ Durand-Ruel, New York ▪ Privatsammlung ▪ seit 1995 Sammlung Beyeler

Ausstellungen: »Exhibition of Pastels and Drawings by Degas«, Durand-Ruel, New York, März 1923, Nr. 3 ▪ »Exhibitions of Pastels and Gouaches by Edgar Degas and Camille Pissarro«, Durand-Ruel, New York, Januar 1932, Nr. 6 ▪ »Pastels of Degas«, Durand-Ruel, New York, März, 1943, Nr. 10 ▪ »Art in Progress, an exhibition prepared for the 15th anniversary of the Museum«, Museum of Modern Art, New York, 24. Mai–15. Oktober 1944, Abbildung ▪ »Degas«, Durand-Ruel, New York, November, 1947, Nr. 22 ▪ »Degas«, Durand-Ruel, Paris, Juni–Oktober, 1960 ▪ Sapporo, 1996, Nr. 1, S.18, Farbabbildung S.19 ▪ »Joie de vivre«, Galerie Beyeler, Basel, Juni–Oktober, 1997, Nr. 10 Farbabbildung
Literatur: P. A. Lemoisne: Degas et son œuvre, Bd. III, Paris 1947, Nr. 1206, S. 701, Abbildung

20
Trois danseuses (jupes bleues, corsages rouges) um 1903
Drei Tänzerinnen (blaue Röcke, rote Mieder)
Pastell auf Papier auf Karton
94 x 81 cm
Inv. 96.5
Tafel 3
Provenienz: Atelier Degas ▪ Galerie Georges Petit, Paris, 1ère vente Atelier Degas, 6. Mai 1918, Nr. 297, Abbildung S.157 ▪ Danthon, Paris ▪ Riché, Paris ▪ Privatsammlung ▪ seit 1996 Sammlung Beyeler
Ausstellungen: »Dessins et pastels de Degas«, Galerie Paul Rosenberg, Paris, 1932, Nr. 29 ▪ »Joie de vivre«, Galerie Beyeler, Basel, Juni–Oktober, 1997, Nr. 12, Farbabbildung
Literatur: P. A. Lemoisne: Degas et son œuvre, Paris 1946, Bd. III, Nr. 1428, Abbildung S. 819

ANDRÉ DERAIN

21
Le Pecq, le port um 1905
Der Hafen von Le Pecq
Öl auf Leinwand
65 x 81 cm
verso auf dem Keilrahmen Archiv-Nummer Ambroise Vollard »4731«
Inv. 97.10
Tafel 13
Provenienz: Ambroise Vollard, Paris ▪ Pierrette Ulman, Paris ▪ Robert Kahn-Sriber, Paris ▪ Galerie Beyeler, Basel ▪ Privatsammlung ▪ seit 1997 Sammlung Beyeler
Ausstellungen: »Joie de vivre«, Galerie Beyeler, Basel, Juni–Oktober 1997, Nr. 13, Farbabbildung
Literatur: »Fauvism – The ›Wild Beasts‹ and Its Affinities«, Ausstellungskatalog Museum of Modern Art, New York 1976, Abbildung S. 72 [Maurice Vlaminck zugeschrieben]

JEAN DUBUFFET

22
Ponge feu follet noir 1947
[Francis] Ponge als schwarzes Irrlicht
Öl auf Leinwand auf Pavatex aufgezogen
132,5 x 99,5 cm
ursprünglich verso signiert, betitelt und datiert
Inv. 88.1
Tafel 96
Provenienz: Pierre Matisse Gallery, New York ▪ Albert A. List, Byram ▪ seit 1988 Sammlung Beyeler
Ausstellungen: »Jean Dubuffet«, Galerie René Drouin, Paris, 7.–31. Oktober 1947, Nr. 25, S. 4 ▪ Madrid, 1989, Farbabbildung S.125 ▪ »Jean Dubuffet«, Sala de Exposiciones de la Fundación la Caixa, Madrid, 6. März–25. April 1992, Nr. 61, Farbabbildung S. 77 ▪ Berlin, 1993, Nr. 14, Farbabbildung S.146 ▪ Sydney, 1996/97, Nr. 75, Farbabbildung S.167
Literatur: Loreau, Bd. III, Nr. 130, S. 89

23
Le voyageur égaré 1950
Der verirrte Reisende
Öl auf Leinwand
130 x 195 cm
signiert und datiert oben links
verso datiert
Inv. 75.2
Tafel 95
Provenienz: Pierre Matisse Gallery, New York ▪ seit 1975 Sammlung Beyeler
Ausstellungen: »Jean Dubuffet, 1950«, Pierre Matisse Gallery, New York, 9. Januar–3. Februar 1951, Nr. 1 ▪ »Rétrospective Jean Dubuffet, 1942–1960«, Musée des Arts Décoratifs, Paris, 16. Dezember 1960–25. Februar 1961, Nr. 59, S. 214, Abbildung Nr. 25, S. 288 ▪ »Jean Dubuffet, Paintings, A Retrospective Exhibition«, Arts Council of Great Britain, The Tate Gallery, London, 23. April–30. Mai 1966, Nr. 32, Abbildung S. 28 ▪ »Jean Dubuffet«, Stedelijk Museum, Amsterdam, 12. Juni–28. August 1966, Nr. 25, Abbildung ▪ »Jean Dubuffet: A Retrospective«, Solomon R. Guggenheim Museum, New York, 26. April–29. Juli 1973, Nr. 40, Farbabbildung S. 79 ▪ »Jean Dubuffet«, Grand Palais, Paris, 28. September–20. Dezember 1973, Nr. 40 ▪ »Jean Dubuffet«, Musée des Beaux-Arts, Le Havre, 28. Februar–28. März 1977, Nr. 6, Farbabbildung ▪ »Jean Dubuffet, Retrospektive«, Akademie der Künste, Berlin, 7. September–26. Oktober 1980; Museum des 20. Jahrhunderts, Wien; Josef-Haubrich-Kunsthalle, Köln, 1980/81, Nr. 75, Farbabbildung S. 85 ▪ »Jean Dubuffet«, Fondation Maeght, St. Paul de Vence, 6. Juli–6. Oktober 1985, Nr. 26, Farbabbildung S. 65 ▪ »Jean Dubuffet, Retrospektive«, Galerie Beyeler, Basel, Oktober 1985–Januar 1986, Nr. 6, Farbabbildung ▪ Madrid, 1989, Farbabbildung S.127 ▪ »High and Low – Modern Art and Popular Culture«, Museum of Modern Art, New York, 7. Oktober 1990–15. Januar 1991; Art Institute of Chicago, 1991, Farbabbildung Nr. 31, S. 85 ▪ »transForm«, Kunstmuseum und Kunsthalle, Basel, 14. Juni–27. September 1992, Nr. 109, Farbabbildung S. 96 ▪ Berlin, 1993, Nr. 15, Farbabbildung S.148f. ▪ Sydney, 1996/97, Nr. 77, Farbabbildung S.171
Literatur: Loreau, Bd. V, Nr. 178, S. 82 ▪ Max Loreau: Jean Dubuffet, Genf 1971, Abbildung S. 82 ▪ Andreas Franzke: Dubuffet, New York 1981, Farbabbildung S. 2/3 ▪ Mildred Glimcher: Jean Dubuffet – Towards an Alternative Reality, New York 1987, Abbildung S.100

24
Corps de dame – Pièce de boucherie 1950
Frauenkörper – Fleischerstück
Öl auf Leinwand
116 x 89 cm
signiert und datiert unten Mitte
verso signiert, betitelt und datiert
Inv. 87.3
Tafel 97
Provenienz: Sidney Janis Gallery, New York ▪ seit 1987 Sammlung Beyeler
Ausstellungen: »Rétrospective Jean Dubuffet, 1942–1960«, Musée des Arts Décoratifs, Paris, 16. Dezember 1960–25. Februar 1961, Nr. 75, S. 217 ▪ »Jean Dubuffet, Paintings, A Retrospective Exhibition«, Arts Council of Great Britain, The Tate Gallery, London, 23. April–30. Mai 1966, Nr. 39, Abbildung S. 30 ▪ »Jean Dubuffet«, Stedelijk Museum, Amsterdam, 12. Juni–28. August 1966, Nr. 31, Abbildung ▪ Madrid, 1989, Farbabbildung S.129 ▪ »Willem de Kooning, Jean Dubuffet – The Women«, The Pace Gallery, New York, 30. November 1990–5. Januar 1991, Farbabbildung Nr. 42 ▪ »Jean Dubuffet«, Sala de Exposiciones de la Fundación la Caixa, Madrid, 6. März–25. April 1992, Nr. 89, Farbabbildung S.109 ▪ Berlin, 1993, Nr. 16, Farbabbildung S.147 ▪ Sydney, 1996/97, Nr. 76, Farbabbildung S.169
Literatur: Loreau, Bd. VI, Nr. 110, S. 80 ▪ Andreas Franzke: Dubuffet, New York 1981, Abbildung S. 66

25
Montreur de statuettes 1954
Statuetten Zeigender
Assemblagen von Abdrucken (Tinte) auf Papier
65,5 x 50 cm
unten rechts der Mitte signiert und datiert
Inv. 59.1
Provenienz: G. David Thompson, Pittsburgh ▪ seit 1959 Sammlung Beyeler
Ausstellungen: »Jean Dubuffet«, Kestner-Gesellschaft, Hannover, 26. Oktober–4. Dezember 1960, Nr. 58, Abbildung auf dem Umschlag ▪ »Jean Dubuffet«, Kunsthaus, Zürich, 17. Dezember 1960–15. Januar 1961, Nr. 64 ▪ »Jean Dubuffet«, Galerie Beyeler, Basel, Februar–April 1965, Nr. 71, Abbildung ▪ »Jean Dubuffet, Zeichnungen, Aquarelle, Gouachen, Collagen«, Kunstmuseum, Basel, 6. Juni–2. August 1970, Nr. 38, Abbildung auf dem Umschlag ▪ »Jean Dubuffet, Retrospektive«, Akademie der Künste, Berlin, 7. September–26.Oktober 1980; Museum des 20. Jahrhunderts, Wien; Josef-Haubrich-Kunsthalle, Köln, Nr. 133, Abbildung S. 336 ▪ »Jean Dubuffet – Retrospektive«, Galerie Beyeler, Basel,

Oktober 1985 – Januar 1986, Nr. 70, Abbildung ▪ »Jean Dubuffet 1901 – 1985«, Kunsthalle Schirn, Frankfurt a. M., 12. Dezember 1990 – 3. März 1991, Nr. 119, Abbildung S. 105
Literatur: Loreau, Bd. IX, Nr. 90, S. 70 ▪ Andreas Franzke: Jean Dubuffet. Malerei, Skulptur, Texte aus den Jahren 1943 – 1975, Edition Beyeler, Basel 1975, Nr. 38, Abbildung S. 53 ▪ Andreas Franzke: Jean Dubuffet. Zeichnungen, München 1980, Abbildung S. 140

26
Le très riche sol 1956
Das sehr fruchtbare Erdreich
Öl auf zusammengesetzter Leinwand
156 x 117 cm
signiert und datiert oben rechts
verso betitelt, signiert und datiert
Inv. 67.2
Tafel 98
Provenienz: Morris Pinto, Paris ▪ seit 1967 Sammlung Beyeler
Ausstellungen: »Jean Dubuffet, Paintings, A Retrospective Exhibition«, Arts Council of Great Britain, The Tate Gallery, London, 23. April – 30. Mai 1966, Nr. 79, Abbildung S. 45 ▪ »Jean Dubuffet«, Stedelijk Museum, Amsterdam, 12. Juni – 28. August 1966, Nr. 66, Abbildung ▪ »L'Homme commun, travaux de Jean Dubuffet«, Musée des Beaux-Arts, Montreal, 19. Dezember 1969 – 31. Januar 1970, Nr. 32, Abbildung S. 38 ▪ »Jean Dubuffet«, Grand Palais, Paris, 28. September – 20. Dezember 1973, Nr. 97, Abbildung S. 82 ▪ »Jean Dubuffet«, Fundación Juan March, Madrid, 9. Februar – 31. März 1976, Nr. 12, Farbabbildung S. 23 ▪ »Jean Dubuffet, Retrospektive«, Akademie der Künste, Berlin, 7. September – 26. Oktober 1980; Museum des 20. Jahrhunderts, Wien; Josef-Haubrich-Kunsthalle, Köln, 1980/81, Nr. 159, Farbabbildung S. 166 ▪ »Jean Dubuffet, Retrospektive«, Galerie Beyeler, Basel, Oktober 1985 – Januar 1986, Nr. 15, Farbabbildung ▪ Madrid, 1989, Farbabbildung S. 131 ▪ »transForm«, Kunstmuseum und Kunsthalle, Basel, 14. Juni – 27. September 1992, Nr. 114 ▪ Berlin, 1993, Nr. 17, Farbabbildung S. 150 ▪ Sydney, 1996/97, Nr. 78, Farbabbildung S. 173
Literatur: Loreau, Bd. XII, Nr. 97, S. 87 ▪ James Fitzsimmons: Jean Dubuffet, Brüssel 1958, Nr. 59, Abbildung ▪ Andreas Franzke: Dubuffet, New York 1981, Abbildung S. 109 ▪ Mildred Glimcher: Jean Dubuffet – Towards an Alternative Reality, New York 1987, Farbabbildung S. 158

27
Autobus Gare Montparnasse 1961
Autobus Bahnhof Montparnasse
Gouache auf Papier
67 x 67 cm
signiert und datiert unten rechts
Inv. 61.1
Provenienz: seit 1961 Sammlung Beyeler
Ausstellungen: »Jean Dubuffet«, Fondation Maeght, St. Paul de Vence, 6. Juli – 6. September 1985, Nr. 134, Farbabbildung S. 104 ▪ »Jean Dubuffet, Retrospektive«, Galerie Beyeler, Basel, Oktober 1985 – Januar 1986, Nr. 86, Farbabbildung ▪ Berlin, 1993, Nr. 17a ▪ Sydney, 1996/97, Nr. 79, Farbabbildung S. 175
Literatur: Loreau, Bd. XIX, Nr. 7, S. 14 ▪ Andreas Franzke: Dubuffet. Zeichnungen, München 1980, Farbabbildung S. 233

28
Chassé croisé 1961
Chassé-croisé
Öl auf Leinwand
81 x 100 cm
signiert und datiert oben links
verso signiert, datiert und betitelt
Inv. 90.1
Tafel Seite 197
Provenienz: Galerie Daniel Cordier, Paris ▪ Galerie Beyeler, Basel ▪ Privatsammlung, Genf ▪ David L. Kreeger ▪ Richard L. Feigen, New York ▪ Mr. und Mrs. Kirk Douglas ▪ seit 1990 Sammlung Beyeler
Ausstellungen: »Dubuffet Paris Circus«, Galerie Daniel Cordier, Paris, Juni 1962, Nr. 11 ▪ »Homage to Francis Bacon«, Galerie Beyeler, Basel, Juni – September 1992, Nr. 16, Farbabbildung ▪ »Who is afraid of Red ...?«, Galerie Beyeler, Basel, Juni – September 1995, Nr. 17, Farbabbildung S. 35
Literatur: Loreau, Bd. XIX, Nr. 100, S. 60 ▪ Max Loreau: Dubuffet et le voyage au centre de la perception, Paris 1966, S. 36, Abbildung

29
Rue Poisse 1963
Strasse der Diebe
Öl auf Leinwand
89 x 116 cm
signiert und datiert unten rechts
verso oben links betitelt, signiert und datiert
Inv. 64.3
Provenienz: seit 1964 Sammlung Beyeler
Ausstellungen: »Jean Dubuffet«, Fundación Juan March, Madrid, 9. Februar – 31. März 1976, Nr. 34, Abbildung S. 55 ▪ »Jean Dubuffet, Werke 1963 – 1976«, Badischer Kunstverein, Karlsruhe, 9. März – 17. April 1977, Nr. 1, Abbildung S. 17 ▪ »Jean Dubuffet, Retrospektive«, Galerie Beyeler, Basel, Oktober 1985 – Januar 1986, Nr. 21, Farbabbildung ▪ »Jean Dubuffet«, Urban Gallery, Nagoya und New York, 1986, Nr. 11, Farbabbildung
Literatur: Loreau, Bd. XX, Nr. 124, S. 62 ▪ Andreas Franzke: Dubuffet, Köln 1990, Farbabbildung Nr. 29

30
Vertu virtuelle 1963
Virtuelle Tugend
Öl auf Leinwand
98 x 131 cm
signiert und datiert unten links
Inv. 64.2
Tafel 99
Provenienz: seit 1964 Sammlung Beyeler
Ausstellungen: »Jean Dubuffet«, Galerie Beyeler, Februar – April 1965, Nr. 60, Farbabbildung ▪ »Jean Dubuffet, Retrospektive«, Akademie der Künste, Berlin, 7. September – 26. Oktober 1980; Museum des 20. Jahrhunderts, Wien; Josef-Haubrich-Kunsthalle, Köln, 1980/81, Nr. 231, Farbabbildung ▪ »Jean Dubuffet«, Fondation Maeght, St. Paul de Vence, 6. Juli – 6. Oktober 1985, Nr. 56, Abbildung S. 113 ▪ Berlin, 1993, Nr. 19 ▪ Sydney, 1996/97, Nr. 80, Farbabbildung S. 177
Literatur: Loreau, Bd. XX, Nr. 152, S. 77 ▪ Andreas Franzke: Jean Dubuffet. Malerei, Skulptur, Texte aus den Jahren 1943 – 1975, Edition Beyeler, Basel 1975, Nr. 70, Farbabbildung S. 100 ▪ H. H. Arnason: History of Modern Art, New York 1977, S. 519

31
Automobile à la route noire 1963
Automobil auf schwarzer Strasse
Öl auf Leinwand
195 x 150 cm
signiert und datiert unten rechts
verso betitelt, signiert und datiert
Inv. 64.4
Tafel 100
Provenienz: seit 1964 Sammlung Beyeler
Ausstellungen: »Jean Dubuffet«, Galerie Beyeler, Basel, Februar – April 1965, Nr. 54, Farbabbildung ▪ »Jean Dubuffet, Retrospective«, Dallas Museum of Fine Arts, 16. März – 17. April 1966, Nr. 69, Farbabbildung S. 40 ▪ »L'Homme du commun, travaux de Jean Dubuffet«, Musée des Beaux-Arts, Montreal, 19. Dezember 1969 – 31. Januar 1970, Nr. 56, Abbildung S. 50 ▪ »Jean Dubuffet l'Hourloupe«, Kunsthalle, Basel, 6. Juni – 2. August, 1970, Nr. 6 ▪ »Jean Dubuffet«, Fundación Juan March, Madrid, 9. Februar – 31. März 1976, Nr. 31, Farbabbildung S. 35 ▪ »Jean Dubuffet, Retrospektive«, Akademie der Künste, Berlin, 7. September – 26. Oktober 1980; Museum des 20. Jahrhunderts, Wien; Josef-Haubrich-Kunsthalle, Köln, 1980/81, Nr. 236, Abbildung S. 369 ▪ »Jean Dubuffet, Retrospektive«, Galerie Beyeler, Basel, Oktober 1985 – Januar 1986, Nr. 25, Farbabbildung ▪ Madrid, 1989, Farbabbildung S. 133 ▪ Berlin, 1993, Nr. 18, Farbabbildung S. 151 ▪ Sydney, 1996/97, Nr. 81, Farbabbildung S. 179
Literatur: Loreau, Bd. XX, Nr. 176, S. 94 ▪ Andreas Franzke: Dubuffet, New York 1981, Farbabbildung S. 165 ▪ Michel Thévoz: Jean Dubuffet, Genf 1986, Farbabbildung S. 178

32
Incitations divergentes 1976
Anregungen in verschiedenen Richtungen
Acryl auf geleimtem Papier auf Leinwand (28 Teile)
173 x 291 cm
monogrammiert und datiert unten links
Inv. 76.1
Tafel 101
Provenienz: seit 1976 Sammlung Beyeler
Ausstellungen: »Jean Dubuffet, Retrospektive«, Galerie Beyeler, Basel, Oktober 1985 – Januar 1986, Nr. 50 ▪ Madrid, 1989, Farbabbildung S. 135 ▪ Berlin, 1993, Nr. 20, Farbabbildung S. 152/153
Literatur: Loreau, Bd. XXXII, Nr. 37, S. 42

33
Argument et contexte 6. März 1977
Argument und Kontext
Acryl auf geleimtem Papier auf Leinwand aufgezogen (66 Teile)
201 x 249 cm
monogrammiert und datiert unten Mitte
Inv. 87.5
Provenienz: Galerie Beyeler, Basel ▪ Privatsammlung, New York ▪ seit 1987 Sammlung Beyeler
Ausstellungen: »Homage to Francis Bacon«, Galerie Beyeler, Basel, Juni – September 1992, Nr. 20, Farbabbildung ▪ »Jean Dubuffet« Fondation Pierre Gianadda, Martigny, 4. März – 10. Juni 1993, Nr. 102, Farbabbildung S.159
Literatur: Loreau, Bd. XXXII, Nr. 46, S. 50

MAX ERNST

34
Fleurs de neige 1929
Schneeblumen
Öl auf Leinwand
130 x 130 cm
signiert unten rechts
Inv. 73.1
Tafel 80
Provenienz: Léonce Rosenberg, Paris ▪ Fernand C. Graindorge, Lüttich ▪ seit 1973 Sammlung Beyeler
Ausstellungen: »Collection Fernand Graindorge«, Museum Eindhoven, 1954 ▪ »Max Ernst«, Musée national d'Art moderne, Paris, 13. November – 31. Dezember 1959, Nr. 28 ▪ »Max Ernst«, Wallraf-Richartz-Museum, Köln, 28. Dezember 1962 – 3. März 1963; Kunsthaus, Zürich, 1963, Nr. 42 ▪ »Dada, Surrealism, and their Heritage«, Museum of Modern Art, New York, 27. März – 9. Juni 1968; Los Angeles County Museum of Art; Art Institute of Chicago, Nr. 101, Abbildung S. 88 ▪ »Max Ernst«, Galerie Beyeler, Basel, Juni – September 1974, Nr. 17, Farbabbildung ▪ »Max Ernst: A Retrospective«, Solomon R. Guggenheim Museum, New York, 14. Februar – 20. April 1975, Nr. 304 ▪ »Max Ernst«, Grand Palais, Paris, 16. Mai – 18. August 1975, Nr. 154, Abbildung S. 74 ▪ »Max Ernst, Retrospektive«, Haus der Kunst, München, 12. Februar – 29. April 1979; Nationalgalerie, Berlin, Nr. 184, Abbildung S. 284 ▪ »Max Ernst«, Fondation Maeght, St. Paul de Vence, 5. Juli – 5. Oktober 1983, Nr. 44, Farbabbildung ▪ »Max Ernst, Landschaften«, Galerie Beyeler, Basel, Juni – September 1985, Nr. 21, Farbabbildung; Kunstmuseum Bonn, 1985/86 ▪ »Max Ernst«, Fundació Joan Miró, Barcelona, 13. Mai – 29. Juni 1986, Nr. 34, Farbabbildung S. 6 ▪ Madrid, 1989, Farbabbildung S.103 ▪ »Max Ernst«, The Tate Gallery, London, 13. Februar – 21. April 1991; Staatsgalerie, Stuttgart; Kunstsammlung Nordrhein-Westfalen, Düsseldorf; Musée national d'Art moderne, Paris, 1991/92, Nr. 141, Farbabbildung S.181 ▪ Berlin, 1993, Nr. 21, Farbabbildung S.143 ▪ Sydney, 1996/97, Nr. 67, Farbabbildung S.151
Literatur: Spies/Metken, Bd. 2, Nr. 1380, S. 302 ▪ William Rubin: Dada and Surrealist Art, New York 1968, Farbabbildung S.181 ▪ Uwe M. Schneede: Max Ernst, Stuttgart 1972, Nr. 192, Abbildung S.103 ▪ Edward Quinn: Max Ernst, Paris 1976, Nr. 173, Farbabbildung S.147 ▪ Giulio Carlo Argan: Die Kunst des 20. Jahrhunderts, 1880 – 1940 (Propyläen Kunstgeschichte, Bd. 12), Berlin 1977, S. 248, Farbabbildung L ▪ Ludger Derenthal und Jürgen Pech: Max Ernst, Paris 1992, Nr. 216, Farbabbildung S.125 ▪ Ulrich Bischoff: Max Ernst 1891 – 1976. Jenseits der Malerei, Köln 1993, Farbabbildung S. 51

35
Oiseau-tête 1934/35
Vogelkopf
Bronze, einer von 9 Güssen
Höhe 53 cm
Inv. 89.3
Tafel 81
Provenienz: William H. Alexander, New York ▪ Galerie Beyeler, Basel ▪ Lady Hulton, London ▪ seit 1989 Sammlung Beyeler
Ausstellungen: »Max Ernst«, Museum of Modern Art, New York, 1. März – 7. Mai 1961, Nr. 155, Abbildung S. 21; Art Institute of Chicago ▪ »Max Ernst: A Retrospective«, Solomon R. Guggenheim Museum, New York, 14. Februar – 20. April 1975, Nr. 166, Abbildung S.170 ▪ »Max Ernst«, Grand Palais, Paris, 16. Mai – 18. August 1975, Nr. 206, Abbildung S. 93 ▪ »Max Ernst«, Fondation Maeght, St. Paul de Vence, 5. Juli – 5. Oktober 1983 Nr. 57, Abbildung S.155 ▪ »Primitivism in 20th Century Art«, Museum of Modern Art, New York; Detroit Institute of Arts; Dallas Museum of Art, 1984/85, 2 Bde., Farbabbildung, Bd. I, S. 27, Farbabbildung auf dem Umschlag, Bd. II ▪ Berlin, 1993, Nr. 22, Farbabbildung S.144 ▪ Sydney, 1996/97, Nr. 68, Farbabbildung S.153
Literatur: Spies/Metken, Bd. 3, Nr. 2157.I, S. 306 ▪ Jean Hugues: Max Ernst. L'œuvre sculpté, 1913 – 1961, Paris 1961, Nr. 14, Abbildung ▪ John Russell: Max Ernst. Life and Work, New York 1967, Nr. 137, Abbildung ▪ Edward Quinn: Max Ernst, New York 1976, Nr. 318, Farbabbildung S. 265, Abbildungen S. 262/263; dokumentiert auf einer Photographie vom Garten des Künstlers in Seillans S. 414

36
The King Playing with the Queen 1944
Der König spielt mit seiner Königin
Original-Gips
102 x 88 x 55 cm
Inv. 95.3
Tafel 82
Provenienz: Robert Motherwell, New York ▪ Alexander Iolas, New York ▪ Privatsammlung, Florida ▪ seit 1995 Sammlung Beyeler, Basel
Ausstellungen: »Imagery of Chess«, Julien Levy Gallery, New York, Dezember 1944
Literatur: Spies/Metken, Bd. 4, Nr. 2465 ▪ Max Ernst: Beyond Paintings and other Writings by the Artist and his Friends. The Documents of Modern Art, New York 1948, Abbildung S. 79 ▪ Evan Maurer: Dada und Surrealismus, in: Primitivismus in der Kunst des zwanzigsten Jahrhunderts, hg. von William Rubin, München 1984, S. 547ff., Abbildung S. 579

37
Humboldt Current 1951/52
Humboldt-Strom
Öl auf Leinwand
36 x 61,5 cm
signiert unten rechts
verso Widmung: »To Peggy for her 12th wedding / for her 12th of July / affectionately / From / Max and Ben«
Inv. 73.2
Tafel 83
Provenienz: Ben und Margaret (Peggy) Norris, Honolulu ▪ seit 1973 Sammlung Beyeler
Ausstellungen: »Max Ernst, Landschaften«, Galerie Beyeler, Basel, Juni – September 1985, Nr. 37, Farbabbildung; Kunstmuseum, Bonn, 1985/86 ▪ »Max Ernst«, Fundación Juan March, Madrid, 28. Februar – 27. April 1986, Nr. 58, Farbabbildung ▪ »Max Ernst«, Fundació Joan Miró, Barcelona, 13. Mai – 29. Juni 1986, Nr. 57, Farbabbildung S. 53 ▪ Madrid, 1989, Farbabbildung S.105 ▪ »Blau: Farbe der Ferne«, Kunstverein, Heidelberg, 2. März – 15. Mai, 1990, 2 Bde., Farbabbildung, Bd. I, S. 339 ▪ »Max Ernst in Amerika«, Max-Ernst-Kabinett, Brühl, 14. Juni – 13. September 1992, Abbildung im Beiheft zur Ausstellung ▪ Berlin, 1993, Nr. 23, Farbabbildung S.142 ▪ »Magic Blue«, Galerie Beyeler, Basel, Dezember 1993 – März 1994, Nr. 20 ▪ Sydney, 1996/97, Nr. 69, Farbabbildung S.155
Literatur: Spies/Metken, Bd. 4, Nr. 2969, S. 335 ▪ Edward Quinn: Max Ernst, Paris 1976, Nr. 325, Farbabbildung S. 268

38
Naissance d'une galaxie 1969
Geburt eines Spiralnebels
Öl auf Leinwand
92 x 73 cm
signiert unten rechts
verso betitelt, signiert und datiert
Inv. 85.1
Tafel 84
Provenienz: Galerie Iolas, Paris ▪ Galerie Beyeler, Basel ▪ Jane Engelhard, Far Hills ▪ seit 1985 Sammlung Beyeler
Ausstellungen: »Max Ernst, Gemälde, Plastiken, Collagen, Frottagen, Bücher«, Württembergischer Kunstverein, Stuttgart, 24. Januar – 15. März 1970, Nr. 117 ▪ »Max Ernst, Landschaften«, Galerie Beyeler, Basel, Juni – September 1985, Nr. 62, Farbabbildung; Kunstmuseum, Bonn, 1985/86 ▪ »Max Ernst«, Fundación Juan March, Madrid, 28. Februar – 27. April 1986, Nr. 74 ▪ »Max Ernst«, Fundació Juan Miró, Barcelona, 13. Mai – 29. Juni 1986, Nr. 73 ▪ »Landschaften und Horizonte«, Galerie Beyeler, Basel, Oktober – Dezember 1987, Nr. 14, Farbabbildung ▪ Madrid, 1989, Farbabbildung S.106 ▪ Berlin, 1993, Nr. 24, Farbabbildung S.145 ▪ »Magic Blue«, Galerie Beyeler, Basel, Dezember 1993 – März 1994, Nr. 22 ▪ Sydney, 1996/97, Nr. 70, Farbabbildung S.157

Literatur: Max Ernst, Edition Beyeler, Basel 1975, Nr. 56, Farbabbildung ▪ Ludger Derenthal und Jürgen Pech: Max Ernst, Paris 1992, Nr. 422, Farbabbildung S. 262 ▪ Ulrich Bischoff: Max Ernst, 1891–1976. Jenseits der Malerei, Köln 1993, Farbabbildung S. 92

LUCIANO FABRO

39
Crono 1991
Kronos
Marmor, drei Elemente Marmor »Levanto«, ein Element weisser Marmor
230 x 230 x 200 cm
Inv. 91.1
Tafel 136
Provenienz: seit 1991 Sammlung Beyeler
Ausstellungen: »Luciano Fabro: Die Zeit, Werke 1963–1991«, Kunstmuseum, Luzern, 29. September–1. Dezember 1991, Nr. 53 ▪ »transForm«, Kunstmuseum und Kunsthalle, Basel, 14. Juni–27. September 1992, Nr. 182, Farbabbildung S.177 ▪ »Luciano Fabro«, Musée national d'Art moderne, Paris 1996, Abbildung
Literatur: Kunst schafft Identität. Ein Gespräch zwischen Luciano Fabro und Martin Schwander, in: Luciano Fabro, Basel 1991, S.195–206 (Publikation zur Ausstellung Luzern 1991) ▪ Segno, critica e documentazione, Umberto Sala editore, Supplementnummer, Januar 1992, Abbildung ▪ Jole de Sanna: Luciano Fabro. Cronus as Point of Departure, in: Arti, Nr. 11, August–Oktober 1992, S.108–125, Abbildung ▪ Jan Braet und Luciano Fabro: After the rain, a flower opens, Antwerpen 1994, Abbildung S. 91 ▪ Maddalena Disch: Pour que l'effort soit moins pénible. Luciano Fabro en entretien avec Maddalena Disch, in: Parachute, Juli–September 1995, S.14–19, Abbildung

SAM FRANCIS

40
Round the World 1958/59
Um die Welt
Öl auf Leinwand
274 x 321 cm
verso signiert und datiert
Inv. 90.2
Tafel 123
Provenienz: Dr. Franz Meyer, Zürich ▪ Dr. Franz Meyer jr., Zürich ▪ seit 1990 Sammlung Beyeler
Ausstellungen: »Sam Francis«, Kunsthalle, Bern, 28. Mai–17. Juli 1960, Nr. 48, Abbildung ▪ »Sam Francis«, Moderna Museet, Stockholm, 1960, Abbildung ▪ »Sam Francis«, Museum of Fine Arts, Houston; University Art Museum, Berkeley, 1967, Nr. 31, Abbildung ▪ »Sam Francis«, Kunsthalle, Basel, 20. April–3. Juni 1968, Nr. 57 ▪ Berlin, 1993, Nr. 25, Farbabbildung S. 205 ▪ »Sam Francis, les années parisiennes 1950–1961«, Galerie nationale du Jeu de Paume, Paris, 12. Dezember 1995–18. Februar 1996, Farbabbildung S.150/151, dokumentiert auf einer Photographie, Atelier Broadway, 1958/59, S.193
Literatur: Franz Meyer: Sam Francis, in: Quadrum, Nr. 10, 1961, S.128, Abbildung S.129 ▪ Peter Selz: Sam Francis, New York 1975, S. 66, Nr. 27, Farbabbildung ▪ Michel Waldberg: Sam Francis. Métaphysique du vide, Paris 1988, S. 34f., Farbabbildung ▪ Yves Michaud: Sam Francis, Paris 1992, Farbabbildung S. 93

ALBERTO GIACOMETTI

41
Femme assise 1946
Sitzende Frau
Bronze, Exemplar 2/6
bezeichnet »Susse Fondeur Paris«
Höhe 77 cm
signiert und numeriert
Inv. 58.1
Tafel 103
Provenienz: Michael Hertz, Bremen ▪ seit 1958 Sammlung Beyeler
Ausstellungen: »Alberto Giacometti«, Kunsthaus, Zürich, 2. Dezember 1962–6. Januar 1963, Nr. 52 ▪ »Alberto Giacometti«, Galerie Beyeler, Basel, 1964, Nr. 51, Abbildung ▪ »Alberto Giacometti«, Kunsthalle, Basel, 25. Juni–28. August 1966, Nr. 51, Abbildung ▪ Madrid, 1989, Farbabbildung S.142 ▪ Berlin, 1993, Nr. 26, Farbabbildung S.162 ▪ Sydney, 1996/97, Nr. 82, Farbabbildung S.181
Literatur: Jacques Dupin: Alberto Giacometti, Paris 1962, Abbildung des Gipses S. 248 ▪ Bernard Lamarche-Vadel: Alberto Giacometti, Paris 1984, Nr. 205, Abbildung S.143 ▪ Ernst Scheidegger: Spuren einer Freundschaft. Alberto Giacometti, Zürich 1990, Abbildung des Gipses S. 88 ▪ Yves Bonnefoy: Giacometti. Biographie d'une œuvre, Paris 1991, Nr. 266, Farbabbildung S. 291

42
L'Homme qui marche sous la pluie 1948
Schreitender Mann im Regen
Bronze, Exemplar 1/6
Alexis Rudier Fondeur, Paris
Höhe 47 cm
signiert und numeriert
Inv. 58.2
Tafel 104
Provenienz: Alex Maguy, Paris ▪ seit 1958 Sammlung Beyeler
Ausstellungen: »From Hodler to Klee, Swiss Art of the Twentieth Century, Paintings and Sculpture«, The Tate Gallery, London, Oktober 1959; Musée d'Art Moderne de la Ville de Paris, 1960, Nr. 118, Abbildung S. 79 ▪ »Alberto Giacometti«, Kunsthaus, Zürich, 2. Dezember 1962–6. Januar 1963, Nr. 30, Abbildung Nr. 6 ▪ Madrid, 1989, Farbabbildung S.140 ▪ »Alberto Giacometti«, Galerie Beyeler, Basel, Juni–September 1990, Nr. 13, Abbildungen S. 34 und 35 ▪ Berlin, 1993, Nr. 27, Farbabbildung S.163 ▪ Sydney, 1996/97, Nr. 83, Farbabbildung S.183
Literatur: Ernst Scheidegger: Alberto Giacometti. Schriften, Fotos, Zeichnungen, Zürich 1958, Abbildung S.109 ▪ Jacques Dupin: Alberto Giacometti, Paris 1962, Abbildung S. 250 ▪ Carlo Huber: Alberto Giacometti, Paris 1970, Abbildung S. 64 ▪ Reinhold Hohl: Alberto Giacometti, Lausanne 1971, Abbildung [Detail] S.130 ▪ Bernard Lamarche-Vadel: Alberto Giacometti, Paris 1984, Nr. 182, Abbildung [Detail] S.128 ▪ Yves Bonnefoy: Giacometti. Biographie d'une œuvre, Paris 1991, Nr. 295, Farbabbildung S. 322

43
La Cage (première version) 1950
Der Käfig (erste Fassung)
Bronze, Exemplar »Fondation Ernst Beyeler«
bezeichnet »Susse Fondeur Paris«
91 x 36,5 x 34 cm
signiert
Inv. 90.3
Provenienz: Annette Giacometti, Paris ▪ seit 1990 Sammlung Beyeler
Ausstellungen: »Alberto Giacometti«, Galerie Beyeler, Basel, Juni–September 1990, Nr. 17, Abbildung S. 42/43 ▪ »Alberto Giacometti«, Musée Kiyoharu Shirakaba, Japan, 27. September–25. November 1990, Nr. 62, Abbildung ▪ »Alberto Giacometti, sculptures, peintures, dessins«, Musée d'Art Moderne de la Ville de Paris, 30. November 1991–15. März 1992 ▪ »Alberto Giacometti«, Sara Hildénin taidemuseo, Tampere, Finnland, 11. April–7. Juni 1992, Farbabbildung S.104 ▪ Sydney, 1996/97, Nr. 85, Farbabbildung S.187
Literatur: Alberto Giacometti: [Zweiter] Brief an Pierre Matisse, in: Alberto Giacometti, Ausstellungskatalog Pierre Matisse Gallery, New York 1950, S.10 ▪ James Lord: [Brief an Thomas Gibson] The Cage by Giacometti, 14. Juni 1991, in: Alberto Giacometti, Ausstellungskatalog Galerie Klewan, München 1995, S. 24f.

44
Sculptures 1950
Skulpturen
Bleistift auf Papier
63 x 48 cm
signiert unten rechts
Inv. 59.2
Provenienz: Privatsammlung ▪ seit 1959 Sammlung Beyeler
Ausstellungen: »Meisterzeichnungen von Auberjonois, Giacometti, Schürz, Soutter«, Kunstmuseum, Luzern, 3. Juni–8. Juli 1962, Nr. 51 ▪ »Alberto Giacometti«, Kunsthaus, Zürich, 2. Dezember 1962–6. Januar 1963, Nr. 202, Abbildung Nr. 29 ▪ »Alberto Giacometti«, Galerie Beyeler, Basel, 1964, Nr. 101 ▪ »Alberto Giacometti«, Kunsthalle, Basel, 25. Juni–28. August 1966, Nr. 194 ▪ »Alberto Giacometti, Zeichnungen«, Kestner-Gesellschaft, Hannover, 6. Oktober–6. November 1966, Nr. 47, Abbildung auf dem Umschlag ▪ »Alberto Giacometti, Zeichnungen

und Druckgraphik«, Kunstmuseum, Basel, 15. August – 25. Oktober 1981 ▪ Madrid, 1989, Abbildung S. 224 ▪ »Alberto Giacometti«, Galerie Beyeler, Basel, Juni – September 1990, Nr. 66, Abbildung S. 126 ▪ Berlin, 1993, Nr. 28, Abbildung S. 168 ▪ Sydney, 1996/97, Nr. 84, Abbildung S. 185

45
Intérieur à Stampa 1951
Interieur in Stampa
Bleistift auf Papier
50 x 32,5 cm
signiert und datiert unten rechts
Inv. 63.1
Provenienz: Galerie Europe, Paris ▪ seit 1963 Sammlung Beyeler
Ausstellungen: »Alberto Giacometti«, Kunsthalle, Basel, 25. Juni – 28. August 1966, Nr. 203 ▪ »Alberto Giacometti, Zeichnungen«, Kestner-Gesellschaft, Hannover, 6. Oktober – 6. November 1966, Nr. 49, S. 42 ▪ »Alberto Giacometti, Zeichnungen und Druckgraphik«, Kunstmuseum, Basel, 15. August – 25. Oktober 1981 ▪ Madrid, 1989, Abbildung S. 225 ▪ »Alberto Giacometti«, Galerie Beyeler, Basel, Juni – September 1990, Nr. 67 ▪ Berlin, 1993, Nr. 29 ▪ Sydney, 1996/97, Nr. 86, Abbildung S. 189
Literatur: Alberto Giacometti, Edition Beyeler, Basel 1964, Nr. 102, Abbildung

46
La Rue 1952
Die Strasse [Strassenecke Rue Hippolyte-Maindron und Rue du Moulin-Vert]
Öl auf Leinwand
73 x 54 cm
signiert und datiert unten rechts
Inv. 63.2
Tafel 105
Provenienz: Gustav Zumsteg, Zürich ▪ seit 1963 Sammlung Beyeler
Ausstellungen: »Alberto Giacometti«, The Tate Gallery, London, 17. Juli – 30. August 1965, Nr. 119, Abbildung Nr. 47 ▪ »Alberto Giacometti«, Louisiana Museum, Humlebaek, 17. September – 24. Oktober 1965 ▪ »Alberto Giacometti«, Kunsthalle, Basel, 25. Juni – 28. August 1966, Nr. 109, Farbabbildung ▪ »Alberto Giacometti«, Orangerie des Tuileries, Paris, 15. Oktober 1969 – 12. Januar 1970, Nr. 149, Abbildung ▪ »Alberto Giacometti, A Retrospective Exhibition«, Solomon R. Guggenheim Museum, New York, 1974, Nr. 126, Abbildung S. 136 ▪ »Alberto Giacometti«, Hirshhorn Museum and Sculpture Garden, Washington, 15. September – 13. November 1988, Nr. 66, Farbabbildung S. 175 ▪ Madrid, 1989, Farbabbildung S. 145 ▪ »Alberto Giacometti«, Galerie Beyeler, Basel, Juni – September 1990, Nr. 46, Farbabbildung S. 95 ▪ Berlin, 1993, Nr. 30, Farbabbildung S. 164 ▪ »Alberto Giacometti 1901 – 1966«, Kunsthalle, Wien, 24. Februar – 5. Mai 1996; Scottish National Gallery of Modern Art, Edinburgh, Nr. 163, Farbabbildung S. 266 ▪ Sydney, 1996/97, Nr. 87, Farbabbildung S. 191
Literatur: Jacques Dupin: Alberto Giacometti, Paris 1962, Abbildung S. 113 ▪ Carlo Huber: Alberto Giacometti, Paris 1970, Farbabbildung S. 110 ▪ Reinhold Hohl: Alberto Giacometti, Lausanne 1971, Abbildung S. 160 ▪ Bernard Lamarche-Vadel: Alberto Giacometti, Paris 1984, Nr. 130, Farbabbildung S. 92

47
Femme de Venise VIII 1956
Frauenfigur für Venedig VIII
Bronze, Exemplar 6/6
bezeichnet »Susse Fondeur Paris«
Höhe 121 cm
signiert und numeriert
Inv. 65.1
Tafel 102
Provenienz: Galerie Maeght, Paris ▪ seit 1965 Sammlung Beyeler
Ausstellungen: »Alberto Giacometti«, The Tate Gallery, London, 17. Juli – 30. August 1965, Nr. 64, Abbildung S. 28 ▪ »Alberto Giacometti«, Louisiana Museum, Humlebaek, 17. September – 24. Oktober 1965 ▪ »Alberto Giacometti, Plastiken, Gemälde, Zeichnungen«, Wilhelm-Lehmbruck-Museum, Duisburg, 17. September – 27. November 1977; Städtische Kunsthalle, Mannheim, 1977/78, Nr. 34, Abbildung S. 153 ▪ »Skulptur im 20. Jahrhundert«, Wenkenpark, Riehen, 10. Mai – 14. September 1980, S. 102 ▪ Madrid, 1989, Farbabbildung S. 147 ▪ »Alberto Giacometti«, Galerie Beyeler, Basel, Juni – September 1990, Nr. 26, Abbildungen S. 54 und 55 ▪ Berlin, 1993, Nr. 31, Farbabbildung S. 161 ▪ Sydney, 1996/97, Nr. 88, Farbabbildung S. 193
Literatur: Reinhold Hohl: Alberto Giacometti, Lausanne 1971, Abbildung S. 204 ▪ Bernard Lamarche-Vadel: Alberto Giacometti, Paris 1984, Nr. 206, Abbildung S. 144 ▪ Ernst Scheidegger: Spuren einer Freundschaft. Alberto Giacometti, Zürich 1990, Abbildung S. 146 ▪ Yves Bonnefoy: Giacometti. Biographie d'une œuvre, Paris 1991, Nr. 379, Farbabbildung S. 402

48
Aïka 1959
Öl auf Leinwand
92 x 73 cm
signiert und datiert unten rechts
Inv. 82.1
Tafel 106
Provenienz: Galerie Maeght, Paris ▪ Privatsammlung, Italien ▪ seit 1982 Sammlung Beyeler
Ausstellungen: »Konstruktion und Geste, Schweizer Kunst der 50er Jahre«, Städtische Galerie, Karlsruhe, 12. April – 22. Juni 1986; Westfälisches Landesmuseum für Kunst und Kulturgeschichte, Münster; Museum zu Allerheiligen, Schaffhausen, Nr. 112, Farbabbildung S. 163 ▪ »Alberto Giacometti«, Hirshhorn Museum and Sculpture Garden, Washington, 15. September – 13. November 1988, Nr. 87, Farbabbildung S. 209 ▪ Madrid, 1989, Farbabbildung S. 149 ▪ »Alberto Giacometti«, Galerie Beyeler, Basel, Juni – September 1990, Nr. 53, Farbabbildung S. 106 ▪ Berlin, 1993, Nr. 32, Farbabbildung S. 165 ▪ Sydney, 1996/97, Nr. 89, Farbabbildung S. 195
Literatur: Jacques Dupin: Alberto Giacometti, Paris 1962, Abbildung S. 172

49
L'Homme qui marche II 1960
Schreitender Mann II
Bronze, Exemplar 4/6
bezeichnet »Susse Fondeur Paris«
Höhe 189 cm
signiert und numeriert
Inv. 61.2
Tafel 110
Provenienz: Michael Hertz, Bremen ▪ seit 1961 Sammlung Beyeler
Ausstellungen: »The 1961 Pittsburgh International Exhibition of Contemporary Painting and Sculpture«, Carnegie Institute, Pittsburgh, 27. Oktober 1961 – 7. Januar 1962, Nr. 126 ▪ »Alberto Giacometti«, Kunsthaus, Zürich, 2. Dezember 1962 – 6. Januar 1963, Nr. 89 ▪ »Skulptur im 20. Jahrhundert«, Wenkenpark, Riehen, 10. Mai – 14. September 1980, Abbildung S. 103 ▪ »Alberto Giacometti«, Museo Comunale d'Arte Moderna, Ascona, September – Oktober 1985, Nr. 8, Abbildung S. 58 ▪ »Konstruktion und Geste, Schweizer Kunst der 50er Jahre«, Städtische Galerie, Karlsruhe, 12. April – 22. Juni 1986; Westfälisches Landesmuseum für Kunst und Kulturgeschichte, Münster; Museum zu Allerheiligen, Schaffhausen, Nr. 111, Abbildung S. 162 ▪ Madrid, 1989, Abbildung S. 152 ▪ »Alberto Giacometti«, Galerie Beyeler, Basel, Juni – September 1990, Nr. 31, Abbildung S. 67 und 69 ▪ »transForm«, Kunstmuseum und Kunsthalle, Basel, 14. Juni – 27. September 1992, Nr. 137, Abbildung S. 115 ▪ Berlin, 1993, Nr. 33, Abbildung S. 169 ▪ Sydney, 1996/97, Nr. 92, Farbabbildung S. 201
Literatur: Jacques Dupin: Alberto Giacometti, Paris 1962, Abbildung S. 291 ▪ Reinhold Hohl: Alberto Giacometti, Lausanne 1971, Abbildung, S. 261 ▪ Ernst Scheidegger: Spuren einer Freundschaft. Alberto Giacometti, Zürich 1990, Abbildung S. 147 ▪ Yves Bonnefoy: Giacometti. Biographie d'une œuvre, Paris 1991, Nr. 391, S. 410

50
Grande femme III 1960
Grosse Frau III
Bronze, Exemplar 6/6
bezeichnet »Susse Fondeur Paris«
Höhe 236 cm
signiert und numeriert
Inv. 67.3
Tafel 107
Provenienz: Barry Miller, London ▪ seit 1967 Sammlung Beyeler
Ausstellungen: »Skulptur im 20. Jahrhundert«, Wenkenpark, Riehen, 10. Mai – 14. September 1980, Abbildung S. 103 ▪ »Alberto Giacometti«, Museo Comunale d'Arte Moderna, Ascona, September – Oktober 1985, Nr. 10, Abbildung S. 60 ▪ »Alberto Giacometti«, Fondation Pierre Gianadda, Martigny, 16. Mai – 2. November 1986, Nr. 192, Abbildung S. 280 ▪ Madrid, 1989, Abbildung S. 152 ▪ »transForm«, Kunstmuseum und Kunsthalle, Basel, 14. Juni – 27. September 1992, Nr. 138, Abbildung S. 114 ▪ Berlin, 1993, Nr. 34, Abbildung S. 169 ▪ Sydney, 1996/97, Nr. 91, Farbabbildung S. 199

Literatur: Reinhold Hohl: Alberto Giacometti, Lausanne 1971, Abbildung S. 260 ▪ Bernard Lamarche-Vadel: Alberto Giacometti, Paris 1984, Nr. 208, Abbildung S.145 ▪ Yves Bonnefoy: Giacometti. Biographie d'une œuvre, Paris 1991, Nr. 383, Abbildung S. 405

51
Grande femme IV 1960
Grosse Frau IV
Bronze, Exemplar 3/6
bezeichnet »Susse Fondeur Paris, Cire perdue«
Höhe 270 cm
signiert und numeriert
Inv. 72.2
Tafel 108
Provenienz: Charles Zadok, New York ▪ seit 1972 Sammlung Beyeler
Ausstellungen: »Alberto Giacometti, Plastiken, Gemälde, Zeichnungen«, Wilhelm-Lehmbruck-Museum, Duisburg, 17. September – 27. November 1977; Städtische Kunsthalle, Mannheim, 1977/78, Nr. 45, Abb. S.161 ▪ »Alberto Giacometti, Ein Klassiker der Moderne, 1901 – 1966, Skulpturen, Gemälde, Zeichnungen, Bücher«, Bündner Kunstmuseum, Chur, 22. Oktober – 3. Dezember 1978, Nr. 208 ▪ »Skulptur im 20. Jahrhundert«, Wenkenpark, Riehen, 10. Mai – 14. September 1980, Abb. S.103 ▪ Madrid, 1989, Abbildung S.152 ▪ »Alberto Giacometti«, Galerie Beyeler, Basel, Juni – September 1990, Nr. 35, Abbildung S. 67 ▪ »transForm«, Kunstmuseum und Kunsthalle, Basel, 14. Juni – 27. September, 1992, Nr. 139, Abbildung S.111 und 114 ▪ Berlin, 1993, Nr. 35, Abbildung S.169 ▪ Sapporo, 1996, Nr. 45, S.106, Farbabbildung S.107
Literatur: Reinhold Hohl: Alberto Giacometti, Lausanne 1971, Abb. S. 260 ▪ Yves Bonnefoy: Giacometti. Biographie d'une œuvre, Paris 1991, Nr. 384, Abbildung S. 405

52
Grande tête 1960
Grosser Kopf
Bronze, Exemplar 6/6
bezeichnet »Susse Fondeur Paris«
Höhe 95 cm
signiert und numeriert
Inv. 70.1
Tafel 109
Provenienz: Isidore M. Cohen, New York ▪ seit 1970 Sammlung Beyeler
Ausstellungen: »Galerie Beyeler at Pace«, Pace Gallery, New York, 6. November – 3. Dezember 1971 ▪ »Alberto Giacometti, Ein Klassiker der Moderne, 1901 – 1966, Skulpturen, Gemälde, Zeichnungen, Bücher«, Bündner Kunstmuseum, Chur, 22. Oktober – 3. Dezember 1978, Nr. 207 ▪ »Skulptur im 20. Jahrhundert«, Wenkenpark, Riehen, 10. Mai – 14. September 1980, Abbildung S.102 ▪ »Alberto Giacometti«, Museo Comunale d'Arte Moderna, Ascona, September – Oktober 1985, Nr. 9, Abbildung S. 59 ▪ »Alberto Giacometti«, Fondation Pierre Gianadda, Martigny, 16. Mai – 2. November 1986, Nr. 186, Abbildung S.151 ▪ Madrid, 1989, Abbildung S.152 ▪ »Alberto Giacometti, Sculptures, Peintures, Dessins«, Musée d'Art Moderne de la Ville de Paris, 30. November 1991 – 15. März 1992, Nr. 276, Abbildung S. 377 ▪ »transForm«, Kunstmuseum und Kunsthalle, Basel, 14. Juni – 27. September 1992, Nr. 136, Abbildung S.114 ▪ Berlin, 1993, Nr. 36, Abbildung S.169 ▪ Sydney, 1996/97, Nr. 90, Farbabbildung S.197
Literatur: Jacques Dupin: Alberto Giacometti, Paris 1962, Abbildung S. 296 ▪ Carlo Huber: Alberto Giacometti, Paris 1970, S. 82, Innenansicht des Giacometti-Pavillons auf der Biennale, Venedig, 1962 ▪ Reinhold Hohl: Alberto Giacometti, Lausanne 1971, Abbildung S. 255 ▪ Ernst Scheidegger: Spuren einer Freundschaft. Alberto Giacometti, Zürich 1990, Abbildung des Gipses S.158/159 ▪ Yves Bonnefoy: Giacometti. Biographie d'une œuvre, Paris 1991, Nr. 532, Farbabbildung S. 520

53
Caroline 1961
Öl auf Leinwand
100 x 82 cm
signiert und datiert unten rechts
Inv. 85.2
Tafel 112
Provenienz: Galerie Maeght, Paris ▪ Richard K. Weil, Saint Louis ▪ seit 1985 Sammlung Beyeler
Ausstellungen: »Aus privaten Sammlungen«, Galerie Beyeler, Basel, Februar – April 1986, Nr. 22, Farbabbildung ▪ »Alberto Giacometti«, Nationalgalerie, Berlin, 9. Oktober 1987 – 3. Januar 1988; Staatsgalerie, Stuttgart, 1988, Nr. 238, Farbabbildung S. 316 ▪ »Alberto Giacometti«, Hirshhorn Museum and Sculpture Garden, Washington, 15. September – 13. November 1988, Nr. 98, Farbabbildung S. 227 ▪ Madrid, 1989, Farbabbildung S.157 ▪ »Alberto Giacometti«, Galerie Beyeler, Basel, Juni – September 1990, Nr. 56, Farbabbildung S.108 ▪ Berlin, 1993, Nr. 38, Farbabbildung S.166 ▪ Sydney, 1996/97, Nr. 93, Farbabbildung S. 203
Literatur: Jacques Dupin: Alberto Giacometti, Paris 1962, Abbildung S.175 ▪ Yves Bonnefoy: Giacometti. Biographie d'une œuvre, Paris 1991, Nr. 444, Farbabbildung S. 558

54
Isaku Yanaihara 1961
Öl auf Leinwand
100 x 81 cm
signiert und datiert unten rechts
Inv. 77.1
Tafel 111
Provenienz: Pierre Matisse Gallery, New York ▪ Albert Loeb Gallery, New York ▪ Charles Zadok, New York ▪ seit 1977 Sammlung Beyeler
Ausstellungen: The Dallas Museum for Contemporary Arts, Dallas, 3. April – 13. Mai 1962 ▪ »Alberto Giacometti, Ein Klassiker der Moderne, 1901 – 1966, Skulpturen, Gemälde, Zeichnungen, Bücher«, Bündner Kunstmuseum, Chur, 22. Oktober – 3. Dezember 1978, Nr. 228 ▪ »Alberto Giacometti«, Fondation Pierre Gianadda, Martigny, 16. Mai – 2. November 1986, Nr. 189, Farbabbildung S.160 ▪ »Alberto Giacometti«, Nationalgalerie, Berlin, 9. Oktober 1987 – 3. Januar 1988; Staatsgalerie, Stuttgart, 1988, Nr. 207, Farbabbildung S. 295 ▪ Madrid, 1989, Farbabbildung S.156 ▪ »Alberto Giacometti«, Galerie Beyeler, Basel, Juni – September 1990, Nr. 57, Farbabbildung S.109 ▪ »Alberto Giacometti, Sculptures, Peintures, Dessins«, Musée d'Art Moderne de la Ville de Paris, 30. November 1991 – 15. März 1992, Nr. 182, Farbabbildung S. 279 ▪ Berlin, 1993, Nr. 37, Farbabbildung S.167 ▪ »Alberto Giacometti 1901 – 1966«, Kunsthalle, Wien, 24. Februar – 5. Mai 1996; Scottish National Gallery of Modern Art, Edinburgh, Nr. 230, Farbabbildung S. 331 ▪ Syndey, 1996/97, Nr. 94, Farbabbildung S. 205
Literatur: Tatsumi Shinoda: Magnificent obsession, in: Asahi Evening News, 6.11.1994, Farbabbildung

55
Elie Lotar III (assis) 1965
Elie Lotar III (sitzend)
Bronze, Fxemplar 8/8
bezeichnet »Susse Fondeur Paris«
Höhe 66 cm
signiert und numeriert
Inv. 87.4
Tafel 113
Provenienz: Annette Giacometti, Paris ▪ seit 1987 Sammlung Beyeler
Ausstellungen: »Alberto Giacometti, A Retrospective Exhibition«, Solomon R. Guggenheim Museum, New York, 1974, Nr. 111, Abbildung S.124 ▪ Madrid, 1989, Farbabbildung S.159 ▪ »Alberto Giacometti«, Galerie Beyeler, Basel, Juni – September 1990, Nr. 41, Abbildung S. 87 ▪ Berlin, 1993, Nr. 39, Farbabbildung S.171 ▪ Sydney, 1996/97, Nr. 95, Farbabbildung S. 207
Literatur: Reinhold Hohl: Alberto Giacometti, Lausanne 1971, Abbildung des Gipses S. 272 ▪ Yves Bonnefoy: Alberto Giacometti. Biographie d'une œuvre, Paris 1991, Nr. 544, Farbabbildung S. 529

VINCENT VAN GOGH

56
Champ de blé aux bleuets Juli 1890
Weizenfeld mit Kornblumen
Öl auf Leinwand
60 x 81 cm
Inv. 97.1
Tafel 10
Provenienz: Johanna Gesina van Gogh-Bonger, Amsterdam ▪ Paul Cassirer, Berlin ▪ Max Liebermann, Berlin ▪ Käthe Riezler, Berlin ▪ Kurt Riezler, New York ▪ Galerie Thannhauser, New York ▪ Privatsammlung ▪ Galerie Beyeler, Basel ▪ Privatsammlung, Schweiz ▪ seit 1997 Sammlung Beyeler
Ausstellungen: »Vincent van Gogh«, Stedelijk Museum, Amsterdam, 1905, Nr. 114 ▪ I. Ausstellung, Paul Cassirer, Hamburg, September – Oktober 1905, Nr. 15 ▪ Ernst Arnold, Dresden, 1905 ▪ Paul Cassirer, Berlin, Dezember 1905 ▪ »Vincent van

Gogh«, H. O. Miethke, Wien, Januar 1906, Nr. 10 ▪ »Vincent van Gogh«, Paul Cassirer, Berlin, Mai–Juni 1914, Nr. 128 ▪ »Van Gogh – Matisse«, Kronprinzenpalais, Nationalgalerie, Berlin 1921 ▪ »Vincent van Gogh – Gemälde«, Paul Cassirer, Berlin, 15. Januar–1. März 1928, Nr. 90, Abbildung S. 35 ▪ »Schilderijen van Delacroix tot Cézanne en Vincent van Gogh«, Museum Boymans, Rotterdam, 20. Dezember 1933–21. Januar 1934, Nr. 44, S.15 ▪ »Französische Meister des 19. Jahrhunderts und van Gogh«, Kunsthalle, Bern, 18. Februar–2. April 1934, Nr. 65, S. 9 ▪ »Paintings by Vincent van Gogh«, Baltimore Museum of Art, 18. September–18. Oktober 1942; The Worcester Art Museum, Nr. 36 ▪ »The Art and Life of Vincent van Gogh«, Wildenstein & Co., New York, Oktober–November 1943, Nr. 66 ▪ »L'Héritage de Delacroix«, M. Knoedler & Co., Paris, 8.–30. Juni 1964, Nr. 14 ▪ »I love Yellow«, Galerie Beyeler, Basel, Juni–September 1996, Nr. 30, Farbabbildung S. 7

Literatur: Jacob Baart de la Faille: The Works of Vincent van Gogh. His Paintings and Drawings, Amsterdam 1970, Nr. 808, Abbildung S. 306 (1. Auflage: Paris/Brüssel 1928, Nr. 796) ▪ Willem Scherjon und W. J. de Gruyter: Vincent van Gogh's Great Period: Arles, Saint-Rémy and Auvers-sur-Oise, Amsterdam 1937, Nr. 211, Abbildung S. 370 ▪ Paolo Lecaldano: Tout l'œuvre peint de van Gogh, 2 Bde., Paris 1971, Bd. 2, Nr. 860, Abbildung S. 233 ▪ Jan Hulsker: The Complete van Gogh. Paintings, Drawings, Sketches, Oxford 1980, Nr. 2118, Abbildung S. 482 ▪ Walter Feilchenfeldt: Vincent van Gogh and Paul Cassirer, Berlin. The Reception of van Gogh in Germany from 1901 to 1914, Amsterdam 1988, S.122, Farbabbildung S. 56 ▪ Ingo F. Walther und Rainer Metzger: Vincent van Gogh. Sämtliche Gemälde, 2 Bde., Köln 1989, Bd. 2, Farbabbildung S. 693

WASSILY KANDINSKY

57

Improvisation 10 1910
Öl auf Leinwand
120 x 140 cm
signiert und datiert unten rechts
Carnet II und III, Nr. 101
(Nachlass Nina Kandinsky, Musée national d'Art moderne, Centre Georges Pompidou, Paris; Kandinsky betitelt das Werk auch mit »Regenbogen«)
Inv. 55.1
Tafel 67

Provenienz: F. Kluxen, Münster ▪ Sophie Küppers, Hannover ▪ Landesmuseum, Hannover (Dauerleihgabe) ▪ Ferdinand Möller, Dresden und Köln ▪ Galerie Beyeler, Basel ▪ Privatsammlung, Schweiz ▪ seit 1955 Sammlung Beyeler

Ausstellungen: »Jack of Diamonds«, Moskau, Dezember 1910 ▪ »Zweite Internationale Kunstausstellung«, Salon Izdebsky, Odessa, 1910/11 [?], Nr. 251 ▪ »Neue Künstler Vereinigung«, Moderne Galerie Thannhauser, München, 1910, Nr. 58 ▪ »Kandinsky Kollektiv-Ausstellung«, Galerie Der Sturm, Berlin, 1912, Nr. 7 ▪ Galerie Der Sturm, Berlin, 1916, Nr. 17 ▪ »Entartete Kunst«, München, 1937, Raum 5, NS-Inventarnummer 16057 [photographisch nicht dokumentiert] ▪ »Kandinsky«, Kunsthalle, Bern, 19. März–1. Mai 1955, Nr. 23 ▪ »Maîtres de l'art moderne«, Galerie Beyeler, Basel, August–Oktober 1956, Nr. 21, Farbabbildung ▪ »Kandinsky«, Kunsthalle, Basel, 1963, Nr. 93, mit Farbtafel auf Ergänzungsblatt ▪ »Entartete Kunst, Bildersturm vor 25 Jahren«, Haus der Kunst, München, 25. Oktober–16. Dezember 1962, Nr. 59, Abbildung ▪ »Kandinsky«, Musée national d'Art moderne, Paris, 1. November 1984–28. Januar 1985, Farbabbildung S. 23 ▪ »Museum der Gegenwart, Kunst in öffentlichen Sammlungen bis 1937«, Kunstsammlung Nordrhein-Westfalen, Düsseldorf, September 1987–Januar 1988, Nr. 22, Farbabbildung S. 86 ▪ Madrid, 1989, Farbabbildung S. 87 ▪ Berlin, 1993, Nr. 40, Farbabbildung S.107 ▪ »I love Yellow«, Galerie Beyeler, Basel, Juni–September 1996, Nr. 35, Farbabbildung S.13

Literatur: Hans K. Roethel und Jean K. Benjamin: Kandinsky. Catalogue raisonné de l'œuvre peint, Paris 1982, Bd. 1, Nr. 337, Abbildung S. 317 ▪ Kandinsky 1901–1913. Rückblicke, Sturm Album, Berlin 1913, Abbildung S. 51 ▪ Will Grohmann: Wassily Kandinsky. Leben und Werk, Köln 1958, Abbildung S. 331, Farbabbildung S.113 ▪ Wieland Schmied: Wegbereiter zur modernen Kunst. 50 Jahre Kestner-Gesellschaft, Hannover 1966, Abbildung des Wohnzimmers der Familie Küppers, in dem das Gemälde hing, S.15 ▪ »Degenerate Art. The Fate of the Avant-Garde in Nazi Germany«, Ausstellungskatalog County Museum of Art, Los Angeles, 1991, Nr. 241, Farbabbildung S. 263 ▪ Jelena Hahl-Koch: Kandinsky, Stuttgart 1993, Farbabbildung S.164, Nr. 208 ▪ Franz Kurzhals: Biographie und Bilder, in: Kulturaustreibung. Die Einflussnahme des Nationalsozialismus auf Kunst und Kultur in Niedersachsen, Hannoversche Gesellschaft für Neue Musik, Hannover 1993, Abbildung S. 91

58

Fuga (Fugue) 1914
Fuge
Öl auf Leinwand
129,5 x 129,5 cm
Carnet II und III, Nr. 193
(Nachlass Nina Kandinsky, Musée national d'Art moderne, Centre Georges Pompidou, Paris; Titel im Carnet II »Fuga«, im Carnet III in Kandinskys Handschrift »Beherrschte Improvisation = Fuga«)
Inv. 90.4
Tafel 68

Provenienz: Herwarth Walden, Berlin ▪ Rudolf Bauer, Berlin ▪ Galerie Ferdinand Möller, Berlin ▪ Solomon R. Guggenheim, New York ▪ The Solomon R. Guggenheim Museum, New York ▪ seit 1990 Sammlung Beyeler

Ausstellungen: »Der Sturm«, Herwarth Walden, Berlin, 1916, Nr. 27 ▪ »Solomon R. Guggenheim Collection of Non-Objective Paintings«, Philadelphia Art Alliance, Philadelphia, 1936, S. 32, Nr. 75, Abbildung ▪ »Solomon R. Guggenheim Collection of Non-Objective Paintings«, Gibbes Memorial Art Gallery, Charleston, 1938, S. 38, Nr. 105, Abbildung ▪ »Contemporary Movements in European Painting«, Toledo, Ohio, 1938, Nr. 47 ▪ »In Memory of Wassily Kandinsky«, The Museum of Non-Objective Painting, New York, 1945, Nr. 25 ▪ »Memorial Exhibition of Paintings by Wassily Kandinsky«, Department of Fine Arts, Carnegie Institute, Pittsburgh, 1946, Nr. 13 ▪ »Tenth Anniversary Exhibition«, Museum of Non-Objective Painting, New York, 1949 ▪ »Vasily Kandinsky, 1866–1944: A Retrospective Exhibition«, Solomon R. Guggenheim Museum, New York; Musée national d'Art moderne, Paris; Haags Gemeentemuseum, Den Haag; Kunsthalle, Basel, 1963, Nr. 38, Abbildung S. 67 ▪ »Wassily Kandinsky«, Staatliche Kunsthalle, Baden-Baden, 10. Juli–27. September 1970, Nr. 43, Abbildung ▪ »Dreams and Nightmares: Utopian Visions in Art«, Hirshhorn Museum and Sculpture Garden, Washington, 8. Dezember 1983–12. Februar 1984, Nr. 34, Farbabbildung S. 68 ▪ »Vasily Kandinsky«, Musée national d'Art moderne, Paris, 1. November 1984–28. Januar 1985, Bd. II »Album de l'exposition«, Abbildung S. 51 ▪ »Vom Klang der Bilder«, Staatsgalerie, Stuttgart, 1985, Nr. 5, Farbabbildung S. 31 ▪ »German Art of the Twentieth Century«, Royal Academy of Arts, London, 11. Oktober–22. Dezember 1985, Nr. 34, Farbabbildung; Staatsgalerie, Stuttgart, 1986, Nr. 33, Farbabbildung ▪ »Figures du moderne 1905–1914, L'Expressionisme en Allemagne, Dresden, Munich, Berlin«, Musée d'Art Moderne de la Ville de Paris, 18. November 1992–14. März 1993, Nr. 241, Farbabbildung S. 249, Abbildung S. 411 ▪ Berlin, 1993, Nr. 41, Farbabbildung S.108 ▪ »Dream of the Absolute«, Galerie Beyeler, Basel, Juni–September 1994, Nr. 25, Farbabbildung S. 9 ▪ »Kandinsky nelle collecioni svizzere«, Museo cantonale d'Arte, Lugano, 4. Juni–8. Oktober 1995, Nr. 17, Farbabbildung S.171 ▪ Sydney, 1995/96, Nr. 41, Farbabbildung S. 99

Literatur: Hans K. Roethel und Jean K. Benjamin: Kandinsky. Catalogue raisonné de l'œuvre peint, Paris 1982, Bd. 1, Nr. 487, S. 484, Abbildung ▪ Will Grohmann: Wassily Kandinsky. Leben und Werk, Köln 1958, S.140, 142, Farbabbildung S.147, Werkliste S. 333 Nr. 193 ▪ Angelica Zander Rudenstine: The Guggenheim Museum Collection: Paintings 1880–1945, New York 1976, 2 Bde., Bd. 1, S. 292f., Nr. 97, Abbildung ▪ Vivian Endicott Barnett: Kandinsky at the Guggenheim, New York 1983, S.121, Nr. 49, Farbabbildung

ELLSWORTH KELLY

59

Dark Gray with White Rectangle II 1978
Dunkles Grau mit weissem Rechteck II
Öl auf Leinwand, zweiteilig
208,3 x 266,7 cm
verso signiert, datiert und bezeichnet »# 580«
Inv. 97.2
Tafel 127

Provenienz: seit 1997 Sammlung Beyeler
Ausstellungen: »Ellsworth Kelly: Recent Paintings and Sculpture«, Metropolitan Museum of Art, New York, 26. April–24. Juni 1979, S. 28, Abbildung Nr. 15 ▪ »Ellsworth Kelly: Paintings and Sculptures 1963–1979«, Stedelijk Museum, Amsterdam, 13. Dezember 1979–3. Februar 1980, Abbildung Nr. 34; Hayward Gallery, London; Staatliche Kunsthalle, Baden-Baden, 1980

ANSELM KIEFER

60
Baum mit Palette 1978
Öl und Blei auf Leinwand
280,5 x 190 cm
Inv. 89.4
Tafel 135
Provenienz: Sonnabend Gallery, New York ▪ Charles und Doris Saatchi, London ▪ seit 1989 Sammlung Beyeler
Ausstellungen: »Anselm Kiefer«, Art Institute of Chicago, 5. Dezember 1987–31. Januar 1988; Philadelphia Museum of Art; Museum of Contemporary Art, Los Angeles; Museum of Modern Art, New York, 1988/89, Farbabbildung Nr. 33, Farbabbildung S. 71 ▪ Madrid, 1989, Farbabbildung S. 184 ▪ Berlin, 1993, Nr. 42, Farbabbildung S. 217
Literatur: Rudi Fuchs, Hilton Kramer und Peter Schjeldahl: Art of Our Time. The Saatchi Collection, London 1984, Bd. 3, Farbabbildung Nr. 30

61
Wege: Märkischer Sand 1980
Acryl und Sand auf Photographie auf Jute
255 x 360 cm
betitelt unten rechts
Inv. 89.5
Tafel 134
Provenienz: Charles und Doris Saatchi, London ▪ seit 1989 Sammlung Beyeler
Ausstellungen: »Anselm Kiefer«, Städtische Kunsthalle, Düsseldorf, 24. März–5. Mai 1984; Musée d'Art Moderne de la Ville de Paris; The Israel Museum, Jerusalem, Nr. 35, Farbabbildung S. 93 ▪ »Anselm Kiefer«, Art Institute of Chicago, 5. Dezember 1987–31. Januar 1988; Philadelphia Museum of Art; Museum of Contemporary Art, Los Angeles; Museum of Modern Art, New York, 1988/89, Farbabbildung Nr. 36, S. 78 ▪ Madrid, 1989, Farbabbildung S. 187 ▪ »Anselm Kiefer, Bücher 1969–1990«, Kunsthalle, Tübingen, 29. September–18. November 1990; Kunstverein München; Kunsthaus, Zürich, 1991 ▪ »Photography in Contemporary German Art: 1960 to the Present«, Walker Art Center, Minneapolis, 9. Februar–31. Mai 1992 ▪ Berlin, 1993, Nr. 43, Farbabbildung S. 218/219 ▪ »Himmel – Erde, Anselm Kiefer«, Museo Correr, Venedig, Juni–November 1997
Literatur: Rudi Fuchs, Hilton Kramer und Peter Schjeldahl: Art of Our Time. The Saatchi Collection, London 1984, Bd. 3, Farbabbildung Nr. 34

PAUL KLEE

62
Die Kapelle 1917, 127
Aquarell und weisse Tempera auf Papier auf Karton
29,5 x 15 cm
signiert oben links
datiert, betitelt und bezeichnet auf dem Karton »1917 127«
Inv. 63.4
Tafel 69
Provenienz: Hermann Probst, München ▪ Donald Odgen Stewart, London ▪ seit 1963 Sammlung Beyeler
Ausstellungen: »Der Sturm, 2. Expressionistische Ausstellung«, Galerie Ernst Arnold, Dresden, April, 1919, Nr. 157a ▪ »Paul Klee, 60. Ausstellung der Galerie Neue Kunst, Hans Goltz, München, Mai–Juni 1920 [Der Ararat, Zweites Sonderheft, 1920], Nr. 145 ▪ »Paul Klee 1879–1940«, Scottisch National Gallery of Modern Art, Edinburgh, 18. Juli–16. September 1962, Nr. 8 ▪ Madrid, 1989, Farbabbildung S. 217 ▪ Berlin, 1993, Nr. 44, Farbabbildung S. 109 ▪ Sydney, 1996/97, Nr. 51, Farbabbildung S. 119
Literatur: Werkverzeichnis Paul Klee: 1917, 127

63
Tropische Dämmerung 1921, 128 (G)
Öl auf weisser Grundierung auf Papier auf Karton
33,5 x 23 cm
signiert unten rechts
Teilstück aus einer grösseren Komposition; ein weiteres Teil *Tropische Dämmerung mit Eule* im Sprengel Museum, Hannover
Inv. 61.3
Provenienz: Rolf und Käthi Bürgi, Belp ▪ seit 1961 Sammlung Beyeler
Ausstellungen: »Paul Klee, Zweite Gesamtausstellung«, Galerie Neue Kunst, Hans Goltz, München, Mai–Juni 1925, Nr. 57 ▪ »Paul Klee, 1879–1940, Ausstellung aus Schweizer Privatsammlungen, Zum 10. Todestag«, Kunstmuseum, Basel, Juni 1950, Nr. 17 ▪ Madrid, 1989, Farbabbildung S. 218 ▪ »Schweizer Kunst 1900–1990, Aus Schweizer Museen und Öffentlichen Sammlungen«, Kunsthaus, Zug, 27. Mai–5. August 1990, Farbabbildung S. 42 ▪ Berlin, 1993, Nr. 45, Farbabbildung S. 110 ▪ »Paul Klee, Im Zeichen der Teilung«, Kunstsammlung Nordrhein-Westfalen, Düsseldorf, 21. Januar–17. April 1995; Staatsgalerie, Stuttgart, Nr. 118, Farbabbildung S. 240, S. 347, Nr. 71 zeigt eine Rekonstruktion mit einem Teilstück ▪ Sydney, 1996/97, Nr. 52, Farbabbildung S. 121
Literatur: Werkverzeichnis Paul Klee 1921, 128 (G) ▪ Grohmann, 1954, S. 79

64
Vor dem Blitz 1923, 150
Aquarell und Bleistift auf Papier, oben und unten Randstreifen mit Gouache, Aquarell und Feder auf Karton
28 x 31,5 cm
signiert oben links der Mitte
bezeichnet auf dem Karton »1923 150«
Inv. 61.4
Provenienz: Werner Allenbach, Bern ▪ seit 1961 Sammlung Beyeler
Ausstellungen: »Paul Klee, Zweite Gesamtausstellung«, Galerie Neue Kunst, Hans Goltz, München, Mai–Juni 1925, Nr. 105 ▪ »Ausstellung [Paul Klee, Paul Altherr, R. Th. Bosshard u. a.], Kunsthaus, Zürich, 11. April–5. Mai 1926, Nr. 62 ▪ »August-Ausstellung«, Neues Museum, Wiesbaden, 1926, Nr. 135 ▪ Sydney, 1996/97, Nr. 53, Farbabbildung S. 123
Literatur: Werkverzeichnis Paul Klee: 1923, 150 ▪ Paul Klee. Unendliche Naturgeschichte. Prinzipielle Ordnung der bildnerischen Mittel, verbunden mit Naturstudium, und konstruktive Kompositionswege. Form- und Gestaltungslehre, 2 Bände, hg. u. bearb. von Jürg Spiller, Basel/Stuttgart 1970, Abbildung S. 338

65
Besessenes Mädchen 1924, 250 (A)
Aquarell und Ölfarbezeichnung auf Papier auf Karton
43 x 29 cm
signiert unten links
datiert und bezeichnet unten links auf dem Karton »1924 250/S Cl«, unten rechts betitelt
Inv. 61.5
Tafel 70
Provenienz: Rolf und Käthi Bürgi, Belp ▪ seit 1961 Sammlung Beyeler
Ausstellungen: »Paul Klee«, Galerie Vavin-Raspail, Paris, 21. Oktober–14. November 1925, Nr. 9 ▪ »Paul Klee zum 50. Geburtstag, Aquarelle aus den Jahren 1920–1929«, Galerie Neue Kunst Fides, Dresden, 1. Februar–März 1930, Nr. 14 ▪ »Paul Klee 1879–1940«, National Gallery, London, 1945, Nr. 77 ▪ »Paul Klee 1879–1940«, Arts Council of Great Britain, 1946 (u. a.), Nr. 28 ▪ »Paul Klee«, Kunstmuseum, Bern, 11. August–4. November 1956, Nr. 520 ▪ »Paul Klee«, Palais des Beaux-Arts, Brüssel, 29. März–12. Mai 1957, Nr. 51 ▪ »Paul Klee«, Musée national d'Art moderne, Paris, 25. November 1969–16. Februar 1970, Nr. 71, Abbildung ▪ »Paul Klee«, Museum of Modern Art, New York, 12. Februar–5. Mai 1987, Abbildung S. 200; Cleveland Museum of Art; Kunstmuseum, Bern, 1987/88 ▪ Madrid, 1989, Farbabbildung S. 219 ▪ Berlin, 1993, Nr. 46, Farbabbildung S. 111 ▪ Sydney, 1996/97, Nr. 54, Farbabbildung S. 125
Literatur: Werkverzeichnis Paul Klee: 1924, 250 (A) ▪ Herbert Read: Klee (1879–1940), London 1948, Nr. 8, Farbabbildung ▪ Douglas Cooper: Paul Klee, London 1950, Farbabbildung Nr. 17 ▪ Hans Konrad Röthel: Paul Klee, Wiesbaden 1955, Farbabbildung S. 10 ▪ Ulrich Bischoff: Paul Klee, München 1992, Nr. 35, Farbabbildung S. 67

66
Clown 1929, 133 (D 3)
Öl auf Leinwand
67,5 x 50,5 cm
signiert unten links
Inv. 94.1
Provenienz: Ida Bienert, Dresden ▪ Curt Valentin Gallery, New York ▪ Nachlass Curt Valentin ▪

Mr. und Mrs. William Bernoudy, Saint Louis ▪ Gertrude Bernoudy ▪ Privatsammlung ▪ seit 1994 Sammlung Beyeler
Ausstellungen: »Paul Klee«, Galerie Alfred Flechtheim, Berlin, 20. Oktober – 15. November 1929, Nr. 116 ▪ »Die Maler am Bauhaus«, Haus der Kunst, München, Mai – Juni 1950, Nr. 140, Abbildung S. 17 ▪ »L'œuvre du XXe siècle, Peintures, Sculptures«, Musée national d'Art moderne, Paris, Mai – Juni 1952, Nr. 48 ▪ »XXth Century Masterpieces, An Exhibition of Paintings and Sculpture«, The Tate Gallery, London, Juli – August 1952, Nr. 42 ▪ »Paul Klee«, Curt Valentin Gallery, New York, 29. September – 24. Oktober 1953, Nr. 19, Abbildung ▪ »Paul Klee, 1879 – 1940, A Retrospective Exhibition«, Solomon R. Guggenheim Museum, New York, Februar – April 1967, S. 82, Nr. 104, Abbildung ▪ »Paul Klee«, Museum of Modern Art, New York, 12. Februar – 5. Mai 1987, Nr. 22, Farbabbildung S. 229; Cleveland Museum of Art; Kunstmuseum, Bern, 1987/88 ▪ Sapporo, 1996, Nr. 35, Farbabbildung S. 87 ▪ »Joie de vivre«, Galerie Beyeler, Basel, Juni – Oktober 1997, Nr. 37, Farbabbildung
Literatur: Werkverzeichnis Paul Klee: 1929, 133 (D 3) ▪ Will Grohmann: Paul Klee, in: Cahiers d'Art, Paris, 1929, Nr. 60, Abbildung ▪ René Crevel: Paul Klee, Paris 1930, Abbildung S. 61 ▪ Carl Einstein: Die Kunst des 20. Jahrhunderts, Berlin 1931, Abbildung S. 548 ▪ Will Grohmann: Die Sammlung Ida Bienert, Dresden/Potsdam 1933, S. 21, Abbildung Tafel 50 ▪ Carola Giedion-Welker: Paul Klee, London 1952, Abbildung S. 45 ▪ Grohmann, 1954, Nr. 280, Farbabbildung S. 271 ▪ Will Grohmann: Paul Klee, New York 1956, Abbildung S. 17 ▪ Gualtieri di San Lazzaro: Paul Klee. La vie et l'œuvre, Paris 1957, Nr. 78, Abbildung S. 270 (deutsche Ausgabe: Ders.: Paul Klee. Leben und Werk, Zürich 1958) ▪ Andrew Kagan: Paul Klee. Art and Music, Ithaca (NY) 1983, Nr. 44, Abbildung S. 104

67
Was fehlt ihm? II 1930, 268 (AE 8)
Stempel-Zeichnung in Tusche auf Ingres-Papier auf Karton
55,5 x 34 cm
signiert unten rechts
betitelt und bezeichnet auf dem Karton »1930 AE 8«
Inv. 93.1
Provenienz: Lily Klee, Bern ▪ Klee-Gesellschaft, Bern ▪ Nierendorf Gallery, New York ▪ Mrs. Donald Odgen Stewart, London ▪ Privatsammlung, Rom ▪ Privatsammlung, USA ▪ seit 1993 Sammlung Beyeler
Ausstellungen: »Paul Klee 1879 – 1940«, The Hanover Gallery, London 19. Juni – 21. Juli 1956, Nr. 57 ▪ »Paul Klee 1879 – 1940, Works from the collection of Mrs. Donald Odgen Stewart«, City of York Art Gallery, 26. April – 26. Mai 1958, Nr. 24 ▪ »Paul Klee 1879 – 1940«, Scottish National Gallery of Modern Art, Edinburgh, 18. Juli – 16. September 1962, Nr. 53 ▪ Sydney, 1996/97, Nr. 55, Abbildung S. 127
Literatur: Werkverzeichnis Paul Klee: 1930, 268 (AE 8) ▪ Will Grohmann: Paul Klee. Handzeichnungen 1921 – 1930, Potsdam/Berlin 1934, S. 28 Nr. 105, Abbildung Nr. 71, ▪ Will Grohmann: The Drawings of Paul Klee, New York 1944, Abbildung ▪ Paul Klee. Unendliche Naturgeschichte. Prinzipielle Ordnung der bildnerischen Mittel, verbunden mit Naturstudium, und konstruktive Kompositionswege. Form- und Gestaltungslehre, Bd. II, hg. u. bearb. von Jürg Spiller, Basel/Stuttgart 1970, Abbildung S. 172 ▪ Jürgen Glaesemer: Paul Klee. Handzeichnungen II: 1921 – 1936, Bern 1984, siehe Nr. 299, S. 484

68
Aufgehender Stern 1931, 230 (V 10)
Öl auf Leinwand
63 x 50 cm
signiert oben rechts
Inv. 67.4
Tafel 71
Provenienz: Emmy Scheyer, Hollywood ▪ G. David Thompson, Pittsburgh ▪ Galerie Beyeler, Basel ▪ Josef Steegmann, Köln und Vaduz ▪ seit 1967 Sammlung Beyeler
Ausstellungen: »The Blue Four«, Los Angeles Museum, Los Angeles, Oktober 1933, Nr. 130 ▪ »Paul Klee«, San Francisco Museum of Art, 12. Januar – 26. Februar 1937, o. Nr. ▪ »Paul Klee, A Choice Collection of the Master's Work«, Nierendorf Galleries, New York, 24. Oktober – November 1938, Nr. 4 ▪ »Kunst des 20. Jahrhunderts in Kölner Privatbesitz«, Kölnischer Kunstverein, Köln, 12. November – 20. Dezember 1964, Nr. 50, Farbabbildung ▪ »Paul Klee, 1879 – 1940«, Kunsthalle, Basel, 3. Juni – 13. August 1967, Nr. 129 ▪ »Paul Klee, 1879 – 1940«, Haus der Kunst, München, 10. Oktober 1970 – 3. Januar 1971, Nr. 134 ▪ »Paul Klee«, Galerie Beyeler, Basel, September – November 1973, Nr. 58, Farbabbildung ▪ »Paul Klee«, Fondation Maeght, St. Paul de Vence, 9. Juli – 30. September 1977, Nr. 97, Abbildung S. 109 ▪ »Paul Klee, Das Werk der Jahre 1919 – 1933, Gemälde, Handzeichnungen, Druckgraphik«, Kunsthalle, Köln, 11. April – 4. Juni 1979, Nr. 327, Abbildung S. 357 ▪ »Kosmische Bilder in der Kunst des 20. Jahrhunderts«, Kunsthalle, Baden-Baden, 11. November 1983 – 6. Januar 1984, Nr. 66, Farbabbildung Nr. 9, S. 41 ▪ Madrid, 1989, Farbabbildung S. 109 ▪ Berlin, 1993, Nr. 47, Farbabbildung S. 112 ▪ »Canto d'amore. Klassizistische Moderne in Musik und bildender Kunst«, Kunstmuseum, Basel, 27. April – 11. August 1996, Nr. 39, Farbabbildung S. 348 ▪ Sydney, 1996/97, Nr. 56, Farbabbildung S. 129
Literatur: Werkverzeichnis Paul Klee: 1931, 230 (V 10) ▪ Christian Geelhaar: Paul Klee. Leben und Werk, Köln 1974, Farbabbildung S. 76

69
Diana 1931, 287 (Y 7)
Öl auf Leinwand
80 x 60 cm
signiert unten rechts
Inv. 94.2
Tafel 72
Provenienz: Lily Klee, Bern ▪ Nierendorf Gallery, New York ▪ Sammlung Mr. und Mrs. Henry Clifford, Radnor ▪ Curt Valentin Gallery, New York ▪ Sammlung Gertrude Bernoudy, New York und Saint Louis ▪ seit 1994 Sammlung Beyeler
Ausstellungen: »Paul Klee – An Exhibition in Honor of the Sixtieth Birthday of the Artist«, Nierendorf Gallery, New York, Februar 1940, Nr. 9 ▪ »Paul Klee, Memorial Exhibition«, Museum of Modern Art, New York, 1941 (u. a.), Abbildung S. 53 ▪ »Paul Klee 1879 – 1940. A Retrospective Exhibition«, Solomon R. Guggenheim Museum, New York, Februar – April 1967, S. 95, Nr. 121, Abbildung ▪ »Modern Masters: Manet to Matisse«, Art Gallery of New South Wales, Sydney, 10. April – 11. Mai 1975, Nr. 50, S. 190 und 265, Abbildung S. 191 ▪ »Paul Klee«, Museum of Modern Art, New York, 12. Februar – 5. Mai 1987, Nr. 116, Farbabbildung S. 256; Cleveland Museum of Art ▪ »Surrealismus – Traum des Jahrhunderts«, Galerie Beyeler, Basel, Oktober 1995 – März 1996, Nr. 50 ▪ »Canto d'amore. Klassizistische Moderne in Musik und bildender Kunst«, Kunstmuseum, Basel, 27. April – 11. August 1996, Nr. 40, Farbabbildung S. 349
Literatur: Werkverzeichnis Paul Klee: 1931, 287 (Y 7) ▪ Karl Nierendorf: Paul Klee, Paintings, Watercolors 1913 to 1939, New York 1941, Nr. 36, Abbildung ▪ Margaret Miller: Paul Klee, New York 1946, S. 53, Abbildung ▪ André Masson: Eulogy of Paul Klee, New York 1950, Abbildung ▪ Grohmann, 1954, S. 284, 286 und 417, Nr. 316, Farbabbildung S. 279 ▪ Will Grohmann: Paul Klee, New York 1956, S. 20, Abbildung S. 21 ▪ Jürg Spiller: Paul Klee – Das bildnerische Denken. Form und Gestaltungslehre, Basel/Stuttgart 1956, Bd. 1, S. 391, 520 ▪ Max Huggler: Paul Klee. Die Malerei als Blick in den Kosmos, Frauenfeld/Stuttgart 1969, S. 127 ▪ Jürgen Glaesemer: Paul Klee. Die farbigen Werke im Kunstmuseum Bern. Gemälde, farbige Blätter, Hinterglasbilder und Plastik, Bern 1979, Abbildung S. 354 ▪ Jürgen Glaesemer: Paul Klee. Handzeichnungen II: 1921 – 1936, Bern 1984, S. 240, Abbildung S. 241

70
Nach der Ueber-Schwemmung 1936, 7 (7)
Kleister- und Aquarellfarben auf Ingres-Papier auf Karton
47,5 x 63 cm
signiert oben links
ursprünglich auf dem Karton unten, betitelt, signiert und bezeichnet
Inv. 59.3
Tafel 73
Provenienz: Lily Klee, Bern ▪ Klee-Gesellschaft, Bern ▪ Buchholz Gallery, New York ▪ F. C. Schang, South Norwalk ▪ G. David Thompson, Pittsburgh ▪ seit 1959 Sammlung Beyeler
Ausstellungen: »Paul Klee, Neue Werke«, Kunsthaus, Zürich, 16. Februar – 25. März 1940, Nr. 11 ▪ »Paul Klee«, Buchholz Gallery, New York, 2. – 27. Mai 1950, Nr. 28, Abbildung ▪ »Paul Klee, Spätwerke«, Galerie Beyeler, Basel, Juni – September 1965, Nr. 48 ▪ Madrid, 1989, Farbabbildung S. 110 ▪ Berlin, 1993, Nr. 48, Farbabbildung S. 113 ▪ Sydney, 1996/97, Nr. 57, Farbabbildung S. 131
Literatur: Werkverzeichnis Paul Klee: 1936, 7 (7) ▪ Pierre Courthion: Paul Klee, Paris 1953, Farbabbildung 15 ▪ Grohmann, 1954, S. 309 ▪ Will Grohmann: Der Maler Paul Klee, Köln 1966, S. 36, Abbildung S. 34

71

Zeichen in Gelb 1937, 210 (U 10)
Pastell auf Baumwolle auf Jute
83,5 x 50,3 cm
signiert oben links
verso betitelt, datiert und bezeichnet »1937 U 10«
Inv. 68.1
Tafel 74
Provenienz: Rolf und Käthi Bürgi, Belp ▫ seit 1968 Sammlung Beyeler
Ausstellungen: »Gedächtnisausstellung Paul Klee«, Kunsthalle, Bern, 9. November – 8. Dezember 1940, Nr. 53 ▫ »Paul Klee, Gedächtnis-Ausstellung«, Kunsthalle, Basel, 15. Februar – 23. März 1941, Nr. 334 ▫ »Paul Klee, 1879 – 1940, Ausstellung aus Schweizer Privatsammlungen, Zum 10. Todestag 29. Juni 1950«, Kunstmuseum, Basel, 29. Juni – 20. September 1950, Nr. 92 ▫ »Paul Klee«, Kunstmuseum, Bern, 11. August – 4. November 1956, Nr. 682 ▫ »From Hodler to Klee, Swiss Art of the Twentieth Century, Paintings and Sculpture«, The Tate Gallery, London, Oktober 1959, Nr. 89, Abbildung S. 64; Musée national d'Art moderne, Paris, 1960 ▫ »Paul Klee«, Museum of Modern Art, New York, 12. Februar – 5. Mai 1987, Farbabbildung S. 274; Cleveland Museum of Art; Kunstmuseum, Bern, 1987/88 ▫ Madrid, 1989, Farbabbildung S. 113 ▫ Berlin, 1993, Nr. 49, Farbabbildung S. 114 ▫ »I love Yellow«, Galerie Beyeler, Basel, Juni – September 1996, Nr. 40, Farbabbildung S. 22 ▫ Sydney, 1996/97, Nr. 59, Farbabbildung S. 135
Literatur: Werkverzeichnis Paul Klee: 1937, 210 (U 10) ▫ Werner Haftmann: Paul Klee. Wege bildnerischen Denkens, München 1950, S. 169 ▫ Grohmann, 1954, Nr. 164, Abbildung S. 404 ▫ Jürg Spiller: Paul Klee – Das bildnerische Denken. Form- und Gestaltungslehre, Basel/Stuttgart 1956, Bd. 1, S. 521 ▫ Gualtieri di San Lazzaro: Paul Klee, München/Zürich 1958, Nr. 115, Abbildung S. 275 ▫ Nello Ponente: Klee. Biographisch-kritische Studie, Genf 1960, Farbabbildung S. 100 ▫ Jürg Spiller: Paul Klee, Berlin/München 1962, Farbabbildung S. 65 ▫ Will Grohmann: Der Maler Paul Klee, Köln 1966, S. 39, 138 ▫ Max Huggler: Paul Klee. Die Malerei als Blick in den Kosmos, Frauenfeld/Stuttgart 1969, S. 170f. ▫ Constance Naubert-Riser: Klee, mit einer Einführung von Gualtieri di San Lazzaro, Paris 1988, S. 112 ▫ Philippe Comte: Paul Klee, Paris 1989, S. 193, Farbabbildung S. 192 ▫ Alfred Appel jr.: The Art of Celebration. Twentieth-Century Painting, Literature, Sculpture, Photography, and Jazz, New York 1992, Farbabbildung S. 91

72

Boote in der Überflutung 1937, 222 (V 2)
Kleisterfarbe auf Packpapier auf Karton
49,5 x 32,5 cm
signiert unten links
betitelt und bezeichnet auf dem Karton »1937. V 2«
Inv. 59.4
Provenienz: Klee-Gesellschaft, Bern ▫ Buchholz Gallery, Berlin und New York ▫ G. David Thompson, Pittsburgh ▫ seit 1959 Sammlung Beyeler
Ausstellungen: »Paul Klee«, Buchholz Gallery (Curt Valentin), New York, 20. April – 15. Mai 1948, Nr. 9, Abbildung auf dem Katalogumschlag ▫ »Paul Klee, Drawings 1908 – 1940«, Museum of Modern Art, New York, 1952, Nr. 647; Minneapolis Institute of Art, 1953 ▫ »Paul Klee – Max Beckmann«, Kestner-Gesellschaft, Hannover, 17. Januar – 21. Februar 1954, Nr. 46 ▫ »Paul Klee, Spätwerke«, Galerie Beyeler, Basel, Juni – September 1965, Nr. 18, Farbabbildung ▫ »Paul Klee, Das Spätwerk«, Kunstmuseum, Bern, 8. Juni – 2. September 1979, Nr. 24 ▫ »Paul Klee«, Museum of Modern Art, New York, 12. Februar – 5. Mai 1987, Nr. 242, Farbabbildung S. 275; Cleveland Museum of Art; Kunstmuseum, Bern, 1987/88 ▫ Madrid, 1989, Farbabbildung S. 115 ▫ Berlin, 1993, Nr. 50, Farbabbildung S. 115 ▫ Sydney, 1996/97, Nr. 58, Farbabbildung S. 133
Literatur: Werkverzeichnis Paul Klee: 1937, 222 (V 2) ▫ Grohmann, 1954, S. 325 ▫ Jürgen Glaesemer: Paul Klee. Die farbigen Werke im Kunstmuseum Bern. Gemälde, farbige Blätter, Hinterglasbilder und Plastiken, Bern 1976, S. 323, Abbildung S. 322

73

Halme 1938, 6 (6)
Kleisterfarbe auf Papier
50 x 35 cm
signiert unten rechts
Inv. 59.5
Provenienz: Nierendorf Gallery, New York ▫ Buchholz Gallery, New York ▫ G. David Thompson, Pittsburgh ▫ seit 1959 Sammlung Beyeler
Ausstellungen: »Paul Klee«, Buchholz Gallery (Curt Valentin), New York (o. J.) ▫ »Paul Klee«, Galerie Beyeler, Basel, März – Juni 1963, Nr. 58, Abbildung S. 53 ▫ Berlin, 1993, Nr. 51, Farbabbildung S. 116 ▫ Sydney, 1996/97, Nr. 60, Farbabbildung S. 137
Literatur: Werkverzeichnis Paul Klee: 1938, 6 (6)

74

Die Vase 1938, 122 (J 2)
Öl auf Rupfen auf Rupfen aufgelegt
88 x 54,5 cm
signiert oben links
Inv. 94.6 / *Tafel H (Nachtrag)*
Provenienz: Galerie Simon, Paris ▫ Galerie Louise Leiris, Paris ▫ Svensk-Franzka Konstgalleriet, Stockholm ▫ Galerie Buchheim-Militon, Frankfurt a. M. ▫ Buchholz Gallery (Curt Valentin), New York ▫ Sammlung Gertrude Lenart-Bernoudy ▫ Privatsammlung ▫ seit 1994 Sammlung Beyeler
Ausstellungen: »Paul Klee, Gemälde, Aquarelle, Zeichnungen, Graphik«, Galerie Buchheim-Militon, Frankfurt a. M., Oktober – November 1950, Nr. 10 ▫ »Paul Klee«, Curt Valentin Gallery, New York, 29. September – 24. Oktober, 1953, Nr. 41, Abbildung ▫ »European Masters of our Time«, Museum of Fine Arts, Boston, Oktober – November 1957, Nr. 59, Tafel 116 ▫ Sapporo, 1996, Nr. 37, Farbabbildung S. 91 ▫ »Joie de vivre«, Galerie Beyeler, Basel, Juni – Oktober 1997, Nr. 40, Farbabbildung
Literatur: Werkverzeichnis Paul Klee: 1938, 122 (J 2) ▫ Daniel-Henry Kahnweiler: Klee, Paris 1950, Farbabbildung ▫ Grohmann, 1954, Nr. 397, Abbildung S. 299 ▫ Gualtieri di San Lazzaro: Klee. La vie et l'œuvre, Paris 1957, Nr. 83, Abbildung S. 278 (deutsche Ausgabe: Ders: Paul Klee. Leben und Werk, Zürich 1958)

75

Ein Tor (TOR) 1939, 911 (XX 11)
Tempera auf schwarz grundiertem Ingres-Papier auf Karton
32 x 14 cm
signiert unten rechts
datiert, betitelt und bezeichnet unten links auf dem Karton »1939 XX 11«
verso Widmung auf dem Karton »Für Herrn Doetsch-Benziger / zur Weihnacht 1939 / Klee«
Inv. 66.1
Tafel 75
Provenienz: Richard Doetsch-Benziger, Basel ▫ Roman Norbert Ketterer, Campione d'Italia ▫ seit 1966 Sammlung Beyeler
Ausstellungen: »Paul Klee, Sammlung Richard Doetsch-Benziger«, Kunstmuseum, Basel, 1953, Nr. 59 ▫ »Sammlung Richard Doetsch-Benziger«, Kunstmuseum, Basel, 9. Juni – 8. Juli, 1956, Nr. 205, Abbildung S. 58 ▫ Madrid, 1989, Farbabbildung S. 119 ▫ Berlin, 1993, Nr. 53, Farbabbildung S. 118 ▫ Sydney, 1996/97, Nr. 61, Farbabbildung S. 139
Literatur: Werkverzeichnis Paul Klee: 1939, 911 (XX 11)/September ▫ Roman Norbert Ketterer: Moderne Kunst III, Gemälde, Aquarelle, Zeichnungen, Campione 1966, Nr. 108, Farbabbildung

76

Glüht nach 1939, 925 (YY 5)
Aquarell und Bleistift auf Papier auf Karton
29,5 x 21 cm
signiert unten rechts
bezeichnet auf dem Karton »1939 YY 5«
Inv. 61.6
Provenienz: Werner Allenbach, Bern ▫ seit 1961 Sammlung Beyeler
Ausstellungen: »Paul Klee«, Galerie Beyeler, Basel, März – April 1963, Nr. 68, Farbabbildung auf dem Umschlag ▫ »Paul Klee«, Haus der Kunst, München, 10. Oktober 1970 – 3. Januar 1971, Nr. 263, Abbildung ▫ Sydney, 1996/97, Nr. 62, Farbabbildung S. 141
Literatur: Werkverzeichnis Paul Klee: 1939, 925 (YY 5)

77

O! die Gerüchte! 1939, 1015 (CD 15)
Tempera und Öl auf Jute
75,5 x 55 cm
signiert oben rechts
verso auf dem Rahmen datiert, betitelt, signiert und bezeichnet »1939. CD 15«
Inv. 59.6
Tafel 76
Provenienz: Lily Klee, Bern ▫ Klee-Gesellschaft, Bern ▫ Buchholz Gallery, New York ▫ G. David Thompson, Pittsburgh ▫ seit 1959 Sammlung Beyeler
Ausstellungen: »Paul Klee, Neue Werke«, Kunsthaus, Zürich, 16. Februar – 25. März 1940, Nr. 204 ▫ »Paul Klee, 1879 – 1940«, Haus der Kunst, München,

10. Oktober 1970 – 3. Januar 1971, Nr. 266, Abbildung ▪ »Paul Klee, Das Spätwerk«, Kunstmuseum, Bern, 8. Juni – 2. September 1979, Nr. 110 ▪ »Paul Klee«, Museum of Modern Art, New York, 12. Februar – 5. Mai 1987; Cleveland Museum of Art, Farbabbildung S. 317 ▪ Madrid, 1989, Farbabbildung S.117 ▪ Berlin, 1993, Nr. 52, Farbabbildung S.117 ▪ »Elan Vital oder das Auge des Eros«, Haus der Kunst, München, 20. Mai – 14. September 1994, Farbabbildung Nr. 491 ▪ Sydney, 1996/97, Nr. 63, Farbabbildung S.143
Literatur: Werkverzeichnis Paul Klee: 1939, 1015 (CD 15)/November ▪ Grohmann, 1954, S. 92, 344 ▪ Paul Klee – Das bildnerische Denken. Schriften zur Form- und Gestaltungslehre, hg. von Jürg Spiller, Basel/Stuttgart 1956, Abbildung S. 442 ▪ Jürg Spiller: Paul Klee, Berlin/München 1962, Abbildung S. 64 ▪ Max Huggler: Paul Klee. Die Malerei als Blick in den Kosmos, Frauenfeld/Stuttgart 1969, S. 202

78
MUMOM sinkt trunken in den Sessel
1940, 301 (H 1)
Schwarze Kleisterfarbe auf Papier auf Karton
29,5 x 21 cm
signiert oben rechts
datiert, betitelt und bezeichnet auf dem Karton »1940 H 1«
Inv. 63.5
Provenienz: Werner Allenbach, Bern ▪ seit 1963 Sammlung Beyeler
Ausstellungen: Madrid, 1989, Abbildung S. 222 ▪ »Paul Klee. Das Schaffen im Todesjahr«, Kunstmuseum, Bern, 17. August – 4. November 1990, Nr. 281, Abbildung S. 246 ▪ Berlin, 1993, Nr. 56, Abbildung S.120 ▪ Sydney, 1996/97, Nr. 66, Farbabbildung S.149
Literatur: Werkverzeichnis Paul Klee: 1940, 301 (H 1) März ▪ Stefan Frey und Josef Helfenstein: Paul Klee. Verzeichnis der Werke des Jahres 1940, hg. von der Paul-Klee-Stiftung Bern, Bern/Stuttgart 1991, Nr. 1940, 301 (H 1), Abbildung S.184

79
Schlamm-Assel-Fisch 1940, 323 (G 3)
Kleisterfarbe und Fettkreide auf Zeitungspapier auf Karton
34 x 53,5 cm
signiert unten rechts
betitelt und bezeichnet auf dem Karton »1940 G 3«
Inv. 64.5
Tafel 77
Provenienz: Hans und Erika Meyer-Benteli, Bern ▪ Werner Allenbach, Bern ▪ seit 1964 Sammlung Beyeler
Ausstellungen: »Allianz, Vereinigung moderner Schweizer Künstler«, Kunsthaus, Zürich, 23. Mai – 21. Juni 1942, Nr. 95 ▪ »Arte astratta e concreta«, Palazzo Exreale, Mailand, 11. Januar – 9. Februar 1947, Abbildung S.11 ▪ »Paul Klee, 1879 – 1940, Ausstellung aus Schweizer Privatsammlungen. Zum 10. Todestag 29. Juni 1950«, Kunstmuseum, Basel, 29. Juni – 20. August 1950, Nr. 100, Abbildung S. 29 ▪ »Paul Klee«, Kunstmuseum, Bern, 11. August – 4. November 1956, Nr. 742 ▪ »Paul Klee«, Museum of Modern Art, New York, 12. Februar – 5. Mai 1987; Cleveland Museum of Art, Abbildung S. 316 ▪ Madrid, 1989, Farbabbildung S.121 ▪ »Paul Klee, Das Schaffen im Todesjahr«, Kunstmuseum, Bern, 17. August – 4. November 1990, Nr. 296, Farbabbildung S. 261 ▪ Berlin, 1993, Nr. 54, Farbabbildung S.119 ▪ Sydney, 1996/97, Nr. 65, Farbabbildung S.147
Literatur: Werkverzeichnis Paul Klee: 1940, 323 (G 3)/April ▪ Stefan Frey und Josef Helfenstein: Paul Klee. Verzeichnis der Werke des Jahres 1940, hg. von der Paul-Klee-Stiftung Bern, Bern/Stuttgart 1991, Nr. 1940, 323 (G 3), Abbildung S.195 ▪ Grohmann, 1954, S. 359 ▪ Werner Schmalenbach: Paul Klee – Fische, Stuttgart 1958, S. 23f., Abbildung 16 ▪ Max Huggler: Paul Klee. Die Malerei als Blick in den Kosmos, Frauenfeld/Stuttgart 1969, S. 232 ▪ Jürgen Glaesemer: Paul Klee. Die farbigen Werke im Kunstmuseum Bern. Gemälde, farbige Blätter, Hinterglasbilder und Plastiken, Bern 1976, S. 347 ▪ James Smith Pierce: Paul Klee and Primitive Art, New York/London 1976, S.153f.

80
Gefangen 1940
Diesseits – Jenseits/Figur
Öl, ausgesparte Zeichnung mit Kleisterfarbe auf kleistergrundierter Jute auf Jute
55 x 50 cm
bezeichnet verso auf einem in die Querleiste des Chassis eingelassenen Holzstück von Lily Klee mit Stempel: »Nachlass Paul Klee« – mit Tinte »frau Lily Klee bestätigt 023«
Inv. 73.3
Tafel 78
Provenienz: Lily Klee, Bern ▪ Klee-Gesellschaft, Bern ▪ Buchholz Gallery, New York ▪ Frederick Zimmermann, New York ▪ Galerie Daniel Varenne, Paris ▪ seit 1973 Sammlung Beyeler
Ausstellungen: »Paul Klee«, Buchholz Gallery (Curt Valentin), New York, 20. April – 15. Mai 1948, Nr. 38, Abbildung ▪ »German Art of the Twentieth Century«, Museum of Modern Art, New York; City Museum of Art, Saint Louis, 1957, Nr. 551 ▪ »Paul Klee«, Fondation Maeght, St. Paul de Vence, 9. Juli – 30. September 1977, Nr. 169, Farbabbildung S.144 ▪ »Paul Klee, Oleos, acuarelas, dibujos y grabados«, Fundación Juan March, Madrid, März – Mai 1981; Fundació Juan Miró, Barcelona, Nr. 95, Farbabbildung ▪ »Klee«, Fondation Pierre Gianadda, Martigny, 24. Mai – 3. November 1985, Nr. 55, Farbabbildung S. 87 ▪ »German Art in the 20th Century, Painting and Sculpture, 1905 – 1985«, Royal Academy of Arts, London, 11. Oktober – 22. Dezember 1985, Nr. 196, Farbabbildung; Staatsgalerie, Stuttgart, 1986 ▪ »Paul Klee«, Museum of Modern Art, New York, 12. Februar – 5. Mai 1987; Cleveland Museum of Art, Abbildung S. 316 ▪ »Paul Klee«, Musée d'Art Moderne, Saint-Etienne, 16. Dezember 1988 – 28. Februar 1989, Farbabbildung S.158 ▪ Madrid, 1989, Farbabbildung S.123 ▪ »Paul Klee, Ultimo decennio 1930 – 1940«, Museo d'arte, Mendrisio, 1990, Abbildung ▪ »Paul Klee, Das Schaffen im Todesjahr«, Kunstmuseum, Bern, 17. August – 4. November 1990, Nr. 332, Farbabbildung S. 284 ▪ Berlin, 1993, Nr. 55, Farbabbildung S.121 ▪ »Elan Vital oder das Auge des Eros«, Haus der Kunst, München, 20. Mai – 14. September 1994, Farbabbildung Nr. 489, Nr. 431 ▪ Sydney, 1996/97, Nr. 64, Farbabbildung S.145
Literatur: Stefan Frey und Josef Helfenstein: Paul Klee. Verzeichnis der Werke des Jahres 1940, hg. von der Paul-Klee-Stiftung Bern, Bern/Stuttgart 1991, Nr. 1940 N4 [unter »Ohne Titel« geführt], Abbildung S. 220 ▪ Grohman, 1954, S. 359, Abbildung S. 308 ▪ Carola Giedion-Welcker: Paul Klee, Stuttgart 1954, Nr. 163, Abbildung S.178 ▪ Gualtieri di San Lazzaro: Paul Klee. Leben und Werk, München/Zürich 1957, Nr. 153, Abbildung S. 280 ▪ Will Grohmann: Der Maler Paul Klee, Köln 1966, S. 43, 158, Farbabbildung S.159 ▪ Max Huggler: Paul Klee. Die Malerei als Blick in den Kosmos, Frauenfeld/Stuttgart 1969, S. 232 ▪ Werner Haftmann: Verfemte Kunst. Bildende Künstler der inneren und äusseren Emigration in der Zeit des Nationalsozialismus, Köln 1986, S.124, Farbabbildung S.120 ▪ Alain Bonfand: Paul Klee. L'œil en trop, Paris 1988, S. 34, 111, 113f., Farbtafel 57

FERNAND LÉGER

81
Le passage à niveau 1912
Der Bahnübergang
Öl auf Leinwand
94 x 81 cm
signiert und datiert unten rechts
verso signiert, betitelt und datiert
Inv. 80.1
Tafel 41
Provenienz: Nadia Léger, Paris ▪ seit 1980 Sammlung Beyeler (erworben mit Beitrag Kurt Schwank, Riehen)
Ausstellungen: »La maison cubiste«, Ausstellungspavillon von André Mare im Salon d'Automne, Grand Palais, Paris, 1912 ▪ »Léger, Exposition rétrospective«, Musée national d'Art moderne, Paris, 6. Oktober – 30. November 1949, Nr. 10 ▪ »Fernand Léger«, The Tate Gallery, London, 17. Februar – 19. März 1950, Nr. 6 ▪ »Fernand Léger«, Musée de Lyon, 1955, Nr. 4 ▪ »Fernand Léger, Wegbereider«, Stedelijk Museum, Amsterdam, 11. Dezember 1956 – 28. Januar 1957; Stedelijk van Abbe-Museum, Eindhoven, 1957, Nr. 9 ▪ »Fernand Léger, 1881 – 1955, Exposition rétrospective«, Musée des Arts Décoratifs, Paris, Juni – Oktober 1956; Palais des Beaux-Arts, Brüssel, Nr. 10, Abbildung S. 89 ▪ »Fernand Léger«, Kunsthalle, Basel, 22. Mai – 23. Juni 1957, Nr. 9 ▪ »Fernand Léger«, Staatliche Kunsthalle, Baden-Baden, 19. Juni – 10. September 1957, Nr. 2, Abbildung ▪ »Fernand Léger«, Grand Palais, Paris, Oktober 1971 – Januar 1972, Nr. 13, Abbildung S. 37 ▪ »Fernand Léger, 1881 – 1955«, Staatliche Kunsthalle, Berlin, 24. Oktober 1980 – 7. Januar 1981, Nr. 8, Farbabbildung S. 49 ▪ »Hommage à Fernand Léger«, Musée National Fernand Léger, Biot, 30. Mai – 28. September 1981,

Nr. 10, Abbildung im Beiheft ▪ »Fernand Léger, 1881–1981«, Galerie Beyeler, Basel, Oktober–Dezember 1981, Nr. 6, Farbabbildung ▪ »Fernand Léger«, Albright Knox Art Gallery, Buffalo (NY), 15. Januar–28. Februar 1982; Museum of Fine Arts, Montreal; Dallas Museum of Fine Arts, Nr. 5, Farbabbildung S. 67 ▪ »Fernand Léger, Rétrospective«, Fondation Maeght, St. Paul de Vence, 2. Juli–2. Oktober 1988, Nr. 12, Farbabbildung S. 39 ▪ Madrid, 1989, Farbabbildung S. 64 ▪ Berlin, 1993, Nr. 57, Farbabbildung S. 81 ▪ »Fernand Léger, Der Rhythmus des modernen Lebens, 1911–1924«, Kunstmuseum, Wolfsburg, 29. Mai–14. August 1994; Kunstmuseum, Basel, Nr. 4, Farbabbildung S. 86, ▪ Sydney, 1996/97, Nr. 31, Farbabbildung S. 79

Literatur: Bauquier, Bd. 1, Nr. 36, Farbabbildung S. 67 ▪ Christian Zervos: Fernand Léger est-il cubiste?, in: Cahiers d'Art, Bd. 3/4, 1933, S. 85ff., Abbildung S. 95 ▪ Pierre Descargues: Fernand Léger, Paris 1955, Abbildung S.15 ▪ Robert L. Delevoy: Fernand Léger, Genf 1962, Abbildung S. 43 ▪ Fernand Léger: Fonctions de la Peinture, Paris 1965, Abbildung Tafel 2 ▪ Bernard Dorival: Encyclopédie de la Pléiade, Bd. IV: Histoire de l'Art, Paris 1969, S. 722 ▪ Dora Vallier: L'intérieur de l'art, entretiens avec Braque, Léger, Villon, Miró, Brancusi, Paris 1982, S. 67 ▪ Gilles Néret: Fernand Léger, Paris 1990, Nr. 45, Farbabbildung S. 47 ▪ Joachim Heusinger von Waldegg: Léger. La ville, eine Kunstmonographie, Frankfurt a. M./ Leipzig 1994, Nr. 1, Abbildung S.13

82

Contraste de formes 1913

Formenkontrast

Öl auf Leinwand

81 x 65 cm

verso signiert und datiert

Inv. 90.6

Tafel 45

Provenienz: Galerie G. Romanet, Paris ▪ Galerie Beyeler, Basel ▪ Josef Steegman, Köln und Vaduz ▪ seit 1990 Sammlung Beyeler

Ausstellungen: »Fernand Léger«, Kunsthalle, Basel, 22. Mai–23. Juni 1957, Nr. 15 ▪ »Fernand Léger«, Moderna Museet, Stockholm, 23. Oktober–29. November 1964, Nr. 1b ▪ »Fernand Léger«, Städtische Kunsthalle, Düsseldorf, 16. Dezember 1969–8. Februar 1970, Nr. 10 ▪ Berlin, 1993, Nr. 60, Farbabbildung S. 82 ▪ »Fernand Léger, Der Rhythmus des modernen Lebens, 1911–1924«, Kunstmuseum, Wolfsburg, 29. Mai–14. August 1994; Kunstmuseum, Basel, Nr. 8, Farbabbildung S. 93 ▪ Sydney, 1996/97, Nr. 34, Farbabbildung S. 85

Literatur: Bauquier, Bd. 1, Nr. 49, Farbabbildung S. 91 und auf dem Umschlag ▪ Jean Cassou: Le moment de Léger, in: Hommage à Fernand Léger, Cahiers d'Art, XXe siècle, numéro spécial, 1971, S.18ff., Farbabbildung S. 20

83

La femme au fauteuil 1913

Frau im Lehnstuhl

Öl auf Leinwand

130,5 x 97,5 cm

Inv. 90.5

Tafel 42

Provenienz: Galerie Kahnweiler, Paris ▪ Alphonse Kahn, Paris ▪ Meric Callery, New York ▪ Earl L. Stendahl, Hollywood ▪ Mr. und Mrs. Harry Lewis Winston, New York ▪ seit 1990 Sammlung Beyeler

Ausstellungen: »Mr. and Mrs. Harry Lewis Winston Collection«, Museum of Cranbrook Academy of Art, Bloomfield Hills (MI), 8.–25. November 1951, Nr. 26, Abbildung ▪ »Fernand Léger«, Art Institute of Chicago, 12. April–17. Mai 1953; San Francisco Museum of Art; Museum of Modern Art, New York, 1953/54, Nr. 8, S. 84, Abbildung S.18 ▪ »Selections from The Lydia and Harry Lewis Winston Collection (Dr. and Mrs. Barnett Malbin)«, Detroit Institute of Arts, 18. Juli 1972–20. April 1973 ▪ »Futurism, A Modern Focus, The Lydia and Harry Lewis Winston Collection (Dr. and Mrs. Barnett Malbin)«, Solomon R. Guggenheim Museum, New York, 1973/74, Nr. 59, Farbabbildung S.121 ▪ Berlin, 1993, Nr. 59, Farbabbildung S. 83 ▪ »Fernand Léger, Der Rhythmus des modernen Lebens, 1911–1924«, Kunstmuseum, Wolfsburg, 29. Mai–14. August 1994; Kunstmuseum, Basel, Nr. 11, Farbabbildung S.101, ▪ Sydney, 1996/97, Nr. 32, Farbabbildung S. 81

Literatur: Bauquier, Bd. 1, Nr. 61, Abbildung S.113 ▪ E. Tériade: Fernand Léger, in: Cahiers d'Art, Paris 1928, S.16, Abbildung ▪ Robert L. Delevoy: Léger, Paris 1962, Abbildung S.46 ▪ Christopher Green: Léger and the Avant-Garde, New Haven/London 1976, S. 60, 68, 80, 83–85, 95, Nr. 34, Abbildung S. 59 ▪ Claude Laugier und Michele Richet: Léger. Œuvres de Fernand Léger (1881–1955), Paris 1981, Nr. 4c, Abbildung S. 32

84

Nature morte aux cylindres colorés 1913

Stilleben mit bunten Trichterformen

Öl auf Leinwand

90 x 72,5 cm

signiert und datiert unten rechts

verso Studie in Öl, betitelt, signiert und datiert »NATURE MORTE//LEGER//14«

Inv. 77.2

Tafel 43

Provenienz: Galerie Kahnweiler, Paris ▪ Hôtel Drouot, Paris, 2e vente Kahnweiler, 17./18. November, 1921, Nr. 153 ▪ Galerie Simon, Paris ▪ Alfred Flechtheim, Berlin und London ▪ Galerie Louis Carré, Paris ▪ Walter Ross, New York ▪ Sammlung Stachelberg (Mrs. Walter Ross), New York ▪ seit 1977 Sammlung Beyeler

Ausstellungen: »70th Anniversary Exhibition, Léger«, Louis Carré Gallery, New York, 1951, Abbildung Nr. 2 ▪ »Le Cubisme«, Musée national d'Art moderne, Paris, Januar–April 1953 ▪ »Hommage à Fernand Léger«, Musée National Fernand Léger, Biot, 30. Mai–28. September 1981, Nr. 13 [Abbildung im Faltblatt] ▪ »Fernand Léger, 1881–1981«, Galerie Beyeler, Basel, Oktober–Dezember 1981, Nr. 8, Farbabbildung ▪ »The Essential Cubism, 1907–1920«, The Tate Gallery, London, 27. April–10. Juli 1983, Nr. 101, Farbabbildung S. 217 ▪ »Fernand Léger, Rétrospective«, Fondation Maeght, St. Paul de Vence, 2. Juli–2. Oktober 1988, Nr. 13, Farbabbildung S. 43 ▪ »Fernand Léger«, Kunsthalle der Hypo-Kulturstiftung, München, 25. Oktober 1988–8. Januar 1989, Nr. 6, Farbabbildung ▪ Madrid, 1989, Farbabbildung S. 65 ▪ Berlin, 1993, Nr. 58, Farbabbildung S. 8 ▪ »Fernand Léger, Der Rhythmus des modernen Lebens, 1911–1924«, Kunstmuseum, Wolfsburg, 29. Mai–14. August 1994; Kunstmuseum, Basel, Nr. 17, Farbabbildung S.112 ▪ Sydney, 1996/97, Nr. 33, Farbabbildung S. 83

Literatur: Bauquier, Bd. 1, Nr. 82, Farbabbildung S.153 ▪ René Deroudille: Léger, Paris 1968, Farbabbildung S.12 ▪ Christopher Green: Léger and the Avant-Garde, New Haven/London 1976, S. 87 ▪ Gilles Néret: Fernand Léger, Paris 1990, Nr. 48, Farbabbildung S. 51

85

Contraste de formes 1914

Formenkontrast

Öl auf Leinwand

61 x 50 cm

monogrammiert und datiert unten rechts

Inv. 61.7

Provenienz: Maurice Laffaille, Paris ▪ seit 1961 Sammlung Beyeler

Ausstellungen: »Fernand Léger«, Galerie Beyeler, Basel, August–Oktober 1969, Nr. 5, Farbabbildung S.13 ▪ »Fernand Léger«, Städtische Kunsthalle, Düsseldorf, 16. Dezember 1969–8. Februar 1970, Nr. 15 ▪ »Fernand Léger, 1881–1981«, Galerie Beyeler, Basel, Oktober–Dezember 1981, Nr. 10, Farbabbildung ▪ Madrid, 1989, Farbabbildung S. 68 ▪ Berlin, 1993, Nr. 61, Farbabbildung S. 84 ▪ »Fernand Léger, Der Rhythmus des modernen Lebens, 1911–1924«, Kunstmuseum, Wolfsburg, 29. Mai–14. August 1994; Kunstmuseum, Basel, Nr. 15, Farbabbildung S. 96 ▪ Sapporo, 1996, Nr. 17, S. 50, Farbabbildung S. 51 ▪ Sydney, 1996/97, Nr. 35, Farbabbildung S. 87

Literatur: Bauquier, Bd. 1, Nr. 67, Farbabbildung S.125 ▪ Gilles Néret: Fernand Léger, Paris 1990, Nr. 52, Farbabbildung S. 55

86

L'Horloge 1918

Die Uhr

Öl auf Leinwand

50,5 x 61,5 cm

signiert unten rechts

verso ursprünglich betitelt, datiert und signiert

Inv. 88.2

Tafel 44

Provenienz: Galerie L'Effort Moderne, Paris ▪ Rose Valland, Paris ▪ Solomon R. Guggenheim, New York ▪ The Solomon R. Guggenheim Museum, New York ▪ seit 1988 Sammlung Beyeler

Ausstellungen: »La Jeune Peinture française, Les Cubistes«, Galerie Moos, Genf, 1920, Nr. 88 ▪

»Selection Solomon R. Guggenheim Museum«, 1953, Nr. 78 ▪ »A Selection from the Solomon R. Guggenheim Museum«, New York, 4. Juni–3. Juli 1955, Nr. 32, Abbildung ▪ »An exhibition of paintings from the Solomon R. Guggenheim Museum, New York«, The Tate Gallery, London, 16. April–26. Mai 1957, Nr. 41 (u.a.) ▪ Madrid, 1989, Farbabbildung S. 70 ▪ Berlin, 1993, Nr. 62, Farbabbildung S. 85 ▪ Sydney 1996/97, Nr. 36, Farbabbildung S. 89
Literatur: Bauquier, Bd. 1, Nr. 126, Farbabbildung S. 229 ▪ Bulletin de l'Effort Moderne, Paris, Nr. 28, Oktober 1926, Abbildung ▪ A. Salmon: F. Léger, in: Cahiers d'Art, Bd. 8, Nr. 3/4, 1933 ▪ Angelica Zander Rudenstine: The Guggenheim Museum Collection. Paintings 1880–1945, 2 Bde., New York 1976, Bd. 1, Nr. 164, Abbildung S. 465

87
Nature morte 1924
Stilleben
Öl auf Leinwand
92 x 60 cm
signiert und datiert unten rechts
Inv. 71.1
Tafel 46
Provenienz: Mrs. Stanley B. Resor, New York ▪ The Museum of Modern Art, New York ▪ seit 1971 Sammlung Beyeler
Ausstellungen: »XXVth Anniversary Exhibition«, Museum of Modern Art, New York, 19. Oktober 1954–6. Februar 1955 ▪ »Léger Memorial«, Museum of Modern Art, New York, 19. August–30. September 1955 ▪ »Léger and Purist Paris«, The Tate Gallery, London, November 1970–Januar 1971, Nr. 48, Abbildung S. 68 ▪ »Fernand Léger«, Grand Palais, Paris, Oktober 1971–Januar 1972, Nr. 80, Abbildung S. 81 ▪ »Fernand Léger«, Staatliche Kunsthalle, Berlin, 24. Oktober 1980–7. Januar 1981, Nr. 36, Farbabbildung S. 251 ▪ »Hommage à Fernand Léger«, Musée National Fernand Léger, Biot, 30. Mai–28. September 1981, Nr. 41, Abbildung ▪ »Fernand Léger, 1881–1981«, Galerie Beyeler, Basel, Oktober–Dezember 1981, Nr. 17, Farbabbildung ▪ »Fernand Léger«, Albright Knox Art Gallery, Buffalo (NY), 15. Januar–28. Februar 1982; Museum of Fine Arts, Montreal; Dallas Museum of Fine Arts, Nr. 30, Abbildung S. 92 ▪ Madrid, 1989, Farbabbildung S. 72 ▪ Berlin, 1993, Nr. 63, Farbabbildung S. 86 ▪ »Fernand Léger, Werke 1925–1955«, Galerie Beyeler, Basel, 22. Oktober 1994–28. Januar 1995, Nr. 1, Farbabbildung S. 8 ▪ Sydney, 1996/97, Nr. 37, Farbabbildung S. 91 ▪ »Fernand Léger«, Musée national d'Art moderne, Paris, 29. Mai–29. September 1997; Centro de Arte Reina Sofía, Madrid; Museum of Modern Art, New York, Farbabbildung S.136
Literatur: Bauquier, Bd. 2, Nr. 381, Farbabbildung S. 317 ▪ Bulletin of The Museum of Modern Art, Bd. XXIII, Nr. 3, 1956, Nr. 1174, S.16 ▪ Peter de Francia: Fernand Léger, New Haven/London 1983, Abbildung 30, S.105 ▪ Gilles Néret: Fernand Léger, Paris 1990, Nr. 156, Farbabbildung S.133

88
Feuilles et fruits 1927
Blätter und Früchte
Öl auf Leinwand
65 x 54 cm
signiert unten rechts
verso betitelt, signiert und bezeichnet »I: ETAT«
Inv. 69.2
Provenienz: Galerie Louis Carré, Paris ▪ seit 1969 Sammlung Beyeler
Ausstellungen: »Fernand Léger«, Galerie Beyeler, Basel, August–Oktober 1969, Nr. 17, Farbabbildung S. 25 ▪ »Fernand Léger, 1881–1981«, Galerie Beyeler, Basel, Oktober–Dezember 1981, Nr. 20, Farbabbildung ▪ »Fernand Léger«, Fundación Juan March, Madrid, 1983, Nr. 13, Farbabbildung ▪ Madrid, 1989, Farbabbildung S. 73 ▪ Berlin, 1993, Nr. 64, Farbabbildung S. 87 ▪ »Fernand Léger, Werke 1925–1955«, Galerie Beyeler, Basel, 22. Oktober 1994–28. Januar 1995, Nr. 7, Farbabbildung S. 22 ▪ Sydney, 1996/97, Nr. 38, Farbabbildung S. 93
Literatur: Bauquier, Bd. 3, Nr. 496, Farbabbildung S.183 ▪ Christian Zervos: De l'importance de l'objet dans la peinture d'aujourd'hui, in: Cahiers d'Art, Nr. 7, 1930, Abbildung S. 344 ▪ Fernand Léger, Edition Beyeler, Basel 1969, Nr. 31, Farbabbildung S. 50 ▪ Gilbert Lascault: Le parti pris des choses, in: Hommage à Fernand Léger, Cahiers d'Art, XXe siècle, numéro spécial, 1971, S. 38ff., Farbabbildung S. 39

89
Nature morte au masque de plâtre 1927
Stilleben mit Gipsmaske
Öl auf Leinwand
88,5 x 130 cm
signiert und datiert unten rechts
Inv. 69.1
Tafel 47
Provenienz: Sammlung Léonce Rosenberg, Paris ▪ Galerie Louis Carré, Paris ▪ seit 1969 Sammlung Beyeler
Ausstellungen: »Fernand Léger«, Kunsthaus, Zürich, Nr. 19, 1933 ▪ »Fernand Léger«, Kunsthalle, Bern, 10. April–25. Mai 1952, Nr. 48 ▪ »Fernand Léger, Peintures«, Galerie Louis Carré, Paris, 29. Mai–27. Juni 1953, Nr. 5 ▪ »Fernand Léger, 1881–1955«, Musée des Arts Décoratifs, Paris, Juni–Oktober 1956, Nr. 57, Abbildung S.185 ▪ »Fernand Léger 1881–1955«, Moderna Museet, Stockholm, Oktober–November 1964, Nr. 24 ▪ »Fernand Léger«, Galerie Beyeler, Basel, August–Oktober 1969, Nr. 16, Farbabbildung S. 29 ▪ »Fernand Léger«, Grand Palais, Paris, Oktober 1971–Januar 1972, Nr. 100, Abbildung S. 86 ▪ »Fernand Léger«, Art Gallery of South Australia, Adelaide; Art Gallery of New South Wales, Sidney; National Gallery of Victoria, Melbourne, 1976, Nr. 19, Abbildung ▪ »Fernand Léger«, Staatliche Kunsthalle, Berlin, 24. Oktober 1980–7. Januar 1981, Nr. 51, Farbabbildung S. 269 ▪ »Hommage à Fernand Léger 1881–1955«, Musée National Fernand Léger, Biot, 30. Mai–28. September 1981, Nr. 50, Abbildung ▪ »Fernand Léger 1881–1981«, Galerie Beyeler, Basel, Oktober–Dezember 1981, Nr. 19, Farbabbildung ▪ »Fernand Léger«, Albright Knox Gallery, Buffalo (NY), 15. Januar–28. Februar 1982; Museum of Fine Arts, Montreal; Dallas Museum of Fine Arts, Nr. 43, Farbabbildung S.105 ▪ »Fernand Léger«, Fondation Maeght, St. Paul de Vence, 2. Juli–2. Oktober 1988, Nr. 54, Farbabbildung S.117 ▪ »Fernand Léger«, Kunsthalle der Hypo-Kulturstiftung, München, 25. Oktober 1988–8. Januar 1989, Nr. 30, Farbabbildung ▪ Berlin, 1993, Nr. 65 ▪ »Fernand Léger, Werke 1925–1955«, Galerie Beyeler, Basel, 22. Oktober 1994–28. Januar 1995, Nr. 8, Farbabbildung S. 21 ▪ Sydney, 1996/97, Nr. 39, Farbabbildung S. 95
Literatur: Bauquier, Bd. 3, Nr. 503, Farbabbildung S.193 ▪ Bulletin de l'Effort Moderne, Nr. 36, Juni 1927, Abbildung ▪ Roger Garaudy: Pour un réalisme du XXe siècle. Dialogue posthume avec Fernand Léger, Paris 1968, S.190, Abbildung ▪ Bernard Dorival: Encyclopédie de la Pléiade, Bd. IV: Histoire de l'Art, Paris 1969, Abbildung S. 734 ▪ Gilbert Lascault: Le parti pris des choses, in: Hommage à Fernand Léger, Cahiers d'Art, XXe siècle, numéro spécial, 1971, S. 38ff., Farbabbildung S. 40 ▪ Gilles Néret: Léger, Paris 1990, Nr. 150, Farbabbildung S.190

90
Les deux cyclistes, la mère et l'enfant 1951
Die zwei Radfahrer, Mutter und Kind
Öl auf Leinwand
162 x 114 cm
signiert und datiert unten rechts
Inv. 89.6
Tafel 48
Provenienz: Aimé Maeght, Paris ▪ Galerie Beyeler, Basel ▪ Privatsammlung, Deutschland ▪ seit 1989 Sammlung Beyeler
Ausstellungen: »Fernand Léger«, Musée des Beaux-Arts, Lyon, 1955, Nr. 77 ▪ »Fernand Léger«, Musée des Arts Décoratifs, Paris, Juni–Oktober 1956, Nr. 137, Abbildung S. 338 ▪ »Fernand Léger«, Sidney Janis Gallery, New York, Januar 1957, Nr. 26 ▪ »Fernand Léger«, Haus der Kunst, München, März–Mai 1957, Nr. 121, Abbildung ▪ »Fernand Léger, Five Themes and Variations«, Solomon R. Guggenheim Museum, New York, 28. Februar–29. April 1964, Nr. 33, Abbildung S. 48 ▪ »Fernand Léger«, Museum des 20. Jahrhunderts, Wien, 26. April–9. Juni 1968, Nr. 57, Abbildung S. 58 ▪ »Fernand Léger«, Kunsthalle, Düsseldorf, 16. Dezember 1969–8. Februar 1970, Nr. 98, Abbildung ▪ »Fernand Léger, 1881–1981«, Galerie Beyeler, Basel, Oktober–Dezember 1981, Nr. 42, Farbabbildung ▪ »Fernand Léger, The Late Years«, Whitechapel Art Gallery, London, 27. November 1987–21. Februar 1988, Nr. 65, Farbabbildung ▪ Berlin, 1993, Nr. 66 ▪ »Fernand Léger, Werke 1925–1955«, Galerie Beyeler, Basel, 22. Oktober 1994–28. Januar 1995, Nr. 24, Farbabbildung S. 49 ▪ Sydney, 1996/97, Nr. 40, Farbabbildung S. 97 ▪ »Fernand Léger«, Musée national d'Art moderne, Paris, 29. Mai–29. September 1997; Centro de Arte Reina Sofía, Madrid; Museum of Modern Art, New York, Farbabbildung S. 255
Literatur: Werner Schmalenbach: Fernand Léger, Köln 1977, Nr. 45, Farbabbildung

ROY LICHTENSTEIN

91
Mirror 1970
Spiegel
Öl und Magna auf Leinwand
Durchmesser 65 cm
verso signiert und datiert
Inv. 97.7
Provenienz: seit 1997 Sammlung Beyeler
Ausstellungen: »Roy Lichtenstein – Mirrors«, Mary Boone Gallery, New York, 21. Oktober – 18. November 1989, Farbabbildung ■ »I Love Yellow«, Galerie Beyeler, Basel, Juni – September 1996, Nr. 46, Farbabbildung S. 42 ■ »Roy Lichtenstein«, Art Focus, Zürich, 22. März – 31. Mai 1997, Farbabbildung S. 24

92
Girl with Tear III 1977
Mädchen mit Träne III
Öl und Magna auf Leinwand
117 x 101,5 cm
verso signiert und datiert
Inv. 97.3
Tafel 129
Provenienz: seit 1997 Sammlung Beyeler
Ausstellungen: »Roy Lichtenstein: 1970 – 1980«, Saint Louis Art Museum, Mai – Juni 1981, Farbabbildung auf dem Frontispiz; Seattle Art Museum, Seattle; Whitney Museum of Modern Art, New York ■ Dauerleihgabe, The Corcoran Gallery of Art, Washington, 1994 – 1995
Literatur: Luccio Passetto: La Leggenda del Pop, in: Playmen, Nr. 47, September 1982, Farbabbildung ■ Gianni Perrelli: Un po' di Picasso e un po' di Paperino, in: Europeo, 31. März 1982, Farbabbildung S. 127

93
Painting in Landscape 1984
Gemälde in Landschaft
Öl auf Leinwand
127 x 152,5 cm
verso signiert und datiert
Inv. 84.2
Tafel 128
Provenienz: Leo Castelli Gallery, New York ■ seit 1984 Sammlung Beyeler
Ausstellungen: Madrid, 1989, Farbabbildung S. 179 ■ Berlin, 1993, Nr. 67, Farbabbildung S. 207

JACQUES LIPCHITZ

94
Figure 1926 – 30
Figur
Bronze, Exemplar 7/7
bezeichnet »Modern Art Foundry, Long Island City«
216 x 98 cm
signiert und numeriert
Inv. 90.7
Tafel 79
Provenienz: Yulla Lipchitz, New York ■ seit 1990 Sammlung Beyeler
Ausstellungen: Berlin, 1993, Nr. 68, Farbabbildung S. 191
Literatur: Alfred H. Barr jr.: Masters of Modern Art, Museum of Modern Art, New York 1954, Abbildung S. 86 ■ Henry H. Hope: Un sculpteur d'hier et d'aujourd'hui, in: L'œil, Mai 1959, Abbildung S. 33 ■ Jacques Lipchitz: My Life in Sculpture, New York 1972, Abbildung S. 90 ■ Alan G. Wilkinson: Paris und London: Modigliani, Lipchitz, Epstein and Gaudier-Brzeska, in: Primitivismus in der Kunst des zwanzigsten Jahrhunderts, hg. von William Rubin, München 1984, S. 428ff., Farbabbildung S. 440 ■ Alan G. Wilkinson: Jacques Lipchitz. A Lifetime in Sculpture, in: Jacques Lipchitz, Ausstellungskatalog, Art Gallery of Ontario (u. a.), 1989 – 91, Nr. 51, Abbildung S. 27

HENRI MATISSE

95
Jeannette IV 1911
Bronze, Exemplar 1/10
bezeichnet »F. Costenoble Fondeur Paris«
Höhe 61,5 cm
signiert und numeriert
Inv. 80.2
Tafel 49
Provenienz: George Heard Hamilton, New Haven ■ seit 1980 Sammlung Beyeler
Ausstellungen: »Portraits et Figures«, Galerie Beyeler, Basel, Februar – April 1982, Nr. 65, Abbildung S. 33 ■ Madrid, 1989, Farbabbildung S. 75 ■ Berlin, 1993, Nr. 69, Abbildung S. 90 ■ Sydney, 1996/97, Nr. 44, Farbabbildung S. 105
Literatur: Alfred H. Barr jr.: Matisse. His Art and His Public, New York 1951, Abbildung S. 370 ■ Jean Guichard-Meili: Henri Matisse. Son œuvre – son univers, Paris 1967, Abbildung ■ George Heard Hamilton: Painting and Sculpture in Europe 1880 – 1940, in: Pelican History of Art, Bd. 29, Harmondsworth 1967, Abbildung Nr. 55 A ■ Albert E. Elsen: The Sculpture of Matisse, Part III: Primitivism, Partial Figures and Portraits, in: Art Forum, Nr. 9, November 1968 ■ Herbert Read: Le Sculpteur, in: Hommage à Henri Matisse, Cahiers d'Art, XXe siècle, numéro spécial, 1970, S. 124 – 126 ■ John Elderfield: Matisse. Drawings and Sculpture, in: Art Forum, Nr. 11, September 1972, S. 83 – 85, Abbildung ■ Albert E. Elsen: The Sculpture of Henri Matisse, New York 1972, Nr. 175/176, Abbildungen S. 130 ■ Pierre Schneider: Matisse's Sculpture: The Invisible Revolution, in: Art News, März 1972, S. 25, 68 ■ Andreas Franzke: Skulpturen und Objekte von Malern des 20. Jahrhunderts, Köln 1982, Nr. 113, Abbildung S. 156 ■ Pierre Schneider und Massimo Carrà: Tout l'œuvre peint de Matisse, 1904 – 1928, Paris 1982, Nr. S15, Abbildung S. 111 ■ Pierre Schneider: Matisse, München 1984, Nr. 640, Abbildung S. 553

96
Jardin à Issy (L'Atelier à Clamart) um 1917
Der Garten in Issy (Das Atelier in Clamart)
Öl auf Leinwand
130 x 89 cm
unten links signiert
Inv. 88.3
Tafel 50
Provenienz: Amélie Matisse ■ Pierre Matisse Gallery, New York ■ seit 1988 Sammlung Beyeler
Ausstellungen: »Léger, Matisse, Picasso, Miró, Laurens, Magnelli, Arp, Hartung, Jacobsen«, Musée des Beaux-Arts, Lüttich, Juli – September 1958 ■ »Henri Matisse, Éxposition du Centenaire«, Grand Palais, Paris, April – September 1970, Nr. 162, Abbildung S. 225 ■ Dauerleihgabe, Kunstmuseum, Basel, 1978 – 1997 ■ »Henri Matisse«, Kunsthaus, Zürich, 15. Oktober 1982 – 16. Januar 1983; Städtische Kunsthalle, Düsseldorf, 1983, Nr. 57, Farbabbildung ■ Berlin, 1993, Nr. 70, Farbabbildung S. 91 ■ »Henri Matisse, A Retrospective«, Museum of Modern Art, New York, 24. September 1992 – 12. Januar 1993, Nr. 217, Farbabbildung S. 287 ■ Sydney, 1996/97, Nr. 45, Farbabbildung S. 107
Literatur: Volkmar Essers: Henri Matisse, 1869 – 1954, Köln 1990, Farbabbildung S. 55 ■ Pierre Schneider: Matisse, München 1984, Nr. 553, Abbildung S. 484

97
Jeune femme assise en robe de résille 1939
Sitzende junge Frau im Netzkleid
Kohle auf Papier
65 x 50 cm
oben links und unten rechts signiert und datiert
Inv. 64.6
Tafel 52
Provenienz: Berggruen & Cie., Paris ■ seit 1964 Sammlung Beyeler
Ausstellungen: »Henri Matisse: chapelle, peintures, dessins, sculptures«, Musée de la Pensée, Paris, 1950, Nr. 8 ■ »Von Bonnard bis heute«, Haus der Kunst, München, 1961, Nr. 81 ■ »documenta III«, Kassel, 27. Juni – 5. Oktober 1964, Bd. 2: Handzeichnungen, Nr. 6, Abbildung S. 151 ■ »Matisse«, Galerie Beyeler, Basel, Juni – September 1980, Nr. 23, Abbildung ■ »The Sculpture and Drawings of Henri Matisse«, Hayward Gallery, London, 4. Oktober 1984 – 6. Januar 1985; Museum of Modern Art, New York, 1985, Nr. 97, Abbildung S. 209 ■ Madrid, 1989, Abbildung S. 214 ■ »Matisse, Zeichnungen und Skulpturen«, Saarland-Museum, Saarbrücken, 12. Mai – 7. Juli 1991, Nr. 45, Abbildung ■ Berlin, 1993, Nr. 71, Abbildung S. 92 ■ Sydney, 1996/97, Nr. 46, Farbabbildung S. 109

98
Océanie, le ciel 1946/47
Ozeanien, der Himmel
Siebdruck auf Leinen, Exemplar 4/30
173 x 364 cm
signiert und numeriert unten rechts
numeriert unten links
Inv. 90.9
Tafel 55

Provenienz: Madame Jean Matisse, Pontoise ▪ seit 1990 Sammlung Beyeler
Ausstellungen: »Matisse, Zeichnungen und Skulpturen«, Saarland-Museum, Saarbrücken, 12. Mai – 7. Juli 1991 ▪ Berlin, 1993, Nr. 72, Farbabbildung S. 97 ▪ »Henri Matisse, Zeichnungen und Gouaches découpées«, Staatsgalerie, Stuttgart, 11. Dezember 1993 – 20. Februar 1994, Nr. 132, Farbabbildung S. 248; Maquette von *Océanie, le ciel* [Detail] dokumentiert auf einer Photographie vom Boulevard Montparnasse, Paris, 1946, S. 247
Literatur: Cowart/Fourcade, Nr. 55 ▪ Erno Goldfinger: Ascher Panels by Moore and Matisse, in: Building, Dezember 1948 ▪ Alfred H. Barr jr.: Matisse. His Art and His Public, New York 1951, S. 261f., 279 ▪ Jacques Lassaigne: Matisse, Genf 1959, S. 114 ▪ »Henri Matisse Paper Cut-Outs«, Ausstellungskatalog Washington; Detroit; Saint Louis, 1977/78, Nr. 55, Abbildung der Maquette S. 124, Innenansicht des Appartements des Künstlers am Boulevard Montparnasse, Paris, während der Arbeit an *Ozeanien*, Nr. 25, S. 48 ▪ Jean Guichard-Meili: Les gouaches découpées de Henri Matisse, Paris 1983, Farbabbildung S. 185 ▪ Pierre Schneider: Matisse, München 1984, Abbildung Nr. 815, S. 667, Innenansicht des Appartements des Künstlers am Boulevard Montparnasse, Paris, während der Arbeit an *Ozeanien*, Nr. 813/814, S. 666 ▪ Jack D. Flam: Der Einfluss Ozeaniens auf Matisse, in: Primitivismus in der Kunst des zwanzigsten Jahrhunderts, hg. von William Rubin, München 1984, S. 219ff., Abb. S. 243 ▪ Ralf Schibler: Henri Matisse. Scherenschnitte, München 1994, Nr. 13, Farbabbildung

99
Océanie, la mer 1946/47
Ozeanien, das Meer
Siebdruck auf Leinen, Exemplar 4/30
173,5 x 387,5 cm
signiert und numeriert unten rechts
numeriert unten links
Inv. 90.8
Tafel 54
Provenienz: Madame Jean Matisse, Pontoise ▪ seit 1990 Sammlung Beyeler
Ausstellungen: »Matisse, Zeichnungen und Skulpturen«, Saarland-Museum, Saarbrücken, 12. Mai – 7. Juli 1991 ▪ Berlin, 1993, Nr. 73, Farbabbildung S. 96 ▪ »Henri Matisse, Zeichnungen und Gouaches découpées«, Staatsgalerie, Stuttgart, 11. Dezember 1993 – 20. Februar 1994, Nr. 133, Farbabbildung S. 249
Literatur: Cowart/Fourcade, Nr. 56 ▪ Erno Goldfinger: Ascher Panels by Moore and Matisse, in: Building, Dezember 1948 ▪ Alfred H. Barr jr.: Matisse. His Art and His Public, New York, 1951, S. 261f., 279, Ansicht eines Interieurs mit dem Werk S. 510 ▪ Raymond Escholier: Matisse ce vivant, Paris 1956, S. 222 ▪ »Henri Matisse Paper Cut-Outs«, Ausstellungskatalog Washington; Detroit; Saint Louis, 1977/78, Nr. 56, S. 55 und 125, Abbildung der Maquette S. 126, Innenansicht des Appartements des Künstlers am Boulevard Montparnasse, Paris, während der Arbeit an *Ozeanien*, Nr. 25, S. 48f. ▪ Jean Guichard-Meili: Les gouaches découpées de Henri Matisse, Paris 1983, Farbabbildung S. 185 ▪ Pierre Schneider: Matisse, München 1984, S. 164, 669, 687, 693, Innenansicht des Appartements des Künstlers am Boulevard Montparnasse, Paris, während der Arbeit an *Ozeanien*, Nr. 813/814, S. 666 ▪ Carmine Benincasa: Henri Matisse. Il colore nella luce, Rom 1993, Farbtafel ▪ Ralf Schibler: Henri Matisse. Scherenschnitte, München 1994, Nr. 12, Farbabbildung

100
Algue blanche sur fond rouge et vert 1947
Weisse Alge auf rotem und grünem Grund
ausgeschnittene Papiere mit Gouache bemalt auf Papier
52,5 x 40,5 cm
signiert unten links
Inv. 81.2
Tafel 53
Provenienz: Berggruen & Cie., Paris ▪ Theodor Ahrenberg, Chexbres ▪ seit 1981 Sammlung Beyeler
Ausstellungen: »Henri Matisse, Œuvres récentes, 1947 – 1948«, Musée national d'Art moderne, Paris, Juni – September 1949, Nr. 3 ▪ »Henri Matisse, papiers découpés«, Berggruen & Cie., Paris, 27. Februar – 28. März 1953, Farbabbildung ▪ »Henri Matisse – Das Plastische Werk. Sämtliche Plastiken des Meisters sowie Leihgaben der Sammlung Ahrenberg, Stockholm«, Kunsthaus, Zürich, 14. Juli – 12. August 1959, Nr. 76 ▪ »Henri Matisse, Paper Cut-Outs«, National Gallery of Art, Washington, 10. September – 23. Oktober 1977; Detroit Institute of Arts; Saint Louis Art Museum, 1977/78, Nr. 77, Abbildung S. 144, Innenansicht der Galerie Berggruen & Cie. während der Ausstellung »Henri Matisse, papiers découpés« von 1953, Nr. 39, S. 120f.; Innenansicht des Musée national d'Art moderne, Paris, während der Ausstellung »Henri Matisse, œuvres récentes, 1947 – 1948«, von 1949, Nr. 45, S. 132f. ▪ Madrid, 1989, Farbabbildung S. 79 ▪ Berlin, 1993, Nr. 74, Farbabbildung S. 88 ▪ »Henri Matisse. Zeichnungen und Gouaches découpées«, Staatsgalerie, Stuttgart, 11. Dezember 1993 – 20. Februar 1994, Nr. 157, Farbabbildung S. 282, S. 220 Innenansicht der Villa Rêve in Vence, 1948 ▪ Sydney, 1996/97, Nr. 47, Farbabbildung S. 111
Literatur: Cowart/Fourcade, Nr. 77 ▪ Ralf Schibler: Henri Matisse. Scherenschnitte, München 1994, Nr. 16, Farbabbildung

101
Intérieur à la fougère noire 1948
Interieur mit schwarzem Farn
Öl auf Leinwand
116,5 x 89,5 cm
signiert und datiert unten Mitte
Inv. 79.1
Tafel 51
Provenienz: Otto Preminger, New York ▪ seit 1979 Sammlung Beyeler
Ausstellungen: »Henri Matisse, Œuvres récentes, 1947 – 1948«, Musée national d'Art moderne, Paris, Juni – September 1949 ▪ »Henri Matisse, Retrospective«, UCLA Art Galleries, Los Angeles, 5. Januar – 27. Februar 1966; Art Institute of Chicago; Museum of Fine Arts, Boston, Farbabbildung S. 91 ▪ »Matisse, 1869 – 1954, A Retrospective Exhibition«, Hayward Gallery, London, 1968, Nr. 123, Abbildung S. 144 ▪ »Henri Matisse, Éxposition du Centenaire«, Grand Palais, Paris, April – September 1970, Nr. 200, Abbildung S. 247 ▪ »Matisse«, Galerie Beyeler, Basel, Juni – September 1980, Nr. 44, Farbabbildung und Abbildung auf dem Umschlag ▪ »Henri Matisse«, Kunsthaus, Zürich, 15. Oktober 1982 – 16. Januar 1983; Städtische Kunsthalle, Düsseldorf, 1983, Nr. 93, Farbabbildung ▪ Madrid, 1989, Farbabbildung S. 77 ▪ »L'éternel féminin«, Galerie Beyeler, Basel, November 1989 – Januar 1990, Nr. 39, Farbabbildung ▪ »Henri Matisse, A Retrospective«, The Museum of Modern Art, New York, 24. September 1992 – 12. Januar 1993, Nr. 384, Farbabbildung S. 442 ▪ Berlin, 1993, Nr. 75, Farbabbildung S. 93 ▪ »Matisse, Le Grand Atelier 1935 – 1948«, Musée Matisse, Nizza, 25. Juni – 2. Oktober 1994, Farbabbildung S. 25 (Cahiers Henri Matisse, Musée Matisse, Nizza 1994, Nr. 12) ▪ Sydney, 1996/97, Nr. 48, Farbabbildung S. 113
Literatur: Louis Aragon: Henri Matisse, Paris 1971, 2 Bde., Bd. 2, Farbabbildung Nr. LXIX ▪ Das Werk ist dokumentiert auf einer Photographie von 1948, die Matisse in der Villa Le Rève in Vence zeigt, in: Henri Matisse. Zeichnungen und Gouaches découpées, Ausstellungskatalog, Staatsgalerie, Stuttgart, 1993/94, S. 10

102
Nu bleu I 1952
Blauer Frauenakt I
ausgeschnittene Papiere mit Gouache bemalt auf Papier auf Leinwand
106 x 78 cm
signiert und datiert unten links
Inv. 60.1
Tafel 56
Provenienz: Marguerite Duthuit-Matisse, Paris ▪ seit 1960 Sammlung Beyeler
Ausstellungen: »Salon de Mai«, Paris, 1954 [?] ▪ »Henri Matisse, Les grandes gouaches découpées«, Stedelijk Museum, Amsterdam, 29. April – 20. Juni 1960, Nr. 14 ▪ »Henri Matisse, Les grandes gouaches découpées«, Musée des Arts Décoratifs, Paris, 22. März – 15. Mai 1961, Nr. 20 ▪ »The Last Works of Henri Matisse, Large Cut Gouaches«, The Museum of Modern Art, New York, 17. Oktober – 3. Dezember 1961; Art Institute of Chicago; San Francisco Museum of Art, 1961/62, Nr. 16, Farbabbildung M ▪ »Bilanz, Internationale Malerei seit 1950«, Kunsthalle, Basel, 20. Juni – 23. August 1964, Nr. 20, Abbildung ▪ »Henri Matisse, Éxposition du Centenaire«, Grand Palais, Paris, April – September 1970, Nr. 219A, Abbildung S. 262 ▪ »Matisse«, Galerie Beyeler, Basel, Juni – September 1980, Nr. 49, Farbabbildung ▪ »Henri Matisse, Paper Cut-Outs«, National Gallery of Art, Washington, 10. September – 23. Oktober 1977; Detroit Institute of Arts; Saint Louis Art Museum, 1977/78, Nr. 167, Abbildung S. 213 ▪ »Henri Matisse«, Kunsthaus, Zürich, 15. Oktober 1982 – 16. Januar

1983; Städtische Kunsthalle, Düsseldorf, 1983, Nr. 105, Farbabbildung ■ »The Sculpture and Drawings of Henri Matisse«, Hayward Gallery, London, 4. Oktober 1984–6. Januar 1985; Museum of Modern Art, New York, 1985, Abbildung S. 244 ■ Madrid, 1989, Farbabbildung S. 80 ■ »transForm«, Kunstmuseum und Kunsthalle, Basel, 14. Juni–27. September 1992, Nr. 20, Farbabbildung S. 33 ■ »Henri Matisse, A Retrospective«, Museum of Modern Art, New York, 24. September 1992–12. Januar 1993, Nr. 401, Farbabbildung S. 458 ■ Berlin, 1993, Nr. 76, Farbabbildung S. 89 und auf dem Umschlag ■ Sydney, 1996/97, Nr. 49, Farbabbildung S.115
Literatur: Cowart/Fourcade, Nr. 167 ■ André Verdet: Prestiges de Matisse, Paris 1952, S. 24 ■ Dernières œuvres de Henri Matisse, in: Verve, Revue artistique et littéraire, Bd. IX, 1958, Nr. 35/36, Farbabbildung S.104 ■ Jacques Lassaigne: Matisse, Genf 1959, Farbabbildung S. 3 ■ Albert E. Elsen: The Sculpture of Henri Matisse, New York 1972, Nr. 267, Abbildung S. 203 ■ Pierre Schneider und Massimo Carrà: Tout l'œuvre peint de Matisse 1904–1928, Paris 1982, Abbildung Nr. P8, Abbildung S.112, ■ Pierre Schneider: Matisse, München 1984, Nr. 18, Farbabbildung S. 24 ■ Carmine Benincasa: Henri Matisse. Il colore nella luce, Rom 1993, Farbtafel, Abbildung S. 64 ■ Ralf Schibler: Henri Matisse. Scherenschnitte, München 1994, Nr. 27, Farbabbildung

103
Nu bleu, la grenouille 1952
Blauer Frauenakt, der Frosch
ausgeschnittene Papiere mit Gouache bemalt
auf Papier auf Leinwand
141 x 134 cm
monogrammiert unten rechts
Inv. 79.2
Tafel 57
Provenienz: Pierre Matisse, New York ■ Otto Preminger, New York ■ seit 1979 Sammlung Beyeler
Ausstellungen: »Henri Matisse, Les grandes gouaches découpées«, 25. Juli–20. September 1959, Kunsthalle, Bern, Nr. 10 ■ »Henri Matisse, Les grandes gouaches découpées«, Musée des Arts Décoratifs, Paris, 22. März–15. Mai 1961, Nr. 17, Farbabbildung S. 30 ■ »The Last Works of Henri Matisse, Large Cut Gouaches«, Museum of Modern Art, New York, 17. Oktober–3. Dezember 1961; Art Institute of Chicago; San Francisco Museum of Art, 1961/62, Nr. 13, Farbabbildung E ■ »Henri Matisse, Exposition du Centenaire«, Grand Palais, Paris, April–September 1970, Nr. 223, Abbildung S. 267 ■ »Henri Matisse, Paper Cut-Outs«, National Gallery of Art, Washington, 10. September–23. Oktober 1977; Detroit Institute of Arts; Saint Louis Art Museum, 1977/78, Nr. 180, Abbildung S. 230 ■ »Matisse«, Galerie Beyeler, Basel, Juni–September 1980, Nr. 50, Farbabbildung ■ »Westkunst, zeitgenössische Kunst seit 1939«, Köln, 1981, Nr. 425, Abbildung S. 407 ■ »Henri Matisse«, Kunsthaus, Zürich, 15. Oktober 1982–16. Januar 1983; Städtische Kunsthalle, Düsseldorf, 1983, Nr. 107, Farbabbildung ■ The Sculpture and Drawings of Henri Matisse«, Hayward Gallery, London, 4. Oktober 1984–6. Januar 1985; Museum of Modern Art, New York, 1985, Nr. 154, Abbildung S. 246 ■ Dauerleihgabe, Kunstmuseum, Basel, 1988–1993 ■ Madrid, 1989, Farbabbildung S. 83 ■ »transForm«, Kunstmuseum und Kunsthalle, Basel, 14. Juni–27. September 1992, Nr. 21, Farbabbildung S. 32 ■ Berlin, 1993, Nr. 77, Farbabbildung S. 95 ■ »Henri Matisse, Zeichnungen und Gouaches découpées«, Staatsgalerie, Stuttgart, 11. Dezember 1993–20. Februar 1994, Nr. 154, Farbabbildung S. 277. Dokumentiert auf Photographie, Hôtel Régina, Nizza-Cimiez, 1952, S. 276 ■ Sydney, 1996/97, Nr. 50, Farbabbildung S.117
Literatur: Cowart/Fourcade, Nr. 180 ■ Dernières œuvres de Henri Matisse, in: Verve, Revue artistique et littéraire, Bd. IX, 1958, Nr. 35/36, Farbabbildung ■ Albert E. Elsen: The Sculpture of Henri Matisse, New York 1972, Nr. 268, Abbildung S. 204 ■ Pierre Schneider und Massimo Carrà: Tout l'œuvre peint de Matisse, 1904–1928, Paris 1982, Nr. P7, Abbildung S.112 ■ Ralf Schibler: Henri Matisse. Scherenschnitte, München 1994, Nr. 38, Farbabbildung

104
Acanthes 1953
Bärenklau
Kohle, ausgeschnittene Papiere mit Gouache bemalt
auf Papier auf Leinwand
311 x 350,5 cm
Inv. 60.2
Tafel 58
Provenienz: Marguerite Duthuit-Matisse, Paris ■ seit 1960 Sammlung Beyeler
Ausstellungen: »Henri Matisse, Les grandes gouaches découpées«, Kunsthalle, Bern, 25. Juli–20. September 1959, Nr. 30, Abbildung ■ »Henri Matisse, Les grandes gouaches découpées«, Musée des Arts Décoratifs, Paris, 22. März–15. Mai 1961, Nr. 38 ■ »The Last Works of Henri Matisse, Large Cut Gouaches«, Museum of Modern Art, New York, 17. Oktober–3. Dezember 1961; Art Institute of Chicago; San Francisco Museum of Art, 1961/62, Nr. 32, Abbildung S. 39 ■ »Bilanz, Internationale Malerei seit 1950«, Kunsthalle, Basel, 20. Juni–23. August 1964, Nr. 21 ■ Dauerleihgabe, Kunstmuseum, Basel, 1964–1993 ■ »Matisse«, Galerie Beyeler, Basel, Juni–September 1980, Nr. 52 ■ »Henri Matisse«, Kunsthaus, Zürich, 15. Oktober 1982–16. Januar 1983; Städtische Kunsthalle, Düsseldorf, 1983, Nr. 108, Farbabbildung ■ Madrid, 1989, Farbabbildung S. 85 ■ Berlin, 1993, Nr. 78, Farbabbildung S. 98/99
Literatur: Cowart/Fourcade, Nr. 213 ■ Dernières œuvres de Matisse, in: Verve, Revue artistique et littéraire, Bd. IX, 1958, Nr. 35/36, Farbabbildung ■ Jacques Lassaigne: Matisse, Genf 1959, S. 84, 123f., Farbabbildung S.123 ■ Pierre Schneider: Henri Matisse. Éxposition du Centenaire, Ausstellungskatalog, Grand Palais, Paris 1970, Nr. 247, Abbildung Nr. 301 ■ Ralf Schibler: Henri Matisse. Scherenschnitte, München 1994, Nr. 43, Farbabbildung

JOAN MIRÓ

105
Paysage (Paysage au coq) 1927
Landschaft (Landschaft mit Hahn)
Öl auf Leinwand
131 x 196,5 cm
signiert und datiert unten Mitte
verso signiert, betitelt und datiert
Inv. 96.1
Tafel 86
Provenienz: Galerie Pierre, Paris ■ Pierre Matisse Gallery, New York ■ Ruth Mc C. Maitland, Santa Monica ■ John Gilbert Dean, North Scituate ■ Richard L. Feigen, Chicago und New York ■ Stephen Hahn, New York ■ seit 1996 Sammlung Beyeler
Ausstellungen: »Miró«, Galerie Georges Bernheim & Cie., Paris, 1.–15. Mai 1928 ■ Kunsthaus, Zürich, 11. Oktober–4. November 1934, Nr. 92 ■ »Joan Miró«, Museum of Modern Art, New York, 18. November 1941–11. Januar 1942; Smith College Museum of Art, Northampton; Vassar College, Poughkeepsie ■ »Joan Miró«, National Museum of Modern Art, Tokio, 26. August–9. Oktober 1966, Nr. 31, Abbildung S. 96; National Museum of Art, Kioto ■ »Dada, Surrealism and Their Heritage«, The Museum of Modern Art, New York, 27. März–9. Juni 1968, Nr. 233, Farbabbildung S. 65; Los Angeles County Museum of Art; The Art Institute of Chicago ■ »Joan Miró, A Retrospective«, Solomon R. Guggenheim Museum, New York, 15. Mai–23. August 1987, Nr. 42, Farbabbildung S.110 ■ »Joan Miró«, Museum of Modern Art, New York, 17. Oktober 1993–11. Januar 1994, Nr. 70, S. 389, Farbabbildung S.159
Literatur: Dupin, Nr. 181, Abbildung S. 515 ■ E. Tériade: Documentaire sur la jeune peinture, IV. La Réaction littéraire, in: Cahier d'Art, Bd. 5, Nr. 2, 1930, S. 69–84, Abbildung S. 84 ■ Cahiers d'Art, Bd. 9, Nr. 1–4, 1934, Abbildung 21 S. 39 ■ Clement Greenberg: Joan Miró, New York 1948, Tafel XIX, Abbildung S. 62 ■ Yves Bonnefoy: Miró, Paris 1964, S. 26 ■ Rosalind Krauss und Margit Rowell: Joan Miró. Magnetic Fields, New York 1972, S.14 ■ William Rubin: Miró in the Collection of the Museum of Modern Art, New York 1973, S. 24, 112, 118, Abbildung 12 S.114 ■ Angelica Rudenstine: The Guggenheim Museum Collection. Paintings 1880–1945, Bd. 2, New York 1976, S. 525

106
Peinture (Personnage: Les frères Fratellini)
1927
Malerei (Personen: Die Brüder Fratellini)
Öl auf Leinwand
130 x 97,5 cm
signiert und datiert unten Mitte
verso signiert und datiert
Inv. 90.10
Tafel 85
Provenienz: Pierre Loeb (Galerie Pierre), Paris ■ Pierre Chadourne, Paris ■ Theodore Schempp & Co., New York ■ Mr. und Mrs. Harry Lewis Winston

Sculpture from the Collection of Mr. and Mrs. Harry Lewis Winston«, The University of Michigan Museum of Art, Alumni Memorial Hall, Ann Arbor (MI), 30. Oktober – 27. November 1955, Nr. 45, S. 14 ▫ »Joan Miró«, Museum of Modern Art, New York, 18. März – 10. Mai 1959; Los Angeles County Museum of Art, Los Angeles, Nr. 35, S. 51, Abbildung ▫ »Aspects of Twentieth Century Art, European Painting and Sculpture II«, National Gallery of Art, Washington, 1978, Nr. 78, Abbildung ▫ »transForm«, Kunstmuseum und Kunsthalle, Basel, 14. Juni – 27. September 1992, Nr. 99, Farbabbildung S. 87 ▫ Berlin, 1993, Nr. 79, Farbabbildung S. 137 ▫ »Joan Miró«, Museum of Modern Art, New York, 17. Oktober 1993 – 11. Januar 1994, Nr. 68, Farbabbildung S. 148, Abbildung S. 388 ▫ Sydney, 1996/97, Nr. 71, Farbabbildung S. 159
Literatur: Dupin, Nr. 190, Abbildung S. 500 ▫ William Rubin: Miró in Retrospect, in: Art International, Bd. III, Nr. 5/6, 1959, Abbildung S. 37 ▫ James Thrall Soby: Joan Miró, New York 1959, S. 53, Abbildung S. 51 ▫ William Rubin: Arshile Gorky, Surrealism and the New American Painting, in: Art International, Bd. VII, Nr. 3, Februar 1963, Abbildung S. 36 (Wiederabdruck, in: William Rubin: New York Painting and Sculpture, 1940 – 1970, New York 1969, Abbildung S. 399) ▫ Joshua C. Taylor: Harry Lewis Winston. Futurist and Other Twentieth-Century Art, in: Great Private Collections, New York 1963, Abbildung S. 303 ▫ Rosalind Krauss und Margit Rowell: Joan Miró. Magnetic Fields, New York 1972, S. 108

107
Peinture 1930
Malerei
Öl, Kohle und Gips auf Leinwand
231 x 150,5 cm
verso signiert und datiert
Inv. 72.3
Tafel 88
Provenienz: Galerie Pierre, Paris ▫ Hans Arp, Meudon ▫ Emanuel Hoffmann Stiftung, Basel ▫ Galerie Maeght, Paris ▫ Yann Mitchell, New York ▫ seit 1972 Sammlung Beyeler
Ausstellungen: »Joan Miró«, Palais des Beaux-Arts, Brüssel, 6. Januar – 7. Februar 1956, Nr. 34, Abbildung ▫ »Joan Miró«, Kunsthalle, Basel, 24. März – 29. April 1956, Nr. 31 ▫ »Joan Miró«, Museum of Modern Art, New York, 18. März – 10. Mai 1959, Nr. 40; Los Angeles County Museum of Art, Nr. 39 ▫ »Miró – Calder«, Galerie Beyeler, Basel, Dezember 1972 – Februar 1973, Nr. 3, Farbabbildung ▫ »Arp – Miró«, Galerie Beyeler, Basel, Juni – September 1979, Nr. 62, Farbabbildung ▫ »Miró in America«, Museum of Fine Arts, Houston, 21. April – 27. Juni 1982, Nr. 15, Farbabbildung ▫ »Joan Miró«, Kunsthaus, Zürich, 21. November 1986 – 1. Februar 1987; Städtische Kunsthalle, Düsseldorf, 1987, Nr. 66, Farbabbildung ▫ Madrid, 1989, Farbabbildung S. 97 ▫ »Joan Miró, Rétrospective de l'œuvre peint«, Fondation Maeght, St. Paul de Vence, 4. Juli – 1. Oktober 1990, Nr. 36, Farbabbildung S. 87 ▫ »transForm«, Kunstmuseum und Kunsthalle, Basel, 14. Juni – 27. September 1992, Nr. 100, Farbabbildung S. 90 ▫ Berlin, 1993, Nr. 80, Farbabbildung S. 138 ▫ »Joan Miró«, Museum of Modern Art, New York, 17. Oktober 1993 – 11. Januar 1994, Nr. 89, Farbabbildung S. 180, Abbildung S. 395
Literatur: Dupin, Nr. 260, Abbildung S. 234 ▫ Georges Bataille: Joan Miró. Peintures récentes, in: Documents, 2. Jg., Nr. 7, 1930, Abbildung S. 398 ▫ Jacques Prévert und Georges Ribemont-Dessaignes: Joan Miró, Paris 1956, Abbildung S. 120 ▫ Jacques Dupin: Miró, Paris 1993, Nr. 164, Farbabbildung S. 155

108
Composition (Petit univers) 1933
Komposition (Kleines Universum)
Gouache auf Karton
39,5 x 31,5 cm
signiert und datiert unten rechts
Inv. 72.4
Tafel 89
Provenienz: Jean Masurel, Paris ▫ seit 1972 Sammlung Beyeler
Ausstellungen: »Miró – Calder«, Galerie Beyeler, Basel, Dezember 1972 – Februar 1973, Nr. 10, Farbabbildung auf dem Umschlag ▫ Madrid, 1989, Farbabbildung S. 99 ▫ Berlin, 1993, Nr. 81, Farbabbildung S. 139 ▫ »Elan Vital oder das Auge des Eros«, Haus der Kunst, München, 20. Mai – 14. September 1994, Farbabbildung Nr. 271, Nr. 507 und Farbabbildung auf dem Umschlag [Ausschnitt] ▫ »Surrealismus, Traum des Jahrhunderts«, Galerie Beyeler, Basel, Oktober 1995 – März 1996, Nr. 73, Farbabbildung S. 43 ▫ Sydney, 1996/97, Nr. 72, Farbabbildung S. 161

109
Danseuse espagnole 1945
Spanische Tänzerin
Öl auf Leinwand
146,5 x 114,5 cm
verso signiert, datiert und betitelt
Inv. 90.11
Tafel 90
Provenienz: Mr. und Mrs. Lee A. Ault, New Canaan ▫ John L. Senior jr., New York und New Canaan ▫ Knoedler & Co., Inc., New York ▫ Mr. und Mrs. Daniel Saidenberg, New York ▫ Alex Reid & Lefevre, London ▫ Acquavella Galleries, New York ▫ William Koch, Boston ▫ seit 1990 Sammlung Beyeler
Ausstellungen: »Joan Miró«, Museum of Modern Art, New York, 18. März – 10. Mai 1959, Nr. 86, S. 116; Los Angeles County Museum of Art, Nr. 88 ▫ »Joan Miró«, Kunsthaus, Zürich, 21. November 1986 – 1. Februar 1987; Städtische Kunsthalle, Düsseldorf, 1987, Nr. 128, Farbabbildung ▫ »Joan Miró, A Retrospective«, Solomon R. Guggenheim Museum, New York, 1987, Nr. 110, Farbabbildung S. 193 ▫ »transForm«, Kunstmuseum und Kunsthalle, Basel, 14. Juni – 27. September 1992, Nr. 102 ▫ Berlin, 1993, Nr. 82, Farbabbildung S. 140 ▫ »Joan Miró«, Museum of Modern Art, New York, 17. Oktober 1993 – 11. Januar 1994, Nr. 183, Farbabbildung S. 267, Abbildung S. 423 ▫ Sydney, 1996/97, Nr. 73, Farbabbildung S. 163
Literatur: Dupin, Nr. 660, Abbildung S. 402 ▫ Tristan Tzara: »Pour passer le temps …«, in: Cahiers d'Art, 20./21. Jg., 1945/46, Abbildung S. 297 ▫ Clement Greenberg: Joan Miró, New York 1948, Abbildung S. 117, Tafel LXXVI ▫ James Thrall Soby: Joan Miró, New York 1959, S. 118, Abbildung S. 116

110
L'Étreinte du soleil à l'amoureuse 1952
Verliebte Umarmung der Sonne
Öl auf Leinwand
22 x 16 cm
signiert unten rechts
verso datiert
Inv. 71.2
Tafel F (Nachtrag)
Provenienz: Pierre Matisse, New York ▫ Harold Diamond, New York ▫ seit 1971 Sammlung Beyeler
Ausstellungen: »Miró – Calder«, Galerie Beyeler, Basel, Dezember 1972 – Februar 1973, Nr. 19, Farbabbildung ▫ Madrid, 1989, Farbabbildung S. 101 ▫ Berlin, 1993, Nr. 83, Farbabbildung S. 141 ▫ Sydney, 1996/97, Nr. 74, Farbabbildung S. 165
Literatur: Dupin, Nr. 798, Abbildung S. 544

111
Oiseau lunaire 1966
Mondvogel
Bronze, Exemplar 5/5
bezeichnet »Susse Frères Paris«
234 x 210 x 150 cm
signiert und numeriert
Inv. 93.2
Tafel 87
Provenienz: Nachlass des Künstlers ▫ seit 1993 Sammlung Beyeler
Ausstellungen: Berlin, 1993, Nr. 89, S. 272 ▫ »Surrealismus, Traum des Jahrhunderts«, Galerie Beyeler, Basel, Oktober 1995 – März 1996, Nr. 75, Farbabbildung S. 48
Literatur: Alain Jouffroy und Joan Teixidor: Joan Miró. Sculptures, Paris 1980, Nr. 56, S. 229 ▫ James Johnson Sweeney: Joan Miró, Barcelona 1970, Abbildungen Nr. 108 und 109 ▫ David Sylvester: Über Mirós Skulpturen, in: Joan Miró. Das plastische Werk, Ausstellungskatalog, Zürich 1972, S. 25 – 27 ▫ William Rubin: Miró in the Collection of the Museum of Modern Art, New York 1973, S. 98 ▫ Rosa Maria Malet: Joan Miró, Barcelona 1983, S. 26, Abbildung Nr. 121 ▫ Guy Weelen: Joan Miró, Paris 1984, S. 179, Abbildung Nr. 266, S. 184 ▫ Carolyn Lanchner: Joan Miró, in: Ausstellungskatalog, The Museum of Modern Art, New York 1993/94, Abbildung S. 300

PIET MONDRIAN

112
Eucalyptus 1912
Eukalyptus
Öl auf Leinwand
60 x 51 cm
1942 in New York unten rechts monogrammiert und datiert
Inv. 59.7
Tafel 60
Provenienz: Harry Holtzman, New York ▪ Sidney Janis Gallery, New York ▪ seit 1959 Sammlung Beyeler
Ausstellungen: »Piet Mondrian«, Museum of Modern Art, New York, 21. März – 13. Mai 1945, Nr. 9 ▪ »Piet Mondrian«, Sidney Janis Gallery, New York, 2. – 30. November 1953, Nr. 19 ▪ »Mondrian«, Galerie Beyeler, Basel, 12. November 1964 – 15. Februar 1965, Nr. 28, Farbabbildung ▪ »Piet Mondrian«, Nationalgalerie, Berlin, 15. September – 20. November 1968, Nr. 21 ▪ »Mondrian«, Orangerie des Tuileries, Paris, 18. Januar – 31. März 1969, Nr. 34, S. 74 ▪ Berlin, 1993, Nr. 85, Farbabbildung S. 123 ▪ Sapporo, 1996, Nr. 27, S. 70, Farbabbildung S. 71
Literatur: Joosten/Welsh, Nr. B22 ▪ Seuphor, Nr. 354, Abbildung Nr. 203, S. 374 ▪ Robert Welsh: The Hortus Conclusus of Piet Mondrian, in: The Connoisseur, Februar 1966, S. 135

113
Composition No. XVI 1912/13
(Composition I, Arbres)
Komposition Nr. XVI
(Komposition I, Bäume)
Öl auf Leinwand
85,5 x 75 cm
signiert unten rechts
verso betitelt und signiert
Inv. 75.3
Tafel 61
Provenienz: Helene Kröller-Müller, 's-Gravenhage ▪ A. G. Kröller-Müller, Hoenderloo ▪ Heir A. G. Kröller ▪ Jan Hudig L. Jan, Rotterdam ▪ Joop P. Smid, Amsterdam ▪ seit 1975 Sammlung Beyeler
Ausstellungen: »Mondriaan«, Kunsthandel Walrecht, 's-Gravenhage, Juni – Juli 1914 ▪ »Alma, Le Fauconnier en Mondriaan«, Rotterdamsche Kunstkring, Rotterdam, 31. Januar – 28. Februar 1915, Nr. 54 ▪ »Werke van Lodewijk Schelfhout, Piet Mondriaan, Jan Sluyters, Leo Gestel, Le Fauconnier, J. C. van Epen, architect«, Stedelijk Museum, Amsterdam, 3. – 25. Oktober 1915, Nr. 107 ▪ »Cubism and Abstract Art«, Museum of Modern Art, New York, 26. Februar – 12. April 1936, Nr. 179 ▪ »Piet Mondrian«, Kunsthaus, Zürich, Mai – Juli 1955, Nr. 58 ▪ »Piet Mondrian«, Galleria Nazionale, Rom, 27. November 1956 – 2. Januar 1957; Palazzo Reale, Mailand, 1957, Nr. 27 ▪ »Piet Mondrian«, Galerie Beyeler, Basel, 12. November 1964 – 15. Februar 1965, Nr. 29 ▪ »European Master Paintings from Swiss Collections, Post-Impressionism to World War II«, Museum of Modern Art, New York, Dezember 1976 – Februar 1977, Abbildung S. 137 ▪ Madrid, 1989, Farbabbildung S. 89 ▪ »transForm«, Kunstmuseum und Kunsthalle, Basel, 14. Juni – 27. September 1992 ▪ Berlin, 1993, Nr. 86, Farbabbildung S. 124 ▪ Sydney, 1996/97, Nr. 42, Farbabbildung S. 101
Literatur: Joosten/Welsh, Nr. B26 ▪ Seuphor, Nr. 348, S. 421, Abbildung S. 373, Nr. 193 ▪ Alfred Barr: Cubism and Abstract Art, New York 1936, S. 141, Abbildung Nr. 140, S. 143 ▪ Frank Elgar: Mondrian, New York/London 1968, Abbildung Nr. 50, S. 54 ▪ Joop Joosten: Between Cubism and Abstraction, in: Piet Mondrian, Ausstellungskatalog, Solomon R. Guggenheim Museum, New York 1971, S. 58f. ▪ Michel Butor und Maria Grazia Ottolenghi: Piet Mondrian. Tout l'œuvre peint, Paris 1974, Nr. 259, Abbildung S. 104

114
Composition No. VI 1914
(Composition 9, Blue Façade)
Komposition Nr. VI (Komposition 9, Blaue Fassade)
Öl auf Leinwand
95,5 x 68 cm
signiert unten rechts
verso zweimal signiert und betitelt
Inv. 89.8
Tafel 62
Provenienz: Jon N. Streep, Amsterdam und New York ▪ Sidney Janis Gallery, New York ▪ John L. Senior jr., New York ▪ Sidney Janis Gallery, New York ▪ Mr. und Mrs. Armand P. Bartos, New York ▪ Museum of Modern Art, New York ▪ seit 1989 Sammlung Beyeler
Ausstellungen: »Mondriaan«, Kunsthandel Walrecht, 's-Gravenhage, Juni – Juli 1914 ▪ »Werken van Lodewijk Schelfhout, Piet Mondriaan, Jan Sluyters, Leo Gestel, Le Fauconnier, J. C. van Epen, architect«, Stedelijk Museum, Amsterdam, 3. – 25. Oktober 1915, Nr. 115 ▪ »Selections from Five New York Private Collections«, Museum of Modern Art, New York, 26. Juni – 9. September 1951 ▪ »Piet Mondrian«, Kunsthaus, Zürich, Mai – Juli 1955, Nr. 68 ▪ »documenta I«, Fridericianum, Kassel, 15. Juli – 18. September 1955, Nr. 431 ▪ »Piet Mondrian«, The Art Gallery of Toronto, 12. Februar – 20. März 1966, Nr. 74, Abbildung S. 149; Philadelphia Museum of Art; Gemeentemuseum, Den Haag ▪ »Mondrian«, Orangerie des Tuileries, Paris, 18. Januar – 31. März 1969, Nr. 46, Abbildung S. 89 ▪ »De Stijl: 1917 – 1931, Visions of Utopia«, Walker Art Center, Minneapolis, 31. Januar – 28. März 1982; Hirshhorn Museum and Sculpture Garden, Smithsonian Institution, Washington; Stedelijk Museum, Amsterdam; Rijksmuseum Kröller-Müller, Otterlo, Nr. 187, Farbabbildung Nr. 28 ▪ Berlin, 1993, Nr. 87, Farbabbildung S. 125 ▪ »Piet Mondrian 1872 – 1944«, Haags Gemeentemuseum, Den Haag, 18. Dezember 1994 – 30. April 1995; National Gallery of Art, London; Museum of Modern Art, New York, 1995/96, Nr. 56, Farbabbildung S. 152, S. 153 Abbildung der Skizze eines halb zerstörten Gebäudes (»Blue Façade«), 1914, in: Skizzenbuch, II, 43; Haags Gemeentemuseum, Den Haag ▪ Sapporo, 1996, Nr. 28, S. 72, Farbabbildung S. 73
Literatur: Joosten/Welsh, Nr. B50 ▪ Seuphor, Nr. 372, S. 422, Abbildung S. 381, Nr. 279 ▪ »Sam Hunter: Mondrian, New York 1958, Abbildung S. 14 ▪ Frank Elgar: Mondrian, New York/London 1968, S. 59f., Abbildung 71, S. 71 ▪ Hans L. C. Jaffé: Piet Mondrian, New York 1970, S. 112, Farbabbildung S. 113 ▪ Joop Joosten: Between Cubism and Abstraction, in: Piet Mondrian, Ausstellungskatalog, Solomon R. Guggenheim Museum, New York 1971, S. 53ff., S. 62 ▪ Michel Butor und Maria Grazia Ottolenghi: Piet Mondrian. Tout l'œuvre peint, Paris 1974, Nr. 278, Abbildung S. 105 ▪ Alfred H. Barr: Painting and Sculpture in The Museum of Modern Art, 1929 – 1967, New York 1977, Abbildung S. 134 ▪ Joop Joosten: Mondrians verlorene Skizzenbücher aus den Jahren 1911 – 1914, in: Mondrian. Zeichnungen, Ausstellungskatalog, Staatsgalerie Stuttgart, Stuttgart 1980, S. 63ff., S. 66ff. ▪ Jacques Meuris: Piet Mondrian, Paris 1991, Nr. 148, Abbildung S. 111 ▪ John Milner: Mondrian, London 1992, S. 107f., Abbildung Nr. 86

115
Tableau No. I 1921 – 25
Bild Nr. I
Öl auf Leinwand
75,5 x 65,5 cm
monogrammiert und datiert unten Mitte
Inv. 94.3
Tafel 63
Provenienz: Werner M. Moser-Schindler, Zürich ▪ Privatsammlung ▪ Galerie Beyeler ▪ Privatsammlung ▪ seit 1994 Sammlung Beyeler
Ausstellungen: [»Mondrian – Man Ray«], Galerie Kunstausstellung Kühl und Kühn, Dresden, September 1925 ▪ »Lissitzky – Mondrian – Ray«, Galerie Goltz, München, Januar – Februar 1926 ▪ »Wege und Richtungen der Abstrakten Malerei in Europa«, Städtische Kunsthalle, Mannheim, 30. Januar – 27. März 1927, Nr. 262 ▪ »Konstruktivisten«, Kunsthalle, Basel, 16. Januar – 14. Februar 1937, Nr. 45 ▪ »Piet Mondrian«, Kunsthaus, Zürich, Mai – Juli 1955, Nr. 88, Abbildung S. 50 ▪ »Piet Mondrian«, Orangerie des Tuileries, Paris, 18. Januar – 31. März 1969, Nr. 71 ▪ »Piet Mondrian«, Kunstmuseum, Bern, 9. Februar – 9. April 1972, Nr. 84
Literatur: Joosten/Welsh, Nr. B113.153 ▪ Seuphor, Nr. 307, Abbildung S. 384 ▪ Frank Elgar: Mondrian, New York/Washington/London 1968, Nr. 116, Farbabbildung S. 125 ▪ Maria Grazia Ottolenghi: L'opera completa di Mondrian, Mailand 1974, Nr. 350, Abbildung

116
Komposition mit Blau und Gelb 1932
Öl auf Leinwand
55,5 x 55,5 cm
monogrammiert und datiert unten rechts
Inv. 78.3
Tafel 64
Provenienz: G. Walbrink-Oud, Haarlem ▪ Jacobus Johannes P. Oud, Wassenaar ▪ Joop P. Smid, Amsterdam ▪ seit 1978 Sammlung Beyeler (erworben mit Beitrag Hartmann P. und Cécile Koechlin-Tanner, Riehen)

Ausstellungen: »Mondrian und De Stijl«, Galerie Gmurzynska, Köln, Mai–August 1979, Farbabbildung S. 191 ▪ »Raumkonzepte«, Städelsches Kunstinstitut, Frankfurt a. M., 2. März–25. Mai 1986, Nr. 69, Farbabbildung S. 138 ▪ »... und nicht die leiseste Spur einer Vorschrift. Positionen unabhängiger Kunst in Europa um 1937«, Kunstsammlung Nordrhein-Westfalen, Düsseldorf, 4. Dezember 1987–31. Januar 1988, Nr. 70, Farbabbildung S. 70 ▪ Madrid, 1989, Farbabbildung S. 91 ▪ »transForm«, Kunstmuseum und Kunsthalle, Basel, 14. Juni–27. September 1992, Nr. 81, Farbabbildung S. 74 ▪ Berlin, 1993, Nr. 88, Farbabbildung S. 126 ▪ »Piet Mondrian 1872–1944«, Haags Gemeentemuseum, Den Haag, 18. Dezember 1994–30. April 1995; National Gallery of Art, London; Museum of Modern Art, New York, Nr. 134, Farbabbildung S. 252 ▪ »Canto d'amore. Klassizistische Moderne in Musik und bildender Kunst«, Kunstmuseum, Basel, 27. April–11. August 1996, Nr. 79, Farbabbildung S. 385 ▪ Sydney, 1996/97, Nr. 43, Farbabbildung S. 103
Literatur: Joosten/Welsh, Nr. B234 ▪ Ed Taverne und Dolf Broekhuizen: J. J. P. Oud's Shell Building. Design and Reception, Rotterdam 1995, Farbabbildung S. 94

117
Komposition mit Doppellinie und Blau 1935
Öl auf Leinwand
72,5 x 70 cm
monogrammiert und datiert unten Mitte
verso signiert
Inv. 90.12
Tafel 65
Provenienz: George L. K. Morris, New York ▪ Rose Fried, The Pinacoteca Gallery, New York ▪ Mr. und Mrs. Harry Lewis Winston Malbin, Birmingham ▪ Lydia Winston Malbin, New York ▪ seit 1990 Sammlung Beyeler
Ausstellungen: »Piet Mondrian«, Museum of Living Art, New York University, November–4. Dezember 1939 ▪ »American Abstract Artists: 8th Annual Exhibition«, Mortimer Brandt Gallery, New York, 27. März–8. April 1942, Nr. 24 ▪ »Piet Mondrian«, Museum of Modern Art, New York, 21. März–13. Mai 1945, Nr. 34 ▪ »Mr. and Mrs. Harry Lewis Winston Collection«, Museum of the Cranbrook Academy of Art, Bloomfield Hills (MI), 8.–25. November 1951, Nr. 36, Abbildung ▪ »20th Century Painting and Sculpture from The Collection of Mr. and Mrs. Harry Lewis Winston«, The University of Michigan Museum of Art, Alumni Memorial Hall, Ann Arbor (MI), 30. Oktober–27. November 1955, Nr. 48, S. 14 ▪ »Futurism a Modern Focus, The Lydia and Harry Lewis Winston Collection (Dr. and Mrs. Barnett Malbin)«, Solomon R. Guggenheim Museum, New York, 16. November 1973–2. März 1974, Nr. 69, S. 140, Abbildung S. 141 ▪ »transForm«, Kunstmuseum und Kunsthalle, Basel, 14. Juni–27. September 1992, Nr. 82 ▪ Berlin, 1993, Nr. 89, Farbabbildung S. 127 ▪ »Piet Mondrian 1872–1944«, Haags Gemeentemuseum, Den Haag, 18. Dezember 1994–30. April 1995; National Gallery of Art, London; Museum of Modern Art, New York, 1995/96, Nr. 143, Farbabbildung S. 264 ▪ »Canto d'amore. Klassizistische Moderne in Musik und bildender Kunst«, Kunstmuseum, Basel, 27. April–11. August 1996, Nr. 81, Farbabbildung S. 387
Literatur: Joosten/Welsh, Nr. 259 ▪ Seuphor, Nr. 538, S. 428, Abbildung S. 290 ▪ Alfred Neumeyer: Die Kunst in unserer Zeit. Versuch einer Deutung, Stuttgart 1961, Nr. 16, S. 119 und 174 ▪ Michel Seuphor: La Peinture abstraite. Sa genèse, son expansion, Paris 1962, S. 310, Nr. 150, Farbabbildung S. 110 ▪ Frank Elgar: Piet Mondrian, New York/Washington/London 1968, Nr. 150, Abbildung S. 161 ▪ Michel Butor und Maria Grazia Ottolenghi: Piet Mondrian. Tout l'œuvre peint, Paris 1974, Nr. 421, S. 114

118
Rautenkomposition mit acht Linien und Rot (Picture No. III) 1938
Bild Nr. III
Öl auf Leinwand
100,5 x 100,5 cm (Seitenlänge)
141,5 x 141,5 cm (Achsenlänge)
monogrammiert unten links
datiert unten rechts
verso auf dem Keilrahmen signiert, datiert und betitelt
Inv. 86.3
Tafel 66
Provenienz: James Johnson Sweeney, New York ▪ seit 1986 Sammlung Beyeler
Ausstellungen: »Maria: New Sculptures, and Piet Mondrian: New Paintings«, Curt Valentin Gallery, New York, 22. März–13. April 1943, Nr. 6 ▪ »Piet Mondrian«, Museum of Modern Art, New York, 21. März–13. Mai 1945, Nr. 40 ▪ »Piet Mondrian, The Earlier Years«, Solomon R. Guggenheim Museum, New York, 10. Dezember 1957–26. Januar 1958; San Francisco Museum of Art, San Francisco, Februar 1958 ▪ Madrid, 1989, Farbabbildung S. 93 ▪ »transForm«, Kunstmuseum und Kunsthalle, Basel, 14. Juni–27. September 1992, Nr. 84, Farbabbildung S. 75 ▪ Berlin, 1993, Nr. 90, Farbabbildung S. 129 ▪ »Piet Mondrian 1872–1944«, Haags Gemeentemuseum, Den Haag, 18. Dezember 1994–30. April 1995; National Gallery of Art, London; Museum of Modern Art, New York, 1995/96, Nr. 153, Farbabbildung S. 277
Literatur: Joosten/Welsh, Nr. B282 ▪ Seuphor, Nr. 593, Abbildung Nr. 411, S. 392 ▪ James Johnson Sweeney: Piet Mondrian, in: Museum of Modern Art Bulletin, Bd. XII, Nr. 4, 1945, S. 1–13 (Photographie mit Mondrian vor dem Gemälde in seinem New Yorker Atelier, S. 1) ▪ Frank Elgar: Mondrian, New York/Washington/London 1968, S. 213, Nr. 198, Abbildung ▪ Meyer-Schapiro: Mondrian. Order and Randomness in Abstract Painting, in: Modern Art, 19th and 20th Century. Selected Papers, New York 1978, S. 233–261 ▪ A. E. Carmean jr.: Mondrian. The Diamond Compositions, Ausstellungskatalog, National Gallery of Art, Washington 1979, Nr. 15, Abbildung Nr. 47, S. 55 ▪ Michel Butor und Maria Grazia Ottolenghi: Piet Mondrian. Tout l'œuvre peint, Paris 1974, Nr. 465, Abbildung S. 83 ▪ Jacques Meuris: Piet Mondrian, Paris 1991, Nr. 231, Farbabbildung S. 173

CLAUDE MONET

119
La Cathédrale de Rouen: Le Portail (Effet du matin) 1894
Die Kathedrale von Rouen: Das Portal (Morgenstimmung)
Öl auf Leinwand
107 x 74 cm
signiert und datiert unten links
Inv. 82.2
Tafel 1
Provenienz: Monsieur und Madame Decap, Paris ▪ Maurice Barret-Decap, Paris ▪ Kahn-Sriber, Frankreich ▪ The Norton Simon Foundation, South Pasadena/Los Angeles ▪ seit 1982 Sammlung Beyeler
Ausstellungen: »Claude Monet«, Durand-Ruel, Paris, 1895, Nr. 12 ▪ »Claude Monet«, Galerie Georges Petit, Paris, 1898, Nr. 4 ▪ »Monet, Seasons and Moments«, Museum of Modern Art, New York; Los Angeles County Museum of Art, 1960, Nr. 69 ▪ »Aus privaten Sammlungen«, Galerie Beyeler, Basel, Februar–April 1986, Nr. 38, Farbabbildung ▪ Madrid, 1989, Farbabbildung S. 25 ▪ »Monet in the 90's, The Series Paintings«, Museum of Fine Arts, Boston, 7. Februar–29. April 1990; Art Institute of Chicago; Royal Academy of Arts, London, Nr. 53, Farbabbildung Nr. 55, S. 172 ▪ Berlin, 1993, Nr. 91, Farbabbildung S. 28 ▪ »Rouen, Les Cathédrales de Monet«, Musée des Beaux-Arts, Rouen, 23. Juni–14. November 1994, Nr. 16, Farbabbildung S. 87 ▪ »From Manet to Monet, Masterpieces from Swiss Private Collections«, Royal Academy of Arts, London, 30. Juni–8. Oktober 1995, Nr. 37, Farbabbildung S. 93 ▪ Sydney, 1996/97, Nr. 1, Farbabbildung S. 19
Literatur: Daniel Wildenstein: Claude Monet. Vie et œuvre, 5 Bde., Bd. 3, Lausanne/Paris 1979, Nr. 1347, S. 164 ▪ Gustave Geffroy: Claude Monet, Sa Vie–Son Œuvre, Paris 1924, Bd. 2, S. 63, 75ff. ▪ Lionello Venturi: Les archives de l'Impressionisme, Paris 1939, Bd. 1, S. 358 ▪ J. Pissarro: Les Cathédrales de Monet, Paris 1990, S. 86, Abbildung S. 87 ▪ Paul Hayes Tucker: Monet, le triomphe de la lumière, Paris 1990, Tafel 55, S. 168, Abbildung S. 172

120
Le bassin aux nymphéas um 1917–20
Der Seerosenweiher
Öl auf Leinwand
Triptychon, je 200 x 300 cm
jedes Teil unten rechts mit dem Atelierstempel versehen
verso jedes Teil mit Atelierstempel versehen
Inv. 77.3
Tafel 11
Provenienz: Michel Monet, Giverny ▪ Katia Granoff, Paris ▪ seit 1977 Sammlung Beyeler
Ausstellungen: »Manet, Degas, Monet, Cézanne, Bonnard«, Galerie Beyeler, Basel, Juni–September 1977, Nr. 25, Farbabbildung ▪ Dauerleihgabe, Kunstmuseum, Basel, 1977–1980 und 1988–1997 ▪ »Monet's Years at Giverny, Beyond Impressionism«, Metropolitan Museum of Art, New York, 1978, Nr. 79,

Farbabbildung n »Claude Monet: Nymphéas«, Kunstmuseum, Basel, 20. Juli – 19. Oktober 1986, Nr. 52, Farbabbildung S. 93 n Madrid, 1989, Farbabbildung S. 27 – 30 n Berlin, 1993, Nr. 92, Farbabbildung S. 30/31
Literatur: Daniel Wildenstein: Claude Monet. Vie et œuvre, 5 Bde., Bd. 4, Lausanne/Paris 1985, Nr. 1968, 1969, 1970, S. 320 n Ch. S. Moffett: Monet's Waterlilies, New York 1978, S. 1, 7 und 11, Abbildung 11

121
Le pont japonais um 1918 – 24
Die japanische Brücke
Öl auf Leinwand
89 x 115,5 cm
Atelier-Stempel oben rechts
Inv. 90.15 / *Tafel A (Nachtrag)*
Provenienz: Michel Monet, Giverny n Katia Granoff, Paris n Daniel Wildenstein, Paris n Georges Marci, Monte Carlo n Privatsammlung n seit 1990 Sammlung Beyeler
Ausstellungen: »Claude Monet«, Musée l'Orangerie, Paris 1931, Nr. 123 n »Impressionisten«, Kunsthalle, Basel, 1949, Nr. 202 n »Claude Monet«, Kunsthaus, Zürich, 1952, Nr. 108 n »Claude Monet«, Gemeentemuseum, Den Haag, 1952, Nr. 85 n »Claude Monet: Seasons and Moments«, Museum of Modern Art, New York; Los Angeles County Museum of Art, 1960, Nr. 104 n »Claude Monet – les nymphéas«, Galerie Katia Granoff, Paris, Juni 1965 n Sapporo, 1996, Nr. 5, Farbabbildung S. 27 n »Joie de vivre«, Galerie Beyeler, Basel, Juni – Oktober 1997, Nr. 53, Farbabbildung
Literatur: Daniel Wildenstein: Claude Monet. Vie et œuvre, 5 Bde., Bd. 4, Lausanne/Paris 1985, Nr. 1921, S. 300 n Denis Rouart und Jean-Dominique Rey: Monet. Nymphéas, ou les miroirs du temps, Paris 1972, Abbildung

BARNETT NEWMAN

122
Genetic Moment 1947
Moment des Ursprungs
Öl auf Leinwand
96,5 x 71 cm
signiert unten rechts
Inv. 97.4
Provenienz: Annalee Newman, New York n seit 1997 Sammlung Beyeler
Ausstellungen: »Dada, Surrealism, and Their Heritage«, 27. März – 9. Juni 1968; Los Angeles County Museum of Art; Art Institute of Chicago, S. 180, Abbildung Nr. 284 n »The Sublime Is Now, The Early Work of Barnett Newman: Paintings and Drawings 1944 – 1949«, Walker Art Center, Minneapolis, 20. März – 29. Mai 1994; Saint Louis Art Museum; Pace Gallery, New York, Nr. 46, Farbabbildung
Literatur: Thomas B. Hess: Barnett Newman, Ausstellungskatalog, Museum of Modern Art, New York 1971, Abbildung S. 47 n Kirk Varnedoe: Abstrakter Expressionismus, in: Primitivismus in der Kunst des zwanzigsten Jahrhunderts, hg. von William Rubin, München 1984, Farbabbildung S. 649 n Harold Rosenberg: Barnett Newman, New York 1994, S. 29, 41, 47, 49, 73, Farbabbildung Nr. 19

123
The Way II 1969
Der Weg II
Acryl auf Leinwand
198,5 x 152,5 cm
monogrammiert und datiert unten rechts
verso links oben auf der Leinwand über dem Keilrahmen markiert »S-6031«
Inv. 96.2
Tafel 119
Provenienz: Annalee Newman, New York n seit 1996 Sammlung Beyeler
Ausstellungen: »Barnett Newman, January 29, 1905 – July 4, 1970«, Pasadena Art Museum, Pasadena, 31. Juli – 30. August 1970 n »Barnett Newman, Retrospective«, Museum of Modern Art, New York, 21. Oktober 1971 – 10. Januar 1972, Abbildung S. 145 n »Barnett Newman«, Stedelijk Museum, Amsterdam, 30. März – 22. Mai 1972, Nr. 50, Abbildung S. 121 n »Barnett Newman«, The Tate Gallery, London, 28. Juni – 6. August 1972, Nr. 49, Abbildung n »Barnett Newman«, Grand Palais, Paris, 10. Oktober – 11. Dezember 1972, Nr. 49, Abbildung
Literatur: Thomas B. Hess: Barnett Newman, New York 1971, Abbildung S. 145 n Harold Rosenberg: Barnett Newman, New York 1978, S. 67, Nr. 110, Farbabbildung S. 143 n Hugh M. Davis: The Prints in context, in: The Prints of Barnett Newman, Ausstellungskatalog, Amherst 1983, S. 9ff., Abbildung S. 16

PABLO PICASSO

124
Femme (Époque des »Demoiselles d'Avignon«)
1907
Frau (Epoche der »Demoiselles d'Avignon«)
Öl auf Leinwand
119 x 93,5 cm
signiert oben links
Inv. 65.2
Tafel 14
Provenienz: Carlo Frua de Angeli, Mailand n seit 1965 Sammlung Beyeler
Ausstellungen: »Pablo Picasso, Retrospektive«, Palazzo Reale, Mailand, 23. September – 31. Dezember 1953, Nr. 7, Abbildung n »Picasso«, Musée des Arts Décoratifs, Paris, Juni – Oktober 1955, Nr. 13, Abbildung n »Picasso. Werke von 1900 – 1932«, Galerie Beyeler, Basel, November 1966 – Januar 1967, Nr. 11, Farbabbildung und auf dem Umschlag n »Picasso aus dem Museum of Modern Art, New York, und Schweizer Sammlungen«, Kunstmuseum, Basel, 15. Juni – 12. September 1976, Nr. 11, Farbabbildung S. 33 n »Pablo Picasso: A Retrospective«, Museum of Modern Art, New York, 22. Mai – 16. September 1980, Farbabbildung S. 94 n Madrid, 1989, Farbabbildung S. 41 n »Picasso and Braque Pioneering Cubism«, Museum of Modern Art, New York; Kunstmuseum, Basel, 1989/90 n »transForm«, Kunstmuseum und Kunsthalle, Basel, 14. Juni – 27. September 1992, Nr. 22, Farbabbildung S. 37 n Berlin, 1993, Nr. 93, Farbabbildung S. 45 n Sydney, 1996/97, Nr. 7, Farbabbildung S. 30
Literatur: Zervos, Bd. 2**, Nr. 631 n Frank Elgar: Picasso. Époque cubiste, Paris 1957, Farbtafel 2 n Gaston Diehl: Picasso, Paris 1960, Farbabbildung S. 26 n Robert Rosenblum: Cubism and Twentieth Century Art, New York 1961, Abbildung Nr. 8 n Jean Leymarie: Picasso. Métamorphoses et unité, Genf 1971, Farbabbildung S. 32 n Franco Russoli und Fiorello Minervino: La obra pictórica completa de Picasso cubista, Barcelona/Madrid 1973, Nr. 22, Abbildung S. 89 n Pierre Daix und Joan Rosselet: Le cubisme de Picasso, Neuchâtel 1979, Nr. 75, Abbildung S. 205, Farbtafel VII, S. 43 n Pierre Daix: La grande histoire de la peinture moderne, Genf 1982, Bd. 2, Farbabbildung S. 36 n Carsten-Peter Warncke: Pablo Picasso, 1881 – 1973, 2 Bde., Köln 1991, Bd. 1, S. 142, Farbabbildung n John Richardson: A Life of Picasso. The Painter of Modern Life, Bd. 2: 1907 – 1917, New York 1996 (Atelieransicht im Bateau-Lavoir während der Arbeit an *Femme*, Paris, Sommer 1908)

125
Tête d'homme (Tête moustachue)
1910 oder 1912
Männerkopf (Kopf mit Schnurrbart)
Kohle auf Papier
64 x 49 cm
verso signiert und betitelt
Inv. 59.8
Tafel 15
Provenienz: Johan A. Mohn, Bergen n seit 1959 Sammlung Beyeler
Ausstellungen: »Picasso, Werke von 1900 – 1932«, Galerie Beyeler, Basel, November 1966 – Januar 1967, Nr. 20, Abbildung n »Picasso aus dem Museum of Modern Art, New York, und Schweizer Sammlungen«, Kunstmuseum, Basel, 15. Juni – 12. September 1976, Nr. 22, Abbildung S. 51 n »Picasso, A centennial selection«, Galerie Beyeler, Basel, April – Juli 1981, Nr. 75, Abbildung S. 40 n »Pablo Picasso: A Retrospective«, Museum of Modern Art, New York, 22. Mai – 16. September 1980, Abbildung S. 143 n »Picasso, Aquarelle, Zeichnungen, Pastelle«, Kunsthalle, Tübingen, 5. April – 25. Mai 1986; Kunstsammlung Nordrhein-Westfalen, Düsseldorf, Nr. 69, Abbildung n Madrid, 1989, Abbildung S. 195 n »Picasso and Braque Pioneering Cubism«, Museum of Modern Art, New York; Kunstmuseum, Basel, 1989/90, Abbildung S. 193 [datiert 1911] n Berlin, 1993, Nr. 95, Abbildung S. 52 n Sydney, 1996/97, Nr. 9, Farbabbildung S. 34
Literatur: Zervos, Bd. 28, Nr. 81 n Pierre Daix und Joan Rosselet: Le cubisme de Picasso, Neuchâtel 1979, Abbildung S. 109

126
Mandoliniste 1911
Mandolinenspieler
Öl auf Leinwand
100,5 x 69,5 cm
verso signiert
Inv. 75.4
Tafel 16
Provenienz: Galerie Kahnweiler, Paris ▪ Alfred Flechtheim, Düsseldorf ▪ Galerie Heinrich Thannhauser, München ▪ Rolf de Maré, Stockholm ▪ Galerie Pierre Loeb, Paris ▪ Fernand C. Graindorge, Lüttich ▪ seit 1975 Sammlung Beyeler
Ausstellungen: »Sonderbund, Internationale Kunstausstellung«, Städtische Ausstellungshalle, Köln, 25. Mai–30. September 1912, Nr. 222 ▪ »Moderne Kunstkring«, Stedelijk Museum, Amsterdam, 6. Oktober–7. November 1912, Nr. 168 ▪ »Pablo Picasso«, Moderne Galerie (Heinrich Thannhauser), München, Februar 1913, Nr. 64 [?] ▪ »Le Cubisme, 1907–1914«, Musée national d'Art moderne, Paris, 30. Januar–9. April 1953, Nr. 102 ▪ »Picasso«, Musée des Beaux-Arts de Lyon, Juni 1953, Nr. 23, Abbildung ▪ »Pablo Picasso«, Palazzo Reale, Mailand, September–November 1953, Nr. 23, Abbildung ▪ »Collection Fernand Graindorge«, Kunsthalle, Basel, 1954, Nr. 5, Abbildung ▪ »Picasso 1900–1955«, Haus der Kunst, München, 25. Oktober–18. Dezember 1955; Rheinisches Landesmuseum, Köln; Hamburger Kunsthalle, 1955/56, Nr. 28, Abbildung ▪ »Picasso, Retrospective 1895–1959«, The Tate Gallery, London, 6. Juli–18. September 1960, Nr. 60, Tafel 11/12 ▪ »Hommage à Pablo Picasso«, Grand Palais und Petit Palais, Paris, November 1966–Februar 1967, Nr. 74, Abbildung ▪ »Picasso aus dem Museum of Modern Art, New York, und Schweizer Sammlungen«, Kunstmuseum, Basel, 15. Juni–12. September 1976, Nr. 20, Abbildung S. 47 ▪ »Pablo Picasso: A Retrospective«, Museum of Modern Art, New York, 22. Mai–16. September 1980, Abbildung S. 146 ▪ »The Essential Cubism«, The Tate Gallery, London, 27. April–10. Juli 1983, Nr. 129, Farbabbildung S. 269 ▪ Madrid, 1989, Farbabbildung S. 42 ▪ »Picasso and Braque Pioneering Cubism«, Museum of Modern Art, New York; Kunstmuseum, Basel, 1989/90, Farbabbildung S. 204 ▪ Berlin, 1993, Nr. 94, Farbabbildung S. 47 ▪ Sydney, 1996/97, Nr. 8, Farbabbildung S. 33
Literatur: Zervos, Bd. 2, Nr. 270 ▪ Maurice Raynal: Picasso, Paris 1922, Tafel 43 ▪ Jean Cassou: Picasso, Paris/New York 1940, S. 79 ▪ Jacques Lassaigne: Picasso, Paris 1949, S. 46 ▪ Frank Elgar: Picasso, Paris 1956, Abbildung ▪ Raymond Cogniat: Picasso. Figures, Lausanne 1959, Farbabbildung S. 29 ▪ Mario de Micheli: Picasso, Florenz/London 1967, Farbtafel Nr. 18 ▪ Hans L. Jaffé: Pablo Picasso, Luzern 1971, Farbtafel Nr. 11 ▪ Franco Russoli und Fiorello Minervino: La obra pictórica completa de Picasso cubista, Barcelona/Madrid 1973, Nr. 402, Farbabbildung XXIII ▪ Pierre Daix und Joan Rosselet: Le cubisme de Picasso, Neuchâtel 1979, Nr. 425, Abbildung S. 271 ▪ Magdalena Moeller: Alfred Flechtheim und die Vermittlung französischer Kunst vor 1914, in: 1937, Europa vor dem 2. Weltkrieg. Alfred Flechtheim. Sammler, Kunsthändler, Verleger, Ausstellungskatalog, Kunstmuseum, Düsseldorf, 1987/88, S. 37ff., Abbildung S. 40 ▪ Carsten-Peter Warncke: Pablo Picasso, 1881–1973, 2 Bde., Köln 1991, Bd. 1, S. 195 Farbabbildung ▪ Jan van Adrichem: The introduction of modern art in Holland. Picasso as pars pro toto, 1910–30, in: Simiolus, Netherlands quarterly for the history of art, Bd. 21, Nr. 3, Utrecht, 1992, S. 162ff. (*Mandoliniste* ist wiedergegeben auf einer Photographie des Ausstellungsraumes während der Ausstellung »Moderne Kunstkring« im Stedelijk Museum, Amsterdam, von 1912, S. 178 und Abbildung S. 183) ▪ Pierre Daix: L'atelier du cubisme. Picasso au Bateau-Lavoir, Paris 1994, Farbabbildung S. 211 ▪ John Richardson: A Life of Picasso. The Painter of Modern Life, Bd. 2: 1907–1917, New York 1996, Abbildung S. 315

127
Bouteille sur une table 1912
Flasche auf einem Tisch
Kohle und Zeitungsausschnitt auf Papier
62 x 47,5 cm
verso signiert
Inv. 73.4
Tafel 19
Provenienz: Galerie Rosengart, Luzern ▪ Privatsammlung, Basel ▪ seit 1973 Sammlung Beyeler
Ausstellungen: »Tendenzen der zwanziger Jahre, 15. Europäische Kunstausstellung«, Nationalgalerie, Akademie der Künste und Schloss Charlottenburg, Berlin, 14. August–16. Oktober 1977, Nr. 1/50 ▪ Madrid, 1989, Farbabbildung S. 197 ▪ »Picasso and Braque Pioneering Cubism«, Museum of Modern Art, New York; Kunstmuseum, Basel, 1989/90, Farbabbildung S. 267 ▪ Berlin, 1993, Nr. 96, Farbabbildung S. 51 ▪ Sydney, 1996/97, Nr. 10, Farbabbildung S. 37
Literatur: Zervos, Bd. 28, Nr. 204 ▪ Pierre Daix und Joan Rosselet: Le cubisme de Picasso, Neuchâtel 1979, Nr. 552, Abbildung S. 295 ▪ Diane Waldman: Collage, Assemblage and the Found Object, New York 1992, Nr. 40, Abbildung S. 36

128
Tête de femme 1921
Frauenkopf
Pastell auf Papier
63,5 x 48 cm
signiert unten rechts
Inv. 89.7
Tafel 20
Provenienz: Major Edward Beddington-Behrens, London ▪ Lefevre Gallery, London ▪ Privatsammlung, England ▪ seit 1989 Sammlung Beyeler
Ausstellungen: »Picasso«, Moderne Galerie (Heinrich Thannhauser), München, 1922 ▪ »Picasso 1898–1936«, Alex Reid & Lefevre, London, 1953, Nr. 11, Abbildung ▪ Madrid, 1989, Farbabbildung S. 201 ▪ »On Classic Ground, Picasso, Léger, de Chirico and the New Classicism 1910–1930«, The Tate Gallery, London, 6. Juni–2. September 1990, Nr. 138, Farbabbildung S. 213 ▪ Berlin, 1993, Nr. 97, Farbabbildung S. 53 ▪ »Canto d'amore. Klassizistische Moderne in Musik und bildender Kunst«, Kunstmuseum, Basel, 27. April–11. August 1996, Nr. 123, Farbabbildung S. 257 ▪ Sydney, 1996/97, Nr. 11, Farbabbildung S. 39
Literatur: Zervos, Bd. 4, Nr. 349 ▪ »Picasso and Portraiture. Representation and Transformation«, Ausstellungskatalog, Museum of Modern Art, New York 1996 (Innenansicht der Garage Picassos in Fontainebleau mit Olga Picasso und verschiedenen Versionen der Pastellzeichnung *Tête de femme* an der Wand, S. 314)

129
La bouteille de vin 1926
Die Weinflasche
Öl auf Leinwand
98 x 131,5 cm
signiert und datiert unten links
Inv. 79.3
Tafel 21
Provenienz: Galerie Paul Rosenberg, Paris ▪ G. F. Reber, Lausanne ▪ Galerie Paul Rosenberg, Paris ▪ Privatsammlung, New York ▪ seit 1979 Sammlung Beyeler
Ausstellungen: »Exposition d'œuvres récentes de Picasso«, Galerie Paul Rosenberg, Paris, Juni–Juli 1926, Nr. 58 ▪ »Picasso«, Galerie Georges Petit, Paris, Juni–Juli 1932, Nr. 150 ▪ »Picasso«, Kunsthaus, Zürich, 11. September–30. Oktober 1932, Nr. 163, Abbildung XXVI ▪ »Pablo Picasso«, Wadsworth Atheneum, Hartford (CT), Februar–März 1934, Nr. 55 ▪ »Picasso, Forty Years of his Art«, Museum of Modern Art, New York; Art Institute of Chicago, 1939, Nr. 193, Abbildung S. 127 ▪ »Picasso, An American Tribute, The Twenties«, Galerie Paul Rosenberg & Co., New York, April–Mai 1962, Nr. 46, Abbildung ▪ Madrid, 1989, Farbabbildung S. 47 ▪ »Picasso and Things: The Still Lifes of Picasso«, Cleveland Museum of Art, 23. Februar–3. Mai 1992; Philadelphia Museum of Art; Grand Palais, Paris, Nr. 89, Farbabbildung S. 227 ▪ Berlin, 1993, Nr. 98, Farbabbildung S. 55 ▪ Sydney, 1996/97, Nr. 12, Farbabbildung S. 41
Literatur: Zervos, Bd. 6, Nr. 1444 ▪ Oskar Schürer: Pablo Picasso, Berlin/Leipzig 1927, Abbildung ▪ Dale Maud: Modern Art. Picasso, New York 1930, Nr. 39, Abbildung ▪ Jaime Sabartés: Picasso, Paris 1946, Farbabbildung Nr. 10 ▪ Maurice Gieure: Initiation à l'œuvre de Picasso, Paris 1951, Nr. 59, Abbildung ▪ Frank Elgar und Robert Maillard: Picasso, Paris 1955, Abbildung ▪ Wilhelm Boeck: Picasso, Stuttgart/Paris 1955, Nr. 121, Abbildung S. 469 ▪ Pierre Cabanne: Picasso. Pour le centenaire de sa naissance, Neuchâtel 1981, Nr. 46, Farbabbildung S. 126/127 ▪ Carsten-Peter Warncke: Pablo Picasso, 1881–1973, 2 Bde., Köln 1991, Bd. 1, S. 311, Farbabbildung

130
Instruments de musique sur une table 1926
Musikinstrumente auf einem Tisch
Öl auf Leinwand
168 x 203 cm
signiert unten links
Inv. 65.3
Tafel 22
Provenienz: Meric Callery, New York ▪ Carlo Frua de Angeli, Mailand ▪ seit 1965 Sammlung Beyeler

Ausstellungen: »Hommage à Picasso«, Grand Palais und Petit Palais, Paris, November 1966 – Februar 1967, Nr. 282, Abbildung ▪ »Picasso«, Louisiana Museum, Humlebaek, 21. September – 10. November 1968, Nr. 41, Farbabbildung ▪ »Picasso aus dem Museum of Modern Art, New York, und Schweizer Sammlungen«, Kunstmuseum, Basel, 15. Juni – 12. September 1976, Nr. 52, Farbabbildung S. 105 ▪ »Pablo Picasso: A Retrospective«, Museum of Modern Art, New York, 22. Mai – 16. September 1980, Farbabbildung S. 259 ▪ Madrid, 1989, Farbabbildung S. 49 ▪ Berlin, 1993, Nr. 99, Farbabbildung S. 56/57 ▪ »Canto d'amore. Klassizistische Moderne in Musik und bildender Kunst«, Kunstmuseum, Basel, 27. April – 11. August 1996, Nr. 99, Farbabbildung S. 283 ▪ Sydney, 1996/97, Nr. 13, Farbabbildung S. 43
Literatur: Zervos, Bd. 7, Nr. 3 ▪ Carsten-Peter Warncke: Pablo Picasso, 1881 – 1973, 2 Bde., Köln 1991, Bd. 1, S. 310

131
Figure (Femme assise) 1930
Figur (Sitzende Frau)
Öl auf Holz
66 x 49 cm
signiert und datiert oben links
Inv. 60.3
Tafel 23
Provenienz: Paul Rosenberg, New York ▪ G. David Thompson, Pittsburgh ▪ seit 1960 Sammlung Beyeler
Ausstellungen: »Braque, Laurens, Matisse, Picasso«, Kunstnernes Hus, Oslo, 10. Januar – 2. Februar 1938; Stockholm; Göteborg; Kopenhagen ▪ »Thompson Collection«, Kunsthaus, Zürich; Düsseldorf; Den Haag; Turin, 1960/61, Nr. 176, Farbabbildung und auf dem Umschlag des Kataloges von Düsseldorf ▪ »One hundred paintings from the G. David Thompson Collection«, Solomon R. Guggenheim Museum, New York, Mai – April 1961, Farbabbildung ▪ »Pablo Picasso«, Stedelijk Museum, Amsterdam, 4. März – 30. April 1967, Nr. 69, Abbildung ▪ Madrid, 1989, Farbabbildung S. 51 ▪ »Picassos Surrealismus, Werke 1925 – 1937«, Kunsthalle, Bielefeld, 15. September – 15. Dezember 1991, Farbabbildung S. 63 ▪ Berlin, 1993, Nr. 100, Farbabbildung S. 58 ▪ Sydney, 1996/97, Nr. 14, Farbabbildung S. 45
Literatur: Zervos, Bd. 7, Nr. 314 ▪ Michel Leiris: Toiles récentes de Picasso, in: Documents, 2. Jg., 1930, Nr. 2, S. 57ff., Abbildung S. 71 ▪ Jean Leymarie: Picasso. Métamorphoses et unité, Genf 1971, Abbildung S. 76 ▪ Carsten-Peter Warncke: Pablo Picasso, 1881 – 1973, 2 Bde., Köln 1991, Bd. 1, S. 39, Farbabbildung

132
Le Sauvetage 1932
Die Rettung einer Ertrinkenden
Öl auf Leinwand
130 x 97,5 cm
signiert oben rechts
verso datiert
Inv. 66.2
Tafel 24
Provenienz: seit 1966 Sammlung Beyeler
Ausstellungen: »Pablo Picasso, Werke von 1932 – 1965«, Galerie Beyeler, Basel, Februar – April 1967, Nr. 3, Farbabbildung ▪ »Picasso aus dem Museum of Modern Art, New York, und Schweizer Sammlungen«, Kunstmuseum, Basel, 15. Juni – 12. September 1976, Nr. 62, Abbildung S. 121 ▪ »Pablo Picasso: A Retrospective«, Museum of Modern Art, New York, 22. Mai – 16. September 1980 ▪ »Picasso, A centennial selection«, Galerie Beyeler, Basel, April – Juli 1981, Nr. 26, Farbabbildung S. 64 ▪ »Picasso, Todesthemen«, Kunsthalle, Bielefeld, 15. Januar – 1. April 1984, Nr. 10, Farbabbildung S. 161 ▪ Madrid, 1989, Farbabbildung S. 53 ▪ Berlin, 1993, Nr. 101, Farbabbildung S. 59 ▪ Sydney, 1996/97, Nr. 15, Farbabbildung S. 46
Literatur: Zervos, Bd. 8, Nr. 66 ▪ J. Camón Aznar: Picasso y El Cubismo, Madrid 1956, Abbildung S. 502 ▪ Carsten-Peter Warncke: Pablo Picasso, 1881 – 1973, 2 Bde., Köln 1991, Bd. 1, S. 347, Farbabbildung

133
Sculpture d'une tête (Marie-Thérèse) 1932
Modellierter Kopf (Marie-Thérèse)
Kohle auf Leinwand
92 x 73 cm
signiert unten rechts
Inv. 73.5
Tafel 25
Provenienz: Galerie Pierre, Paris ▪ Pierre Loeb, Paris ▪ G. David Thompson, Pittsburgh ▪ Morris J. Pinto, Paris ▪ Josef Steegmann, Köln und Vaduz ▪ seit 1973 Sammlung Beyeler
Ausstellungen: »Picasso, 75th Anniversary Exhibition«, Museum of Modern Art, New York, 22. Mai – 8. September 1957; Art Institute of Chicago, Abbildung S. 70 ▪ »Thompson Collection«, Kunsthaus, Zürich; Düsseldorf; Den Haag; Turin, 1960/61, Nr. 175, Abbildung ▪ »Picasso, Werke von 1900 – 1932«, Galerie Beyeler, Basel, November 1966 – Januar 1967, Nr. 40, Abbildung ▪ »Picasso, Sculpture«, The Tate Gallery, London, 1967, Nr. 247 ▪ »The Sculpture of Picasso«, Museum of Modern Art, New York, 11. Oktober 1967 – 1. Januar 1968, Nr. 13, Abbildung S. 213 ▪ »Picasso aus dem Museum of Modern Art, New York, und Schweizer Sammlungen«, Kunstmuseum, Basel, 15. Juni – 12. September 1976, Nr. 60, Abbildung S. 118 ▪ »Picasso, Aquarelle, Zeichnungen, Pastelle«, Kunsthalle, Tübingen, 5. April – 25. Mai 1986; Kunstsammlung Nordrhein-Westfalen, Düsseldorf, Nr. 137, Abbildung ▪ Madrid, 1989, Abbildung S. 202 ▪ »Picassos Surrealismus, Werke 1925 – 1937«, Kunsthalle, Bielefeld, 15. September – 15. Dezember 1991, Abbildung S. 72 ▪ »transForm«, Kunstmuseum und Kunsthalle, Basel, 14. Juni – 27. September 1992, Nr. 40, Abbildung S. 44 ▪ Berlin, 1993, Nr. 102, Abbildung S. 62 ▪ »Picasso: Sculptor/Painter«, The Tate Gallery, London, 16. Februar – 8. Mai 1994, Nr. 93, Farbabbildung S. 121 ▪ »Picasso and Portraiture, Representation and Transformation«, Museum of Modern Art, New York, 28. April – 17. September 1996, Farbabbildung S. 351; Grand Palais, Paris, 1996/97 ▪ Sydney, 1996/97, Nr. 16, Abbildung S. 49
Literatur: Minotaure, Mai/Juni 1962, Abbildung ▪ L'œil, Mai 1962, Abbildung S. 69 ▪ Albert Elsen: The Many Faces of Picasso's Sculpture, in: Art International, Bd. XIII, Nr. 6, Sommer 1969, Abbildung S. 34 ▪ Christa Lichtenstern: Picasso »Tête de Femme«. Zwischen Klassik und Surrealismus, Frankfurt a. M. 1980, Nr. 24, Abbildung S. 38

134
La femme qui pleure I 1937
Weinende Frau I
Kaltnadel, Aquatinta, Radierung und Polierstahl auf Kupfer auf Papier »Vergé de Montval«, Exemplar 15/15 VII., definitiver Zustand
692 x 495 mm auf Papier 770 x 570 mm
signiert unten rechts
Inv. 94.4
Tafel 27
Provenienz: Nachlass Picasso ▪ Privatsammlung ▪ Galerie Kornfeld, Bern ▪ seit 1994 Sammlung Beyeler
Literatur: Georges Bloch: Pablo Picasso – Catalogue raisonné de l'œuvre gravé et lithographié 1904 – 1967, Bern 1968, Nr. 1333, Abbildung S. 288 ▪ Brigitte Baer: Picasso Peintre Graveur. Catalogue raisonné de l'œuvre gravé et des monotypes, Bd. III, Bern 1985, Nr. 623, Abbildung S. 123 [als VI. Zustand]; Bd. V, Bern 1989, S. 560/561 [Erratum zu Bd. III] ▪ Ludwig Ullmann: Picasso und der Krieg, Bielefeld 1993, S. 156f., Abbildung Nr. 156

135
Femme assise (Dora) 1938
Sitzende Frau (Dora)
Tusche, Gouache und Farbkreide auf Papier
76,5 x 56 cm
signiert und datiert unten rechts
Inv. 72.5
Tafel 30
Provenienz: Carlo Frua de Angeli, Mailand ▪ seit 1972 Sammlung Beyeler
Ausstellungen: »Picasso aus dem Museum of Modern Art, New York, und Schweizer Sammlungen«, Kunstmuseum, Basel, 15. Juni – 12. September 1976, Nr. 66, Abbildung S. 128 ▪ »Pablo Picasso: A Retrospective«, Museum of Modern Art, New York, 22. Mai – 16. September 1980, Farbabbildung S. 355 ▪ »Picasso, Aquarelle, Zeichnungen, Pastelle«, Kunsthalle, Tübingen, 5. April – 25. Mai 1986; Kunstsammlung Nordrhein-Westfalen, Düsseldorf, 1986, Nr. 174, Farbabbildung ▪ Madrid, 1989, Farbabbildung S. 205 ▪ Berlin, 1993, Nr. 103, Farbabbildung S. 61 ▪ »Picasso and the Weeping Women, The Years of Marie-Thérèse Walter and Dora Maar«, Los Angeles County Museum of Art, 13. Februar – 1. Mai 1994; Metropolitan Museum of Art, New York; Art Institute of Chicago, 1994/95, Nr. 133, Farbabbildung S. 182 ▪ »Picasso and Portraiture, Representation and Transformation«, Museum of Modern Art, New York, 28. April – 17. September 1996, Farbabbildung S. 396; Grand Palais, Paris, 1996/97 ▪ Sydney, 1996/97, Nr. 17, Farbabbildung S. 50
Literatur: Zervos, Bd. 9, Nr. 133 ▪ Jaime Sabartés: Picasso, Paris 1946, Farbabbildung S. 22 ▪ Carsten-

Peter Warncke: Pablo Picasso, 1881–1973, 2 Bde., Köln 1991, Bd. 2, S. 417, Farbabbildung ▪ Judi Freeman: Picasso's portraiture plumbed, in: Apollo, Bd. 144, Nr. 417, November 1996, S. 38ff., Farbabbildung S. 39

136
Femme assise dans une chaise (Dora) 1938
Frau auf einem Stuhl sitzend (Dora)
Tuschfeder auf Papier
65 x 50 cm
signiert und datiert unten links
Inv. 65.4
Tafel 28
Provenienz: Meric Callery, New York ▪ Carlo Frua de Angeli, Mailand ▪ seit 1965 Sammlung Beyeler
Ausstellungen: »Pablo Picasso«, Museum of Modern Art, New York, 1940, Nr. 353; San Francisco Museum of Modern Art; Pennsylvania Museum of Art, Philadelphia ▪ »Picasso aus dem Museum of Modern Art, New York, und Schweizer Sammlungen«, Kunstmuseum, Basel, 15. Juni–12. September 1976, Nr. 67, Abbildung S.129 ▪ Madrid, 1989, Abbildung S. 208 ▪ Berlin, 1993, Nr. 104, Abbildung S. 60 ▪ Sydney, 1996/97, Nr. 18, Farbabbildung S. 53
Literatur: Zervos, Bd. 9, Nr. 179

137
Femme assise dans un fauteuil (Dora) 1938
Frau im Lehnstuhl (Dora)
Öl auf Leinwand
188,5 x 129,5 cm
Inv. 95.4
Tafel 29
Provenienz: Jacqueline Picasso ▪ Catherine Hutin-Blay ▪ seit 1995 Sammlung Beyeler
Ausstellungen: »Picasso. 51 Peintures, 1904–1972«, Galerie Louise Leiris, Paris, 1984, Nr. 24, Farbabbildung ▪ »Pablo Picasso: Meeting in Montreal«, Montreal Museum of Fine Arts, 21. Juni–10. November 1985, Nr. 25, Farbabbildung S.179 ▪ »Picasso and the Weeping Women, The Years of Marie-Thérèse Walter and Dora Maar«, Los Angeles County Museum of Art, 13. Februar–1. Mai 1994; Metropolitan Museum of Art, New York; Art Institute of Chicago, 1994/95 ▪ Sapporo, 1996, Nr. 12, Farbabbildung S. 41
Literatur: David Douglas Duncan: Picasso's Picassos, New York 1961, Abbildung S. 234 ▪ Carsten-Peter Warncke: Pablo Picasso, 1881–1973, 2 Bde., Köln 1991, Bd. 1, Farbabbildung S. 422

138
Buste de femme au chapeau (Dora) 1939
Frauenbüste mit Hut (Dora)
Öl auf Leinwand
55 x 46,5 cm
signiert und datiert unten Mitte
verso datiert
Inv. 94.5
Tafel 32
Provenienz: Leon A. Mnuchin, New York ▪ Harriet Weener, New York ▪ Galerie Beyeler, Basel ▪ Privatsammlung, Japan ▪ seit 1994 Sammlung Beyeler
Ausstellungen: »Picasso, An American Tribute, The Thirties«, Perls Galleries, New York, 24. April–12. Mai 1962, Nr. 22, Abbildung ▪ »Portraits et Figures«, Galerie Beyeler, Basel, Februar–April 1982, Nr. 86, Farbabbildung ▪ »Picasso – der Maler und seine Modelle«, Galerie Beyeler, Basel, Juli–Oktober 1986, Nr. 28, Farbabbildung S. 57 ▪ »Barcelona, Avant-Garde«, Yokohama Museum of Art, Yokohama, 28. April–1. Juli 1990 ▪ Sapporo, 1996, Nr. 14, Farbabbildung S. 45

139
La femme au tambourin 1939
Frau mit Tamburin
Aquatinta und Strichätzung auf Kupfer auf Papier »Vélin d'Arches«
Exemplar 1/30
665 x 512 mm auf Papier 740 x 560 mm
Druck von der unverstählten Platte 1942
Inv. 85.3
Tafel 31
Provenienz: Sammlung Georges Bloch, Zürich ▪ seit 1985 Sammlung Beyeler
Ausstellungen: »L'éternel féminin«, Galerie Beyeler, Basel, November 1989–Januar 1990
Literatur: Georges Bloch: Pablo Picasso – Catalogue raisonné de l'œuvre gravé et lithographié 1904–1967, Bern 1968, Nr. 310, Abbildung S. 94 ▪ Brigitte Baer: Picasso Peintre Graveur. Catalogue raisonné de l'œuvre gravé et des monotypes, Bd. III, Bern 1985, Nr. 646/B.a., Abbildung S.161 ▪ Ludwig Ullmann: Picasso und der Krieg, Bielefeld 1993, S. 203, Abbildung Nr. 186, 187

140
Tête de femme (Dora) 1941
Frauenkopf (Dora)
Bronze, einer von 4 Güssen
bezeichnet »Susse Fondeur Paris«
80 x 40 x 55 cm
Inv. 81.3
Tafel 26
Provenienz: Maya Widmaier, Marseille ▪ seit 1981 Sammlung Beyeler, Basel
Ausstellungen: »Pablo Picasso, Retrospektive«, Palazzo Reale, Mailand, 23. September–31. Dezember 1953, Nr. 197, Abbildung ▪ »Pablo Picasso: A Retrospective«, Museum of Modern Art, New York, 22. Mai–16. September 1980, Abbildung S. 369 ▪ »Pablo Picasso, Das plastische Werk«, Nationalgalerie, Berlin, 7. Oktober–27. November 1983; Städtische Kunsthalle, Düsseldorf, 1983/84, Nr. 197, Abbildung ▪ »Picasso en Madrid, Colección Jacqueline Picasso«, Museo Español de Arte Contemporáneo, Madrid, 25. Oktober 1986–10. Januar 1987, Nr. 2, Abbildung ▪ »Picassos Klassizismus, Werke 1914–1934«, Kunsthalle, Bielefeld, 17. April–31. Juli 1988, Nr. 75, Abbildung S. 274 ▪ Madrid, 1989, Abbildung S. 55 ▪ »Picasso, Die Zeit nach Guernica 1937–1973«, Nationalgalerie, Berlin, 8. Dezember 1992–21. Februar 1993; Kunsthalle der Hypo-Kulturstiftung, München; Hamburger Kunsthalle, 1993, Nr. 82, Abbildung ▪ Berlin, 1993, Nr. 105, Farbabbildung S. 63 ▪ »Canto d'amore. Klassizistische Moderne in Musik und bildender Kunst«, Kunstmuseum, Basel, 27. April–11. August 1996, Nr. 103, Abbildung S. 297 ▪ Dauerleihgabe, Kunstmuseum, Basel, 1994–1997 ▪ Sydney, 1996/97, Nr. 20, Farbabbildung S. 57
Literatur: Spies/Piot, Nr. 197, Abbildung 192/193 ▪ Andreas Franzke: Skulpturen und Objekte von Malern des 20. Jahrhunderts, Köln 1982, Farbtafel 41, S.132 ▪ Picasso: Sculptor/Painter, Ausstellungskatalog, The Tate Gallery, London 1994 (Photo des Studios von Picasso in der Rue des Grands-Augustins, Paris, 1943, Abbildung des Gipses)

141
Femme en vert (Dora) 1944
Frau in Grün (Dora)
Öl auf Leinwand
130 x 97 cm
Inv. 97.5
Tafel 33
Provenienz: Mr. und Mrs. James Johnson Sweeney, New York ▪ Mrs. Ciannait Tait Sweeney, Glasgow ▪ seit 1997 Sammlung Beyeler
Ausstellungen: »Picasso – 75th Anniversary Exhibition«, Museum of Modern Art, New York, 22. Mai–8. September 1957; Art Institute of Chicago, Abbildung S. 87 ▪ »Picasso«, The Tate Gallery, London, 6. Juli–18. September 1960, Nr. 174, Abbildung Nr. 43d ▪ »Picasso, An American Tribute, The Forties«, Staempfli Gallery, New York, 25. April–12. Mai 1962, Nr. 7, Farbabbildung ▪ »Picasso and Man«, Art Gallery of Toronto, 10. Januar–16. Februar 1964; Montreal Museum of Arts, Nr. 235 ▪ »Hommage à Pablo Picasso«, Grand Palais und Petit Palais, Paris, November 1966–Februar 1967, Nr. 207, Abbildung ▪ »Picasso and Portraiture, Representation and Transformation«, Museum of Modern Art, New York, 28. April–17. September 1996, Farbabbildung S. 405; Grand Palais, Paris, 1996/97
Literatur: Zervos, Bd. 13, Nr. 49 ▪ Roland Penrose: The World of Picasso, New York 1968, Abbildung

142
Peintre et modèle 1953
Maler und Modell
Feder und Pinsel mit Tusche auf Papier
26 x 21 cm
signiert und datiert oben links
Inv. 57.1
Provenienz: Galerie Louise Leiris, Paris ▪ seit 1957 Sammlung Beyeler
Ausstellungen: »Picasso, Drawings 1953–1954 and Bronzes 1945–1953«, Marlborough Gallery, London, Mai–Juni 1955, Tafel 13 ▪ »Französische Zeichnungen des XX. Jahrhunderts«, Hamburger Kunsthalle, 3. September–15. November 1959, Nr. 254 ▪ »Picasso, 150 Handzeichnungen aus sieben Jahrzehnten«, Frankfurter Kunstverein, Steinernes Haus, Frankfurt a. M., 29. Mai–4. Juli 1965, Nr. 111, Abbildung ▪ »Picasso, 90 Zeichnungen und farbige Arbeiten«, Kunstmuseum, Winterthur, 9. Oktober–15. November 1971; Galerie Beyeler, Basel; Wallraf-Richartz-Museum, Köln, 1971/72, Nr. 36a, Abbildung S. 67 ▪ Madrid, 1989, Abbildung S. 210 ▪ Berlin,

1993, Nr. 106, Abbildung S. 64 ▪ Sydney, 1996/97, Nr. 21, Farbabbildung S. 59
Literatur: Zervos, Bd. 16, Nr. 78 ▪ Verve. Revue artistique et littéraire, Bd. 8, Nr. 29/30, 1954, Abbildung

143
Petite femme aux bras écartés 1961
Kleine Frau mit ausgebreiteten Armen
ausgeschnittenes und gefaltetes Eisenblech, weiss bemalt
36,2 x 34,5 x 13 cm
Inv. 82.3
Tafel 35
Provenienz: Bernard Picasso, Paris ▪ seit 1982 Sammlung Beyeler
Ausstellungen: »Hommage à Pablo Picasso«, Grand Palais und Petit Palais, Paris, November 1966–Februar 1967, Nr. 356, Abbildung ▪ Berlin, 1993, Nr. 108, Farbabbildung S. 70 ▪ Sydney, 1996/97, Nr. 23, Farbabbildung S. 63
Literatur: Spies/Piot, Nr. 594/2a, S. 400, Abbildung S. 366 ▪ Helen Parmelin: Picasso. Les Dames de Mougins – Secrets d'alcôve d'un atelier, Paris 1964, Farbabbildung S. 75

144
Tête de femme 1961
Frauenkopf
ausgeschnittenes und gefaltetes Eisenblech, weiss bemalt, eingeritzte Zeichnung
28 x 21 x 9,5 cm
Inv. 82.4
Tafel 36
Provenienz: Bernard Picasso, Paris ▪ seit 1982 Sammlung Beyeler
Ausstellungen: »Picasso, Der Maler und seine Modelle«, Galerie Beyeler, Basel, Juli – Oktober 1986, Nr. 106, Abbildung S. 76 ▪ Berlin, 1993, Nr. 109, Farbabbildung S. 69 ▪ Sydney, 1996/97, Nr. 24, Farbabbildung S. 65
Literatur: Spies/Piot, Nr. 610/2, S. 401

145
Femme au chapeau 1961
Frau mit Hut
ausgeschnittenes und gefaltetes Eisenblech, 1963 bemalt
126 x 73 x 41 cm
signiert verso
Inv. 84.3
Tafel 34
Provenienz: Bo Boustedt, Göteborg ▪ Galerie Claude Bernard, Paris ▪ Privatsammlung, Japan ▪ Galerie Gmurzynska, Köln ▪ seit 1984 Sammlung Beyeler
Ausstellungen: »Hommage à Pablo Picasso«, Grand Palais und Petit Palais, Paris, November 1966–Februar 1967, Nr. 392, Abbildung ▪ »Pablo Picasso«, Louisiana Museum, Humlebaek, 1968, Nr. 100 ▪ »Pablo Picasso, Das plastische Werk«, Nationalgalerie, Berlin, 7. Oktober – 27. November 1983; Städtische Kunsthalle, Düsseldorf, 1984, Farbabbildung S. 289 ▪ Madrid, 1989, Farbabbildung S. 56 ▪ »transForm«, Kunstmuseum und Kunsthalle, Basel, 14. Juni – 27. September, 1992, Nr. 42, Farbabbildung S. 47 ▪ »Picasso, Die Zeit nach Guernica 1937 – 1973«, Nationalgalerie, Berlin, 8. Dezember 1992 – 21. Februar 1993; Kunsthalle der Hypo-Kulturstiftung, München; Hamburger Kunsthalle, Nr. 134, Farbabbildung ▪ Berlin,1993, Nr. 107, Farbabbildung S. 65 ▪ »Picasso: Sculptor/Painter«, The Tate Gallery, London, 16. Februar – 8. Mai 1994, Nr. 145, Farbabbildung S.177 ▪ Sydney, 1996, Nr. 22, Farbabbildung S. 61
Literatur: Spies/Piot, Nr. 626, IIa, Farbabbildung S. 289 ▪ Helen Parmelin: Picasso. Les Dames de Mougins – Secrets d'alcôve d'un atelier, Paris 1964, Farbabbildung S.114 ▪ Felix Baumann: Pablo Picasso. Leben und Werk, Stuttgart 1976, Abbildung Nr. 363, S.187

146
L'Enlèvement des Sabines 1962
Raub der Sabinerinnen
Öl auf Leinwand
161,5 x 130 cm
signiert oben rechts
verso datiert
Inv. 93.3
Tafel 37
Provenienz: Galerie Louise Leiris, Paris ▪ Norman Granz, Genf ▪ seit 1993 Sammlung Beyeler
Ausstellungen: »documenta III«, Kassel, 1964, Abbildung S. 98 ▪ »Pablo Picasso: A Retrospective«, Museum of Modern Art, New York, 22. Mai – 16. September 1980, Abbildung S. 444 ▪ Dauerleihgabe, Los Angeles County Museum of Art, 1982 – 1987 ▪ »Cinq siècles d'art espagnol, Le siècle de Picasso«, Museé d'Art Moderne de la Ville de Paris, 10. Oktober 1987 – 3. Januar 1988, Nr. 182, Farbabbildung S. 252 ▪ »Late Picasso, Paintings, Sculpture, Drawings«, The Tate Gallery, London, 23. Juni – 18. September 1988, Nr. 21, Farbabbildung S.176 und Detail S.174/175 ▪ Dauerleihgabe, The Tate Gallery, London, 1990 – 1993 ▪ Berlin, 1993, Nr. 110, Farbabbildung S. 68
Literatur: Zervos, Bd. 23, Nr. 71, Abbildung S. 33 ▪ Felix Andreas Baumann: Pablo Picasso. Leben und Werk, Stuttgart 1976, S.190, Abbildung Nr. 37 ▪ Gert Schiff: The Musketeer and his Theatrum Mundi, in: Picasso, The Last Years, 1963 – 1973, Ausstellungskatalog, Solomon R. Guggenheim, New York 1984, S. 9ff., Abbildung S.15, Nr. 6 ▪ Gert Schiff: The Sabines. Sketchbook No. 163 und 164, in: Arnold und Marc Glimcher (Hg.): Je suis le cahier. The Sketchbooks of Picasso, Boston/New York 1986, S.179 – 209, Abbildung S.186 ▪ Ludwig Ullmann: Picasso und der Krieg, Bielefeld 1993, S. 437 – 457, Abbildung Nr. 420 (Studienblatt »1. 11. 62.I« als Abbildung Nr. 418)

147
Nu couché jouant avec un chat 1964
Liegender Akt mit einer Katze spielend
Öl auf Leinwand
114 x 194,5 cm
signiert oben rechts
verso datiert
Inv. 69.3
Tafel 39
Provenienz: Galerie Louise Leiris, Paris ▪ seit 1969 Sammlung Beyeler
Ausstellungen: »Pablo Picasso, Das Spätwerk, Malerei und Zeichnung seit 1944«, Staatliche Kunsthalle, Baden-Baden, 15. Juli – 6. Oktober 1968, Nr. 60, Abbildung ▪ »Picasso aus dem Museum of Modern Art, New York, und Schweizer Sammlungen«, Kunstmuseum, Basel, 15. Juni – 12. September 1976, Nr. 85, Abbildung S.169 ▪ »Pablo Picasso, Das Spätwerk, Themen 1964 – 1972«, Kunstmuseum, Basel, 6. September – 8. November 1981, Nr. 6, Farbabbildung S. 97 ▪ »Le dernier Picasso«, Musée national d'Art moderne, Paris, 17. Februar – 16. Mai 1988, Nr. 39, Farbabbildung S. 221; The Tate Gallery, London; Louisiana Museum, Humlebaek ▪ Madrid, 1989, Farbabbildung S. 58 ▪ Berlin, 1993, Nr. 111, Farbabbildung S. 66/67 ▪ Sydney, 1996/97, Nr. 25, Farbabbildung S. 67
Literatur: Zervos, Bd. 24, Nr. 145 ▪ Klaus Gallwitz: Picasso Laureatus. Sein malerisches Werk seit 1945, Luzern/Frankfurt a. M. 1971, Farbabbildung S.158 ▪ Gert Schiff: The Musketeer and his Theatrum Mundi, in: Picasso. The Last Years 1963 – 1973, Ausstellungskatalog, Solomon R. Guggenheim Museum, New York 1984, S. 9ff., Abbildung S. 24, Nr. 25

148
Nu couché et homme au masque 1969
Liegender Frauenakt und Mann mit Maske
Bleistift auf Papier
50 x 65,5 cm
signiert und datiert oben links
Inv. 70.2
Tafel 38
Provenienz: Galerie Louise Leiris, Paris ▪ Saidenberg Gallery, New York ▪ seit 1970 Sammlung Beyeler
Ausstellungen: »Picasso, The Last Years 1963 – 1973«, Solomon R. Guggenheim Museum, New York, 2. März – 13. Mai 1984, Nr. 62, Abbildung Nr. 32 ▪ »Picasso, Aquarelle, Zeichnungen, Pastelle«, Kunsthalle, Tübingen, 5. April – 25. Mai 1986; Kunstsammlung Nordrhein-Westfalen, Düsseldorf, Nr. 203, Abbildung ▪ »Le dernier Picasso«, Musée national d'Art moderne, Paris, 17. Februar – 16. Mai 1988, Nr. 107, Abbildung S. 310; The Tate Gallery, London; Louisiana Museum, Humlebaek ▪ Madrid, 1989, Abbildung S. 211 ▪ Berlin, 1993, Nr. 113, Abbildung S. 73 ▪ »Picasso, Letzte Bilder, Werke 1966 – 1972«, Kunsthalle, Bielefeld, 17. Oktober 1993 – 30. Januar 1994, Nr. 47, Abbildung S. 75 ▪ Sydney, 1996/97, Nr. 27, Farbabbildung S. 71
Literatur: Zervos, Bd. 31, Nr. 414

149
Vase de fleurs sur une table 1969
Vase mit Blumen auf einem Tisch
Öl auf Leinwand
116 x 89 cm
verso datiert
Inv. 81.4
Tafel 40
Provenienz: Marina Ruiz Picasso ▪ seit 1981 Sammlung Beyeler

Ausstellungen: »Pablo Picasso 1969–1970«, Palais des Papes en Avignon, 1. Mai–30. September 1970, Nr. 107, Abbildung ▪ »Picasso, A centennial selection«, Galerie Beyeler, Basel, April–Juli 1981, Nr. 62, Farbabbildung ▪ »Picasso, Das Spätwerk, Themen 1964–1972«, Kunstmuseum, Basel, 6. September–8. November 1981, Nr. 44, Farbabbildung S.131, Nr. 85 ▪ »Picasso, The Last Years 1963–1973«, Solomon R. Guggenheim Museum, New York, 2. März–13. Mai 1984, Nr. 66, Farbabbildung Nr. 35 ▪ »Le dernier Picasso«, Musée national d'Art moderne, Paris, 17. Februar–16. Mai 1988, Nr. 67, Farbabbildung S. 271; The Tate Gallery, London; Louisiana Museum, Humlebaek ▪ Madrid, 1989, Farbabbildung S. 61 ▪ Berlin, 1993, Nr. 112, Farbabbildung S. 71 ▪ »Picasso, Letzte Bilder, Werke 1966–1972«, Kunsthalle, Bielefeld, 17. Oktober 1993–30. Januar 1994, Nr. 19, Farbabbildung S. 40, Abbildung S.156 ▪ Sydney, 1996/97, Nr. 26, Farbabbildung S. 69
Literatur: Zervos, Bd. 31, Nr. 486 ▪ Rafael Alberti: Picasso en Avignon, Paris 1971, Farbabbildung S. 28 ▪ Carsten-Peter Warncke: Pablo Picasso, 1881–1973, 2 Bde., Köln 1991, Bd. 2, Farbabbildung S. 649

150
Profil de femme (Jacqueline) 1969
Frau im Profil (Jacqueline)
Linolschnitt mit Tusche und Farbstiften überarbeitet
75 x 62 cm
signiert unten rechts
mit Widmung unten links: »pour Hildy/Beyeler Picasso/le 1er Avril 1970«
Inv. 70.3
Seite 6
Provenienz: seit 1970 Sammlung Beyeler
Ausstellungen: Madrid, 1989, Farbabbildung S.12 ▪ Berlin, 1993, Nr. 114, Farbabbildung S. 72 ▪ Sydney, 1996/97, Nr. 28, Farbabbildung S. 72

JACKSON POLLOCK

151
Untitled um 1949
Ohne Titel
Stoffcollage, Papier, Karton, Email und Aluminiumfarbe auf Pavatex
78,5 x 57,5 cm
signiert unten links
Inv. 96.3
Tafel 118
Provenienz: Alfonso Ossorio ▪ Julian J. und Joachim Jean Aberbach, New York ▪ Robert Elkon Gallery, New York ▪ Stephen Hahn, New York ▪ seit 1996 Sammlung Beyeler
Ausstellungen: »Jackson Pollock«, Museum of Modern Art, New York, 5. April–4. Juni 1967, Nr. 148, S.136; Los Angeles County Museum of Art ▪ »Jackson Pollock, Drawing into Painting«, Museum of Modern Art, 1. April–13. Mai 1979; Städtische Kunsthalle, Düsseldorf; Arts Council of Great Britain, London, Nr. 72, S. 87 ▪ »Jackson Pollock, Tekenen, Schilderen«, Stedelijk Museum, Amsterdam, 1. Dezember 1979–20. Januar 1980, Nr. 70, Abbildung S. 54 ▪ »Jackson Pollock, Drip Paintings on Paper 1948–1949«, C & M Arts, New York, 13. Oktober–11. Dezember 1993, Farbabbildung (Innenansicht des Ateliers mit dem Gemälde)
Literatur: Francis V. O'Connor und Eugene V. Thaw: Jackson Pollock. Catalogue Raisonné of Paintings, Drawings, and other Works, 4 Bde., London 1979, Bd. 4, Nr. 1035, Abbildung S.109 ▪ William Rubin: Jackson Pollock and Modern Tradition, in: Artforum 4, Nr. 8, April 1967, S. 27

ROBERT RAUSCHENBERG

152
Windward 1963
Windseite
Öl über Serigraphie auf Leinwand
244 x 178 cm
verso betitelt, signiert und datiert
Inv. 86.4
Tafel 130
Provenienz: Leo Castelli Gallery, New York ▪ Burton Tremaine, New York ▪ seit 1986 Sammlung Beyeler
Ausstellungen: »Amerikanische Malerei 1930–1980«, Haus der Kunst, München, 14. November 1981–31. Januar 1982, Nr. 207, Abbildung S.187 ▪ »The Tremaine Collection: 20th Century Masters, The Spirit of Modernism«, The Wadsworth Atheneum, Hartford (CT), 26. Februar–29. April 1984, Farbabbildung S. 90 ▪ »Aus privaten Sammlungen«, Galerie Beyeler, Basel, Februar–April 1986, Nr. 60, Farbabbildung ▪ Madrid, 1989, Farbabbildung S.178 ▪ »Robert Rauschenberg: The Silkscreen Paintings, 1962–64«, Whitney Museum of American Art, New York, 7. Dezember 1990–17. März 1991, Nr. 40, Farbabbildung Nr. 19, S. 61 ▪ Berlin, 1993, Nr. 115, Farbabbildung S. 206
Literatur: Andrew Forge: Rauschenberg, New York 1969, Farbabbildung S. 201

AUGUSTE RODIN

153
Iris, messagère des Dieux (Figure volante)
1890/91
Iris, Götterbotin (Fliegende Gestalt)
Bronze
Höhe 82 cm
signiert
Inv. 89.9
Tafel 4
Provenienz: Fiske und Edward Perry Warren ▪ Museum of Fine Arts, Boston ▪ Curt Valentin, New York ▪ Edgar Jr. Kaufmann Sr., New York ▪ seit 1989 Sammlung Beyeler
Ausstellungen: »Auguste Rodin«, Curt Valentin Gallery, New York, 1954, Nr. 23, Abbildung ▪ »L'éternel féminin«, Galerie Beyeler, Basel, November 1989–Januar 1990, Nr. 63, Farbabbildung ▪ »Joie de vivre«, Galerie Beyeler, Basel, Juni–Oktober 1997, Nr. 61
Literatur: Georges Grappe: Catalogue du Musée Rodin, Paris 1927, Nr. 171, Abbildung ▪ Marcel Aubert: Rodin Sculptures, Paris 1952, Abbildung S. 50 ▪ Albert E. Elsen: Rodin, New York 1963, Abbildung S.185 ▪ Ionel Jianou und Cécile Goldscheider: Auguste Rodin, Paris 1967, Tafel 17, S.102 ▪ Robert Descharnes und Jean-François Chabrun: Auguste Rodin, Paris 1967, Abbildung S. 249 ▪ John L. Tancock: The Sculpture of Auguste Rodin, Philadelphia 1976, S. 290ff., Abbildung ▪ Albert E. Elsen: In Rodin's Studio. A Photographic Record of Sculpture in the Making, Ithaca (NY) 1980, Nr. 95, Abbildung des Gipses ▪ Albert E. Elsen: Rodin Rediscovered, Washington 1981, Abbildung S.111 ▪ J. A. Schmoll gen. Eisenwerth: Rodin. Studien, Persönlichkeit, Werke, Wirkung, Bibliographie, München 1983, Abbildung S.138 ▪ Catherine Lampert: Rodin Sculpture and Drawings, London 1986, Nr. 141, Abbildung einer kleineren Version als Nr. 144

MARK ROTHKO

154
Blue and Grey 1962
Blau und Grau
Öl auf Leinwand
193 x 175 cm
verso signiert und datiert
Inv. 90.13
Tafel 120
Provenienz: Marlborough-Gerson Gallery, New York ▪ Frederick R. Weisman Family Collection, Beverly Hills ▪ seit 1990 Sammlung Beyeler
Ausstellungen: »Mark Rothko«, Marlborough Gallery, London, Februar–März 1964, Nr. 8, Farbabbildung ▪ »Mark Rothko, 1903–1970, A Retrospective«, Solomon R. Guggenheim Museum, New York, 1979, Nr. 170, Farbabbildung ▪ Berlin, 1993, Nr. 116, Farbabbildung S. 201

155
Red-Brown, Black, Green, Red 1962
Rotbraun, Schwarz, Grün, Rot
Öl auf Leinwand
206 x 193,5 cm
verso signiert und bezeichnet »5109.62«
Inv. 91.2
Tafel 121
Provenienz: Marlborough-Gerson Gallery, New York ▪ Hubert de Givenchy, Paris ▪ seit 1991 Sammlung Beyeler
Ausstellungen: »Mark Rothko«, Museo d'Arte Moderna Ca'Pesaro, Venedig, 21. Juni–15. September 1970, Nr. 24, Farbabbildung ▪ »Un musée

éphémère, Collections privées françaises 1945–1985«, Fondation Maeght, St. Paul de Vence, 5. Juli–5. September 1986, Nr. 66, Farbabbildung S.123 ▪ Berlin, 1993, Nr. 117, Farbabbildung S. 202

156
Red (Orange) 1968
Rot (Orange)
Öl auf Leinwand
233 x 176 cm
verso bezeichnet »MARK ROTHKO/5220.68«
Inv. 72.6
Tafel 122
Provenienz: Marlborough-Gerson Gallery, New York ▪ seit 1972 Sammlung Beyeler
Ausstellungen: »Mark Rothko«, Kunsthaus, Zürich, 21. März–9. Mai 1971, Nr. 59, Farbabbildung S.109; Nationalgalerie, Berlin; Museum Boymans-van Beuningen, Rotterdam; Hayward Gallery, London; Musée national d'Art moderne, Paris, 1971/72 ▪ Madrid, 1989, Farbabbildung S.176 ▪ »Mark Rothko«, Galerie Beyeler, Basel, November 1990–Januar 1991, Nr. VIII, Farbabbildung ▪ Berlin, 1993, Nr. 118, Farbabbildung S. 203
Literatur: Michael Bockemühl: Die Wirklichkeit des Bildes. Bildrezeption als Bildproduktion. Rothko, Newman, Rembrandt, Raphael, Stuttgart 1985, Farbabbildung Nr. 1 und auf dem Umschlag

HENRI ROUSSEAU

157
Le lion ayant faim se jette sur l'antilope 1905
Der hungrige Löwe wirft sich auf die Antilope
Öl auf Leinwand
200 x 301 cm
signiert unten rechts
Inv. 88.4
Tafel 12
Provenienz: Ambroise Vollard, Paris ▪ Dr. Franz Meyer, Zürich ▪ Erbengemeinschaft Dr. Franz Meyer, Zürich ▪ seit 1988 Sammlung Beyeler
Ausstellungen: »IIle Salon d'Automne«, Paris, 1905, Nr. 1365 [Titel: »Le lion ayant faim se jette sur l'antilope; la panthère attend avec anxiété le moment où, elle aussi, pourra en avoir sa part. Des oiseaux carnivores ont déchiqueté un morceau de chair de dessus le pauvre animal versant un pleur! Soleil couchant«] ▪ »Henri Rousseau«, Kunsthalle, Basel, 1. März–2. April 1933, Nr. 32, Abbildung ▪ »Les Maîtres Populaires de la Réalité«, Salle Royale, Paris; Kunsthaus, Zürich, 16. Oktober–21. November 1937, Nr. 6 ▪ »Europäische Kunst 13.–20. Jahrhundert, Aus Zürcher Sammlungen«, Kunsthaus, Zürich, 6. Juni–3. September 1950, S. 28 ▪ »L'œuvre du XXe siècle, Sous les auspices du congrès pour la Liberté et de la Culture«, Musée national d'Art moderne, Paris, Mai–Juni 1952, Nr. 97 ▪ Dauerleihgabe, Kunstmuseum, Basel, 1969–1997 ▪ »Die Kunst der Naiven«, Haus der Kunst, München, 1. November 1974–12. Januar 1975, Nr. 68, Farbabbildung S. 91; Kunsthaus, Zürich, 1975 ▪ »Henri Rousseau«, Grand Palais, Paris, 14. September 1984–7. Januar 1985; Museum of Modern Art, New York, 1985, Nr. 31, Farbabbildung S.168/169 ▪ Madrid, 1989, Farbabbildung S. 39 ▪ Berlin, 1993, Nr. 119, Farbabbildung S. 36/37
Literatur: Dora Vallier: Henri Rousseau. Tout l'œuvre peint, Paris 1970, Nr. 172, Farbabbildung Nr. XXX ▪ Roch Grey: Henri Rousseau, Paris 1943, Abbildung Nr. 126 ▪ André Malraux: Les voix du silence, Paris 1951, Abbildung [Detail] S. 507 ▪ Maurice Raynal: Histoire de la Peinture Moderne de Picasso au Surréalisme. Du Cubisme à Paul Klee, Genf 1951, Farbabbildung S. 27 ▪ Jean Bouret: Henri Rousseau, Neuchâtel 1961, Farbabbildung Nr. 26, S.111 ▪ Pierre Descargues: Le Douanier Rousseau, Genf 1972, S.119, Farbabbildung S.112, Farbabbildung [Detail] S.127 ▪ Roland Alley: Portrait of a Primitive. The Art of Henri Rousseau, Oxford 1978, Farbabbildung Nr. 38 ▪ Dora Vallier: Henri Rousseau, Paris 1979, Farbabbildung S. 91 ▪ Yann Le Pichon: Le monde du Douanier Rousseau, Paris 1981, Farbabbildung S.152/153 ▪ Yann Le Pichon: Les peintres du bonheur, Paris 1983, S.130 ▪ Henry Certigny: Le Douanier Rousseau et son temps. Catalogue raisonné, supplément Nr. 1, Paris 1989, Abbildung S. 2

GEORGES SEURAT

158
L'Homme couché (Étude pour »Une baignade, Asnières«) 1883/84
Liegender Mann (Studie zu »Badeplatz bei Asnières«)
Conté-Kreide auf Ingres-Papier »Michallet«
24 x 31 cm
Inv. 50.1
Seite 36
Provenienz: Camille Platteel, Paris ▪ Galerie Bernheim-Jeune, Paris ▪ Bernhard Koehler, Berlin ▪ seit 1950 Sammlung Beyeler
Ausstellungen: »De Géricault à Matisse, Chefs d'œuvre des collections Suisses«, Petit Palais, Paris, März–Mai 1959, Nr. 185 ▪ »Cézanne, Gauguin, van Gogh, Seurat«, Kunstverein, Hamburg, 4. Mai–14. Juli 1963, Nr. 113, Abbildung Tafel 123 ▪ »Georges Seurat: Zeichnungen«, Kunsthalle, Bielefeld, 30. Oktober–25. Dezember 1983; Staatliche Kunsthalle, Baden-Baden, 1984, Nr. 60, Abbildung ▪ Madrid, 1989, Abbildung S.189 ▪ »Seurat«, Grand Palais, Paris, 9. April–12. August 1991, Nr. 114, Abbildung S. 201; Metropolitan Museum of Art, New York, 1991/92, Nr. 115, Abbildung S.167 ▪ Berlin, 1993, Nr. 120, Farbabbildung S.19 ▪ Sydney, 1996/97, Nr. 2, Farbabbildung S. 21 ▪ »Seurat and the Bathers«, National Gallery, London, 2. Juli–28. September 1997, Abbildung S. 71, Nr. 75
Literatur: César M. de Hauke: Seurat et son œuvre, 2 Bde., Paris 1961, Bd. 2, Nr. 589, S.168, Abbildung S.169 ▪ Georges Waldemar: Seurat et le Divisionnisme, Paris 1928, Abbildung Nr. 17 ▪ Umbro Apollonio: Disegni di Seurat, Venedig 1945, Abbildung Nr. 5 ▪ Henri Dorra und John Rewald: Seurat. L'œuvre peint, biographie et catalogue critique, Paris 1959, Nr. 97h, Abbildung ▪ Michael F. Zimmermann: Seurat, sein Werk und die kunsttheoretische Debatte seiner Zeit, Antwerpen 1991, Abbildung Nr. 304 und 305 [Detail], S.170

FRANK STELLA

159
The Grand Armada (IRS, No. 6, 1X) 1989
Die grossartige Armada
Aluminiumrelief, bemalt, fünfteilig
315 x 186,5 x 99 cm
monogrammiert und datiert
Inv. 90.14
Tafel 126
Provenienz: Marina und Lawrence Rubin, New York ▪ seit 1990 Sammlung Beyeler
Ausstellungen: »Roy Lichtenstein, Frank Stella«, Galerie Beyeler, Basel, März–Mai 1991, Nr. 2, Farbabbildung ▪ Berlin, 1993, Nr. 121, Farbabbildung S. 209
Literatur: Frank Stella im Interview mit Heinz-Norbert Jocks, in: Kunstforum, 1994, S. 297ff. ▪ Hubertus Gassner: Frank Stella. Der Raum bewohnbarer Illusionen, in: Frank Stella, Ausstellungskatalog, Haus der Kunst, München, 1996, S.125–139

ANTONI TÀPIES

160
Écriture sur le mur 1971
Auf die Mauer Geschriebenes
Mischtechnik auf Leinwand
270 x 200 cm
verso signiert
Inv. 72.7
Tafel 94
Provenienz: Galerie Maeght, Paris ▪ seit 1972 Sammlung Beyeler
Ausstellungen: »Antoni Tàpies«, Galerie Beyeler, Basel, Juni–September 1975, Nr. 28, Farbabbildung ▪ Madrid, 1989, Farbabbildung S.137 ▪ »High and Low, Modern Art and Popular Culture«, Museum of Modern Art, New York, 7. Oktober 1990–15. Januar 1991; Art Institute of Chicago; Museum of Contemporary Art, Los Angeles, 1991, Nr. 30, Farbabbildung S. 84 ▪ Berlin, 1993, Nr. 122, Farbabbildung S.189
Literatur: Anna Agustí: Tàpies. The Complete Works, Bd. 3: 1969–1975, Barcelona 1992, Nr. 2410, Farbabbildung S. 231 ▪ Georges Raillard: Antoni Tàpies, Paris 1976, Nr. 165, Farbabbildung S.181 ▪ Roland Penrose: Tàpies, Barcelona 1977, Abbildung Nr. 50, S. 79

MARK TOBEY

161
Forest Cathedral 1955
Waldkathedrale
Tempera auf Papier auf Karton
53 x 39 cm
signiert und datiert unten rechts
Inv. 59.9
Provenienz: Willard Gallery, New York ▪ seit 1959 Sammlung Beyeler
Ausstellungen: »The First Columbia Painting Biennial«, 1957 ▪ »XXIX. Biennale«, Venedig, 1958 (Pavillon der USA) ▪ »Mark Tobey«, Galerie Beyeler, Basel, Mai–Juni 1961, Nr. 6, Abbildung ▪ »Mark Tobey, Retrospective«, Musée des Arts Décoratifs, Paris, 18. Oktober–1. Dezember 1961, Nr. 131, Abbildung 53 ▪ »Mark Tobey, Retrospective Exhibition, Paintings and Drawings 1925–1961«, Whitechapel Gallery, London, 1962, Nr. 84, Abbildung XXXIII ▪ »Mark Tobey«, Museum of Modern Art, New York 12. September–4. November 1962; Cleveland Museum of Art; Art Institute of Chicago, 1962/63, Nr. 88 ▪ »documenta III«, Kassel, 1964, Nr. 3, Abbildung S.192 ▪ »Mark Tobey«, Stedelijk Museum, Amsterdam, 18. März–8. Mai 1966, Nr. 48 ▪ »Mark Tobey«, Kestner-Gesellschaft, Hannover, 19. Mai–26. Juni 1966, Nr. 48 ▪ »Mark Tobey«, Städtische Kunsthalle, Düsseldorf, 16. September–23. Oktober 1966, Nr. 53 ▪ »Mark Tobey, Retrospective«, Dallas Museum of Fine Arts, 20. März–21. April 1968, Nr. 68, Abbildung ▪ »Zeichen des Glaubens – Geist der Avantgarde. Religiöse Tendenzen in der Kunst des 20. Jahrhunderts«, Schloss Charlottenburg, Berlin, 31. Mai–13. Juli 1980, Farbabbildung S.190 ▪ »Mark Tobey«, Museo d'Arte, Mendrisio, 14. Januar–2. April 1989; Museum Folkwang, Essen, Farbabbildung S. 80 ▪ Sydney, 1996/97, Nr. 96, Farbabbildung S. 209

162
White Journey 1956
Weisse Reise
Kleisterfarbe auf Papier auf Pavatex aufgezogen
113,5 x 89,5 cm
signiert und datiert unten rechts
Inv. 59.10
Tafel 124
Provenienz: Otto Seligman Gallery, Seattle ▪ seit 1959 Sammlung Beyeler
Ausstellungen: »Neue amerikanische Malerei«, Kunstmuseum, St. Gallen, 14. März–26. April 1959, Nr. 1, Abbildung auf dem Umschlag ▪ »Mark Tobey«, Städtische Kunsthalle, Mannheim, 17. Dezember 1960–5. Februar 1961, Nr. 25 ▪ »Mark Tobey«, Galerie Beyeler, Basel, Mai–Juni 1961, Nr. 10, Abbildung ▪ »Mark Tobey, Rétrospective«, Musée des Arts Décoratifs, Paris, 18. Oktober–1. Dezember 1961, Nr. 141, Abbildung Nr. 59 ▪ »Mark Tobey, Retrospective Exhibition, Paintings and Drawings 1925–1961«, Whitechapel Gallery, London, 1962, Nr. 91, Abbildung XXXIV ▪ »Mark Tobey«, Museum of Modern Art, New York, 12. September–4. November 1962; Cleveland Museum of Art; Art Institute of Chicago, 1962/63, Nr. 92 ▪ »Painting and Sculpture of a Decade, 1954–1964«, The Tate Gallery, London, 22. April–28. Juni 1964, Nr. 19, Abbildung ▪ »Mark Tobey«, Stedelijk Museum, Amsterdam, 18. März–8. Mai 1966, Nr. 49 ▪ »Mark Tobey, Retrospective«, Dallas Museum of Fine Arts, 20. März–21. April 1968, Nr. 70 ▪ »Mark Tobey, Rückblick auf harmonische Weltbilder«, Museum Haus Lange, Krefeld, 15. Juni–3. August 1975, Nr. 7 ▪ Madrid, 1989, Farbabbildung S.172 ▪ »Kunst als Grenzbeschreitung, John Cage und die Moderne«, Neue Pinakothek, München, 18. Juli–27. Oktober 1991, Nr. 73, Farbabbildung S. 207 ▪ Berlin, 1994, Nr. 124, Farbabbildung S.198 ▪ Sydney, 1996/97, Nr. 97, Farbabbildung S. 211

163
Night Flight 1958
Nachtflug
Tempera auf Karton
30 x 22,5 cm
signiert unten rechts
Inv. 58.3
Provenienz: Willard Gallery, New York ▪ seit 1958 Sammlung Beyeler
Ausstellungen: »Mark Tobey«, Galerie Beyeler, Basel, Mai–Juni 1961, Nr. 21, Farbabbildung ▪ »Mark Tobey, Rétrospective«, Musée des Arts Décoratifs, Paris, 18. Oktober–1. Dezember 1961, Nr. 188, Farbabbildung Nr. 61 ▪ »Mark Tobey, Retrospective Exhibition, Paintings and Drawings 1925–1961«, Whitechapel Gallery, London, 1962, Nr. 120, Farbabbildung Nr. XLIII ▪ »Mark Tobey«, Museum of Modern Art, New York, 12. September–4. November 1962; Cleveland Museum of Art; Art Institute of Chicago, 1962/63, Nr. 112 ▪ »Mark Tobey«, Stedelijk Museum, Amsterdam, 18. März–8. Mai 1966, Nr. 67 ▪ »Mark Tobey«, Kestner-Gesellschaft, Hannover, 19. Mai–26. Juni 1966, Nr. 67 ▪ »Mark Tobey, Retrospective«, Dallas Museum of Fine Arts, 20. März–21. April 1968, Nr. 87 ▪ Sydney, 1996/97, Nr. 98, Farbabbildung S. 212

164
Ritual – Fire 1960
Feuer – Ritual
Tempera auf Karton
21 x 29,5 cm
signiert und datiert unten rechts
verso signiert, datiert und betitelt
Inv. 61.8
Provenienz: seit 1961 Sammlung Beyler
Ausstellungen: »Mark Tobey«, Galerie Beyeler, Basel, Mai–Juni 1961, Nr. 36 ▪ »Mark Tobey«, Stedelijk Museum, Amsterdam, 18. März–8. Mai 1966 ▪ »Mark Tobey«, Kestner-Gesellschaft, Hannover, 19. Mai–26. Juni, 1966, Nr. 92 ▪ »Zeichen des Glaubens – Geist der Avantgarde. Religiöse Tendenzen in der Kunst des 20. Jahrhunderts«, Schloss Charlottenburg, Berlin, 31. Mai–13. Juli 1980, Farbabbildung S.191 ▪ »Mark Tobey«, Museo d'Arte, Mendrisio, 14. Januar–2. April 1989; Museum Folkwang, Essen, 1989, Farbabbildung S.100

165
Oncoming White 1972
Aufkommendes Weiss
Öl auf Leinwand
241 x 203 cm
signiert und datiert unten rechts
Inv. 72.8
Tafel 125
Provenienz: seit 1972 Sammlung Beyeler
Ausstellungen: »Von Venus zu Venus«, Galerie Beyeler, Basel, September–Oktober 1972, Nr. 98, Farbabbildung S. 81 ▪ »Zeichen des Glaubens – Geist der Avantgarde. Religiöse Tendenzen in der Kunst des 20. Jahrhunderts«, Schloss Charlottenburg, Berlin, 31. Mai–13. Juli 1980, Abbildung S. 296 ▪ »Kosmische Bilder in der Kunst des 20. Jahrhunderts«, Kunsthalle, Baden-Baden, 11. November 1983–6. Januar 1984, Nr. 147, Abbildung Nr. 138, S.162 ▪ »Gegenwart und Ewigkeit«, Martin-Gropius-Bau, Berlin, 7. April–26. Juni 1990, Farbabbildung S. 303 ▪ Madrid, 1989, Farbabbildung S.173 ▪ Berlin, 1993, Nr. 125, Farbabbildung S.199

ANDY WARHOL

166
Joseph Beuys 1980
Siebdruckfarbe und Diamantstaub auf Acryl auf grundierter Leinwand
101,5 x 101,5 cm
verso signiert und datiert
Inv. 96.4
Tafel 131
Provenienz: Frayda und Ronald Feldman, New York ▪ seit 1996 Sammlung Beyeler
Ausstellungen: »Warhol – Beuys – Polke«, Milwaukee Art Museum, 19. Juni–16. August 1987; Contemporary Art Museum, Houston, Nr. 21, Abbildung S. 43 ▪ »Europa/Amerika, Die Geschichte einer künstlerischen Faszination«, Museum Ludwig, Köln, 6. September–30. November 1986, Nr. 162, Abbildung S. 377 ▪ Sydney, 1996/97, Nr. 104, Farbabbildung S. 225
Literatur: Pat Hackett (Hg.): The Warhol Diaries, London 1989

KUNST AUS OZEANIEN

167
Figur eines Kulturheroen oder Schöpferahns
Biwat-Gruppe, Yuat-Fluss, Gebiet des Unteren Sepik, Nordost-Neuguinea, Melanesien
Holz, rötlicher Tonschlicküberzug, Fransenschurz, Knochendolch
Höhe 197 cm
Inv. O.92.1
Tafel 137
Provenienz: vor Ort erworben von Dadi Wirz 1955 ▪ von Alfred Bühler nach längeren Verhandlungen mit den australischen Behörden für das Basler Völkerkundemuseum freibekommen (Inv. Nr. Vb 17586 a, b) ▪ von diesem 1975 ausnahmsweise im Tausch abgegeben ▪ seit 1976 Sammlung Beyeler
Literatur (ethnographisch): Karl Laumann: Geisterfiguren am mittleren Yuat River in Neuguinea, in: Anthropos 49, 1954, S. 27–57
Literatur (Objekt publiziert): Christian Kaufmann, Meinhard Schuster u. a.: Ethnographische Kostbarkeiten aus den Sammlungen von Alfred Bühler im Basler Museum für Völkerkunde, Basel 1970, S. 52f. ▪ Reinhold Hohl: Naturvölkerkunst aus Afrika und Ozeanien, in: Madrid, 1989, Farbabbildung S. 25 ▪ Markus Schindlbeck: Kunst aus Ozeanien, in: Berlin, 1993, Nr. 135, Farbabbildung S. 255

168
Figur eines Ahnen
Östliche Iatmul oder südliche Nachbarn, Gebiet des Mittleren Sepik einschliesslich der südlichen Nebenflüsse Blackwater und Korewori, Nord-Neuguinea, Melanesien
Holz, bemalt
Höhe 136 cm
Inv. O.93.1
Tafel 138
Provenienz: Sammlung Roland Tual, Auktion, Paris, 1930 ▪ Jaques Kerchache, Paris ▪ William Rubin, New York ▪ seit 1992 Sammlung Beyeler
Literatur (ethnographisch): Gregory Bateson: Social Structure of the Iatmul People of the Sepik River, in: Oceania 2, 1932, S. 401–453 ▪ Milan Stanek: Sozialordnung und Mythik in Palimbei, in: Basler Beiträge zur Ethnologie 23, 1983
Literatur (Objekt publiziert): Markus Schindlbeck: Kunst aus Ozeanien, in: Berlin, 1993, Nr. 136, Farbabbildung S. 252

169
Jagdhelfer-Figur, *yipwon*
Yimar-Dörfer, oberer Korewori-Fluss, Gebiet des südlichen Sepik, Nordost-Neuguinea, Melanesien
Holz, Kasuarfedern
Höhe 275 cm
Inv. O.92.5
Tafel 139
Provenienz: Sammlung Samuel Josefowitz, Lausanne ▪ seit 1985 Sammlung Beyeler
Literatur (ethnographisch): Anthony Forge und R. Clausen: Three Regions of Melanesian Art. New Guinea and the New Hebrides, The Museum of Primitive Art, New York 1960 ▪ Eike Haberland: The Caves of Karawari, New York 1968 ▪ Eike Haberland und Siegfried Seyfarth: Die Yimar am oberen Korewori (Neuguinea), in: Studien zur Kulturkunde 36, 1974
Literatur (Objekt publiziert): Markus Schindlbeck: Kunst aus Ozeanien, in: Berlin, 1993, Nr. 134, Farbabbildung S. 257

170
Jagdhelfer-Figur, *yipwon*
Yimar-Dörfer, oberer Korewori-Fluss, Gebiet des südlichen Sepik, Nordost-Neuguinea
Holz, Kasuarfedern
Höhe 220 cm
Inv. O.97.2
Provenienz: Sammlung Serge Brignoni, Bern ▪ seit 1982 Sammlung Beyeler
Literatur (ethnographisch): Anthony Forge und R. Clausen: Three Regions of Melanesian Art. New Guinea and the New Hebrides, The Museum of Primitive Art, New York 1960 ▪ Eike Haberland: The Caves of Karawari, New York 1968 ▪ Eike Haberland und Siegfried Seyfarth: Die Yimar am oberen Korewori (Neuguinea), in: Studien zur Kulturkunde 36, 1974
Literatur (Objekt publiziert): Reinhold Hohl: Naturvölkerkunst aus Afrika und Ozeanien, in: Madrid, 1989, Farbabbildung S. 23

171
Durchbrochen geschnitzte Brett-Figur, *malu-samban*
Malu-»Aufhängehaken«
Sawos oder Iatmul, Gebiet des Mittleren Sepik, Nord-Neuguinea, Melanesien
Holz, Spuren roter und weisser Bemalung
Höhe 168 cm
Inv. O.93.4
Tafel 140
Provenienz: Privatsammlung, USA ▪ Patricia Withofs ▪ seit 1993 Sammlung Beyeler
Literatur (Vergleichsobjekte und ethnographisch): Otto Reche: Der Kaiserin Augusta-Fluss, Ergebnisse der Südsee-Expedition 1908–1910, Hamburg 1913, Tafel 20 ▪ Stéphen Chauvet: Les arts indigènes en Nouvelle-Guinée, Paris 1930, Tafel 310 ▪ Douglas Newton: Malu. Openwork boards of the Tshuosh Tribe, The Museum of Primitive Art, New York 1963 ▪ Markus Schindlbeck: Sago bei den Sawos (Mittelsepik, Papua Neuguinea), in: Basler Beiträge zur Ethnologie 19, 1980, S. 351–399

172
Männliche Figur, *nalik* 19. Jahrhundert
verwendet für »uli«-Feiern
vermutlich Inland von Neuirland (Gebiet der Mandak-Sprachfamilie), Nord-Melanesien
Holz, bemalt, eingesetzte Augen aus »Turbo petholatus«-Schneckenschalen
Höhe 140 cm
Inv. O.94.1
Tafel 141
Provenienz: Museum für Völkerkunde Leipzig, Sammlung Nauer (Inv.Nr. Me 10144) ▪ Patricia Withofs ▪ William Rubin, New York ▪ seit 1994 Sammlung Beyeler
Literatur (ethnographisch): Augustin Krämer: Die Málanggane von Tombára, München 1925 ▪ Mike Gunn: Arts rituels d'Océanie. Nouvelle-Irlande dans les collections du musée Barbier-Mueller, Mailand 1997

173
Männliche Figur, *nalik* 18./19. Jahrhundert
verwendet für »uli«-Feiern
Malom, Nordostküste, Neuirland, Melanesien
Holz, bemalt, z. T. über Fassung aus Kreide oder Kalk, Bart aus Pflanzenfasern, Schneckenschalen
Höhe 182 cm
Inv. O.92.6
Tafel 142
Provenienz: Linden-Museum Stuttgart, Sammlung Wostrack ▪ Sammlung A. Speyer ▪ Sammlung Lorenz Eckert Sr. und Jr., Basel und Kriens ▪ Patricia Withofs ▪ seit 1976 Sammlung Beyeler
Literatur (Objekt und Vergleichsobjekte publiziert): Augustin Krämer: Die Málanggane von Tombára, München 1925, Tafel 28 rechts und Tafel 29 rechts ▪ Herbert Tischner: Kunst der Südsee, Hamburg 1954, Tafel 37 ▪ Reinhold Hohl: Naturvölkerkunst aus Afrika und Ozeanien, in: Madrid, 1989, Farbabbildung S. 29 ▪ Markus Schindlbeck: Kunst aus Ozeanien, in: Berlin, 1993, Nr. 140, Farbabbildung S. 247 ▪ Anthony J. P. Meyer: Oceanic Art – Ozeanische Kunst – Art Océanien, Köln 1995, Bd. 2, S. 352, Farbabbildung S. 386

174
Kampfschild, *jamasi*
Nordwestliche, evtl. zentrale Asmat, Südwest-Neuguinea (Irian Jaya), Melanesien
Holz, bemalt, Faserbüschel
Höhe 139 cm
Inv. O.92.3
Tafel 143
Provenienz: De Monbrison, Paris ▪ seit 1978 Sammlung Beyeler
Literatur (ethnographisch): Gunter und Ursula Konrad, Tobias Schneebaum: Asmat – Leben mit den Ahnen, Glashütten/Taunus 1981 ▪ Dirk A. M. Smidt (Hg.): Asmat Art. Woodcarvings of Southwest New Guinea, Leiden/Singapore 1993
Literatur (Objekt publiziert): Reinhold Hohl: Naturvölkerkunst aus Afrika und Ozeanien, in: Madrid, 1989, Farbabbildung S. 21 ▪ Markus Schindlbeck: Kunst aus Ozeanien, in: Berlin, 1993, Nr. 133, Farbabbildung S. 253

175
Kopf einer lebensgrossen *malanggan*-Puppe, *kovabat* *(nach Gunn: »Kopf-Regen«)*
Tabar-Inseln, Neuirland, Melanesien
Holz, schwarz bemalt
Höhe 58,5 cm
Inv. O.92.4
Tafel 144

Provenienz: P. Langlois ▪ Patricia Withofs ▪ seit 1989 Sammlung Beyeler
Literatur (Vergleichsobjekte und ethnographisch): Augustin Krämer: Die Málanggane von Tombára, München 1925, S. 73 und Tafel 34
Literatur (Objekt publiziert): Reinhold Hohl: Naturvölkerkunst aus Afrika und Ozeanien, in: Madrid, 1989, Farbabbildung S. 33 ▪ Markus Schindlbeck: Kunst aus Ozeanien, in: Berlin, 1993, Nr. 139, Farbabbildung S. 256 ▪ Mike Gunn: Arts rituels d'Océanie. Nouvelle-Irlande dans les collections du musée Barbier-Mueller, Mailand 1997, S. 57

176
Maske, *wowoi* (oder *gitvung*) *susu*
Sulka, Südost-Neubritannien, Melanesien
pflanzliche Materialien wie Mark, Palmblätter, leichtes Holz und Federn (u. a. des Kasuars), zwei Böden von Konusschnecken
Höhe 110 cm
Inv. O.97.1
Tafel 145
Provenienz: Museum für Völkerkunde, Leipzig ▪ Patricia Withofs ▪ seit 1982 Sammlung Beyeler
Literatur (ethnographisch): George Corbin: Salvage Art History among the Sulka of Wide Bay, East New Britain, Papua New Guinea, in: Allan und Louise Hanson: Art and Identity in Oceania, Bathurst/Crawford/Honolulu 1990, S. 67–83

177
Schallrohr-Maske, *vungvung*
(auch *vungbungka,* Zentral-Baining) **oder *vurbracha*** (Chachet-Baining)
20. Jahrhundert
Baining, Gazelle-Halbinsel, Neubritannien, Melanesien
Baumbaststoff, bemalt, über Traggestell und Bambusrohr, Kakadufedern und Hühnerflaum
Länge ca. 350 cm, Höhe ca. 200 cm
Inv. O.96.1
Tafel 146
Provenienz: Jacques Kerchache, Paris ▪ seit 1995 Sammlung Beyeler
Literatur (ethnographisch): C. Laufer: Jugendinitiation und Sakraltänze der Baining, in: Anthropos 54, 1959, S. 905–938 ▪ George Corbin: The Art of the Baining: New Britain, in: Sidney M. Mead (Hg.): Exploring the Visual Art of Oceania, Honolulu 1979, S. 159–179 ▪ Karl Hesse und Theo Aerts: Baining Life and Lore, Boroko, in: Institute of Papua New Guinea Studies, 1982 ▪ George Corbin: The Art of the Uramot Baining of East New Britain, Papua New Guinea, in: George Corbin: Native Arts of America, North Africa, and the South Pacific, New York 1988, S. 232–239

178
Maske, *kepong* oder *matua*
Neuirland, Melanesien
Holz der Alstonia sp., bemalt, bedruckter europäischer Baumwollfetzen
Höhe 76 cm
Inv. O.93.2
Tafel 147
Provenienz: Museum für Völkerkunde, Berlin ▪ seit 1992 Sammlung Beyeler
Literatur (ethnographisch): Klaus Helfrich: Malanggan 1 – Bildwerke von Neuirland, in: Veröffentlichungen des Museums für Völkerkunde Berlin NF 25, Berlin, 1973 ▪ Dieter Heintze: On trying to understand some Malagans, in: Louise Lincoln: Assemblage of Spirits. Ideas and Image in New Ireland, New York 1987 ▪ Mike Gunn: Arts rituels d'Océanie. Nouvelle-Irlande dans les collections du musée Barbier-Mueller, Mailand 1997
Literatur (Objekt publiziert): Markus Schindlbeck: Kunst aus Ozeanien, in: Berlin, 1993, Nr. 137, Farbabbildung S. 248

179
Kopf einer lebensgrossen *malanggan*-Puppe, *kovabat* (Gunn) **oder *mandas*** (Krämer) ***mit Vogel***
vermutlich Lemakot, Nord-Neuirland, Melanesien
Holz, bemalt, eingesetzte Augen aus »Turbo petholatus«-Schneckenschalen
Höhe 77 cm
Inv. O.92.8
Tafel 148
Provenienz: evtl. Missionar G. Peekel, Missionsmuseum Hiltrup, Westfalen ▪ Patricia Withofs ▪ seit 1989 Sammlung Beyeler
Literatur (ethnographisch): Augustin Krämer: Die Málanggane von Tombára, München 1925, S. 73 und Tafel 34 ▪ Gerhard Peekel: Die Ahnenbilder von Nord-Neu-Mecklenburg. Eine kritische und positive Studie, in: Anthropos 21, 1926, S. 806–824; 22, 1927, S. 16–44
Literatur (Objekt publiziert): Reinhold Hohl: Naturvölkerkunst aus Afrika und Ozeanien, in: Madrid, 1989, Farbabbildung S. 31 ▪ Markus Schindlbeck: Kunst aus Ozeanien, in: Berlin, 1993, Nr. 138, Farbabbildung S. 249 ▪ Mike Gunn: Arts rituels d'Océanie. Nouvelle-Irlande dans les collections du musée Barbier-Mueller, Mailand 1997, S. 57

180
Zepter, *hoeroa* 18./19. Jahrhundert
Maori, Nordinsel von Neuseeland (Aotearoa)
Walknochen
Höhe 146 cm, Breite 9 cm
Inv. O.93.3
Tafel 149
Provenienz: John Hewett, London ▪ seit 1991 Sammlung Beyeler
Literatur (Vergleichsobjekte und ethnographisch): Sidney M. Mead: Becoming Maori Art, in: Dies. (Hg.): TE MAORI. Maori Art from New Zealand Collections, New York 1984, S. 63–75 (64–66)
Literatur (Objekt publiziert): Markus Schindlbeck: Kunst aus Ozeanien, in: Berlin, 1993, Nr. 142

181
Maske, *le op*
»Mensch-Gesicht«
vermutlich 1. Hälfte 19. Jahrhundert
Insel Mer, östliche Inseln der Torres-Strasse (zwischen Australien und Ost-Neuguinea)
Schildpatt, menschliches Haar, Spuren roter Bemalung
Höhe 41 cm
Inv. O.92.2
Tafel 150
Provenienz: Museum für Völkerkunde, Dresden (Inv.Nr. 8112; erworben 1894 auf Thursday Island im Süden der Inselgruppe) ▪ Patricia Withofs ▪ seit 1989 Sammlung Beyeler
Literatur (ethnographisch): Alfred C. Haddon (Hg.): Reports of the Cambridge Anthropological Expedition to Torres Strait, insbesondere Bde. 4–6, Cambridge 1904, 1908, 1912 ▪ David R. Moore: The Torres Strait Collections of A. C. Haddon. A descriptive catalogue, British Museum, London 1984 ▪ David R. Moore: Arts and Crafts of Torres Strait, Aylesbury 1989
Literatur (Objekt publiziert): A. B. Meyer und R. Parkinson: Schnitzereien und Masken vom Bismarck-Archipel und Neu Guinea. Publicationen aus dem Königlichen Ethnographischen Museum zu Dresden X, Dresden 1895, Tafel IX, 2 ▪ Douglas F. Fraser: Torres Strait Sculpture. A Study in Oceanic Primitive Art, New York 1978, Tafel 82 ▪ Reinhold Hohl: Naturvölkerkunst aus Afrika und Ozeanien, in: Madrid, 1989, Farbabbildung S. 27 ▪ Markus Schindlbeck: Kunst aus Ozeanien, in: Berlin, 1993, Nr. 141, Farbabbildung S. 250

182
Tanzpaddel, *rapa*
Osterinsel (Rapa Nui)
Holz
Höhe 76,5 cm
Inv. O.92.7
Tafel 151
Provenienz: Patricia Withofs ▪ seit 1977 Sammlung Beyeler
Literatur (ethnographisch): Alfred Métraux: Ethnology of Easter Island, B. P. Bishop Museum Bulletin 160, Honolulu 1940, S. 267–269 ▪ H.-M. Esen-Baur (Hg.): 1500 Jahre Kultur der Osterinsel. Schätze aus dem Land des Hotu Matua, Mainz 1989 ▪ Adrienne L. Kaeppler: Polynésie et Micronésie, in: Adrienne L. Kaeppler, Christian Kaufmann und D. Newton: L'art océanien, Paris 1993
Literatur (Objekt publiziert): Reinhold Hohl: Naturvölkerkunst aus Afrika und Ozeanien, in: Madrid, 1989, Farbabbildung S. 35 ▪ Markus Schindlbeck: Kunst aus Ozeanien, in: Berlin, 1993, Nr. 143, Farbabbildung S. 251

KUNST AUS AFRIKA

183
Kopfaufsatz, *a mantsho-na-tshol*
19./20. Jahrhundert
Form einer Schlange
unbekannte Werkstatt der Baga-, Nalu-, Landuma-, Pukur-, Bulumits-Regionen, Guinea
Holz, rot-weiss und schwarz bemalt
Höhe 200 cm
Inv. A 92.1
Tafel 152
Provenienz: Sammlung Henri Kamer, Paris ▪ seit 1977 Sammlung Beyeler
Literatur (ethnographisch): Denise Paulme: Structures sociales en pays baga, in: Bulletin de l'I.F.A.N., XVIII, Serie B.,1956 ▪ Frederick Lamp: The Art of the Baga: A Preliminary Inquiry, in: African Arts, XIX, 1986 ▪ Frederick Lamp: The Art of the Baga – A Drama of Cultural Reinvention, Ausstellungskatalog, Museum of African Art, New York 1996
Literatur (Objekt publiziert): Reinhold Hohl: Naturvölkerkunst aus Afrika und Ozeanien, in: Madrid, 1989, Farbabbildung S.11 ▪ Hans-Joachim Koloss: Afrikanische Kunst, in: Berlin, 1993, Nr. 127, Farbabbildung S. 231 ▪ Meisterwerke afrikanischer Plastik aus Schweizer Privatbesitz, Ausstellungskatalog, Kunsthaus Zug, 1995, S. 76

184
Stampfer-Figur, *deble* um 1870
Werk eines Senufo-Meisters der Sikasso-Region, Mali
Holz mit glänzender dunkler Patina
Höhe 95 cm
Inv. A 92.6
Tafel 153
Provenienz: F. H. Lem, Paul Chadourne (erworben in Sikasso 1935) ▪ Patricia Withofs ▪ seit 1980 Sammlung Beyeler
Literatur (ethnographisch): Anita J. Glaze: Art and Death in a Senufo Village, Bloomington 1981 ▪ Till Förster: Die Kunst der Senufo, Ausstellungskatalog, Museum Rietberg, Zürich 1988
Literatur (Objekt publiziert): Robert Goldwater: Senufo Sculpture from West Africa, Ausstellungskatalog, The Museum of Primitive Art, New York 1964, Abbildung 86 und 86 A ▪ William Rubin (Hg.): »Primitivism« in 20th Century Art, New York 1984, Bd. 1, S.130 ▪ Reinhold Hohl: Naturvölkerkunst aus Afrika und Ozeanien, in: Madrid, 1989, Farbabbildung S.13 ▪ Hans-Joachim Koloss: Afrikanische Kunst, in: Berlin, 1993, Nr. 128, Farbabbildung 232

185
Weibliche Reliquiarfigur, *biery*
19./20. Jahrhundert
unbekannter Betsi-Meister der südlichen Fang-Region, Gabun
Holz mit glänzender dunkler Patina
Höhe 44 cm
Inv. A 92.3
Tafel 154
Provenienz: Sammlung Charles Ratton, Paris ▪ Patricia Withofs ▪ seit 1993 Sammlung Beyeler
Literatur (ethnographisch): Ph. Laburthe-Tolra und Ch. Falgayrettes-Leveau: Fang, Paris 1991 ▪ Louis Perrois: Byeri Fang, Marseille 1992
Literatur (Objekt publiziert): Reinhold Hohl: Naturvölkerkunst aus Afrika und Ozeanien, in: Madrid, 1989, Farbabbildung S.15 ▪ Hans-Joachim Koloss: Afrikanische Kunst, in: Berlin, 1993, Nr. 129, Farbabbildung S. 233 ▪ Meisterwerke afrikanischer Plastik aus Schweizer Privatbesitz, Ausstellungskatalog, Kunsthaus Zug, 1995, S.18

186
Männliche Ahnenfigur, *lusingiti*
19./20. Jahrhundert
unbekannter Hemba-Meister der Bena-Niembo-Region, Zaire
Holz mit glänzender Patina
Höhe 90 cm
Inv. A 92.4
Tafel 155
Provenienz: Patricia Withofs ▪ seit 1983 Sammlung Beyeler
Literatur (Objekt publiziert): François Neyt: La grande statuaire Hemba du Zaire, Louvain 1977, S. 168 ▪ Reinhold Hohl: Naturvölkerkunst aus Afrika und Ozeanien, in: Madrid, 1989, Farbabbildung S.19 ▪ Hans-Joachim Koloss: Afrikanische Kunst, in: Berlin, 1993, Nr. 131, Farbabbildung S. 239

187
Kultfigur 19. oder frühes 20. Jahrhundert
unbekannter Meister der Mumuye-Region, Nigeria
Holz mit glänzender dunkler Patina
Höhe 99 cm
Inv. A 92.5
Tafel 156
Provenienz: Philippe Guimiot, Brüssel ▪ Jack Naiman, Los Angeles ▪ seit 1990 Sammlung Beyeler
Literatur (ethnographisch): Arnold Rubin: Mumuye Figures, in: For Spirits and Kings, hg. von S. Vogel, New York 1981
Literatur (Objekt publiziert): Roy Sieber und R. A. Walker: African Art in the Cycle of Life, Ausstellungskatalog, National Museum of African Art, Washington 1987/88, S. 78 ▪ W. M. Robbins und N. I. Nooter: African Art in American Collections, Washington 1989 ▪ William Rubin (Hg.): »Primitivism« in 20th Century Art, New York 1984, Bd. 1, S. 43 ▪ Afrikanische Skulptur. Die Erfindung der Figur, Ausstellungskatalog, Museum Ludwig, Köln 1990, S.134f. ▪ Hans-Joachim Koloss: Afrikanische Kunst, in: Berlin, 1993, Nr. 132, Farbabbildung S. 234/235 ▪ Tom Phillips (Hg.): Afrika – Die Kunst eines Kontinents, Ausstellungskatalog, Martin-Gropius-Bau, Berlin, 1996, S. 363, Nr. 5.25 b

188
Nagelfigur, *nkisi n'kondi* vor 1900
Kongo-Werkstatt der Vili-Region
Holz, Nägel und andere Eisenteile, Kaurimuschel, Porzellan, Harzmasse
Höhe 104 cm
Inv. A 92.2
Tafel 157
Provenienz: Lorenz Eckert, Luzern ▪ Patricia Withofs ▪ seit 1976 Sammlung Beyeler
Literatur (ethnographisch): Ezio Bassani: Kongo Nail Figures from the Chiloango River Area, in: African Arts, X, 1977 ▪ Robert Farris Thompson: The Grand Detroit N'Kondi, in: Bulletin of the Detroit Institute of Arts 56, 1978 ▪ Wyatt MacGaffey: Art and Society in Central Africa: The Ba-Kongo of Lower Zaire, Chicago/London 1986
Literatur (Objekt publiziert): Afrique Noire – Sculptures des collections privées suisses, Ausstellungskatalog, Musée des Beaux-Arts, La Chaux-de-Fonds 1971, Nr. 93 ▪ Reinhold Hohl: Naturvölkerkunst aus Afrika und Ozeanien, in: Madrid, 1989, Farbabbildung S.17 ▪ Hans-Joachim Koloss: Afrikanische Kunst, in: Berlin, 1993, Nr. 130, Farbabbildung S. 237

189
Sitzende Figur vermutlich 17./18. Jahrhundert
Fragment einer Schlitztrommel
Werkstatt der M'bembe-Region, Nigeria
Holz (aus einem Stück), Endstück einer Riesentrommel (ca. 2 – 3 m)
Höhe 82 cm, Tiefe 54 cm
Inv. A 93.1
Tafel 158
Provenienz: Helene Kamer, Paris ▪ Patricia Withofs ▪ seit 1993 Sammlung Beyeler
Literatur (Objekt publiziert): Werner Gillon: Collecting African Art, London 1979, S. 87 ▪ Afrikanische Skulptur. Die Erfindung der Figur, Ausstellungskatalog, Museum Ludwig, Köln 1990, Nr. 31, Farbabbildung S.131 ▪ Werner Gillon: A Short History of African Art, London 1991, Farbabbildung S.179

KUNST AUS ALASKA

190
***yup'ik*-Maske** um 1900
Stamm der Kuskokwim, Alaska
bemaltes Holz, Lederschnüre
Höhe 101 cm
Inv. S.94.1
Tafel 159
Provenienz: Museum of the American Indian, New York ▪ George Terasaki, New York ▪ William Rubin, New York ▪ seit 1994 Sammlung Beyeler

Neuzugänge
Nachtrag

Claude Monet
Pablo Picasso
Fernand Léger
Joan Miró
Max Ernst
Paul Klee

Bilderläuterungen von

Markus Brüderlin *MB*
Reinhold Hohl *RH*
Holger Jacob-Friesen *HJF*

Werkverzeichnis

Pascale Zoller

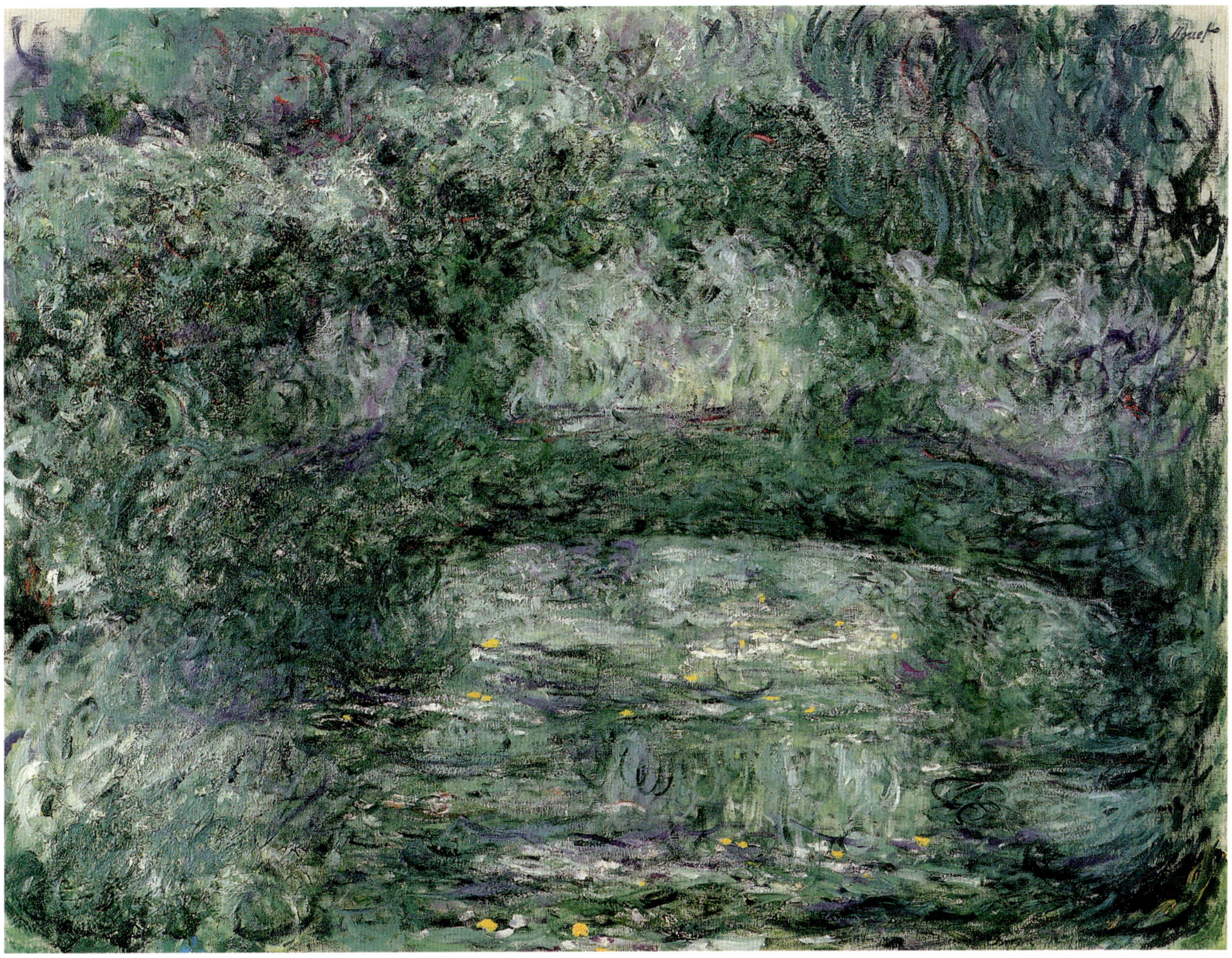

Claude Monet

A ***Le pont japonais*** um 1918–24
Die japanische Brücke
Öl auf Leinwand, 89 x 115,5 cm / Nr. 121

Claude Monet hat zusammen mit seinem malerischen Werk auch eine andere Schöpfung hinterlassen: die Blumen- und Wassergärten in Giverny. Seit 1978 in grösster Pracht wiederhergestellt, ziehen sie heute im Sommer und Herbst wohl mehr Besucher an, als die Säle im Pariser Orangerie-Museum mit ihren wandfüllenden *Seerosen*-Bildern. Von 1883 an, als der Künstler mit seiner Familie ein Landhaus in Giverny bezog (zwischen Paris und Rouen an einem Zufluss zur Seine gelegen), gingen das Malen und die Gartenplanung fast gleich wichtig nebeneinanderher. 1890 wurden Haus und Garten sein Besitz, 1893 erwarb er ein benachbartes Grundstück dazu und erhielt das Recht, Wasser aus dem Flüsschen Epte abzuleiten, um einen grossen Seerosenweiher anzulegen, den er 1901 sogar noch vergrösserte. Monet stellte einen Gärtner mit vier Gehilfen an und errichtete im Verlauf der Jahre ausser Treibhäusern auch mehrere Ateliers. 1895 liess er am westlichen Ende und über den Abfluss des Weihers (Himmelsrichtungen und Sonnenstand haben in Monets Gemälde ihre Bedeutung!) einen von japanischen Holzschnitten inspirierten gewölbten Fusssteg zimmern, der 1910 mit einem Lauben-Gestänge versehen wurde, denn nun waren dort die weissen und lila Glyzinien üppig herangewachsen, und ihr Widerschein sollte grossflächig den Wasserspiegel färben, das heisst: die Blütenpracht sollte die vorwiegend grün-blauen Pflanzen- und Wasserbilder mit weissen und roten Reflexen bereichern (siehe dazu auch *Der Seerosenweiher*, Tafel 11).

In diesem Gemälde *Le pont japonais* fallen im grünen Farbgewoge einige rote Pinselzüge auf, die man in der Reproduktion allerdings sorgfältig suchen muss. Auch die japanische Brücke im Bild fällt nicht ohne weiteres auf. Ohne Kenntnis des 1926 verstorbenen Künstlers und des Bildtitels könnte man das Gemälde leicht für eine ungegenständliche Komposition aus den 1950er Jahren halten. Aber nun muss man fünf Schritte zurücktreten und sich bemühen, die Trennlinie zwischen Wasserspiegel und Pflanzen (samt Brücke) zu finden, und dann sieht man das Wunder der Meisterschaft Monets. Er schafft einen Bildraum, der von der Land/Wassergrenze aus horizontal aus der Leinwand heraus auf uns zukommt. Das ist nicht etwas Einmaliges und Besonderes gerade in diesem Kunstwerk (siehe wieder Tafel 11), aber der Befund verblüfft um so mehr, als hier der erste Augeneindruck nur grünwildes ›Informel‹ zu erkennen gegeben hat. Um 1922/23 – vor den Star-Operationen am rechten Auge – hat Monet den Weiher und die japanische Brücke in der Tat in vehementen Farborgien gemalt (diese Werke heute zumeist im Musée Marmottan, Paris). Nachher summierte der greise Maler die genaue Beobachtung und die freie Darstellungsweise, die Erkenntnisse vor dem Motiv und die Arbeit auf der Leinwand zu einer noch heute aktuellen Bildgestalt. *RH*

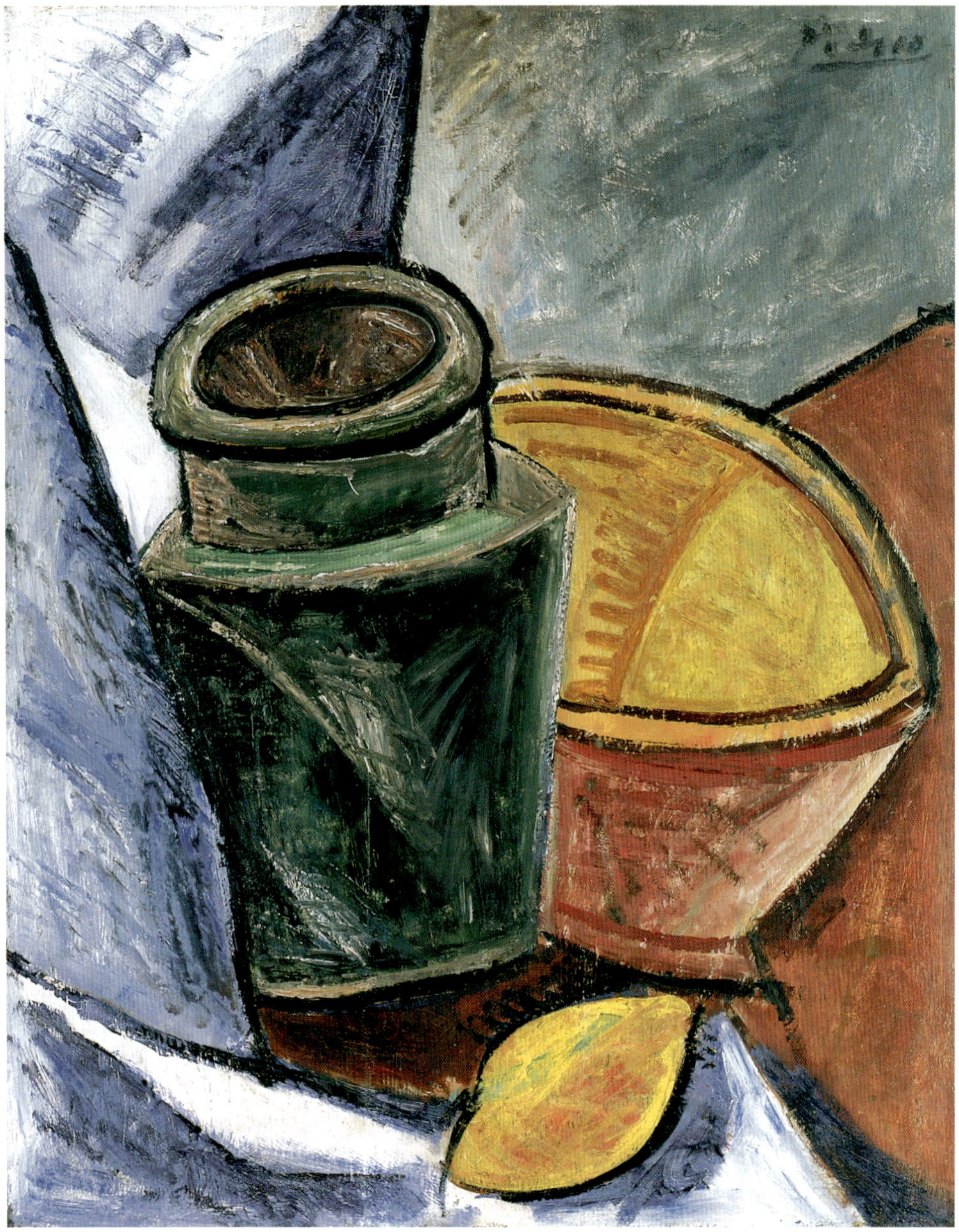

von Matisse' Betrachtung persischer Buchmalerei und Keramik). Matisse aber erhielt von Picasso das vorliegende Stilleben *Krug, Schale und Zitrone*.

Picasso hätte es wohl nicht aus der Hand gegeben, wenn er es nicht als gültiges Dokument seiner über die *Demoiselles* hinausgehenden momentanen Recherchen angesehen hätte. Was Matisse darin gesehen hat, wissen wir nicht; sicher beachtete er den kräftigen Farbklang Blau – Grün – Ockergelb, denn seine eigenen Forschungen gingen dahin, Form und Gehalt eines Gemäldes – also Sach- und Raumdarstellung sowie Bildbotschaft – ganz den Farben anzuvertrauen (siehe besonders die Tafeln 50 und 51). Picasso seinerseits erforschte die Darstellung von Raumbezügen sowie von konvexen und konkaven Körpern durch malerische Doppeldeutigkeiten auf der ungebrochenen Bildfläche.

Da sehen wir zum Beispiel zweimal eine gelbe, spitzovale Flächenform (»Reime« nannte Picasso solche in seinem Werk häufig vorkommenden Formentsprechungen). Diejenige im Vordergrund ist mit etwas Grün, das die Raumbeziehung zum grünen Krug herstellt, und schattendem Rotbraun als konvexer Körper modelliert; es ist die im Bildtitel genannte Zitrone. Das ockergelbe Spitzoval im Mittelgrund stellt dagegen die Raumhöhlung der Schale dar. Damit demonstriert Picasso, dass die künstlerischen Mittel für die Darstellung von Wölbung und Höhlung, von soliden Körpern und Raumleere die gleichen sind und in Wirklichkeit flach auf dem Bildgrund liegen. Solche doppeldeutige Äquivalenz studierte Picasso damals an Skulpturen aus Schwarzafrika, von denen Beispiele aus der Sammlung Beyeler im gleichen Museumsraum zu sehen sind (siehe die Tafeln 154, 155, 156). Andererseits gehören etwa der zugespitzte Rand der runden Schale sowie ihre lineare und farbige Verbindung mit der braunen Tischfläche zu den Bildmitteln, die Picasso im Werk Cézannes beachtet hat, während die vor- und zurückgebauschten weisshellen und blaudunkeln Tischtuchmassen auf die Betrachtung eines Gemäldes von El Greco zurückgehen. Solche malereigeschichtlichen Bezüge werden jedoch diesem Gemälde nicht gerecht. Jedem der drei Gegenstände

Pablo Picasso

B ***Cruche, bol et citron*** 1907
Krug, Schale und Zitrone
Öl auf Leinwand, 63,5 x 49,5 cm / Nr. 193

Noch in dem Sommer 1907, in dem Picasso das alle Konventionen europäischer Malerei sprengende Bild *Les Demoiselles d'Avignon* (Museum of Modern Art, New York) und das damit zusammenhängende Gemälde *Femme* (*Époque des Demoiselles d'Avignon*) in dieser Sammlung (siehe Tafel 14) geschaffen hatte, malte er das Stilleben *Krug, Schale und Zitrone.* Wie jene Figurenbilder ist es ein Manifest für den nun einsetzenden Umbruch in der Malereigeschichte, der von 1910 an den Kubismus entstehen liess (siehe Tafel 15). Dahinter stand unter anderem auch Picassos Ehrgeiz, den damals immer noch als Anführer der Avantgarde geltenden Henri Matisse auszustechen. Seit mehreren Jahren beobachtete jeder die Neuerungen im Werk des andern, und im März 1906 lernten sie einander auch persönlich kennen, als die amerikanische Schriftstellerin Gertrude Stein Matisse und dessen Tochter Marguerite in Picassos Atelier an der Rue Ravignan in Montmartre einführte. Im Herbst 1907 tauschten die beiden Künstler gegenseitig ein Gemälde aus, das den neusten Stand der malerischen Forschungen eines jeden zeigte. Picasso wählte von Matisse das *Bildnis Marguerite* von 1907 (Musée Picasso, Paris), weil die einfachen Pinselstriche der Gesichtszüge ihm wie Elemente einer Kinderzeichnung vorkamen (in Wirklichkeit ist dieses Gemälde ein Zeugnis

Krug, Schale und Zitrone ist eine so starke Präsenz eigen, dass sie wie zu Personen in einem zwischen den Raumbahnen und dem grauflachen Hintergrund spielenden dramatischen Auftritt werden, während die dunkelovale Mündung des Kruges wie eine für Picasso typische Augenform aussieht (siehe zum Beispiel Tafel 32). Jedes Stilleben Picassos erzählt auch von einer Begegnung zwischen männlichen und weiblichen Protagonisten (siehe zum Beispiel Tafel 21), und immer wieder bringt der Künstler auch sich selbst ins Bild (siehe zum Beispiel Tafel 38). Mit diesem Gemälde hat Picasso seinem Rivalen Matisse einen gewichtigen Botschafter ins Haus geschickt. *RH*

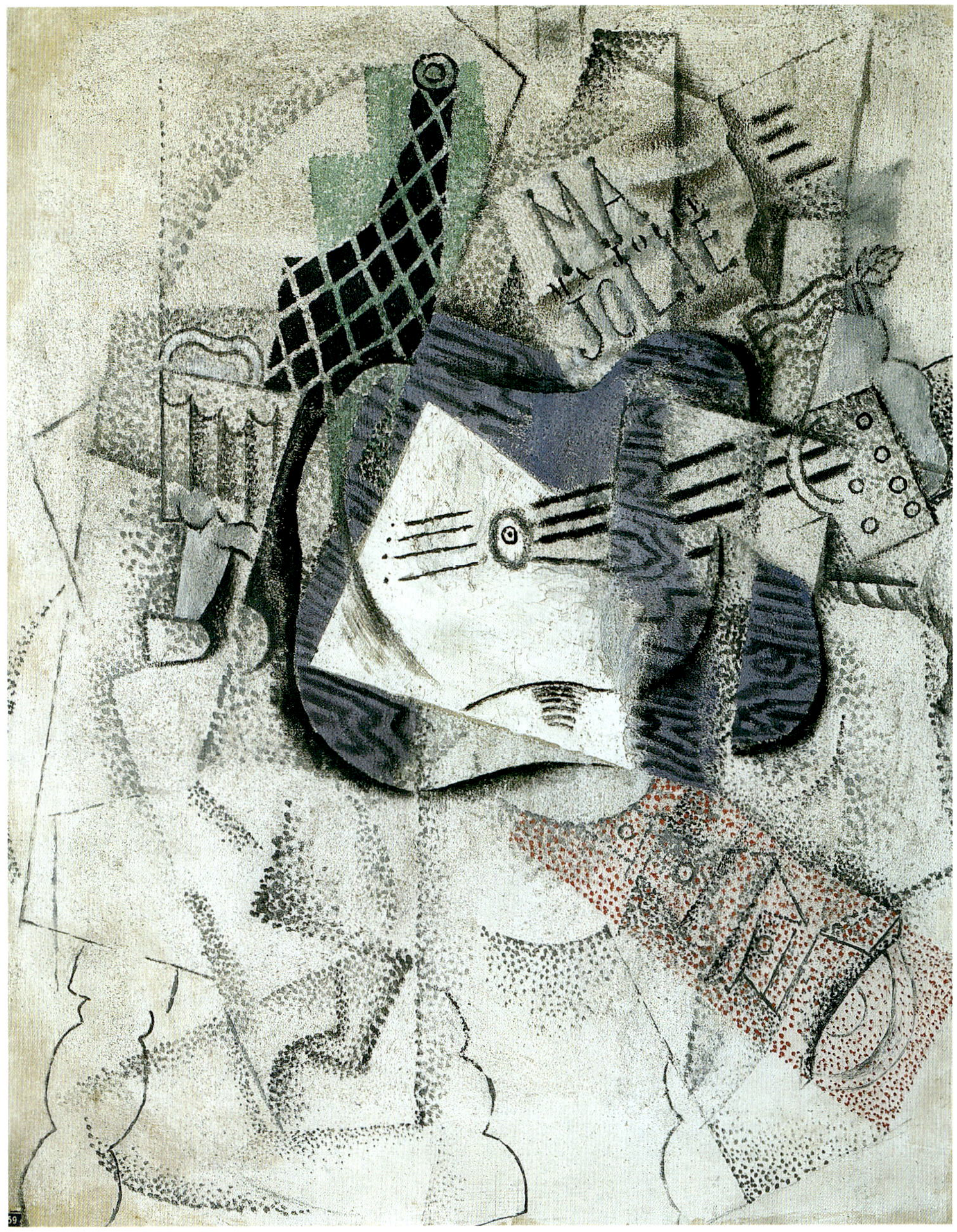

Pablo Picasso

C ***Verre, bouteille, guitare (»Ma Jolie«)*** 1914
Glas, Flasche, Gitarre (»Ma Jolie«)
Öl und Sand auf Leinwand, 80,5 x 64,5 cm / Nr. 194

Während der Betrachter sich nur schwer in das streng kubistische Gemälde *Der Mandolinenspieler* (siehe Tafel 16) hineinsehen kann, nimmt er im Stilleben *Glas, Flasche, Gitarre* (*»Ma Jolie«*) mit seinen heiteren Zeichen und Farben ohne weiteres an einem fröhlichen Bistrot-Besuch teil. Auf dem hier eckigen, dort gerundeten Holztisch mit bombierten Beinen stehen ein damals gebräuchliches geriefeltes Bierglas und eine durch ihr Strohgeflecht identifizierbare Rumflasche der Marke »La Negrita«, und es liegen hier eine Gitarre und eine Klarinette. Die blauen und roten Farbtönungen über den Instrumenten lassen Musik erklingen, und zwar den Schlager »Ma Jolie« (»Du meine Hübsche«), dessen Titel- und Notenblätter die obere rechte Bildecke einnehmen. Es ist eine selige Stunde für ein Liebespaar, auf das einerseits durch Glas, Flasche und Klarinette angespielt wird, andererseits durch die Gitarre mit dem zweideutigen Schalloch fast in der Bildmitte und durch die Form der Birne rechts.

Die wichtigste Botschaft des Bildes sind die zweimal hingeschriebenen Worte »Ma Jolie«. Sie sind eine öffentliche, wenn auch verschlüsselte Liebeserklärung des Künstlers an seine Gefährtin der Kubismus-Jahre 1910 bis 1914: an Éva Guel. Der Künstler hatte sie im Herbst 1909 im Bistrot »L'Ermitage« am Boulevard Rochechouart unter dem Namen »Marcelle« kennengelernt, wo der Sänger Fragson im Jahr 1911 sein neustes Chanson »O Manon, ma jolie! Mon cœur te dit bonjour…« immer wieder zum besten gab, so dass es für Picasso und »Marcelle« zu ›ihrem Lied‹ wurde – und auch der Tarnung für eine von Picassos tiefsten, wenn auch geheimzuhaltenden Liebschaften diente. Nur seinen Händler Kahnweiler weihte Picasso ein und schrieb ihm zum Beispiel am 12. Juni 1912: »Marcelle est très gentille et je l'aime beaucoup et je l'écrirai sur mes tableaux.« Das hat er vom Herbst 1911 an bis zum Frühsommer 1914 etwa ein Dutzend Mal getan. Die zarte, kränkliche, tapfere Éva Guel starb dreissigjährig nach vielen auch für Picasso qualvollen Leidensmonaten im Dezember 1915.

Das inhaltlich leicht ›lesbare‹ Stilleben steht fast am Ende von Picassos Kubismus, gehört ihm aber schon deshalb noch an, weil alle Gegenstands- und Raumdarstellungen vor dem nach ›hinten‹ geschlossenen Bildgrund (nämlich der zum Teil sichtbaren Leinwand) übereinandergeschichtet sind – hier in flächigen, auch sich durchdringenden Bildebenen; in *Mandoliniste* (siehe wieder Tafel 16) sind sie hingegen zu scheinbar körperhaften Volumenfragmenten (Kuben) aufgebaut. Doch hier wie dort sind alles nur zeichenhafte Hinweise auf nur schein-illusionistische Darstellungen von soliden Körpern und offenem Raum. Von 1916 an wird Picasso den Bildgrund wieder – wie vor dem Kubismus – ›nach hinten‹ geöffnet darstellen (siehe *La bouteille de vin,* Tafel 21). *RH*

Pablo Picasso

D ***Buste de Françoise*** 1946

Büste der Françoise

Öl auf Leinwand, 100 x 81 cm / Nr. 195

Wenn wir den Blick über das breite Panorama von rund dreissig Gemälden Picassos schweifen lassen, mit dem die Sammlung eine beinahe vollständige Übersicht über das Schaffen dieses Malerfürsten gibt, so sticht das Bild *Buste de Françoise* durch seine Flächigkeit aus diesem Querschnitt heraus. Die aneinandergefugten Flächenteile vermitteln von weitem den Eindruck eines Mosaiks, und wenn man Autor und Entstehungsdatum nicht kennen würde, könnte man eine jener dekorativen Arbeiten vor Augen wähnen, die in den 50er und 60er Jahren im Zusammenhang mit »Kunst am Bau« allerorten entstanden sind. Tatsächlich nimmt dieses Bild nicht nur in seiner Flächigkeit, sondern auch in seiner Farbigkeit und seiner linearen Organik vieles vom Stilklima der 50er Jahre vorweg. Der künstlerische Vaterschaftsnachweis so mancher Kreationen dieser Zeit dürfte mit Blick auf dieses Bild aus den 40er Jahren nicht schwer fallen.

Doch in welchem Zusammenhang steht das Porträt in Picassos eigener Werkentwicklung? 1943 lernte er seine neue Lebensgefährtin Françoise Gilot, welche ihm ein Familienleben mit Kindern bescherte. Immer häufiger hielt das Paar sich am Mittelmeer auf, und 1946 bezog Picasso sein Atelier im Palais Grimaldi in Antibes. Gleichzeitig kehrte das Licht, welches in den Vor- und Kriegsjahren zunehmend hinter dem grauen Kolorit verschwand, in seine Bilder zurück. 1946 entstand die heitere Pastorale *Joie de vivre*, die das neue Lebensgefühl dokumentierte.

In dem Bildnis Françoise Gilots kommt die neugewonnene Lebensfreude in den kräftigen Kurvaturen, die die weiblichen Formen umkreisen, deutlich zum Ausdruck. Der starke Klang der Komplementärfarben Rot und Grün verstärkt die Vitalität der schwingenden und schwellenden Linien. Um 1900 hatte der Jugendstilgestalter Henry van de Velde die Linie als eine Kraft bezeichnet, die sich der Energie dessen verdankt, der sie gezogen hat. Tatsächlich ist diese bewegende Kraft, die das gesamte Bildfeld beinahe ohne Absetzen durchstreift, unmittelbar nachzuvollziehen. Picasso formulierte mit dieser organischen Lineatur einen bewussten Gegensatz zum abgehackten, aggressiveren Stil der Kriegsjahre, mit dem er seine Stellungnahme zum Zeitgeschehen vergegenständlichte.

Wenn nun wieder weichere Formen einkehrten, so hiess dies nicht, dass der Individualist Picasso Abstand nahm von seinem politischen Engagement. Im Gegenteil, 1944 trat er der Kommunistischen Partei Frankreichs bei und proklamierte die Kunst als eine Waffe im politischen Streit. Und auch nach dem Bruch 1956 aufgrund der Ungarn-Invasion der Sowjets muss Picassos Werk immer in diesem Spannungsfeld zwischen individueller Lebenslust und kollektivem Lebenskampf gesehen werden – eine Polarität, die in der Sammlung auch durch die Gegenüberstellung der beiden Spätwerke *Liegender Akt mit einer Katze spielend* (1964) und *Raub der Sabinerinnen* von 1962 (siehe Tafel 37) zum Ausdruck kommt. *MB*

Fernand Léger

E ***Les Perroquets (Les Acrobates)*** 1933

Die Papageien (Die Akrobaten)

Öl auf Leinwand, 130 x 162 cm / Nr. 192

Das Gemälde verdankt seinen Titel einem etwas späteren, monumentalen Bild *Composition aux deux perroquets* von 1935–39 (400 x 430 cm; Musée National d'Art Moderne, Centre Georges Pompidou, Paris), in welchem die gleiche Akrobatengruppe mit den gleichen Requisiten zwei Papageien präsentiert. Im New Yorker Exil schrieb Léger 1942 darüber: »Meine gegenwärtige künstlerische Entwicklung (hin zur Darstellung von Figuren im freien Raum) begann in Paris in den Jahren 1936/37 mit dem Werk *Komposition mit zwei Papageien.* Seine Ausführung wurde in dreijähriger Arbeit vorbereitet. Diese Entwicklung findet hier [in den USA] ihre Fortsetzung.« Ein Beispiel für solche späteren Figurenbilder in freier Landschaft ist in dieser Sammlung das Werk *Die zwei Radfahrer, Mutter und Kind* von 1951 (siehe Tafel 48).

Wer von Légers Kunst nur oder vor allem seine im Anschluss an den Kubismus geschaffenen, sozusagen ungegenständlichen Kompositionen (siehe die Tafeln 41 bis 45) oder seine dem Surrealismus nahen Stilleben kennt (siehe die Tafeln 46 und 47), den überraschen die späteren Darstellungen von Menschengruppen vor offenem, lichterfülltem Hintergrund. Léger selbst führte das neue Thema auf ein Augenerlebnis im Marseille zurück, als er Hafenarbeitern beim Baden zuschaute, wie sie ins Wasser sprangen, tauchten, schwammen und sich an den Plankenpfählen wieder emporstemmten. »[Es war] eine fortlaufende Bewegungsabfolge, erstaunlich. Diese Taucher haben alles spätere ausgelöst: die Akrobaten, die Radfahrer, die Musikanten; ich wurde geschmeidiger, weniger steif.«

Vielleicht darf man sagen: Léger wurde menschlicher. Das liegt einerseits am Thema, andererseits aber an einer neuen, weniger gesellschafts- und industriegläubigen Vorstellung vom modernen Menschen, die ihn bis zum Ende der 20er Jahre geleitet hatte. Die Akrobaten, die wir in dieser frühen Ausführung von 1933 vor uns haben, zeigen mehr noch als

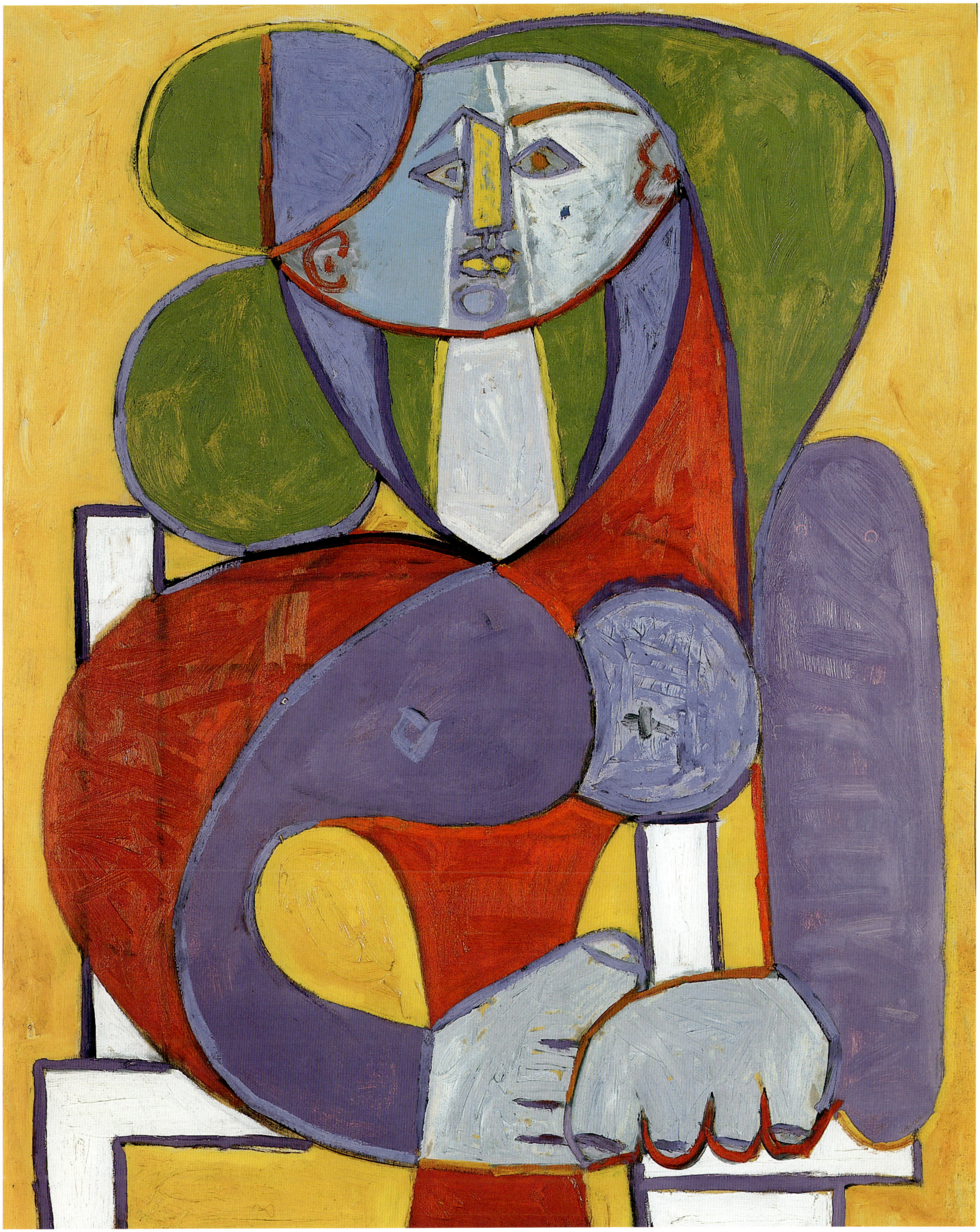

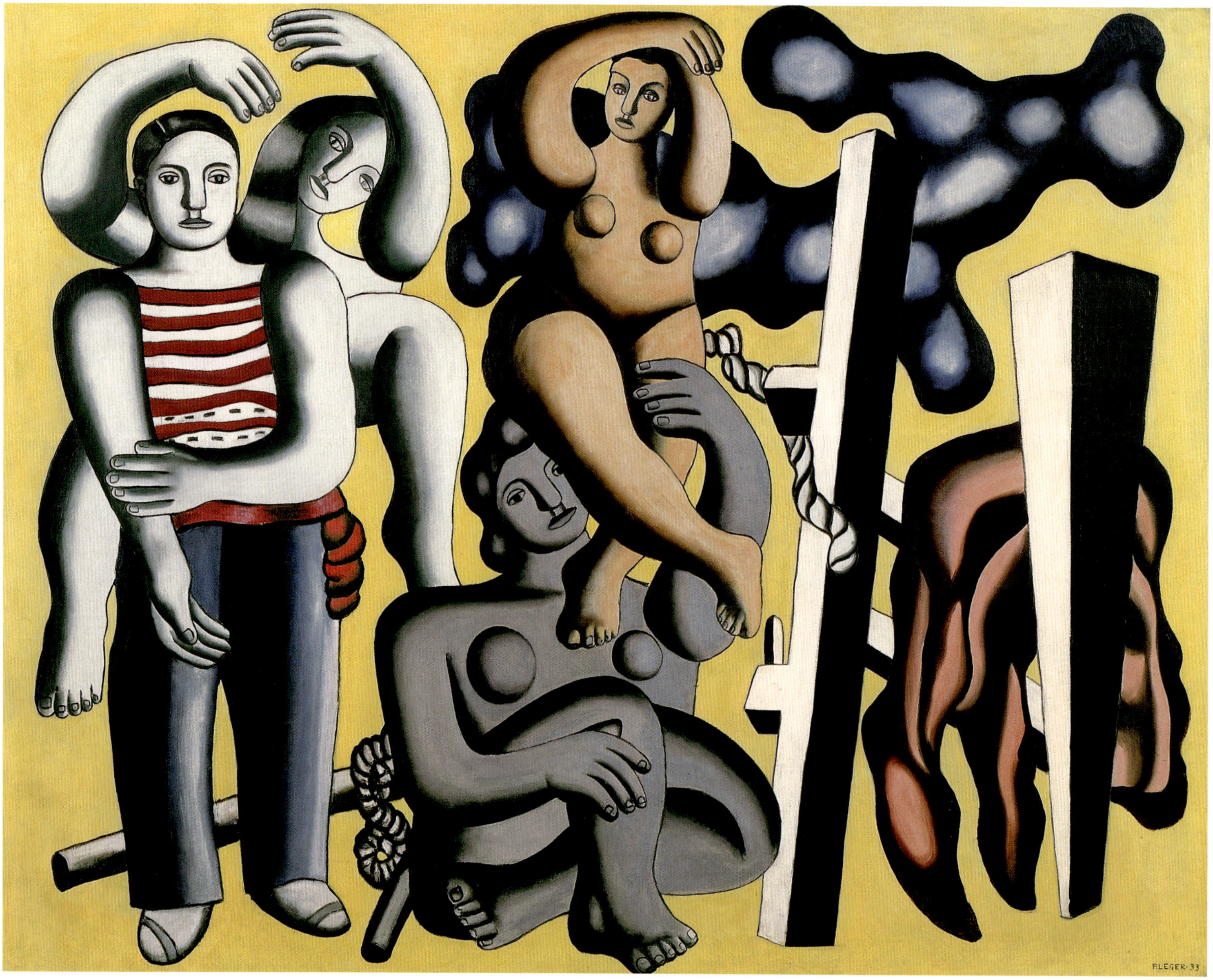

das definitive wandbildgrosse Gemälde mit den zwei Papageien persönliche Züge, die man etwa als Trauer und Ergebenheit bei selbstsicherer Professionalität interpretieren könnte und die an Rilkes berühmte Gedichtzeilen über eine Gauklertruppe (angesichts von Picassos *Les Saltimbanques* von 1905 geschrieben) erinnern:

»Wer aber sind sie, sag mir, die Fahrenden, diese ein
wenig Flüchtigern noch als wir selbst, die dringend von früh an
wringt ein wem – wem zuliebe
niemals zufriedener Wille?«

Nur wenige spätere Gemälde von Fernand Léger zeigen die menschlichen Figuren so sehr der Welt preisgegeben wie in diesem Bild. Die Gesellschaft ist es nicht, und es sind nicht die Maschinen, die sie halten, vielmehr ist es das Können des einzelnen und die Solidarität der Gruppe. Es wäre falsch, in den fragmentarisch wiedergegebenen Requisiten (eine Leiter, ein Balken, ein Tuch, Seile, Stangen) übriggebliebene Bruchstücke zu sehen; ihre Teilformen stehen für das Ganze, so wie die blaue Wolke die ganze Natur samt dem Himmel vertritt. Im Vordergrund aber steht die Selbstbehauptung dieser trainierten, kühnen, isolierten Menschen, die sich vor dem Betrachter in einem »Parade« genannten Auftritt zur Schau stellen.

»La Parade« ist die nachmittägliche Strassenwerbung von Zirkus- und Jahrmarktartisten für ihre Vorstellungen am Abend. Von Daumier über Seurat bis Picasso ist sie in der französischen Kunst ein Gemälde-Thema. Léger hat 1953/54 einen sein Gesamtwerk abschliessenden Bilderzyklus »La Grande Parade« genannt. Das Thema hat mit *Les Perroquets* (*Les Acrobates*) seinen Anfang genommen. Léger behandelt es hier mit grösserer Einfühlung als später, indem er den noch übenden Artisten vor dem nicht lokalisierbaren Hintergrund einen Ort schuf, von dem Rilke in der fünften Duineser Elegie auch schrieb:

»… es wäre ein Platz, den wir nicht wissen, und dorten
auf unsäglichem Teppich, zeigten die Liebenden, die's hier
bis zum Können nie bringen, ihre kühnen
hohen Figuren des Herzschwungs,
ihre Türme aus Lust, ihre
längst, wo Boden nie war, nur aneinander
lehnenden Leitern, bebend, – und könntens …«

RH

Joan Miró

F ***L'Étreinte du soleil à l'amoureuse*** 1952

Verliebte Umarmung der Sonne

Öl auf Leinwand, 22 x 16 cm / Nr. 110

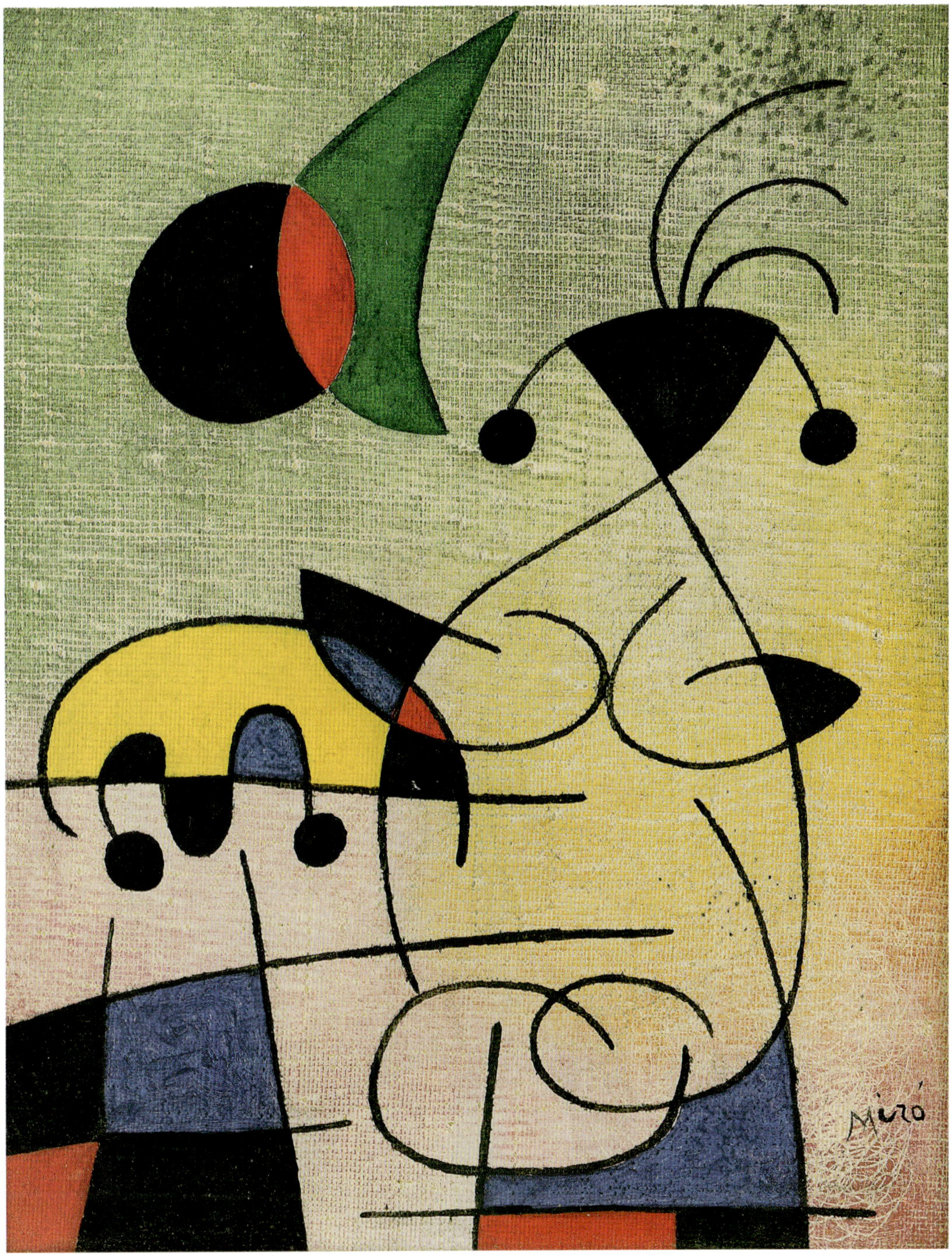

Während Miró im Gemälde Komposition (*Kleines Universum*) von 1930 (siehe Tafel 89) die Gestalt einer Skulptur vorwegnimmt, die erst 1944 ihre plastische Verkörperung finden wird, lässt er in diesem Miniaturbild von 1952 eine Figur auftreten, der er schon vorher eine dreidimensionale Existenz in der Bronze *Femme* (1950) gegeben hat. Diese hilft uns, das Bildgeschehen zu erzählen – wobei wir Mirós phantastische Schöpfungen als Zeugen heranziehen, als wären sie historische Wirklichkeiten. Aber gerade darin liegt der Zauber seiner Bildwelt.

Die mit schwarzen Linien gemalte Figur in der rechten Bildhälfte ist ein eher plumpes weibliches Wesen, das mit aufgerichtetem Oberkörper auf seinen untergeschlagenen Schenkeln sitzt und mit Armstummeln, die zugleich Busen sind, die erotischen Avancen der Sonne, welche im Bildtitel genannt wird, ebensosehr erwidert wie abwehrt. Die Umarmung findet ihren graphischen Ausdruck in den überlappenden Formen, die dem gelben Halbrund der untergehenden Sonnenscheibe und den Aussen- und Binnenformen beim linken Kontur der ›Frau‹ gemeinsam sind. Die Berührung erregt beide Partner so sehr, dass der unfarbige Frauenkörper dort ganz rot wird, während die gelbheisse Sonne einen blauen Schatten über sich duldet. Der Vordergrund nimmt die rot-blauschwarze Farbverschränkung als Muster eines Teppichs oder einer Bettdecke auf. Im luftigen Bildraum oben wird die schwarze Scheibe des Vollmonds von der grünen Sichel eines abnehmenden Viertelmondes in einer gemeinsamen roten Zone überlappt, als sollte damit ein Zeitablauf dargestellt werden.

Natürlich ist eine solche Bildbeschreibung nichts anderes als eine menschenanaloge Interpretation des an sich ungegenständlichen Formbestandes. Aber derart ist Mirós abstrakte Bildpoesie von sinnlichen Empfindungen getragen, dass die Linien, Flächen und Farben eine glaubhafte Geschichte formulieren, so wie das Kaleidoskop der Erinnerungsfragmente in unseren Träumen sich zu einem zusammenhängenden sinnlichen Erleben fügt. Die Kraft von Mirós späten Gemälden besteht gerade darin, dass sie mit den geometrischen und koloristischen Elementen der ungegenständlichen Malerei (etwa eines Mondrian) von einer diesem Künstler eigenen Koboldwelt zu erzählen beginnen. *RH*

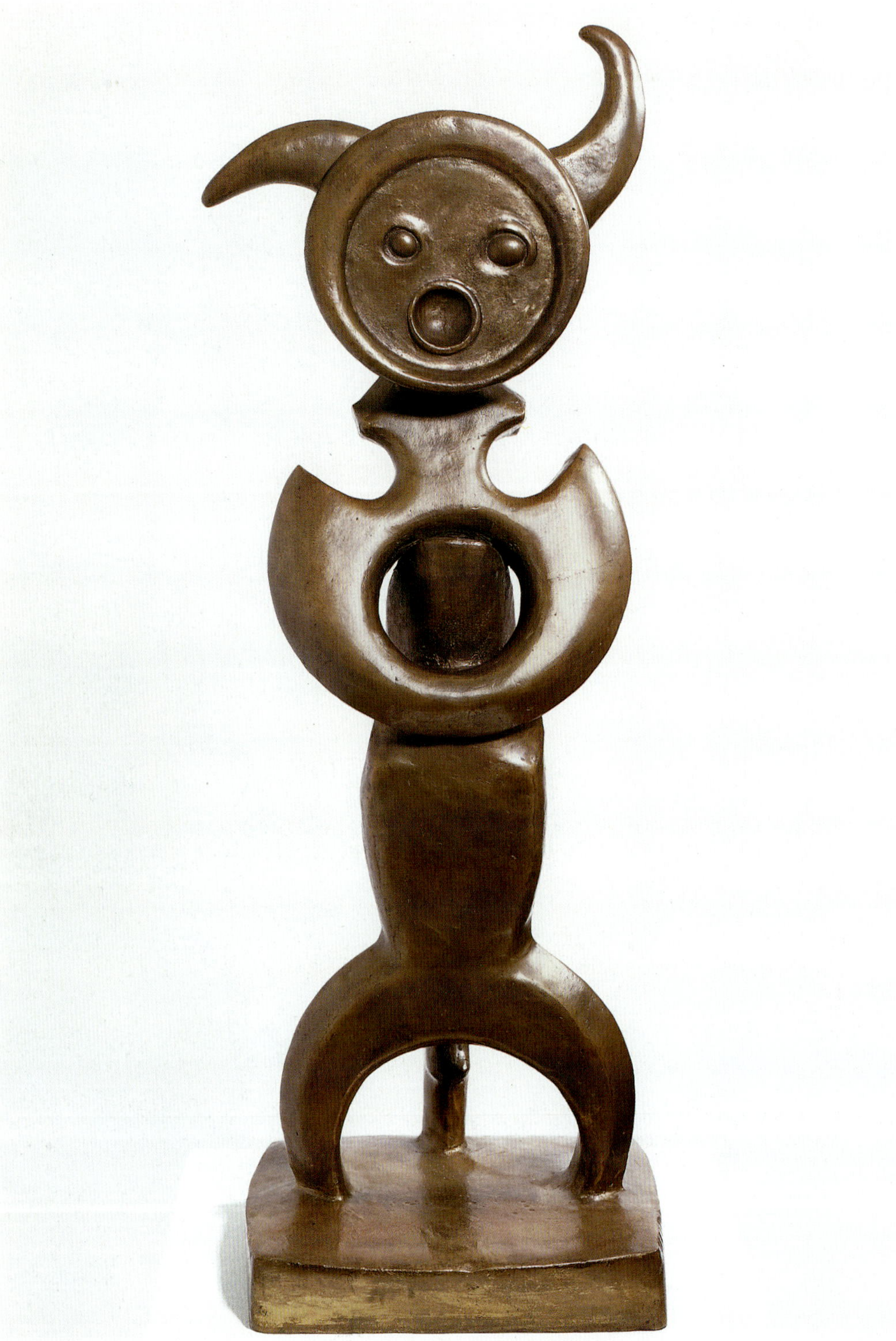

Max Ernst

G ***Moonmad*** 1944

Mondsüchtig

Bronze, Höhe 92,5 cm / Nr. 191

Mit *Moonmad*, 1944 auf Long Island in Gips ausgeführt und Jahre später in Bronze gegossen, steht uns ein wunderliches Fabelwesen gegenüber; eine geschlechtslose Phantasiefigur, konstruiert aus geometrischen Elementen: Sie steht auf zwei bogenförmigen Beinen, ein drittes Bein gibt von hinten Stabilität, die kompakte Bauchzone wird vom Oberkörper überlappt. Die Arme scheinen verschränkt zu sein und spiegeln den Dreiviertelkreis der Beine. Im Brustbereich ist ein Loch ausgespart, in das eine schmal zurechtgebogene Kreisform vom Rücken her steil hineinstösst. Sie wiederum wird vom langgezogenen Hinterkopf gespiegelt, an den die runde Gesichtsscheibe mit ihren grossen Kugelaugen und dem muldenartigen Mund angesetzt ist. Aus der Stirn wachsen zwei kräftige Haken: der rechte nach oben, der linke nach unten gerichtet. Es fällt schwer zu entscheiden, ob es sich um Hörner, eine Narrenkappe oder das verdrehte Mondsichel-Diadem der Göttin Diana handelt. Für letzteres spricht, dass die Figur überhaupt aus den Erscheinungsformen des Mondes zusammengesetzt ist: des zu- und des abnehmenden (Beine und Arme), des Voll- und des Neumondes (Gesicht und Brust). Sie verkörpert die Mondphasen in ihrer ewigen Metamorphose, sie ist durchdrungen von der Kraft des Mondes.

Das Motiv des Mondes spielt – mit bewusstem Bezug auf die deutsche Romantik – eine wichtige Rolle im Werk von Max Ernst. In vielen Gemälden steht der Mond am Firmament als Symbol der Nacht und des Traumhaften oder als Metapher für die Unergründlichkeit des Kosmos. In der Skulptur *Asperges de la Lune* von 1935 recken sich zwei Erdgeister dem Mond entgegen. Die zerstörte Gipsplastik *White Queen (Jeune femme en forme de lunes)* von 1944 bildete eine Art Pendant zu *Moonmad*. Hier nun ist, laut Titel, das Nachtwandeln Thema, dessen Ursache altem Volksglauben nach der Einfluss des Mondes auf Menschen mit starker Einbildungskraft ist (Mondsucht). Die Beschäftigung mit diesem auch von Freud untersuchten paradoxen Zustand des gleichzeitigen Schlafens und Wachens, Träumens und Sehens darf surrealistisch genannt werden, war es doch ein Hauptanliegen des Surrealismus, rätselhafte Phänomene wie Halluzinationen, Wahnzustände und nächtliche Visionen als Ausdruck des Unbewussten zu erforschen. In der bizarren und humorvollen Skulptur *Moonmad* hat Max Ernst diesem Interesse auf durchdachte Weise Gestalt gegeben. *HJF*

Paul Klee

H ***Die Vase*** 1938

122 (J 2)

Öl auf Rupfen auf Rupfen aufgelegt,
88 x 54,5 cm / Nr. 74

1937/38 beginnt Paul Klee in seiner produktiven späten Werkphase eine Serie von Arbeiten, in denen kräftigere Striche das Bildfeld dominieren. Zyanblaue S-Bögen wechseln mit türkisfarbenen Chiffren und gelben Flecken. Oben links pflanzt sich ein braunes, vegetabiles Formkürzel auf einen andersfarbigen Kreis auf. Vertikale und horizontale schwarze Striche, die an einer Stelle durch einen Bogen verbunden sind, geben dem monadenartigen Treiben einen Halt und verleihen der Tafel etwas Hieroglyphenhaftes. Trotzdem bleibt der burlesk-heitere Gesamteindruck erhalten, und die Sinne begnügen sich vorerst mit diesem freien Spiel von gegenstandslosen Formpartikeln und deren Farben – bis der Blick auf den Titel fällt. Sofort kristallisiert sich die Strichkonstellation zu einer bestimmten Bedeutungsrichtung, und man erkennt die dunkle Bogenform als Vase. Doch damit ist das Erkennen von Gegenständlichem schon wieder am Ende. Der zu erwartende Blumenstrauss erweist sich eher als ein Bukett chemischer Formeln, die einem alchemistischen Glaskolben entwichen sind.

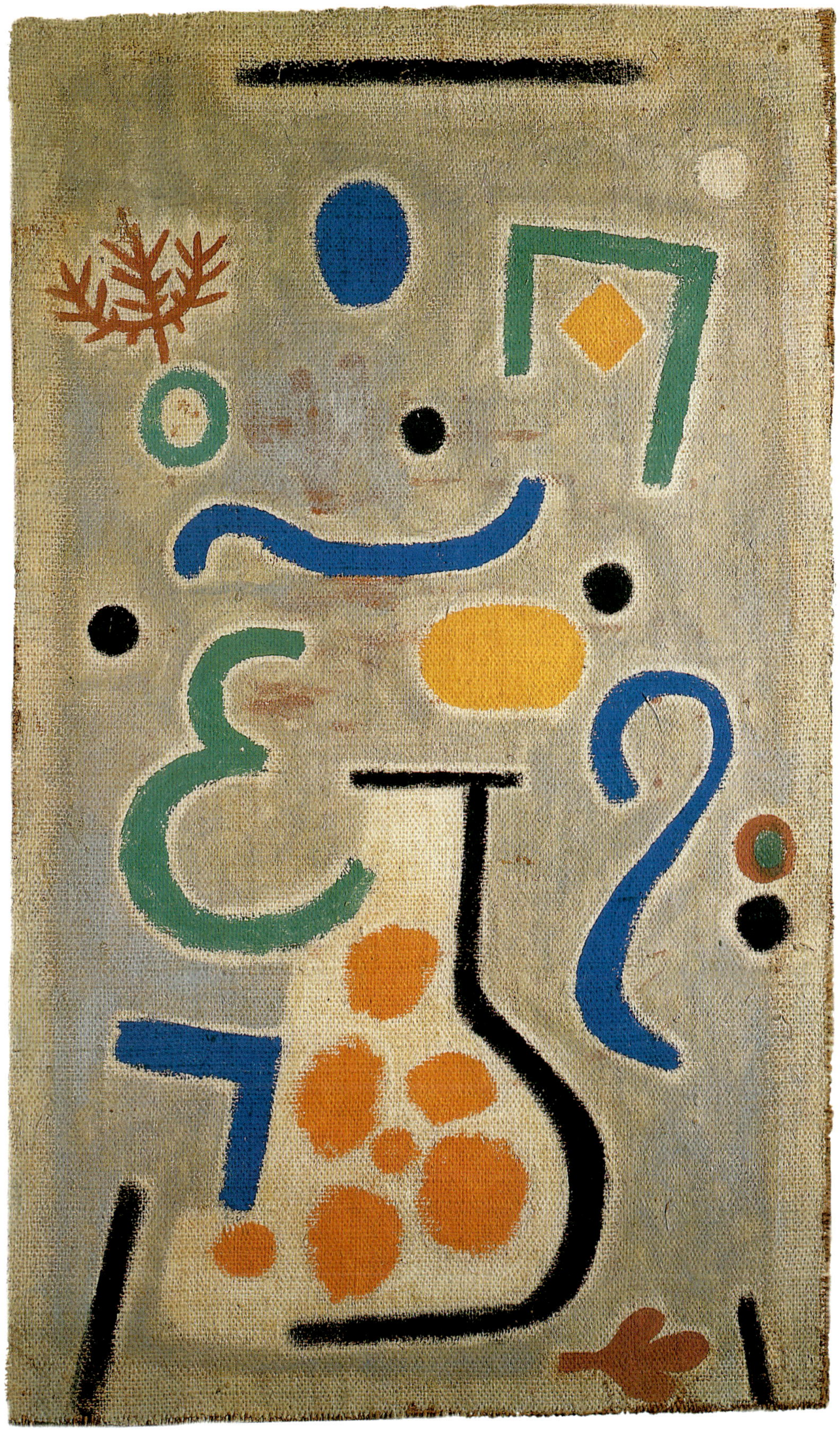

Tatsächlich stehen in Klees Arbeiten am Anfang zumeist die elementaren bildnerischen Mittel von Punkt, Linie, Fläche und Farbe, die erst bei der weiteren Erschliessung der Bildfläche Assoziationen an Gegenständliches wecken und darin gegebenenfalls verstärkt werden. Der Titel wird erst nachträglich bestimmt. Wir hingegen, als ungeduldige Betrachter, gehen meist von ihm aus. Klee ist sich dieses Missverständnisses bewusst. Während der Künstler noch um Reinigung der Elemente bemüht ist, »spricht der Laie verheerende Worte: Der Onkel ist aber noch sehr unähnlich! Onkel hin, Onkel her! Ich muss nun weiterbauen«. Aber gerade aus diesem Spannungsverhältnis zwischen der idealisierenden Elementarform und dem Gegenstandssehen versucht der Maler tiefere Erkenntnisse über den inneren Zusammenhang der Natur sichtbar zu machen. Klee bildet die Welt nicht ab oder abstrahiert sie wie die Kubisten, sondern er schafft sie neu, indem er sie mit bildnerischen Formeln auf der Bildfläche ›erwandert‹.

Der Künstler greift mit dem Verfahren der ›umgekehrten Abstraktion‹ auf eine Gestaltdomäne zurück, in der diese Methode seit jeher selbstverständlich war, das Ornament. Es galt lange als Sündenfall der modernen Kunst. Nicht zuletzt vor dem Hintergrund der digital generierbaren Welten mittels Computer beginnt man die Bedeutung des ›Figurierens von Abstraktem‹ neu zu entdecken. Paul Klee war einer der Gewichtigsten, der dieses Prinzip für die moderne Kunst wiedergewonnen hat. *MB*

MAX ERNST

191
Moonmad 1944
Mondsüchtig
Bronze, Höhe 92,5 cm
Inv. 97.6
Tafel G
Provenienz: Privatsammlung ▪ seit 1997 Sammlung Beyeler
Ausstellungen: »Max Ernst«, Musée National d'Art Moderne, Paris, 13. November–31. Dezember 1959, Nr. 167 ▪ »Max Ernst«, The Tate Gallery, London, 7. September–15. Oktober 1961, Nr. 197, Abbildung S. 69 ▪ »Max Ernst, Œuvre sculpté 1913–1961«, Galerie Le Point Cardinal, Paris, 15. November–31. Dezember 1961, Nr. 23 ▪ »Max Ernst«, Museum of Modern Art, New York, 1. März–7. Mai, 1961; Art Institute of Chicago, 1961, Nr. 162, Abbildung S. 50 ▪ »Max Ernst, Das innere Gesicht – A l'intérieur de la vue – Inside the Sight«, Wanderausstellung von Gemälden, Zeichnungen und Skulpturen aus der Menil Family Collection, gezeigt in Hannover; Frankfurt; Berlin; Paris; Houston; Dallas u.a., 1970–1974 ▪ »Max Ernst, A Retrospective«, Solomon R. Guggenheim Museum, New York, 14. Februar–20. April 1975, Nr. 211, Abbildung S. 203 ▪ »Max Ernst«, Grand Palais, Paris, 15. Mai–15. August 1975, Nr. 250, Abbildung S. 119 ▪ »Max Ernst«, Fondation Maeght, St. Paul de Vence, 5. Juli–5. Oktober, 1983, Nr. 72, S. 156 ▪ »Joie de vivre«, Galerie Beyeler, Basel, Juni–Oktober 1997, Nr. 23, Farbabbildung ▪ »Max Ernst, sculture, sculptures«, Castello di Rivoli, Rivoli, 16. Mai –15. September 1996, S. 93–95, Abbildung S. 140
Literatur: Spies/Metken, Bd. 4, Nr. 2473,2 ▪ Max Ernst: Beyond Paintings and other Writings by the Artist and his Friends. The Documents of Modern Art, New York 1948, Abbildung des Gipses S. 109 ▪ John Russel: Max Ernst. Life and Work, New York 1967, Nr. 131, Abbildung ▪ XXe Siècle, Hommage à Max Ernst, Numéro Special, Cahiers d'Art, 1971, Abbildung S. 61 ▪ Uwe M. Schneede: Max Ernst, Stuttgart 1972, Nr. 349, Abbildung S. 180 ▪ Edward Quinn: Max Ernst, Paris 1976, Nr. 317, Farbabbildung S. 264 ▪ »Max Ernst, Retrospektive«, Ausstellungskatalog Haus der Kunst, München; Nationalgalerie, Berlin, 1979, S. 173, Innenansicht des Ateliers mit dem Gips, Great River, Long Island, 1944 ▪ Johannes auf der Lake: Skulpturen von Max Ernst. Ästhetische Theorie und Praxis, Frankfurt a.M./Bern/New York 1986, S. 111f., Abbildung 28 ▪ Eduard Trier: Max Ernst und die Plastik des Surrealismus, in: Ders.: Schriften zu Max Ernst, Köln 1993, S. 66–89

FERNAND LÉGER

192
Les Perroquets (Les Acrobates) 1933
Die Papageien (Die Akrobaten)
Öl auf Leinwand, 130 x 162 cm
signiert und datiert unten links
verso betitelt und datiert
Inv. 8910
Tafel E
Provenienz: Nadia Léger, Paris ▪ Galerie Louise Leiris, Paris ▪ Galerie Beyeler, Basel ▪ Josef Steegmann, Köln und Vaduz ▪ seit 1989 Sammlung Beyeler
Ausstellungen: »La figure dans l'œuvre de Fernand Léger«, Galerie Louis Carré, Paris, 6. Juni–10. Juli 1952, Nr. 10 ▪ »III Biennale«, Museo de arte moderna, São Paolo, Juni–Oktober 1955, Nr. 98 ▪ »Fernand Léger, 1881–1955«, Musée des Arts Décoratifs, Paris, Juni–Oktober 1956, Nr. 84, Abbildung S. 239 ▪ »Fernand Léger 1881–1955«, Haus der Kunst, München, März–Mai 1957, Nr. 74, Abbildung ▪ »Fernand Léger«, Kunsthalle, Basel, 22. Mai–23. Juni 1957, Nr. 67 ▪ »Fernand Léger«, Kunsthaus, Zürich, 6. Juli–17. August 1957, Nr. 87 ▪ »Fernand Léger, 1881–1955«, Museum am Ostwall, Dortmund, 29. September–27. Oktober 1957, Nr. 21, Abbildung ▪ »Fernand Léger«, Tel Aviv Museum, Tel Aviv, April–Mai 1967, Nr. 16, Abbildung auf dem Katalogumschlag ▪ »Fernand Léger«, Galerie Beyeler, Basel, August–Oktober 1969; Waddington Galleries, London, 1970, Nr. 26, Abbildung ▪ »Fernand Léger, Werke 1925–1955«, Galerie Beyeler, Basel, 22. Oktober 1994–28. Januar 1995, Nr. 12, Farbabbildung S. 30/31 ▪ Sapporo, 1996, Nr. 21, Farbabbildung S. 59 ▪ »Joie de vivre«, Galerie Beyeler, Juni–Oktober 1997, Nr. 43, Farbabbildung
Literatur: Bauquier, Bd. 5, Nr. 834, Farbabbildung S. 79 ▪ Claude Laugier und Michèle Richet: Legér. Œuvres de Fernand Léger (1881–1955), Paris 1981, Abbildung S. 81 ▪ Serge Fauchereau: Fernand Léger, Paris/Barcelona 1994, Farbabbildung Nr. 7

PABLO PICASSO

193
Cruche, bol et citron 1907
Krug, Schale und Zitrone
Öl auf Holz, 63,5 x 49,5 cm
signiert oben rechts
Inv. 90.16
Tafel B
Provenienz: Henri Matisse ▪ Pierre Matisse, New York ▪ Acquavella Galleries, New York ▪ John T. Dorrance, Jr., New York ▪ seit 1990 Sammlung Beyeler
Ausstellungen: »Picasso 75th Anniversary Exhibition«, Museum of Modern Art, New York, 22. Mai–8. September 1957; Art Institute of Chicago, 1957, Abbildung S. 32 ▪ »Collectors«, Phoenix Art Museum, Arizona, 1977 ▪ »19th and 20th Century Master Paintings«, Acquavella Galleries, New York, 14. Mai–12. Juni 1981, Nr. 10 ▪ »Picasso and Braque Pioneering Cubism«, Museum of Modern Art, New York; Kunstmuseum, Basel, 1989/90, Farbabbildung S. 68 ▪ »Picasso and Things: The Still Lifes of Picasso«, Cleveland Museum of Art, 23. Februar–3. Mai 1992; Philadelphia Museum of Art; Grand Palais, Paris, Nr. 4, Farbabbildung S. 51 ▪ »Picasso & Braque, Kubisme«, Statens Museum for Kunst, Kopenhagen, 11. September–28. November 1993, Nr. 2, Farbabbildung S. 37 ▪ Sapporo, 1996, Nr. 11, Farbabbildung S. 38 ▪ »Objects of Desire, The Modern Still Life«, Museum of Modern Art, New York, 25. Mai–26. August 1997; Hayward Gallery, London, 1997/98, Nr. 2, Farbabbildung S. 30
Literatur: Zervos, Bd. 26, Nr. 267 ▪ Pierre Daix und Joan Rosselet: Le cubisme de Picasso, Neuchâtel 1979, Nr. 66, Abbildung S. 203 ▪ John Richardson: Pablo Picasso, New York 1991, Bd. 1, Abbildung S. 418 ▪ »Henri Matisse, 1904–1917«, Ausstellungskatalog, Centre Georges Pompidou, Paris, 1993, Abbildung S. 81 ▪ Paris Match, Spécial Arts, toutes les photos des 14 plus belles expositions de l'année [hors série], Paris, 1992, Farbabbildung S. 54

194
Verre, bouteille, guitare (»Ma Jolie«) 1914
Glas, Flasche, Gitarre (»Ma Jolie«)
Öl und Sand auf Leinwand, 80,5 x 64,5 cm
verso signiert
Inv. 97.8
Tafel C
Provenienz: Hôtel Drouot, Paris, 4e vente Kahnweiler, 7./8. Mai 1923, Nr. 359 ▪ Jean Dalsace, Paris ▪ Privatsammlung, Paris ▪ seit 1997 Sammlung Beyeler
Ausstellungen: »L'Art contemporain en France«, Cercle d'Art Mánes, Prag, 1931 ▪ »Picasso«, Musée de Lyon, Juni 1953, Nr. 26, Farbabbildung, Tafel I ▪ »Pablo Picasso«, Palazzo Reale, Mailand, September–November 1953, Nr. 26, Abbildung
Literatur: Zervos, Bd. 2**, Nr. 445 ▪ Jean Leymarie: Picasso, Métamorphoses et unité, Genf 1971, Abbildung S. 227 ▪ Pierre Daix und Joan Rosselet: Le cubisme de Picasso, Neuchâtel 1979, Nr. 741, Abbildung S. 329

195
Buste de Françoise 1946
Büste der Françoise
Öl auf Leinwand, 100 x 81 cm
verso datiert
Inv. 97.9
Tafel D
Provenienz: Maya Widmaier-Picasso, Paris ▪ seit 1997 Sammlung Beyeler
Ausstellungen: »Picasso, Collection Maya Ruiz-Picasso«, Espace Printemps, Tokio, 27. Dezember 1984–29. Januar 1985; Le Musée d'Art de la Préfecture de Hiroshima, Hiroshima; Le Centre Culturel de la Préfecture de Tokushima, Tokushima; Le Musée d'Art de la Daimaru, Osaka u.a., Nr. 52, Farbabbildung auf dem Umschlag und im Katalog ▪ »Picasso and Portraiture, Representation and Transformation«, Museum of Modern Art, New York, 28. April–17. September 1996, Farbabbildung S. 425; Grand Palais, Paris, 1996/97

Künstlerbiographien

Francis Bacon

wird 1909 als Kind englischer Eltern in Dublin geboren. 1925 übersiedelt er nach London. Einer mehrwöchigen Reise nach Berlin 1927 schliesst sich ein längerer Aufenthalt in Paris an. Von einer Picasso-Ausstellung animiert, entstehen zahlreiche Zeichnungen und Aquarelle. 1929 nach London zurückgekehrt, wendet er sich neben seiner Tätigkeit als Designer der Malerei zu. Die Londoner Transition Gallery richtet 1934 seine erste Einzelausstellung aus. In der ersten Hälfte der 40er Jahre zerstört er den Grossteil seiner bisherigen Bilder. Vom Militärdienst wird er wegen seines Asthmaleidens freigestellt. 1944 beginnt er wieder ernsthaft zu malen. Von 1946 bis 1950 hält er sich des öfteren in Monte Carlo auf. Freundschaft mit Graham Sutherland. Auf der XXVII. Biennale d'Arte in Venedig 1954 vertritt er (zusammen mit Ben Nicholson und Lucian Freud) die britische Sektion. Das Institute of Contemporary Arts in London veranstaltet ein Jahr später seine erste Retrospektive. 1963/64 erste Retrospektive in Amerika, organisiert vom Solomon R. Guggenheim Museum, New York, und vom Art Institute of Chicago. 1967 erhält er den Rubens-Preis der Stadt Siegen und wenig später den Carnegie Institute Award in Painting der Weltausstellung in Pittsburgh. 1971/72 wird im Grand Palais in Paris und anschliessend im Haus der Kunst in München eine Retrospektive der Werke Bacons gezeigt, 1985 in der Tate Gallery, London, Staatsgalerie Stuttgart und in der Nationalgalerie, Berlin. Seit 1980 organisiert die Marlborough Gallery zahlreiche Ausstellungen in London, New York und Tokio. 1988 stellt die Neue Tretjakow Galerie in Moskau 22 Werke aus. 1991 reist Bacon zur Vélazquez-Ausstellung im Prado nach Madrid. Francis Bacon stirbt 1992 in Madrid.

Georg Baselitz

wird 1938 mit bürgerlichem Namen Georg Kern in Deutschbaselitz (Oberlausitz) geboren. 1956 beginnt er an der Kunsthochschule in Berlin-Weissensee ein Studium, das er nach zwei Semestern im westlichen Stadtteil an der Hochschule für bildende Künste bis 1962 fortsetzt. Für seine erste Ausstellung 1961 (gemeinsam mit Eugen Schönebeck) verfasst er das Manifest »Pandämonium«. Eine Ausstellung 1963 in Berlin bringt ihm für zwei seiner Gemälde den Vorwurf der Obszönität ein. 1965 ist er in Florenz Stipendiat der Villa Romana; 1968 erhält er ein Stipendium des Kulturkreises im Bundesverband der Deutschen Industrie. In einer ersten Museumsausstellung gibt 1970 das Kunstmuseum Basel einen Überblick über seine Zeichnungen. 1977 wird er an die Staatliche Akademie der bildenden Künste in Karlsruhe berufen und von 1983 bis 1988 nimmt er eine Professur an der Hochschule der Künste in Berlin wahr. Georg Baselitz lebt in Deutschland (Niedersachsen) und in Italien.

Constantin Brancusi

wird 1876 in Hobitza, einem Bauerndorf im Distrikt Gorij in Rumänien, geboren. Knapp elfjährig läuft er von zu Hause fort und geht nach Tîrgu Jiu. Von 1894 bis 1898 studiert er an der Kunstgewerbeschule in Craiova und besteht die Abschlussprüfung mit Auszeichnung. Er setzt sein Studium an der Kunstakademie in Bukarest fort und schliesst dort 1902 mit dem Diplom ab. Im Mai 1904 bricht er nach Paris auf, wo er im Juli ankommt, nachdem er den grössten Teil des Weges über Budapest, Wien, München und Basel zu Fuss zurückgelegt hat. Er verdient seinen Lebensunterhalt als Aushilfe in einem Restaurant und singt in den Gottesdiensten in der rumänischen Kirche in Paris. 1906 stellt er im Salon d'Automne aus. Trifft mit Rodin zusammen, in dessen Atelier er 1907 kurze Zeit als Praktikant arbeitet. 1908 schliesst Brancusi Freundschaft mit Rousseau, Matisse und Léger. 1909 Reise nach Bukarest. Brancusi stellt 1910 erstmals im Salon des Indépendants in Paris aus. 1913 nimmt er an der Armory Show in New York teil und hat dort 1914 seine erste Einzelausstellung bei Alfred Stieglitz, 1916 folgt die zweite Einzelausstellung in der Modern Gallery in New York. Gleich mehrere Werke Brancusis werden von John

Quinn erworben, der sein wichtigster Sammler wird. 1920 Reise nach Bukarest, wo er an einer Gruppenausstellung »Arta romana« teilnimmt. Sein Werk *Princesse X* wird vom Salon des Indépendants als obszön zurückgewiesen. Die *Colonne sans fin* wird im Garten von Edward Steichen installiert. 1921 findet das erste Zusammentreffen mit John Quinn statt. 1926 dritte Einzelausstellung in der Wildenstein Galerie, Paris. 1927 Prozess um *L'Oiseau dans l'espace* gegen die Zollbehörden von New York, den Brancusi 1928 gewinnt. 1933 grosse Einzelausstellung in der Brummer Gallery in New York. Alexandre Istrati und Natalia Dumitresco, zwei junge rumänische Maler, die Brancusi 1947 kennengelernt hat, werden seine Assistenten. Brancusi erhält 1952 die französische Staatsbürgerschaft. 1955/56 findet eine grosse Retrospektive im Solomon R. Guggenheim Museum in New York und anschliessend im Philadelphia Museum of Art statt. 1956 verfügt er, dass sein Atelier samt den Arbeiten nach seinem Tod dem französischen Staat zufällt. Brancusi stirbt am 16. März 1957 und wird auf dem Friedhof Montparnasse beigesetzt.

Georges Braque

wird 1882 in Argenteuil-sur-Seine geboren. In Le Havre beginnt er 1899 eine Lehre als Dekorationsmaler, die er in Paris fortsetzt. Ende 1902 wendet er sich in Paris ganz der Malerei zu und besucht die Malklasse der Académie Humbert. Von der Malerei der »Fauves« beeindruckt, entstehen Bilder dieses Stils, er löst sich davon jedoch wieder, als ihm 1907 die Cézanne-Retrospektive sowie die *Demoiselles d'Avignon* in Picassos Atelier zum nachhaltigen Erlebnis werden. Die im folgenden Jahr entstehenden Gemälde, die der Salon d'Automne ablehnt und die daraufhin Daniel-Henry Kahnweiler in seiner neuen Galerie ausstellt – es ist Braques erste Einzelausstellung –, charakterisiert ein Kritiker mit dem Begriff »cubes« (Kuben). Das Jahr 1909 kann als eigentlicher Beginn der analytischen Phase des Kubismus angesehen werden; die zunehmende Freundschaft mit Picasso seit dieser Zeit, wozu auch gemeinsame Sommer-Aufenthalte gehören, verstärkt die gleichgerichteten künstlerischen Intentionen, die um 1912 in den synthetischen Kubismus münden. Im Ersten Weltkrieg erleidet er 1915 eine schwere Kopfverwundung; nach seiner Entlassung aus dem Militärdienst beginnt er allmählich wieder zu malen. Auf dem Salon d'Automne von 1922 ist Braque der Ehrensaal vorbehalten. Von 1931 an verbringt er die Sommer an der normannischen Küste. Die Kunsthalle Basel veranstaltet 1933 seine erste grosse Retrospektive. 1937 erhält er den Preis des Carnegie Institute, Pittsburgh. Die Zeit der deutschen Besetzung Frankreichs verbringt er zurückgezogen in Paris. Auf dem Salon d'Automne von 1943 erhält er wieder einen eigenen Saal und stellt 26 Gemälde und neun Plastiken aus. 1945 muss er sich einer schweren Operation unterziehen. Auf der XXIV. Biennale d'Arte in Venedig von 1948 erhält er den Grossen Preis für Malerei; auf der XXIX. Biennale 1958 sind seinen Werken zwei Säle vorbehalten. Georges Braque stirbt 1963 in Paris.

Alexander Calder

wird 1898 in Philadelphia (Pennsylvania/USA) geboren. Von 1915 bis 1919 besucht er das Stevens Institute of Technology in Hoboken, New Jersey. 1922 nimmt er Zeichenkurse an einer Abendschule und entschliesst sich, Künstler zu werden. Bis 1926 studiert er in New York an der Art Students League. 1925 entstehen die ersten Drahtskulpturen, vorbereitet durch Zeichnungen aus nur einem Strich. Im Jahr darauf zieht Calder nach Paris, sein Miniatur-Zirkus mit aus Holz und Draht beweglich hergestellten Tieren und Figuren wird eine Attraktion für die Pariser Avantgarde um Hans Arp und Joan Miró. 1929 erhält er in der Galerie Billiet seine erste Einzelausstellung. Inspiriert von einem Besuch im Atelier Piet Mondrians 1930 entstehen die ersten kinetischen, von Kurbeln oder Motoren in Bewegung versetzten Skulpturen, 1933 die ersten windbewegten Skulpturen, die er angeregt durch Marcel Duchamp »Mobiles« nennt. Später wird Hans Arp für die unbeweglichen Werke den Namen »Stabiles« prägen. Nach einer Ausstellung in der New Yorker Galerie Julien Levy 1932 lässt Calder sich in New York und Roxbury, Connecticut, nieder. Als einziger Vertreter der amerikanischen Skulptur ist er in der bahnbrechenden Ausstellung »Cubism and Abstract Art« des Museum of Modern Art 1936 zu sehen. 1943 erhält er seine erste umfassende Retrospektive im Museum of Modern Art. Weitere Retrospektiven organisiert 1959 das Stedelijk Museum, Amsterdam, 1962 die Tate Gallery, London, 1964 das Solomon R. Guggenheim Museum, New York, 1967 die Akademie der Künste, Berlin, 1975 das Haus der Kunst, München, 1974 das Museum of Contemporary Art, Chicago, und 1976 das Whitney Museum of American Art, New York. In den 60er und 70er Jahren schafft Calder monumentale, meist schwarz oder rot gefasste Stahlkonstruktionen. Calder stirbt 1976 in New York.

Paul Cézanne

wird 1839 in Aix-en-Provence geboren. Während der Schulzeit befreundet er sich mit dem ein Jahr jüngeren Emile Zola. Zwanzigjährig beginnt er ein Jura-Studium, gibt es jedoch nach zwei Jahren auf, um Malerei zu studieren. Studien an der Académie Suisse in Paris; im Louvre kopiert er u.a. Poussin und Delacroix. In den folgenden Jahren lebt er vornehmlich in Paris. Von den dortigen Frühjahrs- und Herbst-Salons werden seine eingereichten Arbeiten zumeist abgelehnt. 1872 lernt er in dem zeitweiligen Aufenthaltsort Auvers-sur-Oise den kunstinteressierten Arzt Paul F. Gachet kennen, der ihn zu Radierungen anregt. Seit den 1870er Jahren hält er sich auch häufiger in Aix-en-Provence und L'Estaque auf. An der ersten Gruppenausstellung der Impressionisten von 1874 ist er mit drei Gemälden beteiligt, an der dritten von 1877 sogar mit 17 Arbeiten. Freundschaftliche Zusammenarbeit und Begegnungen mit Pissarro, Monet, Renoir und Gauguin. In den 90er Jahren zeitweiliger Aufenthalt in Marlotte nahe Fontainebleau, Aix-en-Provence jedoch wird zunehmend sein Hauptwohnsitz. 1895 veranstaltet der Galerist Ambroise Vollard seine erste Einzelausstellung. Paul Cézanne stirbt 1906 in Aix-en Provence.

Eduardo Chillida

wird 1924 in San Sebastián (Baskenland) geboren. Von 1943 bis 1946 studiert er Architektur an der Universität von Madrid; er bricht das Studium ab, um privaten Kunstunterricht zu nehmen. 1948 geht er nach Paris. Nach San Sebastián zurückgekehrt, entstehen 1951 abstrakte Skulpturen in Eisen. Seine erste Einzelausstellung veranstaltet 1954 die Galerie Clan in Madrid. Er erhält den Auftrag für vier Portale der Basilika der Franziskaner in Aranzazu (Baskenland). Die Pariser Galerie Maeght richtet 1956 eine grosse Ausstellung mit 27 seiner Skulpturen ein. 1958 erhält er auf der Biennale von Venedig den Grossen Preis für Skulptur. Ein Jahr später entdeckt er Holz und Stahl als Werkstoffe. 1960 wird ihm der Kandinsky-Preis zugesprochen; 1964 erhält er den Preis für Skulptur des Carnegie Institute, Pittsburgh. 1966 wird er erster Preisträger des Wilhelm-Lehmbruck-Preises der Stadt Duisburg. An der documenta 4 in Kassel 1968 ist er mit vierzehn Skulpturen beteiligt. Erste Arbeiten in Schamotte entstehen 1973. In den 70er und 80er Jahren erhält er verschiedene internationale Preise. 1984 beginnt der Aufbau einer Chillida-Stiftung in einem baskischen Landhaus in Zabalaja. Sein Monument für die Stadt Guernica wird 1988 eingeweiht. 1988 wird er in den Orden Pour le Mérite für Wissenschaft und Kunst aufgenommen. Eduardo Chillida lebt in San Sebastián.

Edgar Degas

wird 1834 in Paris geboren. Nach dem Studium an der École des Beaux-Arts bereist Degas von 1856 bis 1859 Südfrankreich und Italien. In Paris lernt er im Café Guerbois Edouard Manet, Claude Monet, Camille Pissarro, Émile Zola und andere kennen. Zwischen 1865 und 1870 stellt er im »Salon« aus. Im Jahr 1868 beginnt ihn das Thema Theater zu interessieren, erste Darstellungen von Tänzerinnen entstehen. Im Deutsch-Französischen Krieg 1870/71 leistet Degas als Freiwilliger seinen Dienst. 1872 führt ihn eine Reise mit seinem Bruder nach New Orleans zu Verwandten seiner Mutter, die von dort stammte. Nach dem Tod des Vaters 1874 übernimmt Degas als Familienältester alle finanziellen Verpflichtungen, er ist von nun an auf den Verkauf seiner Bilder angewiesen. Im selben Jahr nimmt Degas an der ersten Impressionisten-Ausstellung in Paris und später an allen folgenden teil. Die Jahre 1875 bis 1878 verlebt er erneut in Italien. Seit 1884 konzentriert sich Degas auf seine Hauptmotive der Tänzerinnen, Modistinnen und Akte im Boudoir in der von ihm bevorzugten Technik, dem Pastell. 1889 reist er in Begleitung des italienischen Porträtisten Giovanni Boldini nach Spanien und Marokko, 1890 mit dem Bildhauer Paul-Albert Bartholomé nach Burgund. Die hier entstandenen Landschaftsmonotypien werden 1893 in der ersten Einzelausstellung Degas´ bei Durand-Ruel gezeigt. Um 1900 ist Degas dem Erblinden nahe. 1912 richtet ihm das Fogg Art Museum in Cambridge (Massachusetts/USA) seine zweite Einzelausstellung aus. Seit 1880 sammelt Degas mit Passion Gemälde der Alten Meister und der Zeitgenossen wie Delacroix, Cézanne, van Gogh, Manet, Gauguin und wird bis zu seinem Tod eine Kunstsammlung mit ungefähr 5000 Werken aufbauen. 1917 stirbt Degas in Paris.

André Derain

wird 1880 in Chatou bei Paris geboren. 1898 besucht er in Paris die Académie Carrière, Bekanntschaft mit Matisse, 1900 mit Maurice de Vlaminck. 1904 studiert er an der Académie Julian und findet in Ambroise Vollard seinen ersten Förderer. 1905 nimmt Derain am Salon des Indépendants teil, im Sommer arbeitet er mit Matisse in Collioure. Die Zusammenarbeit mit Matisse und anderen führt 1905 zur Begründung des Fauvismus, nach dem ihre Werke auf der Ausstellung des Salon d'Automne den Spottnamen »Les Fauves« erhielten. Derains Gemälde der Jahre 1905/06 zeigen die intensive fauvistische, von aller naturalistischen Beschreibung gelöste Farbgebung, die Derain »beabsichtigte Missklänge« nennt. 1907 schliesst Derain einen Vertrag mit der Galerie Kahnweiler. Durch die Freundschaft mit Pablo Picasso seit 1906 und Georges Braque 1908 sowie der 1906 stattfindenden Gedächtnisausstellung für Paul Cézanne gelangt Derain zu einer geometrisierenden Verfestigung der Formen. Die Kenntnis von Plastiken afrikanischer Stammeskunst führt ebenfalls zu Formvereinfachung und -verdichtung. In den Jahren seit 1912 beginnt in seiner Malerei die »période gothique«, die Tendenzen des Magischen Realismus vorwegnimmt. 1919 entwirft Derain Dekorationen und Kostüme für die Ballets Russes. Nach zahlreichen Einzelausstellungen in Europa und New York findet 1935 die erste Retrospektive in der Kunsthalle in Bern statt. Derain erhält zahlreiche Aufträge für Buchillustrationen sowie für Kostüme und Dekorationen für Balletts und die Pariser Oper. André Derain stirbt 1954 bei Garches (Seine-et-Oise).

Jean Dubuffet

wird 1901 in Le Havre geboren. 1918 siedelt er nach Paris über. Den Besuch von Malkursen an der Académie Julian gibt er jedoch nach sechs Monaten resigniert auf; vom etablierten Kunstbetrieb abgestossen, wendet er sich geisteswissenschaftlichen Studien zu und befasst sich Anfang der 20er Jahre mit der Kunst von Geisteskranken. Reisen nach Italien (1923) und Buenos Aires folgt die Rückkehr in seine Geburtsstadt, um im Weingeschäft seines Vaters mitzuarbeiten. 1930 gründet er eine eigene Weingrosshandlung in Paris. In den 30er Jahren zeitweilige künstlerische Versuche. Nach dem Militärdienst 1939/40 wendet er sich 1942 ganz der Malerei zu und gibt nach wenigen Jahren (1947) den Weinhandel vollends auf. 1944 erhält er in Paris seine erste Einzelausstellung in der Galerie René Drouin. Durch eine Schweiz-Reise angeregt – hier begegnet er den von Adolf Wölffli geschaffenen Werken –, beginnt er Objekte der von ihm so benannten

»Art Brut« zu sammeln und wenig später auszustellen. Nach dem Krieg fährt er mehrmals nach Algerien zu längeren Arbeitsaufenthalten, u.a. in die Sahara. Für eine Ausstellung seiner »Art Brut«-Sammlung 1949 verfasst er den programmatischen Text »L'Art Brut préféré aux arts culturels«. 1951/52 befindet er sich zu einem mehrmonatigen Arbeitsaufenthalt in New York. 1967 beginnt er an Architekturprojekten und Objekt-Skulpturen zu arbeiten. Eine Jean-Dubuffet-Stiftung wird 1973 gegründet; 1976 erhält die Stadt Lausanne seine »Art Brut«-Sammlung. Jean Dubuffet stirbt 1985 in Paris.

Max Ernst

wird 1891 in Brühl bei Köln geboren. Von 1910 bis 1914 studiert er an der Universität Bonn unsystematisch verschiedene geisteswissenschaftliche Fächer (u.a. Altphilologie, Kunstgeschichte). Beginnt zu malen. Der erstmaligen Ausstellungsbeteiligung im Jahr 1912 bei den »Rheinischen Expressionisten« folgt ein Jahr später die beim »Ersten Deutschen Herbstsalon« in der Berliner Galerie Der Sturm. Im Ersten Weltkrieg ist er zum Armeedienst verpflichtet. Er lernt in dieser Zeit Berliner Dadaisten kennen und ist nach dem Krieg an der Gründung der Kölner Dada-Gruppe W/3 beteiligt. Ernst nimmt 1921 an der »Ersten Internationalen Dada-Messe« in Berlin teil. 1922 siedelt er nach Paris über. Zusammenarbeit mit der Pariser Dada-Gruppe um André Breton. Ernst entwickelt 1925 die Frottage-Technik, die er später auch in der Malerei anwendet. 1930 gemeinsame Arbeit mit Dalí und Buñuel an dem Film »L'Age d'or«. Erste grössere Ausstellungen seiner Werke finden in Pariser Galerien statt. 1937 sind seine in deutschem Museumsbesitz befindlichen Werke von der Aktion »Entartete Kunst« des Nazi-Regimes betroffen. Ernst verlässt 1938 die Pariser Gruppe der Surrealisten. Nachdem er 1939/40 in Frankreich wiederholt interniert wurde, emigriert er 1941 in die USA. 1948 verfasst er das Traktat »Beyond Painting«. Seine Geburtsstadt Brühl veranstaltet 1951, anlässlich seines 60. Geburtstages, eine Retrospektive. 1953 kehrt er nach Paris zurück und erhält 1958 die französische Staatsbürgerschaft. Max Ernst stirbt 1976 in Paris.

Luciano Fabro

wird 1936 in Turin geboren und wächst in Friaul auf. In den 50er Jahren verkehrt Fabro in den Künstlerkreisen Udines. 1958 sieht Fabro das Werk von Lucio Fontana auf der Biennale d'Arte in Venedig; er zieht 1959 nach Mailand, wo ihn die Arbeiten von Yves Klein und Francesco Lo Savio faszinieren. Er beginnt eine enge Zusammenarbeit mit Piero Manzoni und Enrico Castellani. Fabro beschliesst, die vorgefassten Sichtweisen der Kunst zu durchbrechen, und experimentiert intensiv mit neuen Perspektiven. Er betrachtet die Kunst phänomenologisch wie in seiner Arbeit *The Hole* (1963), visualisiert mit Spiegelreflektionen. Seine erste Einzelausstellung wird 1965 in Mailand von der Galerie Vismara veranstaltet, die die Spiegelarbeiten »Spatial Lines« ausstellt – eine Reflektion auf Marcel Duchamp. 1967 zeigt Fabro gemeinsam mit Jannis Kounellis, Pino Pascali und Guilio Paolini die Ausstellung »Arte Povera/Spazia« in Genua, die für internationales Aufsehen sorgt. In dieser Ausstellung ist seine gigantische Skulptur *Füsse* zu sehen, die aus unorthodoxen Materialien wie Seide, geschmolzenem Glas und Marmor besteht. Die Bezeichnung »Arte Povera« empfindet Fabro seit 1971 als zunehmend unpassend für seine Kunst und die Zusammenarbeit mit den Künstlern der Gruppe (u.a. Mario Merz) als beengend. Er löst die Zusammenarbeit auf, um eigene Ziele in der Kunst zu verfolgen. Luciano Fabro lebt heute in Mailand.

Sam Francis

wird 1923 in San Mateo (Kalifornien/USA) geboren. Von 1941 bis 1943 studiert er Medizin, Psychologie und Botanik an der University of California in Berkeley. Im Zweiten Weltkrieg beginnt er während eines längeren Lazarett-Aufenthaltes zu malen. Von 1948 bis 1950 studiert er Kunstgeschichte an der University of California. Paris, das er 1950 auf einer Studienreise kennenlernt, beeindruckt ihn derart, dass er sich hier für die nächsten Jahre – mit wenigen Unterbrechungen – niederlässt; auch später kehrt er immer wieder nach Paris zurück. 1952 erhält er hier seine erste Einzelausstellung in der Galerie du Dragon. Fast das gesamte Jahr 1957 über unternimmt er eine Weltreise; dabei bleibt er längere Zeit in Japan, das für seine künstlerische Entwicklung bedeutsam wird. 1959 unternimmt er erneut eine Weltreise. 1964 schafft er in Kioto seine ersten Keramiken; auch in der folgenden Zeit wiederholte Arbeitsaufenthalte in Japan. 1967 wird eine Retrospektive im Museum of Fine Arts, Houston, gezeigt. 1969 verleiht ihm die University of California in Berkeley die Ehrendoktorwürde. Sam Francis stirbt 1994 in Santa Monica.

Alberto Giacometti

wird 1901 in Borgonovo bei Stampa (Schweiz) geboren. 1919 nimmt er ein Studium an der Kunstakademie und an der Kunstgewerbeschule in Genf auf. Mehrmonatiger Studienaufenthalt in Italien. 1922 geht er nach Paris, wo er fünf Jahre lang die Bildhauerklasse von Antoine Bourdelle an der Académie de la Grande-Chaumière unregelmässig besucht. 1927 bezieht er sein winziges Atelier an der Rue Hippolyte-Maindron, das er bis an sein Lebensende behält. Ende der 20er Jahre entstehen erste surrealistische Skulpturen. 1932 wird ihm die erste Einzelausstellung durch die Pariser Galerie Pierre Colle eingerichtet. Mitte der 30er Jahre löst er sich wieder vom Surrealismus. Obwohl inzwischen international anerkannt, ist er noch immer auf Broterwerb angewiesen: zusammen mit dem Bruder Diego schafft er kunstgewerbliche Gegenstände wie Möbel und Lampen. Das Jahrzehnt bis 1945 ist geprägt von der Suche nach neuer Gestaltung des Verhältnisses von Figur und Raum. Freundschaft mit Picasso und Jean-Paul Sartre. Aus dem besetzten Paris geht er

1942 nach Genf und kehrt erst 1945 zurück. Giacometti findet nun seinen Stil. Die Pierre Matisse Gallery in New York veranstaltet 1948 seine erste Einzelausstellung. 1950 findet die erste Retrospektive in Basel statt. Vom dortigen Kunstmuseum werden erstmals Werke Giacomettis für eine öffentliche Kunstsammlung erworben. Von nun an häufen sich die Einzel- und Gruppenausstellungen in Europa und Amerika. An der Biennale d'Arte in Venedig nimmt er erstmals 1956 in der französischen Sektion teil, beim zweiten Mal 1962 erhält er den Grossen Preis für Skulptur. Weitere Ehrungen in den 60er Jahren sind der Grosse Preis für Skulptur des Carnegie Institute, Pittsburgh (1961), der New Yorker Guggenheim-Preis für Malerei (1964) und die Ehrendoktorwürde der Universität Bern (1965). Anfang des Jahres 1966 stirbt Alberto Giacometti in Chur.

Vincent van Gogh

wird 1853 in Groot-Zundert geboren. Von 1869 bis 1876 arbeitet er als Angestellter in einer Kunsthandlung, als Hilfslehrer in England und als Prediger, bis er sich 1880 entschliesst, Künstler zu werden. In der Auseinandersetzung mit der niederländischen Malerei des 17. Jahrhunderts, der Schule von Barbizon, vor allem mit Corot, und der zeitgenössischen holländischen Kunst entstehen seine ersten Figurenbilder, Stilleben und Landschaften in dunkler Farbigkeit. Seit 1881 wird van Gogh von seinem jüngeren Bruder Theo, der in Paris die Leitung einer Filiale der Kunsthandlung Goupil & Cie. inne hat, finanziell unterstützt. 1886 beginnt er in Paris ein Studium im Atelier Cormon und wohnt in dieser Zeit bis 1888 bei seinem Bruder. Ende 1887 richtet van Gogh eine Ausstellung mit eigenen Werken und Werken Toulouse-Lautrecs, Bernards u.a. im Café au Tambourin ein. Diese Ausstellung, als erste von Werken des »Cloisonnismus« bekannt geworden, führt zu Begegnungen mit den Impressionisten und Neoimpressionisten wie Seurat, Monet, Gauguin und Pissarro. Im Februar 1888 siedelt van Gogh nach Arles über, in der Hoffnung, hier mit Paul Gauguin eine Künstlerkolonie zu gründen. Bereits nach zwei Monaten endet die Zusammenarbeit beider Künstler abrupt mit van Goghs psychischem Zusammenbruch im Dezember 1888. 1889 willigt er ein, in das Asyl bei Saint-Rémy zu gehen, nach weiteren Zusammenbrüchen reist er 1890 nach Auvers-sur-Oise, wo er sich in die Obhut von Dr. Paul F. Gachet begibt. Van Gogh nimmt sich im Juli 1890 in Auvers-sur-Oise das Leben.

Wassily Kandinsky

wird 1866 in Moskau geboren. 1886 beginnt er das Studium der Volkswirtschaft und Rechtswissenschaft an der Moskauer Universität. 1896 entschliesst er sich, Malerei zu studieren, und nimmt zunächst ein Studium an einer privaten Kunstschule in München, sodann an der Münchener Kunstakademie auf. 1901 ist er Mitbegründer der Ausstellungsvereinigung »Phalanx«. In den folgenden Jahren reist er u.a. nach Italien, Holland, Russland. Kandinsky beschäftigt sich mit der Farbentheorie. Seine erste Einzelausstellung veranstaltet 1905 die Galerie Krause in München. 1906 macht er für ein Jahr Station in Paris, danach Aufenthalt in Berlin. 1908 erster Sommeraufenthalt mit Gabriele Münter, Alexej von Jawlensky und Marianne von Werefkin in Murnau. 1909 gründet er die »Neue Künstlervereinigung« in München, deren Präsident er wird. Kandinsky beginnt die Reihe der »Improvisationen«. 1910 beteiligt er sich an der Ausstellung »Karo-Bube« in Moskau. Ein Jahr später gründet er zusammen mit Franz Marc die Redaktion »Der Blaue Reiter«; unter diesem Namen stellt auch ein Kreis gleichgesinnter Künstler in der Galerie Thannhauser aus. Seine Schrift »Über das Geistige in der Kunst« wird veröffentlicht. 1912 erscheint der Almanach »Der Blaue Reiter«. Nach Ausbruch des Ersten Weltkrieges kehrt er nach Moskau zurück. Von 1918 bis 1921 übernimmt er dort verschiedene leitende Funktionen im künstlerischen Hochschul- und im Museumsbereich. Ende 1921 kehrt er nach Berlin zurück. Im folgenden Jahr erhält er einen Lehrauftrag am Bauhaus in Weimar. 1924 schliesst er sich mit Feininger, Jawlensky und Klee zur Gruppe »Die blauen Vier« zusammen. Nach Schliessung des Bauhauses in Weimar wird 1925 das Bauhaus nach Dessau verlegt. 1928 wird er deutscher Staatsbürger. Nach der endgültigen Schliessung des Bauhauses durch die Nationalsozialisten in Dessau 1932 und in Berlin 1933 siedelt er nach Paris über. Hier stellt er im folgenden mit der Gruppe »Abstraction-création« aus. 1937 sind seine Werke in deutschem Museumsbesitz von der Aktion »Entartete Kunst« des Nazi-Regimes betroffen. Er erwirbt 1939 die französische Staatsbürgerschaft. 1944 stirbt Wassily Kandinsky in Paris.

Ellsworth Kelly

wird 1923 in Newburgh (New York/USA) geboren. Nach einem nur zweijährigen Besuch des Pratt Institute in Brooklyn 1941 bis 1943 wird Kelly zur Armee eingezogen, 1944/45 ist er in England und Frankreich stationiert. Nach dem Krieg setzt Kelly sein Kunststudium an der Schule des Museum of Fine Arts in Boston und seit 1948 an der École des Beaux-Arts in Paris fort. Bis 1954 lebt Kelly in Frankreich und lernt dort Hans Arp und Constantin Brancusi kennen und wird von deren künstlerischem Prinzip des Zufalls und deren Verfahren der Collage inspiriert. In dieser Zeit entstehen die ersten Bilder aus mehreren Tafeln, die nicht-rechteckige Formate haben (»Shaped Canvases«). Kelly stellt in den Galerien Maeght und Arnaud aus. 1954 kehrt er nach New York zurück und erlangt durch mehrere Einzelausstellungen in der Betty Parsons Gallery, zuerst 1956, zunehmend Anerkennung. 1965 tritt er mit der Sidney Janis Gallery in New York in Verbindung, die bis 1971 Einzelausstellungen zeigt, von 1973 bis 1977 vertritt ihn die Leo Castelli Gallery. 1966 stellt er im Amerikanischen Pavillon auf der Biennale in Venedig aus. Die erste Retrospektiv-Ausstellung zeigt 1973 das Museum of Modern Art, New York, die von anderen Museen übernommen wird. Die in den 60er Jahren geschaffenen, über zwei Meter hohen Arbeiten verbildlichen klar sein Anliegen: das Erforschen der Identität gemischter Farbtöne und der Beziehungen von Figur und Grund. Während er in den 60er Jahren auch winkelförmige Leinwände einsetzt, kommen in den 70er Jahren Bogenformen als neues Element hinzu. Die reduzierte Farbigkeit verlässt er in den 80er Jahren zugunsten leuchtender Farben und einer biomorphen Formgebung. Seit den 60er Jahren ist Kelly auch als Druckgraphiker erfolgreich, in Zusammenarbeit mit dem Atelier Gemini G.E.L. in Los Angeles entstanden 133 Editionen. Kelly lebt und arbeitet in Spencertown (New York).

Anselm Kiefer

wird 1945 in Donaueschingen geboren, er studiert zunächst Jura, ehe er sich dem Malereistudium an der Kunstakademie Karlsruhe zuwendet und dann 1970 bis 1972 an der Düsseldorfer Akademie Schüler von Joseph Beuys wird. Malerisch vom Informel geprägt, beschäftigt er sich mit den Themen der deutschen Vergangenheit, die von der nordischen Mythenwelt bis zu den Kriegstaten Hitlers reichen. In den 80er Jahren setzt er sich intensiv mit der jüdischen Kabbala auseinander. Neben den Gemälden, oft in Mischtechnik hergestellt, gehören Photobearbeitungen, Holzschnitte und Aquarelle zu den ebenfalls von Kiefer verwendeten Techniken. Seine erste Einzelausstellung richtet 1969 die Galerie am Kaiserplatz in Karlsruhe ein, seitdem zahlreiche Einzelausstellungen im In- und Ausland sowie internationale Ehrungen. Anselm Kiefer lebt und arbeitet in Südfrankreich.

Paul Klee

wird 1879 in Münchenbuchsee bei Bern (Schweiz) geboren. Er studiert von 1898 bis 1901 in München zunächst an einer privaten Zeichenschule, ab 1900 an der Akademie der bildenden Künste. Nach halbjähriger Italien-Reise 1902 lebt er bis 1906 wieder in Bern; es entsteht eine Serie grotesker Radierungen. Ende 1906 übersiedelt er nach München. Das Kunstmuseum in Bern richtet 1910 seine erste Einzelausstellung ein, die anschliessend in Zürich, Winterthur und Basel gezeigt wird. 1911 macht er die Bekanntschaft von Kandinsky, Macke, Marc und anderen Mitgliedern der Gruppe »Der Blaue Reiter«, an deren zweiter Ausstellung im folgenden Jahr er sich beteiligt. Ende 1913 gehört er zu den Mitbegründern der »Neuen Münchner Secession«. Im folgenden Jahr unternimmt er zusammen mit August Macke eine Tunis-Reise. 1916 bis 1918 Militärdienst. Nach dem Krieg wendet er sich stärker der Ölmalerei zu. Sein Aufsatz »Schöpferische Konfession« erscheint. Anfang 1921 folgt er der Berufung an das Bauhaus Weimar. 1924 hält er im Kunstverein Jena seinen Vortrag »Vom Vorbildlichen zum Urbildlichen«. 1925 übersiedelt er mit dem Bauhaus nach Dessau. Ende des Jahres nimmt er an der ersten Gruppenausstellung der Surrealisten in Paris teil. Sein »Pädagogisches Skizzenbuch« erscheint. 1931 gibt er seine Lehrtätigkeit am Bauhaus Dessau auf und folgt einer Berufung an die Düsseldorfer Kunstakademie. Entlassung aus dem Lehramt durch die Nationalsozialisten. Ende 1933 verlässt Paul Klee Deutschland und kehrt nach Bern zurück. Die Kunsthalle Bern zeigt 1935 in einer Ausstellung 273 Werke von ihm. 1937 werden in Deutschland bei der von den Nationalsozialisten durchgeführten Aktion »Entartete Kunst« mehr als 100 seiner Werke aus öffentlichen Sammlungen entfernt. Paul Klee stirbt 1940 in Locarno-Muralto.

Fernand Léger

wird 1881 in Argentan (Normandie) geboren. Nach dem Schulbesuch Ausbildung und Tätigkeit als Architekturgehilfe und Militärdienst. Künstlerische Studien u.a. an der Académie Julian in Paris. 1905 entstehen die ersten vom Impressionismus beeinflussten Gemälde. Von Cézanne beeindruckt, löst er sich vom Impressionismus und findet 1909 zu einem eigenen Stil. Zusammen mit Picasso und Braque findet eine Ausstellung in der Galerie Kahnweiler statt. Er schliesst sich den Kubisten an, die sich alsbald zur Gruppe »Section d'Or« formieren. Die Galerie Kahnweiler zeigt 1912 seine erste Einzelausstellung. Von 1914 bis 1917 Militärdienst. Anschliessend Beginn der »mechanischen« Periode. In der ersten Hälfte der 20er Jahre (wie auch später wiederholt) arbeitet er verschiedentlich bei Film und Theater mit. 1925 entsteht sein erstes Wandgemälde für ein Gebäude von Le Corbusier. Zusammen mit Amédée Ozenfant unterrichtet er 1929 an der Académie moderne. Er wird Mitglied der Künstlervereinigung »Cercle et carré«. Anfang der 30er Jahre reist er nach Österreich, in die USA, nach Schweden und Norwegen, in die Schweiz und nach Griechenland. 1934 hält er an der Sorbonne in Paris den Vortrag »Von der Akropolis zum Eiffelturm«. 1935 bis 1938 erneute Reisen in die USA. Nach der Besetzung Frankreichs emigriert er 1940 in die USA, wo er bis 1945 lebt. Dort übt er neben seiner bildkünstlerischen und filmischen Arbeit auch eine Lehrtätigkeit aus. 1945 kehrt er nach Paris zurück und wird Mitglied der Kommunistischen Partei. 1948 nimmt er am Weltfriedenskongress in Wrocław (Breslau) teil, 1952 in Wien. Er beginnt 1949 mit keramischen Arbeiten. Die Tate Gallery in London veranstaltet 1950 eine Retrospektive seiner Werke. 1955 erhält er den Grossen Preis auf der III. Biennale von São Paulo. Fernand Léger stirbt 1955 in Gif-sur-Yvette. Fünf Jahre später wird das Musée National Fernand Léger in Biot eröffnet.

Roy Lichtenstein

wird 1923 in New York City geboren. Von 1939 bis 1949 studiert er an der Art Students League in New York und an der Ohio State University in Columbus; zwischenzeitlich (1943 bis 1946) leistet er seinen Armeedienst in Europa ab. Nach dem Studium lehrt er selbst bis 1964 an verschiedenen Universitäten. In den 50er Jahren ist er auch als technischer Zeichner und Designer tätig. Lichtenstein gibt den bis dahin für sein Werk charakteristischen gestischen, abstrakt-expressionistischen Stil auf, Umbruch zu seinem heutigen Stil. Seine Themen entstammen der Werbung und dem amerikanischen Alltagsleben. 1962 findet die erste Einzelausstellung in der Leo Castelli Gallery in New York statt. Im gleichen Jahr nimmt er an der ersten bedeutenden der Pop Art gewidmeten Ausstellung, »The New Realists«, in der Sidney Janis Gallery in New York teil; ein Jahr später folgt die erste europäische Einzelausstellung in der Galerie Ileana Sonnabend in Paris. Nach der ersten Museumsretrospektive 1967 im Pasadena Art Museum (die auch in verschiedenen europäischen Städten gezeigt wird) zeigt 1969 das Guggenheim Museum in New York eine Retrospektive seiner Werke. 1970 wird er zum Mitglied des American Institute of Arts and Letters ernannt. Roy Lichtenstein stirbt 1997 in New York.

Jacques Lipchitz

wird 1891 in Druskieniki (Litauen) geboren. 1909 beginnt er in Paris ein Kunststudium, zunächst an der École des Beaux-Arts, dann an der Académie Julian (Skulptur) und an der Académie Colarossi (Zeichnung). Auf dem Salon d'Automne von 1912 ist er erstmals mit Skulpturen vertreten. Ein Jahr später entstehen seine ersten proto-kubistischen Plastiken. 1914 reist er mit Diego Rivera nach Spanien. Freundschaft mit Juan Gris. Die Galerie Leonce Rosenberg in Paris richtet 1920 seine erste Einzelausstellung aus. 1924 erhält er die französische Staatsbürgerschaft. Ein von Le Corbusier entworfenes Atelier in Boulogne-sur-Seine bezieht er 1925. Die Galerie de la Renaissance in Paris veranstaltet 1930 seine erste grosse Retrospektive. 1935 erhält er seine erste bedeutende Ausstellung in den USA (Brummer Gallery, New York). Vor der Besetzung von Paris durch die deutschen Truppen flieht er 1940 nach Toulouse und emigriert ein Jahr später in die USA. Nach dem Krieg besucht er 1946 Paris. In die USA zurückgekehrt, übersiedelt er nach Hastings-on-Hudson; durch einen Brand seines Ateliers in Manhattan werden 1952 zahlreiche Werke zerstört. Die Brandeis University ernennt ihn 1958 zum Ehrendoktor. Er erhält die amerikanische Staatsbürgerschaft. Jacques Lipchitz stirbt 1973 auf Capri.

Henri Matisse

wird 1869 in Le Cateau-Cambrésis (Nordfrankreich) geboren. Er studiert zunächst in Paris Jura. 1890 beginnt Matisse zu malen. Nach kurzem Studium an der Académie Julian in Paris wird er 1892 in das Atelier von Gustave Moreau an der École des Beaux-Arts aufgenommen und besucht daneben auch Abendkurse an der École des Arts Décoratifs. Wiederholte Reisen in die Bretagne, nach London und Südfrankreich. 1899 erneute Studien in Paris (u.a. besucht er Abendkurse über Plastik). 1904 erhält er in Paris seine erste Einzelausstellung bei Ambroise Vollard. Im Salon d'Automne von 1905 erreicht Matisse als führender Kopf der neuen Gruppe »Fauves« besondere Aufmerksamkeit. 1906 Reise nach Algerien. Erste Lithographien und Holzschnitte. Matisse erwirbt als erster Künstler eine afrikanische Maske. Seit 1907 unterrichtet er an verschiedenen Kunstschulen. Erste Ausstellungen im Ausland: New York, Moskau und Berlin. 1909 zieht er nach Issy-les-Moulineaux. Auf Einladung seines Sammlers Schtschukin reist er 1911 nach Moskau (studiert Ikonen). Seit 1922 verbringt er regelmässig die eine Jahreshälfte in Nizza, die andere in Paris. 1924 veranstaltet die Ny Carlsberg Glyptotek in Kopenhagen eine bedeutende Retrospektive. 1927 erhält er den Preis des Carnegie Institute, Pittsburgh. 1930 reist Matisse nach New York, San Francisco und Tahiti. Nach der Kriegserklärung von 1939 verlässt er Paris und zieht nach Nizza, 1943 lässt er sich in Vence nieder (Villa »Le Rêve«). 1944 wird seine Frau verhaftet und seine Tochter wegen Teilnahme an der Résistance deportiert. Im Sommer 1945 kehrt Matisse nach Paris zurück. 1947 veröffentlicht er »Jazz«. Im folgenden Jahr entstehen die ersten grossen »gouaches découpées«. 1950 wird er Preisträger der XXV. Biennale von Venedig. 1947–51 Dekoration der Chapelle du Rosaire in Vence. Henri Matisse stirbt 1954 in Nizza.

Joan Miró

wird 1893 in Barcelona geboren. Von 1912 bis 1915 studiert er an der Kunstschule von Francisco Galli in Barcelona. Miró interessiert sich in dieser Zeit stark für die zeitgenössische französische Moderne (Fauves, Kubismus) und für Poesie. Seine erste Einzelausstellung erhält er 1918 in der Galerie Dalmau. 1919 unternimmt er seine erste Reise nach Paris (Begegnung mit Picasso) und verbringt die nachfolgenden Winter in Paris und die Sommer in Montroig (nahe der spanischen Mittelmeerküste). Die Begegnung mit französischen Dichtern wie Breton, Aragon, Éluard u.a. führt ihn dazu, 1924 der neuen surrealistischen Gruppe beizutreten und an ihren Aktivitäten teilzunehmen. Zusammen mit Max Ernst entwirft er 1926 Szenenbilder und Kostüme für die Inszenierung von »Romeo und Julia« der Ballets Russes Serge Diaghilews in Paris. 1937 malt er das grosse Wandgemälde *Der Schnitter* für den Pavillon des republikanischen Spanien auf der Weltausstellung von Paris (daneben hängt Picassos *Guernica*). Die erste grosse Retrospektive seines Werkes richtet 1941 das Museum of Modern Art in New York ein. 1942 hält er sich für längere Zeit wieder in Barcelona auf; 1944 entstehen erstmals Keramikobjekte und Bronzeskulpturen. Den Grossen Graphik-Preis der Biennale von Venedig erhält er 1954. Für die 1964 eingeweihte Fondation Maeght in St. Paul de Vence schafft er spezielle Garten-Skulpturen (*Das Labyrinth*). 1975 Eröffnung der Stiftung Joan Miró in Barcelona. Für die Stadt Chicago entwirft er 1981 eine zwölf Meter hohe Monumentalskulptur. Joan Miró stirbt 1983 in Palma de Mallorca.

Piet Mondrian

wird 1872 in Amersfoort/Utrecht geboren. Nach dem Staatsexamen als Zeichenlehrer beginnt er 1892 ein zweijähriges Studium an der Akademie in Amsterdam, das er bis 1896/97 fortsetzt. 1909 erste grössere Ausstellungsbeteiligung im Stedelijk Museum. Mitglied der theosophischen Gesellschaft.

Von 1908 bis 1910 zusammen mit Jan Toroop Aufenthalt in Domburg. 1911 findet die erste Ausstellung des von Mondrian mitbegründeten »Moderne Kunstkring« mit Bildern von Picasso, Derain, Braque, Cézanne u.a. statt. 1912 lässt er sich in Paris nieder. In seinem künstlerischen Schaffen wird der Einfluss des Kubismus spürbar. Als Mondrian sich bei Ausbruch des Ersten Weltkriegs in Holland aufhält, kann er vorerst nicht nach Paris zurückkehren. Bekanntschaft mit Theo van Doesburg und Bart van der Leck. Im Oktober 1917 erscheint erstmals die Zeitschrift »De Stijl«, an der er mitarbeitet; drei Jahre später – er ist inzwischen (Mitte 1919) nach Paris zurückgekehrt – unterzeichnet er zusammen mit T. van Doesburg und A. Kok das literarische Manifest der Gruppe »De Stijl«. Mitte der 20er Jahre setzt die internationale Anerkennung ein, besonders in Deutschland und in der Schweiz. 1938 emigriert er nach London und zwei Jahre später in die USA. In New York schliesst er sich der Ausstellungsvereinigung »American Abstract Artists« an; seine künstlerischen bzw. kunsttheoretischen Anschauungen, die er auch wiederholt publiziert hat, finden hier grössere Verbreitung. 1942 findet seine erste Einzelausstellung in der New Yorker Valentine Gallery statt. Piet Mondrian stirbt 1944 in New York.

Claude Monet

wird 1840 in Paris geboren. Nach kurzem Studium im Atelier Suisse wird er 1861 zum Militärdienst in Algerien verpflichtet. Fortsetzung des Studiums im Atelier Gleyre 1862/63. Freundschaft mit Renoir, Sisley und Manet, Einfluss von Courbet. Monet verlässt das Atelier und widmet sich als Autodidakt dem Phänomen der Lichtwirkung. In den 60er Jahren werden von ihm für den Salon des Indépendants eingereichte Arbeiten wiederholt abgelehnt. Er sammelt japanische Drucke. Nach einem Aufenthalt in London 1870/71 arbeitet er von 1872 bis 1878 in Argenteuil. 1874 ist er an der ersten Ausstellung jener Gruppe von Künstlern beteiligt, die später als Impressionisten bezeichnet werden (namengebend ist Monets Gemälde *Impression – soleil levant*). Er wechselt des öfteren das Atelier und die Wohnung u.a. zwischen Paris, Argenteuil, Vétheuil. 1880 findet seine erste Einzelausstellung in den Büroräumen der Zeitschrift »La Vie Moderne« statt; drei Jahre später zeigt die Galerie Durand-Ruel eine Retrospektive mit 56 Gemälden. Von 1883 an lebt er in Giverny, wo er zehn Jahre später in seinem Garten einen Seerosenteich mit japanischer Brücke anlegen lässt. Reisen nach London, Venedig und ans Mittelmeer, 1889 ist Monet auf der Weltausstellung in Paris vertreten. Beginn der Serien: die *Heuhaufen* (1890/91), die *Pappeln* (1891/92), die *Kathedrale von Rouen* (1892–94). Zahlreiche Einzelausstellungen und Ausstellungsbeteiligungen in Paris, London, New York und Boston. 1895 Reisen nach Norwegen, 1899, 1900, 1901 und 1904 nach London, 1908 nach Venedig; 1903 Beginn des *Seerosen*-Zyklus, der 1927 in der Orangerie in Paris der Öffentlichkeit übergeben wird. Claude Monet stirbt 1926 in Giverny.

Barnett Newman

wird 1905 in New York geboren. Nach dem Studium an der Art Students League von 1922 bis 1930, unterbrochen von Studienjahren am City College in New York, arbeitet er in der Bekleidungsfirma seines Vaters. 1940 zerstört Newman alle frühen Werke und hört auf zu malen. In zahlreichen Schriften befasst er sich mit Themen wie Ordnung und Chaos, Mensch und Natur. 1944 entstehen wieder erste kleine Zeichnungen, und 1948 gelingt ihm mit dem Werk *Onement I* erneut der Durchbruch. Erste Einzelausstellungen erhält er in der Betty Parsons Gallery 1950 und 1951. Charakteristisch für seine Malerei sind die grossformatigen Bilder mit chromatischen Flächen, die von einem oder mehreren Streifen geteilt sind. 1948 gründet Newman mit William Baziotes, Robert Motherwell und Mark Rothko die Kunstschule Subjects of the Artist. 1956 hört Newman erneut zu malen auf, nachdem seine von den expressiv gestisch malenden Kollegen isolierte Stellung durch finanzielle Probleme verschärft wird. Nach einem Herzanfall 1957 gliedert er sich 1958 wieder in die amerikanische Malerei ein, indem er sich an der internationalen Wanderausstellung des Museum of Modern Art »The New American Painting« beteiligt. Im selben Jahr malt Newman das erste von vierzehn monochromen Bildern. Newman vertritt 1965 die USA auf der Biennale in São Paulo. Zwischen 1958 und 1966 entstehen strenge, auf Schwarz und Weiss reduzierte Bilder, die »Stations of Cross«. In seiner letzten Schaffensphase arbeitet er in unterschiedlichen Techniken, es entstehen Stahlskulpturen, Lithographien und der aus vier Bildern bestehende Gemäldezyklus »Who's Afraid of Red, Yellow and Blue«. Barnett Newman stirbt 1970 in New York.

Pablo Picasso

wird 1881 in Malaga geboren. Zehnjährig beginnt er zu malen und zu zeichnen. 1895 tritt er in die Kunstschule La Lonja in Barcelona ein, an der sein Vater lehrt. Verbindung zum Künstlerkreis um das Kabarett »Els Quatre Gats«, 1901 mietet er in Paris ein Atelier, wo die ersten Bilder seiner Blauen Periode entstehen; 1904 bezieht er ein Atelier im Bateau-Lavoir (bis 1909). Freundschaft mit Max Jacob, Apollinaire, Gertrude Stein. Ein Jahr später beginnt seine Rosa Periode. 1906 begegnet er Matisse, Braque, Derain und Kahnweiler, der ihn unter Vertrag nimmt. 1907 Vollendung des Gemäldes *Les Demoiselles d'Avignon*, des ersten Hauptwerks des Kubismus. Die weitere Entwicklung seiner Kunst, teilweise in Zusammenarbeit mit Braque, Derain u.a., führt 1912 zum synthetischen Kubismus. 1917 beginnt die Zusammenarbeit mit Serge Diaghilews Ballets Russes (Kostüm- und Bühnenbilder). Anfang der 20er Jahre entstehen die ersten Gemälde im neoklassizistischen Stil. 1925 nimmt er an der ersten Surrealisten-Ausstellung in Paris teil. Picasso bezieht 1937 ein grosses Atelier in der Rue des Grands-Augustin, hier entsteht im Auftrag der republikanisch-spanischen Regierung im selben Jahr für den Spanischen Pavillon auf der Pariser Weltausstellung das Wandgemälde *Guernica*. 1939 veranstaltet das

Museum of Modern Art in New York eine grosse Retrospektive. Während der deutschen Besetzung lebt er zumeist in Paris; er erhält Ausstellungsverbot. Auf dem Salon d'Automne nach der Befreiung 1944 ist er mit 74 Bildern und fünf Skulpturen vertreten. 1947 beginnt Picasso mit der keramischen Arbeit. 1948 nimmt er am Weltfriedenskongress in Wrocław (Breslau) teil, ebenso 1950 in England und 1951 in Italien. 1949 Übersiedlung nach Südfrankreich. Von 1953 an zahlreiche Retrospektiv-Ausstellungen zur Malerei und Plastik, insbesondere anlässlich seines 85. Geburtstags 1966 in Europa und New York. 1970 wird in Barcelona ein Picasso-Museum eröffnet, das umfangreiche Schenkungen von Picasso selbst erhält. Der Louvre in Paris ehrt ihn anlässlich seines 90. Geburtstages mit einer Ausstellung. Pablo Picasso stirbt 1973 in Mougins. 1985 wird in Paris das Musée Picasso eröffnet.

Jackson Pollock

wird 1912 in Cody (Wyoming/USA) geboren. Von 1929 bis 1931 studiert er an der Art Students League in New York und wird Schüler und Freund von Thomas Hart Benton. Nach zahlreichen Reisen in die Weststaaten und New Mexico lässt sich Pollock 1935 endgültig in New York nieder. Von 1938 bis 1942 ist Pollock für das Federal Art Project der WPA (Works Project Administration) tätig. Pollock wird mit den New Yorker Surrealisten bekannt. Gemeinsam mit Willem de Kooning und Lee Krasner, seiner späteren Frau, beteiligt er sich 1939 erstmals an einer Ausstellung in der McMillan Gallery. Die erste Einzelausstellung Pollocks veranstaltet 1943 Peggy Guggenheim in ihrer berühmten Galerie Art of this Century, in der Pollock bis 1947 regelmässig ausstellt. 1946 lässt Pollock sich auf Long Island nieder. In dieser Zeit findet mit der Genese der Tropftechnik, dem »dripping«, der entscheidende Wandel in seiner Kunst statt. Pollocks Ruhm und Bedeutung als Vertreter des Abstrakten Expressionismus und Erfinder des Action Painting gründen vor allem auf diesen Bildern, die entstehen, indem die Farbe in ausgreifenden Schwüngen auf die auf dem Fussboden ausgebreitete Leinwand getröpfelt, geschleudert und gegossen wird. Von 1948 bis 1951 finden jährlich Einzelausstellungen in der Betty Parsons Gallery statt. 1950 zeigt das Museo Correr in Venedig die erste Einzelausstellung Pollocks in Europa, 1953 folgt das Kunsthaus Zürich. 1950/51 entstehen fast ausschliesslich grossformatige, in Schwarz und Weiss gehaltene Gemälde. 1951 beteiligt Pollock sich an der Biennale von São Paulo, 1952 an der grossen Wanderausstellung »12 amerikanische Maler und Bildhauer« mit Stationen in Paris, Zürich, Düsseldorf, Stockholm, Helsinki und Oslo. Seit 1952 stellt Pollock regelmässig in der Sidney Janis Gallery in New York aus, die ihm 1955 eine Retrospektiv-Ausstellung einrichtet. 1956 nimmt er an der XXVIII. Biennale von Venedig teil. Pollock stirbt nach einem Autounfall 1956 in New York.

Robert Rauschenberg

wird 1925 in Port Arthur (Texas/USA) geboren. Nach dem Militärdienst beginnt er 1947 das Studium der Malerei am Kansas City Art Institute, das er 1947 an der Académie Julian in Paris und 1948/49 am Black Mountain College in North Carolina (USA) fortsetzt. 1949 geht er nach New York an die Art Students League (bis 1952). Freundschaft mit Cy Twombly. In dieser Zeit beschäftigt er sich eingehender mit Photographie und macht die Bekanntschaft mit modernem Tanz und Musik. Freundschaft mit John Cage. 1951 erhält er seine erste Einzelausstellung in der Betty Parsons Gallery in New York. Von Reisen in Europa kehrt er 1953 nach New York zurück. Freundschaft mit Jasper Johns. Schafft seit 1954 Bühnenbilder und Kostüme für die Merce Cunningham Dance Company, deren Beleuchtungs- und Spielleiter er in den 60er Jahren wird. Entwickelt seine Methode der »Combine Paintings«, deren erstes 1958 die Leo Castelli Gallery in New York ausstellt. Erste Versuche mit der Lithographie entstehen 1962. Der Grosse Preis für Malerei der XXXII. Biennale d'Arte in Venedig wird ihm 1964 zugesprochen. Zusammen mit einem Wissenschaftler gründet er 1966 das Unternehmen Experiments in Art and Technology (EAT). 1970 gründet er die Stiftung Change, Inc., zugunsten von Künstlern in Not. Im Verlauf der 80er Jahre realisiert er auf weltweiten Stationen das Projekt Rauschenberg Overseas Culture Interchange (ROCI). Robert Rauschenberg lebt in Captiva/Florida.

Auguste Rodin

wird 1840 in Paris geboren. Er beginnt mit zehn Jahren zu zeichnen und vier Jahre später zu modellieren. 1857 versucht er, in die École des Beaux-Arts aufgenommen zu werden, wird jedoch dreimal abgewiesen, arbeitet in der Folge in verschiedenen Dekorationsateliers. 1864 wird *L'Homme au nez cassé* vom Salon d'Automne refusiert. Mit 35 Jahren stellt er zum ersten Mal in Frankreich, im Salon de Paris, aus. 1877 löst sein Werk *L'Âge d'airain*, in Brüssel ausgestellt, den Vorwurf aus, Rodin habe die Skulptur nicht selbst modelliert, sondern nach einem menschlichen Gipsabguss geschaffen. *L'Homme qui marche* entsteht; im selben Jahr unternimmt Rodin seine erste grosse Reise zu den Kathedralen in Frankreich. 1880 wird *L'Âge d'airain* vom französischen Staat angekauft, und Rodin erhält vom Staat den Auftrag für *La Porte de l'enfer* für das geplante Musée des Arts Décoratifs – eine Arbeit, an welcher Rodin bis kurz vor seinem Tod arbeitet. Rodin musste sein Konzept mehrmals ändern, vermochte die Jury allerdings nie zu überzeugen. Er lernt 1883 die 19jährige Camille Claudel kennen. 1894 übersiedelt Rodin nach Meudon. 1895 wird das *Monument des Bourgeois de Calais* eingeweiht. Anlässlich der Weltausstellung des Jahres 1900 in Paris wird eine umfangreiche Retrospektive des Werkes gezeigt. Rilke wird 1905 Rodins Sekretär. Im selben Jahr nimmt Rodin zum ersten Mal am Salon d'Automne teil. 1916 erkrankt Rodin schwer und verfügt, dass seine Sammlung dem französischen Staat zufällt. Rodin stirbt am 17. November 1917 und wird in Meudon beigesetzt. 1919 wird das Musée Auguste Rodin in Paris eröffnet.

Mark Rothko

wird 1903 in Dvinsk (Russland) geboren. 1913 wandert die Familie des Künstlers nach Portland (Oregon/USA) aus. Von 1921 bis 1923 Studium an der Yale University in New Haven. 1925 zieht er nach New York und studiert an der Art Students League. Seine erste Einzelausstellung richtet 1933 die Contemporary Art Gallery in New York ein. Gemeinsam mit Adolph Gottlieb u.a. gründet er 1935 die Künstlergruppe »The Ten«. 1936/37 arbeitet er am WPA (Works Project Administration) in New York mit. 1948 nimmt er die amerikanische Staatsbürgerschaft an. In den späten 40er Jahren findet er zu der für ihn charakteristischen Bildform der ineinander verschwimmenden Bildfelder. 1948 gründet er – zusammen mit Robert Motherwell u. a. – die Schule Subjects of the Artist, die schon bald in das Studio 35, ein Forum für Vorträge und Diskussionsabende, umgewandelt wird (bis 1955). In der ersten Hälfte der 50er Jahre Lehrtätigkeit am Brooklyn College in New York; danach Gastdozent an Universitäten in Colorado und New Orleans. Rothko unternimmt in den 50er Jahren zwei ausgedehnte Europa-Reisen. Aufträge für Wandmalerein, u.a. für das Seagram Building in New York (1958). 1961 veranstaltet das Museum of Modern Art, New York, eine Retrospektive seiner Werke. 1970 Freitod in New York.

Henri Rousseau

wird 1844 in Laval (Département Mayenne/ Frankreich) geboren. 1863 arbeitet er als Anwaltsgehilfe. Ein Jahr später meldet er sich freiwillig zum Militärdienst, aus dem er nach vier Jahren entlassen wird. 1869 zieht er nach Paris und arbeitet bei der Pariser Zollbehörde. Er beginnt zu zeichnen. Aus dem Jahr 1877 sind seine frühesten Gemälde bekannt. 1885 gibt er den Dienst beim Zoll auf, um sich ganz der Malerei zuwenden zu können. Seit 1886 ist er mit Arbeiten im Salon des Indépendants vertreten. Freundschaft mit dem Dichter Alfred Jarry. Bekanntschaft mit Gauguin, Redon, Seurat, Pissarro. Seit 1891 Bilder exotisch-phantastischer Motive. 1906 Bekanntschaft mit Delaunay, Picasso und der Gruppe um Apollinaire. Im folgenden Jahr veranstaltet Picasso ein Bankett zu seinen Ehren. Henri Rousseau stirbt 1910 in Paris.

Georges Seurat

wird 1859 in Paris geboren und besucht früh Kurse an der Städtischen Zeichenschule. 1878 beginnt er an der École des Beaux-Arts in Paris Malerei zu studieren. Beschäftigung mit Farbtheorien von Chevreul, Rood und de Superville. 1883 stellt er erstmals im Salon aus; dagegen wird ein Jahr später sein Gemälde *Badeplatz bei Asnières* von der Jury abgewiesen, er stellt es statt dessen im Salon des Indépendants aus. Im gleichen Jahr nimmt er an der Gründung der Sociéte des Artistes indépendants teil und ist auch nachfolgend auf ihren Ausstellungen vertreten. Bekanntschaft mit Paul Signac und Camille Pissarro. Sommeraufenthalte in Grandcamp, Port-en-Bessin und in Petit-Fort Philippe. Die Ausstellung seines Gemäldes *La Grande Jatte* löst 1886 einen Skandal aus. Georges Seurat stirbt 1891 in Paris.

Frank Stella

wird 1936 in Malden (Massachusetts/USA) geboren. Von 1950 bis 1954 belegt er Kurse an der Phillips Academy in Andover und von 1954 bis 1958 studiert er an der Princeton University in New Jersey Geschichte und nimmt auch Malunterricht. 1958 siedelt er nach New York über. Erste »Black Paintings« entstehen, 1960 erste »Shaped Canvases«. Seine erste Einzelausstellung richtet 1960 die Leo Castelli Gallery in New York aus. Ein Jahr später unternimmt er seine erste Reise nach Europa. Seit 1963 kommt er Lehrverpflichtungen an verschiedenen Universitäten nach. 1964 nimmt er an der XXXIII. Biennale von Venedig, 1965 an der VIII. Biennale von São Paulo teil; Reise durch Südamerika. Das Museum of Modern Art in New York veranstaltet 1970 eine Retrospektive seines Werkes (anschliessend in London und Amsterdam). Mit dem Übergang von der Malerei zum Relief ist seit den frühen 70er Jahren ein neuer Ansatz in der Kunst Stellas zu erkennen. Seit 1975 entstehen raumgreifende Bildobjekte aus Aluminium, 1977 Ausstellung der *Aluminum Reliefs* im Museum of Modern Art, Oxford. 1977 reist er nach Indien. Die Harvard University in Cambridge ernennt ihn 1983 zum Charles Eliot Norton Professor of Poetry. Frank Stella lebt und arbeitet in New York.

Antoni Tàpies

wird 1923 in Barcelona geboren. Infolge einer schweren physischen und psychischen Erkrankung 1940 verbringt er zwei Jahre in den Bergen, wo in autodidaktischer Beschäftigung Gemälde und Zeichnungen unter expressionistischem Einfluss entstehen. Das 1943 begonnene Jura-Studium an der Universität Barcelona gibt er 1946 auf, um sich ganz dem künstlerischen Schaffen zuwenden zu können. Zusammen mit einer Gruppe von Künstlern und Schriftstellern gibt er 1948 die Zeitschrift »Dau al Set« heraus; Begegnung mit Joan Miró. 1950 erhält er seine erste Einzelausstellung in Barcelona. Auseinandersetzung mit marxistischen Theorien, längerer Paris-Aufenthalt. Auf der XXIX. Biennale in Venedig 1958 ist ihm ein eigener Ausstellungsraum vorbehalten. In dieser Zeit wiederholte Reisen in die USA sowie in verschiedene europäische Länder. 1964 erhält er den Preis der Guggenheim Foundation New York. Mit einem eigenen Ausstellungsraum ist er auf der documenta III in Kassel (1964) vertreten. 1972 nimmt er den Rubens-Preis der Stadt Siegen entgegen. Der Preis der Stadt Barcelona wird ihm 1979 zugesprochen. Das Royal College of Art in London verleiht ihm 1981 die Ehrendoktorwürde. In dieser Zeit realisiert er seine ersten Keramiken. Anlässlich des zehnten Todesjahres von Picasso schafft er 1983 in Barcelona ein Monument. Antoni Tàpies lebt und arbeitet in Barcelona.

Mark Tobey

wird 1890 in Centerville (Wisconsin/USA) geboren. 1909/10 wird er Modezeichner. Er wechselt des öfteren zwischen Chicago und New York. Im Verlauf seiner autodidaktischen Weiterbildung wird er als Porträtzeichner so erfolgreich, dass die M. Knoedler Gallery in New York in seiner ersten Einzelausstellung 1917 nur Porträts zeigt. Um 1918 konvertiert er zum Baha'i-Glauben. Seit 1922 unterrichtet er an der Cornish School in Seattle Malerei. Er selbst lässt sich in Techniken und Spiritualität ostasiatischer Pinselmalerei einführen. 1925/26 Reisen nach Paris, Barcelona, Athen, Istanbul, Beirut und Haifa; Beschäftigung mit persischer und arabischer Literatur. Nach seiner Rückkehr 1927 in die USA lebt er abwechselnd in Seattle, Chicago und New York. Die 30er Jahre verbringt er grösstenteils in England, wo er einen Lehrauftrag an der Dartington Hall School in Devonshire wahrnimmt. 1934 längere Reise nach Japan, wo er sich intensiv mit der Zen-Lehre und der Zen-Malerei beschäftigt. Nach seiner Rückkehr nach England 1935 entstehen die ersten »White Writings«. Um 1939 kehrt er nach Seattle zurück und arbeitet ein halbes Jahr beim WPA (Works Projects Administration) mit. Auf der XXIV. Biennale in Venedig 1948 repräsentiert er die US-amerikanische Sektion. 1956 wird er zum Mitglied des National Institute of Arts and Letters berufen; 1958 Grosser Preis für Malerei der Biennale in Venedig. Während seiner Europareise 1958 beeindruckt ihn die Stadt Basel so, dass er sie 1960 zu seinem Wohnsitz macht, alternierend mit Seattle. Seit 1961 grosse Ausstellungen, insbesondere anlässlich seines 75. Geburtstages 1966 in Amsterdam, Düsseldorf, Bern und Hannover. Mark Tobey stirbt 1976 in Basel.

Andy Warhol

wird 1928 in Pittsburgh (Pennsylvania/USA) geboren. Von 1945 bis 1949 besucht er das Carnegie Institute of Technology in Pittsburgh, siedelt danach nach New York über und arbeitet dort als Schaufensterdekorateur und Werbegraphiker. 1952 erste Ausstellung in der Hugo Gallery, New York. 1956 unternimmt Warhol eine Weltreise. 1960 entstehen die ersten Bilder, zunächst von Hand gemalt, später ausschliesslich im Siebdruckverfahren. 1962 gründet Warhol die Factory, wo er mit mehreren Assistenten arbeitet und damit auf das persönliche Künstleratelier verzichtet. Im selben Jahr stellt er die Serie der »Campbell Soup Cans« in der Ferus Gallery in Los Angeles aus, 1965 die Serie der »Flowers« in der Galerie Ileana Sonnabend in New York. Mit der Aufnahme von trivialen Motiven aus der Werbung, den Massenmedien und Comic strips gehört Warhol zu den Begründern der Pop Art. 1963 beginnt Warhol mit der Filmarbeit, gemeinsam mit dem Filmemacher Paul Morrissey, den er 1965 kennenlernt. Seit 1966 produziert Warhol multimediale Veranstaltungen, u.a. Nightclub-Shows für »beautiful people« mit der Rockband Velvet Underground. 1969 erscheint die erste Nummer der von Warhol gegründeten Zeitschrift »Interview«. 1970 erhält Warhol eine erste Retrospektiv-Ausstellung mit Stationen in Pasadena, Chicago, London, Eindhoven, Paris und New York. Seit 1972 malt Warhol wieder, vorwiegend Porträts, die Ausstellung »Portraits of the 70s« wird 1979 im Whitney Museum of American Art, New York, gezeigt. Im Jahr 1977 eröffnet er in New York das Restaurant »Andymat«. Warhols Autobiographie »Popism. The Warhol '60s« erscheint 1980. In den 80er Jahren finden Ausstellungen der Werke Warhols auch in Europa und Japan statt. 1987 stirbt Andy Warhol in New York.